Doenças Infecciosas na Prática Clínica

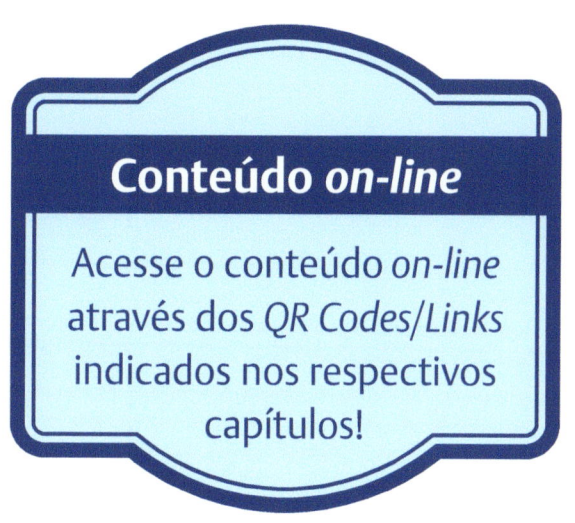

Conteúdo *on-line*

Acesse o conteúdo *on-line* através dos *QR Codes/Links* indicados nos respectivos capítulos!

Thieme Revinter

Doenças Infecciosas na Prática Clínica

Andréia Patrícia Gomes
Paulo Sérgio Balbino Miguel
Luiz Alberto Santana
Mario Castro Alvarez Perez
Rodrigo Siqueira-Batista

EDITOR ASSOCIADO
COORDENADOR ARTÍSTICO DAS ILUSTRAÇÕES CIENTÍFICAS
Ademir Nunes Ribeiro Júnior

Thieme
Rio de Janeiro • Stuttgart • New York • Delhi

Dados Internacionais de Catalogação na Publicação (CIP)
(eDOC BRASIL, Belo Horizonte/MG)

D649

    Doenças infecciosas na prática clínica/Andréia Patrícia Gomes... [et al.]. – Rio de Janeiro, RJ: Thieme Revinter, 2024.

    Inclui bibliografia.
    ISBN   978-65-5572-289-5
    eISBN 978-65-5572-290-1

    1. Infectologia. 2. Doenças transmissíveis. I. Gomes, Andréia Patrícia. II. Miguel, Paulo Sérgio Balbino. III. Santana, Luiz Alberto. IV. Perez, Mario Castro Alvarez. V. Siqueira-Batista, Rodrigo.

CDD: 616.9

Elaborado por Maurício Amormino Júnior – CRB6/2422

Contato com os autores:
Andréia Patrícia Gomes
andreiapgomes@gmail.com

Paulo Sérgio Balbino Miguel
psbmiguel@gmail.com

Luiz Alberto Santana
luizalbertosantana32@gmail.com

Mario Castro Alvarez Perez
marioperez@unifeso.edu.br

Rodrigo Siqueira-Batista
rsiqueirabatista@yahoo.com.br

© 2024 Thieme. All rights reserved.

Thieme Revinter Publicações Ltda.
Rua do Matoso, 170
Rio de Janeiro, RJ
CEP 20270-135, Brasil
http://www.ThiemeRevinter.com.br

Thieme USA
http://www.thieme.com

Design de Capa: © Thieme

Impresso no Brasil por Forma Certa Gráfica Digital Ltda.
5 4 3 2 1
ISBN 978-65-5572-289-5

Também disponível como eBook:
eISBN 978-65-5572-290-1

Nota: O conhecimento médico está em constante evolução. À medida que a pesquisa e a experiência clínica ampliam o nosso saber, pode ser necessário alterar os métodos de tratamento e medicação. Os autores e editores deste material consultaram fontes tidas como confiáveis, a fim de fornecer informações completas e de acordo com os padrões aceitos no momento da publicação. No entanto, em vista da possibilidade de erro humano por parte dos autores, dos editores ou da casa editorial que traz à luz este trabalho, ou ainda de alterações no conhecimento médico, nem os autores, nem os editores, nem a casa editorial, nem qualquer outra parte que se tenha envolvido na elaboração deste material garantem que as informações aqui contidas sejam totalmente precisas ou completas; tampouco se responsabilizam por quaisquer erros ou omissões ou pelos resultados obtidos em consequência do uso de tais informações. É aconselhável que os leitores confirmem em outras fontes as informações aqui contidas. Sugere-se, por exemplo, que verifiquem a bula de cada medicamento que pretendam administrar, a fim de certificar-se de que as informações contidas nesta publicação são precisas e de que não houve mudanças na dose recomendada ou nas contraindicações. Esta recomendação é especialmente importante no caso de medicamentos novos ou pouco utilizados. Alguns dos nomes de produtos, patentes e design a que nos referimos neste livro são, na verdade, marcas registradas ou nomes protegidos pela legislação referente à propriedade intelectual, ainda que nem sempre o texto faça menção específica a esse fato. Portanto, a ocorrência de um nome sem a designação de sua propriedade não deve ser interpretada como uma indicação, por parte da editora, de que ele se encontra em domínio público.

As imagens do Centers for Disease Control and Prevention (CDC) foram reproduzidas com permissão, conforme anúncio público no site do órgão, o qual poderá ser consultado em: https://www.cdc.gov/other/imagereuse.html.

Todos os direitos reservados. Nenhuma parte desta publicação poderá ser reproduzida ou transmitida por nenhum meio, impresso, eletrônico ou mecânico, incluindo fotocópia, gravação ou qualquer outro tipo de sistema de armazenamento e transmissão de informação, sem prévia autorização por escrito.

PREFÁCIO

UM MAR DE PATÓGENOS

Quando me formei, sempre apaixonada pelos parasitas e suas interações com o organismo humano, achava sinceramente que, em 20 ou 25 anos, teríamos uma miríade de tratamentos eficazes, vacinas profiláticas e diagnósticos meticulosos que colocariam as doenças infecciosas sob controle. Por isso, inclusive, comecei a estudar com afinco a imunopatogenia de algumas infecções e as interações entre o sistema imune e os patógenos. Estou caminhando para os quarenta anos de formada em meio à emergência e à reemergência de infecções em todas as direções. Estava enganada. Os agentes infecciosos adaptam-se melhor que nós a mudanças climáticas, condições socioeconômicas, envelhecimento da população e sobrevivência de nascidos vivos que antes não teriam chance. Como consequência, deparamo-nos com infecções cada vez mais frequentes, algumas com tons apocalípticos, assim como a, cada vez mais preocupante, resistência aos tratamentos disponíveis. Isso sem falar na sempre presente dificuldade de desenvolvimento de vacinas para microrganismos complexos, e na produção de novas drogas eficazes, mas onerosas, o que limita seu uso. Por isso, não tive dúvidas de que um novo livro sobre doenças infecciosas seria necessário e seu uso será amplo, pois mesmo aqueles que pensam em enveredar por cirurgias robóticas e outras metodologias altamente tecnológicas deverão se lembrar que as doenças infecciosas estão ao nosso redor, e que muitas delas deixaram de ser sinônimo de condições socioeconômicas e ambientais precárias. Foi neste contexto, que a população mundial de repente conheceu o álcool 70%, os vários tipos de máscaras e a necessidade de prevenir contaminações.

A obra *Doenças Infecciosas na Prática Clínica*, liderada pela Professora Andréia Patrícia Gomes e por seus colaboradores, é um trabalho de fôlego: são mais de 1.000 páginas com os capítulos divididos em dez partes. É um panorama da diversidade e multiplicidade de agentes infecciosos que coabitam conosco. São muitos vírus, bactérias, fungos, helmintos, ectoparasitas e animais peçonhentos ou venenosos. Isso sem falar em príons e seus congêneres, cujo conhecimento ainda tem lacunas importantes, os quais são capazes de desenvolver doenças graves em seres humanos. Mas, além da abrangência de informação sobre os vários patógenos abordados no livro, alguns capítulos, principalmente na Parte I, dirigem-se a temas sensíveis e atuais que não podem faltar no dia a dia do conhecimento do profissional de saúde. Falo de biossegurança, bioterrorismo e da abordagem "*one health*" que tenta trazer o ser humano e sua relação com outros seres vivos e o meio ambiente para um olhar único e não fragmentado, como o tradicionalmente usado. No texto do Capítulo 5, podemos ler "... *a saúde e o bem-estar dos seres humanos são intrinsecamente associados ao Planeta. Esta interdependência dos seres vivos em respeito à terra e a água ... é o fundamento da Saúde Única*". É uma abordagem singular, uma nova forma de pensar e certamente uma necessidade atualmente. E por que também não lançar um olhar sobre imunobiológicos e, consequentemente, o movimento que discute o uso e aplicações de vacinas e imunoterápicos, que, em meio a tanta discussão, demostra o tamanho do problema que enfrentamos no controle das infecções?

Faz parte, também, desta obra a abordagem sobre as principais terapias hoje disponíveis, seu emprego e suas possibilidades. Separadas em uma seção, apresentam as principais drogas hoje disponíveis, com informações sobre dosagem habitual, efeitos adversos e algumas observações úteis na prática clínica diária.

As figuras, ilustrações e diagramas são primorosos. Confesso que fiquei impactada com as Figuras 5-2 (*One health umbrella*) e 7-1 (*Um olhar sobre as epidemias/pandemias, da Antiguidade grega aos tempos modernos.*), assim como com os diagramas explicativos 7-2 (*Lavagem das mãos*), 7-4 (*Disposição da sala de atendimento ao paciente com tuberculose*) e 7-6 (*Procedimentos de higienização nas salas de atendimento*), estes últimos presentes no Capítulo 7 sobre biossegurança. Para alguns, pode parecer conhecimento já sedimentado, mas certamente é muito útil no dia a dia do trabalho em saúde. As dezenas, centenas de tabelas e quadros autoexplicativos, que permitem uma rápida consulta a informações importantes, são muito bem organizados e espalham-se por quase todas as páginas deste livro. E, para ilustrar a parte específica das infecções, encontram-se várias fotos de lesões e imagens complementares, que exemplificam para o estudante e o profissional não familiarizado com o tema, as possibilidades de apresentação clínica.

É um livro consistente, que pode ser usado tanto para estudos mais detalhados como para consultas frente a uma dúvida específica. Espero que possa ser útil a todos que, como eu, apaixonaram-se pela capacidade de adaptação dos agentes infecciosos à convivência com o ser humano. O bom parasita é aquele que habita seu hospedeiro, tira dele sua nutrição e meios de viver, mas que não gera danos que possam colocar em risco a vida dos dois. Se o hospedeiro não sobrevive, o parasita também não sobreviverá. Não sei quanto tempo ainda levará para que a seleção dos parceiros mais adaptados leve à coabitação sem riscos. Até lá, teremos ainda doenças infecciosas entre nós. Precisamos conhecê-las para fazer frente aos desafios, cada vez mais frequentes, de diagnosticar e tratar nossos pacientes.

Bom estudo e boa leitura.

Fátima Conceição Silva
Pesquisadora Titular
Chefe do Laboratório de Imunoparasitologia
Instituto Oswaldo Cruz
Fundação Oswaldo Cruz

DEDICATÓRIA

Aos meus filhos, Gabriel e Beatriz: amor infinito, para além da eternidade. Ao meu companheiro Rodrigo: *Eros, Philos* e *Ágape*, por todo o Aion. Ao meu neto Tomás, sopro infinito que une passado, presente e futuro.

Andréia Patrícia Gomes

À minha esposa, companheira e amada, Mara Franzone, e aos meus queridos e amados filhos Felipe e Maitê.

Paulo Sérgio Balbino Miguel

Ao meu pai Joaquim de Santana e Castro e à minha mãe Maria Imaculada Soares Santana e Castro pelo muito que me amaram e por terem construído minha vida, meu passado, presente e futuro.
Ao Pluck, que me ensinou ser possível encontrar felicidade nas coisas simples da vida.

Luiz Alberto Santana

À minha amada família, cuja existência e amor me inspiram a seguir em frente.

Mario Castro Alvarez Perez

Às mônadas Andréia, Beatriz, Gabriel e Tomás, sem "portas ou janelas", que acenam para o infinito, em cada eterno instante do tempo.

Rodrigo Siqueira-Batista

Ao meu marido Anderson, minha família e meus preciosos amigos, por todo amor e afeto. Aos meus mestres, pelo exemplo e respeito.

Ademir Nunes Ribeiro Júnior

AUTORES

ANDRÉIA PATRÍCIA GOMES
Professora Associada do Departamento de Medicina e Enfermagem da Universidade Federal de Viçosa (UFV)
Docente Permanente do Programa de Pós-Graduação (*Stricto Sensu*) em Bioética, Ética Aplicada e Saúde Coletiva da Fundação Oswaldo Cruz (FIOCRUZ)
Doutora em Ciências (Saúde Pública) pela FIOCRUZ
Mestre em Medicina Tropical pela FIOCRUZ
Especialista (Residência Médica) em Doenças Infecciosas e Parasitárias da Universidade Federal do Rio de Janeiro (UFRJ)
Especialista em Ativação de Processos de Mudança na Formação Superior de Profissionais de Saúde pela FIOCRUZ
Especialização em Andamento em Direito da Medicina pela Faculdade de Direito da Universidade de Coimbra
Especialização em Andamento em Saúde Indígena pela Universidade Federal de São Paulo (Unifesp)
Diplomada em Medicina pela UFRJ com Grau de Dignidade Acadêmica *Cum Laude*
Diploma de Médico Submetido a Reconhecimento de Grau Acadêmico, Junto à Universidade de Lisboa, com Atribuição da Titulação de Mestre em Medicina
Diplomada em Direito pela UFV

LUIZ ALBERTO SANTANA
Professor Adjunto do Departamento de Medicina e Enfermagem
Doutor em Ciências da Saúde/Infectologia e Medicina Tropical pela Universidade Federal de Minas Gerais (UFMG)
Mestre em Epidemiologia pela Universidade Federal de São Paulo (Unifesp)
Diplomado em Medicina pela Faculdade de Medicina de Barbacena

MARIO CASTRO ALVAREZ PEREZ
Professor Adjunto da Faculdade de Ciências Médicas da Universidade do Estado do Rio de Janeiro (UERJ)
Professor Titular do Centro Universitário Serra dos Órgãos (Unifeso)
Doutor e Mestre em Medicina pela UERJ

PAULO SÉRGIO BALBINO MIGUEL
Professor do Instituto Federal de Educação, Ciência e Tecnologia do Paraná (IFPR)
Doutor e Mestre em Microbiologia pela Universidade Federal de Viçosa (UFV)
Diplomado em Ciências Biológicas pelo Centro Universitário Academia

RODRIGO SIQUEIRA-BATISTA
Professor Titular do Departamento de Medicina e Enfermagem da Universidade Federal de Viçosa (UFV)
Professor Titular da Escola de Medicina da Faculdade Dinâmica do Vale do Piranga (FADIP)
Docente Permanente do Programa de Pós-Graduação (*Stricto Sensu*) em Bioética, Ética Aplicada e Saúde Coletiva da Universidade Federal do Rio de Janeiro (UFRJ)
Bolsista de Produtividade em Pesquisa, Nível 2, do Conselho Nacional de Desenvolvimento Científico e Tecnológico (CNPq)
Doutor em Ciências pela Fundação Oswaldo Cruz (FIOCRUZ)
Mestre em Medicina pela UFRJ
Mestre em Filosofia pela Pontifícia Universidade Católica do Rio de Janeiro (PUC-Rio)
Especialista (Residência Médica) em Doenças Infecciosas e Parasitárias pela UFRJ
Especialista em Ativação de Processos de Mudança na Formação Superior de Profissionais de Saúde pela FIOCRUZ
Especialista em Biologia Marinha e Oceanografia pela Faculdade Maria Thereza (Famath)
Diplomado em Medicina pela Universidade do Estado do Rio de Janeiro (UERJ)
Diplomado em Filosofia pela UERJ
Diplomado em Matemática pela Universidade Estácio de Sá (Unesa)

COLABORADORES

ADEMIR NUNES RIBEIRO JÚNIOR
Professor Assistente da Universidade Evangélica de
Goiás (UniEvangélica)
Coordenador Pedagógico da UniEvangélica
Doutorando em Ética, Bioética e Saúde Coletiva pela Universidade
Federal do Rio de Janeiro (UFRJ)
Mestre em Ciências da Saúde pela Universidade Federal de Viçosa (UFV)
Bacharel em Enfermagem pela UFV

ADENILSON DE SOUZA DA FONSECA
Professor Adjunto da Universidade do Estado do Rio de Janeiro (UERJ)
Professor Adjunto da Universidade Federal do Estado do
Rio de Janeiro (Unirio)
Doutor em Biologia (Biociências Nucleares) pela UERJ
Mestre em Biologia (Biociências Nucleares) pela UERJ
Diplomado em Ciências Biológicas pela UERJ
Diplomado em Física pela Universidade Federal Fluminense (UFF)

ADRIANA VALÉRIA ASSUNÇÃO RAMOS
Professora Assistente do Curso de Medicina da Universidade de
Fortaleza (Unifor)
Médica de Família e Comunidade do Centro de Saúde da Família
Maurício Mattos Dourado
Mestre em Saúde Pública pela Universidade Federal do Ceará (UFC)
Especialista (Residência Multiprofissional) em Saúde da Família e
Comunidade pela UFC
Título de Especialista em Medicina de Família e Comunidade pela
Associação Médica Brasileira/Sociedade Brasileira de Medicina de
Família e Comunidade (AMB/SBMFC)
Especialista em Saúde da Família, Departamento de Saúde
Comunitária pela Faculdade de Medicina da UFC
Especialista em Medicina de Família e Comunidade pelo Conselho
Regional de Medicina do Ceará/Universidade Federal do
Ceará (CRM/UFC)
Diplomada em Medicina pela Universidade Federal do Piauí (UFPI)

ADRIANO SIMÕES BARBOSA CASTRO
Professor Adjunto da Escola de Medicina da Faculdade Dinâmica da
Vale do Piranga (FADIP)
Farmacêutico do Departamento de Medicina e Enfermagem da
Universidade Federal de Viçosa (UFV)
Mestre em Bioquímica pela UFV
Master of Business Administration em Gestão de Saúde Pública e
Hospitalar pelo Centro Universitário de Viçosa (Univiçosa)
Diplomado em Farmácia pela Universidade Federal de
Ouro Preto (UFOP)

ALBERTO NOVAES RAMOS JR.
Professor Associado do Departamento de Saúde Comunitária pela
Faculdade de Medicina da Universidade Federal do Ceará (UFC)
Doutor em Ciências Médicas (Epidemiologia e Avaliação em
Saúde) pela UFC
Mestre em Saúde Coletiva (Epidemiologia) pela Universidade
Federal do Rio de Janeiro (UFRJ)
Especialista em Doenças Infecciosas e Parasitárias pela UFRJ
Especialista em Medicina de Família e Comunidade pela Sociedade
Brasileira de Medicina de Família e Comunidade (SBMFC) e
Associação Médica Brasileira (AMB)
Diplomado em Medicina pela UFRJ

ALCIMAR DE MELO ROSA
Médico Horizontal da Clínica Médica da Rede Mater Dei de
Saúde de Minas Gerais
Mestre em Ensino de Ciências da Saúde e do Meio Ambiente pela
Faculdade Dinâmica do Vale do Piranga (FADIP)
Especialista em Clínica Médica pela Rede Mater de Saúde de
Minas Gerais
Diplomado em Medicina pela Universidade Federal de Minas
Gerais (UFMG)

ALESSANDRA DE AGUIAR LOUREIRO DOS SANTOS
Mestre em Clínica Médica pela Universidade Federal do
Rio de Janeiro (UFMG)
Especialista em Imunologia Clínica pelo Instituto de
Pós-Graduação Médica Carlos Chagas
Diplomada em Medicina pelo Centro Universitário Serra dos
Órgãos (Unifeso)

ALESSANDRO LISBOA DA SILVA
Médico da Universidade Federal de Viçosa (UFV)
Preceptor do Internato na Área de Clínica Médica e
Gastroenterologia e do Programa de Residência Médica da UFV
Membro Titular da Federação Brasileira de Gastroenterologia (FBG)
Mestre em Ciências da Saúde pela UFV
Residência Médica em Clínica Médica e Residência Médica em
Gastroenterologia pelo Hospital Governador Israel Pinheiro
Diplomado em Medicina pela Universidade Federal de Minas
Gerais (UFMG)

ALEXANDRE BRAGA DE MIRANDA
Médico Infectologista e Preceptor da Residência Médica de
Infectologia do Hospital Eduardo de Menezes, Fundação
Hospitalar do Estado de Minas Gerais (Fhemig)
Mestre em Ciências da Saúde e Medicina Tropical pela
Universidade Federal de Minas Gerais (UFMG)
Diplomado em Medicina pela Universidade Federal de Juiz de
Fora (UFJF)

ALINE DE FREITAS SUASSUNA AUTRAN
Mestranda no Programa de Pós-Graduação em Divulgação da Ciência, Tecnologia e Saúde, Fundação Oswaldo Cruz (FIOCRUZ)
Diplomada em Medicina pela Universidade Federal de Viçosa (UFV)
Bacharel em Comunicação Social, Gestão da Comunicação Integrada pela Pontifícia Universidade Católica de Minas Gerais (PUC-Minas)

ALISSON AUGUSTO DA SILVA GOMES
Médico do Serviço de Moléstias Infecciosas do Hospital de Clínicas da Universidade Federal de Uberlândia (UFU)
Especialista (Residência Médica) em Infectologia pela UFU
Diplomado em Medicina pela UFU

ALVARO A. FACCINI-MARTINEZ
Médico-Pesquisador da Universidade Federal do Espírito Santo (Ufes)
Doutorando do Programa de Pós-Graduação em Doenças Infecciosas do Centro de Ciências da Saúde da Ufes
Mestre em Ciências Biológicas da Pontifícia Universidade Javeriana, Bogotá
Diplomado em Medicina pela Universidade Militar Nueva Granada

AMANDA MEDEIROS RODRIGUES
Diplomada em Enfermagem pela Universidade Federal de Viçosa (UFV)

ANA CLARA MIRANDA GOMES
Médica do Programa Mais Médicos para o Brasil
Diplomada em Medicina pela Faculdade Dinâmica do Vale do Piranga (FADIP)

ANA CLÁUDIA LYON DE MOURA
Professora Titular de Dermatologia e Medicina Tropical da Escola de Medicina da Faculdade Dinâmica do Vale do Piranga (FADIP)
Médica Dermatologista e Preceptora da Residência Médica em Dermatologia do Hospital Eduardo de Menezes da Fundação Hospitalar do Estado de Minas Gerais (Fhemig)
Doutora em Infectologia e Medicina Tropical pela Universidade Federal de Minas Gerais (UFMG)
Mestre em Microbiologia da UFMG
Especialista em Dermatologia pela Sociedade Brasileira de Dermatologia (SBD)
Diplomada em Medicina pela UFMG

ANA FLÁVIA COSTA DA SILVEIRA OLIVEIRA
Professora do Instituto Federal de Educação, Ciência e Tecnologia do Norte de Minas Gerais
Doutora em Biologia Celular e Estrutural pela Universidade Federal de Viçosa (UFV)
Especialista em Saúde Pública pelas Faculdades Unidas do Norte de Minas (Funorte)
Diplomada em Biomedicina pela Funorte

ANDRÉ SILVA DE OLIVEIRA
Professor do Instituto Federal de Educação, Ciência e Tecnologia do Norte de Minas Gerais
Mestre e Doutor em Biologia Celular e Estrutural da Universidade Federal de Viçosa (UFV)
Diplomado em Biologia pela Universidade Estadual de Montes Claros (Unimontes)

ANGÉLICA CRISTINA PEZZIN PALHETA
Professora Adjunta da Universidade Federal do Pará (UFPA)
Professora Assistente da Universidade do Estado do Pará (UEPA)
Staff Médico da Residência de Otorrinolaringologia
Doutoranda em Neurociências da UFPA
Mestre em Otorrinolaringologia pela Universidade Federal do Rio de Janeiro (UFRJ)
Especialista em Medicina do Trabalho pela UEPA
Diplomada em Medicina pela Escola de Medicina da Santa Casa de Misericórdia de Vitória (Emescam)

ÂNGELO ALVES DE MOURA
Médico-Residente em Gastroenterologia do Hospital Universitário da Universidade Federal de Juiz de Fora (UFJF)
Residência em Clínica Médica no Hospital da Polícia Militar de Minas Gerais
Diplomado em Medicina pela Universidade Federal do Rio de Janeiro (UFRJ)

ANIELLE DE PINA-COSTA
Professora Adjunta de Doenças Infecciosas e Parasitárias da Universidade Federal Fluminense (UFF)
Mestre e Doutora em Pesquisa Clínica em Doenças Infecciosas pelo Instituto Nacional de Infectologia Evandro Chagas, Fundação Oswaldo Cruz (FIOCRUZ)
Pós-Doutorado em Medicina Tropical do Instituto Oswaldo Cruz
Pós-Doutorado em Pesquisa Clínica em Doenças Infecciosas do Instituto Nacional de Infectologia Evandro Chagas, FIOCRUZ
Curso de Extensão em Epidemiologia das Doenças Infecciosas, Johns Hopkins University, Baltimore – Maryland, USA e em Medicina Tropical e Saúde do Viajante, American Society of Tropical Medicine and Hygiene
Especialista em Saúde Pública pela Escola Nacional de Saúde Pública Sérgio Arouca, FIOCRUZ
Diplomada em Enfermagem pelo Centro Universitário Serra dos Órgãos (Unifeso)

ANTÔNIO CARLOS OLIVEIRA FREITAS
Médico-Residente do Serviço de Clínica Médica da Fundação Hospitalar de Montes Claros, Hospital Aroldo Tourinho
Diplomado em Medicina pela Universidade Estadual de Montes Claros (Unimontes)

ANTÔNIO LUIZ PINHO RIBEIRO
Professor Titular do Departamento de Clínica Médica da Faculdade de Medicina da Universidade Federal de Minas Gerais (UFMG)
Coordenador da Rede de Telessaúde de Minas Gerais
Vice-Diretor do Centro de Inovação em Inteligência Artificial em Saúde
Pesquisador Visitante "Diamond Jubilee" da Universidade de Southampton
Presidente do Grupo de Especialistas em Doenças Cardiovasculares Negligenciadas da World Heart Federation
Especialista em Clínica Médica e Cardiologia
Doutor em Medicina pela UFMG
Especialista em Residência em Cardiologia pelo Instituto Dante Pazzanese de Cardiologia
Especialista em Clínica Médica pela UFMG
Diplomado em Medicina pela UFMG

ARTHUR FERNANDES BARBOSA PARRELA
Diplomado em Medicina pela Faculdade Dinâmica do Vale do Piranga (FADIP)
Médico Residente do Serviço de Terapia Intensiva do Hospital Arnaldo Gavazza Filho

AUGUSTO RIGHETTI V. F. DE ARAÚJO
Bacharel em Ciência da Computação pelo Centro Universitário Serra dos Órgãos (Unifeso)
Bacharel em Medicina pelo Unifeso

BIANCA PEREIRA DE ASSIS TRINDADE
Oftalmologista do Hospital de Olhos de São Gonçalo
Diplomada em Medicina pela Universidade Federal de Viçosa (UFV)

BRANSILDES BARCELLOS TERRA
Professor Adjunto da Escola de Medicina da Faculdade Dinâmica do Vale do Piranga (FADIP)
Médico Urologista, Presidente do Centro de Estudos e Coordenador do Centro de Cirurgia Minimamente Invasiva da Irmandade do Hospital de Nossa Senhora das Dores
Preceptor do Programa de Residência Médica em Urologia Credenciada pelo MEC, Irmandade do Hospital de Nossa Senhora das Dores
Preceptor do Ambulatório de Especialidades (Urologia) da Escola de Medicina da FADIP
Membro Titular da Sociedade Brasileira de Urologia (SBU)
Membro Titular da Sociedade Brasileira de Cirurgia Minimamente Invasiva e Robótica (SOBRACIL)
Miembro de la Asociación Latinoamericana de Cirurgía Endoscópica
Miembro Titular de la Confederacion Americana de Urologia
Mestre em Ensino de Ciências da Saúde e do Ambiente pela FADIP
Residência Médica em Cirurgia Geral pelo Hospital Metropolitano Odilon Behrens
Residência Médica em Urologia pelo Hospital Vera Cruz
Diplomado em Medicina pela Escola de Medicina da Santa Casa de Misericórdia de Vitória (Emescam)

BRUNA SOARES DE SOUZA LIMA RODRIGUES
Professora Titular da Escola de Medicina da Faculdade Dinâmica do Vale do Piranga (FADIP)
Doutora em Parasitologia e Mestre em Parasitologia pela Universidade Federal de Minas Gerais (UFMG)
Diplomada em Ciências Biológicas pela Pontifícia Universidade Católica de Minas Gerais (PUC Minas)

BRUNO SÉRGIO CRUZ DA SILVA
Diplomando de Medicina pelo Centro Universitário do Estado do Pará (Cesupa)

BRENDA SILVEIRA VALLES MOREIRA
Enfermeira Coordenadora da UTI Neonatal e UCINCo do Hospital Materno-Infantil Joaquim Sampaio
Doutoranda em Saúde Pública na Fundação Oswaldo Cruz (FIOCRUZ)
Mestre em Ciências da Saúde pela Universidade Federal de Viçosa (UFV)
Diplomada em Enfermagem pela UFV

BRUNO DAVID HENRIQUES
Professor Associado do Departamento de Medicina e Enfermagem da Universidade Federal de Viçosa (UFV)
Diplomado em Enfermagem pela Universidade Federal dos Vales do Jequitinhonha e Mucuri (UFVJM)
Especialista em Saúde Coletiva com Ênfase em Atenção Básica pela Universidade Federal de Minas Gerais (UFMG)
Mestre e Doutor em Ciências da Saúde, Área de Concentração em Saúde da Criança e do Adolescente da UFMG

CAMILA MENDES DOS PASSOS
Professora Assistente da Universidade Federal de Viçosa (UFV)
Mestre em Enfermagem pela Universidade Federal de Minas Gerais (UFMG)
Diplomada em Enfermagem pela UFMG

CARLOS PEREIRA NUNES
Professor da Fundação Educacional Serra dos Órgãos (Unifeso)
Diplomado em Medicina pela Universidade Federal do Rio de Janeiro (UFRJ)

CAROLINA MACHADO POLEZE
Diplomada em Medicina pela Faculdade Dinâmica Vale do Piranga (FADIP)

CAROLINA HENRIQUE DA SILVA
Diplomanda em Medicina pela Universidade Federal de Viçosa (UFV)

CÁSSIA RIGHY SHINOTSUKA
Médica de Rotina do Centro de Terapia Intensiva, Instituto Estadual do Cérebro
Pesquisadora do Laboratório de Medicina Intensiva, Instituto Nacional de Infectologia do Rio de Janeiro
Doutora em Pesquisa Clínica em Doenças Infecciosas pela Fundação Oswaldo Cruz (FIOCRUZ)
Mestre em Clínica Médica pela Universidade Feral do Rio de Janeiro (UFRJ)
Residência em Clínica Médica pelo Hospital Universitário Pedro Ernesto da Universidade do Estado do Rio de Janeiro (UERJ)
Residência em Medicina Intensiva pela Hospital Universitário Clementino Fraga Filho da Universidade Federal do Rio de Janeiro (HUCFF-UFRJ)
Especialista em Medicina Intensiva pela Associação de Medicina Intensiva Brasileira (AMIB)
Diplomada em Medicina pela UFRJ

CÍCERO DUTRA CAMPOS
Médico Intensivista do Hospital Itaipu e Hospital Leste Fluminense
Especialista em Cirurgia Geral pelo Hospital Municipal Souza Aguiar
Pós-Graduado em Terapia Intensiva pelo Instituto Israelita de Ensino e Pesquisa Albert Einstein
Diplomado em Medicina pelo Centro Universitário Serra dos Órgãos (Unifeso)

CLODOALDO LOPES DE ASSIS
Doutorando e Mestre em Biologia Animal pela Universidade Federal de Viçosa (UFV)
Diplomado em Ciências Biológicas pelas Faculdades Integradas de Cataguases (FIC)

CLAYTON ISRAEL NOGUEIRA
Residente em Pediatria pela Santa Casa de Misericórdia de Belo Horizonte
Mestre em Ciências Veterinárias na Área de Clínica, Cirurgia e Patologia Veterinária e Residência em Clínica Médica de Pequenos Animais pela Universidade Federal de Lavras (UFLA)
Diplomado em Medicina pela Universidade Federal de Viçosa (UFV)
Diplomado em Medicina Veterinária pela UFLA

CRISTIAN DE FREITAS GUIMARÃES
Professor Assistente de Psiquiatria e Coordenador do Estágio Curricular Obrigatório (Internato) de Saúde Mental pela Escola de Medicina da Faculdade Dinâmica do Vale do Piranga (FADIP)
Especialista em Vigilância Sanitária pela Escola de Saúde Pública de Minas Gerais
Especialista em Psiquiatria pelo Centro Universitário Redentor
Diplomado em Farmácia-Bioquímica pela Universidade Federal de Ouro Preto (UFOP)
Diplomado em Medicina pela Universidade Presidente Antônio Carlos (Unipac)

CRISTIANO VALÉRIO RIBEIRO
Instrutor e Diretor de ACLS da Sociedade Mineira de Terapia Intensiva
Coordenador do Suporte Avançado de Vida em Infectologia pela Sociedade Mineira de Terapia Intensiva
Professor da Pós-Graduação em Urgência e Emergência pela Faculdade Unimed
Master of Business Administration em Economia Comportamental pela Fundação Getúlio Vargas
Mestre em Administração pela Fundação Dom Cabral
Especialista em Medicina Intensiva pela Santa Casa de Belo Horizonte
Residência Médica em Infectologia no Hospital Governador Israel Pinheiro/Instituto da Previdência dos Servidores do Estado de Minas Gerais
Master of Business Administration Executivo/Concentração em Gestão Empresarial pela Fundação Getúlio Vargas
Diplomado em Ciências Econômicas pela Universidade Federal de Viçosa (UFV)
Diplomado em Medicina pela Universidade Federal de Minas Gerais (UFMG)

CYNTHIA CANEDO DA SILVA
Professora Adjunta do Departamento de Microbiologia da Universidade Federal de Viçosa (UFV)
Mestre em Microbiologia Agrícola pela UFV
Doutora em Genética e Biologia Molecular pela Universidade Estadual de Campinas (Unicamp)
Diplomada em Ciências Biológicas pela UFV

DANIEL COHEN GOLDEMBERG
Professor do Programa de Pós-Graduação em Saúde Coletiva e Controle do Câncer e do Programa de Pós-Graduação em Oncologia do Instituto Nacional de Câncer
Professor Auxiliar da Faculdade de Odontologia do Centro Universitário Augusto Motta (Saúde Coletiva e Patologia Oral) e da Universidade Santa Úrsula
Honorary Associate Professor de *Oral Medicine* da University College London
Pesquisador, Membro da Comissão de Ensino e Docente da Residência Multiprofissional em Oncologia para Odontologia do Instituto Nacional de Câncer José Alencar Gomes da Silva
Especialista em Estomatologia pela Universidade Federal do Rio de Janeiro (UFRJ)
Patologista Bucal e PhD em Patologia Oral pela University College London, em Colaboração com a Health Protection Agency – Londres, Reino Unido
Pós-Doc em Oncologia pelo Instituto Nacional de Câncer
Diplomado em Odontologia pela UFRJ

DANIELA SILVA AMORIM MOREIRA
Especialista em Dermatologia pela Associação Médica de Brasília
Pós-Graduação em Dermatologia pelo Instituto Brasileiro de Ensino
Diplomada em Medicina pelo Centro Universitário Serra dos Órgãos (Unifeso)

DANILO LACERDA CAMARGO
Residência em Clínica Médica pela Universidade Federal de Viçosa (UFV)
Residência em Cardiologia pelo Instituto Dante Pazzanese de Cardiologia
Diplomado em Medicina pela Universidade do Estado do Pará (UEPA)

DENISE CRISTINA RODRIGUES
Médica Pediatra do Departamento de Medicina e Enfermagem da Universidade Federal de Viçosa (UFV)
Preceptora do Curso de Medicina e do Programa de Residência Médica em Pediatria pela UFV
Doutora em Ciência e Tecnologia de Alimentos
Mestre em Ciência da Nutrição pela UFV
Residência Médica em Pediatria na Fundação Hospitalar do Estado de Minas Gerais (Fhemig)
Especialista em Preceptoria de Residência Médica no Sistema Único de Saúde pelo Instituto Sírio-Libanês de Ensino e Pesquisa
Especialista em Assistência Hospitalar ao Neonato pela Faculdade de Ciências Médicas de Minas Gerais (FCM-MG)
Especialista em Pediatria pela Associação Médica Brasileira e Sociedade Brasileira de Pediatria (ABM/SBP)
Especialista em Auditoria em Saúde pela Universidade Gama Filho
Especialista em Medicina Homeopática pela Associação Médica Homeopática de Minas Gerais
Diplomada em Medicina pela Universidade Federal de Minas Gerais (UFMG)

DIANA MARQUES GAZOLA
Diplomanda em Medicina pela Universidade Federal de Viçosa (UFV)

DIOGO DE ASSUNÇÃO MESQUITA
Médico Assistente em Ortopedia, Traumatologia e Cirurgia do Joelho do Hospital de Nossa Senhora das Dores
Residência Médica em Ortopedia e Traumatologia pela Universidade Federal do Triângulo Mineiro (UFTM)
Diplomado em Fisioterapia pelo Centro Universitário do Leste de Minas Gerais
Diplomado em Medicina pela Faculdade de Medicina do Vale do Aço

ELIZÁRIA CARDOSO DOS SANTOS
Professora Adjunta da Faculdade de Medicina da Universidade Federal dos Vales do Jequitinhonha e Mucuri (UFVJM)
Membro do Grupo de Pesquisa Patologia e Parasitologia Clínica e Experimental da Universidade Federal de Alfenas
Mestre e Doutora em Biologia Celular e Estrutural pela Universidade Federal de Viçosa (UFV)
Diplomada em Fisioterapia pela UFVJM

ELIZABETH REGINA COMINI FROTA
Médica Neurologista
Professora do Departamento de Neurologia pela Faculdade de Medicina Unifemas
Doutora em Medicina/Imunologia pela Faculdade de Medicina de Ribeirão Preto da Universidade de São Paulo (USP)
Especialista em Neurologia, Residência em Neurologia Clínica pelo Hospital das Clínicas da Universidade Federal de Minas Gerais (UFMG)
Especialista em Neuroimunologia pela USP
Diplomada em Medicina pela UFMG

EMÍLIA PIO DA SILVA
Professora Titular da Escola de Medicina da Faculdade Dinâmica do Vale do Piranga (FADIP) e do Centro Universitário de Viçosa (UNIVIÇOSA)
Mestre e Doutora em Ciência Florestal pela Universidade Federal de Viçosa (UFV)
Pós-Doutorado em Envelhecimento e Risco Social pela UFV
Diplomada em Fisioterapia pelo Centro Universitário de Caratinga

EMILIANA RIBEIRO DARRIGO
Professora da Faculdade de Medicina pela Universidade de Ribeirão Preto
Residência Médica em Pediatria na Santa Casa de Misericórdia de São Paulo
Residência Médica em Endocrinologia e Metabologia Pediátrica no Hospital das Clínicas da Faculdade de Medicina de Ribeirão Preto da Universidade de São Paulo (USP)
Mestre em Pediatria pela USP
Diplomada em Medicina pelo Centro Universitário Serra dos Órgãos (Unifeso)

ÉRICA TOLEDO DE MENDONÇA
Professora Adjunta do Departamento de Medicina e Enfermagem da Universidade Federal de Viçosa (UFV)
Doutora em Ciência da Nutrição pela UFV
Mestre em Enfermagem pela Universidade Federal do Estado do Rio de Janeiro (Unirio)
Residência em Enfermagem em Oncologia pelo Instituto Nacional de Câncer (INCA)
Diplomada em Enfermagem pela Universidade Federal de Juiz de Fora (UFJF)

ERIKA FERRAZ DE GOUVÊA
Professora Assistente de Infectologia da Universidade do Estado do Rio de Janeiro (UERJ)
Professora Assistente de Infectologia da Fundação Técnico Educacional Souza Marques
Médica Infectologista do Hospital Universitário Clementino Fraga Filho da Universidade Federal do Rio de Janeiro (UFRJ)
Mestre em Clínica Médica, Área de Concentração em Infectologia pela UFRJ
Residência Médica em Infectologia pela UFRJ
Diplomada em Medicina da Universidade Federal Fluminense (UFF)

EUNICE FERREIRA DA SILVA
Assistente do Laboratório de Saúde da Mulher e da Criança e do Laboratório de Educação em Saúde, Departamento de Medicina e Enfermagem da Universidade Federal de Viçosa (UFV)
Especialista em Biologia pela Universidade Federal de Lavras (UFLA)
Diplomada em Medicina Veterinária pela UFV

GABRIELLA BASTOS CLEMENTE
Médica de Saúde da Família e Comunidade
Diplomada em Medicina pela Faculdade Dinâmica do Vale do Piranga (FADIP)

GÉRSICA FERREIRA CAMILO
Diplomada em Medicina pela Faculdade Dinâmica do Vale do Piranga (FADIP)

GIOVANE RODRIGO DE SOUSA
Professor do Centro Universitário Newton Paiva
Mestre e Doutor em Infectologia e Medicina Tropical pela Universidade Federal de Minas Gerais (UFMG)
Doutor Sanduíche na Division of Cell Signalling and Immunology, School of Life Sciences, University of Dundee, Reino Unido
Especialista em Microbiologia da UFMG
Diplomado em Enfermagem pela Pontifícia Universidade Católica de Minas Gerais (PUC Minas)

HELIO RZETELNA
Médico da Santa Casa de Misericórdia do Rio de Janeiro
Professor de Gastroenterologia e de Clínica Médica na Universidade Estácio de Sá (Unesa)
Professor da Fundação Técnico Educacional Souza Marques
Mestre em Medicina, Área de Concentração em Gastroenterologia pela Universidade Federal do Rio de Janeiro (UFRJ)
Diplomado em Medicina pela Fundação Técnico Educacional Souza Marques

FABRÍCIO LEOCÁDIO RODRIGUES DE SOUZA
Médico Residente em Otorrinolaringologia do Hospital Universitário Bettina Ferro de Souza da Universidade Federal do Pará (UFPA)

FERNANDA DA SILVA BORONI
Professora Adjunta da Faculdade Dinâmica do Vale do Piranga (FADIP)
Mestre em Administração pela Pontifícia Universidade Católica de Minas Gerais (PUC Minas)
Especialista em Manipulação Magistral Alopática, Instituto Racine
Master of Business Administration em Gestão Empresarial, Fundação Getúlio Vargas
Diplomada em Farmácia pelo Centro Universitário Newton Paiva

FERNANDA GREGORY DE ANDRADE MOREIRA
Médica-Residente de Clínica Médica da Fundação Hospitalar de Montes Claros, Hospital Aroldo Tourinho
Diplomada em Medicina pela Universidade Federal de Minas Gerais (UFMG)

FERNANDO ANTÔNIO BOTONI
Professor Associado da Universidade Federal de Minas Gerais (UFMG)
Coordenador do Centro de Terapia Intensiva do Hospital Universitário Risoleta Tolentino Neves
Mestre e Doutor em Ciências da Saúde, Infectologia e Medicina Tropical pela UFMG e Imperial College London, United Kingdom
Médico da Fundação Hospitalar do Estado de Minas Gerais (Fhemig)
Pós-Doutorado em Cardiologia, Max-Delbrück-Centrum Für Molekulare Medizin, Berlin, Alemanha
Diplomado em Medicina pela UFMG

FERNANDO SCHEMELZER DE MORAES BEZERRA
Professor Associado da Universidade Federal do Ceará (UFC)
Coordenador do Programa de Pós-Graduação em Patologia da UFC
Representante da Sociedade Brasileira de Parasitologia no Ceará
Mestre e Doutor em Parasitologia pela Universidade Federal de Minas Gerais (UFMG)
Pós-Doutorado pelo *Natural History Museum* em Londres, Reino Unido
Diplomado em Farmácia-Bioquímica pela UFC

FLÁVIA MACIEL PORTO
Médica Infectologista, com Experiência Profissional Internacional (Moçambique) em Programas de HIV, Tuberculose e Infecções Sexualmente Transmissíveis
Mestre em Saúde Europeia da União Europeia na Espanha e Polônia
Residência Médica na Universidade Estadual de Campinas (Unicamp)
Diplomada em Medicina pelo Centro Universitário Serra dos Órgãos (Unifeso)

FRANCIELE MARTINS SANTOS
Doutora em Biologia Celular pela Universidade Federal de Minas Gerais (UFMG)
Mestre em Biologia Celular e Estrutural pela Universidade Federal de Viçosa (UFV)
Diplomada em Ciências Biológicas pela UFV

FRANCISCA BRANDÃO MARTINS E MAFRA
Diplomanda em Medicina pela Universidade Federal de Viçosa (UFV)

FRANCISCO DE ASSIS PINTO CABRAL JÚNIOR RABELLO
Especialista em Neurologia Clínica pela Fundação Hospitalar do Estado de Minas Gerais (Fhemig), Hospital Regional de Barbacena Dr. José Américo
Pós-Graduado em Estratégia de Saúde da Família pela Universidade Federal de Minas Gerais (UFMG)
Diplomado em Medicina pela Universidade Federal de Campina Grande (UFCG)

FRANCISCO XAVIER PALHETA NETO
Professor Adjunto de Otorrinolaringologia da Universidade Federal do Pará (UFPA) e Universidade do Estado do Pará (UEPA)
Chefe do Serviço e Coordenador da Residência Médica em Otorrinolaringologia do Hospital Universitário Bettina Ferro de Souza da UFPA
Doutor em Neurociências pela UFPA
Fellow do Serviço de Infectologia em Otorrinolaringologia da Fundação Oswaldo Cruz (FIOCRUZ)
Mestre em Otorrinolaringologia pela Universidade Federal do Rio de Janeiro (UFRJ)
Diplomado em Medicina pela UEPA

GABRIELLA LUÍSA DA COSTA ALBUQUERQUE
Diplomada em Medicina pela Faculdade Dinâmica do Vale do Piranga (FADIP)

GRAZIELA ALMEIDA CUPERTINO
Diplomada em Medicina pela Faculdade Dinâmica do Vale do Piranga (FADIP)

GUILHERME CÔRTES FERNANDES
Ex-Professor da Universidade Federal de Juiz de Fora (UFJF)
Ex-Professor da Universidade Presidente Antônio Carlos (Unicap)
Mestre e Doutor em Saúde Pública, Escola Nacional de Saúde Pública Sérgio Arouca, Fundação Oswaldo Cruz (FIOCRUZ)
Residência em Doenças Infecciosas e Parasitárias no Hospital Universitário Clementino Fraga Filho da Universidade Federal do Rio de Janeiro (UFRJ)
Diplomado em Medicina pela UFRJ

GUILHERME KELLES JUSTE
Diplomando em Medicina pela Universidade Federal de Viçosa (UFV)

GUILHERME SILVA MACHADO
Médico-Residente em Otorrinolaringologia pelo Hospital Universitário Bettina Ferro de Souza da Universidade Federal do Pará (UFPA)

GUSTAVO FERREIRA RIBEIRO
Professor Assistente da Escola de Medicina da Faculdade Dinâmica do Vale do Piranga (FADIP)
Médico do Serviço de Clínica Médica do Hospital Arnaldo Gavazza Filho
Diplomado em Medicina pela Faculdade de Medicina de Barbacena

GUSTAVO DE PAULA CAMPOS
Diplomado em Medicina pela Faculdade Dinâmica do Vale do Piranga (FADIP)

HENRIQUE AMARAL BINATO
Doutorando em Bioética, Ética Aplicada e Saúde Coletiva na Universidade Federal do Rio de Janeiro (UFRJ)
Mestre em Saúde Coletiva pela Universidade Federal de Viçosa (UFV)
Pneumologista Pediátrico do Hospital Universitário da Universidade Federal de Juiz de Fora (UFJF)
Residência Médica em Pediatria no Hospital Federal da Lagoa
Residência em Pneumologia Pediátrica no Hospital das Clínicas da Universidade Federal de Minas Gerais (UFMG)
Diplomado em Medicina pela Universidade Presidente Antônio Carlos (Unipac)

HENRIQUE RIBEIRO MANSUR BARBOSA
Professor Assistente da Escola de Medicina da Faculdade Dinâmica do Vale do Piranga (FADIP)
Otorrinolaringologista Clínico e Cirúrgico do Hospital Nossa Senhora das Dores
Residência Médica em Otorrinolaringologia na Universidade Federal de Minas Gerais (UFMG)
Diplomado em Medicina pela Universidade Federal de Juiz de Fora (UFJF)

IBSEN BARGUINE JUNQUEIRA PASSOS
Médico-Residente de Ortopedia e Traumatologia do Hospital Universitário da Universidade Federal de Juiz de Fora/Empresa Brasileira de Serviços Hospitalares
Diplomado em Medicina pela Universidade Federal de Viçosa (UFV)

IGOR RODRIGUES MENDES
Mestre em Fitopatologia pela Universidade Federal de Viçosa (UFV)
Engenheiro Agrônomo pela UFV
Diplomado em Medicina pela UFV

IRACEMA FORNI VIEIRA
Médica Infectologista do Hospital dos Servidores do Estado do Rio de Janeiro
Mestre em Biologia Parasitária, Fundação Osvaldo Cruz (FIOCRUZ)
Residência Médica em Infectologia no Hospital Federal dos Servidores do Estado e Instituto Estadual de Infectologia
Especialista em Saúde do Trabalhador e Ecologia Humana, Escola Nacional de Saúde Pública
Diplomada em Medicina pela Universidade Federal do Estado do Rio de Janeiro
Diplomada em Ciências Biológicas pela Universidade do Estado do Rio de Janeiro (UERJ)

ISABEL THERESA HOLANDA-FREITAS
Diplomada em Medicina pela Universidade Federal de Minas Gerais (UFMG)

IZABELA BARTHOLOMEU NOGUÉRES TERRA
Professora Assistente da Escola de Medicina da Faculdade Dinâmica do Vale do Piranga (FADIP)
Médica Horizontal da Ginecologia e Obstetrícia do Hospital Nossa Senhora das Dores
Preceptora do Programa de Residência Médica de Obstetrícia e Ginecologia do Hospital Nossa Senhora das Dores
Coordenadora do Centro de Estudos do Hospital Nossa Senhora das Dores
Especialista em Reprodução Humana pela Sociedade de Medicina Reprodutiva da Argentina
Especialista em Medicina Fetal, Cetrus
Diplomada em Medicina pela Faculdade de Medicina de Barbacena

IRAM BORGES DE MORAES ROCHA FILHO
Diplomado em Medicina pela Faculdade Dinâmica Vale do Piranga (FADIP)
Especialista em Clínica Médica pela Universidade Federal de Jataí (UFJ)

ISABELLA LARISSA SEVERO ROCHA
Médica do Hospital Brasília, Unidade Águas Claras, Setores de Pronto Atendimento, Emergência, Enfermaria e Ambulatório
Médica do Hospital DF Star, Setor de Pronto Atendimento
Diplomada em Medicina pela Faculdade Dinâmica do Vale do Piranga (FADIP)

IZABELLA SOARES DE OLIVEIRA
Enfermeira Assistencial, Empresa Brasileira de Serviços Hospitalares, Núcleo Interno de Regulação do Hospital Universitário Cassiano Antônio Moraes
Diplomada em Enfermagem pela Universidade Federal de Viçosa (UFV)

JADER LÚCIO PINHEIRO SANT'ANA
Médico-Veterinário na Área de Clínica Médica e
Diagnóstico por Imagem
Mestre em Medicina Veterinária pela Universidade Federal de
Viçosa (UFV)
Diplomado em Medicina Veterinária pelo Centro
Universitário de Viçosa (UNIVIÇOSA)

JAQUELINE MACHADO DA FONSECA
Diplomada em Medicina pela Faculdade Dinâmica do
Vale do Piranga (FADIP)

JÉSSICA GOMES MUNIZ
Diplomada em Medicina pela Faculdade Dinâmica do
Vale do Piranga (FADIP)

JÉSSICA RAMOS TAVARES
Médica-Residente em Otorrinolaringologia do Hospital
Universitário Bettina Ferro de Souza da Universidade Federal do
Pará (UFPA)
Mestranda em Ensino em Saúde na Amazônia na Universidade do
Estado do Pará (Uepa)
Pós-Graduação em Otoneurologia pela Universidade Federal de
São Paulo (Unifesp)
Diplomada em Medicina pela Uepa

JOÃO ELITON BONIN
Professor Adjunto da Escola de Medicina da Faculdade Dinâmica do
Vale do Piranga (FADIP)
Médico Assistente dos Serviços de Radiologia/Imagem dos
Hospitais Santa Casa de Montes Claros e Hospital Universitário da
Universidade Estadual de Montes Claros (Unimontes)
Mestre em Ciências da Saúde pela Universidade Federal de
Uberlândia (UFU)
Residência Médica em Radiologia e Diagnóstico por Imagem no
Hospital de Clínicas da UFU
Diplomado em Medicina pela Universidade Federal de
Juiz de Fora (UFJF)

JOÃO PAULO COSTA TRAVASSOS
Pós-Graduando em Dermatologia no Instituto de Dermatologia
Professor Rubem David Azulay, da Santa Casa de Misericórdia do
Rio de Janeiro e Pontifícia Universidade Católica do
Rio de Janeiro (PUC-Rio)
Médico de Família e Comunidade
Diplomado em Medicina pela Universidade Federal do Estado do
Rio de Janeiro (UFRJ)

JOÃO VITOR LIMA BUENO
Médico-Residente de Otorrinolaringologia do Hospital das
Clínicas da Universidade Federal de Minas Gerais (UFMG)
Médico Temporário do Exército Brasileiro, Escola de Sargentos das
Armas em Três Corações
Diplomado em Medicina pela Universidade Federal de Viçosa (UFV)

JOELMA DE REZENDE FERNANDES
Professora do Centro Universitário Serra dos Órgãos (Unifeso)
Enfermeira do Serviço de Educação Continuada do Hospital das
Clínicas de Teresópolis Costantino Ottaviano
Membro do Comitê de Ética e Pesquisa do Unifeso
Mestre em Ciências do Cuidado em Saúde pela Universidade
Federal Fluminense (UFF)
Especialista em Enfermagem em Terapia Intensiva pela
Universidade Federal de Juiz de Fora (UFJF)
Especialista em Gestão Hospitalar pelo Unifeso
Especialista em Formação Docente pela Fundação
Oswaldo Cruz (FIOCRUZ)
Diplomada em Enfermagem pela UFJF

JORGE LUIZ DUTRA GAZINEO
Médico do Serviço de Doenças Infecciosas e Parasitárias do
Hospital Universitário Clementino Fraga Filho da Universidade
Federal do Rio de Janeiro (UFRJ)
Médico do Serviço de Doenças Infecciosas e Parasitárias do
Hospital Federal dos Servidores do Estado
Mestre em Medicina pela UFRJ
Especialista em Doenças Infecciosas e Parasitárias pela UFRJ
Diplomado em Medicina pela UFRJ

JOSÉ AUGUSTO DA COSTA NERY
Pesquisador Titular do Laboratório de Hanseníase da Fundação
Oswaldo Cruz (FIOCRUZ)
Professor de Dermatologia da Universidade Estácio de Sá (Unesa)
Professor de Dermatologia da Santa Casa da Misericórdia do
Rio de Janeiro
Doutor em Medicina pela Universidade Federal do
Rio de Janeiro (UFRJ)
Mestre em Dermatologia pela Universidade Federal
Fluminense (UFF)
Especialista em Dermatologia pela UFRJ
Diplomado em Medicina pelo Centro Universitário do Estado do Pará

JÚLIA COIMBRA DA SILVEIRA
Diplomada em Medicina pela Faculdade Dinâmica do Vale do
Piranga (FADIP)

JULIA DE OLIVEIRA FONSECA
Diplomada em Medicina pela Universidade Federal de Viçosa (UFV)

JULIO CÉSAR DELVAUX
Professor do Instituto Federal de Educação Ciência e Tecnologia do
Triângulo Mineiro (IFTM)
Doutor em Agronomia pela Universidade Federal de
Uberlândia (UFU)
Mestre em Microbiologia Agrícola pela Universidade Federal de
Viçosa (UFV)
Diplomado em Agronomia pela UFV

JULIANA AKEME TOITIO
Professora Assistente da Escola de Medicina da Faculdade
Dinâmica do Vale do Piranga (FADIP)
Médica Cardiologista do Hospital Nossa Senhora das Dores e
Hospital Arnaldo Gavazza Filho
Médica da Estratégia de Saúde da Família da Prefeitura de Rio Doce
Especialização em Cardiologia, Cardiologia Pediátrica e
Ecocardiografia pelo Biocor Instituto
Especialização em Ecocardiografia e Cardiologia Fetal pelo Instituto
Lilian Lopes da Ecokid
Diplomada em Medicina pela Faculdade de Medicina de Barbacena

JULIANA HIPÓLITO PESSOTTI
Coordenadora do Curso de Farmácia e Gestora dos Laboratórios
Multidisciplinares de Ensino e Professora Titular da Faculdade
Dinâmica Vale do Piranga (FADIP)
Mestre e Doutora em Ciências pela Fundação Oswaldo Cruz (FIOCRUZ)
Diplomada em Farmácia e Bioquímica pela Universidade
Federal de Juiz de Fora (UFJF)

JULIANA MORAIS DE CASTRO MONTEIRO
Farmacêutica Oncológica na Unidade de Oncologia do Hospital
Márcio Cunha
Mestre em Biologia Celular e Estrutural pela Universidade
Federal de Viçosa (UFV)
Especialista em Abordagem Multidisciplinar em Oncologia pela
Faculdade Única de Ipatinga
Diplomada em Bioquímica pela UFV
Diplomada em Farmácia pela Faculdade Única de Ipatinga

JULIANA NETTO
Médica Infectologista do Laboratório de Pesquisa Clínica em Infecções Sexualmente Transmissíveis e AIDS, Instituto Nacional de Infectologia, Fundação Oswaldo Cruz (FIOCRUZ)
Doutoranda em Doenças Infecciosas e Parasitárias pela Universidade Federal do Rio de Janeiro (UFRJ)
Mestre em Doenças Infecciosas e Parasitárias pela UFRJ
Residência Médica em Doenças Infecciosas e Parasitárias pela UFRJ
Diplomada em Medicina pela UFRJ

KELEN RABELO SANTANA BONIN
Médica da Equipe de Otorrinolaringologia do Hospital Beneficência Portuguesa de São Paulo
Residência Médica em Otorrinolaringologia pelo Hospital Beneficência Portuguesa de São Paulo
Especialização em Atenção Básica em Saúde da Família pela Universidade Federal de Minas Gerais (UFMG)
Diplomada em Medicina pela Universidade Federal de Juiz de Fora (UFJF)

KÊNIA RABELO SANTANA DE FARIA
Médica Supervisora do Programa Mais Médicos para o Brasil da Universidade Federal de São João Del Reis (USFJ)
Residência Médica em Otorrinolaringologia no Hospital Felício Rocho
Fellowship em Rinoplastia e Otoplastia pelo Hospital Santa Casa de Belo Horizonte
Especialista em Otorrinolaringologia pela Associação Brasileira de Otorrinolaringologia e Cirurgia Cervicofacial (ABORL-CCF)
Membro Regular da Academia Brasileira de Cirurgia Plástica da Face
Diplomada em Medicina pela Universidade Estadual de Montes Claros (Unimontes)

KLAISY CHRISTINA PETTAN-BREWER
One Health Fulbright Scholar
Médica-Veterinária do Department of Comparative Medicine, School of Medicine, University of Washington
Mestre em Ciências pela University of California Davis
Doutora em Medicina Veterinária pela University of California Davis

LEANDRO LICURSI DE OLIVEIRA
Professor Associado do Departamento de Biologia Geral da Universidade Federal de Viçosa (UFV)
Mestre e Doutor em Imunologia Básica e Aplicada pela Universidade de São Paulo (USP)
Diplomado em Farmácia e Bioquímica pela USP

LEONARDO BRANDÃO BARRETO
Professor Adjunto da Escola de Medicina da Faculdade Dinâmica do Vale do Piranga (FADIP)
Professor Assistente da Escola de Medicina da Universidade Federal de Ouro Preto (UFOP)
Preceptor do Programa de Residência Médica (Clínica Médica e Medicina de Família e Comunidade) da UFOP
Coordenador do Programa de Residência Médica em Neurologia da UFOP
Membro Titular da Academia Brasileira de Neurologia e da The Movement Disorder Society
Especialista em Neurologia pela Santa Casa da Misericórdia do Rio de Janeiro
Pós-Graduado em Clínica Neurológica pela Pontifícia Universidade Católica do Rio de Janeiro (PUC-Rio)
Doutorando em Biotecnologia da UFOP
Mestre em Ciências da Saúde pela Universidade Federal de Minas Gerais (UFMG)
Diplomado em Medicina pela Escola de Medicina da Fundação Técnico-Educacional Souza Marques (FTESM)

LEONARDO JOSÉ LORA BARRAZA
Mestrando em Biologia Celular e Molecular na Fundação Oswaldo Cruz (FIOCRUZ)
Especialista em Dermatologia pela Pontifícia Universidade Católica do Rio de Janeiro (PUC-Rio)
Diplomado em Medicina pela Universidad del Magdalena

LEONARDO LANES LEITE SILVESTRE
Diplomado em Medicina pela Faculdade Dinâmica do Vale do Piranga (FADIP)

LEONARDO PAIVA DE SOUSA
Mestre em Ciências Cardiovasculares pela Instituto Nacional de Cardiologia do Rio de Janeiro
Residência Médica em Infectologia na Fundação Oswaldo Cruz (FIOCRUZ)
Diplomado em Medicina pela Universidade do Estado do Rio de Janeiro (UERJ)
Diplomado em Ciências Biológicas pela Universidade Federal do Rio de Janeiro (UFRJ)

LISSANDRO GONÇALVES CONCEIÇÃO
Professor Titular do Departamento de Veterinária da Universidade Federal de Viçosa (UFJ)
Docente e Orientador de Programa de Pós-Graduação *Strictu Sensu* em Nível de Mestrado e Doutorado e *Lato Sensu* Residência em Medicina Veterinária
Responsável pelo Serviço de Dermatologia e Dermatopatologia Veterinária da Universidade Federal de Viçosa (UFV)
Doutor e Mestre em Clínica Veterinária, Fisiopatologia Clínica pela Universidade Estadual Paulista (Unesp)
Residência em Clínica Médica de Pequenos Animais pela Unesp
Estudos de Aperfeiçoamento em Dermatopatologia, Cornell University, Texas A&M University e Instituto Lauro de Souza Lima em Bauru
Diplomado em Medicina Veterinária pela Universidade Federal Rural do Rio de Janeiro (UFRRJ)

LILIAN FERNANDES ARIAL AYRES
Professora Adjunta do Departamento de Medicina e Enfermagem da Universidade Federal de Viçosa (UFV)
Doutora e Mestre em Enfermagem pela Universidade Federal do Estado do Rio de Janeiro (Unirio)
Especialista em Saúde do Trabalhador pela Universidade Federal Fluminense (UFF)
Especialista em Saúde da Mulher pela Fundação Oswaldo Cruz (FIOCRUZ)
Diplomada em Enfermagem pela Escola de Enfermagem Alfredo Pinto

LILIAN KUHNERT CAMPOS
Professora Assistente do Centro Universitário Serra dos Órgãos (Unifeso)
Médica da Universidade Federal do Estado do Rio de Janeiro (Unirio)
Mestre em Ciências Médicas/Pediatria pela Universidade Federal Fluminense (UFF)
Diplomada em Medicina pela Universidade do Estado do Rio de Janeiro (UERJ)

LINDISLEY FERREIRA GOMIDES
Professora Titular do Curso de Farmácia da Faculdade Dinâmica Vale do Piranga (FADIP)
Docente Permanente do Mestrado do Programa de Pós-Graduação em Ensino, Saúde e Ambiente da FADIP
Mestre em Fisiologia e Farmacologia e Doutora em Biologia Celular pela Universidade Federal de Minas Gerais (UFMG)
Diplomada em Farmácia pelo Centro Universitário do Leste de Minas Gerais (Unileste)

LÍVIA TAVARES COLOMBO
Professora da Universidade Vale do Rio Doce
Microbiologista da Unimed, Governador Valadares
Mestre e Doutora em Microbiologia pela Universidade Federal de Viçosa (UFV)
Diplomada em Ciências Biológicas pela Universidade Federal do Espírito Santo (Ufes)

LORENA SOUZA E SILVA
Professora Titular, Integrante do Núcleo Docente Estruturante e Presidente da Comissão de Avaliação Pedagógica da Escola de Medicina da Faculdade Dinâmica do Vale do Piranga (FADIP)
Coordenadora de Pesquisa
Professora do Curso de Mestrado Profissional em Ensino de Ciências da Saúde e do Ambiente da FADIP
Doutora e Mestre em Bioquímica Estrutural e Fisiológica da Universidade Federal de Ouro Preto (UFOP)
Diplomada em Ciências Biológicas pela UFOP

LUCAS BORGES GOMES FERREIRA PINTO
Diplomado em Medicina pela Universidade Federal de Viçosa (UFV)

LÚCIA MEIRELLES LOBÃO PROTTI
Professora Titular da Escola de Medicina da Faculdade Dinâmica do Vale do Piranga (FADIP)
Docente Permanente do Programa de Pós-Graduação em Ensino de Ciências da Saúde e do Ambiente
Doutora em Ecologia pela Universidade Federal do Rio de Janeiro (UFRJ)
Mestre em Ecologia pela Universidade Federal de Juiz de Fora (UFJF)
Diplomada em Ciências Biológicas pela UFJF

LUCIANO FREITAS FERNANDES
Presidente da Comissão de Controle de Infecção Hospitalar da Fundação Hospitalar de Montes Claros do Hospital Aroldo Tourinho
Residência Médica em Clínica Médica e em Infectologia no Hospital das Clínicas da Universidade de São Paulo (USP)
Diplomado em Medicina pela Universidade Federal de Minas Gerais (UFMG)

LUCIENE MUNIZ BRAGA
Professora Adjunta do Departamento de Medicina e Enfermagem da Universidade Federal de Viçosa (UFV)
Doutora em Enfermagem pela Universidade de Lisboa, Portugal
Mestre em Ciências da Saúde pela Instituto de Previdência do Servidores do Estado de Minas Gerais
Diplomada em Enfermagem pela Universidade Federal de Juiz de Fora (UFJF)

LUÍS AUGUSTO NERO
Professor Titular da Universidade Federal de Viçosa (UFV)
Doutor em Ciências dos Alimentos pela Universidade de São Paulo (USP)
Mestre em Ciência Animal pela Universidade Estadual de Londrina (UEL)
Diplomado em Medicina Veterinária pela UEL

LUIZ EDUARDO GONÇALVES FERREIRA
Professor Assistente da Escola de Medicina da Faculdade Dinâmica do Vale do Piranga (FADIP)
Plantonista nas Unidades de Terapia Intensiva do Hospital Arnaldo Gavazza Filho e na Santa Casa de Ouro Preto
Residência Médica em Clínica Médica, Mário Palmério no Hospital Universitário da Universidade de Uberaba
Residência Médica em Terapia Intensiva na Fundação Filantrópica e Beneficente de Saúde Arnaldo Gavazza Filho
Diplomado em Medicina pelo Centro Universitário Serra dos Órgãos (Unifeso)

LUIZ EDUARDO DE OLIVEIRA VIANA
Médico Radiologista do Hospital Unimed Litoral
Residência Médica em Radiologia e Diagnóstico por Imagem pela Universidade Federal de Santa Catarina
Diplomado em Medicina pelo Centro Universitário Serra dos Órgãos (Unifeso)

LUIZ GUSTAVO SANTOS COTA
Professor do Colégio de Aplicação da Universidade Federal de Viçosa (UFV)
Doutor em História Social pela Universidade Federal Fluminense (UFF)
Mestre em História pela Universidade Federal de Juiz de Fora (UFJF)
Diplomado em História (Bacharelado e Licenciatura) pela Universidade Federal de Ouro Preto (UFOP)

LUIZ GUILHERME DARRIGO JUNIOR
Médico do Serviço de Oncologia Pediátrica do Hospital das Clínicas da Universidade de São Paulo (USP)
Doutor em Pediatria pela USP
Residência Médica em Oncologia Pediátrica na USP
Residência Médica em Pediatria pelo Hospital do Servidor Público Municipal de São Paulo
Especialista em Pediatria Clínica pela USP
Diplomado em Medicina pelo Centro Universitário Serra dos Órgãos (Unifeso)

LUIZ GUSTAVO TEIXEIRA PINTO
Médico Internista
Professor da Universidade do Vale do Itajaí
Mestre em Saúde e Gestão do Trabalho pela Universidade do Vale do Itajaí
Residência em Clínica Médica no Hospital Municipal de Ipanema
Diplomado em Medicina pela Universidade Gama Filho

MANOEL DA SILVA FILHO
Professor Associado da Universidade Federal do Pará (UFPA)
Doutor em Neurociências pela University of Alabama at Birmingham/Universidade Federal do Pará
Mestre em Neurociências pela UFPA
Bolsista de Produtividade em Pesquisa pelo Conselho Nacional de Desenvolvimento Científico e Tecnológico (CNPq)

MANOEL OTÁVIO DA COSTA ROCHA
Professor Titular do Departamento de Clínica Médica da Universidade Federal de Minas Gerais (UFMG)
Membro Titular da Academia Mineira de Medicina
Pesquisador 1-A do Conselho Nacional de Desenvolvimento Científico e Tecnológico (CNPq)
Doutor em Medicina pela UFMG
Especialista em Medicina Tropical pela UFMG
Diplomado em Medicina pela UFMG

MARA RUBIA MACIEL CARDOSO DO PRADO
Professora Associada do Departamento de Medicina e Enfermagem da Universidade Federal de Viçosa (UFV)
Doutora em Ciência da Nutrição pela Universidade Federal de Viçosa (UFV)
Mestre em Ensino de Ciências Saúde e Ambiente pelo Centro Universitário Plínio Leite (UNIPLI)
Diplomada em Enfermagem pela Universidade do Estado do Rio de Janeiro (UERJ)

MARCELO NAGEM VALÉRIO DE OLIVEIRA
Professor Adjunto da Universidade Federal de Juiz de Fora (UFJF)
Mestre e Doutor em Microbiologia Agrícola pela Universidade Federal de Viçosa (UFV)
Diplomado em Ciências Biológicas pela UFV

MARCELO DE PAULA LIMA
Professor Adjunto da Escola de Medicina da Faculdade Dinâmica do Vale do Piranga (FADIP)
Coordenador da Vigilância em Saúde da Secretaria Municipal de Saúde de Ponte Nova
Conselheiro do Conselho Municipal de Saúde de Ponte Nova
Professor Efetivo de Biologia da Escola Estadual Dr. Otávio Soares, Santa Cruz do Escalvado
Mestre em Ciências da Saúde pela Universidade Federal de Viçosa (UFV)
Especialista em Vigilância Sanitária pela Pontifícia Universidade Católica de Goiás (PUC Goiás)
Diplomado em Farmácia pelo Centro Universitário Newton Paiva
Diplomado em Ciências Biológicas pela Pontifícia Universidade Católica de Minas Gerais (PUC Minas)

MARCELO SIMÃO FERREIRA
Chefe do Serviço de Moléstias Infecciosas do Hospital de Clínicas da Universidade Federal de Uberlândia (UFU)
Doutor em Medicina Tropical
Especialista em Doenças Infecciosas e Gastroenterologia pela Universidade de São Paulo (USP)
Diplomado em Medicina pela UFU

MARCIA FARSURA DE OLIVEIRA
Professora Adjunta da Escola de Medicina da Faculdade Dinâmica do Vale do Piranga (FADIP)
Médica da Policlínica Milton Campos e do Centro de Atenção Psicossocial, Ponte Nova
Doutoranda em Ciências Sociais na Pontifícia Universidade Católica de Minas Gerais (PUC Minas)
Mestre em Ensino de Ciências da Saúde e do Ambiente pela FADIP
Pós-Graduada em Atenção Básica em Saúde da Família pela Universidade Federal de Alfenas
Pós-Graduada em Medicina do Trabalho pelas Faculdades Unidas do Norte Minas
Pós-Graduada em Gestão Pública pela Universidade Federal de Juiz de Fora (UFJF)
Pós-Graduada em Preceptoria na Área da Saúde pela FADIP
Especialista em Medicina de Família e Comunidade pela Associação Médica Brasileira e Sociedade Brasileira de Medicina de Família (AMB/SBMFC)
Diplomada em Medicina pela UFJF

MARCIA CAROLINA VERGÍLIO MENDES DE MORAES TEZOTO
Infectologista e Presidente do Controle de Infecção Hospitalar e Vice-Diretora Clínica, Unimed São Roque
Infectologista do Conjunto Hospitalar de Sorocaba
Médica Infectologista da Prefeitura Municipal da Estância Turística de São Roque
Residência Médica em Infectologia pela Pontifícia Universidade Católica de São Paulo (PUC-SP)
Pós-Graduada em Prevenção e Controle de Infecção Hospitalar pela Faculdade Israelita de Ciências da Saúde Albert Einstein
Diplomada em Medicina pelo Centro Universitário Serra dos Órgãos (Unifeso)

MÁRCIA GONÇALVES RIBEIRO
Professora Titular de Genética Clínica do Departamento de Pediatria da Universidade Federal do Rio de Janeiro (UFRJ)
Docente Permanente dos Programas de Pós-Graduação da UFRJ
Consultora Científica do laboratório DLE/Grupo Pardini
Doutora em Genética pela UFRJ
Mestre em Pediatria pela UFRJ
Diplomada em Medicina pela Fundação Técnico-Educacional Souza Marques (FTESM)

MÁRCIO LUIZ FORTUNA ESMERALDO
Médico Nefrologista do Hospital Nossa Senhora das Dores, Centro de Tratamento de Doenças Renais
Coordenador do Centro de Terapia Intensiva e da Equipe de Terapia Nutricional do Hospital São Sebastião
Professor Assistente da Escola de Medicina da Faculdade Dinâmica Vale do Piranga (FADIP)
Preceptor da Residência Médica da Universidade Federal de Viçosa (UFV)
Residência Médica em Nefrologia na Universidade Federal de Juiz de Fora (UFJF)
Especialista em Terapia Intensiva pela Associação Médica Brasileira e Associação de Medicina Intensiva Brasileira (AMB/Amib)
Especialista em Nutrição Clínica pelo Grupo de Nutrição Humana
Diplomado em Medicina pela Faculdade de Medicina de Barbacena

MÁRCIO SILVEIRA DA FONSECA
Consultor da *Columbia University* (Nova Iorque, EUA) para Programas de Tratamento de HIV em Luanda, Angola
Consultor para Atividades Clínicas, Programáticas e de Saúde Pública na Área de Doenças Infecciosas e Parasitárias – Ebola, HIV, Tuberculose (incluindo MDR TB), Hepatites Virais e Outras Doenças Tropicais Negligenciadas – do *Greenpeace* Amazônia, dos Médicos Sem Fronteiras (O. C. Amsterdam) e da Organização Mundial da Saúde
Mestre em Saúde Pública em Países em Desenvolvimento, *London School of Hygiene and Tropical Medicine*
Especialista (Residência Médica) em Doenças Infecciosas e Parasitárias pela Universidade Federal do Rio de Janeiro (UFRJ)
Diplomado em Medicina pela UFRJ

MARCO ANTONIO NASLAUSKY MIBIELLI
Professor Emérito do Curso de Graduação em Medicina do Centro Universitário Serra dos Órgãos (Unifeso)
Médico Ortopedista do Ministério da Saúde
Membro Titular da Sociedade Brasileira de Ortopedia e Traumatologia (SBOT)
Membro Titular da Sociedade Latino Americana de Ortopedia e Traumatologia
Membro Titular da Sociedade Brasileira do Quadril (SBQ)
Fundador da Sociedade Brasileira de Ortopedia Pediátrica (Sbop)
Member of AO Trauma Latin America
Membro Permanente da Banca Examinadora para o Título de Especialista em Ortopedia e Traumatologia da Sociedade Brasileira de Ortopedia e Traumatologia (SBOT)
Mestre em Medicina pela Universidade Federal do Rio de Janeiro (UERJ)
Especialista pela Associação Médica Brasileira (AMB)
Diplomado em Medicina pela Faculdade de Medicina de Petrópolis

MARCOS DAVI GOMES DE SOUSA
Infectologista no Hospital Universitário Gaffrée e Guinle da Universidade Federal do Estado do Rio de Janeiro (Unirio)
Subinvestigador de Pesquisa do Instituto Nacional de Infectologia da Fundação Oswaldo Cruz (FIOCRUZ)
Professor da Universidade Estácio de Sá (Unesa)
Residência Médica em Infectologia no Hospital Federal dos Servidores do Estado do Rio de Janeiro
Mestre em Medicina Tropical pelo Instituto Oswaldo Cruz, FIOCRUZ
Diplomado em Medicina pela Universidade Estadual do Maranhão (UEMA)

MARIA ALEXANDRA DE CARVALHO MEIRELES
Médica de Família e Comunidade do Município de Santo Antônio do Grama
Médica Plantonista do Hospital Nossa Senhora das Dores
Médica do Serviço de Emergência do Hospital Arnaldo Gavazza Filho
Preceptora do Internato de Urgência e Emergência do Hospital Arnaldo Gavazza Filho
Residente de Dermatologia do Hospital das Clínicas da Universidade Federal de Minas Gerais (UFMG)
Pós-Graduada em Tricologia e Terapias Capilares, União das Américas
Pós-Graduada em Raciocínio Avançado em Tricologia
Diplomada em Medicina pela Faculdade Dinâmica do Vale do Piranga (FADIP)

MARIA DO CARMO PEREIRA NUNES
Professora Titular do Departamento de Clínica Médica da Universidade Federal de Minas Gerais (UFMG)
Coordenadora do Setor de Ecocardiografia do Hospital das Clínicas da UFMG
Orientadora dos Programas de Pós-Graduação em Ciências da Saúde e Saúde do Adulto, Clínica Médica
Membro do Grupo de Examinadores Oficiais da Prova Prática para Obtenção de Título de Ecocardiografista, Sociedade Brasileira de Cardiologia
Coordenadora do Ecocardiograma de Grandes Projetos em Doença de Chagas (SaMi-Trop) e Doença Falciforme (REDS IV) com Financiamento Internacional (NIH)
Coinvestigadora e Coordenadora do Ecocardiograma de Screening do Projeto PROVAR (Programa de Rastreamento da Valvopatia Reumática) em Parceria com Childrens National Health System, Washington, Estados Unidos)
Pós-Doutora, Massachusetts General Hospital, Harvard Medical School, Boston, Estados Unidos
Doutora e Mestre em Infectologia e Medicina Tropical pela UFMG
Residência em Clínica Médica, Cardiologia e Ecocardiografia no Serviço de Ecocardiografia dos Hospitais Socor e Vera Cruz
Diplomada em Medicina pela UFMG

MARIANA CAPOANI
Médica Radiologista do Hospital Unimed Litoral
Residência Médica em Radiologia e Diagnóstico por Imagem, Santa Casa de Misericórdia de Porto Alegre
Diplomada em Medicina pela Universidade de Passo Fundo

MARIANA FONSECA XISTO
Doutora e Mestre em Biologia Celular e Estrutural pela Universidade Federal de Viçosa (UFV) e Pós-Doutorado na Empresa Brasileira de Pesquisa Agropecuária
Diplomada em Bioquímica pela UFV

MARIANNA SALGADO DA SILVEIRA
Médica da Estratégia de Saúde da Família da Prefeitura de Ponte Nova
Preceptora do Curso de Medicina na Atenção Básica de Saúde da Faculdade Dinâmica do Vale do Piranga (FADIP)
Pós-Graduanda em Dermatologia pelo Instituto Superior de Medicina
Diplomada em Medicina pela FADIP

MARIANA VÉO NERY DE JESUS
Mestre em Ensino em Saúde pela Universidade Federal dos Vales do Jequitinhonha e Mucuri (UFVJM)
Especialista em Saúde Coletiva pela Universidade Federal de Minas Gerais (UFMG)
Diplomada em Enfermagem pela UFVJM

MARINA DE SOUZA MACIEL
Médica Residente da Área de Psiquiatria da Infância e Adolescência, Centro Psíquico da Adolescência e Infância da Fundação Hospitalar do Estados de Minas Gerais (Fhemig)
Médica Psiquiatra do Hospital das Clínicas da Universidade Federal de Minas Gerais (UFMG)
Diplomada em Medicina pelo Centro Universitário Serra dos Órgãos (Unifeso)

MARLI DO CARMO CUPERTINO
Professora Adjunta do Departamento de Biologia Geral da Universidade Federal de Viçosa (UFV)
Pós-Doutorado em Ciências da Saúde pela UFV
Doutora em Biologia Celular e Estrutural e Mestre em Biologia Animal pela UFV
Diplomada em Medicina Veterinária pela UFV

MARTA CRISTHIANY CUNHA PINHEIRO
Farmacêutica do Departamento de Análises Clínicas e Toxicológicas da Universidade Federal do Ceará (UFC)
Pesquisadora do Laboratório de Pesquisa em Parasitologia e Biologia de Moluscos da UFC
Farmacêutica do Instituto Doutor José Frota da Prefeitura Municipal de Fortaleza
Doutoranda em Saúde Coletiva da UFC
Mestre em Patologia pelo Departamento de Patologia e Medicina Legal da UFC
Diplomada em Farmácia pela UFC

MARTA GUIMARÃES CAVALCANTI
Professora Adjunta do Centro Educacional Serra dos Órgãos (Unifeso)
Ex-Chefe do Serviço de Doenças Infecciosas e Parasitárias do Hospital Universitário Clementino Fraga Filho da Universidade Federal do Rio de Janeiro (UFRJ)
Pós-Doutorado na Ohio State University
Doutora em Microbiologia pela UFRJ
Mestre em Doenças Infecciosas e Parasitárias pela UFRJ
Diplomada em Medicina pela UFRJ

MARY-HELLEN FABRES KLEIN
Professora da Universidade Federal do Oeste da Bahia (UFOB)
Doutora em Bioquímica Agrícola pela Universidade Federal de Viçosa (UFV) com Período Sanduíche na Université de Sherbrooke
Mestre em Bioquímica Agrícola pela UFV
Diplomada em Bioquímica pela UFV

MATHEUS MOURA NOVELLI
Diplomado em Medicina pela Universidade Federal de Viçosa (UFV)

MATHIAS VIANA VICARI
Doutorando em Meteorologia Aplicada pela Universidade Federal de Viçosa (UFV)
Mestre em Ensino de Física pela UFV
Diplomado em Física pela UFV
Diplomado em Matemática pela Universidade Estácio de Sá (Unesa)

MAURO GELLER
Professor Titular do Centro Universitário Serra dos Órgãos (Unifeso)
Integrante Permanente da Comissão de Pesquisa do Hospital da Polícia Militar
Coordenador da Universidade Federal do Rio de Janeiro (UFRJ)
Membro do Comitê de Ética em Pesquisa do Unifeso
Docente da Associação Brasileira de Cirurgia Crânio-Maxilo-Facial, Aprovado como Médico do Corpo Clínico da Sociedade Beneficente Israelita Brasileira
Colaborador do Hospital Universitário Clementino Fraga Filho, UFRJ
Professor Colaborador, New York University
Membro Titular da Academia Brasileira de Medicina Militar
Membro Titular da Academia de Medicina do Estado do Rio de Janeiro
Doutor em Clínica Médica pela UFRJ
Mestre em Educação pela Universidade Católica de Petrópolis
Diplomado em Medicina pelo Unifeso

MENDEL SUCHMACHER NETO
Professor do Curso de Pós-Graduação em Imunologia Clínica, Instituto Carlos Chagas
Médico do *Staff* da Santa Casa de Misericórdia do Rio de Janeiro
Membro da Academia de Medicina do Estado do Rio de Janeiro
Especialista em Clínica Médica e em Hematologia
Mestre em Gestão, Pesquisa e Desenvolvimento, Indústria Farmacêutica, Fundação Oswaldo Cruz (FIOCRUZ)
Pós-Graduado em Medicina Farmacêutica pela Universidade Federal de São Paulo (Unifesp)
Diplomado em Medicina pela Faculdade de Medicina de Teresópolis

MICHELLE DIAS DE OLIVEIRA TEIXEIRA
Professora do Departamento de Bioquímica e Biologia Molecular da Universidade Federal de Viçosa (UFV)
Pós-Doutorado pelo Departamento de Biologia Geral da UFV
Doutora em Biologia Celular e Estrutural pela UFV
Diplomada em Bioquímica pela UFV

MICHELLE GODOY CANAZZA DAMIAN
Médica do Serviço de Radiologia e Diagnóstico por Imagem do Hospital de Clínicas da Universidade Federal de Uberlândia (UFU)
Mestre em Ciências da Saúde pela UFU
Residência Médica em Radiologia e Diagnóstico por Imagem pela UFU
Diplomada em Medicina pela UFU

MÔNICA PIRES MARIANO LESSA
Médica do Serviço de Doenças Infecciosas e Parasitárias do Hospital Federal dos Servidores do Estado
Médica Infectologista da Secretaria Municipal de Saúde
Especialista em Doenças Infecciosas e Parasitárias pela Universidade Federal do Rio de Janeiro (UFRJ)

NATALIA DUARTE STODUTO
Enfermeira de Saúde da Família
Especialista em Saúde Pública pela Universidade Pitágoras
Diplomada em Enfermagem plea Universidade Federal de Viçosa (UFV)

NAYARA RODRIGUES CARVALHO
Enfermeira de Saúde da Família
Mestre em Ciências da Saúde pela Universidade Federal de Viçosa (UFV)
Especialista em Saúde da Família, Faculdade Unyleya
Diplomada em Enfermagem pela UFV

NELSON LUÍS DE MARIA MOREIRA
Residência Médica em Oftalmologia pelo Hospital Universitário Antônio Pedro da Universidade Federal Fluminense (UFF)
Especialista em Oftalmologia pelo Conselho Brasileiro de Oftalmologia
Fellowship em Catarata e em Glaucoma, Santa Casa de Misericórdia de Belo Horizonte
Fellowship em Plástica Ocular e Vias Lacrimais no Hospital Universitário de Brasília da Universidade de Brasília (UnB)
Membro Titular da Sociedade de Catarata e Cirurgia Refrativa
Diplomado em Medicina pela Fundação Educacional Serra dos Órgãos (Unifeso)

NELSON GONÇALVES PEREIRA
Professor da Escola de Medicina da Fundação Técnico Educacional Souza Marques (FTESM)
Professor da Escola de Medicina da Universidade Estácio de Sá (Unesa)
Professor Associado (Aposentado) pela Faculdade de Medicina da Universidade Federal do Rio de Janeiro (UFRJ)
Doutor em Medicina Tropical pela Fundação Oswaldo Cruz (FIOCRUZ)
Mestre em Doenças Infecciosas e Parasitárias pela UFRJ

NICÁSSIA MORO ROCE
Médica do Pronto Atendimento Municipal, Prefeitura Municipal de São Mateus
Médica do Hospital Roberto Arnizalt Silvares
Diplomada em Medicina pela Faculdade Dinâmica do Vale do Piranga (FADIP)

OSCAR ROBERTO GUIMARÃES
Professor da Faculdade de Medicina de Petrópolis
Professor do Centro Universitário Serra dos Órgãos (Unifeso)
Especialista em Microbiologia pela Universidade Federal Fluminense (UFF)
Diplomado em Fisioterapia pela Faculdade de Reabilitação da Associação de Solidariedade à Criança Excepcional

OSWALDO JESUS RODRIGUES DA MOTTA
Professor Visitante do Núcleo de Bioética e Ética Aplicada da Universidade Federal do Rio de Janeiro (UFRJ)
Docente dos Cursos de Graduação do Centro de Ciências da Saúde da UFRJ
Doutor e Mestre em Bioética, Ética Aplicada e Saúde Coletiva pela UFRJ
Especialista em Direito Civil e Processo Civil pelo Universidade Gama Filho
Especialista em Enfermagem Neonatal e Pediátrica pela Universidade Celso Lisboa
Especialista em Ciência Sociais, Ciência de Dados e *Big Data Analytics* pelo Instituto Mineiro de Educação Superior
Especialista em Filosofia e Direitos Humanos, União Brasileira de Faculdades
Diplomado em Enfermagem pela Universidade Gama Filho (UGF)
Diplomado em Direito pela Universidade Estácio de Sá (Unesa)

OSWALDO MONTEIRO DEL CIMA
Professor Associado do Departamento de Física da Universidade Federal de Viçosa (UFV)
Coordenador e Instrutor da Unidade de Mergulho Científico da UFV
Instrutor de Mergulho da National Association of Underwater Instructors (NAUI)
Doutor e Mestre em Física pelo Centro Brasileiro de Pesquisas Físicas (CBPF)
Diplomado em Física da Universidade Federal do Rio de Janeiro (UFRJ)

COLABORADORES

PAOLO BONANNI
Professor de Higiene e Saúde Pública pela Faculdade de Medicina da Universidade de Florença, Itália
Pós-Graduação em Higiene e Saúde Pública
Diplomado em Medicina pela Universidade de Genova

PAULA DIAS BEVILACQUA
Professora e Pesquisadora da Universidade Federal de Viçosa (UFV)
Especialista em Ciência e Tecnologia, Produção e Inovação em Saúde Pública pelo Instituto René Rachou da Fundação Oswaldo Cruz (FIOCRUZ)
Colaboradora da Fundação Nacional de Saúde e Consultora do Ministério da Saúde
Doutora em Ciência Animal pela Universidade Federal de Minas Gerais (UFMG)
Mestre em Medicina Veterinária pela UFMG
Especialista em Epidemiologia Aplicada aos Serviços de Saúde da UFMG
Diplomada em Medicina Veterinária pela UFV

PAULO ROBERTO DE AGUIAR
Preceptor da Residência de Clínica Médica da Fundação Hospitalar de Montes Claros do Hospital Aroldo Tourinho
Residência Médica em Clínica Médica no Hospital Universitário Clemente de Faria
Diplomado em Medicina pela Universidade Estadual de Montes Claros (Unimontes)

PEDRO HENRIQUE BASTOS PUPPIM
Pós-Graduando em Saúde Mental no Hospital Sírio-Libanês
Diplomado em Medicina pela Faculdade Dinâmica Vale do Piranga (FADIP)

PEDRO HENRIQUE SOARES NOGUEIRA
Diplomado em Medicina pela Universidade Federal de Viçosa (UFV)

PEDRO MIGUEL DOS SANTOS DINIS PARREIRA
Professor Adjunto da Universidade de Coimbra, Portugal
Doutor em Gestão, Instituto Superior de Ciências do Trabalho e da Empresa, Portugal
Mestre em Comportamento Organizacional pelo Instituto Superior de Psicologia Aplicada, Portugal
Diplomado em Enfermagem pela Escola Superior de Enfermagem Dr. Ângelo da Fonseca, Portugal

PEDRO PAULO DO PRADO JUNIOR
Professor Associado do Departamento de Medicina e Enfermagem da Universidade Federal de Viçosa (UFV)
Doutor em Ciência da Nutrição pela UFV
Mestre em Ensino de Ciências Saúde e Ambiente pelo Centro Universitário Plínio Leite
Diplomado em Enfermagem pela Universidade Federal do Estado do Rio de Janeiro (UFRJ)

PETER M. RABINOWITZ
Professor Associado, Environmental and Occupational Health Sciences
Professor Associado, Global Health
Professor Associado, Allergy and Infectious Diseases, University of Washington
Doutor em Medicina, University of Washington
Mestre em Saúde Pública, Yale University
Residência em Medicina de Família na Universidade da Califórnia
Diplomado em Medicina Preventiva Geral e Medicina Ocupacional e Ambiental, Escola de Medicina de Yale

PLÍNIO DUARTE MENDES
Médico do Corpo Clínico do Hospital Mater Dei, Hospital Madre Teresa, Hospital Vila da Serra, Oncobio e da Clínica Hematológica (Grupo Oncoclínicas)
Residência Médica em Neurocirurgia no Biocor Instituto/Instituto Mineiro de Neurocirurgia
Especialista em Neurocirurgia pela Sociedade Brasileira de Neurocirurgia (SBN)
Especialista com Área de Atuação em Dor pela Associação Médica Brasileira
Fellow em Neurocirurgia Funcional pelo Hospital das Clínicas da Universidade de São Paulo (USP)
Fellow of Interventional Pain Practice, World Institute of Pain
Diplomado em Medicina pelo Centro Universitário Serra dos Órgãos (Unifeso)

POLLYANNA ÁLVARO SPÓSITO
Professora Permanente do Programa de Pós-Graduação em Ensino de Ciências da Saúde e do Ambiente, Faculdade Dinâmica do Vale do Piranga (FADIP)
Membro do Comitê de Ética em Pesquisa Animal da FADIP
Doutora em Ciências Farmacêuticas e Mestre em Ciências Farmacêuticas pela Universidade Federal de Ouro Preto (UFOP)
Diplomada em Farmácia pela UFOP

RAFAEL MARQUES DE MESQUITA
Diplomado em Medicina pela Universidade Federal do Rio de Janeiro (UFRJ)

RANDYSTON BRENNO FEITOSA
Especialista em Cirurgia Geral pela Santa Casa de Misericórdia de Votuporanga
Diplomado em Medicina pela Faculdade Dinâmica Vale do Piranga (FADIP)

RAPHAEL CONTELLI KLEIN
Professor da Universidade Federal do Oeste da Bahia (UFOB)
Orientador do Programa Multicêntrico de Pós-Graduação em Bioquímica e Biologia Molecular e do Programa de Patologia Investigativa da UFOB
Mestre e Doutor em Bioquímica Agrícola pela Universidade Federal de Viçosa (UFV)
Diplomado em Bioquímica pela UFV

RANIERI LEONARDO DE ANDRADE SANTOS
Professor Assistente da Escola de Medicina da Faculdade Dinâmica do Vale do Piranga (FADIP)
Membro do Corpo Clínico da Irmandade do Hospital Nossa Senhora das Dores com Atuação como Médico Coloproctologista e Médico Endoscopista
Membro Titular da Sociedade Brasileira de Coloproctologia (SBCP)
Membro Titular da Sociedade Brasileira de Endoscopia Digestiva (Sobed)
Residência Médica em Cirurgia Geral do Hospital Municipal Odilon Behrens
Residência Médica em Coloproctologia do Hospital das Clínicas da Universidade Federal de Minas Gerais (UFMG)
Residência Médica em Endoscopia Digestiva no Hospital das Clínicas da UFMG
Diplomado em Medicina pela UFMG

RAQUEL CRISTINA VILLAR BARROSO
Professora Adjunta da Faculdade de Ciências Médicas de Minas Gerais
Doutora em Medicina Molecular pela Universidade Federal de Minas Gerais (UFMG)
Mestre em Medicina Molecular pela UFMG
Residência Médica em Cirurgia Geral no Hospital Público Regional de Betim
Residência em Cirurgia Cardiovascular no Hospital das Clínicas da UFMG
Especialista em Cirurgia Cardiovascular, Endovascular, Dispositivos Eletrônicos Cardioimplantáveis e Transplante Cardíaco
Diplomada em Medicina pela Faculdade de Ciências Médicas de Minas Gerais

RAQUEL LUNARDI ROCHA
Médica da Equipe de Cuidados Paliativos dos Hospitais Risoleta Tolentino Neves e Luxemburgo e da Equipe de Clínica Médica do Hospital Mater Dei
Coordenadora de Núcleo de Disciplina da Faculdade da Saúde e Ecologia Humana
Professora de Tutoria e Cuidados Paliativos da Faculdade da Saúde e Ecologia Humana
Especialista em Atenção Básica em Saúde da Família pela Universidade Federal de Minas Gerais (UFMG)
Especialista em Clínica Médica, Equipe de Clínica Médica 1 do Hospital Mater Dei
Especialista em Clínica Médica pela Associação Médica Brasileira e Sociedade Brasileira de Clínica Médica (AMB/SBCM)
Pós-Graduada em Cuidados Paliativos pela Faculdade Unimed
Diplomada em Medicina pela Faculdade da Saúde e Ecologia Humana

RAQUEL COELHO DE OLIVEIRA
Enfermeira da Comissão de Controle de Infecção Hospitalar do Hospital das Clínicas de Teresópolis Costantino Ottaviano do Centro Universitário Serra dos Órgãos (Unifeso)
Membro da Comissão de Gerenciamento de Resíduos de Serviços de Saúde do Unifeso
Membro da Comissão de Padronização de Insumos Hospitalares do Unifeso
Membro da Diretoria da Sociedade de Hotelaria Hospitalar do Estado do Rio de Janeiro
Especialista em Prevenção e Controle de Infecções Hospitalares da Universidade Gama Filho
Especialista em Gestão e Controle de Infecção Hospitalar da Faculdade Brasileira de Recursos Humanos, Instituto Hoyler
Master of Business Administration em Gestão Aplicada ao Controle de Infecção Hospitalar *Master of Business Administration* Executivo em Gestão da Assistência à Saúde
Diplomada em Enfermagem pela Universidade Severino Sombra

RAQUEL ROQUE RODRIGUES
Residente em Pediatria na Irmandade do Hospital de Nossa Senhora das Dores
Diplomada em Medicina pela Faculdade Dinâmica do Vale do Piranga (FADIP)
Diplomada em Farmácia pelo Centro Universitário de Viçosa (Univiçosa)

REBECA GARCIA
Diplomada em Medicina pela Universidade Federal de Viçosa (UFV)
Residência Médica Ginecologia e Obstetrícia, em andamento no Hospital das Clínicas da Universidade Federal de Minas Gerais (UFMG)

REBECA ROLIM MENEZES
Especialista em Enfermagem Obstétrica pelo Hospital Sofia Feldman
Diplomada em Enfermagem pela Universidade Federal de Viçosa (UFV)

REGINA LUNARDI ROCHA
Professora Titular do Departamento de Pediatria da Universidade Federal de Minas Gerais (UFMG)
Médica do Hospital das Clínicas da UFMG
Doutora e Mestre em Medicina Tropical pela UFMG
Especialista em Pediatria pelo Hospital das Clínicas da UFMG
Especialista em Pediatria pela Sociedade Brasileira de Pediatria (SBP)
Especialista em Infectologia pela Sociedade Brasileira de Infectologia (SBI)
Diplomada em Medicina pela UFMG

RENATA CRISTINA TEIXEIRA PINTO VIANA
Médica Pneumologista
Professora da Universidade do Vale do Itajaí
Mestre em Cuidados Intensivos e Paliativos pela Universidade Federal de Santa Catarina (UFSC)
Residência Médica em Pneumologia e Clínica Médica na UFSC
Diplomada em Medicina pelo Centro Universitário Serra dos Órgãos (Unifeso)

RENATA MARIA COLODETTE
Doutora em Bioética, Ética Aplicada e Saúde Coletiva pela Fundação Oswaldo Cruz (FIOCRUZ)
Mestre em Ciências da Saúde pela Universidade Federal de Viçosa (UFV)
Especialista em Odontopediatria pela Universidade do Grande Rio
Especialista em Atenção Primária à Saúde pelo Centro Universitário São Camilo
Diplomada em Odontologia pela Universidade Federal de Alfenas (Unifal)

RENATA SOARES PAOLINELLI BOTINHA
Médica Coloproctologista na Irmandade do Hospital Nossa Senhora das Dores
Médica-Cirurgiã da Prefeitura Municipal de Belo Horizonte
Residência Médica em Cirurgia Geral no Hospital Municipal Odilon Behrens
Residência Médica em Coloproctologia e Endoscopia Digestiva no Instituto de Previdência dos Servidores do Estado de Minas Gerais
Diplomada em Medicina pela Universidade Federal de Minas Gerais (UFMG)

RENATO JORGE PALMEIRA DE MEDEIROS
Professor Assistente da Escola de Medicina da Faculdade Dinâmica do Vale do Piranga (FADIP)
Residência Médica em Nefrologia pela Universidade Federal de Juiz de Fora (UFJF)
Diplomado em Medicina pela UFJF

RENATO KAUFMAN
Coordenador da Residência Médica em Cardiologia do Hospital Quinta D'Or
Coordenador Médico da Cardiologia de Alta Complexidade do grupo HAPVIDA/Intermédica, Regional Rio de Janeiro
Pós-Graduado em Cardiologia pela Instituto Nacional de Cardiologia
Doutor em Cardiologia pela Universidade do Estado do Rio de Janeiro (UERJ)
Mestre em Cardiologia pela Fundação Oswaldo Cruz (FIOCRUZ)
Especialista em Cardiologia pela Sociedade Brasileira de Cardiologia (SBC)
Treinamento em Insuficiência Cardíaca Avançada, Toronto General Hospital
Diplomado em Medicina pela Fundação Técnico Educacional Souza Marques (FTESM)

RENATO MIYADAHIRA
Residência Médica em Ortopedia e Traumatologia,
Departamento de Ortopedia e Traumatologia da Irmandade da
Santa Casa de Misericórdia de São Paulo
Especialista em Cirurgia do Ombro e Cotovelo pelo
Departamento de Ortopedia e Traumatologia da Irmandade da
Santa Casa de Misericórdia de São Paulo
Membro da Sociedade Brasileira de Ortopedia e
Traumatologia (SBOT)
Membro da Sociedade Brasileira de Cirurgia do Ombro e
Cotovelo (SBCOC)
Membro da Sociedad Latinoamericana de Hombro y Codo
Diplomado em Medicina, Universidade Federal de Viçosa (UFV)

RENATO NEVES FEIO
Professor Titular do Departamento de Biologia Animal da
Universidade Federal de Viçosa (UFV)
Mestre e Doutor em Ciências Biológicas, Zoologia, Museu
Nacional da Universidade Federal do Rio de Janeiro (UFRJ)
Diplomado em Ciências Biológicas pela Pontifícia Universidade
Católica de Minas Gerais (PUC Minas)

RICARDO PEREIRA IGREJA
Professor Associado da Universidade Federal do
Rio de Janeiro (UERJ)
Mestre e Doutor em Doenças Infecciosas e Parasitárias pela
Universidade Federal do Rio de Janeiro (UFRJ)
Residência Médica em Doenças Infecciosas e Parasitárias no
Instituto de Infectologia Emílio Ribas (IIER)
Especialista em Médécine Tropicale Santé dans le Monde,
Université Pierre et Marie Curie, França
Diplomado em Medicina pela Universidade Federal do
Rio de Janeiro (UFRJ)

ROBERTO D'ELIA MONTEIRO LEITE
Diplomado em Medicina pela Universidade Estácio de Sá (Unesa)

ROBERTO SOUSA DIAS
Pesquisador Colaborador do Departamento de Biologia Geral da
Universidade Federal de Viçosa (UFV)
Orientador no Programa de Pós-Graduação em Biologia Celular e
Estrutural e Diretor Científico na Microbiotec
Doutor e Mestre em Biologia Celular e Estrutural pela UFV
Diplomado em Bioquímica pela UFV

RÔMULO DE PAULA
Diplomando em Medicina na Universidade Federal de Viçosa (UFV)

ROSILENE SILVA ARAÚJO
Professora Assistente da Escola de Medicina da Faculdade
Dinâmica do Vale do Piranga (FADIP)
Médica Perita Federal do Ministério da Previdência e do Trabalho
Médica Infectologista Responsável pelo Ambulatório de AIDS/DST/
Hepatites Virais e Tuberculose, Prefeitura de Ponte Nova
Residência Médica em Clínica Médica pela Fundação Benjamim
Guimarães
Residência em Infectologia no Hospital Vera Cruz
Especialista em Medicina do Trabalho plea Faculdade de Ciências
Médicas de Minas Gerais
Pós-Graduada em Medicina de Tráfego pela Faculdade Arthur Thomas
Diplomada em Medicina pela Faculdade de Ciências Médicas de
Minas Gerais

ROVILSON LARA
Professor Assistente da Escola de Medicina da Faculdade
Dinâmica do Vale do Piranga (FADIP)
Médico Coordenador do Serviço de Controle de Infecção
Hospitalar do Hospital Arnaldo Gavazza Filho
Médico do Serviço de Suporte Nutricional do Hospital Arnaldo
Gavazza Filho
Coordenador do Centro de Terapia Intensiva e Diretor Técnico do
Hospital Arnaldo Gavazza Filho
Preceptor da Residência de Clínica Médica e Coordenador e
Preceptor da Residência de Terapia Intensiva do Hospital Arnaldo
Gavazza Filho
Residência Médica em Clínica Médica no Hospital Madre Teresa
Diplomado em Medicina pela Faculdade de Ciências Médicas Dr.
José Antônio Garcia Coutinho

SALVATORE SICILIANO
Pesquisador Titular da Escola Nacional de Saúde Pública da
Fundação Oswaldo Cruz (FIOCRUZ)
Doutor em Ciências Biológicas, Zoologia, Museu Nacional pela
Universidade Federal do Rio de Janeiro (UFRJ)
Mestre em Biologia Animal pela Universidade Federal Rural do
Rio de Janeiro
Diplomado em Ciências Biológicas, Zoologia pela UFRJ

SANDRA DE OLIVEIRA PEREIRA
Servidora Pública da Universidade Federal de Viçosa (UFV)
Mestre e Diplomada em Economia Doméstica pela UFV

SANDRO JAVIER BEDOYA PACHECO
Pesquisador do Departamento de Epidemiologia e Métodos
Quantitativos em Saúde da Escola Nacional de Saúde Pública Sergio
Arouca, Fundação Oswaldo Cruz (FIOCRUZ)
Epidemiologista Pesquisador do Instituto Estadual do Cérebro
Paulo Niemeyer
Pós-Doutorado pela FIOCRUZ
Doutor em Saúde Coletiva pela Universidade do Estado do
Rio de Janeiro (UERJ)
Mestre em Biologia Parasitária pela FIOCRUZ
Especialista em Saúde Coletiva pela Escola Nacional de Saúde
Pública Sergio Arouca da FIOCRUZ
Diplomado em Medicina pela Universidad Nacional de Córdoba,
Argentina

SÁVIO LANA SIQUEIRA
Professor Associado e Coordenador do Laboratório de Técnica
Operatória e Cirurgia Experimental da Universidade Federal de
Ouro Preto (UFOP)
Professor Associado Coordenador do Internato de Urgência e
Emergência da UFOP
Professor Titular da Escola de Medicina da Faculdade Dinâmica do
Vale do Piranga (FADIP)
Professor Titular do Curso de Medicina da Universidade de Itaúna
Membro Efetivo da Sociedade Brasileira em Desenvolvimento de
Pesquisa em Cirurgia
Cirurgião Geral, Cirurgião Robótico, Cirurgião Hepático e Biliar,
Cirurgião da Parede Abdominal
Cirurgião no Hospital Belvedere, Life Center, Hospital Unimed,
Unimed-GMOV
Pós-Doutorado em Ciências e Técnicas Nucleares pela Universidade
Federal de Minas Gerais (UFMG)
Doutor e Mestre em Cirurgia pela UFMG
Diplomado em Medicina pela Faculdade de Ciências Médicas de
Minas Gerais

SÁVIO SILVA SANTOS
Professor Emérito do Centro Universitário Serra dos
Órgãos (Unifeso)
Mestre em Educação pela Universidade Católica de Petrópolis (UCP)
Diplomado em Medicina pela Universidade Federal do
Rio de Janeiro (UFRJ)

SÉRGIO OLIVEIRA DE PAULA
Professor Titular do Departamento de Biologia Geral da
Universidade Federal de Viçosa (UFV)
Docente Permanente do Programa de Pós-Graduação em Biologia
Celular e Microbiologia Agrícola da UFV
Doutor em Imunovirologia Molecular pela Universidade de
São Paulo (USP)
Mestre em Imunovirologia Molecular pela USP
Diplomado em Medicina Veterinária pela UFV

SILVIA HEES CARVALHO
Médica Infectologista e Preceptora da Residência Médica de
Infectologia do Hospital Eduardo de Menezes da Fundação
Hospitalar do Estado de Minas Gerais (Fhemig)
Doutoranda na Fundação Oswaldo Cruz (FIOCRUZ)
Mestre em Ciências da Saúde e Medicina Tropical pela
Universidade Federal de Minas Gerais (UFMG)
Residência Médica em Doenças Infecciosas no Hospital
Eduardo de Menezes
Residência Médica em Clínica Médica, Hospital João XXIII
Diplomada em Medicina pela Escola de Medicina da Santa Casa de
Misericórdia de Vitória

STEFANIA SALVADOR PEREIRA MONTENEGRO
Diplomada em Medicina pela Faculdade Dinâmica do Vale do
Piranga (FADIP)

THALYTA CÁSSIA DE FREITAS MARTINS
Doutora em Saúde Pública pela Escola Nacional de Saúde
Pública da Fundação Oswaldo Cruz (FIOCRUZ)
Mestre em Ciências da Saúde pela Universidade Federal de
Viçosa (UFV)
Especialista em Enfermagem Oncológica pelo Instituto Nacional de
Câncer
Especialista em Estomaterapia pela Universidade do Estado do
Rio de Janeiro (UERJ)
Diplomada em Enfermagem pela UFV

TANIA MARIA MARCIAL
Médica Infectologista do Centro de Informações e Estratégias em
Vigilância em Saúde
Mestre em Ciências da Saúde e Medicina Tropical pela
Universidade Federal de Minas Gerais (UFMG)
Residência Médica em Clínica Médica na Rede Sarah de
Hospitais do Aparelho Locomotor Associação das Pioneiras Sociais
Residência Médica em Infectologia na Universidade de
São Paulo (USP)
Especialista em Especialização em Preceptoria de Residência
Médica no SUS, Instituto Sírio-Libanês de Ensino e Pesquisa
Diplomada em Medicina pela Universidade Federal de Juiz de
Fora (UFJF)

TANIA TOLEDO DE OLIVEIRA
Professora Titular (Aposentada) do Departamento de Bioquímica e
Biologia Molecular da Universidade Federal de Viçosa (UFV)
Diplomada em Ciências pela Universidade Federal de Minas
Gerais (UFMG)

TÁSSIA RIBEIRO DO VALE PEDREIRA
Médica-Residente em Infectologia do Hospital Eduardo de
Menezes da Fundação Hospitalar do Estado de Minas Gerais (Fhemig)

TACIANA DE SOUZA BAYÃO
Médica-Residente em Clínica Médica do Hospital Universitário
Cassiano Antônio Moraes
Diplomada em Medicina pela Universidade Federal de Viçosa (UFV)

TERESA MARIA BAPTISTA-FERNANDES
Assessora Superior da Carreira Técnica Superior de Saúde
Responsável pelo Sector da Parasitologia do Laboratório de
Microbiologia Médica e Biologia Molecular do Hospital Egas Moniz,
Unidade de Saúde Local de Lisboa Ocidental
Mestre em Parasitologia Médica pelo Instituto de Higiene e
Medicina Tropical da Nova Medical School
Diplomada em Biologia, Ramo Científico pela Universidade
Clássica de Lisboa

TIAGO AUGUSTO DA SILVA MOURA
Oftalmologista e Especialista em Retina Clínica e
Cirúrgica (*Fellowship*), do Centro Oftalmológico de Minas Gerais
Diplomado em Fisioterapia pelo Centro Universitário de
Belo Horizonte
Diplomado em Medicina pela Universidade Federal de Viçosa (UFV)

THIAGO MORENO LOPES E SOUZA
Pesquisador em Saúde Pública, Fundação Oswaldo Cruz (FIOCRUZ)
Doutorado e Mestrado em Ciências (Química Biológica) pela
Universidade Federal do Rio de Janeiro (UFRJ)
Diplomado em Ciências Biológicas pela Universidade Federal
Fluminense (UFF)

TIAGO RICARDO MOREIRA
Professor Adjunto da Universidade Federal de Viçosa (UFV)
Doutor em Saúde Pública pela Universidade Federal de Minas
Gerais (UFMG)
Mestre em Saúde Coletiva pela Universidade Federal do Espírito
Santo (Ufes)
Diplomado em Enfermagem pela Universidade Iguaçu (UNIG)

THIANY SILVA OLIVEIRA
Vigilância Epidemiológica da Superintendência Regional de Saúde de
Ponte Nova, Secretaria de Estado de Saúde de Minas Ferais
Mestre em Ciências da Saúde pela Universidade Federal de
Viçosa (UFV)
Especialista em Saúde da Família, São Camilo
Especialista em Políticas e Gestão da Saúde Secretaria de Estado da
Saúde de Minas Gerais
Pós-Graduada em Estomaterapia pela Universidade
Federal de Juiz de Fora (UFJF)
Diplomada em Enfermagem pela Pontifícia Universidade
Católica de Minas Gerais (PUC Minas)

VALÉRIA CARVALHO COSTA
Médica do Serviço de Doenças Infecciosas e Parasitárias do
Hospital Clementino Fraga Filho da Universidade Federal do
Rio de Janeiro (UFRJ)
Médica do Hospital Carlos Tortelly
Mestre em Infectologia pela UFRJ
Residência Médica em Clínica Médica no Hospital Geral do Andaraí
Residência Médica em Doenças Infecciosas e Parasitárias pela UFRJ
Diplomada em Medicina pela Faculdade Souza Marques

VANDERSON ESPERIDIÃO ANTONIO
Professor Adjunto do Departamento de Medicina e
Enfermagem pela Universidade Federal de Viçosa (UFV)
Doutor em Bioética, Ética Aplicada e Saúde Coletiva pela
Universidade Federal Fluminense (UFF)
Mestre em Ciências Morfológicas pela Universidade Federal do
Rio de Janeiro (UFRJ)
Residência Médica em Cirurgia Geral pelo Hospital da Polícia
Militar do Estado do Rio de Janeiro (HPM)
Diplomado em Medicina pela Faculdade de Medicina de
Teresópolis (FMT)

VIDAL HADDAD JUNIOR
Professor Titular do Departamento de Infectologia da Universidade
Estadual Paulista Júlio de Mesquita Filho (Unesp)
Professor da Pós-Graduação em Animais Selvagens da Faculdade de
Medicina Veterinária e Zootecnia de Botucatu da Unesp
Vice-Presidente da Sociedade Brasileira de Toxinologia
Membro do Conselho Editorial Nacional da Sociedade Brasileira de
Dermatologia
Membro da Diretoria do Fundo de Apoio Científico da Sociedade
Brasileira de Dermatologia
Consultor do Ministério da Saúde da Fundação Nacional da
Saúde (Acidentes por Animais Peçonhentos Aquáticos)
Doutor e Mestre em Dermatologia da Universidade Federal de
São Paulo (UFRJ)
Residência Médica em Dermatologia na Unesp
Diplomado em Medicina pela Universidade Federal do
Rio de Janeiro (UFRJ)

VIRGÍNIA ANTUNES DE ANDRADE ZAMBELLI
Médica e Preceptora da Residência Médica do Hospital Eduardo de
Menezes da Fundação Hospitalar do Estado de Minas Gerais (Fhemig)
Médica Infectologista e Membro do Serviço de Controle de
Infecção dos Hospitais Biocor e Madre Teresa
Diretora da Sociedade Mineira de Infectologia
Residência Médica em Infectologia no Hospital Eduardo de
Menezes da Fhemig
Especialista em Clínica Médica na Associação Brasileira de
Medicina e Sociedade Brasileira de Clínica Médica
Diplomada em Medicina pelo Centro Universitário Serra dos
Órgãos (Unifeso)

WALTER TAVARES
Professor Emérito do Curso de Graduação em Medicina do Centro
Universitário Serra dos Órgãos (Unifeso)
Professor do Curso de Graduação em Medicina da Fundação
Oswaldo Aranha, Volta Redonda. Professor do Curso de Graduação
em Medicina da Universidade Severino Sombra (USS)
Membro da Sessão de Medicina da Academia Nacional de Farmácia
Mestre e Doutor em Medicina pela Universidade Federal do
Rio de Janeiro (UFRJ)
Diplomado em Medicina Tropical e Higiene pela Universidade de
Liverpool

SUMÁRIO

PARTE I
ASPECTOS ESSENCIAIS À ABORDAGEM DO ENFERMO COM DOENÇAS INFECCIOSAS

1 INTERAÇÕES ENTRE PATÓGENOS E HOSPEDEIROS HUMANOS: O SISTEMA IMUNE E SEUS "PAPÉIS" NA HOMEOSTASE 3
Rodrigo Siqueira-Batista ▪ Juliana Hipólito Pessotti
Ademir Nunes Ribeiro Júnior ▪ Sérgio Oliveira de Paula

2 DIAGNÓSTICO POR MÉTODOS DE BIOLOGIA MOLECULAR EM DOENÇAS INFECCIOSAS 16
Paulo Sérgio Balbino Miguel ▪ Marcelo Nagem Valério de Oliveira
Ademir Nunes Ribeiro Júnior ▪ Adriano Simões Barbosa Castro

3 DIAGNÓSTICO POR MÉTODOS IMUNOLÓGICOS EM DOENÇAS INFECCIOSAS 28
Adriano Simões Barbosa Castro ▪ Paulo Sérgio Balbino Miguel
Ademir Nunes Ribeiro Júnior ▪ Leandro Licursi de Oliveira

4 IMUNOBIOLÓGICOS 32
Guilherme Côrtes Fernandes ▪ Paolo Bonanni
Roberto Sousa Dias

5 A ABORDAGEM "ONE HEALTH" E AS DOENÇAS INFECCIOSAS 43
Klaisy Christina Pettan-Brewer ▪ Luís Augusto Nero
Peter M. Rabinowitz

6 ZOONOSES 50
Klaisy Christina Pettan-Brewer ▪ Lissandro Gonçalves Conceição
Vidal Haddad Junior

7 BIOSSEGURANÇA E DOENÇAS INFECCIOSAS 63
Rodrigo Siqueira-Batista ▪ Andréia Patrícia Gomes
Aline de Freitas Suassuna Autran ▪ Jorge Luiz Dutra Gazineo
Isabel Theresa Holanda-Freitas ▪ Luciene Muniz Braga
Mathias Viana Vicari ▪ Ademir Nunes Ribeiro Júnior

8 BIOTERRORISMO 82
Rodrigo Siqueira-Batista ▪ Aline de Freitas Suassuna Autran
Andréia Patrícia Gomes ▪ Luciene Muniz Braga
Jorge Luiz Dutra Gazineo

PARTE II
TERAPIA ANTIMICROBIANA

9 PRINCÍPIOS DO USO CLÍNICO DOS ANTIBIÓTICOS . 89
Walter Tavares

10 TERAPIA ANTIBACTERIANA 98
Rodrigo Siqueira-Batista ▪ Andréia Patrícia Gomes
Walter Tavares

11 TERAPIA ANTIVIRAL 117
Andréia Patrícia Gomes ▪ Marcelo de Paula Lima
Lindisley Ferreira Gomides ▪ Sérgio Oliveira de Paula
Rodrigo Siqueira-Batista

12 TERAPIA ANTIRRETROVIRAL 125
Andréia Patrícia Gomes ▪ Erika Ferraz de Gouvêa
Jorge Luiz Dutra Gazineo

13 TERAPIA ANTIPARASITÁRIA 137
Luiz Alberto Santana ▪ Ademir Nunes Ribeiro Júnior
Paulo Sérgio Balbino Miguel

14 TERAPIA ANTIFÚNGICA 151
Rodrigo Siqueira-Batista ▪ Andréia Patrícia Gomes
Luiz Alberto Santana ▪ Walter Tavares

PARTE III
SÍNDROMES CLÍNICAS DE ORIGEM COMUNITÁRIA E INFECÇÕES NOS SERVIÇOS DE SAÚDE

15 FEBRE E *RASH* CUTÂNEO 161
Luiz Alberto Santana ▪ Alcimar de Melo Rosa

16 FEBRES HEMORRÁGICAS (COM ÊNFASE NA DOENÇA PELO VÍRUS EBOLA) 165
Márcio Silveira da Fonseca ▪ Marli do Carmo Cupertino
Rodrigo Siqueira-Batista

17 FEBRES PROLONGADAS DE ORIGEM OBSCURA 175
Nelson Gonçalves Pereira

18 SÍNDROME DE MONONUCLEOSE 187
Andréia Patrícia Gomes ▪ João Eliton Bonin
Kelen Rabelo Santana Bonin ▪ Rodrigo Siqueira-Batista

19 SEPSE E CHOQUE SÉPTICO 199
Rodrigo Siqueira-Batista ▪ Andréia Patrícia Gomes
Mario Castro Alvarez-Perez

SUMÁRIO

20 INFECÇÕES NO PACIENTE IMUNOCOMPROMETIDO.. 217
Mauro Geller ▪ Alessandra de Aguiar Loureiro dos Santos
Mendel Suchmacher Neto ▪ Helio Rzetelna
Adenilson de Souza da Fonseca ▪ Renato Kaufman

21 INFECÇÕES RELACIONADAS À HEMOTRANSFUSÃO.................................. 224
Jorge Luiz Dutra Gazineo ▪ Mônica Pires Mariano Lessa

22 MENINGOENCEFALITES 233
Rodrigo Siqueira-Batista ▪ Andréia Patrícia Gomes
Lucas Borges Gomes Ferreira Pinto ▪ Leonardo Brandão Barreto

23 ENDOCARDITE INFECCIOSA 244
Andréia Patrícia Gomes ▪ Ibsen Barguine Junqueira Passos
Juliana Akeme Toitio ▪ Raquel Cristina Vilar Barroso
Rodrigo Siqueira-Batista

24 INFECÇÕES DAS VIAS AÉREAS SUPERIORES........... 259
Andréia Patrícia Gomes ▪ Gabriella Luísa da Costa Albuquerque
Henrique Ribeiro Mansur Barbosa ▪ Bruno Sérgio Cruz da Silva
Francisco Xavier Palheta Neto ▪ Mario Castro Alvarez-Perez

25 PNEUMONIAS E OUTRAS INFECÇÕES PLEUROPULMONARES 272
Rodrigo Siqueira-Batista ▪ Andréia Patrícia Gomes
João Vitor Lima Bueno ▪ Matheus Moura Novelli
Mario Castro Alvarez-Perez

26 INFECÇÃO DO TRATO URINÁRIO 295
Luiz Alberto Santana ▪ Thalyta Cássia de Freitas Martins ▪ Bransildes Barcellos Terra
Graziela Almeida Cupertino ▪ Mariana Salgado da Silveira
Ademir Nunes Ribeiro Júnior ▪ Márcio Luiz Fortuna Esmeraldo

27 INFECÇÕES EM GINECOLOGIA 307
Izabela Bartholomeu Noguéres Terra ▪ Jéssica Gomes Muniz
Stefania Salvador Pereira Montenegro ▪ Thiany Silva Oliveira

28 INFECÇÕES SEXUALMENTE TRANSMISSÍVEIS......... 312
João Paulo Costa Travassos ▪ Marcos Davi Gomes de Sousa
Leonardo José Lora Barraza ▪ José Augusto da Costa Nery

29 DIARREIAS INFECCIOSAS............................... 322
Ranieri Leonardo de Andrade Santos
Maria Alexandra de Carvalho Meireles
Randyston Brenno Feitosa
Renata Soares Paolinelli Botinha Macedo

30 INFECÇÕES OSTEOARTICULARES..................... 329
Andréia Patrícia Gomes ▪ Carolina Machado Poleze
Diogo de Assunção Mesquita ▪ Gustavo Ferreira Ribeiro
Marco Antônio Naslausky Mibielli

31 PREVENÇÃO E CONTROLE DAS INFECÇÕES ASSOCIADAS AOS CUIDADOS EM SAÚDE 336
Joelma de Rezende Fernandes ▪ Raquel Coelho de Oliveira

PARTE IV
SÍNDROME DA IMUNODEFICIÊNCIA ADQUIRIDA E OUTRAS INFECÇÕES POR RETROVÍRUS

32 SÍNDROME DA IMUNODEFICIÊNCIA ADQUIRIDA: PARTE I – HISTÓRICO, EPIDEMIOLOGIA, PATOGÊNESE E DIAGNÓSTICO DA INFECÇÃO PELO HIV 353
Andreia Patrícia Gomes ▪ Luiz Gustavo Santos Cota
Isabella Larissa Severo Rocha ▪ Jorge Luiz Dutra Gazineo ▪ Rodrigo Siqueira-Batista

33 SÍNDROME DA IMUNODEFICIÊNCIA ADQUIRIDA: PARTE II – INFECÇÃO AGUDA PELO HIV E SITUAÇÕES CLÍNICAS RELACIONADAS COM A AIDS................ 363
Luiz Alberto Santana ▪ Rebeca Rolim Menezes
Igor Rodrigues Mendes ▪ Rosilene Silva Araújo
Ademir Nunes Ribeiro Júnior ▪ Leonardo Brandão Barreto

34 SÍNDROME DA IMUNODEFICIÊNCIA ADQUIRIDA: PARTE III – MANIFESTAÇÕES CLÍNICAS, DIAGNÓSTICO, TRATAMENTO E PROFILAXIA DAS INFECÇÕES OPORTUNISTAS 373
Andréia Patrícia Gomes ▪ Marcia Farsura de Oliveira
Rebeca Rolim Menezes ▪ Jorge Luiz Dutra Gazineo
Rodrigo Siqueira-Batista

35 SÍNDROME DA IMUNODEFICIÊNCIA ADQUIRIDA: PARTE IV – MANIFESTAÇÕES CLÍNICAS, DIAGNÓSTICO E TRATAMENTO DAS NEOPLASIAS NA AIDS........... 390
Luiz Alberto Santana ▪ Rosilene Silva Araújo
Igor Rodrigues Mendes ▪ Pedro Henrique Soares Nogueira
Leonardo Brandão Barreto

36 SÍNDROME DA IMUNODEFICIÊNCIA ADQUIRIDA: PARTE V – SÍNDROME DE RECONSTITUIÇÃO IMUNE ASSOCIADA AO HIV 395
Leonardo Paiva de Sousa ▪ Juliana Netto

37 INFECÇÕES HUMANAS CAUSADAS POR VÍRUS LINFOTRÓPICOS HUMANOS 401
Mauro Geller ▪ Alessandra de Aguiar Loureiro dos Santos
Paulo Sérgio Balbino Miguel ▪ Márcia Gonçalves Ribeiro
Oscar Roberto Guimarães ▪ Daniel Cohen Goldemberg
Carlos Pereira Nunes

PARTE V
DOENÇAS VIRAIS

38 INFECÇÕES POR HERPES SIMPLES 409
Brenda Silveira Valles Moreira ▪ Marli do Carmo Cupertino
Rebeca Garcia ▪ Roberto Sousa Dias
Ademir Nunes Ribeiro Júnior ▪ Luiz Alberto Santana

39 INFECÇÕES POR CITOMEGALOVÍRUS..................... 419
Nelson Luis de Maria Moreira ▪ Igor Rodrigues Mendes
Nicássia Moro Roce ▪ Brenda Silveira Valles Moreira
Luiz Alberto Santana

40 INFECÇÕES POR VARICELA-ZÓSTER...................... 427
Rodrigo Siqueira-Batista ▪ Brenda Silveira Valles Moreira
Andréia Patrícia Gomes ▪ Ana Cláudia Lyon de Moura

41 INFECÇÕES POR VÍRUS EPSTEIN-BARR 437
Luiz Guilherme Darrigo Junior ▪ Emiliana Ribeiro Darrigo

42 INFECÇÕES POR PARVOVÍRUS 443
Raquel Lunardi Rocha ▪ Regina Lunardi Rocha

SUMÁRIO

43 ARBOVIROSES.................. 447
Roberto Sousa Dias ▪ Franciele Martins Santos
Mary-Hellen Fabres Klein ▪ Raphael Contelli Klein
Cynthia Canedo da Silva ▪ Sérgio Oliveira de Paula
Rodrigo Siqueira-Batista

44 DENGUE.................. 459
Ana Flávia Costa da Silveira Oliveira ▪ André Silva de Oliveira
Roberto Sousa Dias ▪ Cynthia Canedo da Silva
Andréia Patrícia Gomes ▪ Sérgio Oliveira de Paula

45 FEBRE AMARELA.................. 469
Silvia Hees Carvalho ▪ Tania Maria Marcial
Alexandre Braga de Miranda ▪ Marli do Carmo Cupertino
Rodrigo Siqueira-Batista ▪ Manoel Otávio da Costa Rocha

46 HEPATITES VIRAIS.................. 479
Rodrigo Siqueira-Batista ▪ Alessandro Lisboa da Silva
Andréia Patrícia Gomes ▪ Alcimar de Melo Rosa
Ademir Nunes Ribeiro Júnior

47 INFECÇÕES POR VÍRUS RESPIRATÓRIOS.................. 492
Sandro Javier Bedoya Pacheco ▪ Thiago Moreno Lopes e Souza
Cássia Righy Shinotsuka

48 INFECÇÕES POR CORONAVÍRUS.................. 503
Igor Rodrigues Mendes ▪ Marli do Carmo Cupertino
Andréia Patrícia Gomes ▪ Luciene Muniz Braga
Ademir Nunes Ribeiro Júnior ▪ Rodrigo Siqueira-Batista

49 INFLUENZA.................. 523
Sandro Javier Bedoya Pacheco ▪ Thiago Moreno Lopes e Souza
Cássia Righy Shinotsuka

50 INFECÇÕES POR ROBOVÍRUS.................. 533
Michelle Dias de Oliveira Teixeira ▪ Juliana Morais de Castro Monteiro
Mariana Fonseca Xisto ▪ Roberto Sousa Dias
Cynthia Canedo da Silva ▪ Andréia Patrícia Gomes
Sérgio Oliveira de Paula

51 RAIVA HUMANA.................. 539
Plínio Duarte Mendes ▪ Marina de Souza Maciel
Elizabeth Regina Comini Frota

52 POLIOMIELITE.................. 547
Marina de Souza Maciel ▪ Plínio Duarte Mendes
Elizabeth Regina Comini Frota

PARTE VI
DOENÇAS BACTERIANAS

53 INFECÇÕES PELO GÊNERO *STAPHYLOCOCCUS*.................. 553
Andreia Patrícia Gomes ▪ Renato Miyadahira
Luciene Muniz Braga ▪ Rodrigo Siqueira-Batista

54 INFECÇÕES PELO GÊNERO *STREPTOCOCCUS*.................. 563
Érica Toledo de Mendonça ▪ Luiz Alberto Santana
Denise Cristina Rodrigues ▪ Ademir Nunes Ribeiro Júnior
Paulo Sérgio Balbino Miguel

55 INFECÇÕES PNEUMOCÓCICAS.................. 573
Renata Cristina Teixeira Pinto Viana
Luiz Eduardo de Oliveira Viana ▪ Luiz Gustavo Teixeira Pinto

56 INFECÇÃO PELO GÊNERO *ENTEROCOCCUS*.................. 580
Luciene Muniz Braga ▪ Pedro Miguel dos Santos Dinis Parreira
Andréia Patrícia Gomes

57 DIFTERIA E OUTRAS INFECÇÕES CAUSADAS PELO GÊNERO *CORYNEBACTERIUM*.................. 586
Lilian Kuhnert Campos

58 INFECÇÕES PELO GÊNERO *LISTERIA*.................. 593
Márcia Carolina Vergílio Mendes de Moraes Tezoto
Marcelo Nagem Valério de Oliveira

59 INFECÇÕES PELO GÊNERO *BACILLUS*.................. 596
Augusto Righetti V. F. de Araújo ▪ Andréia Patrícia Gomes
Guilherme Kelles Juste ▪ Paulo Sérgio Balbino Miguel
Mario Castro Alvarez Perez

60 INFECÇÕES PELOS GÊNEROS *CLOSTRIDIUM* E *CLOTRIDIOIDES*.................. 603
Andréia Patrícia Gomes ▪ Tiago Augusto da Silva Moura
Lívia Tavares Colombo ▪ Cristian de Freitas Guimarães
Leonardo Brandão Barreto

61 INFECÇÕES PELO GÊNERO *NEISSERIA*.................. 616
Jorge Luiz Dutra Gazineo ▪ Andréia Patrícia Gomes
Taciana de Souza Bayão ▪ Paulo Sérgio Balbino Miguel
Mauro Geller ▪ Rodrigo Siqueira-Batista

62 INFECÇÕES PELOS GÊNEROS *HAEMOPHILUS* E *MORAXELLA*.................. 627
Jorge Luiz Dutra Gazineo

63 FEBRE TIFOIDE.................. 636
Vanderson Esperidião Antônio ▪ Julio César Delvaux
Júlia Coimbra da Silveira ▪ Sávio Lana Siqueira

64 INFECÇÕES PELO GÊNERO *SHIGELLA*.................. 640
Iracema Forni Vieira

65 INFECÇÕES PELOS GÊNEROS *ESCHERICHIA* E *KLEBSIELLA*.................. 645
Eunice Ferreira da Silva ▪ Andréia Patrícia Gomes
Rovilson Lara ▪ Luciene Muniz Braga

66 CÓLERA E OUTRAS INFECÇÕES PELO GÊNERO *VIBRIO*.................. 652
Alessandro Lisboa da Silva ▪ Cristiano Valério Ribeiro
Danilo Lacerda Camargo ▪ Paulo Sérgio Balbino Miguel

67 INFECÇÕES CAUSADAS PELO GÊNERO *CAMPYLOBACTER*.................. 658
Paulo Sérgio Balbino Miguel ▪ Andréia Patrícia Gomes
Adriano Simões Barbosa Castro ▪ Luciene Muniz Braga

68 INFECÇÕES PELO GÊNERO *LEGIONELLA*.................. 664
Eunice Ferreira da Silva ▪ Henrique Amaral Binato
Andréia Patrícia Gomes ▪ Ademir Nunes Ribeiro Júnior

69 INFECÇÕES PELO GÊNERO *PSEUDOMONAS*.................. 668
Tássia Ribeiro do Vale Pedreira
Virgínia Antunes de Andrade Zambelli

70 INFECÇÕES CAUSADAS PELOS GÊNEROS *ACINETOBACTER*, *BURKHOLDERIA* E *STENOTROPHOMONAS*.................. 676
Paulo Sérgio Balbino Miguel ▪ Adriano Simões Barbosa Castro
Gérsica Ferreira Camilo ▪ Henrique Amaral Binato

71 BRUCELOSE E TULAREMIA.................. 683
Luiz Alberto Santana ▪ Luiz Eduardo Gonçalves Ferreira
Igor Rodrigues Mendes ▪ Diana Marques Gazola
Oswaldo Jesus Rodrigues da Motta ▪ Paulo Sérgio Balbino Miguel

72 **PESTE E OUTRAS INFECÇÕES PELO GÊNERO *YERSINIA*** 688
Sávio Silva Santos • Luiz Alberto Santana
Oswaldo Jesus Rodrigues da Motta • Paulo Sérgio Balbino Miguel

73 **INFECÇÕES PELO GÊNERO *BARTONELLA*** 693
Antônio Carlos de Oliveira Freitas
Fernanda Gregory de Andrade Moreira
Paulo Roberto de Aguiar • Luciano Freitas Fernandes

74 **INFECÇÕES PELOS GÊNEROS *CHLAMYDIA*, *CHAMYDOPHILA* E *MYCOPLASMA*** 699
Flávia Maciel Porto

75 **SÍFILIS E TREPONEMATOSES NÃO SIFILÍTICAS** 707
Luiz Alberto Santana • Izabella Soares de Oliveira
Marli do Carmo Cupertino • Ana Cláudia Lyon de Moura

76 **BORRELIOSE DE LYME E OUTRAS INFECÇÕES PELO GÊNERO *BORRELIA*** 719
Francisco de Assis Pinto Cabral Júnior Rabello
Andréia Patrícia Gomes • Klaisy Christina Pettan-Brewer
Gabriella Bastos Clemente • Alvaro A. Faccini-Martinez

77 **LEPTOSPIROSE** 730
Sávio Silva Santos • Júlia de Oliveira Fonseca
Andréia Patrícia Gomes • Renato Jorge Palmeira de Medeiros
Rodrigo Siqueira-Batista

78 **HANSENÍASE** 736
Ana Cláudia Lyon de Moura • Bianca Pereira de Assis Trindade
Roberto D'Elia Monteiro Leite • Andréia Patrícia Gomes

79 **TUBERCULOSE** 747
Luiz Gustavo Teixeira Pinto • Mariana Capoani
Renata Cristina Teixeira Pinto Viana

80 **INFECÇÕES POR MICOBACTÉRIAS NÃO TUBERCULOSAS** 761
Renata Cristina Teixeira Pinto Viana
Luiz Eduardo de Oliveira Viana • Luiz Gustavo Teixeira Pinto

81 **RIQUETSIOSES** 768
Rodrigo Siqueira-Batista • Jorge Luiz Dutra Gazineo
Andréia Patrícia Gomes • Luiz Alberto Santana

82 **ACTINOMICOSE** 779
Cícero Dutra Campos • Mario Castro Alvarez Perez
Luiz Alberto Santana

83 **NOCARDIOSE** 784
Michelle Godoy Canazza Damian • Alisson Augusto da Silva Gomes
João Eliton Bonin • Kelen Rabelo Santana Bonin
Paulo Sérgio Balbino Miguel

PARTE VII
DOENÇAS FÚNGICAS

84 **PARACOCCIDIOIDOMICOSE** 793
Rodrigo Siqueira-Batista • Amanda Medeiros Rodrigues
Luiz Eduardo Gonçalves Ferreira • Henrique Amaral Binato
Francisco Xavier Palheta Neto

85 **COCCIDIODOMICOSE** 800
João Eliton Bonin • Kelen Rabelo Santana Bonin
Kênia Rabelo Santana de Faria

86 **HISTOPLASMOSE** 805
Andréia Patrícia Gomes • Amanda Medeiros Rodrigues
Henrique Amaral Binato • Emília Pio da Silva
Mario Castro Alvarez Perez

87 **BLASTOMICOSE** 810
João Eliton Bonin • Kelen Rabelo Santana Bonin
Michelle Godoy Canazza Damian • Alisson Augusto da Silva Gomes

88 **CRIPTOCOCOSE** 814
Ângelo Alves de Moura • Rafael Marques de Mesquita
Ricardo Pereira Igreja

89 **MICOSES SUPERFICIAIS** 817
Andréia Patrícia Gomes • Jaqueline Machado da Fonseca
Paulo Sérgio Balbino Miguel • Francisca Brandão Martins e Mafra
Ana Cláudia Lyon de Moura

90 **CANDIDÍASE** 825
Lilian Fernandes Arial Ayres • Camila Mendes dos Passos
Mariana Véo Nery de Jesus • Paulo Sérgio Balbino Miguel
Bruno David Henriques

91 **ASPERGILOSE** 832
João Eliton Bonin • Kelen Rabelo Santana Bonin
Michelle Godoy Canazza Damian • Alisson Augusto da Silva Gomes
Marcelo Simão Ferreira

92 **ESPOROTRICOSE** 841
Daniela Silva Amorim Moreira

93 **MUCORMICOSE** 844
Francisco Xavier Palheta Neto • Angélica Cristina Pezzin Palheta
Jéssica Ramos Tavares • Manoel da Silva Filho
Paulo Sérgio Balbino Miguel

PARTE VIII
DOENÇAS POR PROTOZOÁRIOS

94 **DOENÇA DE CHAGAS** 853
Manoel Otávio da Costa Rocha • Giovane Rodrigo de Sousa
Fernando Antônio Botoni • Maria do Carmo Pereira Nunes
Antônio Luiz Pinho Ribeiro

95 **ENFERMIDADES HUMANAS PELO GÊNERO *TRYPANOSOMA*: DOENÇA DO SONO E TRIPANOSSOMÍASES HUMANAS ATÍPICAS** 865
Rodrigo Siqueira-Batista • Marli do Carmo Cupertino
Elizária Cardoso dos Santos • Márcio Silveira da Fonseca

96 **LEISHMANIOSE VISCERAL** 878
Regina Lunardi Rocha • Raquel Lunardi Rocha

97 **LEISHMANIOSE TEGUMENTAR** 885
Andréia Patrícia Gomes • Bruna Soares de Souza Lima Rodrigues
Paulo Sérgio Balbino Miguel • Ademir Nunes Ribeiro Júnior

98 **MALÁRIA** 892
Andréia Patrícia Gomes • Anielle de Pina-Costa
Isabel Theresa Holanda-Freitas • Ademir Nunes Ribeiro Júnior
Leonardo Lanes Leite Silvestre • Rodrigo Siqueira-Batista

SUMÁRIO

xxxiii

99 TOXOPLASMOSE 914
Valéria Carvalho Costa ▪ Paulo Sérgio Balbino Miguel

100 AMEBAS DE VIDA LIVRE 919
Fernanda da Silva Boroni ▪ Paulo Sérgio Balbino Miguel
Lindisley Ferreira Gomides ▪ Leonardo Brandão Barreto
Rodrigo Siqueira-Batista

101 AMEBÍASE E INFECÇÕES PELO GÊNERO
URBANORUM 923
Paulo Sérgio Balbino Miguel ▪ Pollyanna Álvaro Spósito
Ademir Nunes Ribeiro Júnior ▪ Oswaldo Jesus Rodrigues da Motta
Luiz Alberto Santana ▪ Teresa Maria Baptista Fernandes

102 GIARDÍASE 929
Tiago Ricardo Moreira ▪ Vanderson Esperidião Antonio
Luiz Alberto Santana ▪ Paulo Sérgio Balbino Miguel
Mario Castro Alvarez Perez

103 CRIPTOSPORIDÍASE 934
Pedro Paulo do Prado Junior ▪ Mara Rubia Maciel Cardoso do Prado
Luiz Alberto Santana

104 ISOSPORÍASE (CISTOISOSPORÍASE) 939
Mara Rubia Maciel Cardoso do Prado ▪ Pedro Paulo do Prado Junior
Luiz Alberto Santana

105 BABESIOSES HUMANAS 943
Paula Dias Bevilacqua ▪ Clayton Israel Nogueira
Paulo Sérgio Balbino Miguel ▪ Mário Castro Alvarez-Perez

PARTE IX
DOENÇAS POR HELMINTOS

106 FILARIOSES 951
Rodrigo Siqueira-Batista ▪ Brenda Silveira Valles Moreira
Izabella Soares de Oliveira ▪ Natalia Duarte Stoduto
Ademir Nunes Ribeiro Júnior ▪ Márcio Silveira da Fonseca

107 INFECÇÕES POR NEMATÓDEOS INTESTINAIS 964
Clayton Israel Nogueira ▪ Luiz Alberto Santana
Bruna Soares de Souza Lima Rodrigues ▪ Ademir Nunes Ribeiro Júnior
Paulo Sérgio Balbino Miguel ▪ Teresa Maria Baptista Fernandes

108 INFECÇÕES POR NEMATÓDEOS TECIDUAIS 977
Francisco Xavier Palheta Neto ▪ Angélica Cristina Pezzin Palheta
Guilherme Silva Machado ▪ Fabrício Leocádio Rodrigues de Souza
Ademir Nunes Ribeiro Júnior ▪ Oswaldo Jesus Rodrigues da Motta

109 LARVA MIGRANS CUTÂNEA E VISCERAL 986
Daniela Silva Amorim Moreira ▪ Nelson Luiz de Maria Moreira

110 ESQUISTOSSOMOSES HUMANAS 990
Alberto Novaes Ramos Jr. ▪ Marta Guimarães Cavalcanti
Adriana Valéria Assunção Ramos ▪ Marta Cristhiany Cunha Pinheiro
Fernando Schemelzer de Moraes Bezerra

111 INFECÇÕES POR TREMATÓDEOS PULMONARES,
BILIARES E INTESTINAIS 1003
Paulo Sérgio Balbino Miguel ▪ Jader Lúcio Pinheiro Sant'Ana
Teresa Maria Baptista Fernandes
Oswaldo Jesus Rodrigues da Motta ▪ Luiz Alberto Santana

112 TENÍASES, CISTICERCOSE E OUTRAS DOENÇAS
HUMANAS POR CESTÓDEOS 1016
Clayton Israel Nogueira ▪ Fernanda da Silva Boroni
Andréia Patrícia Gomes ▪ Mario Castro Alvarez-Perez
Bruno David Henriques ▪ Teresa Maria Baptista Fernandes

PARTE X
ECTOPARASITOSES E ACIDENTES POR ANIMAIS

113 ESCABIOSE 1027
Sandra de Oliveira Pereira ▪ Thiany Silva Oliveira
Bruno Sérgio Cruz da Silva ▪ Carolina Henrique da Silva
Luiz Alberto Santana

114 PEDICULOSE 1031
Sandra de Oliveira Pereira ▪ Lorena Souza e Silva
Iram Borges de Moraes Rocha Filho ▪ Adriano Simões Barbosa Castro
Pedro Henrique Bastos Puppim ▪ Luiz Alberto Santana

115 MIÍASES HUMANAS 1037
Luiz Alberto Santana ▪ Sandra de Oliveira Pereira
Paulo Sérgio Balbino Miguel ▪ Renata Maria Colodette
Gustavo de Paula Campos ▪ Ana Clara Miranda Gomes
Tiago Ricardo Moreira

116 TUNGÍASE 1043
Jader Lúcio Pinheiro Sant'Ana ▪ Lúcia Meirelles Lobão Protti
Rômulo de Paula ▪ Luiz Alberto Santana

117 ACIDENTES POR RÉPTEIS: SERPENTES E LAGARTOS .. 1046
Rodrigo Siqueira-Batista ▪ Isabel Theresa Holanda-Freitas
Nayara Rodrigues Carvalho ▪ Jorge Luiz Dutra Gazineo
Ademir Nunes Ribeiro Júnior ▪ Sávio Silva Santos
Renato Neves Feio

118 ACIDENTES POR ARANHAS 1057
Jader Lúcio Pinheiro Sant'Ana ▪ Lindisley Ferreira Gomides
Pedro Henrique Soares Nogueira
Bruna Soares de Souza Lima Rodrigues ▪ Renato Neves Feio
Luiz Alberto Santana

119 ACIDENTES POR ESCORPIÕES 1064
Jader Lúcio Pinheiro Sant'Ana ▪ Lindisley Ferreira Gomides
Ademir Nunes Ribeiro Júnior ▪ Raquel Roque Rodrigues
Arthur Fernandes Barbosa Parrela
Luiz Alberto Santana ▪ Tânia Toledo de Oliveira

120 ACIDENTES POR ANFÍBIOS, PEIXES E
INVERTEBRADOS 1071
Rodrigo Siqueira-Batista ▪ Nayara Rodrigues Carvalho
Elizária Cardoso dos Santos ▪ Jorge Luiz Dutra Gazineo
Matheus Moura Novelli ▪ Carolina Henrique da Silva
Clodoaldo Lopes de Assis ▪ Oswaldo Monteiro Del Cima
Salvatore Siciliano ▪ Renato Neves Feio

Doenças Infecciosas na Prática Clínica

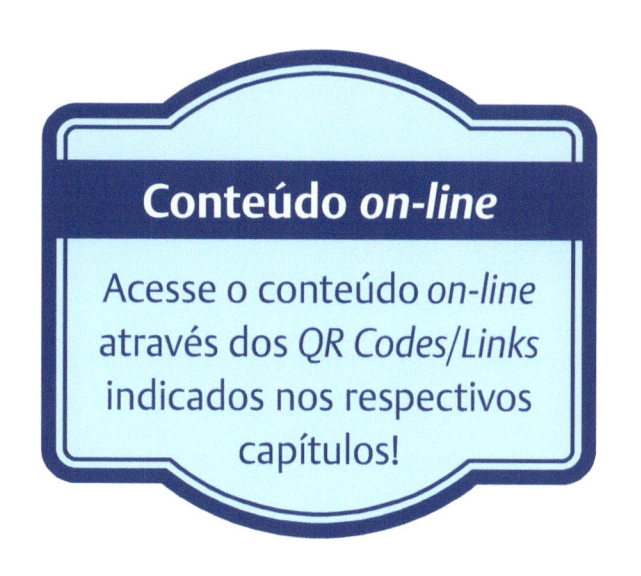

Conteúdo *on-line*

Acesse o conteúdo *on-line* através dos *QR Codes/Links* indicados nos respectivos capítulos!

Thieme Revinter

Parte I   ASPECTOS ESSENCIAIS À ABORDAGEM DO ENFERMO COM DOENÇAS INFECCIOSAS

INTERAÇÕES ENTRE PATÓGENOS E HOSPEDEIROS HUMANOS: O SISTEMA IMUNE E SEUS "PAPÉIS" NA HOMEOSTASE

Rodrigo Siqueira-Batista ■ Juliana Hipólito Pessotti
Ademir Nunes Ribeiro Júnior ■ Sérgio Oliveira de Paula

INTRODUÇÃO

O sistema imunológico – ou sistema imune (SI) – usualmente é compreendido como um conjunto constituído por células e mediadores que atuam de modo integrado e coordenado para o reconhecimento e a resposta daqueles elementos identificados como **não próprios** (em inglês, *not self*) ao hospedeiro. Tem sido reconhecido – por um número cada vez maior de autores – que a função primordial do SI é a manutenção do equilíbrio do organismo – no que participam, também, outras estruturas, como os sistemas nervoso e endócrino, mantendo uma rede de cooperação que integra todos os órgãos e tecidos do corpo – respondendo às demandas geradoras de desequilíbrio, sejam externas (microrganismos, produtos químicos, agentes físicos e outros) ou internas (mutações, desenvolvimento de células neoplásicas, alterações metabólicas e outras). As ações do SI dependem de intrincados e complexos mecanismos de interação, que desempenham funções díspares frente a um estímulo antigênico, a partir da expressão e liberação de moléculas responsáveis por interações, modulações e regulação intrínsecas ao sistema, sendo estas reações conhecidas como resposta imunológica ou resposta imune (RI). A RI é didaticamente subdividida em RI inata – também denominada imunidade inata – responsável pela resposta inicial constitutiva; e pela RI adquirida – igualmente chamada de imunidade adquirida ou adaptativa –, que se desenvolve mais lentamente e é responsável pela resposta mais tardia – induzida e específica – e mais eficaz contra as infecções.

Para o entendimento dos diferentes aspectos relativos ao SI – necessários à compreensão das relações entre *Homo sapiens* e agentes infecciosos –, torna-se necessária a apresentação de alguns conceitos-chave, que compõem o **léxico imunológico***, ou seja, o acervo de termos próprios da disciplina. Apresentar tais conceitos e revisitar aspectos essenciais da RI aos agentes etiológicos das enfermidades humanas – vírus, príons, bactérias, fungos, algas, protozoários e helmintos – compõem o escopo do presente capítulo.

ORGANIZAÇÃO DO SISTEMA IMUNE

Do ponto de vista morfofuncional, o SI humano se estabelece em termos de tecidos linfoides, organizados nos órgãos linfoides (Fig. 1-1) primários ou centrais – timo e medula óssea – e dos órgãos secundários ou periféricos – linfonodos, baço e tecidos linfoides associados à mucosa (p. ex., placas de Peyer, no intestino). Os tecidos linfoides primários ou centrais são onde os linfócitos se desenvolvem e amadurecem até o estágio em que são capazes de responder a um ente *não próprio* e onde os linfócitos que reconhecem antígenos próprios são suprimidos ou inativados. Os tecidos linfoides secundários – ou periféricos – são os locais onde os linfócitos maduros se tornam estimulados para responder aos agentes *estranhos*.

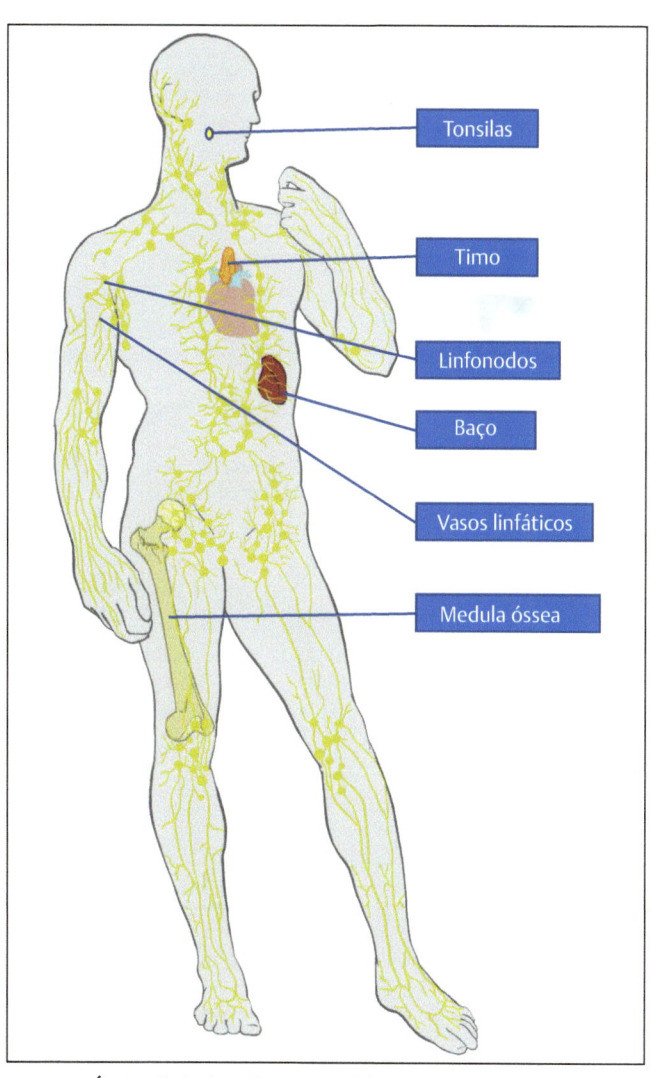

Fig. 1-1. Órgãos linfoides. (Ilustração elaborada pelo Prof. Ademir Nunes Ribeiro Júnior.)

---

*Esse termo, léxico imunológico, é utilizado por diferentes autores, em língua inglesa, como "*immunological lexicon*".

A **medula óssea** (MO) – estrutura orgânica que preenche as trabéculas ósseas – constitui o sítio de formação das células sanguíneas, no processo biológico denominado hematopoiese (Fig. 1-2). A MO possui um estroma constituído por células reticulares grandes, que são capazes de produzir fibras reticulares que compõem uma "teia de sustentação" para as células implicadas na hematopoiese. Deve ser destacado que todas as células do sangue se originam de uma célula indiferenciada comum, distinguindo-se em díspares linhagens celulares: eritrocítica, megacariocítica, granulocítica, monocítica e linfocítica. Os dois grandes grupos de linfócitos – LT e LB – originam-se de precursores linfoides na MO.

As células B completam seu amadurecimento na MO – processo que envolve distintos estágios de desenvolvimento –, antes de ganhar a circulação sanguínea. Primeiramente, os LB adquirem as cadeias leves e pesadas – que compõem as moléculas de imunoglobulinas de superfície, seus receptores para antígenos – por meio de rearranjos gênicos. Tais receptores são testados quanto à ligação aos constituintes próprios (*self*) do organismo, delimitando aqueles com potencial de autorreatividade; as células que reagem ao próprio são marcadas para morrer em um processo de apoptose (morte celular programada). Somente os LB maduros – que sobrevivem a esta seleção negativa – alcançam o sangue e circulam entre os tecidos linfoides secundários.

Em relação às células T, as mesmas saem da MO em um estágio imaturo e migram pelo sangue até o **timo**, onde completam seu amadurecimento. O timo é uma estrutura localizada no mediastino anterior, constituído por dois lobos revestidos por tecido conjuntivo; tal revestimento penetra na intimidade do órgão, subdividindo seu parênquima em lóbulos, nos quais é possível identificar duas regiões: córtex e medula. O timo é o primeiro órgão a iniciar processos de maturação dos linfócitos; entretanto, tal estrutura não participa diretamente das reações imunológicas. Todavia, é capaz de conferir um microambiente adequado para o amadurecimento e a diferenciação das células T – ou linfócitos T (LT); tais células expressam marcadores de superfície, T CD4+ e T CD8+, que as distingue em subpopulações de LT funcionalmente distintas: LT auxiliares ou *helper* (LTh), e LT citotóxicos (LTc), respectivamente. Com efeito, durante a passagem pelo timo – evento iniciado na região cortical e que se conclui na região medular (ou seja, as células migram do córtex para a medula) – os linfócitos são apresentados a antígenos próprios do hospedeiro; aquelas células que reconhecem autoantígenos com maior avidez entram em apoptose, o que é essencial para minimizar o risco de ulteriores condições autoimunes. Vale ressaltar que do total de células que che-

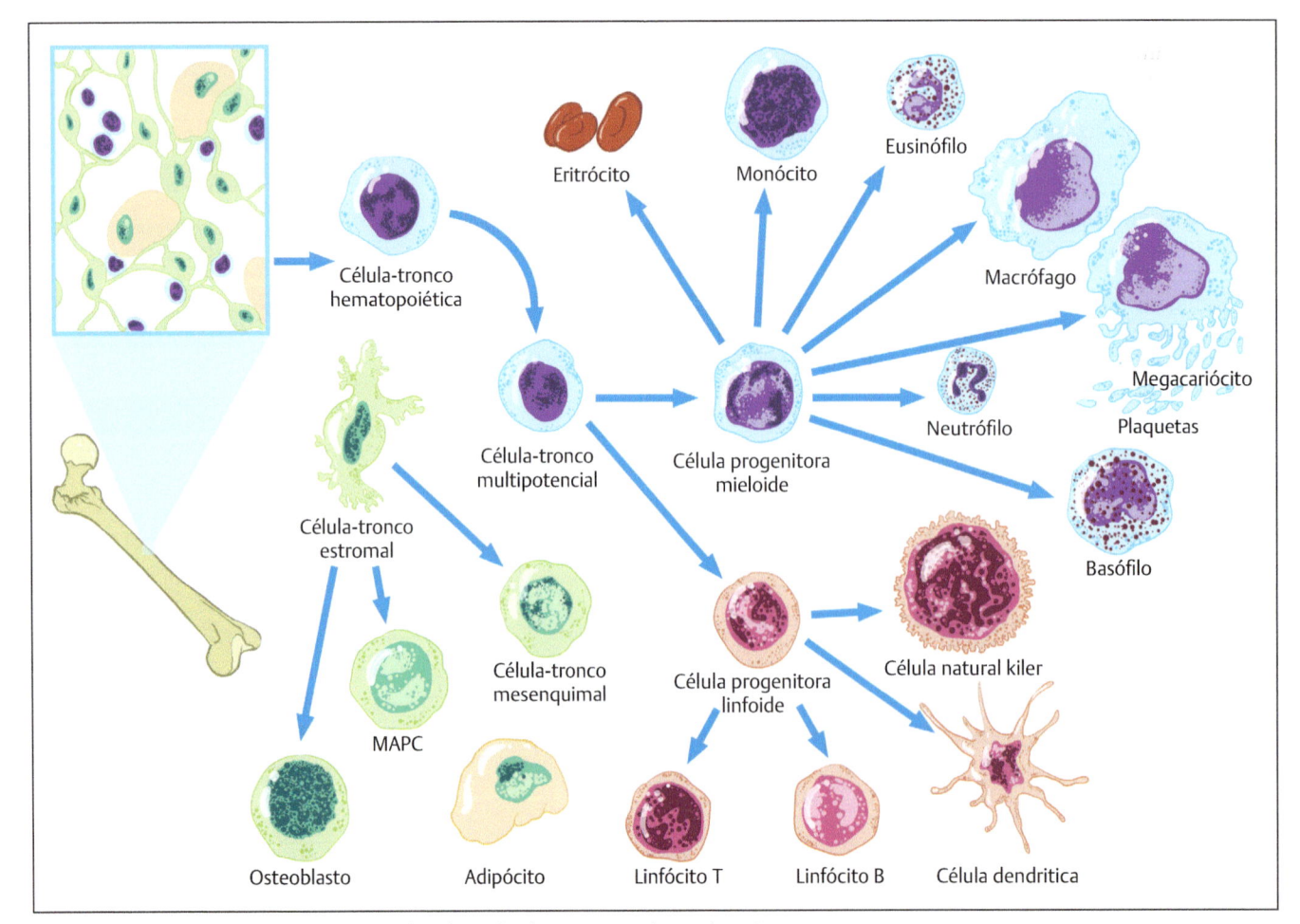

Fig. 1-2. Hematopoiese. (Ilustração elaborada pelo Prof. Ademir Nunes Ribeiro Júnior.)

gam à região cortical do timo, sobreviverão apenas cerca de 10% das mesmas, que depois serão liberadas para a corrente sanguínea.

Os **linfonodos** são estruturas situadas ao longo dos trajetos linfáticos principais. Desempenham significativo papel na "filtração" de partículas não próprias e de detritos celulares, além de atuarem como órgãos importantes no processo de circulação dos linfócitos. Estruturalmente, possuem uma cápsula colágena e apresentam duas regiões: o córtex – composto pelo córtex superficial (rico em linfócitos B e células dendríticas foliculares), e pelo córtex profundo (com a presença de linfócitos T e células dendríticas interdigitantes) – e a medula (onde se encontram, especialmente, linfócitos e macrófagos).

O **baço** funciona como um grande "depurador" para a corrente sanguínea, desempenhando papel análogo ao realizado pelos linfonodos no que se refere à linfa. Localiza-se no abdome, no quadrante superior esquerdo. Como os linfonodos, possui uma cápsula constituída por colágeno, da qual partem trabéculas que subdividem a intimidade do órgão, conferindo sustentação ao parênquima. O órgão é constituído por uma polpa branca e uma polpa vermelha. A primeira se organiza, amiúde, em torno dos vasos sanguíneos (arteríolas), formando uma bainha periarteriolar denominada PALS (do inglês: *periarteriolar lymphoid sheat*) com a presença de linfócitos T e células dendríticas; há também folículos linfoides centrais, principalmente constituídos por LB. Já a polpa vermelha (organizada em cordões esplênicos e em uma trama de sinusoides repletos de sangue) serve como um "filtro" – capaz, por exemplo, de retirar da circulação hemácias danificadas ou envelhecidas – e como um local de reserva para hematopoiese extramedular. Este processo pode ser compreendido como um mecanismo compensatório em situações em que a medula óssea não tenha capacidade de atender à demanda corporal de células sanguíneas.

Ressalta-se que as células linfoides podem estar distribuídas de maneira difusa nas superfícies das mucosas gastrointestinais, respiratórias e urogenitais, de modo que se convencionou denominar *tecidos linfoides associados à mucosa* (MALT = *mucosa associated lymphoid tissue*). O MALT abrange, principalmente, o GALT (tecido linfoide associado ao tubo digestório; do inglês = *gut-associated lymphoid tissue*) e o BALT (tecido linfoide associado aos brônquios; do inglês = *bronchus-associated lymphoid tissue*), tendo participação substantiva na imunidade de mucosas, intimamente relacionado com a participação da imunoglobulina A, como se verá adiante.

ANTÍGENOS

Substâncias reconhecidas como *não próprias*, que ao serem identificadas pelo SI (inato e adaptativo) são capazes de desencadear RI; em algumas circunstâncias, constituintes do hospedeiro podem ser reconhecidos como não próprios – sendo caracterizados como autoantígenos –, evocando RI em termos de autoimunidade.

CITOCINAS

O grupo das citocinas abrange proteínas solúveis – de baixo peso molecular – que são produzidas por diferentes grupos celulares e envolvidas na regulação do SI (agindo na inibição ou na ativação de determinados fenômenos da RI), exercendo suas ações a partir da atuação sobre receptores celulares específicos em determinado microambiente. Dentre as inúmeras citocinas, podem ser destacadas as interleucinas (IL), que são produzidas e secretadas por células do sistema imune, desempenhando relevantes papéis na regulação do SI. Atualmente já foram descritas IL-1α, IL-1β, IL-2, IL-3, IL-4, IL-5, IL-6, IL-7, IL-8, IL-9, IL-10, IL-11, IL-11, IL-13, IL-15, IL-16, IL-17A, IL-17F, IL-18, IL-19, IL-20, IL-21, IL-21, IL-23, IL-24, IL-25, IL-26, IL-27, IL-28, IL-29, IL-30, IL-31, IL-32, IL-33, IL-34 e IL-35. Outras citocinas importantes incluem G-CSF (fator estimulante do crescimento de granulócitos), M-CSF (fator estimulante do crescimento de macrófagos), GM-CSF (fator estimulante do crescimento de granulócitos-macrófagos), SLF (fator do *locus steel*), TNF (fator de necrose tumoral, que se distinguem em TNF-α e TNF-β), TGF-β (fator transformador do crescimento β), LIF (fator inibidor de leucemia) e os interferons.

Os interferons são citocinas capazes de induzir a resistência celular à replicação viral; existem três subtipos: (1) **IFN-**α: produzido por leucócitos; (2) **IFN-**β: produzido por fibroblastos; e (3) **IFN-**γ: atua na ativação de macrófagos, produzidos, por sua vez, pelas células T, CD4 (Th1) CD8 e NK. Tais moléculas produzem seus efeitos nas células, após a ligação com receptores da membrana plasmática, o que permite ativação de dois genes que, uma vez transcritos, permitirão a síntese de duas proteínas: (i) proteína quinase R, responsável pela redução da síntese proteica celular (minimizando, assim, a produção de novos vírus); e (ii) oligoadenilato sintetase, que está implicada no processo de inativação do RNA mensageiro viral.

RESPOSTA IMUNE INATA

A RI inata se organiza em diferentes domínios orgânicos, especialmente (1) as barreiras epiteliais e mucosas (incluindo seus componentes físicos e químicos), (2) os componentes celulares – incluindo os neutrófilos, macrófagos, células NK (*natural killer*) – e seus produtos, as citocinas; e (3) o sistema complemento. A RI inata atua de modo rápido na presença de um agente *não próprio* (p. ex., microrganismo), que é repetida de forma idêntica em caso de novos contatos com o mesmo estímulo, mas sem deixar memória.

São consideradas como as três funções principais da RI inata, as seguintes: (1) iniciar a RI, de forma rápida e sem necessidade de reconhecimento antigênico específico; (2) estimular o estabelecimento da RI adquirida (ou adaptativa); e (3) auxiliar a RI adquirida no controle de processos infecciosos.

Os componentes da imunidade inata são capazes de reconhecer estruturas que são comuns a diversas classes de microrganismos e que não estão presentes nas células do hospedeiro. Esse processo – em relação aos patógenos que causam enfermidades no *H. sapiens* – se dá através de "moléculas de reconhecimento" presentes nas células humanas – os *receptores de reconhecimento de padrões* (RRP) –, que são proteínas que se ligam a moléculas produzidas pelo patógeno ou que estão em sua superfície, denominadas *padrões moleculares relacionados com o patógeno* (PMRP). Com efeito, a RI inata se inicia com o reconhecimento dos PMRP (Quadro 1-1), ou seja, estruturas moleculares não variáveis e específicas expressas por grupos de agentes infecciosos, que são, habitualmente, cruciais para a virulência e/ou sobrevivência do patógeno, através dos RRP do SI inato (Quadro 1-1).

Destaque especial – em termos de RRP – deve ser dado aos receptores similares ao *Toll* (molécula presente em *Drosophila*), denominados – por conseguintes – receptores *Toll-like* (TLR, do inglês, *Toll-like receptors*). A família TLR é expressa na superfície das células humanas, atuando como genuínos "sensores" para PMRP de origens díspares. De modo geral, a via final de sinalização intracitoplasmática ativada a partir do reconhecimento de TLR é a produção do fator de transcrição NFκB, que atuará no núcleo celular, promovendo a transcrição de genes atinentes à RI. Outros RRP igualmente partícipes da RI incluem (1) os receptores de lectina tipo C (CTLR), (2) os receptores NOD-*like* (NLR), (3) os receptores de helicase RIG-*like* (RLR) e (4) os receptores de varredura.

Sistema Complemento

Proteínas efetoras e enzimas integram o sistema complemento, o qual age principalmente nos seguintes âmbitos: (1) a modificação da permeabilidade da membrana plasmática da célula e (2) a facilitação da fagocitose por células do sistema mononuclear fagocitário (p. ex., células dendríticas, macrófagos e monócitos, entre outras). Deve ser destacado que a ativação do sistema complemento pode sobrevir a partir de três vias: (1) clássica, (2) alternativa e (3) das lectinas (Fig. 1-3).

Células *Natural Killer*

As células NK (*natural killer*, expressão traduzida ao português como exterminadoras naturais) são linfócitos grandes, granulosos, capazes de lisar células-alvo, como, por exemplo, aquelas infectadas por vírus ou transformadas malignamente (no caso de neoplasias). A atuação das células NK depende da identificação de um padrão anormal de moléculas MHC (Complexo de Histocompatibilidade Principal – ver adiante) – expresso na membrana plasmática – ou na detecção de componentes virais.

APRESENTAÇÃO DE ANTÍGENOS

O processo de apresentação de antígenos (Fig. 1-4) pode ser considerado uma genuína ponte entre a RI inata e a RI adaptativa (Fig. 1-5). Nesse processo há importante papel das células apresentadoras de antígenos (APC), que são células capazes de identificar moléculas ou células reconhecidas como *não próprias* e apresentar as células do SI adaptativo. As APC mais importantes (Fig. 1-4) incluem (1) as células dendríticas/células de Langerhans, (2) as células dendríticas foliculares e (3) os macrófagos/monócitos.

Quadro 1-1. Principais Receptores de Reconhecimento de Padrões do Sistema Imunológico Inato Humano e Respectivos Padrões Moleculares Relacionados com o Patógeno

Família de RRP	Locais de expressão	Moléculas RRP	PMRP ligantes	Ações
Integrinas	Macrófagos, células dendríticas e células exterminadoras naturais (*natural killer*)	CD11b,c CD18	Lipopolissacarídeo	Sinalização celular Ativação da fagocitose
Lecitinas tipo C/ celular	Macrófagos e células dendríticas	Receptor manose de macrófago	Manose terminal	Fagocitose de patógenos
	Células exterminadoras naturais (*natural killer*)	NKG2-A	Glicídios nas moléculas HLA	Inibição da destruição de células hospedeiras expressando HLA próprios
Lecitinas tipo C/ humoral	Proteínas séricas	Colectinas	Glicídios bacterianos e virais	Ativação do sistema complemento Opsonização bacteriana Opsonização viral
Pentraxinas	Proteína sérica	Proteína C reativa (PCR)	Fosfatidilcolina	Ativação do sistema complemento Opsonização bacteriana
	Proteína sérica	Amiloide P sérico	Paredes celulares bacterianas	
Proteínas ricas em leucina	Macrófagos e muitos outros tipos celulares	Proteínas *Toll* (*Toll* 2, *Toll* 4 nos macrófagos, RP 105 nos linfócitos B e nas células dendríticas)	Lipopolissacarídeo	Ligação aos lipopolissacarídeos, ativando a célula para produzir citocinas importantes na resposta imune adaptativa
	Macrófago	Receptor removedor do macrófago	Lipopolissacarídeo	Ligação aos lipopolissacarídeos e a proteínas *Toll*
Transferase lipídica	Proteína sérica	Proteína de ligação a lipopolissacarídeos	Lipopolissacarídeo	Ligação aos lipopolissacarídeos Transferência dos lipopolissacarídeos para CD14

HLA: Antígeno leucocitário humano; PMRP: padrões moleculares relacionados com os patógenos; RRP: receptores de reconhecimento de padrões.
Adaptado de: Flohe et al. (2006); Medzhitov, Janeway (1997); Medzhitov, Janeway (2000).

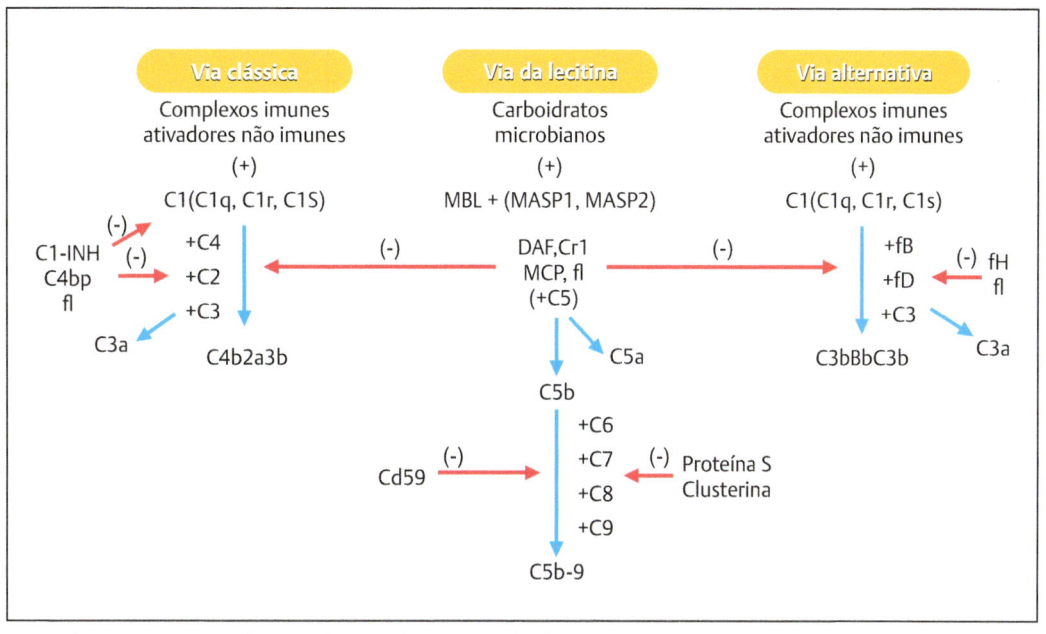

Fig. 1-3. Sistema complemento: ativação das vias clássica, alternativa e das lectinas. (Ilustração elaborada pelo Prof. Ademir Nunes Ribeiro Júnior.)

RESPOSTA IMUNE ADAPTATIVA

A RI adaptativa – ou adquirida – está a cargo de um sistema composto pelos linfócitos antígeno-específicos (LT e LB). As respostas do SI adaptativo (Fig. 1-6) são geradas a partir da *seleção clonal* de linfócitos, sendo caracterizadas (1) pela especificidade e diversidade, e (2) pela memória imunológica, e possibilitam uma reação mais eficaz em caso de nova exposição ao mesmo agente. Enquanto os mecanismos da RI inata reconhecem estruturas comuns a classes de microrganismos – os PMRP –, as células da imunidade adquirida, os linfócitos, expressam receptores que reconhecem, **especificamente**, diversas substâncias pertencentes aos microrganismos, assim como moléculas não infecciosas. As RI adquiridas só são desencadeadas se os microrganismos – ou seus antígenos – passarem pelas barreiras epiteliais e forem transportados para os órgãos linfoides, região em que poderão ser reconhecidos pelos linfócitos.

Existem dois tipos de imunidade adquirida, caracterizados como imunidade humoral – ou RI humoral – e imunidade celular – ou RI celular –, que são mediados por distintas células e moléculas, sendo desenvolvidas para fornecer resposta dirigida a microrganismos extracelulares (RI humoral) e intracelulares (RI celular), respectivamente.

Linfócitos T e a Resposta Imune Celular

As duas principais classes de LT são diferenciadas por marcadores de superfície que são as glicoproteínas CD4 e CD8. Linfócitos T citotóxicos (LTc) possuem CD8. Células T CD8 efetoras lisam células infectadas com vírus e outros agentes etiológicos intracelulares (p. ex., bactérias do gênero *Rickettsia*). Linfócitos T auxiliares possuem CD4 e secretam citocinas que ajudam a ativar outras células do SI.

Uma célula T CD8 reconhece seu antígeno peptídico correspondente, apresentado por célula no contexto do Complexo de Histocompatibilidade Principal classe I (MHC de classe I), ao passo que os LT CD4 respondem a antígenos peptídicos apresentados por células com Complexo de Histocompatibilidade Principal classe II (MHC de classe II). Assim, o reconhecimento do antígeno pelas células T requer a ligação do Receptor da Célula T (TCR) ao referido complexo MHC/antígeno peptídico. Além disso, torna-se necessária a interação com a molécula CD4 ou CD8 (esses marcadores de superfície são denominados correceptores de células T). Deve ser comentado que o TCR consiste em um heterodímero ligado a dissulfeto, constituído por duas cadeias, α e β, cada qual possuindo uma região variável (capaz de reconhecer o antígeno) e outra constante. Moléculas de TCR estão relacionadas, na membrana plasmática, com proteínas CD3 (invariáveis), que têm por função a transdução de sinais para a intimidade da célula T, após a ligação aos antígenos.

Há duas classes de MHC, de acordo com as ponderações anteriores: classe I e classe II. As moléculas MHC classe I relacionam-se à apresentação de antígenos peptídicos derivados de agentes etiológicos que se replicam intracelularmente como os vírus e algumas bactérias, cujas proteínas estão presentes no citosol da célula infectada. As moléculas da classe I possuem uma cadeia-α que atravessa a membrana plasmática, e uma cadeia denominada β2-microglobulina. O sítio de ligação de peptídeos dos antígenos já processados forma os domínios α1 e α2. As moléculas da classe II apresentam uma cadeia-α e uma cadeia-β, ambas atravessando a membrana celular. Os sítios de ligação de peptídeo são formados pelos domínios α1 e β1. As moléculas MHC classe II apresentam peptídeos de patógenos e antígenos proteicos que estão presentes no meio extracelular e foram captados pelas células fagocíticas. O MHC classe I está presente em quase todos os tipos de células e, desse modo, todas as células são capazes de apresentar peptídeos virais em caso de infecção por esse grupo de agentes. As moléculas MHC classe II, distintamente, estão presentes somente em alguns tipos celulares, as APC, que são especializados na captação e processamento de patógenos e estão presentes em todos os tecidos.

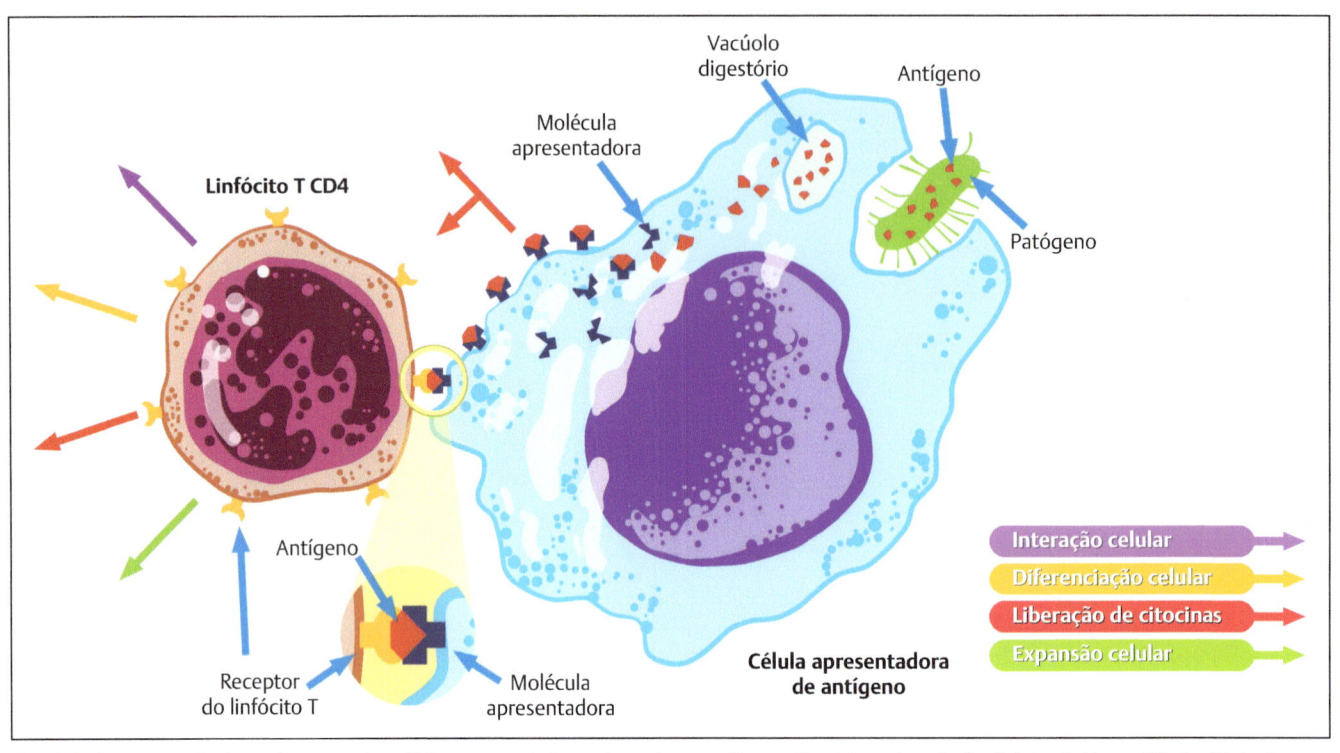

Fig. 1-4. Apresentação de antígenos pelas células apresentadoras de antígenos. (Ilustração elaborada pelo Prof. Ademir Nunes Ribeiro Júnior.)

A ligação dos constituintes MHC classes I e II só ocorre após a metabolização dos antígenos. Com efeito, o MHC classe II se liga a antígenos processados em compartimentos vacuolares como, por exemplo, os fagolisossomos. Já as moléculas de classe I capturam o antígeno metabolizado pelo proteassomo no compartimento citosólico. Para tal, estes antígenos devem ser metabolizados como o são as proteínas constitucionais das células. Deste modo, componentes MHC da classe I são especializadas na análise dos antígenos endógenos, enquanto as da classe II são voltadas principalmente à análise dos antígenos exógenos.

Os linfócitos T *helper* (Th) são "polarizados", ou seja, produzem citocinas de acordo com um certo padrão. Assim, há LT *helper* que secretam, especialmente, IL-2 e INF-γ – sendo chamados Th1 –, com especial participação na resposta às infecções intracelulares (participação da RI celular); de outro modo, LT *helper* que produzem IL-4, IL-5 e IL-13 são denominadas Th2, atuando especialmente nas infecções por microrganismos extracelulares (de modo articulado à RI humoral). Reconhece-se, igualmente, um terceiro "polo" de LT *helper* produtoras de IL-17A, IL-17B – além de IL-21 e IL-22 – que são nomeadas Th17, tendo participação da RI dirigida às infecções extracelulares (por bactérias e por fungos).

Linfócitos B e a Resposta Imune Humoral

A RI humoral é mediada por moléculas chamadas anticorpos – as imunoglobulinas –, produzidas pelos LB após interações com antígenos. Os linfócitos B diferenciam-se para produzir anticorpos especificamente direcionados. Os anticorpos são secretados na circulação e nos fluidos que recobrem as mucosas, neutralizando e eliminando os microrganismos e as toxinas microbianas presentes no sangue e no lúmen de diferentes órgãos, com destaque para os tratos gastrointestinal e respiratório. As imunoglobulinas reduzem o risco de estabelecimento de infecção por um salutar mecanismo: impedir que agentes infecciosos, localizados nas mucosas e no sangue, alcancem a intimidade das estruturas orgânicas do hospedeiro. Os anticorpos não têm acesso aos microrganismos que vivem e se multiplicam no interior das células, de modo que a RI humoral tem como uma de suas mais significativas atribuições a resposta às infecções por germes extracelulares.

As imunoglobulinas apresentam uma porção conservada e, também, uma região de ligação com o antígeno específico, denominada porção variável. Desta feita, os produtos de determinado clone de células B – ou seja, os anticorpos – possuem especificidade, sendo distintos das imunoglobulinas sintetizadas por outros clones de LB. Isso proporciona uma enorme diversidade nas propriedades de reconhecimento, característica muito própria ao SI em seu âmbito adaptativo.

Cada molécula de anticorpo é formada por duas cadeias polipeptídicas pesadas idênticas e duas cadeias polipeptídicas leves idênticas. Cada cadeia leve e pesada possui regiões variáveis e constantes de aminoácidos. As regiões variáveis das cadeias leves e pesadas formam os sítios de ligação ao antígeno, chamada região Fab. As regiões constantes formam a região Fc, que determina as funções biológicas das moléculas de anticorpos.

O complexo de reconhecimento de antígenos das células B, denominado BCR (receptor de célula B para antígenos), alberga anticorpos de superfície e moléculas de cadeia α e β de imunoglobulinas associadas; sua interação com o antígeno específico é capaz de levar à transformação dos LB em

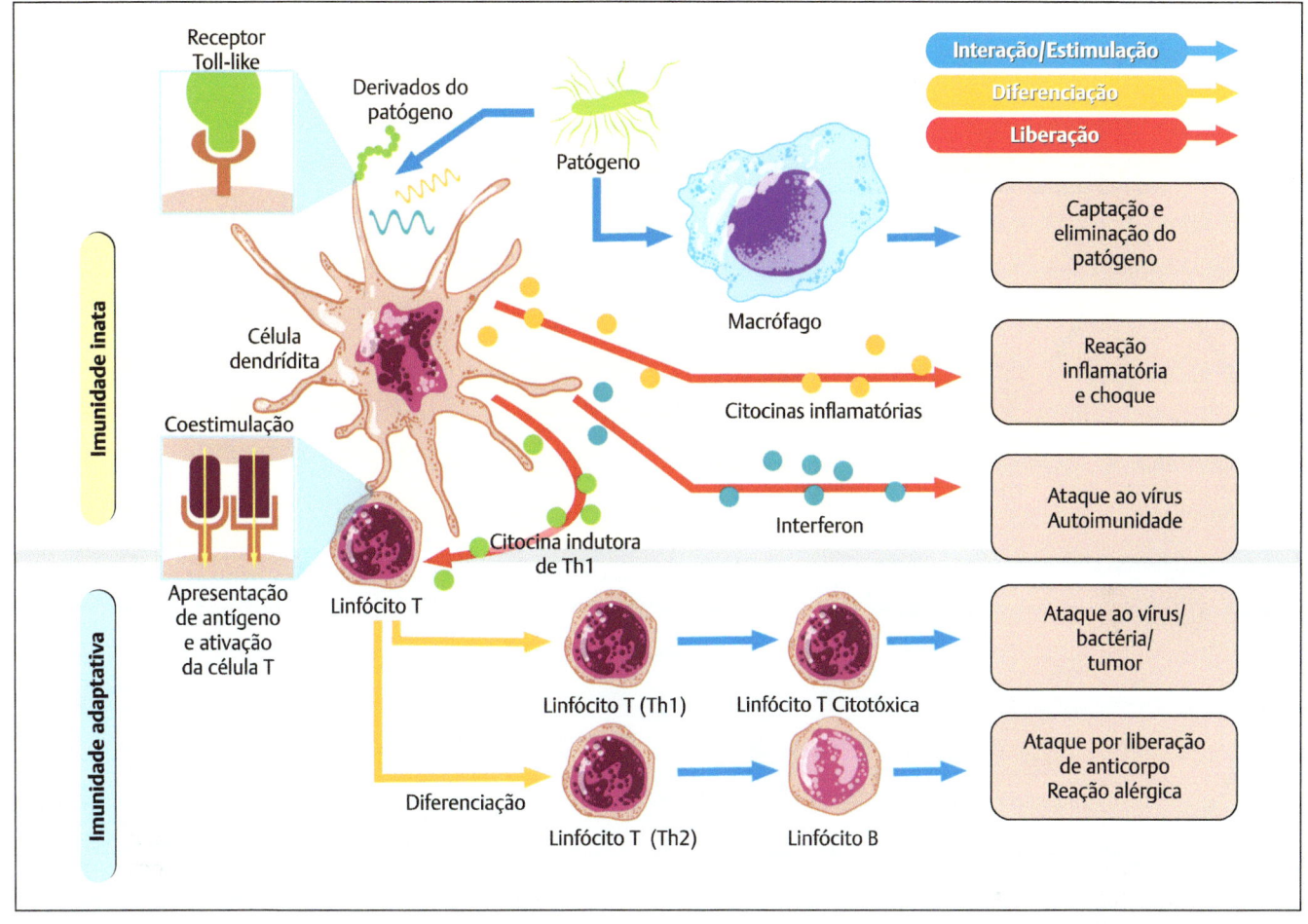

Fig. 1-5. Integração entre a resposta imune inata e adaptativa. (Ilustração elaborada pelo Prof. Ademir Nunes Ribeiro Júnior.)

plasmócitos, os quais são competentes para a produção e a secreção de imunoglobulinas.

Anticorpos

São moléculas constituídas por cadeias leves e pesadas, produzidas por plasmócitos, a partir de rearranjos gênicos, que podem ser encontradas "livres" em fluidos biológicos – como o sangue – ou ligadas à superfície de células B (neste caso funcionando como moléculas de reconhecimento); descrevem-se cinco classes, imunoglobulinas M (IgM), G (IgG), A (IgA), E (IgE) e D (IgD) (Fig. 1-7).

A IgM é um anticorpo de estrutura grande (pentamérica), produzida nas fases iniciais da RI, ou seja, em geral na fase aguda dos processos infecciosos. A IgG é uma molécula extremamente relevante no processo de desenvolvimento da RI humoral, surgindo mais tardiamente nos eventos infecciosos; destaca-se sua capacidade de atravessar a barreira placentária, contribuindo – com efeito – para a transmissão da imunidade da mãe para o concepto. A IgA participa das respostas que se estabelecem nas superfícies externas, mormente nas mucosas. A IgE relaciona-se à degranulação dos mastócitos, merecendo destaque na resposta aos parasitos (helmintos) e na patogênese dos estados alérgicos. A IgD é um anticorpo descrito na superfície celular, participando como receptor de LB virgens (*naive*).

RESPOSTA IMUNE AOS AGENTES INFECCIOSOS IMPLICADOS EM DOENÇAS HUMANAS

Vírus

Os vírus são germes intracelulares com grande relevância – clínica e epidemiológica – em termos do adoecimento humano. A interação entre esses agentes e o *H. sapiens* pode produzir uma série de desenlaces possíveis, desde a ocorrência de processos assintomáticos até quadros extremamente graves que evoluem (quase) invariavelmente para a morte (um bom exemplo para essa afirmação, na atualidade, é a infecção pelo SARS-CoV-2, agente etiológico da COVID-19 (ver Capítulo 48). Nesse domínio, a resposta do hospedeiro e os mecanismos de evasão viral ganham relevo, com destaque para a RI inata e a RI adaptativa.

Em termos de RI inata, o sistema complemento tem papel importante, na medida em que os agentes virais podem ser lisados – atuação sobre o envoltório – ou opsonizados, facilitando assim a fagocitose. Tais mecanismos são particularmente significativos nos instantes iniciais do processo patogênico, ou seja, antes da penetração na célula, momento a partir do qual os patógenos passam a ficar resguardados da ação dessas proteínas. Estratégias desenvolvidas por alguns vírus costumam minimizar tais ações do sistema complemento, podendo-se citar o caso dos herpes-vírus, que possuem a glicoproteína C em sua superfície, que é capaz de se ligar ao fragmento C3b do complemento, reduzindo a atividade biológica dessa mo-

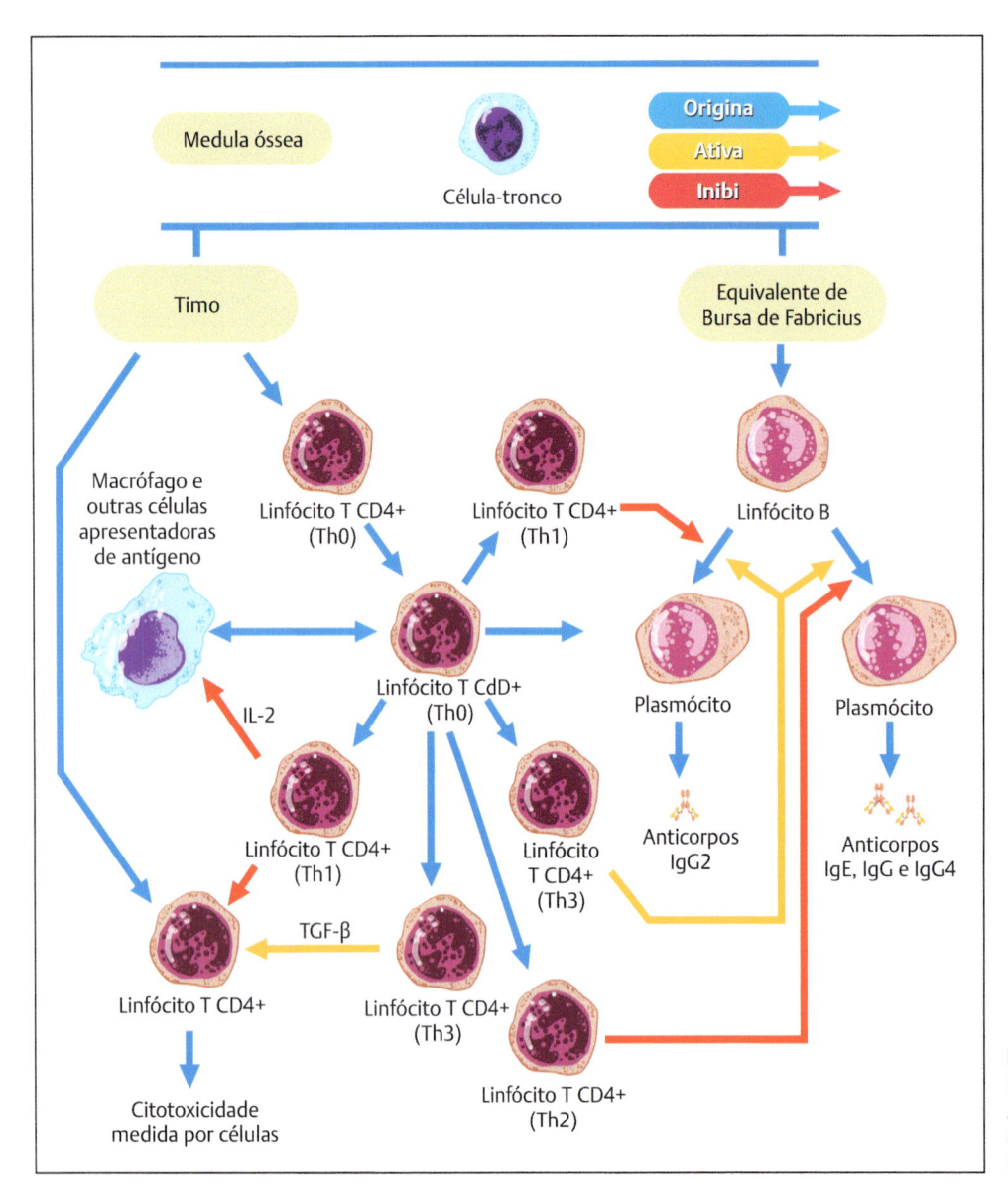

Fig. 1-6. Resposta imune adaptativa. (Ilustração elaborada pelo Prof. Ademir Nunes Ribeiro Júnior, sob a orientação dos professores Mauro Geller e Rodrigo Siqueira-Batista.)

lécula. Ainda com referência à RI inata, as células NK têm um papel importante, na medida em que as mesmas são capazes de identificar células infectadas por vírus – pela expressão de proteínas virais na membrana celular – lisando-as, na sequência, de modo a minimizar a replicação e a disseminação do processo infeccioso. Cabe comentar que INF-γ e TNF são citocinas capazes de incrementar a citotoxicidade da célula NK, no contexto de infecções virais.

A RI adaptativa tem papel significativo. No que se refere à RI celular, destaca-se que os LT citotóxicos (CD8+) – vírus específicos – são capazes de reconhecer células infectadas por agentes virais – no contexto do MHC de classe I –, lisando-as. Tais elementos celulares são particularmente importantes na resposta ao vírus *influenza* e ao citomegalovírus. Além disso, LT CD4+ estimulados podem liberar citocinas, ampliando a quimiotaxia de macrófagos para a região onde se desenvolve o processo infeccioso.

A despeito da característica intracelular dos vírus, não se pode olvidar o papel da RI humoral na manutenção da homeostase nos casos de infecção por esses microrganismos. De fato, a existência de anticorpos específicos contra agentes virais – na corrente sanguínea (p. ex., IgG) e nas mucosas (p. ex., IgA) – tem efeito protetor para patógenos díspares. Por exemplo, no caso do sarampo descreve-se, claramente, que elevados títulos de imunoglobulinas dirigidas aos vírus conferem proteção, caso haja exposição. Situação análoga é descrita para o vírus *influenza*. Nesse sentido, é importante comentar que os anticorpos podem bloquear a interação entre os receptores viral e celular, impedindo a penetração do patógeno na célula. Outros mecanismos importantes, associados à infecção viral, incluem (1) a opsonização – com incremento da fagocitose e da destruição mediada por complemento (ativação da via clássica) – e (2) a agregação de partículas virais no meio extracelular, com consequente inativação das mesmas.

Príons

A RI nas doenças por príons (Fig. 1-8) precisa ser mais bem elucidada. Os príons replicam em estruturas linfoides (Fig. 1-8), acumulando-se nesses órgãos antes de alcançar o sistema

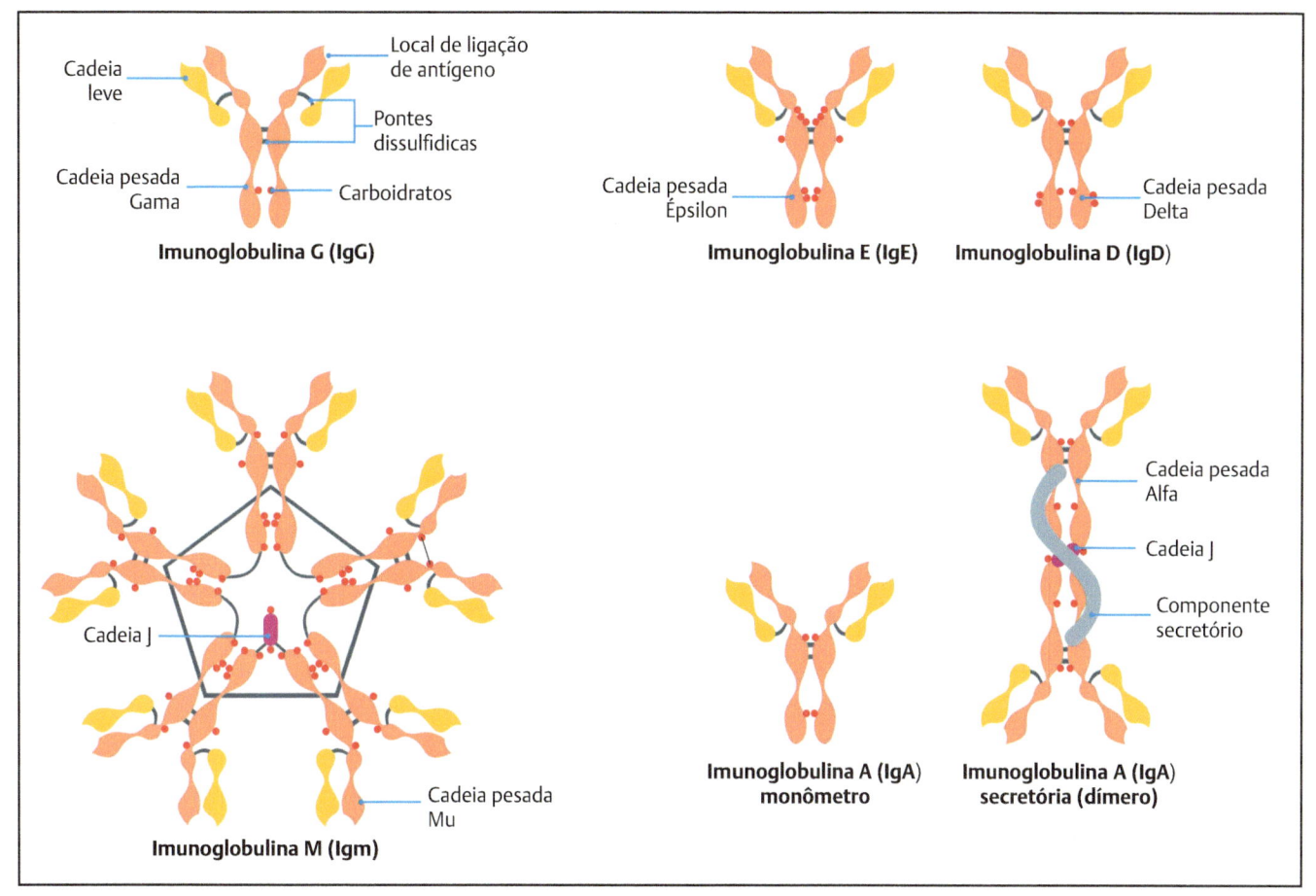

Fig. 1-7. Estrutura das imunoglobulinas. IgA: Imunoglobulina A; IgD: imunoglobulina D; IgE: imunoglobulina E; IgG: imunoglobulina G; IgM: imunoglobulina M. (Ilustração elaborada pelo Prof. Ademir Nunes Ribeiro Júnior.)

nervoso central, local em que produzem os eventos patológicos típicos das enfermidades priônicas. Nesse momento, a evolução do processo mórbido não pode ser contida pela RI, mais precisamente em decorrência das características bioquímicas dessa proteína – a conformação β-pregueada da molécula – que confere resistência à degradação enzimática ou por radicais livres produzidos por células do sistema monocítico fagocitário.

Bactérias

As RI às infecções bacterianas variam, sobremaneira, na dependência do ambiente de vida do agente infeccioso no organismo humano – (1) extracelular ou (2) intracelular – de modo que mecanismos de resposta distintos são usualmente evocados para um e para outro cenário.

Infecções Bacterianas Extracelulares

A atuação (1) dos fagócitos, (2) do sistema complemento e (3) das imunoglobulinas representam os principais eventos de resposta desencadeados no *H. sapiens*. Deve ser destacado que, em termos da RI inata, o reconhecimento de PMRP presentes nas bactérias extracelulares – por RRP localizados nas células fagocitárias – é um importante fator para a fagocitose

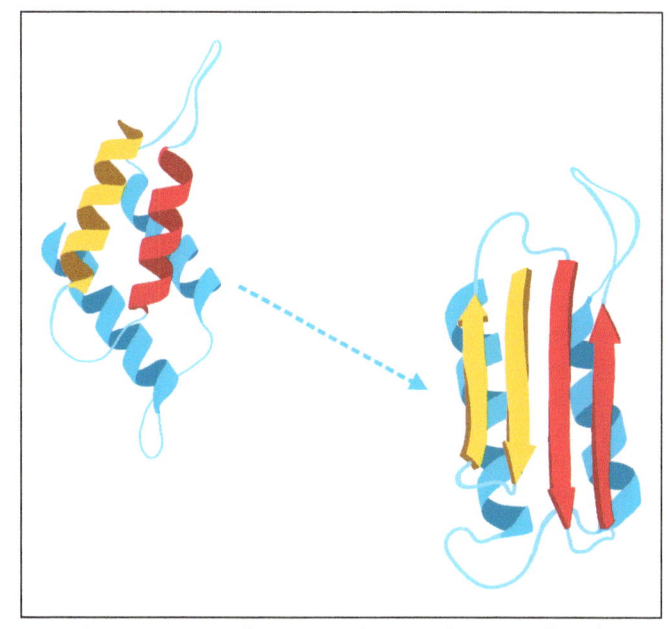

Fig. 1-8. Representação de uma proteína normal (à esquerda) e de um príon (à direita). (Ilustração elaborada pelo Prof. Ademir Nunes Ribeiro Júnior.)

desses agentes. Entretanto, as bactérias possuem mecanismos de "escape", protegendo-as da endocitose, com destaque para:

1. A presença de cápsula – rica em açúcares –, que reveste externamente o agente infeccioso, dificultando o reconhecimento pelo fagócito; dois exemplos importantes, nesse grupo de microrganismos, são *Streptococcus pneumoniae* e *Neisseria meningitidis*; e
2. A produção de "fatores antifagocitários", que podem, inclusive, culminar na morte da célula fagocitária; um exemplo é a secreção por patógenos do gênero *Salmonella*, do protídeo SipB (proteína invasora B de *Salmonella*), que ativa a enzima caspase 1, evento que poderá produzir apoptose de macrófagos.

Outro domínio importante na RI às bactérias extracelulares, conforme comentado, é a ativação do sistema complemento, que, no contexto da RI inata, ocorre pelas vias alternativa e pela lectina (a ativação da via clássica depende de anticorpos, de modo que, nesse caso, reconhece-se, já, o desenvolvimento da RI adaptativa). O complemento tem papéis importantes no restabelecimento da homeostase – ante infecções bacterianas –, com destaque para (1) a *lise* direta da célula infectante, (2) a *opsonização*, facilitando a fagocitose e (3) a *produção de fatores quimiotáxicos*, que concorrem para a ampliação do recrutamento de células para o local em que grassa o processo infeccioso. De todo modo, os microrganismos também apresentam meios para minimizar os efeitos da ativação do complemento, podendo-se mencionar:

1. A **degradação mais veloz de seus componentes**, como no caso de *Haemophilus influenzae* e de várias espécies do gênero *Streptococcus*, que são capazes de produzir uma C5a peptidase, enzima que cliva esse fragmento.
2. **"Blindagem" à via final de ativação** (C5b-C9), observada em algumas bactérias Gram-positivas, possuidoras de uma desenvolvida camada de peptidoglicanos, que minimizam a "ancoragem" do complexo lítico à membrana plasmática.

No que se refere à RI adaptativa, o papel da RI humoral, em termos da produção de anticorpos, é salutar. De fato, as bactérias extracelulares, uma vez recobertas por imunoglobulinas, tornam-se mais suscetíveis à fagocitose – por macrófagos e neutrófilos –, aspecto particularmente útil no caso dos germes encapsulados, que, conforme comentado, são mais resistentes à ação dos fagócitos. Além disso, a presença de anticorpos, na superfície da célula bacteriana, facilita a ativação do sistema complemento – pela via clássica – evento que poderá culminar na lise do agente etiológico. Deve ser ponderada, igualmente, a relevante participação da imunoglobulina A – IgA – na RI nas mucosas, impedindo a aderência de agentes infecciosos às células epiteliais constituintes das mucosas. Por fim, imunoglobulinas são capazes de inativar toxinas produzidas por agentes bacterianos – como, por exemplo, *Clostridium tetani* –, o que pode ter papel decisivo na manutenção da homeostase e da saúde. Sem embargo, à semelhança do que ocorre com outros aspectos da RI, a ação dos anticorpos pode estar sujeita a dificuldades, na dependência dos mecanismos de escape presentes nas bactérias. À guisa de exemplo, cabe comentar a presença, em espécies de *Staphylococcus* e de *Streptococcus*, de proteínas de superfície, que são capazes de ligar a porção Fc de imunoglobulina G, o que dificulta a ação dos eventos efetores mediados por anticorpos (uma vez que essas moléculas estão ligadas "ao contrário", ou seja, não pela porção Fab, mas pela porção Fc). A variação antigênica, que dificulta a atuação de imunoglobulinas produzidas pelo hospedeiro, é uma das "contrarrespostas" produzidas por agentes bacterianos – por exemplo, *Neisseria gonorrhoeae* – em relação à RI humoral.

Infecções Bacterianas Intracelulares

A ação do sistema complemento e dos anticorpos é bastante limitada no que diz respeito às infecções por bactérias intracelulares. É interessante notar que diferentes patógenos desenvolveram-se, biologicamente, para a sobrevivência em ambiente intracelular, tanto em células não fagocitárias – como é o caso de espécies do gênero *Yersinia* –, quanto em fagócitos, como descrito para *Mycobacterium tuberculosis*. Nesse caso, o organismo do *H. sapiens* precisa evocar distintos mecanismos de RI, com especial participação da RI celular.

A atuação dos macrófagos em RI a germes intracelulares é significativa, especialmente em um contexto de ativação mediado por linfócitos Th1. De fato, fagócitos não ativados têm função endocítica – capaz de redundar em lise dos patógenos – bastante reduzida. Com efeito, a ativação de macrófagos – especialmente por IFN-γ e TNF-α – torna tais células aptas a lisar o patógeno intracelular, em um mecanismo que é, amiúde, dependente de óxido nítrico (NO).

Outro mecanismo significativo é a lise das células infectadas – pelo microrganismo –, mediada por linfócitos T CD8+ (LT citotóxico). Nesse caso, tal lise leva à liberação do agente infeccioso para o meio extracelular, tornando-o acessível à endocitose por fagócitos ativados.

A RI celular mediada por linfócitos Th1 geralmente é efetiva para o controle de agentes que residem no interior das células. De fato, ao se tomar o exemplo da hanseníase – moléstia causada por *Mycobacterium leprae* – como modelo de infecções bacterianas intracelulares, pode-se delimitar uma clara relação entre a evolução clínica e o tipo de resposta montado para o agente etiológico. Assim, em enfermos que produzem resposta Th1, a expressão clínica mais encontrada é a hanseníase tuberculoide, em que há menor destruição tecidual, observam-se poucos – ou nenhum – bacilos e desenvolvem-se granulomas compostos por LT, macrófagos (ativados) e células epitelioides. Caso a resposta desencadeada seja Th2, sobrévem dano tecidual mais expressivo – forma lepromatosa, também denominada hanseníase virchowiana –, com intensa proliferação microbiana e ausência de granulomas bem formados.

Fungos

Os fungos, tanto os primariamente patogênicos quanto os oportunistas, podem causar infecções em diferentes tecidos humanos, sendo capazes de sobreviver em diferentes ambientes com distintas temperaturas, níveis de pH e condições nutricionais variáveis. Em condições fisiológicas, o SI é capaz de manter sob controle os *fungos comensais* e aqueles adquiridos do ambiente (p. ex., *Candida albicans* e *Cryptococcus neoformans*); mas, nos indivíduos imunocomprometidos – por exemplo, infectados com HIV e com AIDS – esses agentes podem desencadear processos infecciosos muito graves, com elevado risco de morte. Deve ser ressaltado, todavia, que há fungos que se comportam como patógenos primários – ou seja, são capazes de produzir doenças infecciosas –, destacando-se, no Brasil, o *Histoplasma capsulatum* e o *Paracoccidioides braziliensis*.

A imunidade do hospedeiro às infecções provocadas por fungos depende, essencialmente, (1) da integridade do SI, (2) da virulência da cepa ou da espécie infectante e (3) da localização anatômica da infecção.

O SI inato – em particular os macrófagos – compõe a primeira linha de resposta às micoses. De fato, tais células são capazes de lisar os microrganismos por fagocitose, destruindo-os a partir da produção de NO e de outros componentes; além disso, macrófagos atuam na atração de outras células do SI para o sítio de infecção, por meio da produção de citocinas. A atuação de IFN-γ aprimora a função de neutrófilos e de macrófagos, além de estimular a RI mediada por linfócitos T CD4+ do perfil Th1 – considerada protetora –, não havendo evidências de atividade citotóxica por células TCD8.

Os mastócitos dos tecidos são células especializadas na resposta à penetração – no tecido – de parasitos e fungos. Os antígenos de tais agentes, amiúde, estimulam a síntese de anticorpos IgE. Os mastócitos presentes nos tecidos possuem receptores de membrana para a porção Fc da IgE, o que fornece um mecanismo para concentrar tal anticorpo em nível tecidual – nas superfícies dos mastócitos –, com os sítios de ligação antigênica livres para reagir com antígenos destes grupos de organismos. Uma consequência desta interação antígeno-anticorpo é a degranulação dos mastócitos. O conteúdo liberado dos grânulos inclui substâncias quimiotáticas, que contribuem para o aumento local de eosinófilos, com resultante liberação, por essas células, de proteína básica principal, que pode lesionar os organismos patogênicos.

As células dendríticas têm papel muito relevante na modulação da RI adaptativa contra os fungos, pois seus RRP incluem (1) receptores *Toll-like* (TLR) e (2) receptores de lectina e lectina-*like*, que são particularmente úteis no reconhecimento de PMRP associados a carboidratos. Embora os TLR pertençam ao SI inato, apresentam especificidade de resposta e participam no controle da ativação da RI adquirida. O predomínio celular ou humoral da resposta imune definirá o quadro clínico e o prognóstico da infecção, que poderá evoluir para cura ou cronicidade.

Algas

Prototecose é uma infecção rara, causada por algas do gênero *Prototheca*, na maioria dos casos, por *Prototheca wickerhamii*. Tal espécie acomete o *H. sapiens* e animais não humanos. É considerada uma infecção oportunista que atinge, principalmente, indivíduos com alguma forma de imunocomprometimento. Acredita-se que a transmissão ocorra por inoculação traumática e contato com solo ou água contaminados. São observadas, geralmente, três formas da doença: cutânea, articular e sistêmica. O SI inato compõe a primeira linha de resposta às prototecoses. No exame histológico há infiltrado inflamatório granulomatoso, constituído por linfócitos, macrófagos, células gigantes e neutrófilos. Ao redor da lesão, há proliferação de tecido fibroso. O mais característico da lesão – principalmente nas colorações especiais para fungos – é a presença de miríades de esporângios, contendo, internamente, esporangiósporos. Estas estruturas podem estar dentro de macrófagos ou livres entre o exsudato.

Protozoários

Os protozoários abrangem uma variedade de parasitos eucarióticos unicelulares implicados em relevantes enfermidades infecciosas no mundo. A relação parasito/*H. sapiens sapiens* hospedeiro é fator primordial para a progressão ou resolução da doença. Distintos mecanismos complexos estão envolvidos nesta interação, destacando-se que características dos microrganismos e do hospedeiro são essenciais. Um dos principais mecanismos utilizados pela RI – no contexto das infecções por protistas – é a fagocitose. Neste tipo de interação, os macrófagos adquirem dois papéis: de um lado, eles tentam proteger o organismo, eliminando o agente etiológico; de outro, são justamente estas células que, em muitas ocasiões, permitirão a multiplicação e a propagação do parasito instalado em seu interior, protegendo-o contra componentes humorais e/ou celulares que poderiam ameaçá-los no meio extracelular.

Diversos estudos demonstram que a RI inata exerce um papel central na manutenção da homeostase diante de infecções parasitárias intracelulares, tanto no controle do crescimento do patógeno – nos estágios iniciais da infecção –, quanto no direcionamento da produção de citocinas pelas células T específicas. Com efeito, a RI inata contribui, significativamente, para a regulação da resposta mediada por LT e, consequentemente, para a evolução da moléstia.

O primeiro momento crítico no processo de instalação de um parasito intracelular é a penetração na célula. Para isso, cada agente conta com uma estratégia diferente; todavia, é importante frisar aquele que se considera o fator essencial para todos: sua interação com a membrana da célula hospedeira, por meio de receptores e ligantes. Diversas moléculas participam neste primeiro contato, dependo do repertório presente no protista e na célula humana. No caso do microrganismo ter sido opsonizado por anticorpos, sua interação com os macrófagos pode-se dar por receptores para porção Fc, presente em grande quantidade na superfície desses fagócitos. Outro receptor muito utilizado é aquele que se liga ao componente C3b do complemento (CR1 e CR3), molécula que frequentemente adere à superfície do parasito. Além disso, o macrófago ainda dispõe de receptores do tipo lectina – que se ligam a carboidratos presentes na superfície do protista – e, também, receptores da família das integrinas, que reconhecem algumas sequências específicas de aminoácidos.

Qualquer um desses receptores pode ser utilizado pelo agente etiológico para penetrar na célula hospedeira, desde que ele possua, em sua superfície, o ligante apropriado. De outro modo, seu destino pode ser diferente, de acordo com o receptor empregado. A ligação de receptores para porção Fc a imunoglobulinas na superfície de um patógeno dispara um sinal intracelular no macrófago, que estimula a produção de radicais superóxido em grande quantidade. Dessa forma, se um protozoário se utiliza deste tipo de receptor para entrar no macrófago, suas chances de sucesso diminuem, uma vez que os radicais superóxido são altamente tóxicos para agentes microbianos.

A fagocitose é sempre acompanhada por aumento no consumo de oxigênio (O_2) pelas células fagocíticas. A enzima NADPH oxidase na membrana plasmática é ativada, transferindo prótons do NADPH para o oxigênio molecular, formando, assim, radicais altamente tóxicos, como superóxido, peróxido de hidrogênio e radicais hidroxilas. Outro mecanismo de resposta do macrófago é a acidificação da vesícula formada pela fusão do fagossomo. De fato, uma vez no interior da célula, o parasito se localiza em um vacúolo, cuja composição varia, mas que, em princípio, irá se fundir com lisossomos. Esta fusão resultará no lançamento de enzimas hidrolíticas no vacúolo, onde o parasito se encontra, produzindo, então, um fagolisossomo, além de iniciar um processo de acidificação. Tanto o pH ácido quanto a ação das enzimas poderão ser altamente danosos para o protozoário. Tal processo promove a desnaturação de protídeos e ácidos nucleicos, tornando tais moléculas susceptíveis à degradação por hidrolases ácidas. Sendo assim, é mais vantajosa para o protozoário a existência de moléculas de superfície, que possam se ligar diretamente aos receptores do macrófago, sem necessidade de opsonização. Para sobreviver em tal contexto, os protozoários desenvolverão mecanismos de "escape", destacando-se: (1) "fuga" do fagossomo, alcançando o citoplasma, observado em *Trypanosoma cruzi*; (2) a inibição da fusão fagossomo/lisossomo, como no caso de *Toxoplasma gondii*; (3) sobrevivência no fagolisossomo, evento observado em espécies de *Leishmania*.

Durante a RI inata inicial, uma RI adaptativa antígeno-específica é gerada. Sem embargo, tal resposta pode variar dependendo de fatores genéticos do hospedeiro e das possíveis interações com o parasito. Primeiro, as células dendríticas da pele fagocitam o protista e, na sequência, migram para o linfonodo a jusante, onde se diferenciam em células dendríticas maduras apresentadoras de antígeno, que apresentam antígeno para células T virgens e, adicionalmente, são fonte de IL-12, considerada a citocina mais importante para a indução da resposta Th1. As células T ativadas são atraídas para o sítio de infecção e produzem grandes quantidades de IFN-γ, evento que a RI dirigia aos protistas, no sítio de infecção.

A presença de IFN-γ, nas primeiras 24 horas do processo infeccioso, amplifica a resposta do hospedeiro. As células NK – importante fonte de IFN-γ – são atraídas, ao local onde grassa a infecção, por sinais inflamatórios, tão logo se inicie o processo. A produção de IFN-γ é muito relevante para a indução de NO, molécula essencial para a RI ao parasito. Outras citocinas aumentam a produção de NO – em sinergismo com IFN-γ –, principalmente o TNF. Nas etapas iniciais da infecção, os macrófagos expostos aos parasitos produzem IL-12 e TNF, componentes importantes para a síntese de IFN-γ pelas células NK. O perfil de citocinas secretadas é influenciado pela virulência do agente infeccioso, que também pode modular a produção de quimiocinas pelos macrófagos. Tal encaminhamento pode influenciar a evolução tanto para o estabelecimento da condição mórbida quanto para a resolução do evento infeccioso.

Helmintos

A resposta imune protetora à maioria das infecções helmínticas é gerada por células Th2, ao passo que a resposta Th1 não elimina o agente infeccioso e tende a produzir uma reação inflamatória que danifica as estruturas orgânicas. A natureza exata da interação patógeno-hospedeiro nas infecções helmínticas depende muito do tipo de parasito envolvido e do *locus* infectado; de fato, alguns metazoários habitam apenas o intestino delgado; outros, o intestino grosso; outros, ainda, partem do intestino e passam a colonizar outros tecidos, como fígado, pulmões ou músculos. A maioria dos helmintos é muito grande e não pode ser ingerida pelos fagócitos; com efeito, outras estratégias de resposta são evocadas. Desse modo, os mediadores inflamatórios liberados, por mastócitos, basófilos e eosinófilos ativados, causam a contração do músculo liso do trato intestinal e respiratório com a perspectiva de ocorrer a remoção física dos parasitos. Além disso, se o helminto induz uma resposta de anticorpos e se torna revestido com IgE, os eosinófilos ativados se ligam a ele por meio dos receptores FcεRI, despejando, então, o conteúdo tóxico dos grânulos diretamente na superfície do agente infeccioso. Os anticorpos IgE dirigidos a uma ampla variedade de antígenos diferentes estão, normalmente, presentes em pequenas quantidades nos seres humanos. São produzidos em respostas dominadas por Th2, em que a IL4 estimula a troca de isotipo para IgE. Apesar de a resposta variar de acordo com o parasito, a produção de citocinas IL-3, IL-4, IL-5, IL-9 e IL-3 por células Th2 resulta em altos níveis de IgE e recruta mastócitos e eosinófilos para a parede intestinal.

Os mastócitos – células que participam da resposta imune nas superfícies corporais – apresentam citoplasma repleto de grânulos (50 a 200), os quais, especialmente, heparina, histamina, TNF-α e mediadores inflamatórios. A ativação desses elementos celulares causa sua degranulação em poucos segundos, com a consequente liberação dos mediadores armazenados no ambiente extracelular circunjacente. Deve ser comentado que as substâncias presentes nos grânulos exercem vários efeitos fisiológicos, incluindo o aumento da permeabilidade dos vasos e a entrada de outras células e moléculas no tecido, causando a inflamação (Fig. 1-9).

A síntese e liberação de outros mediadores inflamatórios – quimiocinas, citocinas (IL4 e TNF-α), prostaglandinas e leucotrienos –, em resposta à ativação celular, são também atividades desempenhadas pelos mastócitos. Desde esta perspectiva, é importante destacar que a atividade da histamina é complementada pela atuação do TNF-α, uma vez que no início de uma resposta inflamatória, os mastócitos, costumeiramente, são a principal fonte de TNF-α. Tal componente ativa as células, causando uma expressão aumentada de moléculas de adesão, facilitando, assim, o tráfico de leucócitos do sangue para o tecido e potencializando a inflamação. Com efeito, o TNF-α produzido pelos mastócitos, em grandes quantidades, auxilia o processo de eliminação dos parasitos e das células epiteliais envolvidas. Sem embargo, o TNF-α também é relevante causa do processo inflamatório e do dano intestinal que ocorrem nesses processos mórbidos. A atração de leucócitos – quimiotaxia – depende, entre outros aspectos, do efeito combinado dos mediadores liberados pelos mastócitos. A ativação dessas células, também, amplifica a reação iniciada por antígenos e pela imunglobulina E. Desta feita, em infecções parasitárias, os mastócitos cooperam para lisar o parasito ou para expeli-lo do corpo do hospedeiro.

Os mecanismos de escape são também adotados por helmintos, no processo de interação patógeno/suscetível. Nesse sentido, pode-se mencionar – à guisa de exemplo – o trematódeo *Schistosoma mansoni* (ver Capítulo 110), o qual é capaz de incorporar antígenos do *H. sapiens* ao próprio tegumento, dificultando o processo de reconhecimento pelo sistema imune.

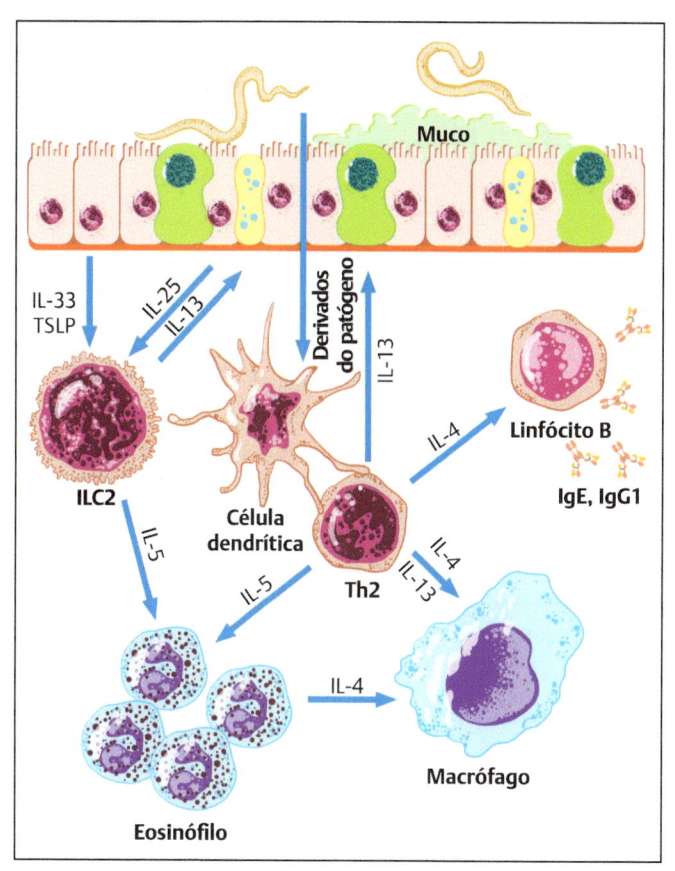

Fig. 1-9. Resposta imune nas infecções por helmintos. (Ilustração elaborada pelo Prof. Ademir Nunes Ribeiro Júnior.)

CONSIDERAÇÕES FINAIS

O presente capítulo centrou-se na descrição, sucinta, dos principais aspectos da resposta imune aos diferentes agentes infecciosos. Tal abordagem reveste-se de particular relevância para a investigação dos papeis homeostáticos do SI, no processo de desenvolvimento das enfermidades infecciosas. Priorizou-se a visão deste sistema como partícipe crucial da **homeostase**, em detrimento de uma concepção – clássica – de que a imunidade é redutível a mecanismos ataque-defesa.

Os avanços no conhecimento do SI foram bastante significativos, nas últimas décadas, mas, há inúmeras questões que precisam ainda ser elucidadas – particularmente no âmbito das moléstias de natureza infecciosa –, na esteira da afirmação de Vaz e Faria (1993): "[...] *há uma ignorância central, usualmente omitida na apresentação da Imunologia. Os mecanismos básicos de operação do sistema imune não são conhecidos, embora conheçamos minuciosamente a maioria de seus componentes e subcomponentes*". Neste contexto, as investigações *in silico* orientadas à modelagem computacional têm possibilitado resultados interessantes. O grupo de pesquisa ao qual dois dos autores desse capítulo estão vinculados tem trabalhado nesse horizonte, com o sistema computacional denominado *AutoSimmune*, já com alguns resultados publicados em condições infecciosas desencadeadas por distintos agentes infecciosos, incluindo bactérias e protozoários. Desenham-se, assim, possibilidades para aprimorar o conhecimento sobre o SI, na perspectiva de poder contribuir para a melhoria das condições de existência das comunidades que co-habitam o planeta.

CONTRIBUIÇÃO DOS AUTORES

R Siqueira-Batista desenhou o presente capítulo, recebendo a colaboração de JH Pessotti para a redação da primeira versão (especialmente nas seções que discutem a resposta imune aos fungos, aos protozoários e aos helmintos). SO de Paula e AN Ribeiro Júnior colaboraram procedendo à revisão geral do texto e elaborando a seção de resposta imune nas doenças por algas. Esse texto retoma, em grande medida, o capítulo *Siqueira-Batista R, Santos Moraes CG, Pessotti JH, Paula SO. Interações entre patógenos e hospedeiros humanos: o sistema imune e seus 'papeis' nas doenças parasitárias. In: Siqueira-Batista R, Gomes AP, Santos SS, Santana LA. Parasitologia: fundamentos e prática clínica. Rio de Janeiro: Editora Guanabara Koogan, 2020., p. 10-20.*

BIBLIOGRAFIA

Bastos CA. Simulação computacional do sistema imunológico através de sistemas multiagentes: um estudo da resposta imune e da terapêutica antimicrobiana na glomerulonefrite pós-infecciosa (GNPE) por *Streptococcus pyogenes*. Dissertação (Mestrado em Ciência da Computação). Universidade Federal de Viçosa, 2013.

Brown GD, Denning DW, Gow NA *et al*. Hidden killers: human fungal infections. *Sci Transl Med*. 2012;4(165):165rv113.

Cesta MF. Normal structure, function, and histology of mucosa-associated lymphoid tissue. *Toxicol Pathol*. 2006;34(5):599-608.

Criado PR, Oliveira CB, Dantas KC *et al*. Micoses superficiais e os elementos da resposta imune. *An Bras Dermatol*. 2011;86(4):726-31.

Delves PJ, Martin SJ, Burton DR, Roitt IM. *Fundamentos de imunologia*, 12.ed. Rio de Janeiro: Guanabara Koogan; 2014.

Flohe SB, Agrawal H, Schmitz D *et al*. Dendritic cells during polymicrobial sepsis rapidly mature but fail to initiate a protective Th1-type immune response. *J Leukoc Biol*. 2006;79(3):473-81.

Joyner CJ, Brito CFA, Saney CL, et al. Humoral immunity prevents clinical malaria during Plasmodium relapses without eliminating gametocytes. PLoS Pathog. 2019;15(9):e1007974.

Lazar V, Ditu LM, Pircalabioru GG *et al*. Aspects of gut microbiota and immune system interactions in infectious diseases, immunopathology, and cancer. *Front Immunol*. 2018 Aug 15;9:1830.

Medzhitov R, Janeway CA Jr. Innate immunity. *N Engl J Med*. 2000;343:338-44.

Medzhitov R, Janeway CA Jr. Innate immunity: impact on the adaptatite immune response. *Curr Opin Immunol*. 1997;9:4.

Siqueira-Batista R, Geller M, Gomes AP et al. O sistema imunológico: atualidades e perspectivas para a prática clínica. J Bras Med. 2008;95:28-34.

Siqueira-Batista R, Santos Moraes CG, Pessotti JH, Paula SO. Interações entre patógenos e hospedeiros humanos: o sistema imune e seus 'papeis' nas doenças parasitárias. In: Siqueira-Batista R, Gomes AP, Santos SS, Santana LA. Parasitologia: fundamentos e prática clínica. Rio de Janeiro: Editora Guanabara Koogan, 2020. p. 10-20.

Trottein F, Paget C. Natural Killer T cells and mucosal-associated invariant T Cells in lung infections. *Front Immunol*. 2018 Aug 2;9:1750.

Vaz NM, Faria AMC. *Guia incompleto de imunobiologia: imunologia como se o organismo importasse*. Belo Horizonte: Coopmed; 1993.

Vivier E, Artis D, Colonna M *et al*. Innate lymphoid cells: 10 years on. *Cell*. 2018 Aug 23;174(5):1054-66.

DIAGNÓSTICO POR MÉTODOS DE BIOLOGIA MOLECULAR EM DOENÇAS INFECCIOSAS

CAPÍTULO 2

Paulo Sérgio Balbino Miguel ■ Marcelo Nagem Valério de Oliveira
Ademir Nunes Ribeiro Júnior ■ Adriano Simões Barbosa Castro

INTRODUÇÃO

As técnicas de diagnóstico são importantes para o funcionamento bem-sucedido dos sistemas de saúde, por fornecerem informações críticas e relevantes sobre a saúde dos pacientes, podendo auxiliar no diagnóstico e nas decisões médicas. A detecção e a caracterização de microrganismos, por métodos moleculares, têm revolucionado o diagnóstico microbiológico de doenças infecciosas. Atualmente, esses métodos são considerados de grande importância na rotina e processamento laboratorial dos espécimes patogênicos, pela alta sensibilidade e pela rapidez na detecção. Essa abordagem permite o diagnóstico mais preciso das infecções microbianas e fornece informações úteis sobre o uso de medicamentos de estrito espectro de ação. Como consequência, proporciona a redução dos efeitos secundários ao enfermo, menor investimento financeiro para aquisição de medicamentos, podendo, ainda, retardar a disseminação da resistência aos antibióticos.

A reação em cadeia de polimerase (PCR) permite a detecção rápida de microrganismos em comparação com os métodos tradicionais. Com a PCR pode-se detectar a presença de DNA do patógeno, de forma individualizada, ou de vários agentes etiológicos, simultaneamente, ao se utilizar iniciadores direcionados ao DNA de múltiplos agentes etiológicos, estratégia denominada Multiplex PCR. Permite, ainda, a verificação de polimorfismos de nucleotídeo, responsáveis por conferir resistência a medicamentos. Uma técnica associada a PCR, o sequenciamento do genoma de patógenos, permite a identificação de genes com potencial para serem explorados e utilizados em testes diagnósticos baseados em PCR. Além da PCR, outras técnicas também são utilizadas no diagnóstico microbiológico, como a hibridização – Southern Northern – e hibridização in situ, PCR-transcriptase reversa (RT-PCR) e a PCR em tempo real, tecnologia de arranjos, entre outras. Os resultados obtidos por essas técnicas são relevantes para o diagnóstico, prognóstico, determinação da terapia a ser utilizada e na avaliação da susceptibilidade a doenças. A inclusão das técnicas moleculares proporcionou grande avanço para o diagnóstico de infecções virais, como as hepatites B e C e o HIV, parasitárias como toxoplasmose e leishmaniose, e bacterianas como uretrites e cervicites, somente para citar alguns exemplos.

O diagnóstico molecular detecta e/ou quantifica a presença de material genético ou de proteínas em pequenas quantidades, resultados que, associados às informações sobre o estado de saúde ou a doença específica do paciente, facilita a prática médica individualizada. No que diz respeito à análise de proteínas, a proteômica, formada pelo conjunto de todas as proteínas codificadas pelo genoma de um organismo, proporciona oportunidades para identificação de proteínas-alvo, que são expressas de forma distinta em pacientes saudáveis e doentes. As técnicas mais utilizadas nessa abordagem são a eletroforese bidimensional e a espectrometria de massa, que possibilitam a detecção de proteínas com alta sensibilidade e especificidade em volumes pequenos de sangue e urina. As aplicações dos resultados obtidos pela proteômica podem melhorar a compreensão da funcionalidade das proteínas individuais ou das vias celulares na iniciação e no desenvolvimento de várias enfermidades.

O diagnóstico molecular de doenças infecciosas é um setor em grande crescimento e de considerável importância clínica e econômica. Novas abordagens e ferramentas que dependem da análise de ácidos nucleicos estão sendo desenvolvidas, inclusive visando à minimização dos custos, e tendem a impulsionar ainda mais esse segmento. A rapidez e a precisão com que as ferramentas moleculares possibilitam o diagnóstico das doenças infecciosas faz com que elas sejam utilizadas rotineiramente em hospitais, laboratórios e bancos de sangue de referência. Entretanto, deve-se ressaltar que a realização do diagnóstico molecular requer pessoal treinado e equipamentos e reagentes específicos e de maior custo, por isso, quando o laboratório ou hospital não possui os requerimentos necessários, as análises são encaminhadas para laboratórios de referência, normalmente em grandes centros.

Com base nessas considerações, o objetivo do presente capítulo é descrever sucintamente os principais métodos moleculares utilizados para o diagnóstico das doenças infecciosas em humanos.

REAÇÃO EM CADEIA DE POLIMERASE

A reação em cadeia de polimerase (PCR) é a técnica mais utilizada em diagnóstico de doenças infecciosas. Tal ensaio apresenta grandes vantagens, como baixo custo, resultados rápidos, alta especificidade, sensibilidade e eficiência. Pela sensibilidade que apresenta, essa metodologia permite a utilização de amostras de DNA microbiano em quantidades muito pequenas nos tecidos ou órgãos, mesmo que o agente infeccioso não esteja se replicando ou produzindo qualquer outra evidência de infecção.

As amostras para extração de DNA para utilização da PCR podem ser provenientes do sangue total, líquido amniótico, soro, plasma, saliva, urina, tecidos parafinados, raspados bucais, cervicais, e uretrais, entre outros. Cada tipo de amostra requer um preparo específico para extrair o DNA microbiano dos restos celulares ou teciduais da amostra, e por isto é necessário o cuidado adequado na coleta e no armazenamento da amostra, para não prejudicar a extração do material genético e, consequentemente, o resultado do diagnóstico.

A PCR é dependente da enzima termoestável Taq polimerase e de *primers* (oligonucleotídeos iniciadores) específicos, sendo o fragmento-alvo de DNA multiplicado *in vitro* de forma rápida e precisa (Fig. 2-1). Dessa forma, o patógeno é identificado em amostras clínicas após extração do DNA, amplificação do fragmento genético alvo e detecção da sequência amplificada. A amplificação de regiões curtas de DNA dependente da enzima termoestável na presença de *primers* e nucleotídeos tem por princípio a repetição de ciclos com variação na temperatura e tempo de incubação em termociclador. Essas temperaturas incluem a desnaturação a 95°C para abertura das fitas de DNA, o anelamento a 55°C para ligação dos *primers* às fitas moldes complementares do fragmento-alvo e a extensão da fita de DNA com inserção dos nucleotídeos a 72°C, com formação de novas fitas duplas dos fragmentos de DNA desejado. Cada cópia de fragmento de DNA sintetizado funciona como molde para um novo ciclo de amplificação e, ao final de vários ciclos, geralmente variando entre 30 e 35, são obtidas múltiplas cópias do fragmento de interesse (de 10^6 a 10^9 vezes) em poucas horas.

A utilização da PCR tem permitido a identificação de vários patógenos como *Mycobacterium tuberculosis*, *Streptococcus pneumoniae*, *Neisseria meningitidis* e *Burkholderia cenocepacia*, entre outros patógenos importantes na microbiologia médica. Existe, portanto, a possibilidade de detecção de muitos desses agentes infecciosos que ainda não são cultivados por métodos-padrão de cultivo, como *Mycoplasma pneumoniae*, ou aqueles mais exigentes nutricionalmente, como *Bordetella pertussis* ou ainda os que apresentam crescimento muito lento como *Mycobacterium tuberculosis*. Além destes, a técnica também pode ser utilizada para o diagnóstico de fungos como *Cryptococcus neoformans*, *Histoplasma capsulatum*, *Candida albicans* e *Rhizopus microphorus*, entre outros.

A utilidade da PCR se estende à detecção de sequências de vírus latentes ou integrados no genoma do hospedeiro, a exemplo dos retrovírus, dos herpesvírus e do papilomavírus, entre outros. A utilização de abordagens moleculares reduz os resultados falso-negativos. Entretanto, é necessária a utilização de controles para monitorar o desempenho e proporcionar segurança, eficiência e confiança aos resultados obtidos. Em razão de muitas das espécies microbianas apresentarem diferentes sensibilidades a medicamentos, a identificação precisa é importante a fim de se adotar o melhor tratamento ao paciente.

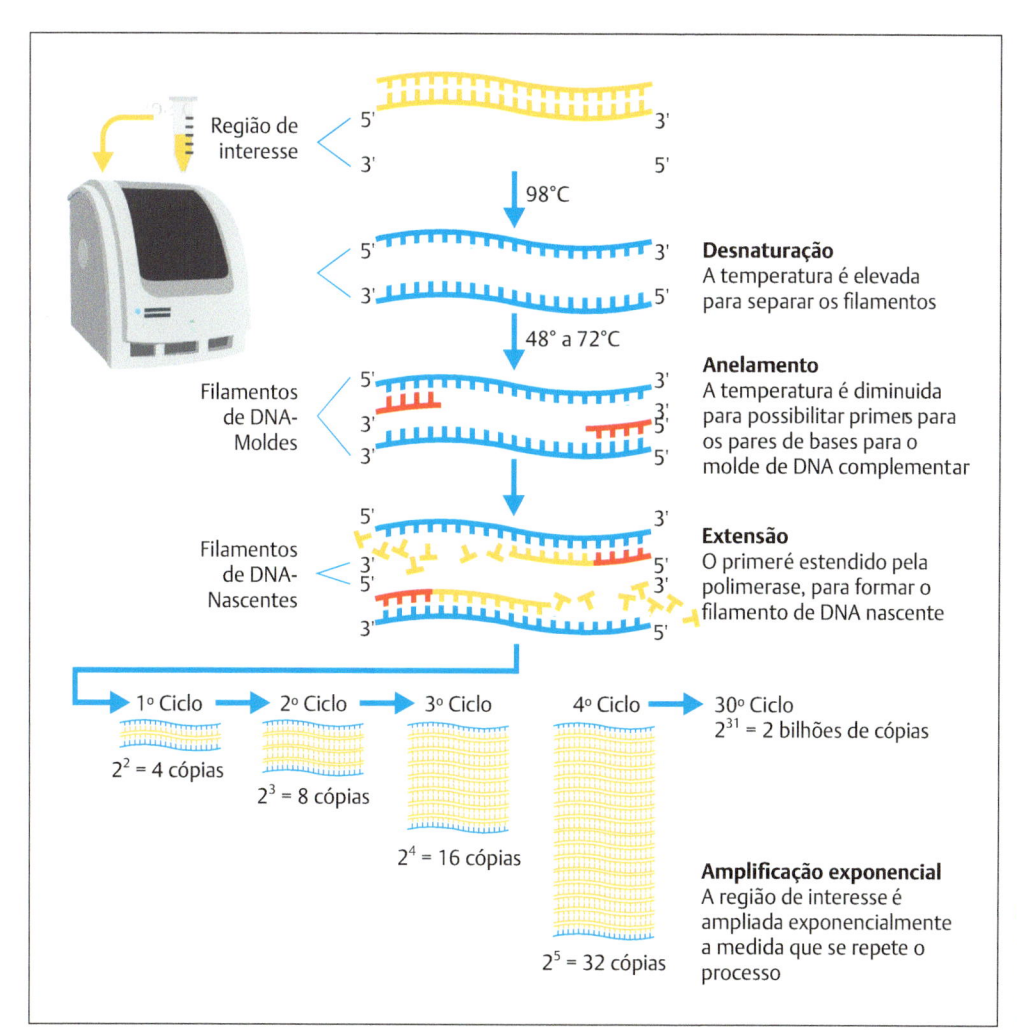

Fig. 2-1. Etapas da reação em cadeia de polímeras (PCR). (Adaptada de Science Blogs Brasil, 2019.) – (Ilustração adaptada pelo Prof. Ademir Nunes Ribeiro Júnior.)

A detecção dos produtos formados pela PCR convencional (*amplicons*) é realizada por eletroforese em gel de agarose ou acrilamida, sendo a primeira mais usual para essa abordagem. Na eletroforese (Fig. 2-2), quando uma corrente elétrica é aplicada, os ácidos nucleicos migram pelo gel em direção ao eletrodo positivo em razão da presença de grupos fosfato no DNA carregados negativamente. A malha formada no gel permite a diferenciação dos fragmentos-alvo de DNA pelo tamanho, sendo que os menores se movem mais rapidamente em comparação aos maiores. Quanto maior a concentração de agarose no gel, maior a resistência ao movimento para fragmentos maiores.

Após corrida eletroforética suficiente para separar as moléculas de DNA, o gel pode ser corado com um composto que se liga ao DNA, como o brometo de etídio ou SYBR® (agentes intercalantes) e o DNA fluorescerá sob a incidência de luz ultravioleta. Após eletroforese, os fragmentos de DNA podem ser purificados a partir de gel ou utilizados diretamente para uma variedade de fins, como, por exemplo, o sequenciamento, para determinar a sequência nucleotídica da molécula e compará-la com as contidas em bancos públicos de armazenamento de sequências, como o Genbank.

Variações da PCR também têm sido utilizadas para a obtenção de resultados robustos e/ou complementares como a PCR-transcriptase reversa (RT-PCR) e a PCR quantitativa em tempo real, o sequenciamento de DNA e a tecnologia de *arrays*, entre outras. Essas abordagens têm facilitado a identificação de patógenos de importância clínica e a expressão de genes essenciais na patogenicidade, virulência e resistência a antimicrobianos.

PCR QUANTITATIVA EM TEMPO REAL (qPCR)

A qPCR é uma variação da PCR, considerada como padrão-ouro para a detecção de patógenos bacterianos e virais e, também, na quantificação da carga viral. Trata-se de uma metodologia que combina, em uma mesma fase, os tempos de amplificação e de detecção da amostra de DNA ou RNA. À medida que a reação de PCR acontece e os *amplicons* (produtos da amplificação) são sintetizados, eles são detectados por diferentes métodos disponíveis (Fig. 2-3): pela presença de corantes fluorescentes, que intercalam no DNA dupla fita quando ele é sintetizado durante a fase de elongação, a 72°C; ou de sondas de oligonucleotídios específicos acopladas a um marcador fluorescente, que após a hibridização com sua sequência complementar permite a detecção da sequência-alvo. Desta maneira, elimina-se a necessidade do processamento pós-amplificação (eletroforese) utilizado para a detecção dos *amplicons*. Além disso, a identificação dos agentes patogênicos de forma precisa e confiável pode ser facilitada pela análise dos resultados em softwares validados internacionalmente.

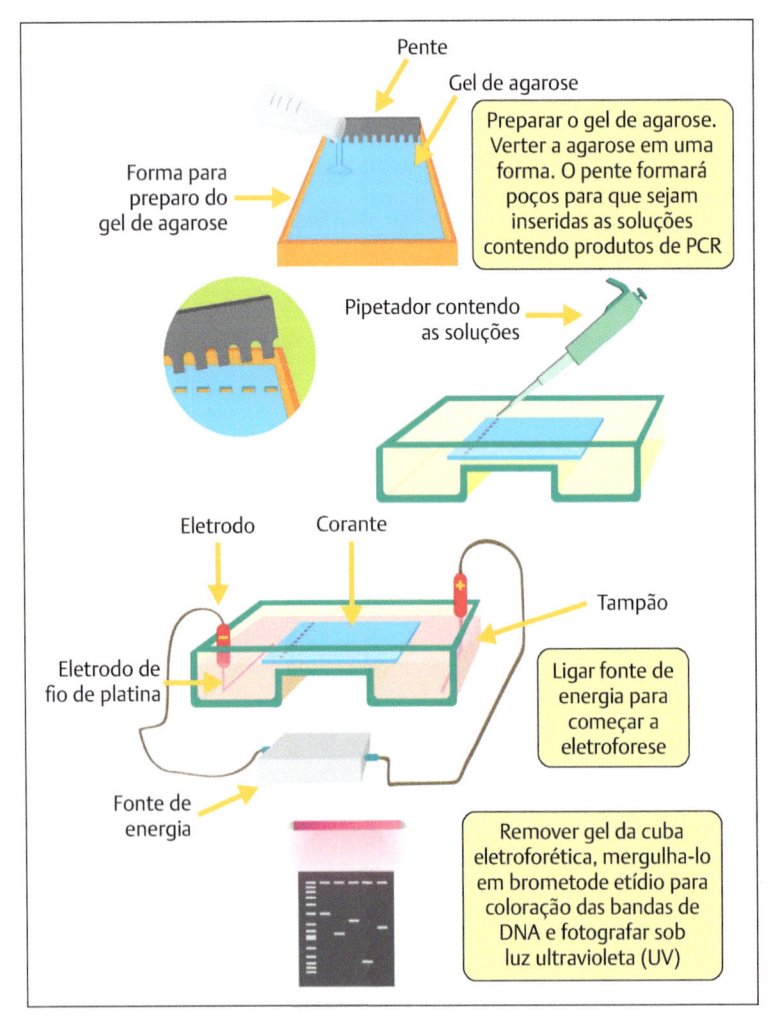

Fig. 2-2. Eletroforese em gel de agarose. Os fragmentos de DNA que foram gerados pela PCR são submetidos a eletroforese a fim de verificar a amplificação e o tamanho do fragmento obtido pela reação. (Adaptada de Snustad, Simmons, 2013.) – (Ilustração adaptada pelo Prof. Ademir Nunes Ribeiro Júnior.)

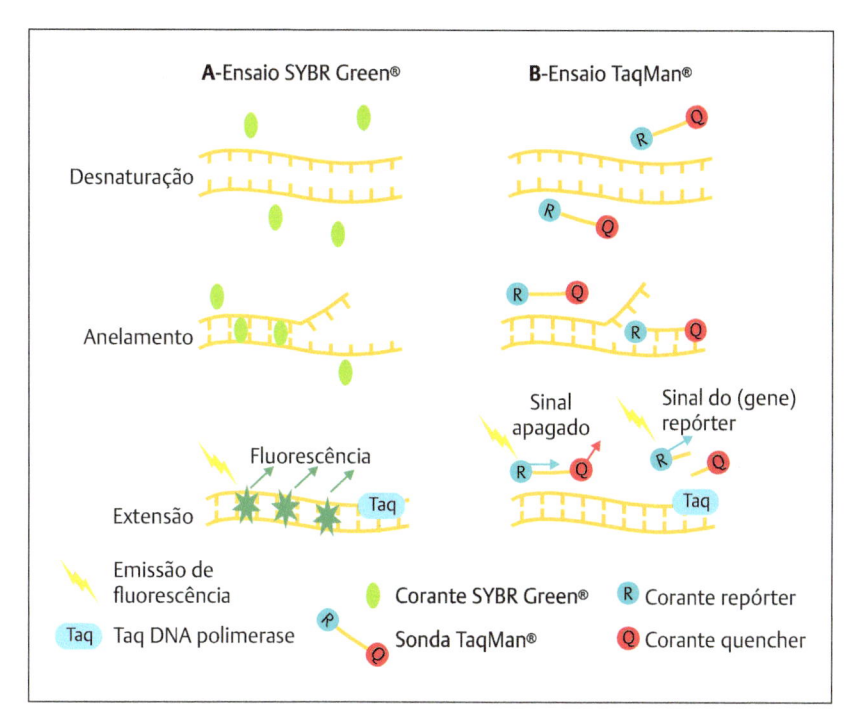

Fig. 2-3. PCR em tempo real. A. Corante SYBR Green®. B. Sonda TaqMan®. (Adaptada de Gene-Quantification.info, 2019.) – (Ilustração adaptada pelo Prof. Ademir Nunes Ribeiro Júnior.)

A PCR em tempo real é uma técnica eficiente no diagnóstico de várias doenças infecciosas, tais como sepse, meningite, infecções sexualmente transmissíveis e intoxicação alimentar, podendo identificar e quantificar, por exemplo, *Streptococcus* do grupo B, *Mycobacterium* spp., *Escherichia coli*, *Bacteroides vulgatus*, *Borrelia burgdorferi* e *Bacillus anthracis*. Sua utilização permite, ainda, a quantificação e a determinação da prevalência de microrganismos de crescimento rápido, lento e os ainda não cultiváveis em amostras de DNA/RNA extraídas e purificadas de sangue, tecidos, saliva, líquido cerebroespinhal, lavado broncoalveolar, líquido aminiótico, urina e fezes de humanos infectados. Além disso, a maior sensibilidade e especificidade da técnica, quando comparada aos testes sorológicos, permite, por exemplo, detectar, com mais facilidade, arboviroses como dengue, zika e chikungunya, as quais possuem diagnóstico clínico dificultado pela sintomatologia parecida.

A quantificação de patógenos fúngicos e parasitários também pode ser obtida pela qPCR, a exemplo do observado no diagnóstico geral de doença invasiva causada por *Aspergillus fumigatus* e *Aspergillus flavus* ou pela detecção rápida de *Toxoplasma gondii* em imunocomprometidos. Outra aplicação importante mostrada pela técnica é a detecção direta e a quantificação de parasitos da malária com alta sensibilidade, podendo-se, inclusive, monitorar o curso da doença pela detecção da transcrição de genes específicos durante a maturação do *Plasmodium falciparum*, em seus vários estágios. A PCR em tempo real também permite o diagnóstico de várias helmintíases intestinais causadas por helmintos, como *Ascaris lumbricoides*, *Taenia* spp, *Strongyloides stercoralis* e daqueles incluídos no gênero *Schistosoma*.

A qPCR é realizada em placas contendo 96 poços onde são acrescidas as diluições conhecidas do alvo, os *primers* e o fluoróforo. Os compostos fluorescentes mais utilizados são o SYBR Green® e a sonda Taqman® (Fig. 2-3). Essa sonda possui um fluoróforo na extremidade 5' (repórter), que emite fluorescência, e outro composto na extremidade 3' (*quencher*) (Fig. 2-3b), que impede a emissão da fluorescência do repórter. Durante a extensão realizada pela DNA polimerase, ocorre clivagem do repórter e a consequente emissão da fluorescência, sendo que a cada ciclo de amplificação ocorre liberação crescente de fluorescência, uma vez que o número de *amplicons* gerados aumenta. Os fluoróforos presentes no SYBR Green® são agentes intercalantes de DNA que emitem fluorescência ao se ligar em toda a dupla fita de DNA formada. Durante a desnaturação da dupla fita, a fluorescência é drasticamente reduzida e, durante a extensão de novas fitas recém-sintetizadas pela ação da DNA polimerase, os fluoróforos se ligam às fitas duplas em formação, o que resulta em emissão de fluorescência (Fig. 2-3a). Esse sinal fluorescente permite a detecção e a quantificação da concentração original de DNA do patógeno com intensidade fluorescente diretamente proporcional à quantidade do produto amplificado durante a reação que ocorre em termociclador.

Durante a qPCR, o ácido nucleico é amplificado até produzir um certo nível de sinal fluorescente, fornecido pelo fluoróforo (corante intercalante de DNA). O limiar de ciclo (Ct) (número de ciclos de amplificação necessários para que a fluorescência comece a ser detectada), é usado para calcular o número de moléculas-alvo de DNA originalmente presentes na amostra, com base em uma curva padrão, realizada em paralelo à reação, a qual é correlacionada por um *softtware* com os dados obtidos pela amostra. A comparação desse parâmetro entre amostras permite correlacionar o aumento da fluorescência com a quantidade do DNA/RNA alvo e, consequentemente, a carga microbiana associada ao processo infeccioso.

A identificação rápida de genes de resistência a antibióticos em pacientes que apresentam infecções bacterianas é difícil pela utilização de métodos fenotípicos tradicionais; entretanto, tal investigação é facilitada pela PCR em tempo real.

A quantificação precisa da bactéria *Streptococcus pneumoniae* e a identificação da susceptibilidade desse microrganismo à penicilina e à eritromicina pode ser obtida em amostras de escarro em apenas três horas. O diagnóstico rápido de microrganismos resistentes a antibióticos, como *Mycobacterium tuberculosis*, é importante e necessário para tornar o tratamento mais efetivo e evitar a transmissão e a disseminação de estirpes resistentes aos medicamentos.

Pela PCR em tempo real pode-se obter a quantificação do número de cópias do HIV (carga viral) em amostras sanguíneas de pacientes infectados por esse vírus, resultado possível porque a concentração do genoma do HIV na amostra é proporcional à taxa de amplificação do PCR do DNA genômico viral. Entretanto, os custos de execução da técnica desencorajam sua utilização, entretanto, o aprimoramento para obtenção de melhores custos é possível e resultados amplamente aplicáveis à detecção de mutações resistentes aos medicamentos em *M. tuberculosis* foram obtidos.

REAÇÃO EM CADEIA DE POLIMERASE TRANSCRIPTASE REVERSA

A reação em cadeia de polimerase transcriptase reversa (RT-PCR) é uma técnica de síntese de uma molécula complementar de RNA (cDNA) a partir de DNA pela transcrição reversa, seguida de PCR específica (Fig. 2-4). Trata-se de uma técnica útil e sensível para a detecção e quantificação de RNAm, sendo utilizada, principalmente para detecção da viabilidade de células microbianas e de vírus latentes. No caso específico de vírus, apresenta potencial em diferenciar até quatro sorotipos em apenas uma amostra, em reação única, além da utilidade na determinação do título viral em amostras clínicas. Ademais, a RT-PCR é considerada como ferramenta rápida e indispensável para o diagnóstico de doenças infecciosas causadas por vírus. Por exemplo, essa é a tecnologia-padrão para a confirmação laboratorial da influenza, em razão de sua alta sensibilidade e especificidade para detecção dos vírus A e B. Esse método pode ser a escolha no diagnóstico confiável de dengue durante os primeiros cinco dias de apresentação da moléstia. Ressalta-se que a dengue tem se tornado uma das principais causas de morte em regiões tropicais e subtropicais, com aproximadamente 100 - 400 milhões de ocorrências anuais.

RT-PCR também permite o diagnóstico e a sorotipagem de pneumonia adquirida em crianças, retrovírus, herpes vírus, papilomavírus, entre outros, e em vírus cujo isolamento é considerado difícil ou perigoso em culturas celulares. O número de vírions (partícula viral completa) de HIV também pode ser medido diretamente em uma amostra de sangue pela utilização da RT-PCR. A RT-PCR também pode ser utilizada combinada à sorologia e a PCR em tempo real, para o diagnóstico mais acurado de infecções como as causadas pelo bocavírus humano (HBoV1), que persiste no trato respiratório de humanos e causa infecção aguda, com risco de morte em crianças.

A RT-PCR é a técnica recomendada pelo Centers for Disease Control and Prevention (CDC) para diagnosticar, em tempo real, o novo coronavírus (SARS-CoV-2), agente etiológico da COVID-19. A técnica destina-se a detecção qualitativa de ácido nucleico (RNA) deste vírus em amostras obtidas das partes inferior e superior do trato respiratório. Tais amostras incluem a nasofaringe ou orofaringe, o escarro, os aspirados do trato respiratório inferior e os lavados broncoalveolares, coletados de indivíduos que atendam aos critérios clínicos e/ou epidemiológicos da doença, os quais estão descritos detalhadamente no capítulo 48. Contudo, a realização de *swabs* a partir de amostras da nasofaringe é mais recomendada que as da orofaringe tanto para o diagnóstico quanto para a triagem dos pacientes. Tal escolha se justifica pelos maiores rendimentos de material para diagnóstico, a maior tolerância dos pacientes ao procedimento e a maior segurança aos profissionais que realizam as coletas. A fim de aumentar a sensibilidade, pode-se utilizar os *swabs* da naso e orofaringe combinados, o que requer, entretanto, a utilização do dobro de *swabs*. Como alternativa às amostras nasofaríngeas, em situações de escassez dos *swabs*, sugere-se a coleta da saliva ou dos lavados nasais para a triagem epidemiológica e para o teste de verificação de infecção em indivíduos assintomáticos e com ausência de histórico de exposição ao vírus.

A amplificação e as análises realizadas de forma simultânea em um sistema fechado minimizam os resultados falso-positivos associados à contaminação do produto da amplificação, o que certamente é uma vantagem da técnica. Além disso, são muitos os alvos moleculares no genoma de RNA do vírus, que podem ser usados nas PCR, o que inclui proteínas estruturais, como as glicoproteínas do envelope, o envelope, helicase, nucleocapsídeo entre outras.

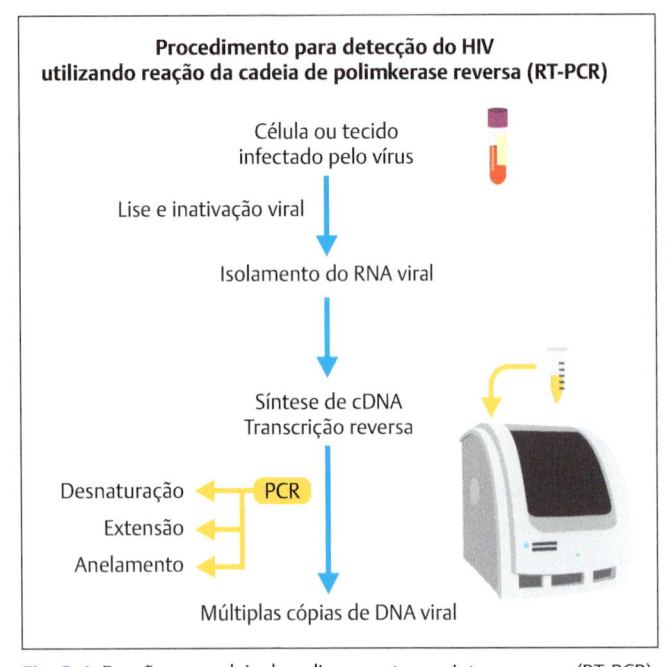

Fig. 2-4. Reação em cadeia de polimerase transcriptase reversa (RT-PCR). (Ilustração adaptada pelo Prof. Ademir Nunes Ribeiro Júnior.)

SEQUENCIAMENTO DE DNA

A utilização do sequenciamento genético para identificação microbiana, principalmente para bactérias e fungos, está se tornando, rapidamente, uma ferramenta para identificação de bactérias e, portanto, eficiente no diagnóstico clínico de várias doenças infecciosas. Além da disponibilidade do sequenciamento tradicional, denominado método de Sanger, o sequenciamento de nova geração (NGS) surgiu no início dos anos 2000 como metodologia utilizada para identificação microbiana a partir de sequências curtas de DNA. Essa tecnologia é versátil e pode ser aplicada a vários organismos envolvidos em doenças como vírus, bactérias, fungos, parasitos, vetores animais e hospedeiros humanos.

O avanço rápido na utilização desses ensaios tem possibilitado a determinação da sequência de milhões de pares de bases de DNA em curto espaço de tempo, proporcionando aumento da qualidade das sequências depositadas nos bancos de dados, como o Genbank, o barateamento dos métodos e, consequentemente, atem umentado o acesso da comunidade científica e médica a estas metodologias.

Existem diferentes plataformas de NGS, sendo as mais utilizadas a Illumina MiSeq, 454 Roche Life Sciences, SOLiD/Applied Biosystems, Ion Torrent/Thermo Scientific e PacBio/Pacific Biosystems. A plataforma 454 foi a primeira a ser amplamente utilizada, entretanto, tecnologias lançadas posteriormente, especialmente a Illumina MiSeq, apresentam melhor relação de custo benefício devido ao volume de dados gerados, o tempo requerido e a possibilidade de análise de centenas de amostras simultaneamente.

A plataforma Illumina Miseq utiliza a tecnologia de sequenciamento por síntese, que é dividido em 4 etapas (Fig. 2-5):

1. *Preparação da biblioteca:* a biblioteca de sequenciamento é preparada pela fragmentação aleatória do DNA ou da amostra de cDNA, seguida pela ligação de adaptadores nas extremidades 5´e 3´das moléculas de DNA. Os fragmentos de DNA, ligados aos adaptadores, são amplificados por PCR.
2. *Geração de cluster*: na segunda etapa, a biblioteca é colocada em uma lâmina de fluxo com milhões de regiões, denominadas clusters, e que possuem adaptadores complementares aos utilizados na etapa 1. Os fragmentos gerados na etapa 1, por complementaridade entre os adaptadores (*cluster*-fragmento) ficam aderidos a uma determinada região da lâmina, chamada cluster. Por meio de uma reação de PCR, cada fragmento é então amplificado, formando um cluster contendo inúmeras cópias do mesmo fragmento.
3. *Sequenciamento*: na terceira etapa é realizada a síntese de novas moléculas de DNA, complementares aos fragmentos aderidos às lâminas. O sequenciamento é realizado em ciclos, sendo que, em cada ciclo, são adicionados os quatro nucleotídeos, contendo um fluoróforo específico e, toda vez que o nucleotídeo é adicionado à molécula de DNA em extensão, um sinal é gerado e captado pelo equipamento, que detecta o sinal emitido por cada um dos milhões de clusters presentes na lâmina. O ciclo é repetido determinadas vezes, a depender do protocolo, gerando fragmentos de tamanhos variáveis, normalmente entre 100 e 600 pares de base.
4. *Análise de dados*: a quarta e última etapa consiste na análise dos dados, que, resumidamente, converte os sinais de fluorescência detectados em sequências nucleotídicas, além de identificar e eliminar aqueles sinais que não são confiáveis ou de boa qualidade, garantindo, assim, um sequenciamento com baixa taxa de erros.

Em microbiologia médica, NGS proporciona o conhecimento do genoma e possui várias aplicações que vão desde a concepção de ferramentas de diagnóstico e genotipagem até a identificação dos mecanismos envolvidos na resistência a antibióticos e na virulência apresentados pelos patógenos. Acrescenta-se, ainda, a possibilidade de desenvolvimento de meios de cultura específicos para microrganismos fastidiosos pelo conhecimento do genoma do microrganismo e, consequentemente, de suas vias metabólicas por modelagem computacional.

A detecção de organismos de difícil identificação por métodos convencionais é facilitada pela utilização do sequenciamento. Especificamente, o NGS tem mostrado ser uma metodologia bem-sucedida e apropriada no monitoramento dos vírus causadores do HIV e da hepatite B e outros, inclusive proporcionando informações sobre a evolução do patógeno. Nesse sentido, o entendimento do processo de replicação de agentes patogênicos de mutação rápida pode culminar em conhecimento para criação de vacinas melhores e mais específicas. Essa estratégia pode oferecer acesso rápido e exaustivo aos determinantes de virulência, marcadores de resistência a antibióticos ou genótipos de cepas bacterianas pouco comuns ou de difícil isolamento e crescimento a partir de amostras clínicas. O sequenciamento de nova geração também é útil para detectar patógenos do líquido cefalorraquidiano (LCR) em indivíduos doentes com suspeita clínica de infecções do sistema nervoso central (SNC).

A possibilidade de utilizar centenas de adaptadores diferentes confere ao NGS a robustez necessária para realizar testes de diagnóstico em larga escala, essenciais em estudos epidemiológicos. Por exemplo, pesquisadores do Hospital Albert Einstein, em São Paulo, durante a epidemia de COVID-19, patentearam um método capaz testar 1536 amostras de uma única vez, a um custo muito inferior se comparado ao método de RT-PCR, tradicionalmente utilizado.

A dificuldade na utilização do NGS para aplicação na rotina da microbiologia clínica é o requerimento extensivo da bioinformática como ferramenta essencial para análise das sequências obtidas pela técnica. Isso implica em transformar dados brutos obtidos pelas sequências geradas em informações que sejam acionáveis pelos profissionais da área através de abordagem computacional. Esta dependência da bioinformática é explicada pela enorme quantidade de dados geradas a cada vez que o equipamento funciona, ao tamanho das sequências geradas, que são curtas, e a necessidade de identificar aquelas sequências que não foram sequenciadas de maneira fidedigna, o que poderia levar a interpretações errôneas dos dados, assumindo diferenças entre sequências que seriam, na verdade, erros do método.

Quando o NGS é utilizado para o sequenciamento de genomas, inicialmente é necessário a montagem de uma se-

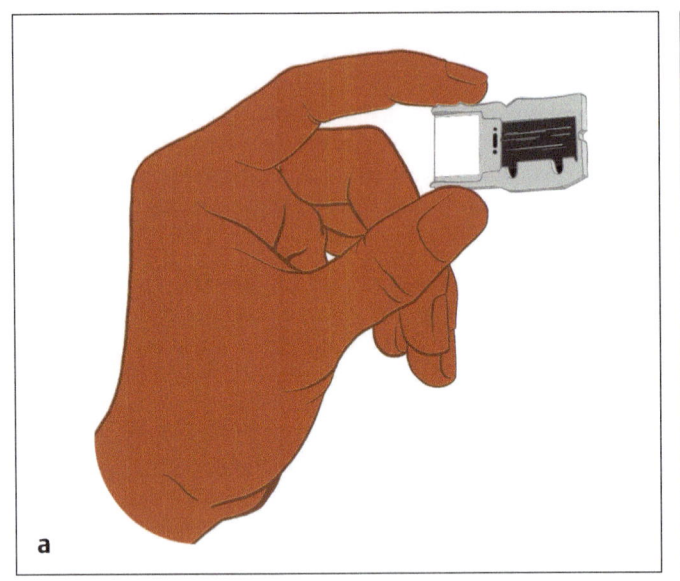

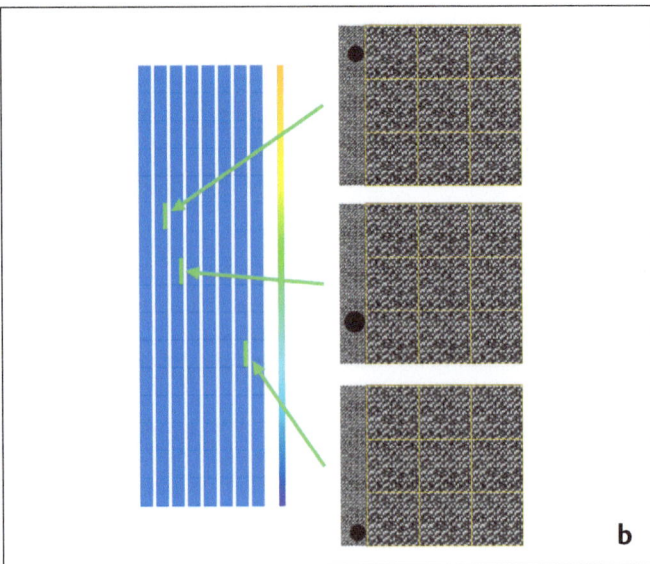

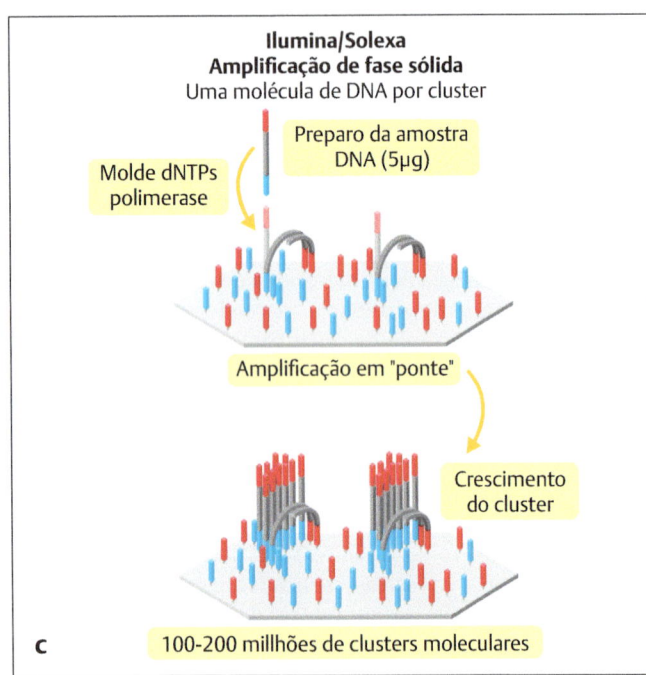

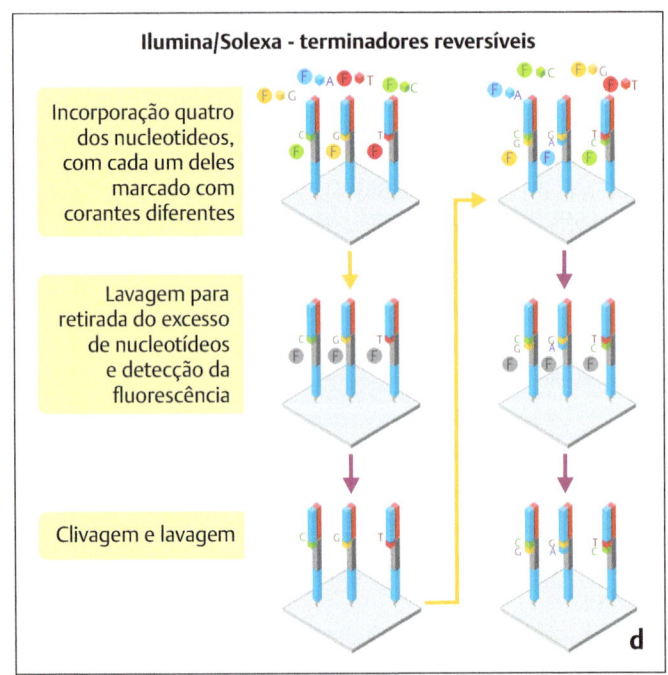

Fig. 2-5. Desenho esquemático da metodologia de sequenciamento de nova geração da plataforma Illumina Miseq. (**a**) Lâmina de fluxo utilizada para o sequenciamento na plataforma Illumina Miseq. (**b**) A lâmina possui por várias linhas, sendo que cada linha pode ser utilizada para sequenciar amostras de fontes distintas, como o genoma de uma bactéria em cada uma das linhas. Uma lâmina de célula será formada por 100-200 milhões de clusters, representados na ilustração. (**c**) Formação dos clusters - Os fragmentos de DNA, ligados a adaptadores, são colocados na lâmina e, por complementaridade, ligam-se a adaptadores imobilizados na lâmina. Em seguida, é realizada a PCR de ponte, quando os fragmentos são replicados em múltiplas cópias, formando os clusters. (**d**) O método de sequenciamento do Illumina Miseq envolve o uso de quatro nucleotídeos modificados que impedem a adição de mais de um nucleotídeo por ciclo. Cada nucleotídeo é marcado com um fluoróforo distinto. Após a incorporação do nucleotídeo à molécula nascente, o excesso de nucleotídeo é lavado e a fluorescência é detectada em cada um dos milhões de cluster. Posteriormente, é realizada a clivagem dos nucleotídeos, regenerando o 3´OH do último nucleotídeo da molécula de DNA, permitindo a adição de novos nucleotídeos no ciclo seguinte. São realizados de 50 a 300 ciclos, a depender da metodologia, e o equipamento irá transformar os sinais detectados em cada ciclo em uma sequência de nucleotídeos. (Adaptada de Goodwin et al., 2016.) – (Ilustração adaptada pelo Prof. Ademir Nunes Ribeiro Júnior.)

quência completa a partir de fragmentos mais curtos, gerados pelo sequenciamento. Isso é possível comparando as sequências geradas contra um genoma de referência previamente conhecido, sobrepondo os fragmentos curtos sobre o genoma até que as sequências estejam corretamente montadas. Esse tipo de comparação entre o genoma montado e as cepas de referência permite a identificação de várias espécies de patógenos, a tipagem das cepas e prever a virulência e a resistência a antimicrobianos e outras características fenotípicas importantes dos agentes patogênicos.

A organização e atualização dos bancos de dados de referência disponíveis é necessária e importante, já que muitos dos patógenos microbianos evoluem de forma rápida e as bactérias trocam plasmídeos, os quais podem codificar fenótipos de virulência e de resistência. Portanto, é necessário o desenvolvimento de ferramentas automatizadas para análise das sequências genômicas, a elaboração de bases de dados e outros critérios genéticos específicos que facilitem a identificação dos microrganismos, como fatores de virulência e marcadores de resistência. Esse conjunto de informações pode auxiliar na resolução das dificuldades da análise e permitir que a NGS, em um futuro bem próximo, seja utilizada com mais facilidade na prática clínica. A Figura 2-6 exemplifica o fluxo de trabalho que resulta da transformação dos dados obtidos pelo sequenciamento do genoma do patógeno em informações que sejam acionáveis aos profissionais de saúde.

O NGS também pode ser utilizado para identificar microrganismos em larga escala, como o que é feito nos estudos de microbioma humano, nos quais o DNA total de amostras oriundas de uma pessoa é extraído e o DNA16S das bactérias presentes na amostra é amplificado, sequenciado e comparado com um banco de dados para determinar o percentual de identidade da sequência gerada com a sequência de bactérias conhecidas. Estes trabalhos de microbioma tem demonstrado a associação da microbiota humana com inúmeras doenças, como obesidade, doença inflamatória do intestino, câncer, doenças neurodegenerativas, dentre outras.

MALDI-TOF – ESPECTROMETRIA DE MASSA

A espectrometria de massas é uma técnica analítica na qual moléculas em uma amostra são convertidas em íons em fase gasosa, que são subsequentemente separados no espectrômetro de massas de acordo com sua razão (m) sobre a carga (z). A técnica de ionização mais utilizada associada ao espectrômetro de massa é o MALDI-TOF (*Matrix Associated Laser Desorption-Ionization – Time of Flight*), e permite a identificação de colônias isoladas de bactérias e fungos, mas também a detecção de microrganismos diretamente em amostras clínicas, como sangue, sem necessidade de cultivo. Esta técnica proporciona a realização de diagnósticos microbiológicos complexos a partir da identificação de vários tipos de compostos químicos.

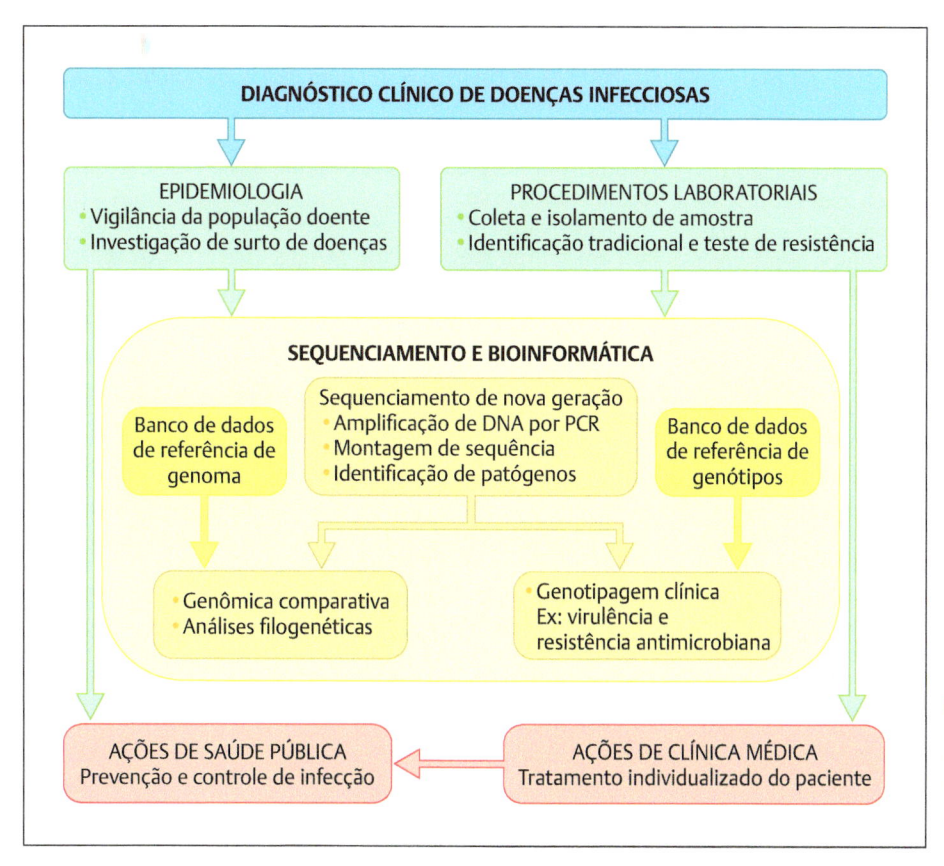

Fig. 2-6. Fluxo de trabalho resultante da transformação dos dados obtidos pelo sequenciamento do genoma do patógeno em informações que sejam acionáveis aos profissionais de saúde. (Adaptada de Gwinn et al., 2019.)

MALDI-TOF espectrometria de massa tem como princípio a irradiação a laser da colônia ou hemocultura concentrada em uma placa de matriz polimérica. Após a irradiação da amostra, moléculas são aspiradas a vácuo em um tubo e transportadas ao detector, que as identifica de acordo com o tempo de chegada. Os vários picos distintos gerados para cada espécie microbiana são comparados com os de banco de dados específicos. Essa técnica é considerada como alternativa ao sequenciamento de DNA e aos testes bioquímicos convencionais, sendo muito rápida, precisa e de baixo custo. MALDI-TOF/MS possibilita a identificação de espécies microbianas muito próximas, como *Streptococcus pneumoniae, Streptococcus mitis* e *Streptococcus oralis*, pelos picos de identificação distintos que são gerados. Entretanto, microrganismos gram-negativos são melhor identificados quando comparados aos gram-positivos e às leveduras.

A expressão de proteínas ocorre de forma distinta em situações em que o indivíduo se encontra saudável ou doente. Nesse sentido, a abordagem proteômica utilizando a MALDI-TOF/MS tem recebido atenção por proporcionar melhorias no diagnóstico e tratamento de doenças infecciosas. Entre as técnicas utilizadas nessa abordagem, a eletroforese bidimensional em gel de poliacrilamida é considerada altamente versátil para separação simultânea de proteínas de acordo com o seu tamanho e carga. Em uma primeira etapa (primeira dimensão), a separação das proteínas extraídas de fluidos corporais, tecidos ou células ocorre em gel de camada fina, pela carga isoelétrica diferencial entre elas. Posteriormente, as proteínas separadas pela carga isoelétrica são submetidas à eletroforese para separação das proteínas de acordo com seu tamanho. A resolução dessa metodologia é de mais de 1.000 proteínas por gel, as quais podem ser excisadas do gel e identificadas por MALDI-TOF/MS.

A espectrometria de massa permite a identificação rápida de milhares de proteínas. Nessa técnica a identificação ocorre após digestão e clivagem das proteínas por enzimas específicas, geralmente a tripsina. Os fragmentos peptídicos resultantes são energizados, geralmente por laser, usando MALDI e a separação deles é realizada no espectrômetro pela razão massa-carga. O padrão de massas obtidos é submetido à comparação em banco de dados para identificação das proteínas. Dessa forma, a identificação de proteínas expressas por patógenos durante a infecção do hospedeiro, bem como o subconjunto de proteínas residentes na superfície do patógeno, podem ser realizados por técnicas proteômicas. Essas características são importantes na busca de vacinas que proporcionem resposta imune eficaz e consequente proteção contra patógenos específicos. A abordagem proteômica é, ainda, de grande interesse na busca por novos fármacos já que a maioria dos medicamentos tem como alvo as proteínas microbianas.

MALDI–TOF/MS é alternativa rápida e de baixo custo à identificação microbiana convencional baseada nas propriedades bioquímicas, coloração de Gram, metabolismo de carboidratos e presença de enzimas específicas. A técnica permite, ainda, a identificação de isolados clínicos de fungos e bactérias em nível de espécie por comparação do espectro gerado pelo microrganismo com os disponíveis nos bancos de dados. Nesse sentido, a identificação microbiana com a utilização dessa técnica tem como princípio a geração de espectros específicos a partir da mistura de moléculas (proteínas, carboidratos, lipídeos, DNA, RNA, entre outros) específica de cada microrganismo. As amostras microbianas para análise em MALTI-TOF/MS podem ser obtidas por metodologia dependente de cultivo do microrganismo ou análise direta de materiais como urina e hemocultura, podendo-se, nesse último caso, obter o diagnóstico mais rapidamente, o que é importante para o início do tratamento. A agilidade na identificação do patógeno possibilita a adequação de antimicrobianos e minimiza o surgimento e a disseminação da resistência bacteriana aos medicamentos administrados aos pacientes, melhorando a assistência médica. Com a MALDI-TOF/MS, a partir de amostras clínicas pode-se detectar fenotipicamente de forma rápida, sensível e específica, o perfil de resistência de bactérias a antimicrobianos, como a atividade da β-lactamase e de carbapenemase das *Enterobacteriaceae*, ou de compostos carbapenêmicos oriundos de *Pseudomonas aeruginosa*. Em relação à identificação viral na rotina laboratorial, apesar de possível, é dificultada pela indisponibilidade de espectros virais nos bancos de dados. A Figura 2-7 mostra esquematicamente o funcionamento da MALDI-TOF/MS.

De forma alternativa, a PCR seguida por ionização por eletropulverização - quadrupolo TOF MS (PCR – ESI – QTOF MS), uma aplicação da espectrometria de massa, permite identificar bactérias pós amplificação de fragmentos-alvo específicos de DNA por PCR. Deste modo, várias doenças humanas podem ser diagnosticadas como as causadas por *Bacillus anthracis, Francisella tularensis, Yersinia pestis, Burkholderia mallei, Burkholderia pseudomallei, Brucella* spp. e *Coxiella burnetii*, e as ocasionadas pelos vírus influenza A e B. Entretanto, mais estudos são necessários para validar a MS PCR-ESI-QTOF na rotina laboratorial.

A utilização de ferramentas moleculares como PCR, NGS, PCR em tempo real, RT-PCR, MALDI-TOF espectrometria de massa (MS) (Quadro 2-1), aliadas às novas estratégias de amostragem e cultura, estão revolucionando a microbiologia clínica.

MICROARRANJOS DE DNA

Microarranjos de DNA são suportes sólidos, pequenos, onde são fixados e dispostos os genes ou segmentos de genes de forma espacialmente conhecida e padronizada em uma lâmina de vidro. O segmento de gene pode ser distribuído no suporte sólido por PCR ou síntese de oligonucleotídeos desenhadas para cada gene com base na sequência genômica. Essa distribuição pode ocorrer por impressão do slide, realizada por robôs que utilizam agulhas específicas para imobilização do DNA na lâmina de vidro.

A fotolitotrofia é alternativa utilizada para síntese química de oligonucleotídeos diretamente na superfície da lâmina. Após a imobilização dos segmentos de DNA em quantidades e posições precisamente definidas, os RNAs (cDNAs) extraídos das amostras biológicas são marcados com fluoróforos e então expostos aos fragmentos imobilizados no chip. Os fragmentos marcados tornam-se imobilizados se forem complementares

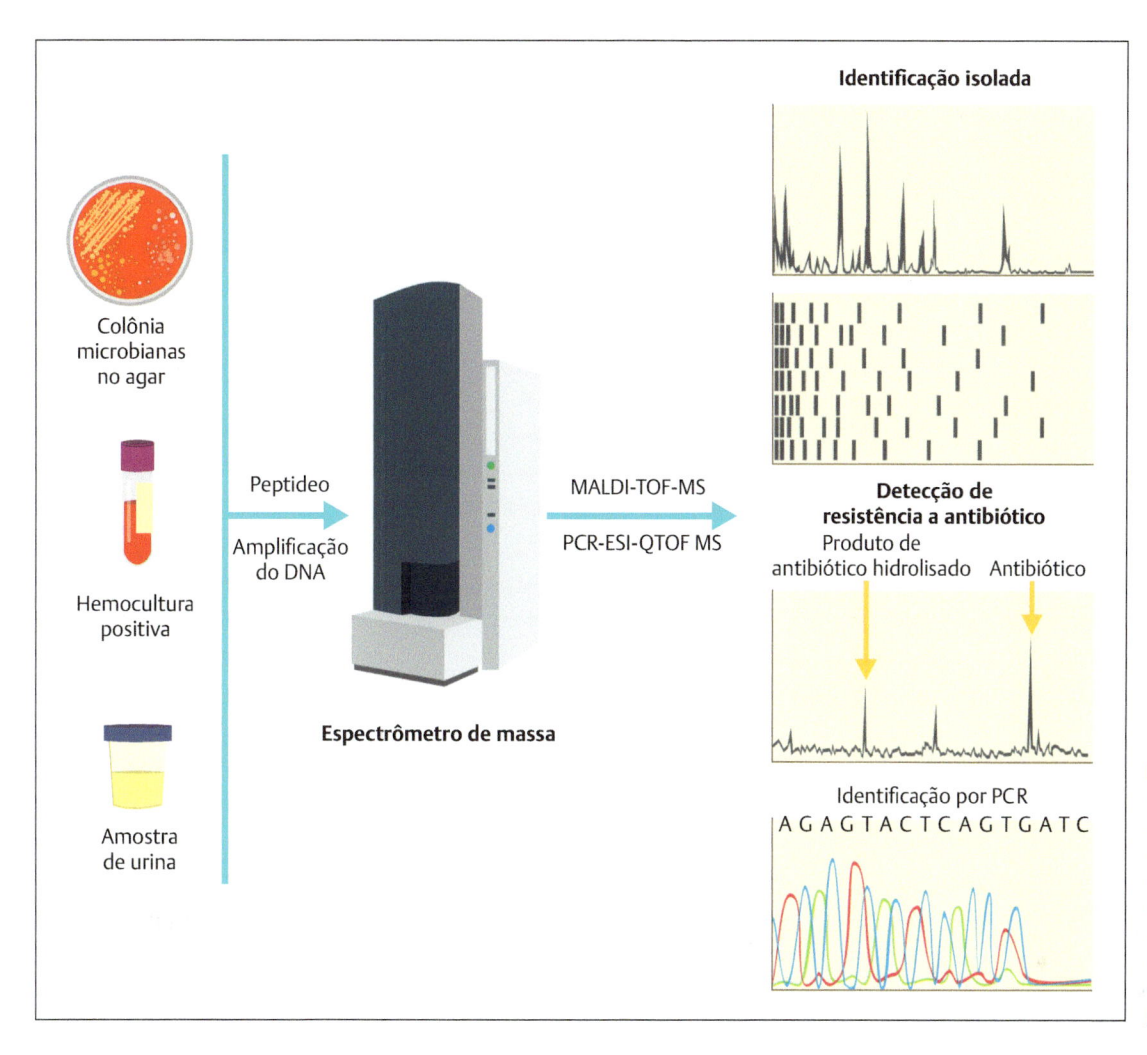

Fig. 2-7. Aplicações da espectrometria de massa MALDI-TOF em microbiologia clínica. (Adaptada de Fournier et al., 2013.) – (Ilustração elaborada pelo Prof. Ademir Nunes Ribeiro Júnior.)

aos fragmentos presentes na lâmina, um processo chamado de hibridização. Após a hibridização a lâmina é lavada para remover o excesso de RNAs (cDNAs) não ligados. Em seguida, a lâmina é exposta a raios lasers de comprimentos de onda específicos que excitam os fluoróforos, promovendo a emissão de fluorescência, que será detectada. Assim, a hibridização entre um RNA específico e o segmento de DNA no chip resultará na emissão de fluorescência, uma indicação de que o gene foi transcrito.

A tecnologia de microarranjos apresenta várias aplicações no diagnóstico de enfermidades infecciosas. Por meio dessa abordagem pode-se detectar e identificar patógenos, descobrir agentes patogênicos e monitorar a resistência a antimicrobianos. Microarranjos de DNA têm sido utilizados na identificação e quantificação do HIV-1, vírus das hepatites B e C em amostras de plasma sanguíneo.

A técnica é útil na exploração da microbiota e na detecção de patógenos relacionados com infecções respiratórias e digestivas pela detecção de genes específicos dos agentes etiológicos. O diagnóstico correto de patógenos causadores de infecções respiratórias, que podem ser causadas por vasta variedade de patógenos, incluindo espécies de fungos, bactérias e vírus e, geralmente, é importante porque a similaridade dos sintomas dificulta o diagnóstico clínico. Microarranjos de DNA têm aplicação na identificação de patógenos como o vírus influenza e adenovírus, *Entamoeba histolytica*, *Entamoeba dispar*, *Giardia lamblia* e *Cryptosporidium parvum*. Por meio da utilização de microarranjos de DNA pode realizar um teste simultâneo para vários genes possivelmente envolvidos podendo-se obter resultados conclusivos. Além disso, esse tipo de teste pode fornecer informações relevantes sobre infecções secundárias ou coinfecções ao identificar, em uma mesma lâmina, mais de um patógeno em uma amostra.

Além de identificar as espécies microbianas presentes, fragmentos de genes podem ser imobilizados nas lâminas do microarranjo, permitindo estudar os perfis de expressão gênica dos microrganismos. Esta técnica fornece) – (Ilustração elaborada pelo Prof. Ademir Nunes Ribeiro Júnior.)informações relevantes sobre o modo de ação de fármacos, os mecanismos de resistência a antimicrobianos e a ação de inibidores ou de compostos tóxicos aos patógenos. Pelos perfis de expressão de genes microbianos pode-se ter um quadro bem completo sobre o estado metabólico dos microrganismos em condições particulares, sendo, por isso, considerada como ferramenta de grande potencial para o diagnóstico e monitoramento de muitas infecções microbianas e doenças.

Quadro 2-1. Principais Técnicas Utilizadas na Identificação e Quantificação de Patógenos e Genes de Resistência a Antibióticos Importantes no Diagnóstico de Doenças Infecciosas

Objetivo	Método	Técnica	Microrganismo identificado
Detecção do patógeno	Identificação de fragmentos-alvo	PCR	Chlamydia trachomatis
			Neisseria gonorrhea
			Mycobacterium tuberculosis
			Streptococcus pyogenes
			Mycobacterium leprae
			Rickettsia parkeri
			Rickettsia rickettsii
			Candida dubliniensis
Detecção de resistência a antibióticos	Comparação de resistência/suscetibilidade	RT-PCR	Streptococcus pneumoniae
	Detecção de marcadores de resistência a antibiótico		Staphylococcus aureus
Quantificação direta de RNA/ carga viral	Quantificação direta de RNA	ReT-PCR	HIV
			HCV
			HBV
			HRCV
Detecção da resistência a antibióticos	Detecção A12:D17 da resistência a antibióticos	MALDI–TOF MS	Pseudomonas aeruginosa
	Detecção da resistência a antibióticos	MALDI–TOF MS	Acinetobacter baumannii
Identificação do patógeno	Identificação de fragmentos-alvo	NGS	Mycobacterium tuberculosis
			Vibrio cholerae O1 biovar El Tor
			Influenza A, vírus H1N1
			Clostridioides difficile
			Toxoplasma gondii
			Klebsiella pneumoniae
			Escherichia coli

PCR: Reação em cadeia de polimerase; RT-PCR: reação em cadeia de polimerase transcriptase reversa; ReT-PCR: reação em cadeia de polimerase em tempo real; MALDI-TOF MS: *Matrix Associated Laser Desorption-Ionization - Time of Flight*; NGS: sequenciamento de nova geração.

CONTRIBUIÇÃO DOS AUTORES

Os autores contribuíram igualmente para a construção do capítulo.

BIBLIOGRAFIA

Ala-Houhala M, Koukila-Kähkölä P, Antikainen J et al. Clinical use of fungal PCR from deep tissue samples in the diagnosis of invasive fungal diseases: a retrospective observational study. Clin Microbiol Infect. 2018. Mar. 24;301-5

Alm E, Lesko B, Lindegren G et al. Universal single-probe RT-PCR assay for diagnosis of dengue virus infections. PLoS Negl Trop Dis 2014 July 8;12:e3416.

Burillo A and Bouza E. Use of rapid diagnostic techniques in ICU patients with infections. BMC Infect Dis 2014 Oct. 14;593:1-12.

Centers for Disease Control and Prevention. CDC 2019-Novel Coronavirus (2019-nCoV)

Caliendo AM, Gilbert DN, Ginocchio CC et al. Better tests, better care: improved diagnostics for infectious diseases. Clin Infect Dis 2013 June 57;5(Suppl 3):S139-70.

Fan S, Ren H, Wei Y et al. Next-generation sequencing of the cerebrospinal fluid in the diagnosis of neurobrucellosis. Int J Infect Dis 2018;67:20-4.

Fournier PE, Drancourt M, Colson P et al. Modern clinical microbiology: new challenges and solutions. Nat Rev Microbiol 2013 Aug 11;8:574-85.

Fournier PE, Dubourg G, Raoult D. Clinical detection and characterization of bacterial pathogens in the genomics era. Gen Med 2014 Nov 6;11:2-15.

Gwinn M, MacCannell D, Armstrong GL. Next-generation sequencing of infectious pathogens. JAMA 2019;321(9):893-894.

Goodwin, S., McPherson, J. D., & McCombie, W. R. (2016). Coming of age: ten years of next-generation sequencing technologies. Nature reviews genetics, 17(6), 333-351.

Leli C, Cenci E, Cardaccia A et al. Rapid identification of bacterial and fungal pathogens from positive blood cultures by MALDITOF MS. Int J Med Microbiol 2013 Mar 303;4:205-9.

Mackay IM. Real-time PCR in the microbiology laboratory. Clin Microbiol Infect 2004;10(3):190-212.

Metzker, M. L. Sequencing technologies - the next generation. Nat Rev Genet 2010;11:31-46.

Michael T, Madigan MT, Martinko JM et al. Brock biology of microorganisms. 14th ed. New York: Pearson; 2015.

Miguel PSB, Castro AASB, Resende MB, Guimarães-Walker AP. Técnicas de biologia molecular e a investigação das enfermidades parasitárias. In: Siqueira-Batista R, Gomes AP, Santana LA, Santos SS. Parasitologia: fundamentos e prática clínica. Rio de Janeiro: Guanabara Koogan; 2020. 668p

Millar BC, Xu J, Moore JE. Molecular diagnostics of medically important bacterial infections. Molecular Diagnostics. Curr Issues Mol Biol 2007 Jan 9;1:21-39.

Moslemi E, Soltandalal MM, Beheshtizadeh MR et al. Detection of *Brucella* spp. in Dairy Products by Real-Time PCR. Arc Clin Infect Dis 2018 Jan;13(1):e12673.

Murray PR, Rosenthal KS, Pfaller MA. Microbiologia médica. 5. ed. Rio de Janeiro: Elsevier; 2006.

Real-Time RT-PCR Diagnostic Panel. 2020. Disponível em: https://www.fda.gov/media/134922/download.

Ruiz-Aragón J, Ballestero-Téllez M, Gutiérrez-Gutiérrez B, de Cueto M, Rodríguez-Baño J, Pascual Á. Direct bacterial identification from positive blood cultures using matrix-assisted laser desorption/ionization time-of-flight (MALDI-TOF) mass spectrometry: A systematic review and meta-analysis. Enfer Infec Microbiol Clin 2018;36:484-492.

Steen JA and Cooper MA. Fluorogenic pyrosequencing in microreactors. Nat Meth 2011 July 8;7:548-9.

Tang YW, Schmitz JE, Persing DH, Stratton CW. The Laboratory Diagnosis of COVID-19 Infection: Current Issues and Challenges. J Clin Microbiol 2020.

Tsalik EL, Bonomo RA, Fowler Jr VG. New molecular diagnostic approaches to bacterial infections and antibacterial resistance. Ann Rev Med 2018;69:379-394.

Wang Z, Vora GJ, Stenger DA. Detection and genotyping of *Entamoeba histolytica, Entamoeba dispar, Giardia lamblia*, and *Cryptosporidium parvum* by oligonucleotide microarray. J Clin Microbiol 2004 July 42;7:3262-71.

Xu M, Arku B, Jartti T et al. Comparative Diagnosis of Human Bocavirus 1 Respiratory Infection With Messenger RNA Reverse-Transcription Polymerase Chain Reaction (PCR), DNA Quantitative PCR, and Serology. J Infect Dis. 2017;215(10):1551-7.

Zauli DAG. PCR and Infectious Diseases. In Perspectives on Polymerase Chain Reaction. IntechOpen.

DIAGNÓSTICO POR MÉTODOS IMUNOLÓGICOS EM DOENÇAS INFECCIOSAS

CAPÍTULO 3

Adriano Simões Barbosa Castro ▪ Paulo Sérgio Balbino Miguel
Ademir Nunes Ribeiro Júnior ▪ Leandro Licursi de Oliveira

INTRODUÇÃO

As técnicas imunológicas são importantes para o diagnóstico das doenças infecciosas por permitirem, de forma precisa, a identificação, a quantificação e a detecção dos antígenos em amostras clínicas. A exposição aos agentes microbianos também pode ser avaliada por resposta obtida pelos anticorpos às infecções.

O princípio da reação entre antígeno e anticorpos (ver Capítulo 1) tem sido utilizado em várias metodologias, que podem ser divididas em dois grupos. A primeira abordagem apresenta menor sensibilidade e utiliza reagentes não marcados, e a segunda, mais sensível, emprega reagentes marcados com sondas radioativas, fluorescentes ou enzimáticas.

A utilização de reagentes não marcados tem como objetivo a formação de precipitados entre o antígeno e o anticorpo, a depender do agente pesquisado no soro do paciente. Entre as técnicas de maior destaque com essa abordagem estão a imunodifusão uni ou bidimensional; a eletroforese; as que combinam difusão e eletroforese e aquelas que englobam aglutinação e a floculação.

Por outro lado, as metodologias em que os reagentes são marcados são mais sensíveis e específicas. Nelas, o complexo antígeno-anticorpo apresenta um dos parâmetros marcados com uma sonda que pode ser fluorescente, enzimática ou radioativa. A intensidade do composto formado é diretamente proporcional à quantidade de antígeno ou de anticorpo presente na amostra, geralmente soro sanguíneo. Neste grupo está incluída a imunofluorescência (direta e indireta), radioimunoensaio, ELISA (*Enzyme-Linked Immunosorbent Assay*), *Western blot*; quimioluminescência; citometria de fluxo e imunocromatografia.

TESTES NÃO MARCADOS

Precipitação

A imunoprecipitação é a técnica imunológica que usa a especificidade dos anticorpos para o isolamento de antígenos em uma mistura complexa. A metodologia consiste na lise das células com detergente, da ligação do antígeno a um anticorpo específico, da precipitação do complexo antígeno-anticorpo formado, da lavagem do precipitado e dissociação do antígeno do complexo, que é analisado por eletroforese.

A precipitação depende de fatores físico-químicos, imunológicos e da concentração de antígenos e anticorpos. Ela será ideal quando forem utilizadas quantidades iguais de antígenos e anticorpos e, quando um dos reagentes estiver em maior quantidade, ocorrerá fácil dissolução de precipitados formados. O excesso de anticorpos em relação aos antígenos acarretará resultados negativos, o que é conhecido como efeito prozona.

Podemos eliminar o efeito pró-zona quando o anticorpo é ligado a esferas de agarose, geralmente pela região Fc, com o intuito de precipitar o antígeno. Trata-se de uma metodologia muito utilizada na detecção de anticorpos produzidos em reação a determinados patógenos ou em pesquisas que visam a quantificação de proteínas específicas.

Imunodifusão

São técnicas também utilizadas para detecção do complexo antígeno-anticorpo pela formação de um precipitado, podendo ser divididas em difusão **simples e dupla.** Na **simples,** o antígeno ou o anticorpo são incorporados ao meio de difusão enquanto o outro componente se difunde até a formação do complexo. Na **dupla,** tanto o antígeno quanto o anticorpo se movem um em direção ao outro até a precipitação em um ponto intermediário.

Eletroforese

A eletroforese consiste na migração de proteínas carregadas em um meio condutor pela influência de um campo elétrico. O movimento das partículas dependerá da carga das mesmas e da resistência oferecida pelo meio. Existem vários tipos de eletroforese, que são escolhidos de acordo com o interesse da detecção, sensibilidade e precisão. Um deles é a eletroforese de zona, método de baixa sensibilidade em que as moléculas são separadas pela carga, sendo muito utilizado para triagem. Outro tipo de eletroforese é a eletroimunodifusão, que associa a diferença de carga elétrica e a propriedade das partículas em que se difundem pelo meio, sendo o método mais utilizado para detecção de bactérias associadas a meningite, pneumonia e outras condições infecciosas. A imunoeletroforese é a associação da eletroforese para separação de partículas antigênicas e anticorpos contra determinadas partículas que, quando presentes, formam precipitados que podem ser detectados no meio.

Aglutinação

Baseia-se na formação de agregados entre antígenos figurados e anticorpos que se tornam visíveis a olho nu. Esta técnica é atualmente utilizada em laboratório para detecção de reações inflamatórias de caráter agudo, vírus e bactérias ou proteínas produzidas por estes microrganismos. Outra aplicação é a realização da tipagem sanguínea, já que as hemácias possuem determinantes antigênicos em sua superfície. Trata-se de um método qualitativo e semiquatitativo, à medida que permite a determinação de títulos de anticorpos por diluições seriadas, sendo útil, também, para determinação da gravidade de várias doenças.

Estes testes podem ser divididos em: aglutinação direta e indireta. Na primeira, as células ou parasitas possuem, naturalmente, determinantes antigênicos em sua superfície como as hemácias. A segunda emprega a adsorção do antígeno na superfície de partículas inertes.

TESTES MARCADOS

Imunofluorescência

É um dos métodos imunológicos muito utilizados em laboratórios de análises clínicas de grande porte para o diagnóstico de diversas doenças, principalmente virais, bacterianas e as causadas por protozoários. O princípio da técnica é a capacidade de ligação de um fluoróforo a um anticorpo sem qualquer alteração da sua capacidade de reagir com o antígeno específico. Esse componente (fluoróforo), geralmente isotiocianato de fluoresceína ou isocianato de tetrametilrodamina, que absorve a radiação ultravioleta, é excitado por ela e emite luz visível. A fluorescência emitida pode ser quantificada por citometria de fluxo ou por microscopia de fluorescência ou confocal.

A imunofluorescência pode ser dividida em direta, para pesquisa de antígenos (Fig. 3-1), e indireta, para pesquisa de antígenos e anticorpo (Fig. 3-2). A primeira é baseada na utilização de um anticorpo previamente marcado com um fluorocromo, que em contato com antígenos presentes na amostra reagem com consequente emissão de fluorescência. Trata-se de uma metodologia altamente sensível e específica quando comparada aos testes não marcados. Entretanto, requer a utilização de um anticorpo marcado com o fluorocromo específico para cada antígeno pesquisado. É utilizada para pesquisa de diversos agentes infecciosos, tais como o *Treponema pallidum* causador da sífilis e o *Trypanossoma cruzi*, causador da doença de chagas.

A imunofluorescência indireta, por sua vez, é acrescida de uma etapa em relação à direta: a adição de um conjugado (anticorpo secundário marcado com fluorocromo), o que amplifica o sinal da fluorescência e torna a técnica mais sensível. Pode ser utilizada tanto para pesquisa de antígenos quanto de anticorpos. O método possui grande sensibilidade, sendo de fácil detecção, embora seja mais caro, demorado e sujeito a reações cruzadas menos específicas, sendo comumente utilizada em pesquisa de plasmódio em hemácias.

Radioimunoensaio

Os corantes podem ser substituídos por isótopos radioativos (radioimunoensaio) como marcador de antígenos a fim de detectar e quantificar anticorpos específicos na ordem de nano e picogramas em amostras biológicas. A técnica é mais sensível quando comparada com as demais, entretanto, por envolver contagem de material radioativo, possui maior risco ocupacional, o que dificulta seu emprego rotineiramente. Além disso, os reagentes têm alto custo e baixa meia-vida, além de risco operacional. A utilização do radioimunoensaio vem diminuindo, mas ainda tem importância na detecção de antígenos e anticorpos em infecções causadas por vírus e na realização de dosagens hormonais.

ELISA

Enzyme Linked Immuno Sorbent Assay (ELISA) é uma das técnicas mais empregadas atualmente como ferramenta de diagnóstico na medicina. Ela permite a detecção de quantidades muito pequenas de antígenos ou anticorpos em amostras biológicas. Esse imunoensaio enzimático utiliza antígeno e anticorpos marcados com enzimas, o que permite detecção, titulação e quantificação da espécie patogênica de vírus, bactérias e protozoários. A escolha do antígeno ou anticorpo, e da enzima conjugada a eles, é importante para a boa execução da técnica.

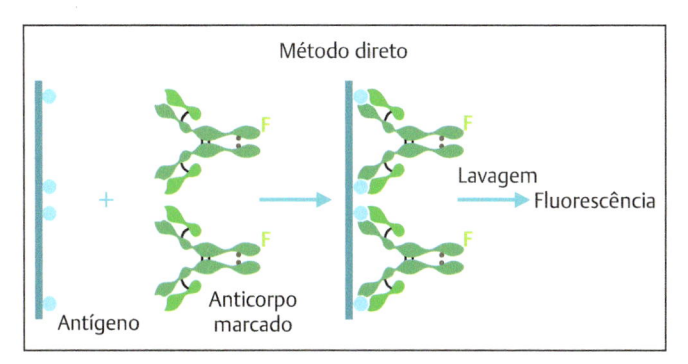

Fig. 3-1. Imunofluorescência direta. (Ilustração elaborada pelo Prof. Ademir Nunes Ribeiro Júnior.)

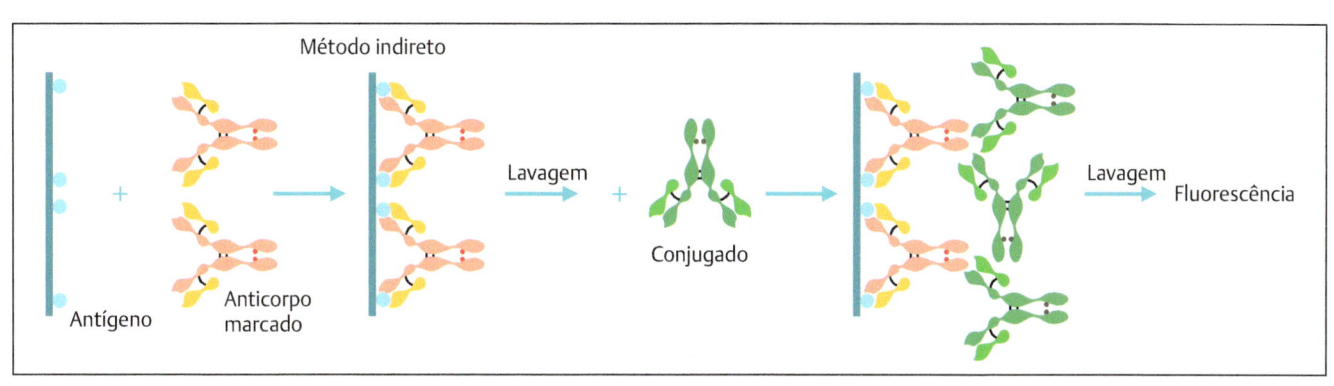

Fig. 3-2. Imunofluorescência indireta. (Ilustração elaborada pelo Prof. Ademir Nunes Ribeiro Júnior.)

As reações enzimáticas são realizadas em microplacas contendo 96 poços com o antígeno ou anticorpo previamente imobilizado, que pode se ligar a anticorpos/anticorpos específicos presentes na amostra. A detecção do complexo formado ocorre por anticorpo secundário acoplado a uma enzima e um substrato cromogênico que produz mudança de cor visível ou fluorescência, o que indica a presença de antígeno que representa o patógeno (Fig. 3-3). A mudança de cor permite, ainda, avaliações qualitativas e quantitativas. A reação pode ser monitorada pela atividade enzimática, daí a importância da escolha da enzima correta para a reação. Esta técnica independe de precipitação, aglutinação ou utilização de reagentes emissores de radiação, sendo sensível, segura e de fácil leitura visual ou fotométrica.

Werstern Blot

A combinação entre a eletroforese e as técnicas imunoenzimáticas (*Werstern Blot*) tem por finalidade a separação de proteínas de patógenos. Inicialmente, as proteínas ou antígenos são separados pelo tamanho em eletroforese em gel de poliacrilamida. Após a corrida eletroforética padronizada para cada análise, as proteínas são transferidas para uma membrana de nitrocelulose, sendo aplicados sobre ela anticorpos específicos. Esses anticorpos específicos são marcados com enzimas que quando presentes formarão complexos coloridos insolúveis que são identificados visualmente ou por densitometria. Esse ensaio é muito utilizado para confirmação do diagnóstico do vírus da imunodeficiência adquirida (HIV). ELISA tem sido o método de escolha para detecção do HIV, pela alta sensibilidade e rapidez de execução, entretanto, ocasionalmente, gera resultados falso-positivos, o que justifica o uso de outra metodologia para confirmação em caso de dúvida.

CITOMETRIA DE FLUXO

A citometria de fluxo é uma das técnicas mais modernas que permite a contagem de células que passam por um *laser* levando em conta o tamanho, a granulosidade e a fluorescência que estas células possam emitir caso sejam marcadas.

Inicialmente, é feita uma preparação prévia da amostra que será analisada para que possa ser introduzida no aparelho. O citômetro irá aspirar a amostra que passará por um *laser* e será separada de acordo com seu tamanho, complexidade e fluorescência, caso tenham sido marcadas anteriormente com um fluorocromo específico (detecção de antígeno e anticorpos). Essa análise é muito rápida e precisa por permitir a contagem de célula por célula que passam por um sensor.

Essa técnica tem sido muito empregada atualmente na determinação de proliferação celular, detecção de citocinas

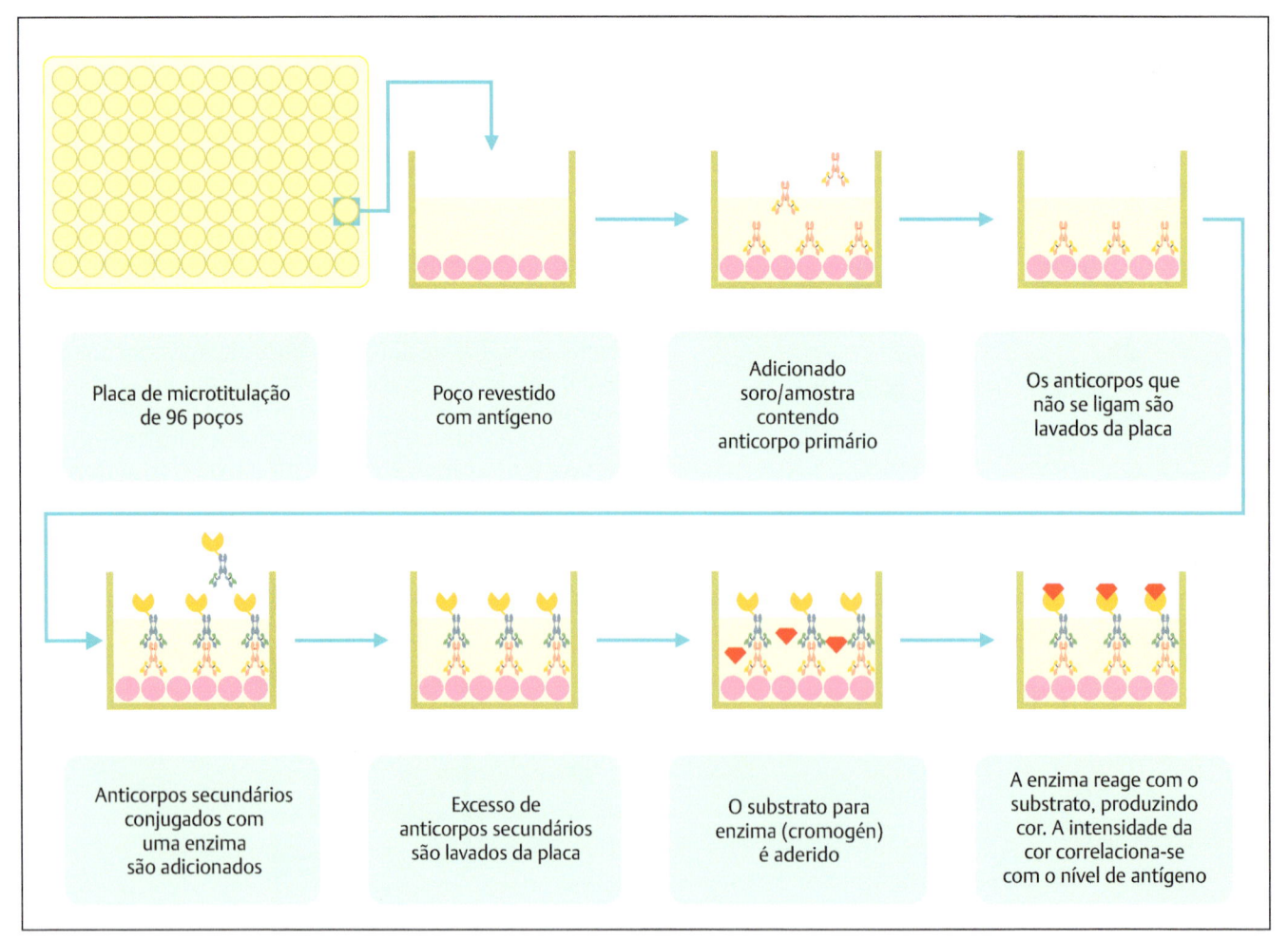

Fig. 3-3. Metodologia ELISA, utilizada para detectar antígenos em amostras biológicas. (Ilustração elaborada pelo Prof. Ademir Nunes Ribeiro Júnior.)

e fenotipagem celular. Uma das metodologias utilizadas é a da análise morfomética de células suspensas em meio líquido que são armazenadas em um *eppendorf* e introduzidas no aparelho que realizará a análise por meio da dispersão do *laser* que será incidido sobre estas células.

TESTES RÁPIDOS DE DIAGNÓSTICOS

Os testes rápidos (RDT), também denominados de testes de pronto atendimento (POC) são ensaios imunocromatográficos de fluxo lateral, simples, precisos e rápidos, que detectam determinadas infecções. O uso dos RDTs proporcionam a adoção de uma terapia mais precoce, em tempo reduzido e com menor custo hospitalar, além de interferir positivamente na melhoria do grau de morbimortalidade associado à infecção. Para atingir o seu objetivo, devem ser de fácil execução e estáveis em temperaturas extremas, o que permite o uso em locais de instalações com pouca estrutura e qualidade. Eles ainda permitem a detecção rápida de patógenos virais, bacterianos ou parasitários em diferentes tipos de amostra como urina, fezes, sangue e líquido cefalorraquidiano.

A detecção dos agentes patogênicos nos RDTs resulta da identificação do sinal biológico não visual gerado por cada um deles. Entre os vários sinais possíveis destacam-se os componentes estruturais bacterianos, virais, fúngicos e de protozoários; antígenos e anticorpos específicos, produtos do metabolismo microbiano, sequências de DNA e/ou RNA e enzimas, toxinas ou polissacarídeos de superfície, produzidas pelos patógenos. Várias doenças podem ser diagnosticadas com o uso de métodos imunocromatográficos rápidos, como malária, leishmaniose, dengue, HIV, entre outras. A maioria destes testes permite a obtenção de resultados qualitativos, o que significa que eles não são adequados para o monitoramento de doenças, ou avaliação de sua gravidade ou demonstração de prognóstico.

CONTRIBUIÇÃO DO AUTORES

ASB Castro, PSB Miguel e AN Ribeiro Júnior desenharam o presente capítulo. LL de Oliveira revisou criticamente o texto.

BIBLIOGRAFIA

Brunette GW, Nemhauser JB. Posttravel Evaluation. In: CDC Yellow Book. Oxford University Press; 2020.

Castro ASB, Miguel PSB, Pompiani TAB, Silva Santos S, Santana LA. Métodos de Diagnóstico Imunológico nas Enfermidades Parasitárias. In: Siqueira-Batista R, Gomes AP; Santana LA, Silva Santos SS. Parasitologia: Fundamentos e prática clínica. Rio de Janeiro: Editora Guanabara Koogan; 2020.

Ferreira AW, Ávila SLM. *Diagnóstico laboratorial das principais doenças infecciosas e auto-imunes,* 2.ed. Rio de janeiro: Guanabara Koogan S.A.; 2015.

Gan SD, Kruti RP. Enzyme immunoassay and enzyme-linked immunosorbent assay. *J Invest Dermatol* 2013;133:e12.

Kundu R. Rapid diagnostic tests in childhood infections. Indian Pediatr. 2018;55(3):233-237.

Longo DL, Kasper DL, Jameson JL *et al. Harrison: Medicina Interna,* 18.ed. Porto Alegre: AMGH; 2013.

Messacar K, Parker SK, Todd JK, Dominguez SR. Implementation of rapid molecular infectious disease diagnostics: the role of diagnostic and antimicrobial stewardship. J Clin Microbiol. 2017;55(3):715-723.

Murray PR, Rosenthal KS, Pfaller MA. *Microbiologia médica,* 7.ed. Rio de Janeiro: Elsevier; 2014.

IMUNOBIOLÓGICOS

Guilherme Côrtes Fernandes ▪ Paolo Bonanni ▪ Roberto Sousa Dias

INTRODUÇÃO

A vacinação tem sido uma das medidas mais eficazes para prevenção e controle das doenças infecciosas. Desde a sua introdução rotineira, a utilização das vacinas na população mundial contribuiu, juntamente com outras ações de saúde pública, como a vigilância epidemiológica, para o controle de doenças infecciosas. Elevadas coberturas vacinais com vacinas eficazes são seguidas de diminuição da morbidade e mortalidade relacionada com a doença-alvo do programa de vacinação. Nas últimas décadas houve a erradicação da varíola e a eliminação da poliomielite em diversas áreas do mundo, além da redução significativa da incidência de outras doenças infecciosas como difteria, tétano, sarampo, rubéola e doença invasiva por *Haemophilus influenzae* tipo B (Hib). No Brasil ocorreu uma redução importante na incidência de doenças imunopreveníveis, inicialmente com o controle da febre amarela urbana e da varíola e, a partir da década de 1980, quando o Programa Ampliado de Imunizações instituído pela Organização Pan-americana de Saúde foi incorporado às metas do Ministério da Saúde, houve o controle da poliomielite, do sarampo e da difteria. Na década de 1990 foram alcançadas elevadas coberturas vacinais em crianças, de forma homogênea, em todo o território nacional. Nas últimas décadas, seguindo o sucesso histórico das estratégias de vacinação no Programa Nacional de Imunizações (PNI), houve introdução de novas vacinas no calendário vacinal. O alcance de elevadas coberturas vacinais é fruto, dentre outros fatores, do reconhecimento das pessoas sobre os benefícios da vacinação para a saúde da população. As vacinas atuais são consideradas seguras e eficazes e licenciadas após estudos clínicos. As estratégias adotadas pelos programas de vacinação são baseadas em evidências de estudos clínicos e epidemiológicos que avaliam os benefícios individuais e coletivos da intervenção em saúde pública.

No século VII, um budista indiano bebeu veneno de cobra para se tornar imune ao seu efeito. Há relatos de inoculação de varíola para prevenção de doença por volta do século X na China. A variolização (inoculação de pústulas secas da varíola na pele) era praticada de forma regular na Índia do século XVI. No século XVIII na China, há registro que evidencia o processo de variolização em um texto médico de 1742, que registrou maneiras de inoculações contra a varíola e, ainda, outro texto chinês evidencia o uso de pulgas de vacas para a prevenção de varíola. A técnica de variolização foi introduzida na Inglaterra pela Lady Mary Wortley Montagu, em 1721. Em 1774, um criador de gado imune à varíola da vaca, chamado Benjamin Jesty, inoculou a varíola da vaca em sua mulher e filhos por causa de um surto de varíola. Em 1798, foi publicado por Edward Jenner o experimento que reproduziu, de forma sistemática, a observação empírica de Benjamin Jesty e a história da vacinação se iniciou formalmente.

Em 1879, Louis Pasteur conseguiu atenuar a *Pasteurella multocida* e fundamentou, tecnicamente, o conceito de atenuação de um microrganismo e a possibilidade de sua utilização para induzir a imunidade sem causar doença. Seguiu-se, então, o desenvolvimento de vacinas que contribuíram para o desenvolvimento do processo de atenuação de vacinas como o da vacina contra a raiva (1885), febre tifoide, cólera e peste (1896), ainda no século XIX e já no século XX novas vacinas de microrganismos vivo, como a vacina contra a febre amarela e vacinas de toxoides como difteria e tétano. A experiência empírica do processo de variolização serviu para estabelecer o conceito para desenvolvimento de distintas vacinas que foram, subsequentemente, desenvolvidas. Porém, além do desenvolvimento laboratorial de uma vacina eficaz, as estratégias de saúde pública utilizadas para o controle da varíola foram muito efetivas e serviram de modelo para estratégias de vigilância epidemiológica e vacinação empregadas até hoje para o controle de doenças imunopreveníveis.

No Brasil, acompanhando a erradicação da varíola, houve a organização do Programa Nacional de Imunizações (PNI) e, em 1980, ocorreu a Primeira Campanha Nacional de Vacinação contra Poliomielite, com o objetivo de vacinar todas as crianças com idade inferior a 5 anos, em um só dia. O último caso de poliomielite no Brasil ocorreu em 1989. Em setembro de 1994, o Brasil recebeu o certificado de eliminação da poliomielite. O PNI é parte integrante do Programa da Organização Mundial da Saúde, com o apoio técnico, operacional e financeiro da UNICEF e contribuições do Rotary Internacional e do Programa das Nações Unidas para o Desenvolvimento (PNUD).

A atuação do PNI, ao consolidar uma estratégia de âmbito nacional, apresentou consideráveis avanços ao longo do tempo. Exemplos são as metas de erradicação do sarampo e a eliminação do tétano neonatal, o controle de difteria, coqueluche e tétano acidental, hepatite B, meningites, febre amarela, rubéola e caxumba, e a manutenção da erradicação da poliomielite. Cabe também ao PNI adquirir, distribuir e normatizar o uso dos imunobiológicos especiais, indicados para situações e grupos populacionais específicos que são atendidos nos Centros de Referência para Imunobiológicos Especiais (CRIEs).

O PNI tem como objetivo, em primeira instância, o controle de doenças imunopreveníveis por meio de amplas coberturas vacinais, para que a população possa obter proteção imunitária contra as doenças abrangidas pelo programa. As recomendações relativas à idade e o cronograma de vacinação fundamentam-se em diversos fatores que incluem a epidemiologia, os riscos de adquirir a doença, os riscos de complicação, a imunogenicidade e a duração dessa imunidade, além do cronograma de visitas ao serviço de saúde. Em termos ideais, uma vacina é recomendada para a menor faixa etária em risco que seja capaz de apresentar resposta imunológica à vacina e para quem a eficácia e a segurança da intervenção foram comprovadas. Para o controle das doenças imunopreveníveis, deve-se obter o alcance de elevadas e homogêneas coberturas vacinais nas diversas áreas geográficas e faixas etárias para evitar o acúmulo de indivíduos susceptíveis que possam manter a transmissão da doença. O benefício na vacinação não é restrito ao indivíduo imunizado após a vacinação, mas se estende a toda a coletividade uma vez que mesmo aqueles que não conseguiram ficar imunizados (vacinados ou não) passam a ter menor probabilidade de adoecimento pela diminuição da transmissibilidade da doença em populações com elevada cobertura vacinal, a chamada imunidade de rebanho. Esforços e estratégias para aumentar a adesão de vacinação de rotina, assim como campanhas vacinais e reavaliações periódicas das coberturas vacinais e de novas indicações de emprego de imunobiológicos devem ser fomentados para que a vacinação continue sendo ferramenta efetiva para o controle de doenças. Além de estudos pré-clínicos e clínicos para licenciamento de novas vacinas, os estudos epidemiológicos de diversas metodologias têm papel essencial na definição de novas estratégias vacinais. Dados sobre a efetividade e segurança do emprego de vacinas licenciadas em diferentes populações e estratégias vacinais são essenciais ao processo decisório dos programas de vacinação.

A pesquisa de novas vacinas teve um grande crescimento nos últimos anos com alguns novos e inovadores produtos no mercado e outros ainda por vir. Porém, outro ponto que representou enorme crescimento nos últimos anos diz respeito à evolução de estudos que fornecem informações para o processo decisório das políticas e estratégias dos programas de imunização. No passado, a gravidade e a mortalidade das doenças eram os principais fatores considerados no processo decisório das prioridades de emprego de novas vacinas. Até então, a vacinação era entendida como uma intervenção quase que exclusiva de crianças e com elevada aceitação, dados os evidentes benefícios observados ao longo das últimas décadas. Esse cenário foi mudando gradualmente. Novas vacinas têm sido desenvolvidas e testadas em grandes estudos clínicos e epidemiológicos. A população tem maior preocupação com eventos adversos pós-vacinais, já que os benefícios deixaram, gradativamente, de ser tão evidentes aos olhos da população. Os efeitos das vacinas eram tradicionalmente medidos pela redução de óbitos, de sequelas e de complicações clínicas de doenças agudas com critérios clínicos bem definidos. Os estudos utilizavam, principalmente, métodos tradicionais de vigilância epidemiológica de serviços de saúde (p. ex., notificações, internações hospitalares, registro de óbitos entre outros), tendo como objetivo dos programas de imunização a eliminação ou erradicação da doença. É incontestável que esses estudos e estratégias foram essenciais às enormes conquistas da história da vacinologia e ainda têm papel importante no processo de reavaliação das estratégias vacinais, porém, outras ferramentas passaram a ser necessárias em virtude das atuais complexidades sociais e de desfechos clínicos e epidemiológicos. Os impactos das novas vacinas e das novas estratégias vacinais talvez não tenham desfechos tão facilmente mensuráveis. A importância da imunidade de rebanho para controle de doenças talvez seja maior do que achamos até então. Um estudo nos EUA estimou que cerca de 20.400 casos de doença pneumocócica invasiva foram evitados em razão do efeito de imunidade de rebanho e apenas 9.100 casos evitados por efeito direto da vacina. Outra importante área de pesquisa para avaliação das estratégias vacinais e desenvolvimento de novas vacinas são os mecanismos determinantes da indução e duração da memória imune e investigação de medidas de correlação de proteção não só para novas vacinas, mas também para algumas já existentes (como *pertussis* e HPV). Além disso, estudos epidemiológicos precisam ser realizados para avaliar o impacto de certas doenças nas diversas populações, assim como do impacto de diferentes estratégias vacinais buscando dados de efetividade das vacinas para se somarem aos dados de eficácia evidenciados nos ensaios clínicos. Mudanças no calendário de imunizações de um país exigem análise cuidadosa das evidências científicas disponíveis, da epidemiologia da doença e das implicações operacionais, particularmente em um país tão extenso e heterogêneo como o Brasil. A definição de estratégias para o emprego de vacinas em populações depende de dados de efetividade habitualmente não disponibilizados em ensaios clínicos para licenciamento de vacinas, dada a limitada validade externa dos dados. Há questões pertinentes às estratégias e políticas do programa de imunizações (como questões de estratégias do calendário de vacinação) que geram hipóteses que precisam ser continuamente testadas para obtenção de evidência científica que defina a efetividade do uso das vacinas nas populações.

PRINCÍPIOS DA IMUNIZAÇÃO

O sistema imunológico é um sistema de interação humoral e celular que objetiva a homeostase do organismo (ver Capítulo 1). Isso ocorre pela identificação de antígenos e o desenvolvimento de uma resposta imune que resulta na formação de anticorpos, Ac. A resposta imune geralmente é específica ao antígeno (Ag) que a causou, ou seja os anticorpos produzidos proporcionarão proteção somente contra o antígeno específico (a imunidade conferida ao sarampo não protege o indivíduo contra caxumba ou rubéola).

De fato, a imunização é uma estratégia eficiente de controle para várias doenças infecciosas por conferir proteção por meio de dois mecanismos básicos: a imunização passiva e a imunização ativa.

IMUNIDADE PASSIVA

A imunidade passiva é a proteção adquirida pela transferência de anticorpos (ou imunoglobulinas, Ig). Este tipo de imunidade pode ser adquirida de forma artificial, via parenteral oriunda do processamento de soro humano ou animal ou de forma natural, via transplacentária, em que o feto recebe anticorpos maternos. A vantagem dessa imunidade é sua ação imediata, isto é: disponibilidade de anticorpos no organismo do paciente logo após a administração do imunobiológico. A desvantagem é o caráter temporário, uma vez que os anticorpos circulantes são degradados em semanas ou meses. A imunidade passiva é importante em acidentes com animais peçonhentos (ver Capítulos 117, 118, 119 e 120) devido a necessidade da rápida disponibilidade de anticorpos circulantes para neutralização do veneno. Nesses casos é administrado soro heterólogo, que contém anticorpos contra a peçonha inoculada logo após o acidente. Outro exemplo é o uso de imunoglobulina contra hepatite B em profissionais de saúde não imunizados que sofrem acidente perfurocortante com fonte HBSAg positivo.

TIPOS DE IMUNOGLOBULINAS (ANTICORPOS)

Imunoglobulina Padrão ou Soro Homólogo (Origem Humana)

Constituída da combinação de fração de Ig de milhares de doadores. Contém anticorpos "específicos" para uma série de antígenos cuja frequência depende da prevalência local de infecções e imunizações. É por isso que a imunoglobulina padrão estadunidense dificilmente conterá altos níveis de anticorpos contra febre amarela, pois a população não é habitualmente vacinada ou exposta contra este patógeno. Contudo, é provável que contenha anticorpos contra sarampo, já que a maior parte da população é imunizada contra sarampo.

Imunoglobulina Hiperimune ou Soro Homólogo Específico (Origem Humana)

Imunoglobulina contra varicela, hepatite A, hepatite B, tétano e raiva. Os anticorpos da Imunoglobulina Hiperimune são obtidos a partir do plasma de doadores que apresentem níveis elevados de anticorpo específico desejado, seja por aquisição natural ou estimulação imunológica. A vantagem dessa imunoglobulina é a certeza de altos níveis de anticorpos específicos direcionados para a etiologia em questão e o menor risco de reação alérgica em relação quando comparado ao soro de origem animal.

Soro Heterólogo (Origem Animal)

Soro antidiftérico (SAD), antibotrópico, anticrotálico, antielapídico, antiaracnídeo, antiescorpiônico, antitetânico (SAT), antirrábico (SAR), antitoxina botulínica.

Constituído de anticorpos específicos obtidos a partir de plasma de animais (geralmente cavalos) com altos níveis do anticorpo específico desejado, após estimulação imunológica dos animais expostos ao antígeno, como a peçonha, por exemplo.

A desvantagem deste tipo de imunoglobulina é o maior risco de reação alérgica, porém, cabe ressaltar que não há soro homólogo contra algumas situações, como acidentes ofídicos, uma vez que não é feita estimulação imunológica contra esses antígenos em humanos.

A imunização passiva, isto é, o uso de imunoglobulinas, é utilizada:

- Como profilaxia pré-exposição: em pessoas que não podem ser vacinadas (contraindicação, falta de tempo hábil entre imunização e exposição ao patógeno).
- Como profilaxia pós-exposição: em pessoas suscetíveis e expostas a certas infecções, tendo assim risco de adoecimento.
- Como terapia: para neutralizar os efeitos de toxinas (botulismo, difteria e tétano) e peçonhas. Deve-se dar preferência ao uso do soro homólogo (imunoglobulinas de origem humana) sempre que disponíveis pelo menor risco de anafilaxia e doença do soro, que ocorrem, habitualmente, pela presença da proteína equina no imunobiológico administrado.

Imunidade Ativa

A imunidade ativa confere proteção por estímulo antigênico (infecção natural ou vacinação) do sistema imunológico, que resulta em produção de anticorpos (resposta humoral) e celular. Esse tipo de imunidade é duradoura, pois resulta em memória imunológica (linfócitos B permanecem na circulação sanguínea e medula óssea, se replicam e produzem anticorpos rapidamente quando há novo contato com o antígeno booster). Contudo, haverá demora na produção de anticorpos após a administração do antígeno, ou seja, não há imunidade imediatamente após a injeção do imunobiológico, e a vacinação deverá ocorrer antes da exposição ao patógeno (antígeno), a fim de garantir imunidade adequada. A exposição natural ao antígeno, com ou sem adoecimento clínico, é uma das formas de aquisição da imunidade ativa. Após ter determinadas doenças como varicela, sarampo, hepatite A, entre outras, o indivíduo fica imunizado, não tendo mais o risco de adquiri-las, após nova exposição ao mesmo agente infeccioso. O mesmo princípio acontece na administração de vacinas. Na resposta imunológica a vacinação, muitos são os fatores interferentes, podendo-se citar os relativos ao imunobiológico, como a conservação, dose, tipo de antígeno, via de administração e a presença de adjuvantes na composição vacinal; ou os relativos ao hospedeiro: idade, nutrição, características genéticas, doenças coexistentes, imunossupressão e a presença de anticorpos circulantes (maternos ou hemoderivados).

Tipos de Vacinas

As vacinas cuja composição apresenta o microrganismo vivo são produzidas por atenuação da virulência, normalmente por meio de culturas repetidas em laboratório. Neste caso, o microrganismo mantém a capacidade de replicação, "mimetizando" a infecção natural e produzindo resposta humoral e celular. Devido a semelhança com o estímulo natural, é possível que a resposta ao antígeno inclua manifestações clínicas similares as da própria doença (embora significativamente menos exuberantes), e com resposta imunológica similar à da infecção natural, o que resulta em melhor e mais prolongada resposta imunológica. O microrganismo atenuado tem capacidade de replicação, mas, não causa doença como ocorre quando da exposição do indivíduo ao microrganismo selvagem. Quando uma vacina viva atenuada causa "doença", geralmente é mais branda, o que é caracterizado como reação adversa esperada, como o sarampo pós-vacinal e a parotidite após o uso da tríplice viral (MMR, do inglês Measles, Mumps, Rubella). Salienta-se que na impossibilidade de controle da atividade de replicação do microrganismo vacinal, como pode ocorrer em indivíduos com imunodeficiências (leucemia, AIDS, uso de certos medicamentos), o indivíduo pode sofrer infecção grave. Portanto, a priori, deve-se evitar o uso de vacinas com microrganismos vivos em indivíduos imunodeprimidos. Além disso, em virtude da replicação do microrganismo vacinal e da consequente viremia potencial, recomenda-se evitar o uso de vacinas com vírus vivo atenuado (tríplice viral, antivaricela) em gestantes, em especial no primeiro trimestre, momento em que o risco de malformações congênitas é maior. Como exemplos de vacinas de microrganismo vivo atenuado podemos citar as vacinas contra sarampo, caxumba, rubéola, varicela, febre amarela, poliomielite oral (VOP-Sabin) e BCG.

As vacinas inativadas são produzidas pelo crescimento do microrganismo (vírus ou bactéria) em meio de cultura e posterior inativação por calor ou por substâncias químicas. O antígeno crítico responsável pelo desencadeamento da resposta imunológica é obtido pela purificação de determinadas substâncias que compõe o microrganismo ou pela produção deste antígeno por recombinação gênica. Em alguns casos este antígeno não é identificado, sendo necessária a utilização de todo o componente celular para indução de uma resposta imunológica adequada. Estas vacinas celulares mostram risco distinto de reações adversas devido as respostas imunológicas a componentes celulares desnecessários para conferir a imunidade desejada. Cabe ressaltar que as vacinas constituídas por polissacarídeos (subunidades de longas cadeias de açúcares que compõem a estrutura da cápsula de bactérias como *Streptococcus pneumoniae* e *Neisseria meningitidis*) mostram resposta imunológica independente de linfócitos T. As vacinas inativadas, por não terem atividade replicativa, se distanciam das características da infecção natural e, habitualmente, não mostram uma resposta imunológica tão satisfatória, se comparadas a obtida pelas vacinas de microrganismo vivo. Por isso, geralmente é necessária mais de uma dose (reforço ou booster) para a obtenção de imunidade adequada. Da mesma forma, por se tratar de microrganismos mortos ou suas frações, a vacina inativada não tem capacidade de causar infecção pelo microrganismo vacinal, mesmo em indivíduos com imunodeficiências. Por não haver replicação do antígeno, é necessário o uso da dose total de antígeno necessário para indução de imunidade na injeção administrada. Além disso, a resposta imunológica obtida com vacinas inativadas é, basicamente, do tipo humoral, não havendo o desenvolvimento de quase nenhuma imunidade celular, o que resulta na necessidade de múltiplas doses para obtenção de imunidade e, por vezes, de doses suplementares para mantê-la. Exemplos de vacinas inativadas são: vacinas contra *influenza*, raiva, poliomielite (VIP-Salk), hepatite A, hepatite B, *pertussis*, difteria, tétano, *Streptococcus pneumoniae*, *Neisseria meningitidis*, *Haemophilus influenzae* tipo b.

Mais recentemente, foi desenvolvida uma abordagem completamente diferente, voltada à produção de vacinas de DNA, as quais consistem na introdução – em tecidos apropriados – de um plasmídeo contendo a sequência gênica do antígeno contra o qual se busca imunidade. Essa abordagem tem a vantagem da produção in situ do antígeno, o que gera estimulação de resposta de células B e T. Outras vantagens são a estabilidade, ausência de agente infeccioso e a relativa facilidade de produção em larga escala. Algumas vacinas utilizadas como prova do princípio da vacinação com DNA, foram obtidas respostas imunes em animais usando genes de uma variedade de agentes infecciosos, incluindo vírus influenza, vírus da hepatite B, vírus da imunodeficiência humana, vírus da raiva, vírus da coriomeningite linfocitária, parasitos da malária e bactérias do gênero *Mycoplasma*. No entanto, o valor e as vantagens das vacinas de DNA devem ser avaliados caso a caso e sua aplicabilidade dependerá da natureza do agente imunizado, da natureza do antígeno e do tipo de resposta imune necessária para a proteção.

RECOMENDAÇÕES PARA USO DE VACINAS

A resposta vacinal depende de vários fatores, como o tipo da vacina, idade e o *status* imunológico do indivíduo. As recomendações das idades de vacinação sofrem influência de fatores como o risco de adoecimento por faixa etária e da resposta vacinal por faixa etária, a interferência de anticorpos maternos e condições clínicas que possam influenciar tanto no risco de adoecimento quanto na resposta vacinal. De forma geral, as vacinas são recomendadas para a menor faixa etária sob risco de adoecimento e que tenha evidência de resposta eficaz à vacinação.

Algumas vacinas necessitam de mais de duas doses para conferir resposta imunológica satisfatória, incluindo vacinas de toxoides, de unidades recombinantes e de vírus vivo. Porém, cada tipo de vacina tem uma característica diferente quanto à necessidade de reforço e doses suplementares. De forma geral, vacinas de toxoides, como o tetânico e o diftérico, necessitam de doses de reforço para manter níveis protetores de anticorpos; as vacinas não conjugadas de polissacarídeos não induzem células T de memória e doses adicionais podem aumentar o nível de proteção. A conjugação com uma proteína carreadora aumenta a efetividade das vacinas de polissacarídeos com indução da resposta dependente de células T. Vacinas de vírus vivo atenuado induzem tanto imunidade celular quanto a produção de anticorpos neutralizantes, provocando resposta imune duradoura mesmo com queda de níveis de anticorpos ao longo do tempo. Por regra, após reexposição ao antígeno viral (seja por exposição natural ou revacinação), há rápido aumento dos níveis de anticorpos sem viremia. Cerca de 90 a 95% dos indivíduos vacinados com vacinas de vírus vivo apresentam anticorpos neutralizantes após uma única dose da vacina. Porém, em alguns casos, como varicela e tríplice viral, dependendo da faixa etária da vacinação, a resposta vacinal é menor, podendo ser indicada uma segunda dose para aumentar a chance de soroconversão (presença de anticorpos específicos ao antígeno vacinal). Cerca de 97-99% dos indivíduos não respondedores à primeira dose de trivial ou varicela respondem a uma segunda dose.

As unidades vacinadoras devem respeitar as recomendações do PNI, fabricantes e calendários vacinais que resumem as evidências de eficácia vacinal e estratégias de saúde pública para aumentar a efetividade da vacinação. A proteção da vacina é otimizada com a aplicação das vacinas nas idades e intervalos recomendados pelos calendários vacinais. A aplicação de doses em intervalos menores pode ser realizada em algumas situações em que seja necessária a imunização mais rápida, como viajantes, mas deve ser considerada caso a caso.

Na prática clínica, as doses de vacina frequentemente são aplicadas em intervalos diferentes do preconizado. Apesar de doses aplicadas em intervalos menores ou em faixa etária distinta do preconizado poderem conferir menor soroconversão, a aplicação da vacina em intervalos poucos dias menores do que o preconizado não compromete a resposta vacinal (vacinas aplicadas ≤ 4 dias antes do preconizado são consideradas válidas). Caso haja atraso no calendário vacinal, as doses devem ser aplicadas sem que haja necessidade de reiniciar o esquema vacinal. As vacinas devem ser aplicadas o mais próximo do recomendado pelo calendário vacinal. Intervalos maiores do que o recomendado normalmente não alteram a resposta vacinal apesar de adiar a efetivação de imunidade protetora. Caso haja interrupção de um esquema vacinal, não há necessidade de se reiniciar o esquema, mas de simplesmente completar as doses pendentes.

O não conhecimento do *status* vacinal é frequente na prática clínica, principalmente de adultos, em razão da perda de cartões vacinais e da cultura quanto à importância da vacinação de adultos que não é tão presente quanto a de crianças. Se não houver evidência de vacinação, deve-se considerar o indivíduo como não imune e reiniciar o processo de vacinação com atualização do calendário vacinal recomendado. A testagem sorológica pode ser uma alternativa para checagem de necessidade de vacinação de indivíduos sem registros vacinais, porém, testes comerciais podem não estar disponíveis.

A vacinação simultânea é uma alternativa para aumentar a adesão às vacinas, não se perdendo a oportunidade de vacinação de um indivíduo que chega à unidade de saúde e aumentando a cobertura vacinal. Aplicações simultâneas podem ser realizadas no mesmo dia desde que haja evidência de não interferência, porém, devem ser realizadas em sítios anatômicos distintos e nunca na mesma seringa. As evidências que autorizam ou não as aplicações simultâneas de vacinas estão previstas nos calendários vacinais e manuais do PNI.

A formulação de vacinas combinadas também tem sido estratégia para aumentar a adesão à vacinação. Estudos são realizados para avaliar a eficácia, efetividade e segurança das novas vacinas combinadas. As vantagens do uso de vacinas combinadas estão no aumento da cobertura vacinal, diminuição dos estoques, redução nos custos de visitas às unidades de saúde, além de facilitar a introdução de novas vacinas no calendário vacinal. Desvantagens possíveis são diferenças no padrão de eventos adversos, menor soroconversão de algum dos componentes quando comparada à vacinação com os agentes separados. Estudos devem ser rotineiramente realizados para embasar as decisões de emprego das novas vacinas combinadas, assim como das novas estratégias do calendário vacinal.

A princípio, vacinas inativadas não interferem na resposta imune de outras vacinas inativadas ou de vacinas de vírus vivo. Qualquer vacina inativada pode ser administrada simultaneamente ou com qualquer intervalo com outra vacina inativada ou de vírus vivo. Porém, vacinas de vírus vivo podem interferir na resposta vacinal de outras vacinas de vírus vivo, principalmente se aplicadas em intervalos menores a 4 semanas.

Outra questão de aplicações simultâneas diz respeito ao uso de produtos que contenham anticorpos como imunoglobulinas hiperimunes e hemoderivados, o que, potencialmente, pode interferir na resposta imune vacinal. Sangue e hemoderivados podem inibir a resposta à vacina contra sarampo e rubéola por mais de 3 meses. O grau e tempo de interferência depende da quantidade de anticorpos específicos presentes no produto. Portanto, o uso de vacinas de vírus vivo deve ser adiado até que não se espere mais a presença sérica de anticorpos que possam interferir na resposta dessas vacinas. Se uma dose de vacina de vírus vivo for aplicada após a administração de algum produto com anticorpos específicos, em um intervalo que ainda possa haver anticorpos circulantes, a dose deve ser repetida a não ser que haja evidência sorológica de resposta vacinal. Interferência na resposta vacinal também pode ocorrer se o produto que contenha anticorpos for administrado após a aplicação de algumas vacinas com vírus vivo, como sarampo e varicela, pois a resposta imune ocorre durante as 2 semanas após a vacinação. Se isto ocorrer, a vacina de vírus vivo deve ser repetida na ausência de evidência de imunidade específica. Imunoglobulinas e hemoderivados que contenham anticorpos interferem menos na resposta à vacinação com vacinas inativadas, de toxoides, de subunidades recombinantes e as de polissacarídeos. A administração simultânea de sangue, hemoderivados e imunoglobulinas, a princípio, não interfere na resposta vacinal de vacinas inativadas e doses adicionais são desnecessárias.

CONTRAINDICAÇÕES E PRECAUÇÕES

Contraindicações ou precauções para aplicação de vacinas são incomuns. Contraindicações são as condições de fundamentação teórica ou evidenciadas em estudos que aumentam a chance de eventos adversos pós-vacinais graves, como histórico de alergia grave a doses anteriores da vacina ou a algum de seus componentes, ou gestantes e imunodeprimidos que não devem receber vacinas de vírus vivo.

Uma doença aguda de intensidade grave ou moderada, na presença ou não de febre, deve ser uma precaução para aplicação de vacina. Diarreia, infecção respiratória alta com ou sem febre, reações locais à vacinação anterior, uso de antimicrobianos ou convalescência de alguma doença não são razões para se adiar a vacinação e são consideradas causas de perda de oportunidade vacinal. O adiamento da vacinação deve ser feito em pacientes com doenças agudas de intensidade moderada a grave a fim de evitar confusões entre manifestações clínicas da doença em si e possíveis eventos adversos. Não é necessária a realização de exame clínico ou medição de temperatura antes da aplicação de vacinas, porém, é importante indagar se o indivíduo está doente ou não.

SEGURANÇA VACINAL E NOTIFICAÇÃO DE EVENTOS ADVERSOS

As vacinas atuais são seguras e eficazes, porém, toda vacina pode estar associada a algum tipo de evento adverso e este é um fator que tem sido considerado no emprego de vacinas nas populações. Quando há diminuição na incidência de determinada doença, pode haver alterações na percepção da relação entre o benefício do emprego da vacina e o risco associado à vacinação, tanto pela equipe de saúde quanto pela população geral. Atualmente, em consequência ao amplo e difundido emprego de certas vacinas, em locais em que são alcançadas elevadas coberturas vacinais e é aplicado grande número de doses, poucas pessoas têm doenças imunopreveníveis, porém, há, paralelamente, aumento no número de eventos adversos pós-vacinais observados. Algumas vacinas já tiveram suas recomendações alteradas em decorrência, entre outros fatores, dessa mudança da relação risco-benefício (ou de sua percepção). E isso não é uma particularidade atual, pois já no século

XIX, durante uma epidemia de peste da Índia, houve cerca de 19 óbitos em 8.000 vacinados, o que acarretou a interrupção da vacinação. A vacina contra varíola, sabidamente reatogênica, deixou de ser utilizada após erradicação da doença. Discute-se sobre o uso da vacina oral contra poliomielite em áreas sem risco de adoecimento pelo vírus selvagem. Houve, na história, movimentos populares contra campanhas de vacinação, como o movimento conhecido como a Revolta das Vacinas, em 1904, no Rio de Janeiro, durante a intensificação da vacinação e a aprovação da Lei da Vacina Obrigatória. Atualmente há em todo o mundo os chamados movimentos antivacinas que têm sido entraves para a ampliação de vacinação em algumas populações. Essa percepção dos riscos da vacinação não segue, necessariamente, critérios científicos. Há a tendência em definir causalidade a partir da percepção de sequência temporal de eventos (vacinação – evento adverso). Essa percepção é importante para a definição de eventos adversos pós-vacinação (EAPV): qualquer ocorrência médica indesejada temporalmente relacionada com a vacinação, não sendo necessariamente presente uma relação causal estabelecida. Foi estruturado o Sistema Nacional de Vigilância Epidemiológica dos Eventos Adversos Pós-Vacinação com o objetivo de normatizar o reconhecimento e a conduta diante de casos suspeitos de eventos adversos pós-vacinação (EAPV), identificando o maior conhecimento sobre a natureza dos EAPV, lotes com desvios de qualidade na produção, possíveis falhas no transporte, armazenamento, manuseio ou administração; estabelecendo ou descartando a relação de causalidade com a vacina.

REDE DE FRIOS E MANUSEIO DE IMUNOBIOLÓGICOS

A manutenção da rede de frios e a adesão aos procedimentos técnico-operacionais das salas de vacinas e na reconstituição, manuseio e aplicação dos imunobiológicos são essenciais para a adequada imunização. Informações sobre os critérios de manuseio e conservação podem ser obtidas em manuais e notas técnicas de fabricantes e do PNI.

Falhas nos processos de armazenamento e manuseio dos imunobiológicos podem acarretar redução de potência e uma resposta imunológica inadequada. As recomendações de armazenamento, manuseio e reconstituição de imunobiológico, incluindo o controle e monitoramento da rede de frios devem ser rigorosamente seguidas conforme manuais específicos, e variam segundo o tipo de imunobiológico. Por exemplo, vacinas licenciadas para armazenamento em refrigeradores devem permanecer entre 2°C–8°C; vacinas líquidas que contenham alumínio como adjuvantes perdem potência quando congeladas; já vacinas de microrganismos vivos atenuados, que têm recomendação para serem armazenadas em *freezer*, perdem potência quando expostas a temperaturas mais elevadas.

As vacinas devem ser armazenadas em refrigeradores e *freezers* com monitoramento constante de temperatura e localizadas em ambientes pouco susceptíveis a amplas variações de temperatura. O monitoramento de temperatura é de extrema importância, devendo haver não somente o registro diário em pelo menos 2 momentos do dia, por pessoa treinada, como também um plano de procedimentos caso haja variação de temperatura além do permitido pelos manuais. Esse plano deve englobar desde a possibilidade de transferência para outro local de armazenamento até o descarte do imunobiológico.

A vacina que tenha sido exposta a temperaturas fora da faixa recomendada pode não ter qualquer alteração visualmente perceptível e ter perdido imunogenicidade.

Algumas vacinas estão disponíveis em frascos multidoses cujo manuseio deve ser cuidadoso para evitar a contaminação durante as múltiplas retiradas de doses. Para os frascos multidoses que não requerem reconstituição, as doses podem ser utilizadas até a data de validade, salvo orientação do fabricante, porém, as doses de frascos que requerem reconstituição devem ser utilizadas respeitando o prazo indicado pelo fabricante ou pelo PNI.

A data de validade e os lotes dos imunobiológicos também devem ser monitorados. Um inventário com o registro dos lotes, datas de validade e entrada e saída dos imunobiológicos na unidade de saúde deve estar sempre atualizado, assim como o registro de temperatura da rede de frios.

Os critérios e recomendações das técnicas de armazenamento, preparo e aplicação de cada vacina devem respeitar as orientações do fabricante e do PNI e estão disponíveis em manuais divulgados pelo PNI. A maioria das vacinas de adolescentes e adultos é aplicada via intramuscular ou subcutânea na região deltoide. Em crianças pode ser necessária a aplicação na região lateral da coxa. A região glútea deve ser evitada, pois além dos riscos de lesão de feixe nervoso, algumas vacinas, como a vacina contra hepatite B, podem apresentar menor soroconversão.

Como comentado previamente, não há necessidade de se reiniciar um esquema vacinal caso haja atraso ou interrupção, mas é necessário completar o calendário vacinal. Da mesma forma, a maioria das vacinas aplicadas em adultos não sofre interferência imunológica ou alterações no padrão de eventos adversos com a administração simultânea desde que as vacinas sejam aplicadas em sítios anatômicos diferentes. A administração simultânea das vacinas contra *influenza* e pneumococo, por exemplo, é segura e não interfere na eficácia vacinal. Vacinas de vírus vivo atenuados devem ter intervalo de pelo menos 4 semanas, a não ser que haja evidência de não interferência. Imunoglobulinas não devem ser administradas com vacinas de vírus vivo por possibilidade de interferência da resposta vacinal. Se ocorrer a necessidade de uso de imunoglobulinas em um intervalo de duas semanas após aplicação de vacina de vírus vivo, esta deverá ser repetida ou checada a resposta sorológica.

VACINAÇÃO DE CRIANÇAS

O PNI é primariamente direcionado à vacinação de crianças, faixa etária com maior benefício da intervenção com evidências históricas de efetividade vacinal comprovadas pela redução exuberante de morbidade e mortalidade na população. Exemplos de benefícios da vacinação na infância são inúmeros, como o controle da poliomielite, difteria, sarampo, tétano neonatal e doença invasiva por Hib que acompanharam as elevadas coberturas vacinais alcançadas na população pediátrica. As recomendações para aplicação de vacinas em crianças são disponibilizadas por órgãos governamentais como o PNI, e não governamentais, como a Sociedade Brasileira de Pediatria e de Imunizações. Em comum estão os esforços em aumentar a cobertura vacinal, reduzindo a chance de perda de oportunidade vacinal, eliminando pré-requisitos desnecessários à vacinação, implementando estratégias para aumentar o acesso a vacinas e a divulgação da relevância da vacinação para a saúde do indivíduo e da coletividade, identificando populações com baixa adesão às práticas de vacinação.

VACINAÇÃO DE ADOLESCENTES

Apesar de tradicionalmente ser vista como uma intervenção preventiva da infância, a vacinação é recomendada durante toda a vida, incluindo adolescentes e adultos. Os esquemas vacinais devem ser revistos rotineiramente em consultas médicas. As consultas médicas são oportunidades de reavaliação das vacinas rotineiras e cartões vacinais e avaliação de indicação de vacinas adicionais. Além das vacinas já recomendadas para as crianças que possam precisar de doses de reforço, a revisão de esquema vacinal em adolescentes é de importância porque algumas doenças imunopreveníveis são de maior risco nesta faixa etária como infecção por papilomavírus humano (HPV). Adolescentes devem ser avaliados para receberem as vacinas antimeningocócica, contra HPV e tríplice bacteriana com componente *pertussis* acelular ou reforço com dupla bacteriana (tétano/difteria). A checagem de doses de reforço ou segunda dose de algumas vacinas como varicela, triviral e febre amarela devem ser avaliadas, além da vacinação anual contra *influenza*.

VACINAÇÃO DE ADULTOS

A cobertura vacinal de adultos normalmente é baixa, havendo falhas dos esquemas recomendados pelos calendários vacinais. Semelhante aos adolescentes, adultos também não têm uma cultura de vacinação bem estabelecida. É pouco frequente que cartões vacinais sejam avaliados e vacinas sejam recomendadas e atualizadas em consultas médicas de rotina. Além das doses de reforço das vacinas recomendadas para a população geral e atualização de vacinas introduzidas no calendário após os adultos passarem da faixa etária recomendada, há algumas situações comuns na prática clínica de adultos que necessitam de revisão para indicação de vacinas. A incidência de doenças imunopreveníveis é elevada na população adulta, exemplos são *influenza*, doença pneumocócica, papilomavírus e herpes-zóster. Causas apontadas como possíveis barreiras para a dificuldade de vacinação de adultos são: perda de oportunidade de vacinação nos momentos de contato com a unidade de saúde (consultas médicas, internações hospitalares), falta de sistema eficiente para a vacinação de adultos em diferentes ambientes, como no trabalho; dúvidas quanto a benefícios e eventos adversos associadas à falta de conhecimento sobre a importância da vacinação de adultos como estratégia para diminuição de morbidade e mortalidade; a escassez de recursos para maior emprego de vacinas na população adulta e dificuldade de acesso, quando disponíveis (muitas somente disponibilizadas nos Centros de Imunobiológicos Especiais (CRIE) e não em unidades básicas de saúde), também são fatores limitantes do aumento da cobertura vacinal quando comparados às crianças.

VACINAÇÃO DE IDOSOS

Idosos frequentam mais os serviços de saúde do que a população adulta, além de apresentarem maior risco de algumas doenças imunopreveníveis pela faixa etária e pelas condições clínicas e doenças crônicas que surgem nessa faixa etária. A avaliação clínica de rotina do idoso deve conter reavaliação da história vacinal e é uma oportunidade de atualização de vacinas não realizadas durante a vida adulta. O surgimento de doenças crônicas podem necessitar de indicação de novas vacinas ou precaução para o uso de outras.

VACINAÇÃO EM CONDIÇÕES CLÍNICAS ESPECIAIS

Algumas condições clínicas que apresentam considerações adicionais sobre o uso de vacinas serão consideradas a seguir. O PNI prevê a indicação de imunobiológicos que não estejam contemplados no calendário básico vacinal tendo em vista que a adoção de uma política pública de imunizações considera diversas questões como relevância epidemiológica das doenças, custo/efetividade das vacinas e disponibilidade dos imunobiológicos no mercado. Nem sempre um imunobiológico pode ser adotado para toda a população, porém, há indivíduos que podem ter grande benefício com esses imunobiológicos. Os imunobiológicos não previstos no calendário básico de vacinação do PNI estão disponíveis no Brasil por meio dos Centros de Referência para Imunobiológicos Especiais (CRIEs) ou na rede privada. É importante que, nas diversas atividades de prática assistencial à saúde, o uso de vacinas e imunoglobulinas sejam rotineiramente avaliados como estratégias preventivas relevantes. Alguns desses conceitos e indicações estão listados abaixo. Maiores detalhes sobre o uso de vacinas e imunobiológicos em condições clínicas especiais devem ser checados na publicação do PNI: Manual dos Centros de Referência de Imunobiológicos Especiais disponibilizado na internet.

VACINAÇÃO DE GESTANTES E ALEITAMENTO MATERNO

O ideal é que as mulheres estejam imunizadas conforme as orientações de vacinação de adultos previamente à gestação. Uma dose de reforço contra tétano normalmente está indicada como estratégia adicional para prevenção de tétano neonatal. A vacinação durante a gestação só é necessária quando os riscos de adoecimento da mãe ou concepto são superiores aos riscos de eventos adversos pós-vacinais. Aparentemente não há diferença na resposta vacinal de mulheres gestantes ou não. A principal limitação do uso de vacinas na gestação diz respeito ao uso de vacinas de vírus vivo que podem, teoricamente, causar riscos ao concepto durante a viremia. As demais vacinas inativadas, polissacarídeos, recombinantes e de toxoides, assim como as imunoglobulinas são consideradas de uso seguro durante a gestação, incluindo o primeiro trimestre.

Vacinas inativadas ou de vírus vivo atenuado podem ser aplicadas nas mulheres durante o aleitamento materno. Apesar da possibilidade de replicação do vírus após a vacinação com vacinas de vírus vivo, não há evidência de secreção do vírus no leite que cause riscos para o lactente.

VACINAÇÃO DE CRIANÇAS PREMATURAS

Crianças prematuras devem ser vacinadas na mesma idade cronológica que as crianças nascidas a termo. O peso ao nascer e o tamanho não são fatores que devam influenciar a decisão de vacinação de uma criança prematura estável na maioria das situações clínicas. Prematuros com menos de 32 semanas e com menos de 1.000 g de peso podem ter maior risco de eventos adversos com as vacinas DPT (difteria, tétano e coqueluche) e vacina oral contra poliomielite, sendo recomendada a primeira dose de vacinação com as vacinas inativada contra poliomielite e tríplice bacteriana com componente *pertussis* acelular. Recém-nascidos com mais de 2.000 g podem receber a vacina BCG (*Bacille Calmette-Guérin*) ao nascimento.

DOENÇAS CRÔNICAS E IMUNOSSUPRESSÃO

Várias condições médicas levam ao aumento de suscetibilidade a infecções, além do risco de essas infecções poderem ser responsáveis por agudização clínica da doença de base. Exemplo são cardiopatias, pneumopatias crônicas e asma, doença renal crônica, hepatopatias crônicas, neuropatias crônicas.

Vacinas contra *influenza*, antipneumocócica e contra Hib são indicadas para pacientes com cardiopatias e pneumopatias, além de serem indicadas para muitas outras condições clínicas. Pacientes com doença renal crônica terminal têm menor resposta à vacinação e também apresentam queda mais rápida de títulos de anticorpos. Para obter melhor resposta vacinal, a vacina contra hepatite B deve ser feita com dose dobrada nesses pacientes. Em pacientes com hepatopatias crônicas, estão indicadas vacinas para prevenção de outras hepatopatias como hepatite A e hepatite B.

A vacinação de indivíduos com imunodeficiência é um tema que merece atenção de profissionais de saúde pelas maiores incidência e gravidade de algumas doenças imunopreveníveis e pela possibilidade de menor resposta vacinal. Algumas vacinas inativadas, como contra *influenza* e antipneumocócica, são recomendadas para indivíduos imunodeprimidos. A aplicação de vacinas de microrganismo vivo deve ser postergada até melhora imunológica pelo risco de disseminação da replicação do microrganismo vacinal; e vacinas inativadas que tiverem sido aplicadas durante o período de imunossupressão devem ser repetidas após melhora imunológica. As vacinas devem ser aplicadas, idealmente, antes do início de quimioterapia, radioterapia, esplenectomia ou terapia imunossupressora. Indivíduos submetidos a quimioterapia ou radioterapia ou transplantes só devem receber vacinas de vírus vivo cerca de três meses após a imunossupressão.

Pacientes com neoplasias que sejam submetidos a quimioterapia ou radioterapia não devem ser vacinados durante a fase mais intensa de tratamento, a exceção é a vacina contra *influenza*. Deve-se evitar a vacinação durante quimioterapia ou radioterapia por causar pior resposta vacinal. Indivíduos vacinados nas duas semanas anteriores à terapia imunossupressora deverão ser considerados como não imunizados e devem ser revacinados pelo menos 3 meses após a interrupção da terapia imunossupressora.

Receptores de transplante hematopoiético têm maior risco de infecções por bactérias encapsuladas preveníveis com vacinas (infecção pneumocócica, meningocócica e por hemófilos). Todos os receptores de transplantes hematopoiéticos devem ser revacinados cerca de 6 meses após o transplante, pois o título de anticorpos contra diversas doenças imunopreveníveis como tétano, sarampo, rubéola, caxumba e de bactérias encapsuladas caem em 1 a 4 anos depois do transplante se não houver a revacinação.

Os doadores e receptores de órgãos sólidos devem ter seus esquemas vacinais avaliados e atualizados. A vacinação deve ser orientada com antecedência suficiente para que os esquemas vacinais sejam realizados e possa ocorrer resposta imune efetiva antes do transplante. Esquemas acelerados de vacinação podem ser realizados na iminência do transplante, semelhante ao que pode ser feito para viajantes, sendo ideal a vacinação até 14 dias antes do transplante. Vacinas de microrganismo vivo atenuado não devem ser administradas após o transplante.

Indivíduos esplenectomizados ou com asplenia funcional (p. ex., anemia falciforme) têm risco aumentado de infecções por bactérias encapsuladas, sendo indicadas aplicação de vacinas antipneumocócica, antimeningocócica e contra Hib. Elas devem ser aplicadas pelo menos 14 dias antes da esplenectomia eletiva. Caso não seja possível, deverá ser aplicada assim que houver estabilidade clínica.

A terapia com corticosteroides não é uma contraindicação para a administração de vacinas de vírus vivo se o tratamento for curto, com doses inferiores a 20 mg/dia de prednisona, terapia hormonal substitutiva ou uso tópico. O uso de corticoides nas situações acima não é razão para o adiamento da vacinação. Doses superiores a 2 mg/kg de prednisona por mais de duas semanas são consideradas imunossupressoras: nessa situação, as vacinas de vírus vivo devem ser evitadas durante o tratamento e aplicadas somente cerca de um mês após suspensão do corticoide.

A segurança e a eficácia da aplicação de vacinas de vírus vivo em indivíduos com doenças imunomediadas (como lúpus, artrite reumatoide ou doença inflamatória intestinal) que estejam sob terapia imunossupressiva com imunomoduladores ou imunomediadores são desconhecidas. O fato de esses medicamentos aumentarem a chance de infecções por tuberculose latente e fungos aumenta a preocupação do uso de vacinas de vírus vivo nesses pacientes. Por regra não se recomenda o uso de vacinas de microrganismo vivo atenuado em pacientes em uso de imunoterapia.

Contactantes domiciliares de indivíduos imunodeprimidos podem receber vacinas de vírus vivo incluindo tríplice viral e vacina contra varicela, apesar da rara possibilidade de transmissão de varicela vacinal. A ressalva seria o surgimento de lesões de varicela quando o vacinado deverá ser isolado do paciente com imunodeficiência. Ao trocar fraldas de crianças vacinadas com vacina contra rotavírus e vacina oral contra poliomielite, os contactantes de imunodeprimidos devem lavar as mãos para reduzir o risco de transmissão de rotavírus vacinal.

Indivíduos com infecção pelo HIV têm risco de complicações com o sarampo. Não há evidência de aumento de risco de eventos adversos graves em pacientes HIV positivos que receberam a vacina contra o sarampo. A vacina tríplice viral está indicada para todos os indivíduos HIV positivos sem evidência de imunossupressão grave. De forma semelhante, a vacina contra febre amarela não deve ser aplicada em indivíduos com contagem de T CD4+ < 200 células/mm^3. Considerações sobre o risco de aquisição de doença é importante para a decisão de vacinação de indivíduos com T CD4+ > 200 células/mm^3. Crianças HIV positivas têm maior risco de complicações por infecções por varicela e herpes-zóster do que imunocompetentes. A vacina contra varicela está indicada para crianças HIV positivas CDC classes A ou B com T CD4+ > 15%. Vacina contra herpes-zóster não é indicada para indivíduos com imunodeficiências primárias ou adquiridas (quimioterapia, linfomas, leucemias), porém, não há evidência contra o uso em pacientes HIV positivos com T CD4+ > 200 células/mm^3.

VACINAÇÃO DE VIAJANTES

A indicação de vacinas para um viajante, além de considerar a história vacinal do indivíduo e sua condição clínica, também deve avaliar o risco de exposição a doenças que o indivíduo pode ter durante a viagem. A consulta do viajante é uma oportunidade de avaliação da vacinação de rotina. A indicação de outras vacinas depende da epidemiologia de doenças infecciosas, tempo de duração e atividades realizadas durante a viagem. Recomendações específicas de vacinação por localidade podem ser encontradas na internet (http://www.cdc.gov/travel; http://www.who.int/ith/en/).

VACINAÇÃO DE PROFISSIONAIS DE SAÚDE

Em ambiente hospitalar o risco de aquisição e de transmissão de doenças infecciosas é aumentado: tanto o paciente como os profissionais de saúde têm maior risco de exposição a certas doenças infecciosas, assim como ambos podem ser o veículo de transmissão e disseminação de doenças (ver Capítulo 7). O profissional de saúde está exposto a diversas doenças infecciosas em sua prática diária: transmissíveis por via respiratória (tuberculose, varicela, rubéola, sarampo, *influenza*, viroses respiratórias, doença meningocócica), transmissíveis pela exposição a sangue e fluidos orgânicos (HIV, hepatite B, hepatite C, raiva), de transmissão fecal-oral (hepatite A, poliomielite, gastroenterite, cólera) e transmitidas pelo contato com o paciente (escabiose, pediculose, colonização por bactérias do gênero *Staphylococcus*). O risco de exposição varia de acordo com o tipo de atividade exercida, utilização de medidas preventivas à exposição e a prevalência local de doenças. O risco de adoecimento depende também da prevalência local de doenças e da susceptibilidade do profissional de saúde.

Os profissionais de saúde, por estarem mais expostos a doenças transmissíveis, necessitam estar imunizados adequadamente, além de, obviamente, utilizar corretamente os equipamentos de proteção individual (EPI). A vacinação é a ferramenta mais eficaz para a prevenção de certas doenças infecciosas de possível transmissão em ambiente hospitalar (hepatite B, varicela, sarampo, *influenza*, caxumba, rubéola). Além das vacinas ordinariamente recomendadas aos profissionais de saúde e à população geral (contra hepatite B, varicela, sarampo, rubéola, caxumba, *influenza*, tétano e difteria, hepatite A) deve-se avaliar a indicação de outras vacinas (contra poliomielite, raiva, doença meningocócica, febre tifoide, varíola, coqueluche, febre amarela) segundo a prevalência local de doenças e os riscos individuais de exposição e morbidade. A vacinação adequada visa assegurar e manter a imunidade, diminuindo o risco de esses profissionais adquirirem ou transmitirem doenças imunopreviníveis e deve ser, portanto, parte essencial de programas de prevenção e controle de infecção. Outro fator relevante que justifica a maior preocupação com a vacinação de profissionais de saúde é o risco de reintrodução de patógenos com baixa prevalência em uma comunidade a partir de grupos populacionais susceptíveis com maior risco de exposição a doenças transmissíveis, como os profissionais de saúde.

A Figura 4-1 apresenta as indicações de vacinas por faixa etária, a fim de facilitar a prática dos prescritores, aumentando as oportunidades vacinais na prática clínica.

CAPÍTULO 4 ■ IMUNOBIOLÓGICOS

CALENDÁRIO NACIONAL DE VACINAÇÃO/2020/PNI/MS

Vacinas	BCG	Hepatite B	VORH Rotavírus	Pentavalente (DTP+Hib+ Hep B)	DTP	VIP e VOP	Pneumocócica 10	Meningocócica C	Febre amarela	Tríplice viral	Tetra viral	Varicela monovalente	Hepatite A	HPV	Dupla adulto	dTpa (adulto)
Protege contra	Formas graves da tuberculose	Hepatite B	Rotavírus	Difteria, tétano, coqueluche, hepatite B e meningite por *Haemophilus influenzae* tipo b	Difteria, tétano e coqueluche	Poliomielite	Pneumonia, otite, meningite e outras doenças causadas pelo pneumococo	Doença invasiva causada pela *Neisseria meningitidis*	Febre amarela	Sarampo caxumba e rubéola	Sarampo caxumba rubéola e varicela	Varicela	Hepatite A	HPV	Difteria e tétano	Difteria, tétano e coqueluche
Grupo alvo / Idade																
Ao nascer	Dose única (1)	Dose ao nascer (2)														
2 meses			1ª dose	1ª dose		1ª dose VIP (1)	1ª dose									
3 meses								1ª dose								
4 meses			2ª dose	2ª dose		2ª dose VIP (1)	2ª dose									
5 meses								2ª dose								
6 meses				3ª dose		3ª dose VIP (1)										
9 meses									Dose inicial							
12 meses							Reforço (1)	1º Reforço (1)		1ª dose						
15 meses					1º reforço	1º reforço VOPb (1)					Dose única (1)		Dose única (1)			
4 anos					2º reforço	2º reforço VOPb (1)			Reforço (3)			2ª dose (6)				
9 anos									Uma dose (4)					2 doses (9)		
Adolescente 10 a 19 anos		3 doses; a partir de 7 anos de idade (5)						Entre 11 a 12 anos de idade: 2º reforço com a vacina meningocócica ACWY (7)	Uma dose (4)	2 doses (5)				2 doses	3 doses e reforço a cada 10 anos (5)	10 a 19 anos
Adulto 20 a 59 anos		3 doses (5)							Uma dose (4)	Até 29 anos: 2 doses. Entre 30 a 59 anos: 1 dose. (5) e (8)					3 doses e reforço a cada 10 anos (5)	Profissional de saúde; 1 dose + reforços a cada 10 anos (10)
Idoso		3 doses (5)													3 doses e reforço a cada 10 anos (5)	
Gestante		3 doses (5)													2 doses (5)	1 dose a cada gestação (11)

(1) Até menor de 5 anos de idade; **(2)** Essa dose pode ser feita até 30 dias de vida do bebê; **(3)** Considerar intervalo mínimo de 30 dias entre as doses; **(4)** Pessoas entre 5 a 59 anos de idade não vacinadas - administrar uma dose e considerar vacinado; **(5)** A depender da situação vacinal, completar esquema; **(6)** Pode ser feita até menor de 7 anos de idade. Profissionais de saúde que trabalham na área assistencial devem receber uma ou duas doses a depender do laboratório produtor; **(7)** Para adolescentes na faixa etária de 11 e 12 anos de idade, com a vacina Meningocócica ACWY, independente de dose anterior de Meningocócica C ou dose de reforço; **(8)** Profissionais da saúde menores de 09 a 14 anos e meninos de 11 a 14 anos: 2 doses - 0,6 meses a depender da situação vacinal. Adolescentes e adultos de 9 a 26 anos vivendo com HIV/aids: 3 doses - 0, 2 e 6 meses; **(9)** Profissionais de saúde e parteiras tradicionais, como dose complementar no esquema básico da dT e reforços a cada dez anos; **(10)** Profissionais de saúde e parteiras tradicionais, como dose complementar no esquema básico da dT e reforços a cada dez anos; **(11)** A partir da 20ª semana gestacional (até 45 dias após o parto).

Fig. 4-1. Calendário Nacional de Vacinação. Programa Nacional de Imunizações 2019. Fonte: http://portalarquivos.saude.gov.br/campanhas/pni.

CONTRIBUIÇÃO DOS AUTORES

Os autores contribuíram igualmente para a construção do capítulo.

BIBLIOGRAFIA

CDC - Vaccines - Adult Immunization Schedules and Tools for Providers [Internet]. [Cited 20 August 2020]. Available from: http://www.cdc.gov/vaccines/schedules/hcp/adult.html.

General Recommendations on Immunization: Recommendations from the Advisory Committee on Immunization Practices. Centers for Disease Control *MMWR Morbidity and Mortality Weekly Report* 2011;60(2).

Ministério da Saúde [Internet]. Portal da Saúde "Ministério da Saúde" www.saude.gov.br. [Acesso em 20 de Agosto de 2019]. Disponível em: http://portalsaude.saude.gov.br/index.php/o-ministerio/principal/leia-mais-o-ministerio/197-secretaria-svs/13600-calendario-nacional-de-vacinacao.

Ministério da Saúde. *Manual dos Centros de Referência de Imunobiológicos Especiais*. Brasília-DF; 2014.

Ministério da Saúde. *Programa Nacional de Imunizações - 30 anos*. Brasília - DF; 2003.

Plotkin S, Orenstein W. *Vaccines*, 6th ed. Philadelphia: WB Saunders Co.; 2013.

Riscobiologico.org. Projeto Riscobiologico.org [Internet]. [Acesso em 19 de Agosto de 2019]. Disponível em: http://www.riscobiologico.org.

Sbim.org.br. SBIM - Sociedade Brasileira de Imunizações [Internet]. [Acesso em 19 de Agosto de 2019]. Disponível em: http://www.sbim.org.br.

SBP - Sociedade Brasileira de Pediatria [Internet]. [Acesso em 19 de Agosto de 2015]. Disponível em: http://www.sbp.com.br.

Siqueira-Batista R, Moraes CGS, Pessotti JH, De Paula SO. Interações entre patógenos e hospedeiros - o sistema imune e seus papeis nas enfermidades parasitarias. In: Siqueira-Batista R, Gomes AP, Silva Santos S, Santana LA. Parasitologia: fundamentos e prática clinica. Rio de Janeiro: Guanabara Koogan, 2020.

World Health Organization. Biologicals. DNA Vaccines. https://www.who.int/biologicals/areas/vaccines/dna/en/ Acessado em 06/05/2020.

A ABORDAGEM "ONE HEALTH" E AS DOENÇAS INFECCIOSAS

Klaisy Christina Pettan-Brewer ▪ Luís Augusto Nero ▪ Peter M. Rabinowitz

"Between animal and human medicine there is no dividing line— nor should there be. The object is different but the experience obtained constitutes the basis of all medicine."

"Entre animais e medicina humana não há uma linha divisória - nem deveria haver. O objeto é diferente, mas a experiência obtida constitui a base de toda a medicina.

Rudolf Virchow (1821-1902)

INTRODUÇÃO

O conceito *"One Health"* (Saúde Única) não é uma ideia nova. Historicamente, médicos e veterinários sempre trabalhavam juntos, porém, o século XX trouxe grande separação entre estas duas áreas do conhecimento. Considerando o mundo atual, em um desenvolvimento global acelerado, é óbvio que os estudos colaborativos de uma área específica devem contribuir em esforços consistentes para resultados relevantes, com aplicações claras e diretas nas áreas estudadas. Este senso comum pode ser observado por vários campos na pesquisa, mas especial interesse e importância são dados à investigação sobre temas médico-científicos e interdisciplinares que resultam na promoção do equilíbrio global, bem-estar e das saúdes humana, animal e do meio ambiente – todos interconectados. Esta é a principal temática da abordagem e do conceito *One Health*.

Considerando também a crescente interdependência entre o ser humano e os animais, principalmente em decorrência de seus produtos alimentares e das interações homem-animal--meio ambiente, as profissões médicas e veterinárias têm sido direcionadas para trabalhar em conjunto, no âmbito desta abordagem colaborativa para o bem-estar e da saúde global. Como resultado, essa abordagem estimula estudos de parcerias e colaborativos entre grupos inter-relacionados e, principalmente, entre os institutos de ciências de regiões distintas e países, para alcançar a saúde ideal para as pessoas, dos animais e do meio ambiente. Esta abordagem colaborativa da *One Health,* principalmente associada às doenças infecciosas, resulta em vários benefícios, como:

- Melhoria da saúde e bem-estar animal e humana diretamente associada à preservação e conservação do meio ambiente.
- Novos desafios com a colaboração e parceria entre os profissionais de medicina veterinária, medicina humana, e profissionais da saúde pública; preservação e conservação da fauna, flora e meio ambiente.
- Desenvolvimento de centros de excelência para educação, treinamento, pesquisa e de formação profissional, reforçando a colaboração entre grupos clínicos e científicos de medicina veterinária, medicina humana e profissionais da saúde pública e do meio ambiente.
- Aumentar as oportunidades profissionais e de colaboração entre médicos, médicos-veterinários e profissionais de várias disciplinas.
- Liderar e aprimorar o conhecimento tecnológico e científico criando programas de ensino, treinamento e pesquisa inovadores para melhorar a saúde do planeta.

HISTÓRICO

O termo *One Health* pode ser definido como um conceito global de promoção da saúde humana com base em uma estratégia para melhor compreensão dos problemas de saúde atuais criadas pelas interações de domínios humanos, animais e meio ambiente. Na verdade, este conceito global de promoção da saúde não é novidade: a saúde e o bem-estar dos seres humanos são intrinsicamente associados ao Planeta. Esta interdependência dos seres vivos em respeito à terra e a água, que é o fundamento da Saúde Única, são partes intrínsecas de religiões e culturas e civilizações antigas e das tribos indígenas atuais. Por ser um conceito antropológico, médico-social e ecológico, esta noção de saúde inter-relacionada pode ser encontrada nas escritas originais "*Airs, Waters and Places*", do médico Hipócrates (460 a.C. - 367 a.C.), em que ele identifica a interdependência da saúde pública ao meio ambiente. Em seguida, Aristóteles (384 a.C. - 322 a.C.) introduziu o conceito da medicina comparada por estudos de várias doenças de seres humanos e várias espécies de animais epizoóticos, mantendo uma integridade do ecossistema. A partir do encontro são descritas nas séries de livros conhecida como "*Historia Animalum*". Após 2.000 anos, o pioneiro médico, veterinário, epidemiologista italiano Giovanni Maria Lancisi (1654-1720), iniciou estratégicas epidemiológicas como quarentenas, drenagem de pântanos e proteção a vetores por meio do manejo em prevenção da peste bovina e a malária humana. Em 1712, Claude Bourgelat, o fundador da primeira faculdade de medicina veterinária em Lyons, França, estabeleceu na Europa a interação entre a saúde animal e a humana e, subsequentemente, conhecida como higiene pública. Finalmente, o médico-patologista alemão Rudolf Virchow (1821-1902) criou o termo "zoonoses" (ver Capítulo 6), declarando que "Entre animais e medicina humana não há uma linha divisória – nem deveria haver. O objeto é diferente, mas a experiência obtida constitui a base de toda a medicina." Esta abordagem foi proposta por William Osler, um médico canadense e um dos fundadores do Hospital Johns Hopkins, em Maryland, Estados Unidos, e conhecido como o "Pai da Medicina", e Rudolf Virchow, um médico alemão conhecido como "O Pai da Patologia", que estabeleceu o primeiro departamento de Patologia na América do Norte no século XIX. Rudolf Virchow foi um médico alemão, patologista e antropólogo conhecido por suas realizações no desenvolvimento da teoria celular. Creditado como o "Pai da Patologia", Virchow passou a fazer vários avanços em saúde pública. Em 1869 ele fundou a Sociedade Alemã de Antropologia Física, Etnologia e Pré-história. Virchow observou a ligação entre doenças de humanos e animais e descreveu o termo "zoonose" para indicar as ligações de doenças infecciosas entre a saúde animal e humana. Além de seu trabalho inovador em patologia celular, ele criou o campo da patologia comparada. No entanto, o conceito de *One Medicine*, de Virchow, não foi uniformemente apreciado durante sua vida.

O médico Theobald Smith e o médico-veterinário F. L. Kilborne descobriram, juntos, no século XIX, que a *Babesia bigemina*, o agente infeccioso que causa babesiose bovina, era transmitida pelos carrapatos para humanos e animais. Este trabalho foi a base da descoberta da transmissão de febre amarela por mosquitos, descoberta por Walter Reed no final do século XIX.

Este conceito de *One Health* foi novamente reforçado por James Steele, que estabeleceu, em 1947, a unidade de saúde pública, atualmente o CDC (Centers for Diseases Control and Prevention), nos Estados Unidos. Eventualmente, o médico-veterinário, parasitologista e epidemiologista Calvin Schwabe, na década de 1960, estabeleceu, na Universidade da Califórnia, Davis, nos currículos de Medicina Veterinária, e novamente publicado em 1984, com o termo Medicina Única (*One Medicine*) no livro "Medicina Veterinária e Saúde Humana". Portanto, precedentes históricos existem na colaboração entre profissionais de saúde animal e de seres humanos. Mais recentemente, a colaboração profissional entre o médico Rolf Zinkernagel, e o médico-veterinário Peter C Doherty, fez com que eles compartilhassem o Prêmio Nobel de 1996, pela descoberta, em parceria, de como o sistema imunológico diferencia as células normais das células infectadas por vírus. As ideias e o conceito da *One Health*, portanto, continuam evolvendo no século XXI e, atualmente, estão apresentadas e ainda sendo discutidas a nível global em termos como *One Health* (Saúde Única), *Eco Health* (Saúde Ecológica) e *Planetary Health* (Saúde Planetária), que serão discutidas em detalhes em um futuro capítulo.

"ONE HEALTH INITIATIVE" (OHI)

Com os avanços modernos na tecnologia e indústria, um aumento de transformações ecológicas e ambientais, novos padrões do movimento humano no turismo e consumo, surgiu um novo mundo altamente conectado, o que originou múltiplas oportunidades para a introdução e disseminação de doenças emergentes e reemergentes. Desde 1996, em Atlanta, Georgia, o *Centers for Disease Control e Prevention* (CDC) reunia, informalmente, médicos e médicos-veterinários para discussões de doenças e epidemias no mundo, resultando, eventualmente, em um programa oficial de treinamento chamado EID Classes (*Emerging Infectious Diseases*) com classes e oportunidades de pós-doutorados oferecidas até os dias de hoje. Posteriormente a esta época, em 1994 e uma inspiração da importância de treinamentos interdisciplinares, foi quando o primeiro surto de Ebola aconteceu em Serra Leoa e a publicação do livro "The Hot Zone: A Terrifying True Story", por Richard Preston, sobre as origens e incidentes envolvendo as febres hemorrágicas, particularmente ebolavírus e o vírus de Marburg. Em 1996, pesquisadores da Faculdade de Medicina Veterinária da Universidade de Tufts, em colaboração com a Faculdade de Medicina da Harvard, iniciaram o "*Consortium for Conservation Medicine*" e a "*Eco Health Alliance*" (conhecida previamente como *Wildlife Trust*) com o objetivo institucional de unir a saúde animal, humana e do meio ambiente. No ano de 2003, o médico-veterinário Dr. William Karesh foi citado no jornal Washington Post em um artigo referente ao surto epidêmico da Ebola: "*Humans or livestock or wildlife health can't be discussed in isolation anymore. There is just one health. And the solutions require everyone working together on all different levels*". Em setembro de 2004, vários profissionais do mundo inteiro, especializados na área de saúde, reuniram-se em Nova York para discutir o tema e o termo "*One Health*". A Conferência, na época intitulada "*One World, One Health: Building Interdisciplinary Bridges to Health in a Globalized World*", foi organizada pela *Wildlife Conservation Society* (WCS)/*Rockfeller University* e resultou em 12 recomendações. Estas recomendações iniciais são referidas como "*The Manhattan Principles*" (*Os Princípios de Manhattan*), que se referem à necessidade do estabelecimento de uma abordagem mais holística e interdisciplinar para prevenir epidemias e surgimento de doença destes profissionais não somente de saúde pública, mas de várias áreas interdisciplinares na saúde, vem desenvolvendo várias estratégicas e conferências nacionais e mundiais, fortalecendo e disseminando o conceito de *One Health* a nível global.

Considerando, inicialmente, essas evidências de melhorar a saúde humana e animal, as Diretorias da Associação Americana de Médicos-Veterinários (AVMA) e da Associação Americana dos Médicos (AMA), estabeleceu uma ação oficial para organizar atividades no âmbito da abordagem da *One Health*. Depois de uma reunião em 14 de abril de 2007, a AVMA/AMA organizou a *Task Force One Health Initiative* (OHITF) a fim de estudar a viabilidade de uma campanha para facilitar a colaboração e a cooperação entre profissões de saúde, instituições acadêmicas, agências governamentais e indústrias. Esta abordagem colaborativa teria o objetivo principal de avaliação adequada, tratamento e atividades preventivas a respeito de doenças comuns de animais e humanos. O OHITF propôs recomendações e atividades estratégicas que disseminassem o conceito *One Health* entre os profissionais de saúde. Tais atividades são baseadas, principalmente, na colaboração entre áreas distintas e relacionadas com a profissão de medicina e medicina veterinária: saúde pública, ciência animal, ciências ambientais, vida selvagem. Como resultado do trabalho conjunto entre essas áreas, uma melhora evidente da saúde em todo o mundo poderá ser alcançada. O OHITF foi publicado em 2008 e está disponível *on-line*, em http://www.avma.org/onehealth.

Posteriormente, durante uma reunião ocorrida em 4 a 6 de maio de 2010, em Stone Mountain, Georgia, USA, e promovida pelo Centro Nacional de Doenças Emergentes e Infecciosas Zoonóticas do CDC (*Centers for Diseases Control and Prevention*), sob o tema "Operacionalização da Saúde Única: uma perspectiva política – como fazer um balanço e moldar um roteiro de implementação", identificou-se que uma das principais preocupações é a formação adequada de profissionais, a fim de desenvolver habilidades, conhecimentos e competências. Um resultado possível de tal discussão seria a interação entre os institutos e universidades científicas e acadêmicas, a fim de propor um currículo integrado para profissões relacionadas com as áreas de saúde, resultando na formação de profissionais com a visão global da abordagem *One Health*, capaz de integrar todos os problemas relativos a um tema de saúde específico, e propor soluções racionais globais com base em seu conhecimento holístico. Com base nessa descrição, as interações entre grupos científicos de países distintos, com realidades distintas de saúde, seria uma experiência particularmente interessante para esses profissionais. Este tipo de treinamento seria um desafio para as universidades e institutos científicos, considerando as possíveis limitações entre estrutura acadêmica distinta dos países participantes e as faculdades; no entanto, a realidade da globalização que atualmente está em difusão mundial deve ser considerada em tais acordos, levando em conta, principalmente, o objetivo de promover a melhoria da saúde humana por meio da abordagem *One Health*. O conceito *One Health* é também referido ao redor do mundo como "*One Medicine; One Medicine-One Health; One World One Medicine One Health*". Um profissional com tal formação teria permissão para lidar, adequadamente, com problemas de saúde relevantes em todo o mundo, e apoiar a avaliação e elucidação de problemas de saúde caracterizadas por uma diversidade de particularidades. O tema comum destes esforços baseia-se em que as saúdes humana, dos animais domésticos, de fauna e flora, e do meio ambiente estão vitalmente interconectadas e os futuros esforços e foco visam a melhorar a saúde mundial (Fig. 5-1).

PRÁTICA DE *ONE HEALTH* PARA O CLÍNICO DA SAÚDE HUMANA PELA "OHI"

O que é a Prática *One Health*?

O conceito clínico *One Health* reconhece que a assistência à saúde de seres humanos e animais traz benefícios para a comunidade quando há colaboração e comunicação entre os profissionais de saúde humana e animal.

Por que os Profissionais de Saúde Humana e Animal Devem Colaborar?

Mais de 50% das famílias incluem pelo menos um animal de estimação, e esta porcentagem pode estar crescendo.

- Infecções zoonóticas: o contato animal pode representar um risco de doença infecciosa zoonótica, e esse risco aumenta se houver crianças, idosos ou indivíduos imunocomprometidos no grupo familiar. Os veterinários são uma fonte de conhecimento sobre as doenças zoonóticas; controle de doenças em animais auxilia a limitar a exposição do paciente aos patógenos infecciosos.
- Alergias animais: se os seres humanos estão desenvolvendo alergias aos animais em casa, e o tratamento não é possível, uma consulta com um veterinário pode ajudar a identificar alternativas para a doação do animal de estimação.

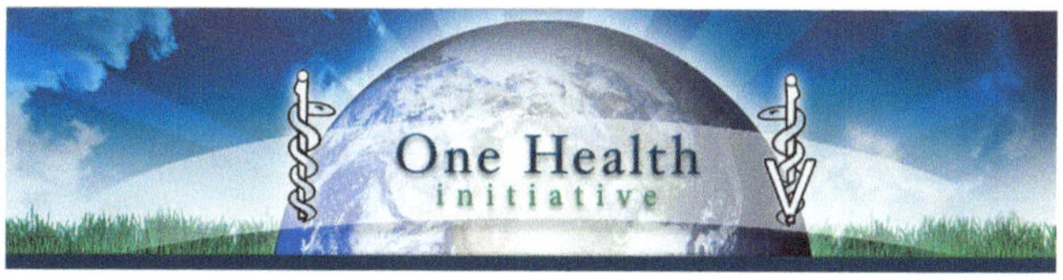

Fig. 5-1. The *One Health Initiative* logo. (Reproduzido de: B. Kaplan, http://www.onehealthinitiative.com).

- Vínculo animal-humano: os seres humanos podem desenvolver laços emocionais profundos com os animais, e isso pode ter valor terapêutico e implicações para cuidados médicos. Por exemplo, as pessoas podem mudar seu comportamento para melhor (como a eliminação do tabaco) se reconhecerem que tais mudanças também beneficiarão seus animais de estimação.
- Animais como "sentinelas": como o caso do "canário na mina de carvão", os animais podem mostrar sinais de exposição a um tóxico ou risco infeccioso no ambiente antes dos seres humanos, proporcionando um "alerta precoce" de risco ambiental.

A comunicação entre os prestadores de cuidados de saúde humanos e veterinários é necessária para que se possa compartilhar informações.

Quais São *Alguns* dos *Benefícios Potenciais* de Uma *Abordagem* de *One Health*?

1. Melhorar o diagnóstico e a prevenção de doenças infecciosas e zoonoses.
2. Melhorar a prevenção de alergias de origem animal.
3. Melhorar o estado psicossocial de pacientes.
4. Detecção preventiva de riscos para a saúde ambiental.
5. Satisfação do paciente.

Quais São as Mudanças Necessárias na Prática?

A abordagem *One Health* pode envolver mudanças simples e acessíveis na clínica.

1. Obter a história clínica de contato de seus pacientes com o animal.
2. Considerar a consulta com um veterinário em casos relacionados com o contato animal.
3. Incentivar seu paciente para o veterinário contatá-lo com perguntas associadas à saúde, perguntas pertinentes ou relativas à saúde que são inter-relacionadas entre seres humanos e animais.
4. Planejar uma reunião entre os veterinários locais e prestadores de cuidados de saúde humanos para que discutam possíveis trocas de referências e outras colaborações.

ONE HEALTH NO BRASIL

A ideia de *One Health* também não é novidade no Brasil. A liderança pelas faculdades de Medicina Veterinária sempre abrangeu este aspecto de interação homem-animal-meio ambiente, principalmente, em relação às doenças infecciosas transmitidas pelos animais, as zoonoses. Entre 2007 e 2009, o Dr. William Karesh (*Eco Health/Planetary Health*), do Zoológico de Bronx de Nova York, *Eco Health Alliance* e a *World Conservation Society* (WCS) lideraram o primeiro Simpósio de Saúde Única no Brasil, introduzindo o tema "*One Health, One World*" em que os animais selvagens são importantes como reservatórios e sentinelas de doenças que afetam os seres humanos, correlacionados à destruição do meio ambiente. Em 2012, um dos autores, Dr. KC Pettan-Brewer, continuando o legado do médico-veterinário Professor Dr. Murray E. Fowler, da Universidade da Califórnia, Davis, introduziu os conceitos de *One Health* e do livro *ZOOBIQUITY*, por Barbara Natterson Horowitz and Kathryn Bowers, iniciando parcerias interdisciplinares nas universidades, e foi, então, oficialmente implementado no Programa da Pós-Graduação da Universidade Federal de Viçosa, Minas Gerais. Um programa de parceria internacional teve início, sendo conhecido como "*One Health Brasil Latin America Partnership Programme*" reconhecido internacionalmente e apoiado pelas organizações World Veterinary Association (WVA) e World Medical Association (WMA). Em 2013 ocorreu o Primeiro Congresso Internacional da *One Health* em Porto de Galinhas. Em 2011, O Paraná demonstrou e iniciou vanguarda na criação da Comissão de Zoonoses e Bem-Estar Animal do CRMV-PR adotando o movimento da Saúde Única. No Brasil o médico veterinário também está inserido na atenção básica, por ser uma das profissões que podem compor os Núcleos de Apoio à Saúde da Família (NASF). Criado em 2011, teve como objetivo de ampliar a abrangência e o escopo das ações da atenção básica, bem como sua resolubilidade. Após 2012, várias iniciativas da *One Health* têm sido oficialmente estabelecidas pelo Brasil, por meio de parcerias e colaborações de pesquisa e ensino em várias universidades e organizações estudantis e profissionais. Além destas parcerias acadêmicas, no primeiro semestre de 2015, pela "*One Health Fulbright Award*", a primeira disciplina interdisciplinar da *One Health* foi administrada em Minas Gerais para estudantes de pós-graduação, residentes e profissionais de vários departamentos e cursos. Neste mesmo ano, com a participação do Brasil na primeira *One Health Global Conference*, em maio de 2015, em Madri (Espanha), foi discutida a importância de continuar a disseminação deste conceito no Brasil e na América do Sul. Nesta Conferencia foi discutida a realizão do segundo OHGC a ser realizado no Japão em 2017 e o terceiro One Health Global Conference no Brasil em 2020-2021. Em 2018, a One Health Latin America e Caribe (OHLA y Caribe) foi criado com a participação de 17 países da América Latina e dos países Ibéricos (Espanha e Portugal).

O evento em Madrid reuniu pesquisadores de 40 países com a participação de profissionais do Brasil e México, e as parcerias de pesquisas da *One Health Brasil Latin America* foi apresentada como referência de vários projetos na América Latina. Neste mesmo evento, o comprometimento e a responsabilidade da disseminação da *One Health* a nível global foram decidios pela colaboração formada pela *FAO/OIE/WHO Collaboration* (Tripartite), iniciada e estabelecida em 2010. Atualmente, existem Centros de Excelência de Pesquisa da *One Health* no Brasil, além de outros grupos de formação, como resultado inicial da proposta pela 2014-2015 *One Health Brasil Latin America Fulbright Award*:

- Centro de Excelência de *One Health* Bahia.
- Centro de Excelência de *One Health* Pernambuco.
- Centro de Excelência de *One Health* Minas Gerais.
- Centros de Excelência de *One Health* Rondônia *e* Roraima.
- Centro de Excelência de *One Health* Mato Grosso do Sul.
- Centro de Excelência de *One Health* na Colômbia.

Entre 2012 e 2020, outros grupos independentes de Saúde Única continuaram em formação em todo o Brasil e na América Latina, como cursos na Universidade Federal Fluminense no Rio de Janeiro, Amazonas, São Paulo, Rio Grande do Sul, dentre outros. O I Encontro Nacional sobre Saúde Única "*One Health*", em Lavras, Minas Gerais, e apoiado pelo Conselho Federal de Medicina Veterinária teve como objetivo divulgar o conceito Saúde Única/"*One Health*", seus desafios, políticas e importância de profissionais nas áreas médicas, veterinária e ambientais. O dia 3 de novembro é dedicado à *One Health* a nível mundial, reconhecido também no Brasil.

Alguns Centros de Saúde Única no Brasil concentram o foco em animais silvestres, preservação do meio ambiente e doenças emergentes infecciosas na América Latina, e outros na área de agricultura, antropologia e saúdes animal e humana, enquanto outros focam na medicina comparada e no bem-estar do homem e animal. Vários profissionais participam destas parcerias interdisciplinares, como médicos, veterinários, enfermeiros, agrônomos, nutricionistas, psicólogos, historiadores, técnicos de laboratório, antropologistas, estatísticas, biologistas, conservacionistas, engenheiros, artes e dança, e outras áreas profissionais que enfatizam a importância deste conceito interdisciplinar e colaborativo, principalmente, trabalhando diretamente com as sociedades e comunidades locais, nacionais e internacionais. Um acordo entre as Associações Federais de Medicina e da Medicina Veterinária do Brasil está em processo de oficialização semelhante a que vem ocorrendo em vários outros países, para centralizar e unificar os vários grupos independentes, incluindo várias instituições acadêmicas, governamentais e privadas nos últimos anos que vem disseminando este conceito também no Brasil e na América Latina. Quem sabe esta centralização e união serão um futuro de sucesso para *One Health, One Brazil* (Saúde Única, Brasil Único).

Os setores de Medicina Preventiva e Saúde Pública sempre abrangeram os aspectos de prevenir e manter a saúde e o bem-estar dos animais e, em consequência, dos seres humanos. A conservação e a preservação do meio ambiente têm demonstrado grande interesse global na saúde e somente nas últimas décadas, com o aparecimento de novas doenças emergentes, muitas epidemias enzoóticas têm sido comprovadas como associadas ao desequilíbrio na natureza, destruição de habitats, e os animais silvestres e domésticos como sentinelas ou reservatórios de novas epidemias. Exemplos de Saúde Única em regiões endêmicas e a maior epidemia no Brasil, que ocorreu após 80 anos, foram a febre amarela, nos anos de 2017 e 2018, em que a fatalidade dos primatas selvagens demonstrou a importância dos animais como sentinelas para a saúde humana, e a destruição do meio ambiente associada à reemergência de várias doenças zoonóticas. Outros exemplos da importância e da necessidade de pesquisas interdisciplinares e de colaboração por parcerias pelo conceito da Saúde Única (meio ambiente – saúde humana – saúde animal) na área de zoonoses são a Borreliose e suas coinfecções, o relato recente no Brasil, da *West Nile Virus*, com a morte em equídeos, e as arboviroses como a Zika, Chikungunya e dengue em que animais, seres humanos e meio ambiente estão intrinsicamente relacionados. Nestes casos, os animais também são vítimas das doenças infecciosas emergentes causadas pelos insetos transmissores, sendo sentinelas para a saúde humana e um sinal de um desequilíbrio no meio ambiente. Futuros estudos de pesquisa e colaboração devem ser feitos para elucidar doenças não diagnosticadas, principalmente as doenças negligenciadas.

IMPORTÂNCIA DA *ONE HEALTH* NA CLÍNICA E NA SAÚDE MUNDIAL

A *One Health* promove o modelo de veterinários, médicos, enfermeiros e cientistas médicos, e profissionais ambientais aliados na clínica, saúde pública e investigação biomédica para entender melhor, gerenciar e prevenir riscos para a saúde causados por doenças infecciosas que afetam a saúde global emergente. Para desenvolver ainda mais este conceito da Saúde Única e considerando os avanços acelerados da ciência hoje, e da globalização das nossas economias, é essencial que as colaborações devem ocorrer entre os países para promover a saúde pública, com foco na interface homens-animais domésticos-vida selvagem. Isto é importante porque cerca de 75% das doenças infecciosas e parasitárias humanas emergentes são partilhadas com os animais, domésticos e selvagens. As doenças zoonóticas emergentes e reemergentes que afetam o Brasil de hoje resultam em interações complexas entre os sistemas naturais e humanos. *Salmonella* spp., *Escherichia coli*, malária, tuberculose, gripe A (H1N1) e o surgimento de várias espécies de *Borrelia, Ehrlichia e Rickettsia*, entre outros, como agentes etiológicos de zoonoses humanas recém-descobertas e o reconhecimento prévio desses agentes como causadores de doenças graves em animais de companhia e pecuária têm intensificado o interesse por estes patógenos. Além disso, as doenças zoonóticas emergentes ou negligenciadas, como a síndrome pulmonar por hantavírus, leptospirose, raiva, tripanossomíases (doença de Chagas causada por *Trypanosoma cruzi e outras espécies*), e Leishmaniose surgiram quando seres humanos invadiram regiões de florestas ou de áreas de desertos, trazendo às pessoas o contato direto com os reservatórios animais selvagens. Melhor compreensão do tipo de contato entre as populações humanas e animais (domésticos ou selvagens) é fundamental para a modelagem de como as infecções zoonóticas irão surgir e se espalhar. Atualmente, as recomendações da *One Health* continuam dedicadas a melhorar a vida de todas as espécies – humanas, animais doméstico e selvagens, e meio ambiente – através da integração da medicina humana, medicina veterinária e todas as outras disciplinas voltadas à saúde.

O documento "Contribuiting to One World, One Health: Strategic Framework for Reducing Risks of Infectious Diseases at the Animal-Human-Ecosystems Interfaces", publicado em abril de 2010 pelas organizações Food and Agricultural Organizations of the United Nations (FAO), World Organization for Animal Health (OIE), World Health Organization (WHO), United Nations System Influenza Coordination, United Nations Children's Emergency Funds (UNICEF), and the World Bank, sugere seis objetivos específicos para a contribuição e coordenação de atividades globais para prevenir os riscos à saúde na interface animal-humano-ambiente a serem seguidos:

1. Desenvolver a capacidade de vigilância regional, nacional e internacional pelos padrões em técnicas e processos monitorados.
2. Garantir a capacidade adequada na saúde pública e animal, incluindo estratégias de comunicação para prevenir, detectar e responder nos surtos de doenças infecciosas.
3. Garantir resposta de emergência nacional e internacional para uma resposta imediata.
4. Promover parceria e colaboração entre agências e áreas interdisciplinares.
5. Controle de patógenos de alta infecção e doenças zoonóticas reemergentes.
6. Conduzir pesquisas científicas estratégicas (Fig. 5-2).

Quais São os Próximos Passos Previstos na *One Health* no Brasil, na América Latina e nos Demais Países do Mundo?

As barreiras linguísticas, políticas, culturais e econômicas ainda permanecem e constituem-se entraves significativos na disseminação e implementação da One Health nos diversos continentes. Há necessidade de discutir tópicos que explorem os conceitos de One Health, EcoHealth e Planetary Health. Dentre os diversos tópicos podemos destacar: as doenças veiculadas por vetores biológicos e mecânicos; doenças infecciosas emergentes (e negligenciadas); doenças parasitárias; resistência antimicrobiana (AMR); padronização dos métodos de diagnósticos; segurança alimentar; bioterrorismo; mudanças climáticas; degradação ambiental; caracterização e detecção de animais como sentinelas; vínculo saúde humana/animal/bem-estar (*One Welfare*); políticas públicas voltadas à saúde; saúde única e ciências sociais; saúde única e as artes em geral; prevenção e preparação para os desastres naturais (e os causados pelo homem). É de fundamental importância estabelecer um sistema padrão para a avaliação conjunta dos riscos de doenças infecciosas em nível internacional, construindo mecanismos sustentáveis para a comunicação e colaboração entre os órgãos governamentais e instituições responsáveis pela saúde humana e saúde animal. Assim como alinhar estratégias locais, regionais, nacionais e internacionais voltadas à prevenção, identificação, controle e vigilância de doenças já classificadas como zoonoses e as que têm potencial zoonótico, estabelecendo propostas de parcerias intersetoriais, implementando os conceitos já conhecidos e discutidos, na prática diária dos envolvidos. Pandemias como COVID-19 e Influenza, epidemias como MERS-CoV, SARS-CoV, zika, dengue, Chikungunya, doenças cardiovasculares, câncer e obesidade são exemplos da importância da *One Health* em nível de Saúde e Economia Global.

A *One Health* oferece uma abordagem de sistemas para problemas complexos que envolvem as interações entre os componentes da tríade: humano-animal-saúde ambiental. Esta abordagem é cada vez mais importante em uma era de rápidas mudanças do ambiente, incluindo as mudanças climáticas. Ela exige novos tipos de colaboração transdisciplinar, inclusive a participação direta das comunidades locais e a nível internacional com o objetivo de produzir avaliações integradas e intervenções voltadas à saúde interconectada de seres humanos, os animais e o meio ambiente. Será de fundamental importância continuar a discussão para a implementação do bem estar dos componentes envolvidos (*One Welfare*), a conecção e integração complexa da saúde única (*One Health*), da saúde ambiental (*Eco Health*) e finalmente, a saúde planetária (*Planetary Health*).

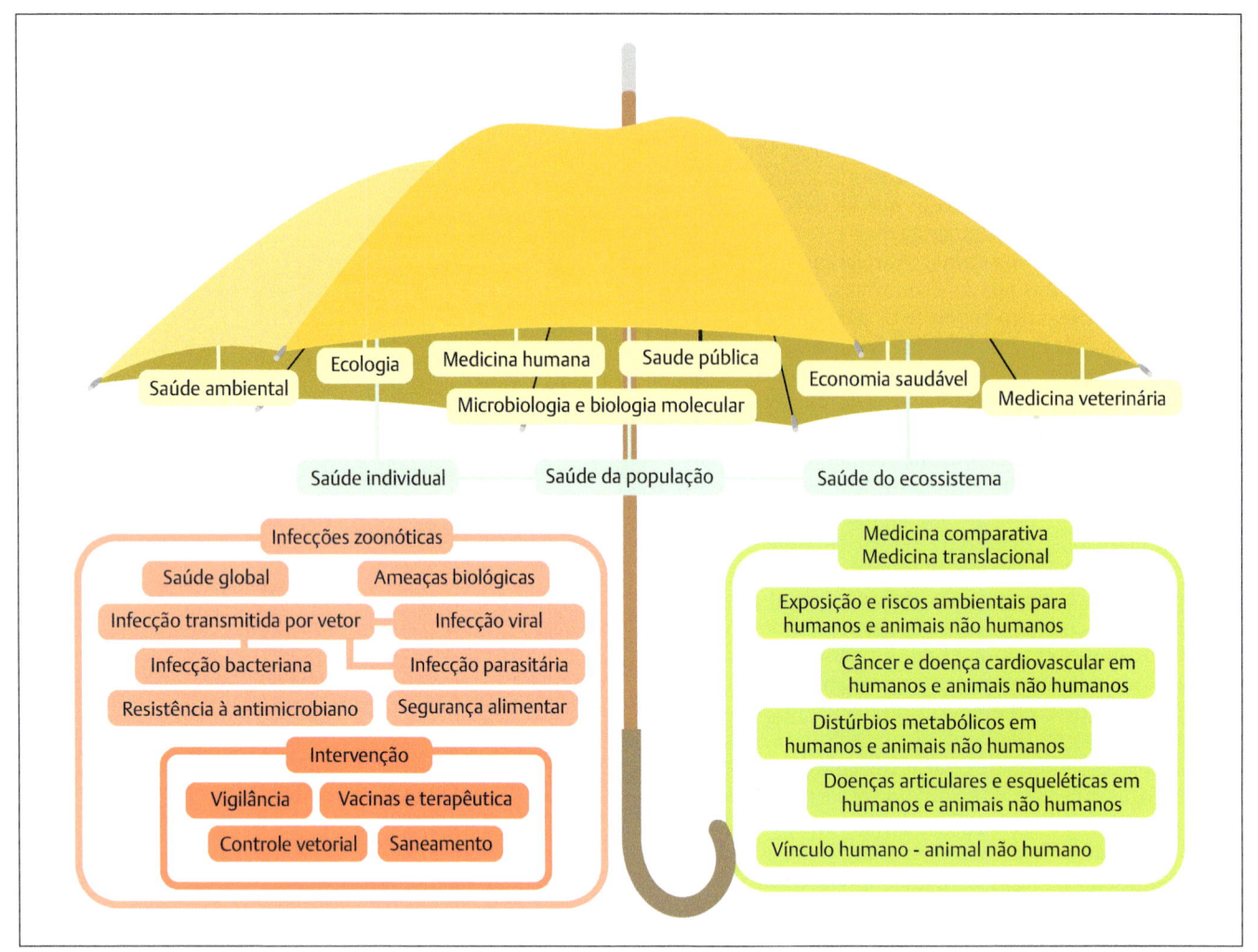

Fig. 5-2. One Health Umbrella. A One Health Umbrella, desenvolvida pela rede de parceria internacional One Health Suécia e One Health Initiative ilustra o conceito interdisciplinar da One Health. http://www.onehealthinitiative.com/OneHealth2. (Ilustração elaborada pelo Prof. Ademir Nunes Ribeiro Júnior.)

Antes de prestadores de un servicio, somos médicos, antes de médicos somos humanos, pero más importante antes de humanos somos seres vivos, eso es lo que nos conecta con nuestros pacientes. Porque para curar a la humanidad se necesita conectarnos con la Vida."

Bernest Castro Arrieta MVZ One Health Colombia e OHLA

Dedicado e In Memorian

[*13.08.1993 + 20.02.2020]

CONTRIBUIÇÃO DOS AUTORES

Os autores contribuíram igualmente ao capítulo e revisão.

BIBLIOGRAFIA

Atlas RM, Maloy S. *One Health – People, Animals and the Environment*. Washington, DC: ASM Press; 2014.

Cardona-Ospina JA, Alvarado-Arnez LE, Escalera-Antezana JP et al. Sexual transmission of arboviruses: more to explore? *Int J Infect Dis Accep Manus* 76(2018)126-127.

Davis MF, Rankin SC, Schurer JM, et al. Checklist for One Health Epidemiological Reporting of Evidence (COHERE). One Health 2017;4:14–21.

Evans BR e Leighton FA. A history of One Health. *Rev Sci Tech Int Epiz* 2014;33(2):413-20.

*Handout and LOGO autorizado by *One Health* Initiative pro bono Team: Laura H. Kahn, MD, MPH, MPP; Bruce Kaplan, DVM; Thomas P. Monath, MD; Jack Woodall, PhD; Lisa A. Conti, DVM, MPH with assistance from Peter M. Rabinowitz, MD, MPH

Lerner H e Berg C. A comparison of three holistic approaches to health: one health, ecohealth, and planetary health. *Frontiers in Veterinary Science* 2017;4:163.

Mackenzie JS, Jeggo M, Daszak P, Richt JA. One health: the human-animal-environment interfaces in emerging infectious diseases. The concept and examples of a *One Health* approach. (CIDADE?): Springer Heidelberg; 2013.

Natterson-Horowitz B, Bowers K. Zoobiquity – The Astonishing Connection Between Human and Animal Health. New York: Vintage Books - A Division of Random House INC; 2012.

One Health: The Intersection of Humans, Animals, and the Environment. ILAR Journal volume 51 (3) National Research Council, 2010.

Rabinowitz PM, Conti L. *Human-animal medicine – Clinical approach to zoonoses, toxicants and other shared health risks.* Maryland Heights, Missouri: Saunders-Elsevier; 2010.

Rabinowitz PM, Pappaioanou M, Bardosh KL, Conti L. A planetary vision for one health. BMJ Global Health. Editorial October 2018.

Virchow R. (1821–1902) *Emerg Infect Dis* Sep; 14(9): 1480–1481, 2008 Bennett JE, Dolin R, Blaser MJ, Mandell D. Principles and practice of infectious diseases. Saunders, 2015.

SITES

http://www.ppg.ufv.br/?noticias=programa-one-health-coloca-ufv-como-referencia-nacional-em-saude-unificada-2

http://www.onehealth.ufv.br

http://www.univicosa.com.br/noticia/univicosa-fecha-parceria-com-one-health http://globalhealth.wsu.edu/newsletter/the-allen-school-update/archives/jan-feb- 2014/one-world-one-health

http://globalhealth.wsu.edu/newsletter/the-allen-school-update/archives/nov-dec-2014 http://nconehealthcollaborative.weebly.com

https://www.onehealthcommission.org

http://www.who.int/foodsafety/areas_work/zoonose/concept-note/en/

http://www.oie.int/en/for-the-media/onehealth/

https://sites.uw.edu/d2c/ (Animal and Human Welfare, One Welfare) http://deohs.washington.edu/cohr/ http://portal.cfmv.gov.br/portal/site/pagina/index/artigo/86/secao/8

https://www.scientificamerican.com/article/brazilian-forests-fall-silent-as-yellow-fever- decimates-threatened-monkey

FAO, OIE, WHO. The FAO-OIE-WHO Collaboration: sharing responsibilities and coordinating global activities to address health risks at the animal-human-ecosystems interfaces. A Tripartite Concept Note April 2010. Disponível em: http://www.who.int/ foodsafety/zoonoses/final_concept_note_Hanoi.pdf

https://www.crmv-pr.org.br/artigosView/82_Saude-Unica-novas-atribuicoes-do-Medico-Veterinario.html

https://www.oie.int/eng/animal-welfare-conf2016/PTT/2.1.%20Fraser%20D.pdf

USAID, 2016. One health workforce- developing a global workforce to prevent, detect, and respond to infectious disease threats. Disponível em: https://www.usaid.gov/sites/default/files/documents/ 1864/OHW_Overview_Handout_2016-ct-508-1.pdf

The Lancet Planetary Health. Welcome to the lancet planetary Health. Lancet Planet Health 2017

Planetary Health Alliance, 2018. Disponível em: https://planetaryhea lthalliance.org/home

Wellcome Trust, 2018. Priority area: Our Planet, Our Health—responding to a changing world.Disponível em: https://wellcome. ac.uk/what-we-do/our-work/our-planet-our-health

Planetary Health Alliance, 2018. Disponível em: https://planetaryhea lthalliance.org/home

http://www.in.gov.br/en/web/dou/-/portaria-n-264-de-17-de-fevereiro-de-2020-244043656

CAPÍTULO 6

ZOONOSES

Klaisy Christina Pettan-Brewer ▪ Lissandro Gonçalves Conceição ▪ Vidal Haddad Junior

zo·on·o·sis
zōə'nōsəs,zō'änə-/
noun – Grego
plural: zoonoses

Final de século XIX: zooanimais + nosos - doenças

Uma doença que pode ser transmitida aos homens pelos animais e vice-versa

INTRODUÇÃO

De acordo com a World Health Organization (WHO), a definição atual de Zoonoses consiste na interface entre animal-homem-ecossistemas. Qualquer doença ou infecção que é naturalmente transmissível de animais vertebrados para o homem, e vice-versa, é classificada como uma zoonose de acordo com a publicação da PAHO (*The Pan American Health Organization*) – "Zoonoses são doenças transmissíveis comuns ao homem e animais". Elas são causadas por todos os tipos de agentes patogênicos, incluindo bactérias, parasitas, fungos e vírus.

CONCEITO CLÍNICO E IMPORTÂNCIA NA SAÚDE PÚBLICA ATUAL

Reduzir os riscos de zoonoses na saúde pública e outras ameaças à saúde na interface animal-homem-ecossistemas (como a resistência antimicrobiana) não é simples. O gerenciamento ou a redução do risco deve considerar a complexidade das interações entre os seres humanos, animais e os vários ambientes em que vivem, exigindo o aumento da comunicação e colaboração entre os setores responsáveis pela saúde humana, a saúde animal e do meio ambiente. De acordo com a antiga teoria na Medicina, as doenças eram consideradas como resultado da falta de harmonia entre uma pessoa doente e o meio ambiente, ou um distúrbio no equilíbrio entre *yang* e *yin*, de acordo com a medicina chinesa, ou um desequilíbrio entre os quatro humores, de acordo com Hipócrates. Robert Koch, Louis Pasteur e seus seguidores apresentaram uma solução mais simplificada para o problema, mostrando, por meio de experimentos em laboratórios, que uma doença poderia ser reproduzida pelo simples artifício de introduzir um único fator, no caso um microrganismo virulento em um ser humano.

Como previamente descrito em detalhes no Capítulo 5 deste livro, o conceito "*One Health*" (Saúde Única) não é uma ideia nova. Historicamente, médicos e veterinários sempre trabalharam juntos, porém, o século XX trouxe uma grande separação entre estas duas áreas do conhecimento. Considerando o mundo atual, em um desenvolvimento global acelerado, é óbvio que os estudos colaborativos de uma área específica devem contribuir com esforços consistentes para resultados relevantes, com aplicações claras e diretas nas áreas estudadas. Este senso comum pode ser observado por vários campos na pesquisa, mas especiais interesse e importância são dados à investigação sobre temas médico-científicos e interdisciplinares que resultam na promoção do equilíbrio global, bem-estar e das saúdes humana, animal e do meio ambiente – todos interconectados. O conceito atual da *One Health* tem como objetivo unificar a saúde humana, animal e do meio ambiente. Para atingir o máximo de detecção e prevenção de doenças infecciosas, deve ser necessária a interação interdisciplinar entre médicos, médicos-veterinários e outros profissionais da saúde, que foi eliminada com a modernização e especialização destas profissões com o passar dos séculos. Os pesquisadores Louis Pasteur e Robert Koch, assim como os médicos Rudolph Virchow e Willian Osler atravessaram estas barreiras entre seres humanos e animais durante o século XIX e início do século XX por meio de colaborações no ensino e na pesquisa. Mais recentemente, Calvin Schwabe (1927-2006), um epidemiologista e parasitologista veterinário, em seu livro "Medicina Veterinária e Saúde Humana" descreveu, em 1984, a importância do retorno a esta interação, merecendo o crédito do termo *One Medicine*. Avanços científicos recentes demonstraram semelhanças marcantes entre os genomas de humanos, chimpanzés, cães, gado e outros animais, assim como a importância das zoonoses emergentes, reemergentes, negligenciadas, saúde pública, segurança alimentar, biodefesa, doenças de animais selvagens, animais como sentinelas e conservação. Mais recentemente, a colaboração profissional entre o médico Rolf Zinkernagel e o médico-veterinário Peter C. Doherty resultou no Prêmio Nobel de 1996 pela descoberta em parceria de como o sistema imunológico diferencia as células normais das células infectadas por vírus. As ideias e o conceito da *One Health*, portanto, continuam evolvendo no século XXI e, atualmente, estão sendo discutidas a nível global.

Zika, dengue, chinkungunya, febre amarela, sarampo e a febre do oeste do Nilo são exemplos de epidemias emergentes contemporâneas em que podemos aplicar este conceito da Saúde Única em que há intrínseca inter-relação entre seres humanos, animais e o meio ambiente. Existem dois termos relacionados a zoonoses: ("zooanthroponosis") que se referem a qualquer patógeno normalmente reservado em humanos que pode ser transmitido a outros vertebrados. Muitas destas antropozoonoses (uma antropozoonose é uma doença primária de animais que pode ser transmitida aos humanos) são também consideradas antropogênicas (interferência do homem no meio ambiente). Com o surto recente da febre amarela no Brasil (2017-2018), o Instituto Chico Mendes de Conservação da Biodiversidade (ICMBio) e as organizações de conservação ao meio ambiente e aos animais selvagens tentaram esclarecer o papel dos macacos no ciclo da doença, que, assim como os humanos, são igualmente vítimas do vírus. A doença transmitida por insetos vetores é caracterizada como de início agudo, febril e se mantém nas regiões tropicais da América do Sul e Central e da África. O vírus da febre amarela (VFA) possui dois ciclos básicos: urbano e silvestre. No ciclo silvestre, a transmissão envolve, principalmente, primatas não humanos (PNH), ou seja, os macacos e algumas espécies de mosquitos transmissores, sendo os dos gêneros *Haemagogus* e *Sabethes* os mais importantes na América Latina, e o *Haemagogus janthinomys* a espécie que mais se destaca na perpetuação do vírus no Brasil. Os macacos são infectados ao serem picados por mosquitos, em período de viremia (presença do vírus no sangue). Os humanos suscetíveis a frequentarem áreas silvestres podem ser picados por mosquitos infectados. Embora não seja documentado no Brasil, desde a década de 1940, no ciclo urbano, o mosquito *Aedes aegypti* é o vetor responsável pela disseminação da doença, sendo que os últimos casos de febre amarela urbana foram registrados em 1942, no Acre. Acredita-se que a diminuição da vacinação humana contra o vírus da febre amarela e a aproximação do homem à natureza, com construção de casas ou ecoturismo sejam responsáveis por esta epidemia. Em conclusão, os macacos não transmitem o vírus, são vítimas e, ao serem contaminados, fazem o papel de "sentinelas", alertando a população humana para o surgimento de uma doença.

Outra arbovirose emergente no Brasil com a mesma similaridade, em que os animais são considerados "sentinelas" de doenças infecciosas emergentes em que podemos aplicar a abordagem da Saúde Única (*One Health*) nos estudos de zoonoses e saúde global foi o vírus do Nilo Ocidental. A doença ocorreu em cavalos no estado do Espírito Santo, sendo a primeira descrição publicada na Revista Memórias do Instituto Oswaldo Cruz (23/07/2018). Novamente, em 1990, nos Estados Unidos, a morte de corvos pelo vírus da febre do Nilo Ocidental é mais um clássico exemplo de "animais como sentinelas" para doenças infecciosas que atingem homens e animais. Os pássaros selvagens migratórios são considerados como reservatórios da doença do Nilo Ocidental, os insetos são os responsáveis pela transmissão ("os vilões"). O conhecimento desta relação intrínseca saúde humana-animal-meio ambiente é importante para as medidas de prevenção e controle de doenças e da manutenção da saúde global.

Em março de 2020, o mundo testemunhou com apreensão uma (possível) pandemia zoonótica com extensão desconhecida afetando a Saúde, a Economia e a Política Global. Com seu epicentro no Wet Floor Market (mariscos do Mar, animais domésticos e selvagens para venda em um ambiente com pouco saneamento básico) em Wuhan no início do maior período de férias na China, o Ano Novo Lunar, sua onda de choque se espalhou rapidamente, primeiro por toda a China e depois pelo mundo, com mortalidade afetando pacientes humanos com comorbidades, e altamente contagiosa e com rápida mutação genética do vírus. Inicialmente nomeado como "novel coronavírus 2019", foi oficialmente renomeado pela OMS como COVID-19 para a doença, e SARS-CoV-2 para o novo vírus. Embora seu impacto real ainda não tenha sido demonstrado e ainda esteja sendo medido em termos de vida e perdas econômicas, essa nova epidemia logo se transformou em pandemia e causou uma imensa perturbação na economia doméstica da China e nas cadeias de suprimentos internacionais. Esta epidemia ocorrendo simultaneamente em vários países reforça a importância interdisciplinar da One Health (ver Capítulo 5) para a prevenção e controle das zoonoses. Os Quadros 6-1 e 6-2 sumarizam as zoonoses mais comuns no Brasil, inclusive as consideradas reemergentes e negligenciadas. Neste capítulo, discutiremos somente as principais dermatozoonoses na Medicina Veterinária e na Medicina Humana.

Quadro 6-1. Zoonoses mais Comuns de Grande Importância no Brasil e no Mundo, Incluindo as Doenças Emergentes e Negligenciadas

Zoonoses mais comuns	Reservatórios	Vetores	Modo de transmissão
Anthrax	Animais de produção, herbívoros, animais silvestres, meio ambiente	Não há	Contato direto, ingestão de produtos animais, solo
Bartonella (angiomatose bacilar)	Gatos, cães, felídeos e canídeos, selvagens, animais silvestres?, meio ambiente com pulgas	Pulgas, carrapatos, outros insetos	Picada, seringa contaminada, sangue (transfusão), placenta
Borrelia (Lyme e Fere Recurrente)	Gatos, cães, felídeos e canídeos animais silvestres	Carrapatos, outros insetos, pulgas?	Picada, seringa contaminada, sangue (transfusão), placenta
Brucelose	Gado, ovinos, caprinos, suínos, ruminantes selvagens, canídeos	Não há	Não pasteurizado leite e derivados, contato direto com secreções
Campylobacteriose	Gado, ovinos, caprinos, suínos, ruminantes, canídeos, felídeos e canídeos, primatas, mustelídeos	Não há	Água contaminada

(Continua)

Quadro 6-1. *(Cont.)* Zoonoses mais Comuns de Grande Importância no Brasil e no Mundo, Incluindo as Doenças Emergentes e Negligenciadas

Zoonoses mais comuns	Reservatórios	Vetores	Modo de transmissão
Clamidiose Aviaria (Psitacose)	Aves em geral (psitacideos, canários, rapinas, pombos, galináceos) koala, cavalo, roedores, suínos, gatos, ovinos	Não há	Contato direto com secreções, fezes, boca (bico)
Clamidiose (Aborto Enzootico)	Animais de fazenda, ovinos	Não há	Contato direto com secreções, aerosol, placentas
Colibacilose	Várias espécies de animais domésticos e selvagens	Não há	Ingestão, água, solo, open latrinas, contacto direto
Criptosporidiose	Canídeos, felídeos animais de fazenda	Não há	Água contaminada (recreacional e ingestão)
Criptococose	Gado, ovinos, animais de estimação (pets)	Não há	Contato direto, água, solo
Dermatofitose	Gatos, cães, animais domésticos, felídeos, canídeos, galináceos, animais silvestres, roedores	Não há	Contato direto pela pele, aerosol
Dipilidiose	Canídeos, felídeos domésticos e canídeos selvagens – homens são hospedeiros acidentais	Pulgas	Picada, seringa contaminada, sangue (transfusão), placenta
Echinococose (Hidatidose, Cisto Hidatico)	Canideos, felideos doméstico e selvagens e ovinos, raposas, roedores, ruminantes selvagens, suínos	Não há	Contato direto, ingestão de produtos animais, solo contaminado
Erlichiose e Anaplasmosis	Equinos, gatos, cães, canídeos, felídeos, selvagens, animais silvestres	Carrapatos, insetos, pulgas	Picada, seringa contaminada, sangue (transfusão), placenta
Febre aviária e Gripe Aviária	Patos, aves selgavens migratórias, avicultra	Não há	Contato direto
Febre maculosa	Roedores, capivaras	Carrapatos	Picada, seringa contaminada, sangue (transfusão)
Giardiase (diarreia do viajante)	*Pets*, animais domésticos, animais de fazendas e regiões sem sanitária, *petting zoos*	Não há	Água contaminada com fezes
Hantavirose	Roedores	Não há	Contaminação do meio ambiente por urina, saliva e fezes
Leishmaniose (cutânea e visceral)	Cães, gatos, animais silvestres, cavalos	Sand fly	Sand fly, sangue, transplancentario
Leptospirose (Hemorrágica e Pulmonar)	Roedores, ruminantes, cães, felídeos selvagens, animais marinhos (focas e leão marinho)	Não há	Urina infectada, ambiente, água, baixo sistema imunológico
Hanseniase, mal de Hansen	Tatus (Armadillos)	Não há	Ingestão, limpeza de pele e carcaça
Listerioses	Gado, ovino, solo	Não há	Injestão
MRSA (super bactéria)		Não há	Contato direto homem-homem, homem-animal, superfícies
Mormo ou Lamparao (Glanders)	Equídeos e outros animais	Não há	Contato direto com pus; secreção nasal; urina ou fezes
Q-Fever (Coxiella)	Gado, ovino, caprimo, gatos, cães ocasionalmente	Não há	Contato direto, aerosol e leite
Pasteurella	Várias espécies de animais domésticos e selvagens	Não há	Contato direto
Raiva	Cães, gatos, animais silvestres, morcegos	Não há	Mordida pelos animais infectados e doentes
Salmonelose	Répteis	Não há	Contato direto com secreções
Sarna (Scabies)	Várias espécies de animais	Não há	Contato direto com secreções

Quadro 6-1. *(Cont.)* Zoonoses mais Comuns de Grande Importância no Brasil e no Mundo, Incluindo as Doenças Emergentes e Negligenciadas

Zoonoses mais comuns	Reservatórios	Vetores	Modo de transmissão
Streptococcose	Várias espécies de animais	Não há	Contato direto com secreções
Taenia e cysticercose complex	Gado e suínos	Não há	Ingestão, água, solo, latrinas abertas, contacto direto
Tuberculose	Gado, elefantes, ungulados, primatas	Não há	Leite, aerosol e contacto direto em necropsias
Toxocara	Canídeos e felídeos	Não há	Contacto direto
Toxoplasmose	Gatos, ruminantes	Não há	Ingestão de fezes e carne contaminada
Trichinellose	Suínos domésticos e selvagens	Não há	Ingestão de carne contaminada
Emerging and Re-emerging Infectious Diseases of extreme importance in Brazil and all over the world			
Babesia		Carrapatos, outros insetos, pulgas	Picada, seringa contaminada, sangue (transfusão), placenta
Bartonella (angiomatose bacilar)	Gatos, cães, felídeos e canídeos, selvagens, animais silvestres?, meio ambiente com pulgas	Pulgas, carrapatos, insetos	Picada, seringa contaminada, sangue (transfusão), placenta
Erlichiose e Anaplasmose	Equinos, gatos, cães, felídeos e canídeos, selvagens, animais silvestres?	Carrapatos, insetos, pulgas	
Hepatozoonose	Animais silvestres, felídeos/canídeos domésticos e selvagens	Pulgas, carrapatos, outros insetos	Ingestão de vetores arthropodes, desconhecido
Mormo ou Lamparao (Glanders)	Equideos e outros animais	Não há	Contato direto com pus; secreção nasal; urina ou fezes

Fonte: Elaborado pelos autores a partir das bibliografias listadas ao final do capítulo.

Quadro 6-2. Doenças com Potencial Zoonótico

Potencial zoonoses negligenciadas
- *Bordetella*
- Doenca de Chagas
- Chikungunya
- Dirofilaria
- Erysipeloide
- *Helicobacter*
- Yersiniose (Praga)

Agentes zoonóticos de bioterrorismo que afetam os animais e seres humanos
- *Antrax*
- Yersiniose (Praga)
- COVID-19 (2020 – pandemia causada pelo SARS-CoV-2)
- Tularemia
- Botulismo
- *Filovirus*
- *Q Fever* (*Coxiella burnetti*)
- *Brucellosis*
- *Salmonella, Shigella, Cryptosporidium*
- Mormo (Glanders)
- *Alphaviroses* (VEE, EEE)
- *Rift Valley Fever*
- *Ricin toxina*
- *Epsilon toxina*
- *Nipha virus*
- *Hantavirus*
- *Flavivirus* (WNV, JE)

Fonte: Elaborado pelos autores a partir das bibliografias listadas ao final do capítulo.

PRINCIPAIS DERMATOZOONOSES DE IMPORTÂNCIA MÉDICA

Acaríases

Essas parasitoses são causadas por ácaros e acometem vários animais na natureza, podendo causar enfermidades em animais domésticos. As enfermidades mais frequentes nos cães e gatos são a escabiose canina, a otoacaríase (cães e gatos) e a queiletielose (cães e gatos). As acaríases também ocorrem em grandes animais, podendo, também, se manifestar nos seres humanos.

A escabiose canina é uma enfermidade parasitária e contagiosa, altamente pruriginosa, causada pelo *Sarcoptes scabiei* var *canis*. Esta variedade do *Sarcoptes scabiei* é transmissível a outras espécies, inclusive a humana. Os cães acometidos usualmente apresentam variável alopécica, pápulas eritematosas, pústulas, descamação, escoriações, crostas, linfadenopatia e, em casos mais avançados, anorexia e perda de peso. A distribuição típica das lesões é lateroventral, simétrica e na região cefálica, com acometimento dos pavilhões auriculares. Há tendência à liquenificação nos casos crônicos. A escabiose humana produzida pela variedade *canis* tem sido documentada com frequência e tem sido reportada em até 30 a 50% dos casos animais. As manifestações podem-se iniciar dentro de 24 horas após a exposição. No entanto, a doença não se desenvolve plenamente em humanos, provocando lesões efêmeras, pois o Homem não é um hospedeiro adequado ao desenvolvimento pleno do ciclo biológico do ácaro; as lesões geralmente regridem em 12 a 14 dias, simulando o prurido agudo. Em algumas situações existem relatos de infestações persistentes em humanos e o contato permanente com animais doentes é uma importante causa da persistência dos sintomas. Além do mais, em condições ideais de baixa temperatura e alta umidade, os ácaros podem viver mais tempo no ambiente, favorecendo as infestações. Dessa forma, atenção especial deve ser dada à desinfestação ambiental.

O contágio pode ocorrer de forma direta, com animais doentes, ou indireta, por meio dos fômites. As lesões da escabiose canina em humanos consistem em pápulas eritematosas, vesículas, urtigas, crostas e escoriações nas regiões de contato com os animais, especialmente nos braços, pernas, abdome e tórax. O quadro provoca prurido intenso notado, principalmente, com o aquecimento da pele, à noite, na cama, ou após banho quente. O envolvimento das mãos, dedos, pregas interdigitais e genitália raramente é visto (embora seja comum na escabiose humana, causada pelo *Sarcoptes scabiei* var *hominis*). Há o relato de escabiose norueguesa (crostosa) em uma criança provocada pelo *S. scabiei* var *canis*. Outras acaríases de possível contágio, mas de menor ocorrência, incluem a sarna do ouvido do cão e do gato (otoacaríase - *Otodectes cynotis*), e a queiletielose (*Cheyletiella* spp.). O animal com otoacaríase apresenta frequentemente otite externa com produção de cerume, por vezes abundante, de aspecto de borra de café. O prurido é sintoma frequente, mas pode não estar presente. A condição é extremamente contagiosa entre os cães e os gatos. As lesões elementares causadas por esses ácaros em seres humanos são semelhantes à da escabiose canina, notando-se pápulas fugazes acometendo os braços e tronco, com intenso prurido; raramente pode ocorrer otite parasitária.

A queiletielose (*Cheyletiella* spp.) é uma enfermidade parasitária e contagiosa que pode acometer os cães, gatos, coelhos e humanos. Em geral, *Cheyletiella yasguri* acomete os cães, *Cheyletiella blakei* é a espécie dos gatos, e *Cheyletiella parasitovorax* é encontrada em coelhos. Todas as espécies podem acometer os seres humanos. Em gatos com alta infestação pode haver índices de até 20% de infestação humana. O contágio geralmente é por contato direto. Nos cães e gatos, a queiletielose se manifesta por enfermidade cutânea seborreica, que acomete, principalmente, o dorso; nos gatos pode-se observar dermatite miliar ou o padrão da alopecia simétrica felina.

A infestação em humanos é acidental e manifesta-se por pápulas eritematosas, isoladas ou agrupadas, podendo evoluir para lesões vesiculosas ou pustulosas, que surgem no tronco, membros e região glútea. As lesões antigas exibem necrose central que pode auxiliar o diagnóstico. As lesões são extremamente pruriginosas, mas autolimitadas. Outras formas menos frequentes de apresentação incluem a formação de bolhas, urticárias e eritema multiforme. A erupção desaparece em cerca de três semanas.

A sarna corióptica (*Chorioptes* spp.) que acomete os animais de grande porte ou produção não parece representar risco para infestação humana. Embora a sarna psorótica em seres humanos não seja reportada, a possibilidade de contágio deve ser considerada, principalmente em situações com altas infestações e tempo prolongado de contato com os animais.

Pediculose (Piolhos)

Piolhos são insetos hematófagos sem asas, achatados dorsoventralmente e que passam todo seu ciclo vital em ectoparasitismo (ver Capítulo 114). Frequentemente, os animais de estimação são responsabilizados pela pediculose em crianças, mas os piolhos caninos e felinos são altamente espécie-específicos, não sendo fontes de transmissão. Há, porém, um caso descrito de zoonose reversa: um cão acometido pelo piolho humano pubiano (*Phtirus pubis*), supostamente infectado a partir do proprietário parasitado. Estes insetos podem ser os hospedeiros intermediários da teníase canina, a dipilidiose (*Dypilidium caninum*).

Piolhos humanos são de duas espécies: *Pediculus humanus* e *Phtirus pubis*. Os piolhos do corpo e do couro cabeludo são da mesma espécie *(P. humanus)*, mas pertencem a variedades diferentes, ocupando locais diversos no corpo. O *P. pubis* infesta pelos pubianos e cílios de crianças.

Os piolhos do couro cabeludo provocam prurido e, em adultos, é comum observar placas eczematosas antes do aparecimento das lêndeas (ovos fixados aos pelos), pois a fêmea é hematófaga e se alimenta nesta região. Piolhos do corpo vivem em roupas e fixam suas lêndeas ali, infestando indivíduos de higiene corporal pobre, além de poder transmitir doenças bacterianas como o tifo exantemático (causado pela *Rickettsia prowazekii*) e a febre das trincheiras (*Bartonella quintana*).

Puliciose (Pulgas)

Pulgas são insetos que se locomovem aos saltos e, embora existam mais de 2.000 espécies, poucas causam lesões em animais, principalmente em cães e gatos (p. ex., *Ctenochephalides felis, C. canis, Pulex* spp., *Echnidnophaga gallinae*). A dermatite alérgica à picada de pulga está entre as mais prevalentes dermatoses em pequenos animais no mundo todo. A reação de hipersensibilidade à saliva da pulga suscita intenso quadro pruriginoso, causando alopecia, pápulas, escoriações, crostas e piodermites secundárias. As lesões nos cães se localizam, preferencialmente, na região lombossacra, membros pélvicos e abdome ventral; nos felinos tendem a se concentrar na região cervical, dorso e abdome (dermatite miliar). Em infestações graves pode ocorrer intensa espoliação sanguínea e anemia. Em animais alérgicos, o número de pulgas encontradas sobre o animal é desproporcionalmente menor que a intensidade dos sinais clínicos. Esses insetos também são os hospedeiros intermediários para a dipilidiose canina e felina (*Dipylidium caninum*). As espécies de pulgas que parasitam pequenos animais causam quadros efêmeros no homem, mas podem provocar importantes fenômenos alérgicos cutâneos.

A espécie de pulga que está associada a picadas em humanos é a *Pulex irritans*, inseto comum em ambientes domésticos e que está adaptada a isso. A picada das pulgas, apesar da inoculação de saliva com conteúdo proteico alergênico, só causa alergia marcante em indivíduos predispostos, especialmente nos atópicos (atenção para associações a asma, rinite alérgica e dermatite atópica!). Em indivíduos não sensibilizados, a picada causa pápulas eritematosas pruriginosas com distribuição linear, chamadas de lesões em "café, almoço e jantar", que desaparecem em aproximadamente 48 horas. As lesões são mais comuns nas extremidades distais. Nas pessoas sensibilizadas, no entanto, os quadros podem causar prurido intenso e placas eritematosas, urticariformes, com vários centímetros de diâmetro e que podem persistir por vários dias. As complicações incluem impetiginização, linfangite e ulceração. Algumas pulgas podem ser vetores de várias enfermidades infecciosas humanas, como a doença da arranhadura do gato, a peste e a dipilidiose.

Bartonelose (Doença da Arranhadura do Gato)

Doença da arranhadura do gato foi descrita, inicialmente, em 1950, por Debré, tendo como agente etiológico a bactéria *Bartonella henselae* (ver Capítulo 73). O gato aparenta ser o reservatório da infecção, embora existam descrições de transmissão humana por cães. A doença pode ser transmitida pela mordedura e arranhadura do gato, picadas de pulgas e carrapatos. No gato a enfermidade geralmente é febril, autolimitante ou subclínica, podendo ocorrer sinais neurológicos, anorexia e linfadenopatia periférica.

A doença da arranhadura do gato em humanos se instala após contato e/ou arranhadura de gatos, principalmente em crianças e adultos jovens, sendo a causa de linfadenite crônica mais comum nos USA. Mais da metade dos casos acontece em crianças do sexo masculino. É importante saber que as pulgas têm papel protagonista na transmissão da enfermidade de gato para gato, mas não para humanos. Os animais podem ser sadios e atuar como reservatórios. Aproximadamente 76% dos pacientes têm história de uma arranhadura de gato, 2% uma arranhadura ou mordedura de cão e 22% nenhum histórico de arranhadura animal. Pode haver lesão de inoculação (vesícula ou pústula) e se estabelece uma linfoadenopatia regional, inicialmente dolorosa e que pode supurar. O aumento dos gânglios tende a regredir em até 4 meses, mas pode permanecer por 1-2 anos. O estado geral é bom. Alguns pacientes, porém, apresentam manifestações sistêmicas como febre baixa, adinamia, anorexia, conjuntivite, exantema e artralgia/mialgia. Podem ocorrer, ainda, pleuris, massas mediastinais, lesões osteolíticas, pneumonia atípica, pápulas angiomatoides similares às lesões do sarcoma de Kaposi na forma epidêmica da AIDS (ver Capítulo 32), anemia hemolítica, hepatoesplenomegalia e púrpura eosinofílica, caracterizando doença grave.

Yersiniose (Peste)

A **peste** é (ver Capítulo 72) causada pelo cocobacilo Gram-negativo *Yersinia pestis*, transmitido pela picada da pulga. Os ratos são considerados os reservatórios e a doença pode ser transmitida aos gatos, cães, seres humanos e outros animais. Os gatos são infectados, geralmente, após a ingestão do roedor infectado. As lesões cutâneas em cães e gatos estão associadas à forma bubônica da doença. Os humanos são infectados pela picada da pulga, contato com os abscessos e inalação de partículas infectadas de gatos com pneumonia. Em humanos, a doença é muito grave e foi responsável por dizimar a Humanidade durante a Idade Média, mas ainda existe em praticamente todo o mundo. A forma bubônica é predominante em humanos, sendo as formas pneumônicas e septicêmicas extremamente graves. Os bubões são gânglios hemorrágicos e edematosos e manchas purpúricas podem surgir por distúrbios sanguíneos em vários órgãos, incluindo a pele. A denominação de peste negra é resultante destas máculas de tonalidade eritemato-violáceas, que escurecem ainda mais com a evolução da doença. A forma pneumônica é muito grave e causa morte em 100% dos casos não tratados.

Dipilidiose (Teníase)

Dipilidiose (teníase do cão e do gato – *Dipylidium caninum*) tem pulga e piolhos como hospedeiros intermediários (ver Capítulo 112). De rara ocorrência em humanos, as crianças podem ser infectar brincando com cães e gatos doentes, por ingestão de proglotes presentes nas fezes dos animais ou da ingestão dos hospedeiros intermediários. Os sintomas mais comuns são dores abdominais, irritabilidade, diarreia e prurido anal. Entretanto, a maioria das infestações é assintomática.

Tungíase (Bicho de Pé)

Tungíase ("bicho de pé, bicho de porco, olho branco, batatinha") (ver Capítulo 116) é causada pela *Tunga penetrans* (Lineu, 1758), a menor das pulgas (1 mm). Adultos machos e fêmeas preferem solo arenoso e são frequentes em chiqueiros, ranchos ou no peridomicílio rural. Parasitam, preferencialmente, os porcos, mas também atacam o cão, o gato, aves domésticas, o rato e o homem.

As fêmeas fecundadas penetram na pele e alimentam-se de sangue. O abdome repleto de ovos (100) dilata-se. No solo, os ovos eclodem dando origem às larvas e pupas que, após 30 dias, tornam-se adultos. Nos cães, várias patas (principalmente margens dos coxins) podem estar intensamente acometidas, levando a fissuras, ulcerações, piodermites, linfadenopatia e claudicação. Em animais menores pode levar à extensa proporção de perdas teciduais.

No homem acomete, principalmente, as regiões plantares, os espaços interdigitais e as pregas ungueais. Infestações maciças são raras, com lesões nas coxas, genitais, membros superiores e face. A lesão típica é uma pápula amarelada com um ponto negro central (a "batata"); trata-se do abdome da pulga repleto de ovos, estigmas respiratórios e ovipositor. A tungíase pode ser complicada por infecções bacterianas (piodermites) e servir como porta de entrada para o tétano (*Clostridium tetani*).

Ixodidiose (Carrapatos)

Os carrapatos ixodídeos (carrapatos duros) são mais especializados e mais adaptados ao parasitismo que os argasídeos (carrapatos moles). Em cães e gatos, o ixodídeo *Rhipicephalus sanguineus* é o mais importante, mas o gênero *Amblyoma* é o mais associado a dermatites e transmissão de doenças em humanos no Brasil.

Sob o ponto de vista dermatológico, a picada do carrapato pode provocar reações de hipersensibilidade tipo 3 e 4 e hipersensibilidade cutânea basofílica. Os carrapatos adultos podem levar, nos animais parasitados, à formação de lesões alopécicas, papulonodulares, eritematosas, pruriginosas e dolorosas, encimadas por uma vesícula e, por vezes, necróticas (Fig. 6-1). Podem ocorrer vasculite e lesões infiltradas semelhante a linfoma (*linfocitoma cutis, pseudolinfoma*). Os carrapatos podem, ainda, servir de vetores para várias enfermidades sistêmicas causadas por bactérias, riquétsias, vírus, protozoários e ocasionar nos cães e no gado bovino e equino a chamada paralisia pelo carrapato (a saliva pode conter neurotoxinas paralisantes), que pode ser fatal.

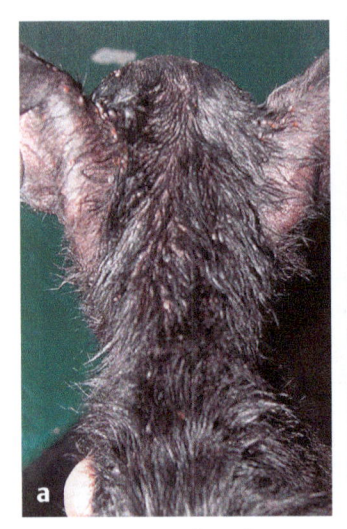

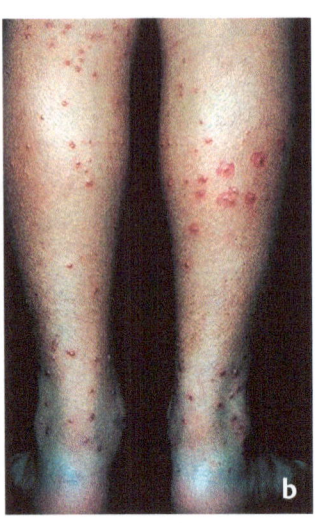

Fig. 6-1. Intensa infestação por carrapatos em um cão (a) e lesões disseminadas causadas por picadas de carrapatos na região posterior da perna (b).

Em seres humanos e animais, a picada do carrapato das espécies *R. sanguineus, Dermatocentor variabilis* e *Amblyomma cajanensis* pode transmitir a febre maculosa, causada pela *Rickttesia rickettsia* (*Rocky Mountain Spotted Fever*) (ver Capítulo 81). Os sinais clínicos em cães incluem febre, anorexia, letargia, linfadenopatia, eritema e edema dos lábios, prepúcio, escroto, pavilhão auricular e extremidades. Hemorragias petequiais e equimóticas seguem a fase aguda e podem ser vistas nas mucosas oral, genital e ocular. Podem ocorrer melena, epistaxes, hematúria e sinais neurológicos nos casos graves ou tardiamente tratados. Quando a infecção ocorre em humanos, é causada, principalmente, por carrapatos de cervos e, no Brasil, de capivaras. As manifestações são de ordem hemorrágica e a febre alta associada às máculas eritematosas orienta o diagnóstico. As manchas ocorrem em razão do sangramento disseminado pela vasculite causada pela bactéria. O paciente apresenta mal-estar, adinamia e pode levar à morte. Outras enfermidades que podem ser transmitidas por carrapatos incluem a erliquiose, febre Q e a borreliose de Lyme (ver Capítulo 76).

Erliquiose
Erliquiose (ver Capítulo 65) é outra enfermidade grave em pequenos animais e que pode ser transmitida aos seres humanos. O gênero *Ehrlichia* engloba bactérias intracelulares obrigatórias, Gram-negativas, que infectam, primariamente, os leucócitos (monócitos, macrófagos e granulócitos). Uma das mais sérias e frequentes infecções em cães é a **erliquiose monocitotrópica** (causada pela *Ehrlichia canis*). Os cães acometidos podem apresentar grave quadro hematológico com pancitopenia, sinais neuromusculares, oculares, cardiológicos e dermatológicos. Raramente pode haver infecção em humanos, com sinais e sintomas semelhantes aos dos cães. Tem sido sugerido que o agente infeccioso da **erliquiose humana venezuelana** seja uma subespécie ou variante da *E. canis,* e se assim for, os cães podem ser os reservatórios para essa enfermidade. *E. ewingii* e *Anaplasma phagocytophilum* são outros exemplos de agentes infecciosos que podem ser transmitidos pela picada de carrapatos.

Febre Q
A **febre Q** (ver Capítulo 81) é causada pela bactéria *Coxiella burnetti* com distribuição cosmopolita (exceção a alguns poucos países). São várias as espécies de carrapatos e outros artrópodes que podem atuar como hospedeiros intermediários. A doença em animais e humanos é mais frequentemente adquirida pela picada do carrapato, inalação de secreções infectadas ou ingestão de carne crua. Os bovinos, ovinos e caprinos são os reservatórios mais frequentes envolvidos na infecção humana. Dessa forma, os magarefes, tosadores de carneiros, fazendeiros e veterinários possuem maior risco de contrair a infecção. Cães e gatos, especialmente os parturientes ou em lactação, podem transmitir a doença a seres humanos. Em cães e gatos a infecção é, em geral, subclínica. A esplenomegalia pode ser o único achado no exame físico. Aborto pode ocorrer em felinos e tem sido relacionado com casos humanos. Os animais, em geral, não desenvolvem endocardite e infecção crônica como os humanos. A principal forma de infecção em humanos não é por picadas de carrapatos, mas por inalação, porém, a primeira também pode acontecer. Após incubação de duas e quatro semanas, surge febre persistente, calafrios, anorexia, mal-estar, cefaleia e mialgias. Pode haver pneumonia grave e emagrecimento. Em alguns casos a doença tem evolução desfavorável, causando hepatite, icterícia e endocardite grave com possibilidade de óbito.

Borreliose (Doença de Lyme)
O agente infeccioso da **borreliose de Lyme** (ver Capítulo 76), *Borrelia burgdorferi,* tem sido encontrado em muitos vetores hematófagos: carrapatos (várias espécies), mosquitos, pulgas, moscas picadoras. Apesar desses vários vetores, apenas ixodídeos são comprovadamente associados à transmissão da espiroqueta. Esta requer 48 horas de ligação carrapato-hospedeiro antes que ocorra transmissão. Os achados clínicos em cães podem incluir sinais sistêmicos como febre, artrite com claudicação e edema articular, linfoadenomegalia, anorexia, apatia, glomerulopatia com perda proteica e insuficiência renal. As clássicas placas cutâneas eritematosas e com bordas ativas (*eritema migrans*) em seres humanos são suspeitas de ocorrerem em cães, mas ainda carecem de comprovação científica. Em seres humanos, a doença segue o mesmo perfil epidemiológico, mas a evolução clínica é insidiosa: surge um marcador cutâneo no ponto da picada (*eritema migrans*) que se manifesta por uma placa eritematosa com bordas bem demarcadas e tendência à cura central que "abre" (ampliação centrífuga) a partir de uma pápula inicial no ponto da picada (**"olho-de-boi"**). Posteriormente, esta lesão desaparece e a doença assume caráter sistêmico, podendo causar grave comprometimento cardíaco, neurológico e doença crônica oculta.

Dermatofitose (*Tineas* ou Tinhas)
Dermatofitose (*tinea*, **"ringworm"**) é uma infecção fúngica superficial com acometimento dos tecidos queratinizados, especialmente a epiderme, os folículos pilosos e as unhas. A dermatofitose ocorre em várias espécies animais, incluindo o Homem, tendo distribuição cosmopolita e sendo mais comum nos climas quentes e úmidos. Existem várias espécies de fungos que podem causar a doença, mas as espécies encontradas

na veterinária e de maior importância médica são o *Microsporum* spp., *Tricophyton* spp. e *Epidermophyton* spp.

Os dermatófitos se espalham de animal para animal e para o Homem por contato direto, contato com os pelos e escamas infectados no ambiente ou via fômites infectados. As pulgas de um animal infectado também podem transmitir a doença. As infecções causadas pelo *M. canis* geralmente têm o gato como fonte de contágio.

A dermatofitose é uma doença pleomórfica em animais e, em geral não pode ser diagnosticada apenas com base em sinais clínicos. Os animais jovens, idosos ou imunossuprimidos são os mais acometidos pela doença. Em animais é uma doença predominantemente folicular e, por isso, a alopecia é um achado frequente, em associação a pápulas, pústulas, descamação, eritema, hiperpigmentação, comedões, paroníquia, furunculose, dermatite miliar e lesões nodulares (Fig. 6-2a). Muitos gatos podem ser oligossintomáticos e disseminar a doença para outros animais e seres humanos por tempo prolongado.

Em humanos, as dermatofitoses são mais comuns em certas populações: crianças, pacientes transplantados e oncológicos, pacientes imunodeprimidos e idosos. Em condições normais, as crianças são as primeiras a desenvolver a infecção, provavelmente pelo fato de estarem mais expostas ao contato físico mais prolongado com os animais infectados. Os profissionais de saúde que cuidam dos pacientes de maior risco devem ter cuidado especial para não se tornarem infectados e transmitir a doença para esse grupo de risco. Cita-se que aproximadamente 50% dos humanos em contato com gatos doentes (mesmo subclínicos) podem desenvolver a doença. Todo novo animal que adentra em um ambiente, particularmente da população de risco, deve ser submetido ao cultivo micológico. Os trabalhadores rurais que trabalham com gado bovino estão entre os mais acometidos pelas dermatofitoses dentre os grupos ocupacionais. Deve-se notar que os esporos de *M. canis* podem ficar viáveis e infectantes no ambiente por muitos meses. Portanto, a limpeza e desinfecção ambiental é uma medida obrigatória na profilaxia.

As micoses superficiais por dermatófitos apresentam aspectos clínicos típicos em humanos: são placas eritematosas e descamativas com tendência à cura central e bordas circinadas (Fig. 6-2b). No couro cabeludo assumem aspecto de placas eritematodescamativas, com quebra dos fios de cabelo em diferentes planos (tonsura). Algumas enfermidades, como a pitiríase rósea e as farmacodermias, podem simular as tinhas, mas o exame micológico direto comprova a etiologia fúngica.

Malasseziose

Malasseziose é uma infecção fúngica superficial causada pelo fungo comensal, leveduriforme, lipofílico, *Malassezia pachydermatis (Pityrosporum pachydermatis)* e raramente por outras espécies lipídicas dependentes. Esse fungo frequentemente é encontrado na pele, meato acústico, mucosa oral, vaginal e anal e sacos anais de cães normais. Não há invasão subcorneal e admite-se que os sinais sejam frutos da reação de hipersensibilidade ao fungo. Alterações da imunidade e microclima cutâneo, ruptura da barreira epidérmica, consequentes a disceratoses, alergias, endocrinopatias, defeitos anatômicos (pregas cutâneas) são os mais citados fatores predisponentes para o desenvolvimento da infecção. A enfermidade em cães pode ser localizada, multifocal ou generalizada, geralmente com importante dermatite seborreica pruriginosa. Alopecia, hiperpigmentação e liquenificação são comuns nos casos crônicos. As áreas mais acometidas são os lábios, interdígito, cervical ventral e as áreas intertriginosas. A malasseziose foi recentemente reconhecida como uma zoonose. Um surto de dermatite esfoliativa foi descrito em uma unidade de terapia intensiva neonatal; o microrganismo foi isolado de uma emulsão lipídica intravenosa usada nessa unidade. Tem sido descrito raramente casos fatais de fungemia em neonatos prematuros. No entanto, a exposição às colônias de microrganismos de cães normais não representa risco à saúde humana, considerando que há pouco risco de contágio após cuidadosa higiene das mãos dos proprietários após o tratamento dos animais sintomáticos.

Esporotricose

Esporotricose (ver Capítulo 92) é uma doença micótica subcutânea, com ampla distribuição mundial, causada pelo fungo dimórfico *Sporothrix schenckii*. Recentes estudos filogenéticos têm sugerido que diferentes espécies podem ocorrer em diversas regiões geográficas. Essa doença tem sido descrita em cães, gatos, equídeos, porcos, ratos, camundongos, bovinos, caprinos, raposas, camelos, golfinhos e chimpanzés. Trata-se da micose subcutânea mais frequente em seres humanos na América Latina. O fungo cresce como saprófita no solo e material orgânico em decomposição e costuma ser mais prevalente nas regiões de clima quente e úmido como a equatorial, tropical e subtropical.

O fungo cresce no ambiente e em meio de cultivo a 25°C na forma miceliana e na forma de leveduras no tecido animal ou meio de cultivo a 37°C. Geralmente as infecções animal e humana ocorrem por meio da inoculação direta do microrganismo na pele a partir de plantas e solo contaminados ou, menos comumente, por inalação. A transmissão zoonótica geralmente ocorre por meio de mordeduras ou arranhaduras de animais como gato, esquilos e cães. Os gatos assumem papel relevante nesse elo zoonótico porque, geralmente, abrigam enormes quantidades de fungos nos tecidos infectados, fazendo com que estes possam ser isolados da pele, garras, cavidade nasal e oral. Os hábitos dos felinos em arranhar a

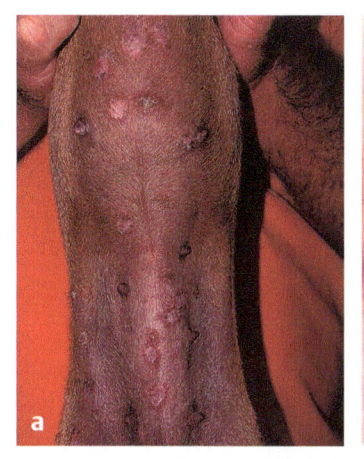

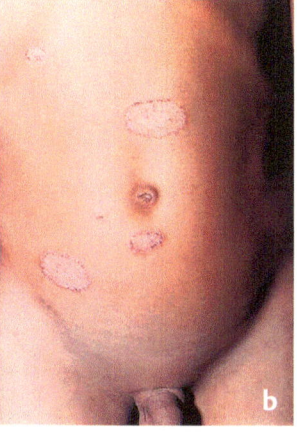

Fig. 6-2. Dermatofitose – múltiplas lesões anulares circinadas no tronco de um cão (a) e de uma criança (b).

vegetação, a grande mobilidade, as disputas territoriais e sexuais facilitam muito a disseminação do agente infeccioso no ambiente e para outros animais. Os cães adquirem a infecção por meio de brigas com os gatos, ou do ambiente, pelo ato de fuçar ou escavar o solo. Após a inoculação, o fungo penetra na derme, converte-se em leveduras, alcança os vasos linfáticos regionais produzindo linfangite e linfadenite, ou pode-se disseminar, sistemicamente, por via hematogênica. A apresentação clínica em felinos varia de lesão única e discreta até a forma sistêmica e fatal. Tradicionalmente, existem três formas de apresentação clínica: a cutânea, a cutâneo-linfática e a disseminada. Frequentemente se observam nódulos e placas ulceradas, crostosas e necróticas, com secreção piossanguinolenta. A infecção bacteriana secundária é comum. Os locais mais acometidos são o segmento cefálico, pavilhões auriculares, base da cauda, membros pélvicos e patas. O envolvimento do plano nasal e narinas, com perda tecidual, espirros, tosse e dispneia não são incomuns. Os gatos com infecção sistêmica não estão acometidos, obrigatoriamente, pelos vírus da imunodeficiência felina (FIV) ou vírus da leucemia felina (FeLV). Em cães, a doença pode ter um curso mais benigno, mas casos de extrema gravidade podem ocorrer. Nessa espécie as lesões são observadas com mais frequência na ponte nasal, membros e tronco. A mucosa nasal também pode ser acometida.

A esporotricose humana possui uma grande incidência em determinadas ocupações: jardineiros, floristas, trabalhadores rurais, caçadores, pescadores, carpinteiros, médicos-veterinários e outras profissões ligadas a atividades com vegetais e animais. Em humanos, após a inoculação, forma-se uma pápula/nódulo no local do ferimento que evolui para uma úlcera e provoca uma linfangite ascendente com nódulos gomosos no trajeto, conferindo o clássico aspecto da "lesão em rosário". As lesões são, em geral, localizadas, com raras observações de comprometimento pulmonar e/ou ósseo. As extremidades superiores são mais comprometidas nos adultos, enquanto nas crianças a face é o local de predileção para aparecimento da micose. Quando esta não assume o aspecto em rosário (minoria dos casos), pode simular outras doenças como leishmaniose, paracoccidioidomicose, cromomicose, tuberculose e carcinoma espinocelular, sendo importante a história do doente e os exames complementares (p. ex., histopatológico, microbiológicos e biologia molecular).

Atualmente, existem surtos epidêmicos de esporotricose surgidos a partir de gatos doentes em vários locais, sendo especialmente importante o surto que acontece há anos na cidade do Rio de Janeiro, com milhares de casos diagnosticados.

Outras Micoses Profundas/Sistêmicas

Embora, teoricamente, seja possível, até o momento não há provas definitivas que animais acometidos por micoses profundas/sistêmicas, como histoplasmose, criptococose, blastomicose, coccidioidomicose, rinosporidiose e aspergilose representem algum perigo para a saúde pública. Em geral, as infecções concorrentes em animais e humanos indicam contágio da mesma fonte de exposição, especialmente para criptococose (ver Capítulo 88), histoplasmose (ver Capítulo 86) e coccidioidomicose (ver Capítulo 85). Portanto, as infecções nos animais servem como sentinela da presença do agente infeccioso em determinada região geográfica. Em humanos com imunossupressão, entretanto, os animais podem ser importantes veiculadores destas infecções. Isto ocorre com a criptococose (aves) e a histoplasmose (morcegos e aves).

Larva Migrans Cutânea ("Bicho Geográfico")

Em cães e gatos, a ancilostomose (ver Capítulo 109) é causada pelo helminto *Ancylostoma braziliense*, *Ancylostoma caninum* e *Uncinaria stenocephala* spp. Os cães são mais acometidos pela parasitose. Os vermes adultos vivem no intestino delgado, onde se ligam à mucosa, alimentando-se de sangue e fragmentos de mucosa. Os sinais clínicos nos animais incluem bronquite e alveolite, diarreia, melena, hipodesenvolvimento orgânico, anemia, anorexia, apatia, pelagem fosca e áspera. Os cães eliminam os ovos pelas fezes no ambiente. No solo, os ovos eclodem, liberando as larvas rabditoides que se transformam, em poucos dias, em larvas filarióideas ou infectantes. Essas larvas penetram na pele dos animais, alcançam a circulação linfática e sanguínea, passam pelos pulmões, faringe, são deglutidas e completam o ciclo (ciclo de Loss). Nos animais, no sítio de penetração cutânea ocorre dermatite papulonodular, eritematosa, infiltrada e alopécica (geralmente nas áreas em contato com o solo; interdígito, coxins, membros e abdome ventral). Com a cronicidade, pode-se desenvolver hiperceratose e fissuras nos coxins.

Acidentalmente, nos ambientes contaminados, as larvas infectantes penetram na pele humana causando a conhecida **larva migrans cutânea ("bicho geográfico")**. A infestação humana é mais comum em regiões com baixo nível socioeconômico, onde existem más condições higiênico-sanitárias, alta população de cães errantes e população desinformada. A denominação de "bicho geográfico" ocorre pela impossibilidade de o parasita completar o ciclo, o que faz com que ele se movimente na pele, alguns milímetros por dia, provocando lesões pruriginosas, lineares ou serpiginosas típicas (Fig. 6-3). A doença, que geralmente é autolimitada, pode durar algumas semanas. Em certas condições, pode haver infestações múltiplas e o diagnóstico pode ser mais difícil, especialmente na fase papulosa anterior à movimentação das larvas. A *larva migrans* é uma doença de países tropicais, ocorrendo nas praias, parques e *playgrounds*, exatamente os locais onde cães e gatos depositam as fezes.

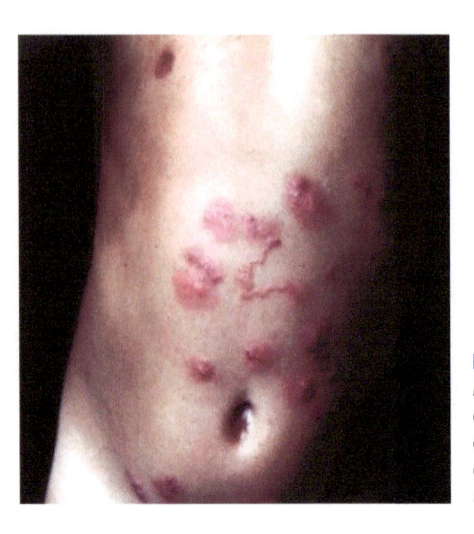

Fig. 6-3. *Larva migrans* cutânea. Lesões eritematopapulosas e serpiginosas na região abdominal.

Poxviroses

Poxviridae pertence a uma grande família de DNA-vírus que possui em comum nucleoproteínas grupo-específicas. Muitas poxviroses em animais de grande porte podem produzir lesões em humanos: varíola bovina, varíola caprina, pseudovaríola, estomatite papulosa bovina, varíola equina e a dermatite viral pustulosa contagiosa. As zoonoses mais comuns são a **pseudovaríola** *(Parapoxvirus bovis 2)*, **estomatite papulosa bovina** *(Parapoxvirus bovis 1)* e **dermatite viral pustulosa contagiosa** (ectima contagioso – *Parapoxvirus ovis*). As lesões na pele causadas por poxvírus apresentam uma evolução típica; iniciam-se como uma mácula eritematosa, evoluindo para pápula e vesícula que se torna uma pústula umbilicada, de borda eritematosa e elevada, que se rompe e deixa uma crosta sobre o leito exulcerado que, frequentemente, se resolve com cicatriz. Por vezes as lesões podem ser proliferativas, com hiperplasia epitelial, tecido de granulação, conferindo aspecto vegetoverrucoso. A formação de lesões vesiculosas nem sempre ocorre. A estomatite papulosa bovina e a pseudovaríola bovina causam, no Homem, o conhecido nódulo dos ordenhadores.

A estomatite papulosa bovina é uma infecção relativamente comum e de distribuição mundial. As lesões ocorrem, em geral, em animais com menos de um ano de idade, acometendo principalmente o focinho, narinas e lábios. As vacas que amamentam bezerros infectados terão lesões no úbere. A pseudovaríola também é uma infecção relativamente comum e cosmopolita. As lesões são encontradas também nos membros pélvicos, períneo e escroto, onde as vesículas geralmente não são observadas.

A dermatite viral pustulosa contagiosa (ectima contagioso ou *orf*) é uma infecção cosmopolita que tende a acometer animais jovens (caprinos e ovinos), sendo mais frequente nos lábios, focinho, narinas, pálpebras e pavilhões auriculares. Podem, ainda, ser observadas em outras regiões como cavidade oral, interdígitos, coroa dos cascos, mamilos, períneo, escroto e membros. As lesões exibem a típica apresentação dos poxvírus, mas a presença de espessas crostas e aspecto papilomatoso são comuns na evolução das lesões (Fig. 6-4a).

O nódulo dos ordenhadores em humanos é uma doença viral de caráter ocupacional, que ocorre, principalmente, nos ordenhadores, veterinários e açougueiros. O contágio se dá pela contaminação direta (contato com as lesões animais), podendo ocorrer, também, disseminação entre os humanos. Em certas regiões a doença acontece com frequência.

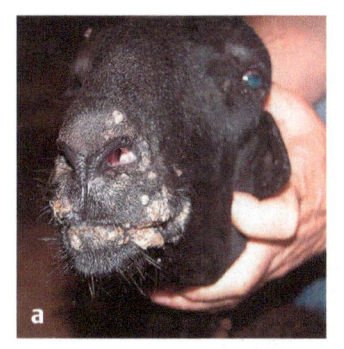

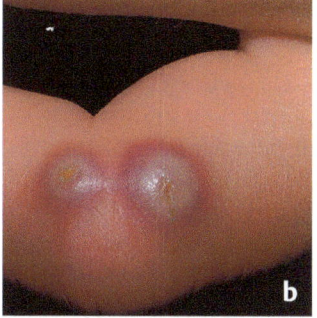

Fig. 6-4. Dermatite viral pustulosa contagiosa (ectima contagioso). Lesões crostosas na face de um caprino (**a**) e típica lesão ("orf") no dedo do ser humano (**b**).

Os parapoxvírus que causam a doença são inoculados quando do contato com animais infectados ou carne contaminada. Após 5-15 dias surgem pápulas achatadas que, em dias, formam nódulos de superfície verrucosa e cor eritematoviolácea, em localizações diversas, sendo especialmente comuns nas mãos. A doença se resolve em 6-8 semanas.

O *orf*, ou ectima contagioso, está associado ao gado caprino e ovino (carneiros e cabritos). Também é transmitido para o Homem por contato direto ou fômites. A lesão inicial é uma pápula que pode ter o centro deprimido e assumir aspecto em alvo, circundado por um halo hipocrômico ou eritematoso (Fig. 6-4b). Posteriormente, a lesão pode evoluir para um nódulo semelhante a um granuloma piogênico. A cura se dá após a formação de crostas e achatamento da lesão. Também considerada uma doença ocupacional, acontece com mais frequência em ordenhadores, veterinários e açougueiros.

Os gatos também podem ser infectados por poxvírus (*cowpox* vírus – vírus da varíola bovina), havendo potencial zoonótico. A doença aparenta ser mais observada no Reino Unido e Eurásia. Os gatos adquirem a infecção por meio de caçadas aos roedores, que são considerados os reservatórios desses vírus. Nódulos, abscessos e celulites geralmente ocorrem na cabeça, região cervical ou membros, podendo ser acompanhados de generalização e sinais sistêmicos. As lesões em humanos não são comuns, mas podem ser graves, especialmente em indivíduos imunocomprometidos. O contágio se dá por contato direto via mordedura ou arranhadura. As lesões geralmente são nodulares e necróticas e aparecem nas mãos e braços, sendo acompanhadas por sinais sistêmicos.

Leishmanioses (Visceral, Tegumentar e Cutaneomucosa)

As **leishmanioses** (ver Capítulos 96 e 97) são um grupo de doenças infecciosas de patogênese complexa que acomete o ser humano e os animais, causadas por protozoários do gênero *Leishmania*, da família *Trypanosomatidae*. As leishmanioses são classificadas, pela Organização Mundial da Saúde (OMS), entre as mais importantes doenças infectocontagiosas com ocorrência em vários países, exigindo notificação obrigatória no Brasil. Nas Américas, as leishmanioses podem ser divididas em dois grupos: leishmaniose visceral e leishmaniose tegumentar americana, que inclui a leishmaniose cutânea, a mucocutânea e a cutânea difusa. A leishmaniose tegumentar pode ser causada pelas espécies *Leishmania (Leishmania) amazonensis, Leishmania (Viannia) guyanensis, L. (V.) lainsoni, L. (V.) naiffi, L. (V.) shawi* e *L. (V.) braziliensis*. A leishmaniose visceral, ou calazar, é causada pela infecção com o protozoário *Leishmania infantum* (sinônimo de *Leishmania chagasi*). Os flebotomíneos servem como vetores, transmitindo o parasita entre os animais domésticos, silvestres e humanos. O gênero *Lutzomyia* é considerado o vetor em nosso continente, e *L. longipalpis* é considerada a espécie mais importante no ciclo epidemiológico da leishmaniose visceral. Já a transmissão da leishmaniose tegumentar americana no Brasil é feita pela *L. whitmani* ou *L. intermedia*.

Os reservatórios naturais das leishmanioses incluem animais silvestres (p. ex., roedores e o gambá) e alguns animais domésticos como cão, gato e equídeos. O cão, recentemente, tem sido incriminado como o principal reservatório da *L. infantum* nas áreas urbanas.

Os dados da história e os sinais clínicos da leishmaniose visceral em cães compõem uma grande lista, reflexo da condição multissistêmica da enfermidade, resultante da complexa patogênese e resposta imunológica: linfoadenomegalia, perda de peso, sonolência, anorexia, dermatopatias, febre, doença ocular (uveíte, ceratoconjuntivite), glomerulonefropatia, esplenomegalia, rinite com ou sem epistaxe, pneumonia, icterícia, melena e claudicação (poliartrite erosiva ou não erosiva). Dependendo do levantamento, os achados dermatológicos ocorrem em cerca de 90% dos casos e incluem enfermidade cutânea seborreica (escamas micáceas), alopecia, ulcerações (principalmente nas proeminências ósseas e junções mucocutâneas), nódulos isolados ou disseminados incluindo cavidade oral, crescimento exagerado das unhas e onicogrifose. O quadro dermatológico pode ser focal, multifocal, regionalizado ou generalizado.

A leishmaniose visceral humana é uma doença séria e pode ser fatal se não for tratada. Condições socioeconômicas desfavoráveis, incluindo a subnutrição, são fatores predisponentes à progressão e gravidade da doença. A transmissão da *L. chagasi* de cães para humanos, via flebotomíneos, é considerada a rota primária de infecção, havendo correlação entre o aumento do nível de infecção canina e o aumento da infecção humana. A transmissão por contato direto cão-homem é considerada rara ou especulativa, mas não pode ser descartada. A transmissão por hemoderivados tem sido documentada, assim como pelo uso compartilhado de seringas e agulhas. Portanto, deve-se evitar o contato direto, sem a devida proteção, com agulhas hipodérmicas ou lesões ulceradas dos animais doentes.

Já a leishmaniose tegumentar em cães manifesta-se pela presença de lesões ulceradas ou ulcerocrostosas localizadas, frequentemente, no pavilhão auricular, plano e ponte nasal, bolsa escrotal e na face (Fig. 6-5a). Em animais com poucos pelos pode ocorrer em qualquer lugar do tegumento. O curso é crônico, pode haver resolução espontânea, com reativações futuras. Pode acometer também outras espécies de animais domésticos, que adoecem nas mesmas condições que os humanos, por transmissões acidentais. Cães e gatos de propriedades rurais, gado bovino e muares têm casos registrados de leishmaniose, mas deve ficar claro que são infecções por acidentes e estes animais não são fundamentais para a transmissão da doença como são os reservatórios animais que vivem nas matas.

A leishmaniose cutâneo-mucosa é, primariamente, uma zoonose de animais selvagens (especialmente marsupiais e pequenos roedores nas matas), sendo transmitida ao homem pela picada de mosquitos hematófagos flebotomíneos (principalmente do gênero *Lutzomyia*). Quando o protozoário é inoculado, o organismo suscita, inicialmente, uma reação inflamatória que se manifesta como uma pápula eritematosa e infiltrada. Na sequência, a lesão se torna nodular e ulcerada, causando a clássica lesão da úlcera de bordas infiltradas e emolduradas, com um fundo granuloso grosseiro e, por vezes, com secreção purulenta e crostas (Fig. 6-5b). O processo acontece em cerca de duas semanas a um mês, sendo que a história clínica e a morfologia da úlcera permitem o diagnóstico. Esta úlcera pode-se expandir e atingir vários centímetros, mas tende a se curar espontaneamente em alguns meses. As lesões também podem, eventualmente, assumir aspecto ulcerovegetante, verrucosa, tuberosa e liquenoide. As úlceras podem ser múltiplas (raramente) e acometer as mucosas após um a dois anos, especialmente a mucosa nasal, o que confere ao paciente o aspecto de "nariz de tapir ou anta". Pode haver destruição intensa do septo nasal em doentes sem tratamento. A leishmaniose existe em todos os estados do Brasil e, atualmente, tem tanto o perfil epidemiológico típico do ser humano que adquire a doença ao adentrar ambientes de mata como as adaptações do vetor a matas ciliares de rios e proximidades de domicílios, em propriedades rurais e mesmo periferias de cidades.

Acidentes por Mordeduras de Animais

Os dados nacionais de feridas por mordeduras de animais são (ver Capítulo 117) escassos, mas admite-se que a grande maioria dos acidentes não é notificada, embora seja claro que a maioria dos acidentes é causada por cães e gatos. Nos EUA, aproximadamente 1% dos atendimentos de emergência é provocado por mordeduras (800.000 casos anuais), estando os médicos-veterinários e outros profissionais da saúde animal entre os que estão expostos a maiores riscos. As notificações de óbitos são raras e acontecem em crianças por ataques de cães agressivos e de grande porte.

Estes ataques dependem de vários fatores, dentre eles a popularidade das raças, tipo de relação proprietário/animal, condição socioeconômica e situações momentâneas como medo, comida, domínio territorial ou sexual e dor. Certas atitudes com o cão, como deitar sobre o animal, abraçar, beijar, segurar pela coleira ou posicionar-se muito próximo podem aumentar a chance do acidente, especialmente em crianças e na ausência de adultos. A frequência de acidente por mordedura e arranhadura felina é bem menor do que em cães, no entanto, essas feridas apresentam maior possibilidade de se tornarem infectadas. Estima-se que entre 4 e 20% das mordeduras por cães e 20 a 50% dos acidentes provocadas por gatos se tornam infectadas.

Os agentes infecciosos isolados das lesões infectadas são aqueles normalmente presentes na flora oral canina e felina. As espécies de bactérias associadas às mordeduras dos cães são, comumente: *Staphylococcus* spp., *Streptococcus* spp., *Eikenella corrodens, Pasteurella multocida, Proteus* spp., *Klebsiella* spp., *Haemophilus* spp., *Enterobacter* spp., *Capnocytophaga canimorsus e Bacteroides* spp. Mordeduras de gatos podem

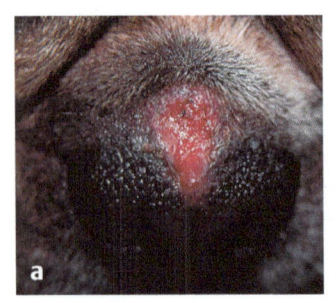

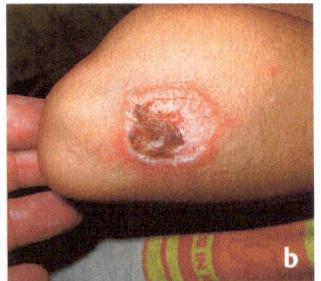

Fig. 6-5. Leishmaniose tegumentar americana – lesões ulceradas emolduradas na ponte nasal de um cão (**a**) e posterior do braço de um ser humano (**b**).

infectar feridas com *Pasteurella multocida, Actinomyces* spp., *Bacteroides* spp., *Fusobacteruim* spp., *Clostridium* spp., *Staphylococcus* spp., *Streptococcus* spp., *Propionibacterium* spp., *Fusobacterium* spp., *Wolinella* spp., *Porphyromonas* spp., *Prevotella* spp. *e Peptostreptococcus* spp.

O risco de infecção aumenta em condições de esmagamento de tecidos (cão) e mordidas puntiformes/perfurantes (gatos – dentes e garras finas e afiadas). A despeito de várias bactérias aeróbicas e anaeróbicas poderem ser isoladas, as espécies com maior potencial de causar manifestações sistêmicas são a *Pasteurela multocida, Neisseria animarolis e Capnocitophaga canimorsus.* Mais que 50% das feridas infectadas por mordedura felina e 20 a 30% das mordeduras caninas encontram-se contaminadas por *Pasteurela* sp. Manifestações sistêmicas graves são mais prováveis de ocorrer em pacientes imunossuprimidos ou debilitados (p. ex., diabetes melito, doença hepática). Meningite, tonsilite, sinusite, celulite, peritonite, artrite por *Pasteurela* sp. são algumas das sérias complicações observadas em seres humanos acidentados por animais em diversas situações. A *Neisseria animarolis* pode causar séria infecção sistêmica em pacientes imunossuprimidos ou em inoculações profundas. As espécies de *Capnocytophaga* são Gram-negativas e capnofílicas, com grande semelhança ao *Fusobaterium e Bacteroides.* Podem ser isoladas, respectivamente, em 16 e 18% da cavidade oral de cães e gatos saudáveis. Em seres humanos imunocompetentes, a *Capnocytophaga* pode produzir infecções respiratórias, cutâneas e subcutâneas (celulites), ósseas e abdominais. *Capnocytophaga canimorsus* possui alta propensão a causar bacteremia sistêmica com alto tropismo para os folhetos endoteliais, resistência ao complemento sérico e à atividade bactericida dos macrófagos. A maioria das infecções graves tem ocorrido em seres humanos imunossuprimidos e acima de 40 anos. As condições predisponentes incluem quimioterapia, esplenectomia, corticoterapia, alcoolismo, câncer, doença cardíaca arteriosclerótica, doença pulmonar crônica, neutropenias e má absorção intestinal. Em pacientes imunossuprimidos podem ocorrer sepse e grave endocardite com evolução fatal. Outros patógenos podem contaminar as feridas por mordedura em seres humanos: *Corynebacterium auriscanis, Fusobacterium canifelinum, Staphylococcus pseudointermedius, Bartonella,* micobatérias saprofíticas e algumas espécies de fungos (p. ex., *Sporothrix schenkii*).

Os sinais clínicos de mordedura canina em seres humanos dependem da natureza do ataque: tamanho, raça e temperamento do cão, intensidade e duração do ataque, idade e tamanho do paciente, região anatômica acometida. As lesões podem variar de simples abrasões até lacerações e avulsões, com sangramento profuso e acometimento de tendões, ligamentos, músculos, vasos, nervos e ossos. Na maioria dos adultos as lesões estão localizadas nos membros superiores e tronco; em crianças são mais observadas na face. As lesões provocadas por felinos são, em geral, puntiformes, frequentemente nas mãos e braços, com maior chance de infecção e complicações. São indicativos de infecção o edema, eritema, dor, presença de pus, linfoadenomegalia e febre. Outras mordeduras que ocasionam esmagamento profundo são as dos equídeos e, mais raramente, bovinos. Além das infecções já mencionadas, é oportuno lembrar que as mordeduras, arranhaduras e lambeduras podem transmitir o vírus da raiva e o tétano (ver Capítulos 51 e 60), duas importantes doenças infecciosas.

O tratamento envolve duas etapas: as medidas de primeiros socorros e os cuidados tardios para o tratamento das infecções secundárias e reparos de tecidos lesionados. O paciente deve ser tranquilizado enquanto aguarda o atendimento, especialmente durante o transporte para um centro médico, e manipulado com luvas pela equipe médica e paramédica, em razão do risco de infecções e da invariável presença de sangue no ferimento. Se não houver sangramento intenso, deve-se lavar o ferimento com água corrente e sabão por 5 a 10 minutos, retirando-se todas as substâncias estranhas da área. Deve-se ter em mente que a lavagem com água sob alta pressão melhora os resultados. A lavagem pode ser feita com solução salina estéril, mesmo em ferimentos puntiformes, quando se usa seringa e uma agulha de grosso calibre. A limpeza cuidadosa é fundamental na prevenção das infecções, especialmente nos ferimentos lacerados, sendo mais decisiva na prevenção de infecções que o uso profilático de antibióticos. Todo tecido desvitalizado deve ser retirado, especialmente nas bordas da ferida, o que ocorre com muita frequência nas mordeduras de cães, que geralmente esmagam tecidos. Na dúvida, deve-se manter o tecido e reavaliar em 24 a 48 horas a sua vitalidade, promovendo o desbridamento somente do tecido necrótico. Sangramentos podem ser contidos comprimindo-se o ferimento com compressas limpas. Em um ferimento lacerado em que se foi possível realizar rigorosa antissepsia, pode-se fazer sutura. Os ferimentos tardios, os localizados nas mãos, os causados por mordeduras humanas, os puntiformes e os não desfigurantes podem permanecer abertos, mas devem ser reavaliados em 48 a 72 horas após a consulta inicial para a detecção de complicações. Se tiverem boa evolução, podem ser suturados, realizando-se o fechamento terciário ou primário retardado. Embora o diagnóstico dos sinais infecciosos seja feito por meio do exame clínico, a identificação da etiologia pode ser difícil, havendo, portanto, a necessidade de cultura e antibiograma para auxiliar a terapêutica. Por conta de as condições dos atendimentos médicos nem sempre serem ideais em muitos prontos-socorros, por vezes estas medidas não são possíveis e o uso de antibióticos se torna necessário ante o surgimento de sinais locais de infecção no ferimento, como edema, eritema e secreção purulenta. Os esquemas antimicrobianos empregados nos pacientes vítimas de mordedura animal são apresentados no Capítulo 117. Pacientes sem imunização antitetânica devem receber a vacina e o toxoide tetânico. Nos imunizados sem reforço há mais de 5 anos, é necessária a aplicação apenas do toxoide tetânico. A raiva deve ser prevenida em qualquer mordedura de animal selvagem, especialmente dos carnívoros. Os morcegos transmitem a raiva com certa frequência e a transmissão não se limita aos hematófagos, uma vez que morcegos frugívoros e insetívoros também podem portar o vírus e causar a doença ao morderem, acidental ou propositadamente, quando molestados. A profilaxia é mandatória, uma vez que a raiva não é curável, com raras exceções. Pacientes mordidos por animais selvagens ou de origem desconhecida devem ser vacinados contra a raiva (5 doses por via intramuscular) e receber imunoglobulina antirrábica (20 UI/kg). A infiltração de uma parte no local é útil, devendo o restante ser aplicado por via intramuscular.

CONTRIBUIÇÃO DOS AUTORES

C Pettan-Brewer, LG Conceição e V Haddad Jr foram igualmente responsáveis pela contribuição do capítulo, orientação do processo de escrita, indicação e coleta de material bibliográfico, elaboração direta do trabalho, redação e sua revisão final. Tabelas preparadas por CPB e revisadas pelos autores e as fotos dos pacientes por LGC e VHJ.

BIBLIOGRAFIA

Bennett JE, Dolin R, Blaser MJ. Mandell, Douglas and Bennett´s Principles and practice of infectious diseases. Philadelphia: Saunders; 2015.

Bond R, Morris DO, Guillot L, et al. Biology, diagnosis, and treatment of Malassezia dermatitis in dogs and cats. Veterinary Dermatology. 2020;31:27-e4.

Brum LC, Conceição LG, Ribeiro VM, Haddad Jr V. Principais dermatoses zoonóticas de cães e gatos. Clin Vet. 2007;XII(69):29-46.

Cardona-Ospina JA, Alvarado-Arnez LE, Escalera-Antezana JP. Sexual transmission of arboviruses: more to explore? Int J Infect Dis. 2018;76:126-7.

Carlo RJ, Conceição LG. Mordidas: Implicações, tratamentos e orientações. Revista CFMV (Brasília). 2016. v. 68, p. 45-49.

Cupertino MC, Cupertino GA, Gomes AP, Mayers N, Siqueira-Batista R. COVID-19 in Brazil: epidemiological update and perspectives. Asian Pacific Journal of Tropical Medicine, v. 13, p. 193-196, 2020.

Editorial. COVID-19 in Brazil: So what? Editorial. The Lancet Vol 395 May 09, 2020. https://doi.org/10.1016/S0140-6736(20)31095-3.

Greene CE.. Infectious diseases of the dog and cat., 4th ed. St Louis: Elsevier; 2012.

Haddad Jr V, Campos Neto MF, Mendes AL. Mordeduras de animais (selvagens e domésticas) e humanas. Rev Patol Trop. 2013;42(1):13-9.

Lerner H, Berg C. A Comparison of Three Holistic Approaches to Health: One Health, EcoHealth, and Planetary Health. Front Vet Sci. 2017;4:163.

Mackenzie JS, Jeggo M, Daszak P e Richt JA. One Health: The Human-Animal-Environment Interfaces in Emerging Infectious Diseases: The Concept and Examples of a One Health Approach. Current Topics in Microbiology and Immunology. Berlin: Springer-Verlag. 2013. p. 365.

Messenger, AM, Barnes, AN and GC Gray. Reverse Zoonotic Disease Transmission (Zooanthroponosis): A Review of Seldom-Documented Human Biological Threats to Animals. PLoS One 9(2): e89055, 2015

Miller WH, Griffin CE, Campbell KL. Muller & Kirk's Small animal dermatology, 7th ed. St Louis: Elsevier; 2013.

Moriello KA. Zoonotic skin diseases of dogs and cats. Animal Health Research Reviews 2003;4(2):157-68.

Rivitti EA. Manual de Dermatologia Clínica de Sampaio e Rivitti. São Paulo: Editora Artes Médicas; 2014.

Scott DW, Horn Jr RT. Zoonotic dermatosis of dogs and cats. In: The veterinary clinics or North America: small animal practice – zoonotic diseases. Philadelphia: WB Saunders Company; 1987. p. 117-44.

Scott DW. Color atlas of farm animal dermatology. Ames: Blackwell Publishing; 2007.

Scott DW. Large animal dermatology. Philadelphia: WB Saunders Company; 1988.

Siqueira-Batista R, Gomes AP, Santana LA, Santos SS. Parasitologia: fundamentos e prática clínica. 1. ed. Rio de Janeiro: Guanabara Koogan, 2020.

SITES

http://www.icmbio.gov.br/portal/ultimas-noticias/20-geral/9416-febre-amarela-macacos-nao-transmitem-a-doenca

http://agencia.fapesp.br/virus-do-nilo-ocidental-e-isolado-pela-primeira-vez-no-brasil/28292/

http://memorias.ioc.fiocruz.br/article/6488/0332-first-isolation-of-west-nile-virus-in-brazil

https://openwho.org/courses/introduccion-al-ncov?fbclid=IwAR0zdIOTh5BvLdS_xhy31qGIX0UqWDix--PGwRJ8FkKoIbQ7bqfXkwLhggk

BIOSSEGURANÇA E DOENÇAS INFECCIOSAS

CAPÍTULO 7

Rodrigo Siqueira-Batista ▪ Andréia Patrícia Gomes ▪ Aline de Freitas Suassuna Autran
Jorge Luiz Dutra Gazineo ▪ Isabel Theresa Holanda-Freitas ▪ Luciene Muniz Braga
Mathias Viana Vicari ▪ Ademir Nunes Ribeiro Júnior

INTRODUÇÃO

A Agência Nacional de Vigilância Sanitária (ANVISA) define Biossegurança como a *"condição de segurança alcançada por um conjunto de ações destinadas a prevenir, controlar, reduzir ou eliminar riscos inerentes às atividades que possam comprometer a saúde humana, animal e o meio ambiente"*.

Por quesitos semânticos, alguns países de língua inglesa referem-se à biossegurança como um termo com dois campos de significação, quais sejam: *biosafety* e *biosecurity*; em que o primeiro refere-se a todas as ações, sistemas e políticas de proteção, controle e redução de riscos ao ser humano contra a exposição a agentes biológicos perigosos, que vão desde uso de equipamentos de proteção individual, sistemas e máquinas laboratoriais específicas às técnicas de descontaminação; enquanto o segundo termo é mais voltado à proteção dos agentes biológicos patogênicos contra o uso indevido, como, por exemplo, a criação de arma biológica por organização terrorista (ver Capítulo 8).

Com efeito, pode-se ponderar que a biossegurança, independentemente da terminologia utilizada, visa à proteção do profissional, da população em geral, do meio ambiente e dos procedimentos científicos, ou seja, visa à proteção da vida, sendo assim assunto de extrema relevância principalmente no que concerne à prática do profissional de saúde, visto que este lida, diariamente, com doenças infectocontagiosas e patógenos perigosos.

Os diferentes aspectos da biossegurança, já reconhecidamente importantes, ganharam particular relevância no ano de 2020, em virtude da pandemia de COVID-19 (*doença causada pelo novo coronavírus*), cujo agente etiológico é vírus SARS-CoV-2 (ver Capítulo 48). De fato, questões como a lavagem/higienização das mãos e as medidas para minimizar a transmissão de patógenos por via respiratória vem sendo discutidas com frequência muito maior, tanto em termos acadêmicos, quanto nas esfera da divulgação científica e da imprensa leiga. Ademais, a recuperação dos elementos históricos concernentes à evolução das epidemias – desde a Antiguidade, passando pela peste e pela gripe espanhola, até o contexto contemporâneo (Fig. 7-1) – e os debates sobre a incorporação tecnológica para maximização da biossegurança

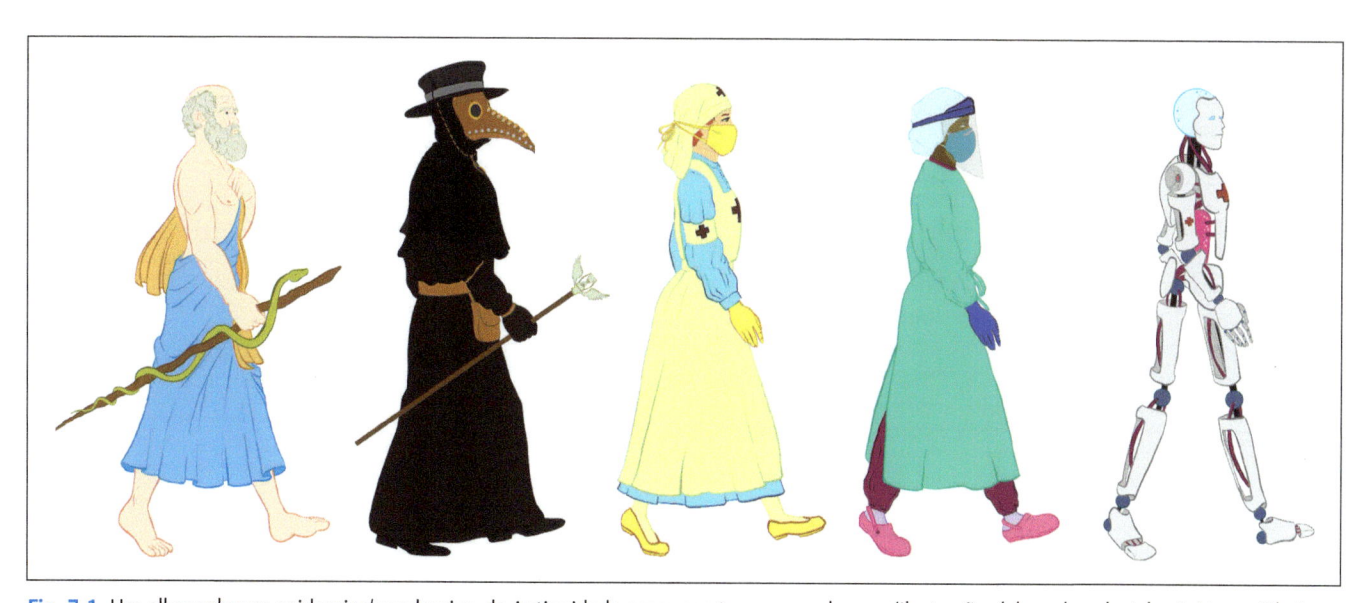

Fig. 7-1. Um olhar sobre as epidemias/pandemias, da Antiguidade grega aos tempos modernos. (Ilustração elaborada pelo Ademir Nunes Ribeiro Júnior; concepção teórica da imagem proposta pelo Prof. Rodrigo Siqueira-Batista. – Original publicado em Ribeiro Júnior et al.; 2023.)

(por exemplo, o uso de robôs para reduzir o risco de disseminação de agentes infecciosos), têm merecido lugar de destaque em publicações atuais.

No Brasil, a biossegurança encontra-se regulamentada pela Lei 11.105/2005, cujas normas influenciam aspectos ambientais, culturais, econômicos, jurídicos, sanitários, sociais e agrícolas da sociedade brasileira; e a participação efetiva do profissional da saúde na adoção dessas regras abarca várias esferas: no gerenciamento de risco de disseminação de agentes biológicos, no aconselhamento especializado para criação de protocolos, técnicas e procedimentos seguros, no preparo da classe médica, no uso direcionado dos recursos do sistema de saúde, na resposta eficaz a surtos e epidemias e no apoio à decisão em saúde.

Este capítulo tratará brevemente: 1. das precauções-padrão de biossegurança, 2. da vacinação para profissionais da saúde, 3. das profilaxias pré-(PrEP) e 4. das profilaxias pós-exposição (PEP) exposição a algumas das moléstias transmitidas por via respiratória e por fluidos biológicos; complementará a discussão a abordagem de medidas profiláticas a serem adotadas em algumas situações especiais de risco biológico.

PRECAUÇÃO-PADRÃO

A precaução-padrão consiste em recomendações de biossegurança às quais os profissionais da área da saúde estão incumbidos de seguir durante o processo de atendimento e cuidado de qualquer paciente, objetivando impossibilitar, ou ao menos dificultar, a transmissão e/ou a disseminação de infecções cruzadas entre o profissional e o doente. A adesão à precaução-padrão é um compromisso que todo trabalhador deve assumir para manutenção da salubridade do ambiente e, consequentemente, redução dos riscos de acidentes ocupacionais.

Constituem-se de três pilares (Quadro 7-1):

1. Higienizar corretamente as mãos (Fig. 7-2), antes e depois do contato com o paciente.
2. Utilizar equipamentos de proteção individual (EPI), caso necessário.
3. Atentar ao descarte adequado de material contaminado ou perfurocortante.

VACINAÇÃO DE PROFISSIONAIS DA SAÚDE

Uma das formas mais seguras e eficazes de proteção individual dos profissionais da saúde é a vacinação, pois esta confere imunização duradoura contra várias condições graves, bem como reduz a incidência de muitas doenças e evita epidemias, já que interrompe a cadeia de transmissão dos agentes infecciosos. A vacinação, portanto, tem papel fundamental na profilaxia pré-exposição (PrEP), como pode ser visto na Figura 7-3.

Quadro 7-1. Recomendações para Utilização de Equipamentos de Proteção Individual (EPI) na *Precaução-padrão* de Biossegurança

Precaução padrão: Medida	Utilização
Higienização das mãos[1]	Antes e após o contato com qualquer paciente, após a remoção das luvas e após o contato com sangue ou secreções
Luvas[2] e capote[3]	Usar quando houver risco de contato com sangue, secreções, membranas mucosas e pele não íntegra. Calçar imediatamente antes do contato com o paciente e retirar logo após o uso, higienizando as mãos em seguida, pois, após seu uso, 10% ou mais das luvas podem estar perfuradas, além de poder ocorrer contaminação das mãos durante a retirada das luvas
Óculos[4], protetor facial *(face shield)* e máscara	Usar quando houver risco de contato de sangue ou secreções, para proteção da mucosa de olhos, boca, nariz, roupa e superfícies corporais
Caixa de perfurocortante[5]	Descarte, em recipientes apropriados, seringas e agulhas (sem desconectá-las ou reencapá-las), vidros e ampolas

Observações:
1. Álcool gel é outro método seguro de higienização das mãos, desde que estas não estejam visivelmente sujas. Ele deve ser usado antes e após a manipulação do paciente e após tocar superfícies potencialmente contaminadas
2. Procedimentos com perspectiva de respingos de sangue e/ou de secreções: coleta de sangue, de urina e de fezes; realização de curativos; aplicação de fármacos por via parenteral; punção, ou dissecção, de veia profunda; aspiração das vias aéreas e intubação orotraqueal; broncoscopias; endoscopias; e procedimentos odontológicos
3. Emprego de capotes (aventais) está indicado durante a realização de higiene corporal e em caso de paciente em precaução de contato, gotículas ou aerossol; também, nas intervenções em que exista possibilidade de contato com fluido biológico, como na execução de curativos de porte significativo, em que haja maior risco de exposição do trabalhador, como, por exemplo, queimaduras graves, grandes feridas cirúrgicas e escaras de decúbito
4. O uso de óculos de proteção está indicado durante as intervenções em que haja risco de respingo, ou para administração de fármacos quimioterápicos; também, quando houver risco de contato com sangue ou secreções, gotículas ou aerossóis, para proteção da mucosa dos olhos, boca, nariz e superfícies corporais
5. Para os materiais perfurocortantes, empregar a caixa amarela, mas sem ultrapassar dois terços da capacidade máxima da mesma. É importante comentar que outros materiais contaminados – como algodão, compressas, gaze e outros – deverão ser dispensados em sacos plásticos branco-leitosos, identificados com símbolo de risco biológico
Fontes: BRASIL. Ministério da Saúde. Agência Nacional de Vigilância Sanitária. *Intervenções e Medidas de Prevenção e Controle da Resistência Microbiana*. Brasília: MS, 2010. Tabela adaptada do material disponível em http://www.anvisa.gov.br/servicosaude/controle/precaucoes_a3.pdf; BRASIL. Ministério da Saúde. Agência Nacional de Vigilância Sanitária. Nota Técnica GVIMS/GGTES/ANVISA Nº 04/2020. Orientações para serviços de saúde: Medidas de prevenção e controle que devem ser adotadas durante a assistência aos casos suspeitos ou confirmados de infecção pelo novo coronavírus (SARS-CoV-2). Atualizada em 31/03/2020.

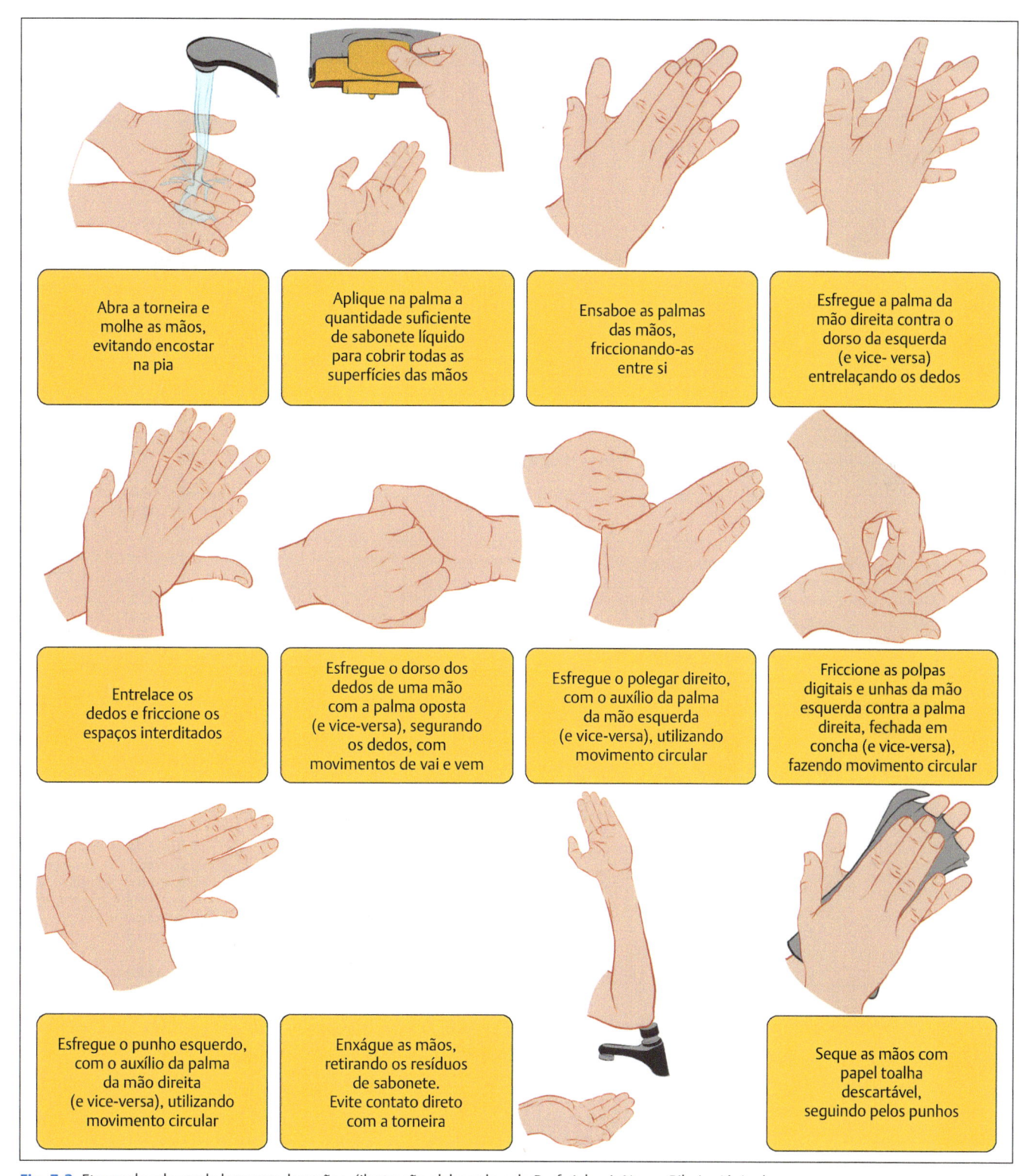

CAPÍTULO 7 ▪ BIOSSEGURANÇA E DOENÇAS INFECCIOSAS

Abra a torneira e molhe as mãos, evitando encostar na pia	Aplique na palma a quantidade suficiente de sabonete líquido para cobrir todas as superfícies das mãos	Ensaboe as palmas das mãos, friccionando-as entre si	Esfregue a palma da mão direita contra o dorso da esquerda (e vice-versa) entrelaçando os dedos
Entrelace os dedos e friccione os espaços interditados	Esfregue o dorso dos dedos de uma mão com a palma oposta (e vice-versa), segurando os dedos, com movimentos de vai e vem	Esfregue o polegar direito, com o auxílio da palma da mão esquerda (e vice-versa), utilizando movimento circular	Friccione as polpas digitais e unhas da mão esquerda contra a palma direita, fechada em concha (e vice-versa), fazendo movimento circular
Esfregue o punho esquerdo, com o auxílio da palma da mão direita (e vice-versa), utilizando movimento circular	Enxágue as mãos, retirando os resíduos de sabonete. Evite contato direto com a torneira		Seque as mãos com papel toalha descartável, seguindo pelos punhos

Fig. 7-2. Etapas da adequada lavagem das mãos. (Ilustração elaborada pelo Prof. Ademir Nunes Ribeiro Júnior.)

PARTE I ■ ASPECTOS ESSENCIAIS À ABORDAGEM DO ENFERMO COM DOENÇAS INFECCIOSAS

CALENDÁRIO DE VACINAÇÃO SBIm OCUPACIONAL
Recomendações da Sociedade Brasileira de Imunizações (SBIm) – 2020/2021

Comentários numerados devem ser consultados.

Este calendário considera as vacinas particularmente recomendadas para prevenir doenças infecciosas relacionadas ao risco ocupacional para o trabalhador e/ou sua clientela.

Todo indivíduo deve estar em dia com o calendário recomendado para sua faixa etária. Na impossibilidade de cumpri-lo integralmente, devem-se considerar, no mínimo, as vacinas disponíveis nas Unidades Básicas de Saúde (UBS).*

Vacinas especialmente indicadas	Esquemas e recomendações	Saúde	Alimentos e bebidas	Militares, policiais e bombeiros	Profissionais que lidam com dejetos, águas contaminadas e coletores de lixo	Crianças	Animais	Profissionais do sexo	Profissionais administrativos	Profissionais que viajam muito	Receptivos de estrangeiros	Manicures, pedicures, podólogos e tatuadores	Profissionais que trabalham em regime de confinamento	Profissionais e voluntários em campos de refugiados, situações de catástrofe e ajuda humanitária	Atletas profissionais
Tríplice viral (sarampo, caxumba e rubéola) [1,2,3]	Para profissionais com esquema completo, não há evidências que justifiquem uma terceira dose como rotina, podendo ser considerada em situações de risco epidemiológico, como surtos de caxumba e/ou sarampo.	SIM	–	SIM	–	SIM	–	SIM	SIM	SIM	SIM	–	SIM	SIM	SIM
Hepatites A, B ou A e B [5]	Hepatite A: duas doses, no esquema 0 - 6 meses.	SIM[(6)]	SIM	SIM	SIM	SIM	–	SIM	–	SIM	SIM[(17)]	SIM	SIM	SIM	SIM
	Hepatite B[(2)]: três doses, no esquema 0 - 1 - 6 meses.	SIM[(6)]	–	SIM	SIM	–	–	SIM	–	SIM	–	–	SIM	SIM	SIM
	Hepatite A e B: três doses, no esquema 0 - 1 - 6 meses. A vacina combinada é uma opção e pode substituir a vacinação isolada das hepatites A e B.	SIM[(6)]	SIM	SIM	SIM	SIM	–	SIM	–	SIM	SIM	SIM	SIM	SIM	SIM
HPV	Duas vacinas estão disponíveis no Brasil: HPV4 e HPV2, licenciadas para ambos os sexos. Sempre que possível, preferir a HPV4 por ampliar a proteção.	–	–	–	–	–	–	SIM	–	–	–	–	–	–	–
Tríplice bacteriana acelular do tipo adulto (difteria, tétano e coqueluche) – dTpa ou dTpa-VIP Dupla adulto (difteria e tétano) – dT	Aplicar dTpa independente de intervalo prévio com dT ou TT. Com esquema de vacinação básico completo: reforço com dTpa dez anos após a última dose. Com esquema de vacinação básico incompleto: uma dose de dTpa a qualquer momento e completar a vacinação básica com uma ou duas doses de dT de forma a totalizar três doses de vacina contendo o componente tetânico. Não vacinados e/ou histórico vacinal desconhecido: uma dose de dTpa e duas doses de dT no esquema 0 - 2 - 4 a 8 meses. A dTpa pode ser substituída por dTpa-VIP ou dT, dependendo da disponibilidade.	dTpa[(9)]	dT	dT ou dTpa-VIP[(10)]	dT	dTpa[(9)]	–	–	–	dTpa-VIP[(10)]	–	dT	dTpa[(9)]	dTpa-VIP	dT ou dTpa-VIP[(10)]
Poliomielite inativada [(10)]	Pessoas nunca vacinadas: uma dose. Na rede privada só existe combinada à dTpa.	–	–	SIM[(12)]	–	–	–	–	–	SIM[(10)]	–	–	–	SIM[(12)]	–
Varicela (catapora) [(3)]	Para suscetíveis: duas doses com intervalo de um a dois meses.	SIM[(8)]	–	SIM[(12)]	–	SIM	–	SIM	–	SIM[(12)]	SIM	–	SIM	SIM	SIM
Influenza (gripe) [(13)]	Dose única anual. Desde que disponível, a vacina influenza 4V é preferível à vacina influenza 3V, inclusive em gestantes, por conferir maior cobertura das cepas circulantes. Na impossibilidade de uso da vacina 4V, utilizar a vacina 3V.	SIM	SIM	SIM	SIM	SIM	SIM	SIM	SIM	SIM	SIM	SIM	SIM	SIM	SIM
Meningocócicas conjugadas ACWY/C [(6)]	Uma dose. A indicação da vacina, assim como a necessidade de reforços, dependerão da situação epidemiológica.	SIM[(8)]	–	SIM[(12)]	–	–	–	–	–	SIM[(12)]	–	–	–	SIM[(12)]	SIM[(4)]
Meningocócica B	Duas doses com intervalo de um a dois meses. Considerar seu uso avaliando a situação epidemiológica.	SIM[(8)]	–	SIM[(12)]	–	–	–	–	–	SIM[(12)]	–	–	–	SIM[(12)]	SIM[(4)]
Febre amarela [1,2,4]	Uma dose para residentes ou viajantes para áreas com recomendação de vacinação (de acordo com classificação do MS). Pode ser recomendada também para atender a exigências sanitárias de determinadas viagens internacionais. Em ambos os casos, vacinar pelo menos dez dias antes da viagem.	–	–	SIM[(12)]	–	–	–	–	–	SIM	–	–	–	SIM	SIM[(4)]
Raiva [(7)]	Para pré-exposição: três doses, 0 - 7 - 21 a 28 dias.	–	–	SIM[(12)]	SIM[(12)]	–	SIM	–	–	SIM	–	SIM	–	SIM	SIM[(4)]
Febre tifóide	Dose única. No caso do risco de infecção permanecer ou retornar, está indicada outra dose após três anos.	–	–	–	–	–	–	–	–	SIM[(2)]	–	–	–	SIM[(2)]	SIM[(4)]

04/04/2020 ■ Sempre que possível, preferir vacinas combinadas ■ Sempre que possível, considerar aplicações simultâneas na mesma visita ■ Qualquer dose não administrada na idade recomendada deve ser aplicada na visita subsequente ■ Eventos adversos significativos devem ser notificados às autoridades competentes.

*A disponibilidade das vacinas nas redes pública e privada pode ser verificada nos *Calendários de vacinação SBIm*, para cada faixa etária.

Algumas vacinas podem estar especialmente recomendadas para pacientes portadores de comorbidades ou em outra situação especial. Consulte os *Calendários de vacinação SBIm pacientes especiais*.

Fig. 7-3. Calendário de Vacinação. *(Continua.)*

CALENDÁRIO DE VACINAÇÃO SBIm OCUPACIONAL [CONT.]
Recomendações da Sociedade Brasileira de Imunizações (SBIm) – 2020/2021

Profissionais da área da Saúde: médicos, enfermeiros, técnicos e auxiliares de enfermagem, patologistas e técnicos de patologia, dentistas, fonoaudiólogos, fisioterapeutas, pessoal de apoio, manutenção e limpeza de ambientes hospitalares, maqueiros, motoristas de ambulância, técnicos de RX e outros profissionais lotados ou que frequentam assiduamente os serviços de saúde, tais como representantes da indústria farmacêutica e outros.

Profissionais que lidam com alimentos e bebidas: profissionais que trabalham em empresas de alimentos e bebidas, cozinheiros, garçons, atendentes, pessoal de apoio, manutenção e limpeza.

Militares, policiais e bombeiros: especificamente para aqueles que atuam em missões em regiões com riscos epidemiológicos e possibilidade de surtos por doenças imunopreveníveis.

Profissionais que lidam com dejetos, águas contaminadas e coletores de lixo: mergulhadores, salva-vidas, guardiões de piscinas, manipuladores de lixo e/ou esgotos e/ou águas pluviais, alguns profissionais da construção civil.

Profissionais que trabalham com crianças: professores e outros profissionais que trabalham em escolas, creches e orfanatos.

Profissionais que entram em contato frequente ou ocasional com animais: veterinários e outros profissionais que lidam com animais, frequentadores ou visitantes de cavernas.

Profissionais do sexo: risco para as doenças sexualmente transmissíveis (DSTs) e outras doenças infecciosas de transmissão por contato interpessoal, por via aérea ou secreções.

Profissionais administrativos: que trabalham em escritórios, fábricas e outros ambientes geralmente fechados.

Profissionais que viajam muito: risco aumentado de exposição a infecções endêmicas em destinos nacionais ou internacionais.

Receptivos de estrangeiros: operadores e guias de turismo, profissionais da hotelaria; transporte público, seguranças de estabelecimentos como estádios, ginásios, boates, entre outros.

Manicures, pedicures, podólogos e tatuadores: risco de acidentes perfurocortantes e exposição ao sangue.

Profissionais que trabalham em ambientes de confinamento: agentes penitenciários e carcerários, trabalhadores de asilos, orfanatos e hospitais psiquiátricos, trabalhadores de plataformas marítimas e embarcações radares para exploração de petróleo.

Profissionais e voluntários que atuam em campos de refugiados, situações de catástrofes e ajuda humanitária: risco de exposição a doenças endêmicas, condições de trabalho insalubre, risco aumentado para transmissão de doenças infecciosas.

Atletas profissionais: recebem alto investimento e têm obrigação de apresentar resultados; vivem situações de confinamento e viajam frequentemente; passam por fases de treinamento intenso com prejuízo da resposta imunológica; esportes coletivos facilitam a transmissão interpessoal de doenças, com maior risco para surtos.

COMENTÁRIOS

Vacinas disponíveis nas UBS: ver disponibilidades no calendário de vacinação do Programa Nacional de Imunizações (PNI).

1. O uso em gestantes e/ou imunodeprimidos deve ser avaliado pelo médico (consulte os *Calendários de vacinação SBIm pacientes especiais e gestantes*).

2. São consideradas prioridade em Saúde Pública e estão disponíveis gratuitamente nas UBS.

3. Para adultos com esquema completo de SCR, não há evidências que justifiquem uma terceira dose como rotina, podendo ser considerada em situações de surto de caxumba e risco para a doença.

4. Em relação à febre amarela, não há consenso sobre a duração da proteção conferida pela vacina; de acordo com o risco epidemiológico, uma segunda dose pode ser considerada pela possibilidade de falha vacinal.

5. Sorologia 30 a 60 dias após a terceira dose da vacina é recomendada para: profissionais da Saúde, imunodeprimidos e renais crônicos. Considera-se imunizado o indivíduo que apresentar título anti-HBs ≥ 10 UI/mL.

6. Na indisponibilidade da vacina meningocócica conjugada ACWY, substituir pela vacina meningocócica C conjugada.

7. A partir do 14º dia após a última dose verificar títulos de anticorpos com o objetivo de avaliar a eventual necessidade de dose adicional. Profissionais que permanecem em risco devem fazer acompanhamento sorológico a cada seis meses ou um ano, e receber dose de reforço quando os títulos forem menores que 0,5 UI/mL.

8. Em relação à vacinação de profissionais lotados em serviços de saúde, considerar antecipar reforço com dTpa para cinco anos após a última dose de vacina contendo o componente pertussis, especialmente para profissionais da neonatologia, pediatria e os que lidam com pacientes pneumopatas; a vacina hepatite A está especialmente indicada para profissionais da lavanderia, da cozinha e manipuladores de alimentos; as vacinas meningocócicas ACWY e B estão indicadas para profissionais da Saúde da bacteriologia e que trabalham em serviços de emergência, que viajam muito e exercem ajuda humanitária/situações de catástrofes; a vacina varicela está indicada para todos os suscetíveis.

9. Para profissionais que trabalham com crianças menores de 12 meses e idosos (professores, cuidadores e outros), a vacina coqueluche está especialmente indicada.

10. Recomendada para profissionais com destino a países nos quais a poliomielite seja endêmica e/ou haja risco de exportação do vírus selvagem. A vacina disponível na rede privada é combinada à dTpa (dTpa-VIP).

11. Considerar a vacina hepatite A para aqueles profissionais receptivos de estrangeiros que preparam ou servem alimentos – para a proteção da clientela.

12. Para aqueles que atuam em missões ou outras situações em que há possibilidade de surtos e na dependência de risco epidemiológico.

13. Embora algumas categorias profissionais não apresentem risco ocupacional aumentado para o vírus influenza, a indicação para TODAS as categorias profissionais é justificada por ser a maior causa de absenteísmo no trabalho e pela grande frequência com que desencadeia surtos no ambiente de trabalho.

14. Considerar para aqueles que viajam para competições e atividades esportivas em áreas de risco.

Atualizado em 04.04.2020

Fig. 7-3. (Cont.)

DOENÇAS TRANSMITIDAS POR VIA RESPIRATÓRIA

A transmissão das doenças infecciosas por via respiratória é habitualmente dividida em dois "mecanismos" básicos: 1. por gotículas ou 2. por aerossóis. Ambos, gotículas e aerossóis, se exteriorizam por meio da fala, do canto, da tosse, do espirro ou, nos casos de manipulação das vias aéreas (aspiração, realização de broncofibroscopia, de coleta de escarro induzido, de intubação orotraqueal, entre outros procedimentos). A principal diferença entre tais partículas diz respeito ao tamanho, o que resultará de um ponto de vista físico-matemático, na disparidade de comportamento em termos da dispersão no ambiente, ao se levar em consideração as equações que descrevem (i) a gravitação e (ii) a dinâmica dos fluidos, respectivamente, nos seguintes termos:

$$F_g = G \frac{m_1 m_2}{r^2}$$

onde:

F_g = Módulo da força Gravitacional
m_1 = massa de uma partícula
m_2 = massa de uma partícula
r = distância das partículas
G = constante gravitacional = $6,67 \times 10^{-11} \frac{Nm^2}{kg^2}$

e:

$$D = KTb = \frac{kT}{6\pi a \eta} = \frac{RT}{6\pi a \eta N_A}$$

para o deslocamento quadrático médio no Movimento Browniano:

$$<x^2> = 2Dt = \frac{RT}{3\pi a \eta N_A} t$$

onde:

K = Constante de Boltzmann
D = Coeficiente de Difusão
R = Constante universal dos gases
T = Temperatura
a = Raio das partículas esféricas
b = Mobilidade, obtido pela lei de Stokes
t = Tempo
η = Coeficiente de viscosidade do solvente puro (meio)
N_A = Número de Avogadro

As partículas que têm tamanho superior a 5 µm comportam-se como **gotículas**, atraindo e sendo atraídas pela Terra (sofrem assim, prioritariamente, a ação da gravidade, em concordância com a Lei da Gravitação Universal de *sir* Isaac Newton), podendo alcançar, em seu movimento de queda, as mucosas do hospedeiro suscetível (as quais revestem a boca, o nariz e os olhos). Considera-se, usualmente, a distância de até um metro como aquela mais propícia ao contágio (alguns autores, no entanto, propõem a distância de dois metros, a qual deveria ser adotada por segurança). Exemplo típico desse modo de transmissão inclui a veiculação de gotículas respiratórias que contêm o vírus sincicial respiratório, patógeno que pode provocar quadros que vão desde um resfriado leve à bronquiolite grave. Outras doenças transmitidas por gotículas abrangem caxumba, coqueluche, difteria, doença meningocócica, eritema infeccioso, influenza, rubéola e COVID-19.

As partículas com tamanho entre 1 e 5 µm comportam-se como **aerossóis**, os quais se mantêm em suspensão no ar e podem ser carreados por longas distâncias, dispersando-se em observância ao Movimento Browniano, fenômeno que diz respeito ao deslocamento aleatório das partículas, devido às colisões com as moléculas existentes no fluido. Desse modo, representam componentes que permanecem infectantes por tempo prolongado e cujo pequeno tamanho favorece a entrada no trato respiratório inferior, sem contenção mecânica pelos cílios da mucosa, podendo alcançar os alvéolos. Exemplos de microrganismos presentes nos aerossóis são *Mycobacterium tuberculosis*, vírus varicela-zoster, vírus do sarampo, *Aspergillus* spp. e os coronavírus (MERS-CoV, SARS-CoV e SARS-CoV-2). As vias de transmissão implicam em distintas medidas de profilaxia pré e pós-exposição (para mais detalhes, conferir Figura 7-3 e Quadro 7-2).

Gotículas: Cuidados Pré-Exposição

Embora não haja recomendações específicas quanto à ventilação, é aconselhável a internação do paciente em quarto privativo, bem como a restrição de sua circulação pela unidade de saúde ao absolutamente necessário e sempre usando máscara cirúrgica. Salienta-se a necessidade de manutenção de distância mínima de um metro entre o doente e os possíveis suscetíveis, durante o período de transmissibilidade da doença.

Aerossóis: Cuidados Pré-Exposição

O principal cuidado diz respeito à manutenção da boa qualidade do ar, requerendo, para tal, medidas administrativas, de engenharia e de proteção individual, as quais serão comentadas na sequência.

Medidas Administrativas

São consideradas as mais importantes, visto que organizam o manejo, no sistema de saúde, do paciente com suspeita ou diagnóstico confirmado de enfermidade com transmissão por aerossol. Envolvem todo o fluxo do atendimento: desde a triagem na unidade de saúde, contato do profissional durante investigação, terapêutica e acompanhamento do tratamento, tipo e duração de contato e a forma de alojamento (se coletivo ou no isolamento). Todas essas ações corroboram para que a possibilidade de transmissão dos perdigotos infectantes seja drasticamente reduzida.

Medidas de Engenharia

Consiste na organização de áreas de risco à saúde, por meio de parecer de profissional qualificado ao analisar as condições ventilatórias nos locais em que há circulação de pessoas com suspeita ou diagnóstico confirmado de doenças de transmissão por aerossol. O risco de transmissão dessas doenças é maior nas seguintes condições: 1. locais de baixa ventilação, 2. salas de

Quadro 7-2. Medidas Pós-exposição para as Enfermidades de Transmissão por Gotículas

Doença	Etiologia	Tempo Médio de Incubação	Período de Transmissibilidade	Prevenção pós-Exposição	Comentários
Parotidite infecciosa (Caxumba)	Paramyxovirus	16-18 dias (podendo variar de 12-25 dias)	6 a 7 dias antes das primeiras manifestações até 5 dias após o início do quadro clínico	Não há	–
Coqueluche	Bordetella pertussis	5-10 dias	Maior na fase catarral, podendo persistir por até 3 semanas. Manter precauções até 5 dias do início do quadro clínico	Eritromicina **Crianças:** 30-40 mg/kg/dia, VO de 6/6 h **Adultos:** 500 mg, VO de 6/6 h) por 14 dias. Segunda escolha (alergia ou intolerância aos macrolídeos): Sulfametoxazol + trimetoprima (SMZ+TMP), VO, 12/12 h, por 10 dias **Crianças** – 40 mg (SMZ)/kg/dia e 8 mg (TMP)/kg/dia **Adultos e crianças com mais de 40 kg** – 800 mg (SMZ)/dia e 160 mg (TMP)/dia	Na intolerância à eritromicina, pode-se utilizar claritromicina 500 mg VO de 12/12 h por 7 dias ou azitromicina 10 mg/kg por 5 dias
Difteria[1]	Corynebacterium diphtheriae	1-6 dias (podendo ser mais longo)	Em média, até 2 semanas após o início dos sintomas. A antibioticoterapia adequada elimina, na maioria dos casos, o bacilo diftérico da orofaringe, 24 a 48 horas após sua introdução	Eritromicina: **Crianças** – 40 mg/kg/dia dividida em 4 doses iguais, durante 7 a 10 dias, por via oral **Adultos** –1 grama/dia durante 7 a 10 dias, por via oral	Antibioticoterapia alternativa: Penicilina G Benzatina, dose única, intramuscular Esquemas: Crianças com menos de 30 kg: 600.000 UI Adultos e crianças com 30 kg ou mais: 1.200.000 UI Em caso de intolerância à eritromicina, eventualmente, azitromicina ou claritromicina pode ser utilizada
Doença meningocócica	Neisseria meningitidis	3-4 dias (podendo variar entre 2 e 10 dias)[2]	Persiste enquanto N. meningitidis permanecer na nasofaringe do indivíduo	Rifampicina (600 mg, 12/12 h, 2 dias), ceftriaxona (250 mg, IM, dose única) ou ciprofloxacino (500 mg, VO, dose única)	O esquema com ceftriaxona é o único indicado para as gestantes
Eritema infeccioso	Parvovírus B19[3]	4-14 dias	Reduz-se, paulatinamente, após o início do exantema[4]	Não há	–

(Continua.)

Quadro 7-2. *(Cont.)* Medidas Pós-exposição para as Enfermidades de Transmissão por Gotículas

Doença	Etiologia	Tempo Médio de Incubação	Período de Transmissibilidade	Prevenção pós-Exposição	Comentários
Influenza	Vírus *Influenza*	1-4 dias	24 a 48 horas antes até 5 dias após o início da sintomatologia. Imunodeprimidos podem excretar o vírus por semanas ou meses. Crianças, comparadas aos adultos, também excretam o vírus mais precocemente, com maior carga viral e por longos períodos	Fosfato de Oseltamivir, durante 10 dias. Adultos e crianças pesando mais de 40 kg – 75 mg/dia. Crianças: **< 3 meses** – não recomendado a menos que a situação seja julgada crítica. 0-8 meses - 3 mg/kg, 1 vez ao dia. 8-11 meses - 3,5 mg/kg, 1 vez ao dia. **> 1 ano** – dose em função de peso (até 15 kg – 30 mg/dia. Entre 15-23 kg, 45 mg/dia. Entre 23-40 kg, 60 mg/dia)	A quimioprofilaxia não está indicada após 48 horas da exposição (pessoa que teve contato com caso suspeito ou confirmado para *Influenza*)
Rubéola	*Rubivirus*	17 dias (Variação de 12-23 dias)	5 a 7 dias antes do início do exantema, até 7 dias após início do *rash*	Não há	Deve ser estimulada a vacinação de mulheres em idade fértil, desde que não grávidas[5]

Observações:
1 – A transmissão pode ocorrer, também, por meio do contato com paciente
2 – O enfermo deixa de transmitir o patógeno após 24 horas de antibioticoterapia adequada
3 – É descrita a possibilidade de a transmissão viral ocorrer por aerossóis (ou seja, por via aérea)
4 – Enfermos imunodeprimidos podem eliminar o parvovírus por período prolongado
5 – A gravidez deve ser evitada no período de 3 meses após a vacinação contra rubéola
Fontes: Modificado de:
Brasil. Ministério da Saúde. Secretaria de Vigilância em Saúde. *Guia de vigilância epidemiológica*/Ministério da Saúde, Secretaria de Vigilância em Saúde. Brasília: Ministério da Saúde, 2022
Galvão-Alves, J. (Org.). *Emergências clínicas*. Rio de Janeiro: Rubio, 2007

espera e ambulatórios específicos para essas enfermidades, 3. enfermarias de isolamento de precaução por aerossóis, 4. sala de realização de broncoscopia e de exame de escarro induzido, 5. salas de necropsia, 6. laboratórios de bacteriologia e imunobiológicos, 7. setores de urgência e emergência e 8. departamento de radiologia e diagnóstico por imagem.

Algumas medidas importantes são: construção adequada de janelas, portas e exaustores; presença de filtros HEPA (*high efficiency particulate air* - 99,97% de eficiência) nos exaustores, sendo capazes de remover partículas de 0,3 μm de diâmetro; observância da conservação do quarto para evitar fissuras e fendas nos tetos e paredes; pressão positiva do ar ambiente em relação ao corredor; ventilação suficiente para manter troca mínima de 12 volumes de ar por hora; fluxo de ar direcionado de forma que o ar limpo e filtrado entre por um lado do quarto, atravesse o leito do paciente e saia pelo lado oposto; e portas com fecho automático. É totalmente contraindicado o uso de ventiladores de teto e, quanto ao uso de ar condicionado, apenas em salas de broncoscopia e quartos privativos de pacientes com tuberculose, cujo ar esteja sob pressão negativa. No ambiente do ambulatório que atenda pacientes com tuberculose, sarampo e infecção ativa pelo vírus varicela-zóster, o saguão de espera deve ser aberto e arejado e, dentro do consultório, um ventilador deve ser posicionado entre médico e paciente, com direção para a janela do ambiente (Fig. 7-4).

Medidas de Proteção Individual

Os profissionais da saúde que assistem pacientes que necessitam de precaução para aerossóis precisam seguir algumas recomendações de uso de EPIs. A primeira e mais importante é o uso contínuo de respirador N95, ou máscaras de função similar (como a PFF2), nos locais fechados de risco. Esse tipo de respirador possui aprovação e certificação pelo *National Institute for Occupacional Safety and Health* – NIOSH, EUA; e sua validade protetora é de semanas (eventualmente meses), contanto que não perca sua integridade por imersão em água ou por acondicionamento de forma inadequada. A sigla N95 significa 95% de eficácia protetiva de filtração de perdigotos de até 0,3 μm de diâmetro e a letra N refere-se a ambientes sem partículas de óleo.

As máscaras cirúrgicas não são indicadas para proteção contra aerossóis contendo agentes biológicos, porém diminuem a disseminação de partículas produzidas, devendo ser ofertadas, portanto, a todos os enfermos com suspeita ou diagnóstico confirmado de doenças infectocontagiosas e que frequentam ambientes compartilhados por outros pacientes e profissionais da saúde. Outra orientação que pode ser feita é com relação ao uso de lenços de papel ou o ato de cobrir a boca com o antebraço ao tossir e espirrar.

Cuidados Pós-Exposição

Descritos no Quadro 7-3.

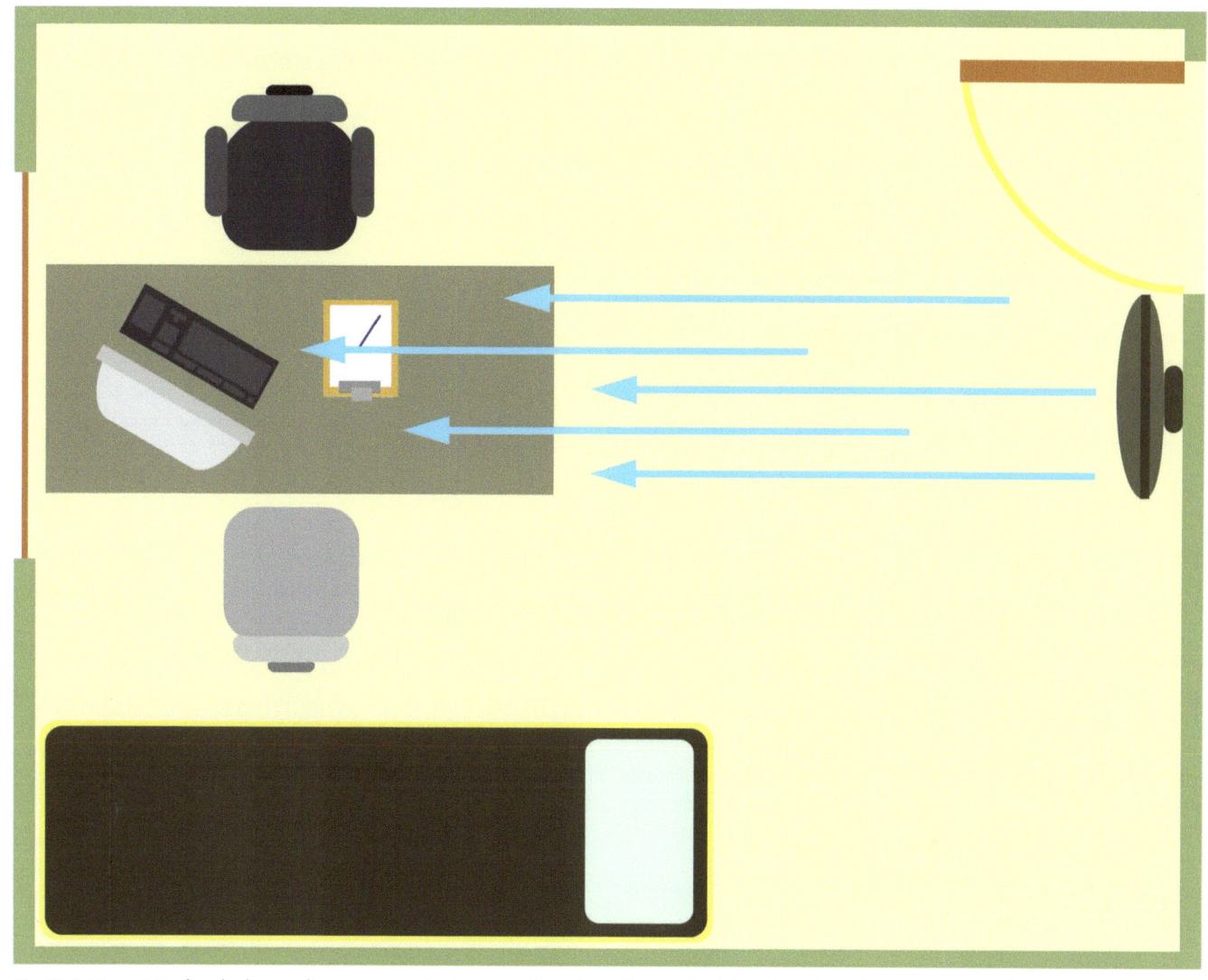

Fig. 7-4. Disposição da sala de atendimento ao paciente com tuberculose. (Ilustração elaborada pelo Prof. Ademir Nunes Ribeiro Júnior; concepção teórica da imagem proposta pelo Prof. Rodrigo Siqueira-Batista.)

Quadro 7-3. Medidas Pós-exposição para as Enfermidades de Transmissão por Aerossol

Moléstia	Etiologia	Tempo médio de Incubação	Período de Transmissibilidade	Prevenção Pós-Exposição	Comentários
Sarampo	Morbilivírus	10 dias (podendo variar de 7-18 dias)	6 dias antes até 7 dias após o aparecimento do exantema	Vacina antissarampo (vírus vivo atenuado) até 96 horas após a exposição[2] Imunoglobulina antissarampo, 0,25 mL/kg (máximo 15 mL), até 144 horas após a exposição	Contraindicada em gestantes e imunodeprimidos[3] Nestes casos, utilizar a imunoglobulina antissarampo
Tuberculose pulmonar ou laríngea (confirmada ou suspeita)	*Mycobacterium tuberculosis*	2 a 12 semanas (para viragem da prova tuberculínica)	Vários meses ou semanas, na dependência, principalmente, de se tratar de enfermo bacilífero	Isoniazida 10 mg/kg/dia (máximo 300 mg/dia), por 6 meses	Quimioprofilaxia indicada nos expostos que apresentem viragem da prova tuberculínica
Varicela e herpes-zóster disseminado[1]	Herpes-vírus humano tipo 3[4]	14-16 dias (podendo variar de 10-21 dias após contato)	A transmissão ocorre de 2 dias antes do início da erupção cutânea até o momento em que todas as lesões estejam em fase de crosta	Vacina antivaricela até 120 horas após exposição[5] Imunoglobulina antivaricela-zóster (VZIG), 125U/10 kg (máximo de 625U) até 96 horas após exposição	A profilaxia com aciclovir[6], até a segunda semana após a exposição, é uma alternativa

(Continua.)

Quadro 7-3. *(Cont.)* Medidas Pós-exposição para as Enfermidades de Transmissão por Aerossol

Moléstia	Etiologia	Tempo médio de incubação	Período de transmissibilidade	Prevenção pós-exposição	Comentários
COVID-19	SARS-CoV-2	1 a 14 dias (geralmente em torno de 5 dias)	2-3 dias antes a 14 dias após o início dos sintomas; no entanto, a transmissão pode ocorrer mesmo se o paciente estiver assintomático	Vacinas disponíveis. Consultar o site do Ministério da Saúde para maiores informações.	Não há quimioprofilaxia

Observações:
1 – A transmissão pode ocorrer, também, por meio do contato com paciente
2 – Não devem ser vacinados os pacientes que tenham recebido imunoglobulina há menos de 3 meses
3 – Considerar imunodeprimidos, principalmente, os enfermos portadores de linfomas, leucemias, tuberculose ativa sem tratamento, AIDS, desnutrição de terceiro grau e aqueles em uso de imunossupressores e/ou de corticosteroides
4 – Outras denominações incluem Varicella virus ou vírus varicela-zóster
5 – Contraindicada nos enfermos imunodeprimidos e nas gestantes; nestes casos deve-se utilizar VZIG
6 – As séries publicadas são muito pequenas, em termos de casuística, para fazer comparações válidas, mas há, indubitavelmente, possível indicação para o aciclovir administrado entre 7 e 14 dias após a exposição em pacientes vulneráveis que perderam o tempo ideal para administração de VZIG (Hambleton & Gershon, 2005)
Fontes:
Quadro atualizado a partir de: Siqueira-Batista et al. (2007).

DOENÇAS TRANSMITIDAS POR FLUIDOS BIOLÓGICOS

Podem ser considerados fluidos biológicos: sangue, sêmen, fluido vaginal, bem como líquidos amnióticos, peritoneais, pleurais, pericárdicos, articulares e o liquor. Os três primeiros fluidos, anteriormente citados, são os materiais que apresentam maior risco de infecção pelo vírus da imunodeficiência humana (HIV), hepatites B (VHB) e C (VHC) e *Trypanosoma cruzi*. A quantificação deste risco se dá pelos seguintes fatores: 1. concentração do agente biológico na amostra; 2. cepa/tipo do microrganismo; 3. forma de exposição (contato mucoso ou percutâneo); e 4. utilização de proteção individual ou barreira no momento do acidente.

Cuidados Pré-Exposição

As medidas de prevenção de acidentes ocupacionais dividem-se em duas categorias: institucionais e individuais. As institucionais visam ao fornecimento de um ambiente seguro e salubre ao profissional e, portanto, envolvem: 1. treinamentos sobre riscos ocupacionais e sua prevenção; 2. oferecer equipamentos de proteção individual e coletiva; 3. disponibilizar protocolos sobre o manuseio e descarte de materiais perfurocortantes; 4. monitorar o estado vacinal dos trabalhadores; e 5. possuir o Serviço de Atendimento ao Funcionário Exposto ao material biológico, para atendimento adequado e sigiloso nos casos de acidentes com os agentes potencialmente patogênicos. Quanto às medidas individuais, recomenda-se: 1. manter atualizado o estado vacinal, principalmente as vacinas contra hepatite B e tétano; 2. seguir as precauções-padrão com uso de luva, óculos e avental, sempre que necessário; 3. ser atento durante realização de procedimentos, tendo o devido cuidado na manipulação, repasse e descarte de materiais perfurocortantes; 4. não usar os dedos como anteparo, não reencapar agulhas nem entortá-las; 5. evitar a presença de dois cirurgiões suturando, concomitantemente, no mesmo campo cirúrgico; e 6. em caso de acidente, informar todos os outros profissionais e emitir um Comunicado de Acidente de Trabalho (CAT).

Cuidados Pós-Exposição

- **Abordar corretamente a região acidentada.** A própria vítima do acidente deve iniciar o procedimento imediatamente, de acordo com o tipo de exposição. Se o acidente for percutâneo, lavar abundantemente com água e sabão. Caso as mucosas tenham sido expostas, lavar somente com água ou solução fisiológica, estando contraindicadas soluções potencialmente irritantes, por exemplo, éter, hipoclorito ou glutaraldeído, assim como condutas que ampliem a área exposta (incisões ou injeções locais).
- **Abordar o acidentado e avaliar as circunstâncias do acidente.** Deverão ser investigados os seguintes aspectos: 1. O acidentado usava EPI? 2. Qual é o seu estado vacinal profilático: completo, incompleto ou não realizado? É imune à hepatite B? 3. Foi previamente diagnosticado com alguma doença infecciosa? 4. O acidente envolveu objeto perfurocortante ou não? 5. A pele está íntegra? 6. Houve contato com mucosa? 7. Há presença de sangue, outros fluidos corpóreos ou material proveniente de cultura? Respondidas estas questões, deve-se realizar, tão logo seja possível, a sorologia do profissional/acidentado para HIV, VHB, VHC e demais patógenos envolvidos no acidente.
- **Avaliar a origem da infecção.** Em primeiro lugar, verificar a presença ou não, bem como o estado sorológico e doenças prévias, de um paciente-fonte do material biológico ao qual o profissional de saúde foi exposto. Deve-se sempre explicar ao paciente-fonte a recomendação de coleta de sangue para teste rápido para HIV, hepatite B e hepatite C, sendo que tais *exames deverão ser realizados apenas com expressa autorização do paciente ou de seu responsável legal*, conforme disposto no Código de Ética Médica. Caso o acidente ocorra com material biológico de origem desconhecida (descarte inadequado, por exemplo), deve-se avaliar a probabilidade de risco de infecção, incluindo critérios de prevalência do agravo no local do acidente, se havia presença ou não de sangue, bem como onde o perfurocortante foi encontrado (sala de diálise, bloco cirúrgico, enfermaria, entre outros) e deliberar, caso a caso, a critério médico, se a profilaxia está ou não indicada.

- **Orientação.** Simultaneamente às condutas citadas, deve-se ofertar suporte emocional/psicológico à vítima do acidente (seja ele profissional de saúde ou paciente), acalmando-a e dando-lhe informações sobre os riscos e as formas de minorá-los.

Infecção por Patógenos Específicos
HIV

A AIDS é a doença causada por retrovírus da imunodeficiência humana (HIV), que possui dois tipos: o HIV-1 e o HIV-2 (ver Capítulo 32). O reservatório da enfermidade é o *Homo sapiens* infectado pelo vírus HIV. O risco médio de aquisição do vírus é de 0,3% no acidente percutâneo e de 0,09% em exposição de mucosas. Há diversos fatores que irão determinar a maior probabilidade de transmissão do patógeno: material biológico com sangue visível do enfermo, procedimento em que houve introdução de material em veia ou artéria do paciente-fonte, feridas de profundidade extensa, paciente em estágio avançado da doença. É importante lembrar que é possível se infectar com indivíduos que apresentam carga viral para HIV-1 indetectável, visto que o agente etiológico pode estar ausente no plasma, mas latente no interior das células. Os materiais biológicos são divididos em três categorias quanto ao risco de transmissão:

- *Alto risco de transmissão:* sangue ou fluidos que o contenha, sêmen, fluidos vaginais, tecidos e materiais com alta concentração do vírus, como culturas.
- *Potencialmente infectantes:* líquido amniótico, líquido articular, líquidos de serosas pleural, pericárdica e peritoneal, saliva em ambiente odontológico.
- Sem risco de transmissão: lágrima, suor, fezes, urina, saliva fora do ambiente odontológico.

As mordeduras humanas só são consideradas de risco caso haja envolvimento de sangue.

- A exposição ao HIV é uma emergência médica e o manejo pós-acidente varia conforme estado sorológico do enfermo. Preferencialmente, a avaliação inicial deve ser realizada em até duas horas da exposição, quando já deve ser iniciada a quimioprofilaxia, sendo a mesma prescrita por quatro semanas. Estudos indicam que não há benefício da profilaxia antirretroviral após 72 horas da exposição ao HIV. Nos casos em que o atendimento ocorrer após 72 h da exposição, se o material e o tipo de exposição forem de risco, recomenda-se o acompanhamento sorológico do acidentado. Caso o paciente-fonte seja negativo para HIV, acompanhamento posterior do acidentado não é necessário. Em caso de início de profilaxia, investigar doença hepática ou renal, além de outras condições como gravidez ou aleitamento materno. A profilaxia antirretroviral pós-exposição (PEP) do HIV é única, independentemente do tipo de exposição, se ocupacional ou por violência sexual ou por relação sexual consentida, sendo preconizada, preferencialmente, a associação de tenofovir (TDF), lamivudina (3TC) e dolutegravir (DTG) por 28 dias (Quadro 7-4). A razão da unificação da PEP é

Quadro 7-4. Esquemas de Profilaxia Pós-Exposição (PEP) ao HIV – Brasil

Esquema preferencial para PEP (duração: 28 dias)	Esquemas alternativos para PEP (duração: 28 dias)	
TDF (300 mg)/3TC (300 mg) – 1 cp VO 1x/dia + DTG (50 mg) – 1 cp VO 1x/dia	TDF contraindicado	AZT (300 mg)/3TC (150 mg) – 1 cp VO 2x/dia + DTG (50 mg) – 1 cp VO 1x/dia
	DTG contraindicado	TDF (300 mg)/3TC (300 mg) – 1 cp VO 1x/dia + ATV (300 mg) – 1 cp VO 1x/dia + RTV (100 mg) – 1 cp VO 1x/dia
	ATV contraindicado	TDF (300 mg)/3TC (300 mg) – 1 cp VO 1x/dia + DRV (600 mg) – 1 cp VO 2x/dia + RTV (100 mg) – 1 cp VO 2x/dia

Siglas: Tenofovir (TDF), Lamivudina (3TC), Dolutegravir (DTG), Zidovudina (AZT), Atazanavir (ATV), Darunavir (DRV), Ritonavir (RTV), comprimido (cp), via oral (VO)
Fonte: Brasil (2018).

o fato de causar interações medicamentosas mínimas, ser bem tolerada e bastante potente.
- Caso não seja possível realizar testagem sorológica no paciente-fonte ou ele possua histórico de vários esquemas antirretrovirais (ARVs) ou encontre-se em falha virológica (quando a carga viral continua detectável mesmo após 6 meses de tratamento, sendo indício de cepa viral resistente), o esquema de profilaxia deve ser feito, com urgência, nos primeiros 120 minutos após o acidente, com reavaliação por um profissional para adequação da PEP conforme genotipagem recente (último ano) do paciente-fonte, se possível. Além disso, é realizada a avaliação da toxicidade dos ARVs duas semanas após introdução dos medicamentos.
- Outra sugestão seria a testagem prévia de beta-HCG em profissionais de saúde do sexo feminino em idade fértil, uma vez que, recentemente, o dolutegravir foi associado a lesões do tubo neural em conceptos de mulheres infectadas pelo HIV que fizeram uso deste ARV em Botswana, sendo seu uso não recomendado, no momento, em mulheres com HIV em idade fértil que desejam engravidar.

O acompanhamento sorológico do acidentado tem que ser feito por pesquisa de anticorpos para o HIV (ELISA) no dia do acidente (se possível), 4 semanas e 12 semanas após o ocorrido, mesmo que não haja indicação para quimioprofilaxia ou caso o uso dos medicamentos antirretrovirais esteja concluído. A sorologia só é repetida em um ano nos seguintes casos especiais: pacientes coinfectados pelo HIV/VHC, em que o profissional acidentado tenha ou não se infectado pelo VHC e quando o profissional tem histórico de provável incapacidade de produção de anticorpos.

Vírus da Hepatite B (VHB)

A hepatite B (ver Capítulo 46) é considerada infecção sexualmente transmissível, apesar de também poder ser transmitida por seringas contaminadas ou contato direto com o sangue infectado pelo vírus. O VHB é composto por um antígeno de superfície, o HBsAg; uma parte central que contém o antígeno HBcAg; e um antígeno solúvel relacionado com a replicação viral, o HBeAg. Após exposição ao VHB, o risco de transmissibilidade depende do *status* do HBeAg no material biológico do paciente-fonte: se o HBeAg for positivo, o risco pode chegar a 30%; no caso de HBeAg negativo, o risco é baixo e varia de 1 a 6%. O manejo pós-exposição varia desde a ausência de medidas até a administração de imunoglobulina hiperimune para hepatite B (HBIG) (Quadro 7-5). Os profissionais da saúde que já foram infectados pelo VHB estão imunes à reinfecção e, portanto, não precisam de PEP. Em um cenário ideal, a vacina e a HBIG devem ser realizadas nas primeiras 24 horas após a ocorrência do acidente, não excedendo 7 dias. Nos trabalhadores não vacinados e nos quais não há comprovação de imunização, faz-se o acompanhamento por 6 meses após acidente e, ao final, solicitam-se exames de marcadores virais de hepatite B: HBsAg, anti-HBs e anti-HBc.

Vírus da Hepatite C (VHC)

Diferentemente do vírus da hepatite B, que é de DNA, o vírus da hepatite C (ver Capítulo 46) é constituído de RNA. A principal forma de transmissão é por transfusão de sangue e hemoderivados, porém, com o maior rigor nos testes de triagem dos bancos de sangue, a transmissão, atualmente, tem ocorrido mais por compartilhamento de seringas contaminadas. O risco de desenvolver a doença após exposição percutânea ao sangue infectado é de 1,8%, numa faixa variável de 0 a 7%, conforme a carga viral do enfermo. A conduta pós-acidente é expectante (Quadro 7-6). Em caso de hepatite C aguda, o acidentado é encaminhado a um serviço de referência para acompanhamento.

Trypanosoma cruzi

A doença de Chagas (ver Capítulo 94) é causada pelo *Trypanosoma cruzi*. A principal forma de transmissão da doença se dá por meio do vetor, por transfusão sanguínea ou transmissão vertical. Em decorrência do controle severo do vetor e de uma triagem melhor nos bancos de sangue, outras formas de transmissão passaram a ter maior relevância, como, por exemplo, por acidentes perfurocortantes, por contato com

Quadro 7-5. Profilaxia Pós-exposição Ocupacional ao Vírus da Hepatite B

Profissional de saúde exposto	Paciente fonte		
	HBsAg Reagente	HBsAg não reagente	HBsAg desconhecido ou não testado[1]
Não vacinado	IGHAB + iniciar vacinação	Iniciar vacinação	Iniciar vacinação*
Vacinado de forma incompleta	IGHAB + completar vacinação	Completar vacinação	Completar vacinação
Previamente vacinado com resposta vacinal conhecida e adequada (≥ 10 mUI/mL)	Nenhuma medida específica	Nenhuma medida específica	Nenhuma medida específica
Sem resposta vacinal após a 1ª série (3 doses)	IGHAHB + primeira dose da vacina Hepatite B OU IGHAHB, 2 doses, com intervalo de 30 dias entre ambas**	Iniciar nova série de vacinação (3 doses)	Iniciar nova série de vacinação (3 doses)*
Sem resposta vacinal após a 2ª série da vacina	IGHAHB duas doses, com intervalo de 30 dias entre ambas**	Nenhuma medida específica	IGHAHB duas doses, com intervalo de 30 dias entre ambas**
Resposta vacinal desconhecida → **testar o profissional de saúde**	Se resposta vacinal adequada: nenhuma medida específica	Se resposta vacinal adequada: nenhuma medida específica	Se resposta vacinal adequada: nenhuma medida específica
	Se resposta vacinal inadequada: IGHAHB + primeira dose da vacina hepatite B	Se resposta vacinal inadequada: fazer 2ª série de vacinação	Se resposta vacinal inadequada: fazer 2ª série de vacinação*

* O uso associado de imunoglobulina anti-hepatite B está indicado se o paciente-fonte apresentar alto risco de infecção pelo VHB, a exemplo de usuários de drogas injetáveis ilícitas, doentes em programas de diálise, contatos domiciliares e sexuais de portadores de HBsAg, pessoas que fazem sexo com pessoas do mesmo sexo, heterossexuais com vários parceiros e relações sexuais desprotegidas, história prévia de doenças sexualmente transmissíveis, enfermos oriundos de áreas geográficas de alta endemicidade para hepatite B, pessoas provenientes de prisões e de instituições de atendimento a pacientes com deficiência mental
** A administração da IGHAHB em duas doses deve obedecer ao intervalo de um mês entre elas. Essa opção deve ser indicada para aqueles que fizeram duas séries de três doses da vacina, mas não apresentaram resposta adequada ou demonstraram alergia grave à vacina
1. Recomenda-se a utilização de testes HBsAg de realização rápida (resultado liberado em menos de 30 minutos), quando não há possibilidade de liberação rápida dos resultados da sorologia convencional (ELISA), com o objetivo de evitar a administração desnecessária de HBIG
Fontes: CDC (2012); Brasil (2014); Brasil (2018); Schillie et al. (2018).

Quadro 7-6. Acompanhamento da Pessoa Exposta Quando a Fonte for Reagente para VHC

Exame	1º Atendimento	Seguimento da pessoa exposta quando a fonte for reagente para hepatite C		
		4-6 semanas após exposição	3 meses após exposição	6 meses após exposição
ALT	Sim	Sim	Sim	Sim
HCV-RNA (qualitativo)	Não	Sim	Sim	Não
Anti-HCV	Sim[a]	Sim	Sim	Sim

Fonte: DIAHV/SVS/MS Brasil (2018).
[a]Anti-HCV reagente no 1º atendimento: pessoa previamente exposta, portanto, teve contato com o HCV antes da exposição que motivou o atendimento.

mucosas em laboratório ou por manipulação de culturas e sangue em animais de experimentos científicos ou pacientes com alta parasitemia ou em material de necropsia. Evento raro de transmissão é por aspiração de aerossóis em cirurgias de chagásicos. O período de incubação pode chegar a 20 dias após a exposição. Confirmada a ocorrência do acidente com esse protozoário, o local tem que ser desinfetado com álcool iodado; se mucosa ocular for acometida, é utilizado o colírio de nitrato de prata. Posteriormente, a sorologia é coletada e o tratamento específico é instituído com benzonidazol (nitroimidazólico), na dose de 7 a 10 mg/kg/dia, sem exceder 300 mg diários, em 3 doses diárias, por 10 dias ou nifurtimox (nitrofurano, não disponível no Brasil, usado na intolerância ao benzonidazol). Se houver carga parasitária alta no material biológico colhido, o tratamento é estendido por mais 30 dias, momento em que se repete a sorologia. Se ocorrer soroconversão, amplia-se a quimioprofilaxia por mais 60 dias. Em caso de contato com sangue de paciente crônico sobre pele íntegra, realizar apenas o acompanhamento sorológico do acidentado.

Recomendações Adicionais

Em um hospital, quaisquer acidentes que venham a ocorrer devem ser notificados à Comissão de Controle de Infecção Hospitalar. Além disso, e não menos importantes, devem ser feitas orientações ao acidentado em relação ao comportamento temporário após o acidente, como: não doar órgãos ou fluidos biológicos, não compartilhar seringas, agulhas ou outros materiais perfurocortantes, usar preservativos durante relações sexuais, suspender a amamentação e utilizar métodos contraceptivos para evitar transmissão vertical de infecção.

SITUAÇÕES ESPECIAIS
Infecções por Príons

Os príons são proteínas infecciosas aberrantes, desprovidas de ácido nucleico e capazes de desencadear doenças de natureza tanto hereditária – autossômica dominante, como a insônia familiar fatal (IFF) e a doença de Gerstmann-Sträussler-Scheinker (GSS) – quanto infecciosa, como o *Kuru* – hoje rara, a moléstia, descrita em tribos da Nova Guiné, decorre da ingestão ritual de cérebros dos ancestrais. Como ponto de interseção, são patógenos que levam à degeneração do sistema nervoso central (SNC). Em humanos, a afecção priônica mais comum é a Doença de Creutzfeldt-Jacob (DCJ), em sua forma esporádica (DCJe). Caracteristicamente neurodegenerativa, manifesta-se na forma de demência e mioclonia progressivas. A transmissão iatrogênica da DCJ (DCJi) foi documentada em várias circunstâncias, incluindo procedimentos neurocirúrgicos, administração de hormônios de crescimento obtidos a partir de tecidos de portadores da enfermidade e transplante de córnea. Embora sem comprovação epidemiológica, sugere-se que a forma variante da DCJ (DCJv) ocorra pela ingestão de carne bovina contaminada. Até o momento, não há descrição de transmissão inter-humana direta de príons, estando a *precaução-padrão* indicada durante assistência a esses pacientes, sendo recomendada, também, a esterilização bastante rigorosa do instrumental cirúrgico, bem como cuidado redobrado durante o manuseio de tecidos (biópsias, necropsias e nos laboratórios de patologia), dada a elevada resistência do patógeno à esterilização.

Síndrome Respiratória Aguda Grave (SRAG)

Descrita pela primeira vez em novembro de 2002, na China, a doença, causada por um coronavírus (SARS-CoV), foi reconhecida como epidemia de alcance global em 2003 (ver Capítulo 48). Vinte e sete países, tanto no Oriente quanto no Ocidente, notificaram à Organização Mundial da Saúde (OMS) um total de 8.096 casos, com taxa de letalidade igual a 9,6%. Não houve registro, até julho de 2020, de nenhum caso confirmado de SRAG no Brasil. Tal como a maioria dos patógenos causadores de infecções respiratórias virais, SARS-CoV é transmitido por gotículas, embora a transmissão por inalação de partículas residuais em suspensão (aerossol) – e outras vias ainda não conhecidas – não esteja descartada. Sugere-se, assim, que pacientes com clínica compatível com SRAG sejam internados e mantidos em esquema de precaução para transmissão por aerossol e precaução de contato (Quadro 7-7).

COVID-19

A COVID-19 é uma doença causada por um vírus novo, da família dos coronavírus, denominado SARS-CoV-2 (ver Capítulo 48). O patógeno é capaz de provocar sintomas respiratórios graves com importante taxa de letalidade. A moléstia já acometeu milhões de pessoas e causou milhares de mortes em todo o mundo. A notificação dos primeiros casos ocorreu em dezembro de 2019, em Wuhan, província de Hubei, na China. Em 30 de janeiro de 2020, o surto da doença constituiu o mais alto nível de alerta da Organização Mundial da Saúde (OMS), conforme previsto no Regulamento Sanitário Internacional, sendo declarada como uma Emergência de Saúde Pública de Importância Internacional. Em 11 de março de 2020, a COVID-19 foi caracterizada pela OMS como uma pandemia. A transmissão do SARS-CoV-2, em humanos, ocorre por gotículas, por contato e pela inalação de aerossóis (em situações especiais, principalmente relacionadas ao cuidado à saúde como: intubação endotraqueal, ventilação não invasiva, ventilação manual, aspiração das vias aéreas, coleta de swab de oro ou nasofaringe e broncoscopia). No entanto, o SARS-CoV-2 já foi identificado em ambientes que não envolvem a realização de

Quadro 7-7. Manejo de Paciente em Precaução de Contato

Esclarecimentos[1]	O paciente e seu acompanhante, familiar ou responsável legal devem estar cientes dos motivos que tornam necessária a precaução de contato
Internação	A internação deve ocorrer, preferencialmente, em quarto privativo. Na impossibilidade desse quarto, a distância entre os leitos deve ser de 1 metro
Sinalização	Fixar cartaz na porta do quarto ou cabeceira do leito indicando que o paciente encontra-se sob precaução de contato
Traje	Usar capote de mangas longas, preferencialmente descartável. Não sendo possível, individualizar o capote de atendimento ao paciente que deve ficar ao lado do leito e ser trocado a cada 24 horas
Equipamentos	Termômetros, esfigmomanômetro e estetoscópio devem ser de uso exclusivo do paciente e mantidos junto ao leito ou dentro do quarto privativo
Procedimentos	Lavar as mãos previamente e usar luvas de procedimento e capote durante todo atendimento ao paciente. Estes devem ser colocados imediatamente antes do contato com o paciente ou as superfícies próximas a ele e retirados logo após o uso. As mãos devem ser higienizadas em seguida

Observação:
1 – As principais condições que requerem precaução de contato incluem: (1) colonização e/ou infecção por bactérias multirresistentes, (2) gastroenterite por *Clostridioides difficile*, (3) gastroenterite em pessoas em uso de fraldas ou com incontinência fecal causada por *Escherichia coli* O 157:H7, *Campylobacter* spp, *Shigella* spp, hepatite A, hepatite E, rotavírus, norovírus, adenovírus, (4) vírus sincicial respiratório, (5) vírus parainfluenza, (6) vírus varicela-zóster, (7) difteria, (8) infecções cutâneas (impetigo, pediculose, escabiose), (9) herpes simples mucocutâneo, disseminado ou primário grave, (10) conjuntivite viral e/ou hemorrágica, (11) síndromes hemorrágicas virais (Ebola, Lassa ou Marburg), (12) enterovírus (meningite) em crianças e neonatos, (13) infecções causadas pelo *Streptococcus pyogenes* e *Staphylococcus aureus* com drenagem de secreção não contida pelo curativo ou na ausência de curativos, (14) coronavírus (SARS-CoV, SARS-CoV-2, MERS-CoV). O isolamento de contato também pode ser utilizado para controle de surtos institucionais causados pelos patógenos supracitados
Fonte: Tabela adaptada do material disponível em Brasil (2010).

procedimentos geradores de aerossóis, como no banheiro do quarto no qual o enfermo foi internado, a quatro metros de distância da cama do paciente, em áreas com grande circulação de pessoas de um shopping center e observou-se a emissão de partículas por cantores em diferentes intensidades durante à prática de canto (coral) (Fig. 7-5). A via fecal-oral é uma possível fonte de infecção, tendo em vista a identificação do vírus em *swab* anal e em fezes de pacientes. O período de incubação do SARS-CoV-2 varia mais de 1-14 dias. No entanto, há casos de pessoas que são assintomáticas e apresentam cargas virais nas secreções do trato respiratório superior ou inferior e continuam transmitindo a doença. Os sintomas da COVID-19 podem se assemelhar àqueles do resfriado comum (febre, tosse seca, coriza, dor de garganta e dificuldade respiratória) ou a um quadro clínico de uma pneumonia grave (dispneia, FR – frequência respiratória ≥ 30/min; saturação de O_2 ≤ 93%, relação de PaO_2/FiO_2 < 300 e/ou infiltrado pulmonar > 50% em 24 a 48 h de evolução, em exame de imagem torácica). Os pacientes considerados críticos podem manifestar insuficiência respiratória, choque séptico e/ou disfunção de múltiplos órgãos. O exame diagnóstico disponível até o momento e considerado padrão ouro é realizado através da metodologia de RT-PCR (ver Capítulo 2), um teste de Reação em Cadeia da Polimerase com Transcrição Reversa em tempo real que verifica a presença de material genético do vírus, confirmando que a pessoa se encontra com COVID-19. O teste rápido (IgM/IgG) utiliza a metodologia da imunocromatografia e não tem função principal de diagnóstico. É um teste de fácil execução e apresenta resultado entre 10 e 30 minutos, o qual pode auxiliar no mapeamento da população que teve a infecção, pois identifica a presença de anticorpos no organismo, oriundos de contato recente (IgM) ou há maior tempo (IgG). A ausência de um tratamento eficaz, de imunidade prévia e de uma vacina para controle da transmissão pelo SARS-CoV-2, o conhecimento das vias de transmissão (contato, gotículas e aerossol), além da evidência de transmissão pré-sintomática do vírus subsidiam a recomendação da implementação de medidas preventivas de saúde pública (medidas não farmacológicas) no âmbito individual, ambiental e coletivo, tais como:

- Higienização das mãos com água e sabão ou fricção com álcool gel a 70%; utilizar a etiqueta respiratória (quando espirrar ou tossir, cubra o nariz e a boca com um lenço de papel ou utilize a parte interna do braço); manter distanciamento social, ou seja, reduzir o contato social, evitar locais fechados e com aglomeração de pessoas, principalmente idosos, doentes crônicos e imunossuprimidos;
- Isolar os casos e aplicar quarentena aos contatos durante 14 dias, no domicílio (só se aplica aos enfermos que não necessitam de internação hospitalar).
- Usar máscara de tecido pela população em geral quando estiver em locais públicos e quando o distanciamento entre as pessoas, de no mínimo dois metros, não puder ser assegurado. A máscara cirúrgica é indicada para (i) os pacientes com suspeita ou confirmação de infecção pelo SARS-CoV-2 e (ii) os seus cuidadores; para os profissionais de saúde que atuem na assistência aos pacientes com COVID-19, suspeitos ou confirmados, recomenda-se a utilização de respirador N95/PFF2;
- Manter as áreas bem ventiladas, com as janelas abertas;
- Higienizar pisos com água e sabão e em seguida solução de hipoclorito de sódio 0,5%; os botões de elevador, corrimãos, maçanetas de portas, telefone, bancadas de trabalho, estetoscópio, oxímetro de pulso, termômetro, entre outros objetos e superfícies recomenda-se a desinfecção com álcool a 70% ou outra solução preconizada pelo serviço de controle de infecção da instituição de saúde (ver Fig. 7-6 e Quadro 7-8);
- No cuidado ao paciente em contexto de assistência à saúde – no nível primário, secundário ou terciário – recomenda-se o uso das precauções padrão, de contato, por gotículas e aerossóis de acordo com o risco para proteger os trabalhadores, que devem utilizar os seguintes EPIs: avental impermeável, luvas, gorro, óculos ou protetor facial (*face shield*), propé, máscara cirúrgica ou respirador N95/PFF2. A máscara cirúrgica é indicada quando há risco de contato com gotículas e o respirador N95/PFF2 em situações com potencial

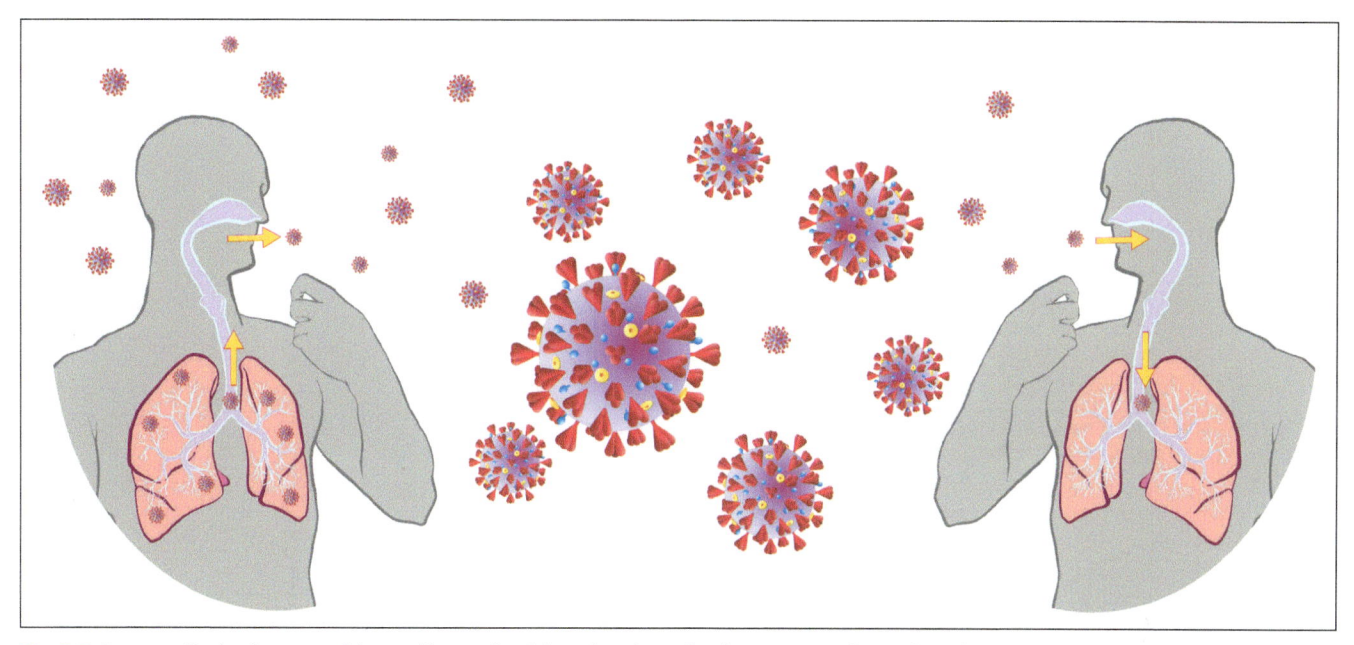

Fig. 7-5. Propagação do vírus no ambiente. (Ilustração elaborada pelo Prof. Ademir Nunes Ribeiro Júnior.)

de geração de aerossóis pois ela oferece maior proteção, evitando que o vírus alcance as vias aéreas superiores.
- Realizar triagem antes ou imediatamente na chegada ao serviço de saúde sobre a presença de sintomas e sinais de infecção respiratória, para identificar os pacientes com queixas respiratórias e/ou contato com possíveis pacientes positivos.
- Fornecer álcool gel a 70% para higiene das mãos de todos os pacientes na chegada à unidade de saúde e máscara cirúrgica para os casos suspeitos, e durante todo o período que permanecer na instituição de saúde, assim como para acompanhantes e visitas.
- Recomenda-se aos profissionais de saúde utilizarem um checklist para orientar a colocação e remoção segura dos equipamentos de proteção individual e realizarem a técnica sob supervisão de outro profissional/colega, além de participarem de capacitações.

A pandemia de COVID-19, vale comentar, tem demandado o desenvolvimento de uma série de artefatos e técnicas, em termos de biossegurança, para minimizar a disseminação do agente e a transmissão para os profissionais de saúde. Merecem destaque os métodos de intubação orotraqueal e os procedimentos de assistência ventilatória realizados para minimizar a produção de aerossóis. O uso de robôs (Fig. 7-1) para (i) triagem de pacientes, (ii) aferição de sinais vitais – temperatura corporal, frequência de pulso, frequência respiratória, saturação periférica de O_2 e aferição de pressão arterial sistêmica –, (iii) entregas (sobretudo de medicamentos e alimentos) e (iv) desinfecção dos ambientes (utilizando produtos químicos e luz UV-C, entre outros) são realidade hoje, tendo em vista a atuação para a redução do contágio.

Síndrome Respiratória do Oriente Médio (MERS)

A Síndrome Respiratória do Oriente Médio (do inglês *Middle East Respiratory Syndrome* – MERS) é uma doença respiratória causada por um vírus da família dos coronavírus, um betacoronavírus, denominado MERS-CoV (ver Capítulo 45).

A doença foi descrita pela primeira vez na Arábia Saudita, em 2012, e se espalhou para vários países, com vários casos na Coreia do Sul, em 2015. A transmissão ocorre através de contato próximo (CDC, 2019).

As manifestações clínicas se assemelham àqueles da SRAG e da COVID-19, sendo comum a febre, tosse e falta de ar. O período de incubação até o aparecimento dos primeiros sintomas da doença varia entre 4 a 8 dias e o paciente pode transmitir o vírus até 14 dias. No entanto, a maioria dos pacientes são assintomáticos. A doença apresenta sintomas respiratórios leves, podendo evoluir para doença respiratória aguda grave e morte. A taxa de mortalidade no Oriente Médio foi de 25,9% e na Coréia do Sul de 20,4%. Os quadros graves da doença podem causar insuficiência respiratória, necessitando de suporte ventilatório em uma unidade de terapia intensiva. Pessoas idosas, com presença de comorbidades, doenças crônicas (diabetes melito, hipertensão arterial sistêmica e doença renal), doença pulmonar, câncer e sistema imunológico deficiente apresentam as formas mais graves da doença. Não há vacina ou tratamento específico disponível até o momento. As formas de transmissão e medidas preventivas de saúde pública (medidas não farmacológicas) no âmbito individual, ambiental e coletivo são as mesmas da COVID-19.

Hepatite A

Causada pelo VHA e de transmissão fecal-oral (inclusive por meio da água e alimentos contaminados), a hepatite A (ver Capítulo 46) é uma doença contagiosa passível de transmissão entre três semanas antes do início das manifestações clínicas até duas semanas após o aparecimento da icterícia. A precaução padrão geralmente é suficiente como medida de minimização de transmissibilidade ao profissional de saúde suscetível. Entretanto, em paciente em uso de fralda ou com incontinência fecal, devem ser adotadas também as precauções de contato: manter precauções de contato em lactentes e crianças menores de três anos durante toda internação; para pacientes com idades entre 3 e 14 anos,

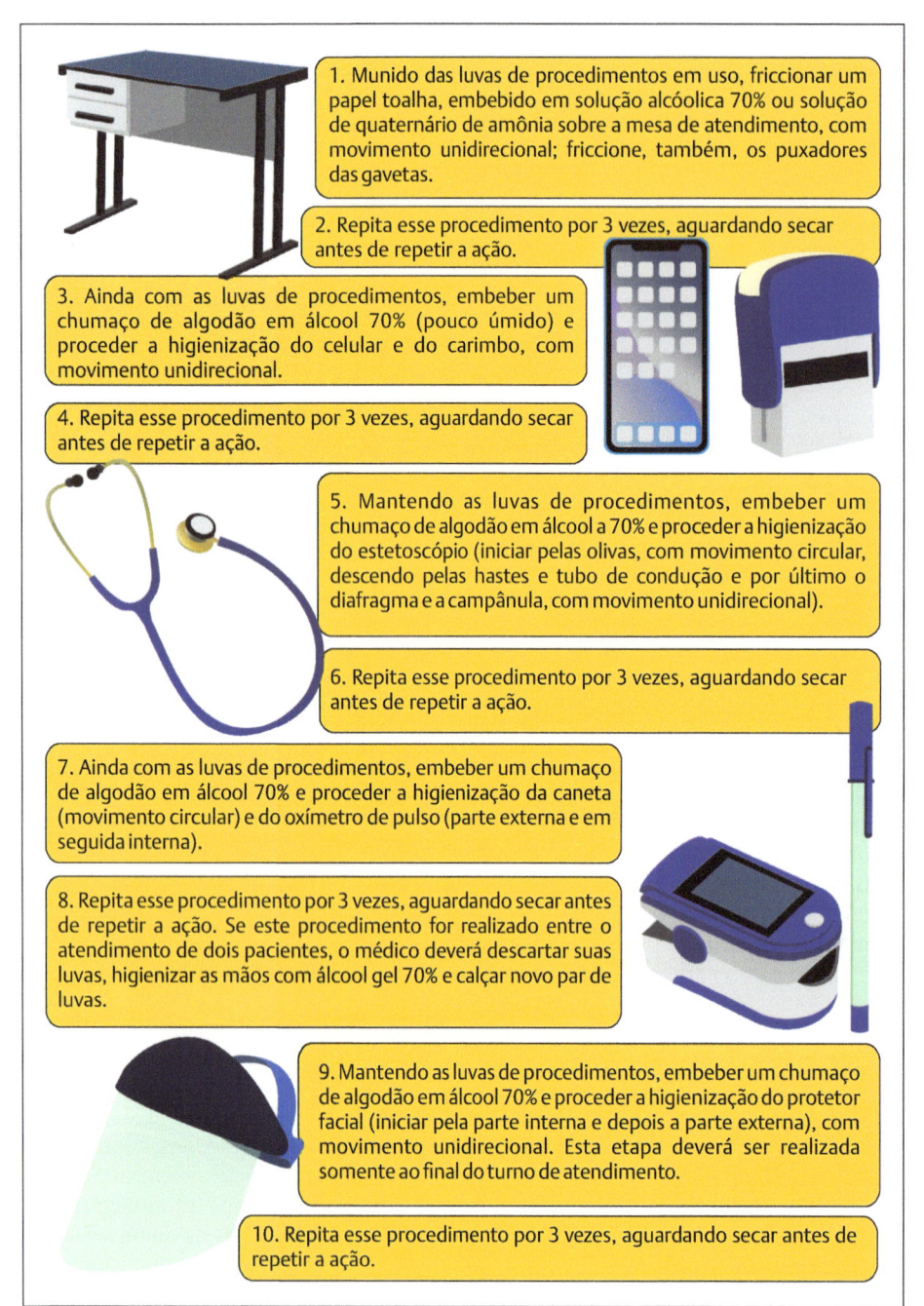

PARTE I ▪ ASPECTOS ESSENCIAIS À ABORDAGEM DO ENFERMO COM DOENÇAS INFECCIOSAS

1. Munido das luvas de procedimentos em uso, friccionar um papel toalha, embebido em solução alcóolica 70% ou solução de quaternário de amônia sobre a mesa de atendimento, com movimento unidirecional; friccione, também, os puxadores das gavetas.

2. Repita esse procedimento por 3 vezes, aguardando secar antes de repetir a ação.

3. Ainda com as luvas de procedimentos, embeber um chumaço de algodão em álcool 70% (pouco úmido) e proceder a higienização do celular e do carimbo, com movimento unidirecional.

4. Repita esse procedimento por 3 vezes, aguardando secar antes de repetir a ação.

5. Mantendo as luvas de procedimentos, embeber um chumaço de algodão em álcool a 70% e proceder a higienização do estetoscópio (iniciar pelas olivas, com movimento circular, descendo pelas hastes e tubo de condução e por último o diafragma e a campânula, com movimento unidirecional).

6. Repita esse procedimento por 3 vezes, aguardando secar antes de repetir a ação.

7. Ainda com as luvas de procedimentos, embeber um chumaço de algodão em álcool 70% e proceder a higienização da caneta (movimento circular) e do oxímetro de pulso (parte externa e em seguida interna).

8. Repita esse procedimento por 3 vezes, aguardando secar antes de repetir a ação. Se este procedimento for realizado entre o atendimento de dois pacientes, o médico deverá descartar suas luvas, higienizar as mãos com álcool gel 70% e calçar novo par de luvas.

9. Mantendo as luvas de procedimentos, embeber um chumaço de algodão em álcool 70% e proceder a higienização do protetor facial (iniciar pela parte interna e depois a parte externa), com movimento unidirecional. Esta etapa deverá ser realizada somente ao final do turno de atendimento.

10. Repita esse procedimento por 3 vezes, aguardando secar antes de repetir a ação.

Fig. 7-6. Procedimentos de higienização nas salas de atendimento. (Ilustração elaborada pelo Prof. Ademir Nunes Ribeiro Júnior.)

Quadro 7-8. Informações sobre a Contaminação Ambiental do SARS-CoV-2

Condição	Comentários
Contato próximo (menor 1,8 m)	Risco de transmissão através de gotículas respiratórias
Umidade	50 e 80% – maior estabilidade do vírus
Duração do vírus viável em aerossol no ar	Até 3 horas (mas não em condições normais, de acordo com a OMS)
Distância de transmissão pelo ar	Até 4 metros em hospitais
Correntes de ar	Correntes de ar, incluindo ar condicionado podem propagar gotículas contendo o vírus por distâncias acima de 1 metro

(Continua.)

Quadro 7-8. *(Cont.)* Informações sobre a Contaminação Ambiental do SARS-CoV-2

Condição	Comentários
Tempo de duração da contaminação de materiais	Plástico: até 2-3 dias Aço inoxidável: até 2-3 dias Papelão: até 1 dia Cobre: até 4 horas
Amostra do ar positivas	Quartos de isolamento: • UTI – 35% • Quarto do paciente – 44,4% • Consultório médico – 12,5% Saídas do ar: • UTI – 66,7% • Unidade de internação para COVID-19 – 8,3%
Objetos	Computador/mouse: • UTI – 75% • Unidade de internação para COVID-19 – 20% Sola de sapato dos profissionais de saúde: • UTI – 50%. Grade do leito: • UTI – 42,9% Maçanetas: • Unidade de internação para COVID-19 – 8,3%
Itens pessoais	Cerca de 81,3% de positividade: • Equipamentos de exercício • Equipamentos médicos (espirômetro, oxímetro de pulso, cânula nasal) • Computadores e *tablets* • Óculos de leitura
Outros itens	• Telefones celulares – 83,3% • Controles remotos para TVs no quarto do paciente – 64,7% • Banheiros – 81,0% • Superfícies da sala – 80,4% • Mesas de cabeceira e grades de cama – 75,0% • Bordas das janelas – 81,8%
Piso	• UTI – 70% • Unidade de internação para COVID-19 – 15,4% • Farmácia – 100% Prováveis causas: • Gravidade e fluxo de ar, fazendo com que as gotículas com o vírus depositem no piso. • As solas dos sapatos dos profissionais podem funcionar como transportadores, especialmente para a farmácia onde não há paciente e houve 100% de amostras positivas.

Fontes: Guo et al. (2020); Lu et al. (2020); Moriyama et al. (2020); Santarpia et al. (2020); van Doremalen et al. (2020); Worldmeters (2020).

manter isolamento por duas semanas após início dos sintomas e para maiores de 14 anos, manter isolamento durante uma semana após início dos sintomas. Em caso de exposição acidental ao vírus, contato em áreas endêmicas da doença ou em caso de contato institucional ou doméstico de risco aumentado, indica-se o uso de imunoglobulina anti-VHA, 0,02 mL/kg, por via intramuscular. Deve ser respeitado um intervalo mínimo de três meses entre a aplicação de imunoglobulinas e a vacinação com vacinas de vírus vivos por via parenteral (por exemplo a tríplice viral), bem como em indivíduos com deficiência de IgA e trombocitopenia grave. Em 2014, a vacina de hepatite A foi incluída no calendário infantil brasileiro para crianças com idades entre 1 e 2 anos.

Artrópodes

Invertebrados pertencentes às espécies *Sarcoptes scabiei* e *Pediculus humanus capitis* – os quais causam, respectivamente, a escabiose (ver Capítulo 113) e a pediculose (ver Capítulo 114) – são agentes passíveis de transmissão aos profissionais da área de saúde. Os pacientes que estejam internados e que apresentem tais condições devem ser mantidos em precaução de contato (Quadro 7-8). Caso haja exposição ao *S. scabiei*, sem uso dos adequados equipamentos de proteção individual, pode ser indicado o uso de permetrina 5%, sob forma de loção ou creme. Não há recomendação de profilaxia pós-exposição para a pediculose.

CONSIDERAÇÕES FINAIS

De acordo com a Organização Mundial da Saúde, apesar de a existência de protocolos eficazes sobre biossegurança no ambiente de trabalho, mais de três milhões de acidentes ocupacionais ocorrem por ano em razão do não seguimento ou seguimento parcial desses protocolos. Para compreender melhor os porquês desta realidade, deve-se atentar ao fato de que a adoção da biossegurança é uma responsabilidade compartilhada entre todos os profissionais de cada unidade organizacional, seja ela um grande hospital, ou um laboratório ou um centro de saúde; e, portanto, a comunicação dentro da instituição deve ser feita de forma a transmitir informações de forma simétrica e acessível a todos. Ou seja, a realização de palestras e capacitações sobre biossegurança, bem como a presença de diversos cartazes, com condutas esperadas no ambiente, espalhados pelas paredes, apresenta baixa resolubilidade quanto à plena adoção do que está sendo ensinado. Assim, para que os protocolos de biossegurança tornem-se verdadeiramente vigentes no ambiente organizacional, é necessário que cada norma seja internalizada como hábito e enraizada na rotina de cada trabalhador e, para tal, a capacitação diária, incansável, individualizada de cada membro da equipe faça surtir o objetivo esperado.

De qualquer forma, mesmo com o seguimento correto das diretrizes de biossegurança, acidentes são passíveis de acontecer e, nesses momentos, o profissional acidentado deve ser abordado com perícia técnica e empatia, para instituição imediata das medidas profiláticas adequadas. Os acidentes ocupacionais geram grande angústia e estresse agudo, podendo ser responsáveis por transtornos que podem levar ao suicídio pós-exposição. Assim, é fundamental que todos os trabalhadores sigam os regulamentos de biossegurança, bem como saibam aplicar, com competência técnica e correção ética, as medidas profiláticas.

CONTRIBUIÇÃO DOS AUTORES

A concepção do capítulo foi proposta por R Siqueira-Batista e AP Gomes. Todos os autores foram igualmente responsáveis pelo processo de escrita, indicação e coleta de material bibliográfico, elaboração direta do trabalho, redação e revisão final.

BIBLIOGRAFIA

Altunaiji S, Kukuruzovic R, Curtis N, Massie J. Antibiotics for whooping cough (pertussis). Cochrane Database Syst Rev 2007;(3):CD004404.

Bolon MK. Hand hygiene: an update. Infect Dis Clin North Am 2016 Sep.;30(3):591-607.

Brasil. Agência Nacional de Vigilância Sanitária - ANVISA. Biossegurança. Rev Saúde Pública 2005;39(6):989-91.

Brasil. Agência Nacional de Vigilância Sanitária. Higienização das mãos em serviços de saúde. Agência Nacional de Vigilância Sanitária. - Brasília: Anvisa, 2007. 52 p.

Brasil. Ministério da Saúde - Secretaria de Vigilância em Saúde – Departamento de DST, Aids e Hepatites Virais. Protocolo Clínico e Diretrizes Terapêuticas para Profilaxia Antirretroviral Pós-Exposição de Risco à Infecção pelo HIV. Brasília: Ministério da Saúde, 2015.

Brasil. Ministério da Saúde - Secretaria de Vigilância em Saúde – Departamento de DST, Aids e Hepatites Virais. Boletim Epidemiológico – Aids e DST Ano III – nº 1-27ª à 52ª semanas epidemiológicas – julho a dezembro de 2013. Ano III – nº 1-01ª à 26ª semanas epidemiológicas – janeiro a junho de 2014. Brasília – Distrito Federal. 2014.

Brasil. Ministério da Saúde- Secretaria de Vigilância em Saúde Guia de vigilância em saúde. Brasília: Editora do Ministério da Saúde, 2014.

Brasil. Ministério da Saúde. Biossegurança em saúde: prioridades e estratégias de ação / Ministério da Saúde, Organização Pan-Americana da Saúde. Brasília: Ministério da Saúde, 2010. 242 p.: il. – (Série B. Textos Básicos de Saúde).

Brasil. Ministério da Saúde. Secretaria de Vigilância em Saúde – Departamento de DST, Aids, e Hepatites Virais. Clinical protocol and therapeutic guidelines for post-exposure prophylaxis (PEP) for the risk of HIV, STIs and viral hepatitis infections. Brasília: Ministério da Saúde, 2018.

Brasil. Ministério da Saúde. Secretaria de Vigilância em Saúde. Coordenação-Geral de Desenvolvimento da Epidemiologia em Serviços. Guia de Vigilância em Saúde: Ministério da Saúde, Secretaria de Vigilância em Saúde, Coordenação-Geral de Desenvolvimento da Epidemiologia e Serviços. Brasília: Ministério da Saúde, 2019.

Brasil. Ministério da Saúde. Secretaria de Vigilância em Saúde. Departamento de Vigilância das Doenças Transmissíveis. Protocolo de tratamento de Influenza: 2015 [recurso eletrônico]. Ministério da Saúde, Secretaria de Vigilância em Saúde, Departamento de Vigilância das Doenças Transmissíveis. - Brasília: Ministério da Saúde, 2014. 41 p.

Brasil. Ministério da Saúde. Agência Nacional de Vigilância Sanitária. Nota Técnica GVIMS/GGTES/ANVISA Nº 04/2020. Orientações para serviços de saúde: Medidas de prevenção e controle que devem ser adotadas durante a assistência aos casos suspeitos ou confirmados de infecção pelo novo coronavírus (SARS-CoV-2). Atualizada em 31/03/2020.

Cardo DM, Culver DH, Ciesielski CA et al. A case-control study of HIV seroconversion in health care workers after percutaneous exposure. N Engl J Med 1997 Nov 20;337(21):1485-90.

Carl M, Kantor RJ, Webster HM, Fields HA, Maynard JE. Excretion of hepatitis A virus in the stools of hospitalized hepatitis patients. J Med Virol 1982;9(2):125-9.

CDC. Centers for Disease Control and Prevention. Epidemiology and Prevention of Vaccine-Preventable Diseases: Corynebacterium diphtheriae. In The Pink Book: Course Textbook, (Centers for Disease Control and Prevention), 2012.

CDC. Centers for Disease Control and Prevention. Guideline for Hand Hygiene in Health-Care Settings: recommendations of the Healthcare Infection Control Practices Advisory Committee and the HICPAC/SHEA/APIC/IDSA Hand Hygiene Task Force. MMWR 2002 Oct 25;51(RR-16):1-45.

CDC. Centers for Disease Control and Prevention. Guidelines for Preventing the Transmission of Mycobacterium tuberculosis in Health-Care Settings, 2005. MMWR 2005;54(RR-17):1-144.

CDC. Centers for Disease Control and Prevention. Recommendations and reports: updated CDC recommendations for the management of hepatitis B virus-infected health-care providers and students. MMWR Recomm Rep (Atlanta) 2012;61(RR-3):1-12.

CDC. Centers for Disease Control and Prevention. Coronavirus (COVID-19). 2020. [Acesso em 29 May 2020]. Disponível em: https://www.cdc.gov/coronavirus/2019-ncov/index.html

CDC. Centers for Disease Control and Prevention. Middle East Respiratory Syndrome (MERS). 2019. [Acesso em 29 May 2020]. Disponível em: https://www.cdc.gov/coronavirus/mers/about/index.html

Engler KH, Warner M, George RC. In vitro activity of ketolides HMR 3004 and HMR 3647 and seven other antimicrobial agents against Corynebacterium diphtheriae. J Antimicrob Chemother 2001;47(1):27-31.

Gandhi M, Yokoe DS, Havlir DV. Asymptomatic transmission, the Achilles' heel of current strategies to control Covid-19. N Engl J Med. 2020;382(22):2158-2160.

Garcia LP, Duarte E. Intervenções não farmacológicas para o enfrentamento à epidemia da COVID-19 no Brasil. Epidemiol Serv Saúde 2020;29(2):e2020222.

Gomes AP, Siqueira-Batista R, Esperidião Antonio V et al. Biossegurança e Infectologia. In: Rocha MOC, Pedroso ERP. Fundamentos em Infectologia. Rio de Janeiro: Rubio, 2009. v. 1. p. 1015-36.

Guan W, Ni Z, Hu Y, et al. Clinical characteristics of coronavirus disease 2019 in China. N Engl J Med 2020;382:1708-1720.

Guo ZD, Wang ZY, Zhang SF, et al. Aerosol and surface distribution of severe acute respiratory syndrome coronavirus 2 in hospital Wards, Wuhan, China, 2020. Emerg Infect Dis. 2020;26(7):10.3201/eid2607.200885

Hamner L, Dubbel P, Capron I, et al. High SARS-CoV-2 attack rate following exposure at a choir practice – Skagit County, Washington, March 2020. MMWR Morb Mortal Wkly Rep 2020;69:606–610.

Kline JM, Lewis WD, Smith EA et al. Pertussis: a reemerging infection. Am Fam Physician. 2013 Oct. 15;88(8):507-14.

Kuhar DT, Henderson DK, Struble KA et al. Updated US Public Health Service Guidelinesfor theManagement of Occupational Exposures to Human Immunodeficiency Virus and Recommendations for Postexposure Prophylaxis. Infection Control and Hospital Epidemiology 2013;34(9):875-92.

Kumagai, T, Kamada M, Igarashi C et al. Varicella-zoster virus-specific cellular immunity in subjects given acyclovir after household chickenpox exposure. J Infect Dis 1999;180:834-7.

Langley JM, Halperin SA, Boucher FD et al. Azithromycin is as effective as and better tolerated than erythromycin estolate for the treatment of pertussis. Pediatrics 2004;114(1):e96-e101.

Liu Y, Ning Z, Chen Y, et al. Aerodynamic analysis of SARS-CoV-2 in two Wuhan hospitals. Nature. 2020.

Lu J, Gu J, Li K, Xu C, Su W, Lai Z, et al. COVID-19 outbreak associated with air conditioning in restaurant, Guangzhou, China, 2020. Emerg Infect Dis 2020.

Mayara KSL, Sarah COS, Danyela MS et al. Precauções padrão e precauções baseadas na transmissão de doenças: revisão de literatura. Rev Epidemiol Control Infect. 2014;4(4):254-9.

Moriyama M, Hugentobler WJ, Iwasaki A. Seasonality of Respiratory Viral Infections [published online ahead of print, 2020 Mar 20]. Annu Rev Virol 2020;

Nati et al. Desmistificando a biossegurança: a importância do correto uso do termo. Rev Bras Pesq Saúde (Vitória) 2012;14(4):97-102.

Newton I. The principia: mathematical principles of natural philosophy. Tradução I. B. Cohen e A. Whitman. Berkeley: University of California Press, 1999.

Park JE, Jung S, Kim A, Park JE. MERS transmission and risk factors: a systematic review. BMC Public Health. 2018;18(1):574.

Ribeiro Júnior NA, Brandão AS, Gomes AP, Silva E, Braga LM, Siqueira-Batista R. Histories of diseases and epidemics: from plague masks to COVID-19 robots. Rev Saúde Dinâmica 2023;5(3): 40-50.

Santarpia, J, Rivera D, Vicki H, et al. Transmission Potential of SARS-CoV-2 in Viral Shedding Observed at the University of Nebraska Medical Center. 2020.

Schillie S, Harris A, Link-Gelles R et al. Recommendations of the Advisory Committee on Immunization Practices for Use of a Hepatitis B Vaccine with a Novel Adjuvant. MMWR Morb Mortal Wkly Rep 2018;67:455-8.

Schillie S, Vellozzi C, Reingold A et al. Prevention of Hepatitis B Virus Infection in the United States: Recommendations of the Advisory Committee on Immunization Practices. MMWR Recomm Rep 2018;67(1):1-31.

Siegel JD, Rhinehart E, Jackson M, Chiarello L, and the Healthcare Infection Control Practices Advisory Committee, 2007 Guideline for Isolation Precautions: Preventing Transmission of Infectious Agents in Healthcare Settings. https://www.cdc.gov/infectioncontrol/guidelines/isolation/index.html

Silva JM, Lima JAS. Quatro abordagens para o movimento browniano. Rev Bras Ensino Fís 2007; 29(1):25-35

Siqueira-Batista R, Gomes AP, Rita Nunes E, Silva Santos S, Gonçalves MLC. Biossegurança e doenças infecciosas: proteção aos profissionais de saúde. In: Galvão-Alves J. Emergências clínicas. Rio de Janeiro: Rubio, 2007.

Sousa ÁFLde et al. Social representations of biosecurity in nursing: occupational health and preventive care. Rev Bras Enferm, (Brasília) 2016 Oct.;69(5):864-71.

Sousa LE, Njie GJ, Lobato MN, et al. Tuberculosis Screening, Testing, and Treatment of U. S. Health Care Personnel: Recommendations from the National Tuberculosis Controllers Association and CDC, 2019. Weekly 68(19);439-443, 20

Sun J, Zhu A, Li H, et al. Isolation of infectious SARS-CoV-2 from urine of a COVID-19 patient. Emerg Microbes Infect. 2020;9(1):991-993.

Tawfiq JA, Gautret P. Asymptomatic Middle East Respiratory Syndrome Coronavirus (MERS-CoV) infection: Extent and implications for infection control: A systematic review. Travel Med Infect Dis. 2019;27:27-32.

Tran K, Cimon K, Severn M, et al. Aerosol generating procedures and risk of transmission of acute respiratory infections to healthcare workers: a systematic review. PLoS One. 2012;7(4):e35797.

van Doremalen N, Morris DH, Myndi GH, et al. Aerosol and surface stability of SARS-CoV-2 as compared with SARS-CoV-1. N Engl J Med 2020; 382:1564-1567.

Wood N, McIntyre P. Pertussis: review of epidemiology, diagnosis, management and prevention. Paediatr Respir Rev. 2008;9(3):201-11.

Worldmeters. Coronavirus. Transmission. 2020. Disponível em: https://www.worldometers.info/coronavirus/transmission/.

WHO. World Health Organization. Hand hygiene technical reference manual: to be used by health-care workers, trainers and observers of hand hygiene practices. Geneva: WHO Press, 2009. 31 p.

WHO. Coronavirus disease (COVID-2019) situation reports. 2020. [Acesso em 29 May 2020]. Disponível em: https://www.who.int/emergencies/diseases/novel-coronavirus-2019/situation-reports

WHO. Worl Health Organization. COVID-19 Strategy Update (Interim Guidance). Disponível em: https://www.who.int/emergencies/diseases/novel-coronavirus-2019/strategies-plans-and-operations. Acessado em: 14 April, 2020.

Wilson NM, Norton A, Young FP, et al. Airborne transmission of severe acute respiratory syndrome coronavirus-2 to healthcare workers: a narrative review. Anaesthesia. 2020;10.1111/anae.15093.

Wu Z, Mcgoogan J. Characteristics of and important lessons from the coronavirus disease 2019 (COVID-19) outbreak in China: Summary of a report of 72 314 cases from the Chinese Center for Disease Control and Prevention. JAMA. 2020;323(13):1239-1242.

Zhang T, Cui X, Zhao X, et al. Detectable SARS-CoV-2 viral RNA in feces of three children during recovery period of COVID-19 pneumonia. J Med Virol. 2020:1-6.

Zou L, Ruan F, Huang M, et al. SARS-CoV-2 Viral Load in Upper Respiratory Specimens of Infected Patients. N Engl J Med. 2020;382(12):1177-1179.

CAPÍTULO 8
BIOTERRORISMO

Rodrigo Siqueira-Batista ■ Aline de Freitas Suassuna Autran
Andréia Patrícia Gomes ■ Luciene Muniz Braga ■ Jorge Luiz Dutra Gazineo

INTRODUÇÃO

"Se eu abrisse essa ampola no ar, você estaria morto em três dias".

Virus – Fukkatsu No Hi – 1980.

"Usar intencionalmente vírus, bactérias e quaisquer outros agentes patogênicos objetivando o adoecimento ou morte de pessoas, animais ou plantas" é considerado bioterrorismo, de acordo com o Centers for Disease Control and Prevention (CDC – Atlanta, EUA). O tema tem se consolidado como uma preocupação significativa, desde o atentado de 11 de setembro de 2001, quando – logo após a destruição das torres do World Trade Center – esporos de *Bacillus anthracis* foram disseminados pelo sistema postal estadunidense, tendo como alvos principais os escritórios do Congresso e a mídia; no episódio, 11 pessoas adoeceram por antraz pulmonar, dos quais cinco evoluíram para o óbito; 7 ficaram enfermas por antraz cutâneo.

A despeito desse evento de grande repercussão, o uso de patógenos como arma biológica remonta à Antiguidade (mesmo em um contexto no qual era, ainda, desconhecida a teoria microbiana, o que ocorreu, de fato, muitos séculos depois...). De fato, os romanos empregavam o envenenamento das fontes de água dos inimigos – ou de cidades sitiadas – como estratégia de guerra. Na Idade Média, durante o cerco mongol à Caffa (hoje Feodosia, Ucrânia), cadáveres de mortos pela peste eram catapultados por sobre os muros da cidade. Durante a guerra franco-indígena, no século XVII, cobertores utilizados por doentes acometidos por varíola foram enviados pelos militares ingleses aos nativos aliados dos franceses. Na Primeira Guerra Mundial, as descobertas da microbiologia possibilitaram a manipulação sistemática e deliberada de patógenos com o propósito de criação de um arsenal biológico, destacando-se seu uso pelos alemães. Esta prática manteve-se e a Segunda Guerra Sino-Japonesa – que ocorreu paralelamente à Segunda Guerra Mundial – foi farta de exemplos de desenvolvimento, teste e uso de microrganismos como armas de guerra pelo Japão, com relatos de milhares de vítimas chinesas. Na mesma época, testes britânicos de bombas de *Bacillus anthracis* ocorreram na ilha escocesa de Gruinard, tornada inabitável como consequência deste fato (após quase 5 décadas de quarentena e um longo programa de descontaminação, a ilha foi considerada segura e não reportou qualquer caso de adoecimento animal ou humano por antraz).

Diversos países mantiveram, quiçá ampliaram, seus programas bélicos de pesquisa biológica no pós-guerra, motivando a assinatura da *Convenção sobre Armas Biológicas e Tóxicas*, em 1972, que postulava a interdição de desenvolvimento, posse, estocagem, transferência e uso de armas biológicas. A existência dos patógenos e de suas toxinas só se justificaria em quantidades suficientes para "fins profiláticos, de proteção ou pacíficos", mas o tratado não esclareceu controvérsias sobre como se delimitaria o espectro de uma "pesquisa defensiva" nem estabeleceu parâmetros de vigilância do cumprimento do acordo.

Este breve e incompleto panorama histórico ajuda a dimensionar a antiguidade de suscitar adoecimento como atividade bélica, capaz de vulnerar – não apenas física, mas psicologicamente – o inimigo. O século XXI viu renascer mundialmente o medo de uma guerra biológica, uma vez que o terrorismo traz consigo um forte componente de imprevisibilidade, tornando qualquer nação um alvo em potencial, seja intencional ou acidental.

O bioterrorismo ultrapassa a questão militar da defesa e configura-se tema crucial para a Infectologia e a Saúde Pública, tanto pela necessidade de atenção aos enfermos – contactantes e potenciais infectados, levando-se em consideração a precisão das condutas médicas empregadas para conter ataques desta natureza –, quanto pelo impacto de ações desse teor nos sistemas de saúde – públicos e privados – das diversas nações, em um mundo cada vez mais interligado, virtual e fisicamente, dado que o pavor e a insegurança são tão capazes de desestruturar uma sociedade de modo tão ou mais intenso do que o adoecimento e a morte de seus membros.

Diante disso – sabendo que os agentes patogênicos das moléstias não se manifestam imediatamente e que as evidências de sua existência podem tardar a aparecer, a despeito da franca dispersão –, este capítulo pretende apresentar os microrganismos considerados de maior risco para a população em caso de ações bioterroristas, abordando – na sequência – a terapêutica e a profilaxia indicadas para seu correto manejo. Aconselha-se, no entanto, tendo em vista (1) a velocidade de produção de conhecimento e (2) as marcantes transformações sociais e políticas vivenciadas no bojo das complexas sociedades contemporâneas, que seja consultado o *site* do Centers for Disease Control and Prevention (CDC) – link: http://www.cdc.gov/ – e os documentos do Ministério da Saúde, para uma efetiva atualização sobre o tema.

BIOTERRORISMO: PATÓGENOS, TRATAMENTO E PROFILAXIA

O bioterrorismo se utiliza de diversos agentes microbianos habitualmente encontrados na natureza e os seleciona para uso sob a forma de armas biológicas. A possibilidade de um bioatentado deixou de ser uma perspectiva remota para se tornar uma ameaça tangível e, com ela, vieram os questionamentos sobre como proceder se algo dessa natureza ocorrer. A dificuldade primária de detecção rápida destes agentes biológicos, aliada à eventual manipulação para indução de resistência e para disseminação por modos de transmissão – sejam estes: pessoa a pessoa, contaminação de água, ar ou alimentos – configura um cenário preocupante para a população, os agentes de defesa e os profissionais da saúde.

Usando como critérios a facilidade de dispersão e a gravidade do agravo causado (adoecimento e morte), os agentes etiológicos foram categorizados em três classes de risco decrescente – A, B e C –, sendo a categoria C reservada a patógenos considerados ameaças emergentes. Com efeito, o Quadro 8-1 sumariza os microrganismos, de acordo com a classificação de prioridade estabelecida pelo CDC; o Quadro 8-2 indica a terapêutica atualmente preconizada para os principais agentes e o Quadro 8-3 expõe profilaxias pós-exposição (PEPs) disponíveis em relação a alguns microrganismos de classe A.

Quadro 8-1. Classificação dos Patógenos Potencialmente Úteis em Ações Bioterroristas

Categoria	Descrição	Doença – Patógeno	
A	Patógenos e toxinas de prioridade máxima: alto poder de dispersão ou transmitidos pessoa a pessoa. Impactam fortemente nas redes de saúde, requerendo medidas imediatas em função da letalidade, bem como da possibilidade de causar pânico e agitação social	Antraz – *Bacillus anthracis*	
		Botulismo – *toxina de Clostridium botulinum*	
		Tularemia – *Francisella tularensis*	
		Peste – *Yersinia pestis*	
		Varíola – *Orthopoxvírus variolae*	
		Febres hemorrágicas	Filovírus – Ebola e Marburg
			Arenavírus – Lassa e Novo Mundo
			Bunyavírus – Crimeia, Congo, Vale do Rift
B	Segunda maior prioridade: podem ser disseminados com moderada facilidade. Embora possuam baixa letalidade, a moderada morbidade requer capacidade de diagnóstico apurada, permitindo melhor vigilância	Brucelose – *Brucella* spp	
		Mormo – *Burkholderia mallei*	
		Melioidose – *Burkholderia pseudomallei*	
		Psitacose – *Chlamydia psittaci*	
		Toxina épsilon – *Clostridium perfringens*	
		Febre Q – *Coxiella burnetii*	
		Criptosporidíase – *Cryptosporidium parvum*	
		Escherichia coli (O157:H7)	
		Toxina ricina – *Ricinus comuns* (mamona)	
		Tifo exantemático – *Rickettsia prowazekii*	
		Salmonelose – *Salmonella* spp	
		Shigelose – *Shigella* spp	
		Enterotoxina B do *Staphylococcus aureus*	
		Cólera – *Vibrio cholerae*	
		Encefalites virais (*Alphavirus*)	Vírus da encefalite equina do Leste (EEL)
			Vírus da encefalite equina do Oeste (EEO)
			Vírus da encefalite equina da Venezuela (EEV)
C	Patógenos emergentes: no futuro, podem ser manipulados para ataque em massa. São de fácil disseminação, potencial alta letalidade e morbidade. Possibilidade de grande impacto sobre os sistemas de saúde	Hantavírus	
		Vírus Nipah	
		Coronavírus - Síndrome Respiratória Aguda Grave (SRAG)	
		Influenza pandêmica	

Fonte: CDC (2021).

Quadro 8-2. Terapêutica, por Patógeno, em Casos de Bioterrorismo

Patógeno	Esquema terapêutico[1]	Esquema alternativo	Observações
Bacillus anthracis*	Sistêmico com meningite possível ou confirmada: - **ciprofloxacino** 400 mg, IV, 8/8 h ou - **levofloxacino** 750 mg, IV, 24/24 h ou - **moxifloxacino** 400 mg, IV, 24/24 h Associado a: - **meropenem** 2 g, IV, 8/8 h ou - imipenem 1 g, IV, 6/6 h ou - doripenem 500 mg, IV, 8/8 h Associado a: - inibidor de síntese proteica**	Nos casos de *B. anthracis* sensíveis à penicilina: - penicilina G cristalina 4 milhões UI, IV, 4/4 h ou - ampicilina, 3 g, IV, 6/6 h Associado a: - **linezolida**, 600 mg, IV, 12/12 h ou - clindamicina, 900 mg, IV, 8/8 h ou - rifampicina, 600 mg, VO, 12/12 h ou - cloranfenicol 1 g, IV, 6/6 h	
	Sistêmico sem meningite: - **ciprofloxacino** 400 mg, IV, 8/8 h ou - **levofloxacino** 750 mg, IV, 24/24 h ou - **moxifloxacino** 400 mg, IV, 24/24 h ou - meropenem 2 g, IV, 8/8 h ou - imipenem 1 g, IV, 6/6 h ou - doripenem 500 mg, IV, 8/8 h ou - vancomicina 60 mg/kg/dia, IV, 8/8 h Associado a: - **clindamicina**, 900 mg, IV, 8/8 h ou - **linezolida**, 600 mg, IV, 12/12 h ou - doxiciclina 200 mg (ataque), VO, seguido por 100 mg, VO, 12/12 h ou - rifampicina, 600 mg, VO, 12/12 h	Nos casos de *B. anthracis* sensíveis à penicilina: - – penicilina G cristalina 4 milhões UI, IV, 4/4 h ou - ampicilina, 3 g, IV, 6/6 h Associado a: - **clindamicina**, 900 mg, IV, 8/8 h ou - **linezolida**, 600 mg, IV, 12/12 h ou - doxiciclina 200 mg (ataque), VO, seguido por 100 mg, VO, 12/12 h ou - rifampicina, 600 mg, VO, 12/12 h	O tratamento dos casos deve durar, no mínimo, 2 a 3 semanas até que os critérios de estabilidade clínica sejam atingidos. Pacientes expostos a esporos aerossolizados necessitarão de profilaxia pós-exposição com antimicrobiano até 60 dias após o início da doença Tal tratamento também é aplicável a gestantes (Hendricks KA *et al.*, 2014)
	Cutâneo sem envolvimento sistêmico: - **ciprofloxacino** 500 mg, VO, 12/12 h ou - **doxiciclina** 100 mg, VO, 12/12 h ou - **levofloxacino** 750 mg, VO, 24/24 h ou - **moxifloxacino** 400 mg, VO, 24/24 h ou - clindamicina, 600 mg, VO, 8/8 h A duração do tratamento é de 60 dias para casos relacionados com o bioterrorismo, e 7 a 10 dias para casos adquiridos naturalmente (Hendricks KA *et al.*, 2014)	Nos casos de *B. anthracis* sensíveis à penicilina - amoxicilina 1 g, VO, 8/8 h ou - penicilina V 500 mg, VO, 6/6 h	
Clostridium botulinum	Antitoxina trivalente (A, B e E) – 10 mL, diluição em solução fisiológica a 0,9%, na proporção de 1:10, infusão em aproximadamente 1 hora. Medidas de suporte.	Antimicrobianos não têm efeito sobre a toxina. Entretanto, nos casos de botulismo relacionado com a contaminação de ferimentos, indica-se antibioticoterapia com penicilina cristalina, 10-20 milhões U/dia, IV, 4/4 h (adultos) ou 300.000 U/kg, IV, 4/4 h (crianças) associada ao desbridamento cirúrgico da lesão. Alternativamente, pode-se usar metronidazol, IV, 6/6 h: 15 mg/kg/dia para crianças e 2 g/dia para adultos)	Aminoglicosídeos e tetraciclinas podem piorar a evolução do botulismo, especialmente em crianças, em decorrência da redução do influxo de cálcio no neurônio, potencializando o bloqueio neuromuscular
Francisella tularensis	- estreptomicina 1 g, IM, 12/12 h, por 14 dias ou - gentamicina 5 mg/kg/dia, IV, 24/24 h, por 14 dias	- doxiciclina 100 mg, VO, 12/12 h, por 10 a 14 dias ou - ciprofloxacino 400 mg, IV, 12/12 h, por 10 a 14 dias	O esquema também é aplicável a gestantes
Yersinia pestis	Estreptomicina 1 g, IM, 12/12 h, por 10 dias	Gentamicina 5 mg/kg/dia, IM ou IV, 8/8 h, por 10 dias Se houver resistência: - amicacina 15 mg/kg/dia, IV, 12/12 h, por 10 dias. Nas meningites e pleurites, associar cloranfenicol 50 mg/kg/dia, IV, 6/6 h	Manter paciente em precaução respiratória por 48 horas após iniciado o tratamento. Gentamicina está formalmente indicada para tratamento da peste em mulheres grávidas
Hantavírus	Ribavirina, dose inicial de 30 mg/kg (até 2 g), IV, seguidos de 16 mg/kg (até 1 g) IV, 6/6 h, por 4 dias, seguidos por 8 mg/kg (até 0,5 g) IV, 8/8 h, por mais 6 dias. Administrar, preferencialmente, até 5 dias do início dos sintomas	–	Tratamento indicado apenas para a febre hemorrágica com síndrome renal causada por Hantavírus do Velho Mundo (HFRS)

(Continua)

Quadro 8-2. *(Cont.)* Terapêutica, por Patógeno, em Casos de Bioterrorismo

Patógeno	Esquema terapêutico[1]	Esquema alternativo	Observações
Vírus da varíola	Tecovirimat por via oral foi aprovado pela FDA como terapia para varíola, com base em sua eficácia em modelos animais e em dados farmacocinéticos e de segurança em humanos, (Grosenbach *et al.*, 2018) Uma formulação intravenosa de tecovirimat está em fase de desenvolvimento para o tratamento da infecção pela varíola (Hoy, 2018)	–	–
Vírus da febre de Lassa	Ribavirina, dose inicial 2 g IV, seguidos de 1 g IV de 6/6 h, por 4 dias e, então, 0,5 g IV de 8/8 h, por mais 6 dias	–	Com base nos dados disponíveis, as diretrizes atuais de tratamento podem colocar pacientes com formas brandas da doença em risco aumentado de óbito (Eberhardt *et al.*, 2019). Ademais, a recomendação de ribavirina é cada vez mais questionada por especialistas internacionais e pela Organização Mundial da Saúde (OMS) (WHO, 2018).

[1]Antibiótico(s) de escolha estão grafados em negrito (Hendricks KA et al., 2014).
*Embora globalmente significativos, individualmente os agentes antitoxina B. anthracis tiveram efeitos benéficos fracos no tratamento do antrax. A falta de ensaios clínicos duplo-cegos e terapias clínicas relevantes enfraqueceram ainda mais os estudos. Embora difíceis, estudos pré-clínicos com desenhos e resultados mais robustos são necessários para justificar os recursos necessários para manter tais agentes antitoxina nos estoques nacionais (Xu et al., 2017)
**Deverão ser associados inibidores da síntese proteica – como clindamicina e linezolida – nos casos de meningite (para detalhes ver capítulo "*Infecções pelo gênero Bacillus*")
Fontes: CDC (2021); Hendricks et al. (2014); Siqueira-Batista, Gomes (2021); Xu et al. (2017).

Quadro 8-3. Profilaxia Pós-Exposição (PEP) a Alguns Patógenos Potencialmente Utilizáveis em Ações Bioterroristas – Classe A

Agente etiológico	PEP de escolha	Esquema alternativo	Observações
Bacillus anthracis	• ciprofloxacino 500 mg, VO, 12/12 h, 60 dias ou • doxiciclina 100 mg, VO, 12/12 h, 60 dias	• levofloxacino 750 mg, VO, 24/24 h, 60 dias • moxifloxacino 400 mg, VO, 24/24 h, 60 dias • clindamicina 600 mg VO 8/8 h, 60 dias (Hendricks *et al.*, 2014)	Em caso de suscetibilidade demonstrada a penicilinas, trocar para amoxicilina 1 g VO de 8/8 h ou penicilina V 500 mg VO de 6/6 h O uso de vacina (BioThrax®), como PEP, foi licenciado pela FDA em 2015 (3 doses administradas por via subcutânea (SC) 0, 2 e 4 semanas de pós-exposição combinadas com a terapia antimicrobiana) (Longstreth *et al.*, 2016)
Francisella tularensis	Doxiciclina, 100 mg, VO, 12/12 h, por 10 a 14 dias	• ciprofloxacino, 500 mg, VO, 12/12 h, por 10 a 14 dias	–
Yersinia pestis	• doxiciclina, 100 mg, VO, 12/12 h, por 7 dias ou • ciprofloxacino, 500 mg, VO, 12/12 h, por 7 dias	• tetraciclina, 1 a 2 g VO/dia, por 7 dias • sulfametoxazol-trimetoprima 1,6 g VO/dia, por 7 dias	A FDA aprovou uma vacina fixada em formalina, ainda não disponível. Porém, em razão do curto período de incubação da doença, uma vacina não teria papel importante em uma resposta imediata contra o bioterrorismo
Vírus da varíola	Até 4 dias após a exposição: vacinar, inclusive contactantes	–	Os enfermos devem ser mantidos em precaução respiratória e de contato. Em caso de reação grave à vacina contra varíola (vacínia), considerar uso de imunoglobulina antivacínia ou cidofovir (uso experimental) A vacina é contraindicada em grávidas e em pessoas com imunodepressão grave

(Continua.)

Quadro 8-3. *(Cont.)* Profilaxia Pós-Exposição (PEP) a Alguns Patógenos Potencialmente Utilizáveis em Ações Bioterroristas – Classe A

Agente etiológico	PEP de escolha	Esquema alternativo	Observações
Vírus da febre de Lassa	Considerar o uso de ribavirina como profilaxia pós-exposição em contactantes com alto risco de exposição* no seguinte esquema: 35 mg/kg para dose de ataque VO (dose máxima de 2,5 g), seguido de 15 mg/kg (dose máxima de 1 g) 3× ao dia por 10 dias (Bausch et al., 2010)	–	Atualmente, não há vacinas contra o vírus da febre de Lassa licenciadas para uso em humanos e, embora algumas delas tenham-se mostrado promissoras, nenhuma das candidatas demonstrou eficácia suficiente em modelos animais para entrar na fase I de ensaios clínicos em humanos (Houlihan, Behrens, 2017)

*Definido como um dos seguintes: (1) penetração na pele por instrumento perfurocortante contaminado (p. ex., ferimento por picada de agulha), (2) contaminação de mucosas ou pele não íntegra com sangue ou secreções corporais (p. ex., sangue espirrando nos olhos ou boca), (3) participação em procedimentos de emergência (p. ex., ressuscitação após parada cardíaca, intubação ou aspiração) sem o uso apropriado de equipamento de proteção individual, e (4) contato contínuo prolongado (ou seja, por horas) em um espaço fechado sem o uso apropriado de equipamento de proteção individual (p. ex., acompanhante de um paciente durante a transferência do mesmo) (Bausch et al., 2010).
Fonte: Bausch et al. (2010); CDC (2021); Siqueira Batista, Gomes (2021).

CONSIDERAÇÕES FINAIS

O bioterrorismo deixou o contexto da ficção científica – mormente na literatura e no cinema – e firmou-se como uma preocupação político-militar atinente à segurança nacional das mais diversas nações, tendo emergido como um tema caro para Infectologia, com grande repercussão na Saúde Pública. Embora imprevisíveis em termos de extensão, os danos causados por um possível ataque em massa com armas biológicas certamente seriam capazes de desestruturar inteiramente sistemas de saúde, sejam eles públicos ou privados, mesmo nos países mais ricos. Quando se considera a fragilidade estrutural da saúde nos países empobrecidos ou em desenvolvimento, o cenário vislumbrado adquire proporções de catástrofe.

Constitui-se um desafio profissional estar alerta, prevenir, identificar e gerir uma possível epidemia resultante de um ataque bioterrorista, dada a multiplicidade de patógenos passíveis de uso para tal fim, com os respectivos agravos (não apenas físicos) para a população civil. Complicações em faixas etárias extremas e em imunodeprimidos aumentam a complexidade desse manejo. Na impossibilidade de uma profilaxia universal (por meio, por exemplo, de vacinação), faz-se mister redobrar a atenção à emergência descontextualizada – em termos de (1) número de pessoas, (2) de extensão territorial ou (3) de manifestações clínicas anômalas – de doenças infecciosas em contingentes populacionais previamente hígidos, ou mesmo casos isolados, para que sejam rapidamente diagnosticadas e corretamente tratadas.

Além da intensificação da vigilância (epidemiológica, laboratorial e clínica) e dos esforços voltados ao desenvolvimento de novos medicamentos e imunobiológicos, tornou-se indispensável fomentar a discussão bioética a respeito de como lidar com o bioterrorismo – tendo em vista as catastróficas consequências que poderão sobrevir –, e sobre como responder, a uma ação desta magnitude. Hoje, sabe-se apenas que esta ameaça demanda significativo aprendizado, em termos bisotecnocientíficos e ético-políticos, por parte de todos os profissionais da saúde.

CONTRIBUIÇÃO DOS AUTORES

A concepção do capítulo foi proposta por R Siqueira-Batista e AP Gomes. Todos os autores foram igualmente responsáveis pelo processo de escrita, indicação e coleta de material bibliográfico, elaboração direta do trabalho, redação e sua revisão final.

BIBLIOGRAFIA

Bausch DG, Hadi CM, Khan SH, Lertora JJ. Review of the literature and proposed guidelines for the use of oral ribavirin as postexposure prophylaxis for Lassa fever. Clin Infect Dis. 2010 Dec 15;51(12):1435-41.

Bezek S, Jaung M, Mackey J. Emergency Triage of Highly Infectious Diseases and Bioterrorism. Highly Infectious Diseases in Critical Care 2020: 23–36. doi: 10.1007/978-3-030-33803-9_3.

Brasil. Ministério da Saúde. Secretaria de Vigilância em Saúde. Guia de Vigilância em Saúde / Ministério da Saúde, Secretaria de Vigilância em Saúde. – Brasília: Ministério da Saúde, 2014.

Centers for Disease Control and Prevention. CDC – Atlanta, USA, 2021. Emergency Preparedness & Response. Specific Hazards. Bioterrorism. http://emergency.cdc.gov/bioterrorism/

Eberhardt KA, Mischlinger J, Jordan S et al. Ribavirin for the treatment of Lassa fever: A systematic review and meta-analysis. Int J Infect Dis. 2019 Oct;87:15-20.

Grosenbach DW, Honeychurch K, Rose EA et al. Oral Tecovirimat for the Treatment of Smallpox. N Engl J Med. 2018 July 5;379(1):44-53.

Hendricks KA, Wright ME, Shadomy SV et al. Centers for disease control and prevention expert panel meetings on prevention and treatment of anthrax in adults. Emerg Infect Dis. 2014;20(2).

Houlihan C, Behrens R. Lassa fever. BMJ. 2017 July 12;358:j2986.

Hoy SM. Tecovirimat: First Global Approval. Drugs 2018;78(13):1377-1382.

Hynes NA, Borio LL. Bioterrorism: an overview. In: Bennett JE, Dolin R, Blaser MJ. Mandell, Douglas, and Bennett's Principles and Practice of Infectious Diseases, 9th ed. Philadelphia: Elsevier Saunders; 2020.

Longstreth J, Skiadopoulos MH, Hopkins RJ. Licensure strategy for pre- and post-exposure prophylaxis of biothrax vaccine: the first vaccine licensed using the FDA animal rule. Expert Rev Vaccines. 2016;15(12):1467-79.

Siqueira-Batista R, Gomes AP, Gonçalves MLC, Santos SS. Bioterrorismo. In: Galvão Alves, J. Emergências clínicas. Rio de Janeiro: Rubio, 2007.

Siqueira-Batista R, Gomes AP, Rôças G, Gonçalves ML. C. Bioterrorismo. In: Rocha MOC, Pedroso ERP. Fundamentos em Infectologia. Rio de Janeiro: Rubio, 2009.

Siqueira-Batista R, Gomes AP. Antimicrobianos: guia prático. 3. ed. Rio de Janeiro: Rubio; 2021.

Tavares W. Antibióticos e quimioterápicos para o clínico. 4. ed. São Paulo: Atheneu, 2020.

WHO. World Health Organization. Efficacy trials of Lassa Therapeutics: endpoints, trial. Design site selection. WHO Workshop; 2018 Final Report. [Acesso em 10 dez 2019]. Available from: https://www.who.int/blueprint/what/norms-standards/LassaTxeval_Final-meetingReport.pdf?ua=1.

Xu W, Ohanjanian L, Sun J et al. A systematic review and meta-analysis of preclinical trials testing anti-toxin therapies for B. anthracis infection: a need for more robust study designs and results. PLoS One. 2017 Aug 10;12(8):e0182879.

Parte II TERAPIA ANTIMICROBIANA

PRINCÍPIOS DO USO CLÍNICO DOS ANTIBIÓTICOS

CAPÍTULO 9

Walter Tavares

INTRODUÇÃO

O emprego dos antibióticos com fins terapêuticos e profiláticos em medicina e odontologia humana e em medicina veterinária é, na atualidade, complementado com sua utilização para fins industriais na preservação de alimentos, no maior aproveitamento ponderal de animais que servem à alimentação humana, no controle biológico das fermentações e no isolamento de microrganismos em meios de cultivo. Essa utilização ampliada dos antimicrobianos e os diversos fatores nela envolvidos, como o uso indiscriminado na medicina humana e veterinária, a administração de doses inadequadas, o emprego para fins comerciais de drogas úteis à terapêutica, o desperdício dessas substâncias no meio ambiente ao se prepararem soluções injetáveis ou orais, certamente são os elementos que mais contribuem para a seleção de microrganismos resistentes aos antimicrobianos e sua distribuição no ambiente. Recorde-se, a propósito, do alto grau de resistência observado em bacilos entéricos isolados em folhas de alface obtidas no comércio da cidade do Rio de Janeiro por Dias e Hoffer já em 1985.

Reconhecidamente, o emprego inadequado dos antibióticos na terapêutica e na profilaxia humana constitui uma das principais causas do aumento da resistência bacteriana. A esse sério problema deve-se acrescentar o risco de efeitos adversos desses fármacos, a ineficácia terapêutica dos medicamentos prescritos de maneira errônea e o custo que representam para a economia dos pacientes ou do Estado. Dessa forma, o uso clínico dos antibióticos exige o conhecimento de uma série de noções e princípios gerais que permitem seu emprego racional e a obtenção dos resultados satisfatórios desejados. Esses princípios são debatidos nos itens a seguir.

DIAGNÓSTICO DE ESTADO INFECCIOSO

O primeiro princípio do uso clínico dos antibióticos é o diagnóstico sindrômico e anatômico de um processo infeccioso. Por mais primária que possa parecer tal afirmativa, não rara é a prescrição de antibióticos a pacientes que apresentam quadros febris, na suposição de que a presença da febre significa sempre um processo infeccioso. Esquece-se, quem assim procede, que uma série de doenças não infecciosas apresenta seu cortejo sintomático a presença de febre, citando-se como exemplos as leucemias, os linfomas, o hipertireoidismo, as colagenoses e várias outras doenças metabólicas, degenerativas e por hipersensibilidade. Sendo assim, a simples presença de febre não diagnostica infecção e os antibióticos não podem ser administrados como se fossem antitérmicos, propriedade, inclusive, que não possuem. Por outro lado, vale recordar que pacientes idosos, recém-nascidos e imunodeprimidos podem estar com infecção e não ter febre.

O diagnóstico de uma síndrome infecciosa é realizado após boa anamnese, avaliação de dados epidemiológicos, perfeito exame físico e, muitas vezes, após exames laboratoriais. Deve o médico se esforçar para localizar topograficamente o foco ou focos de infecção, pois tal localização é importante não só para a avaliação da gravidade do caso, como dos possíveis agentes etiológicos e, também, para a utilização do antibiótico mais adequado.

DIAGNÓSTICO ETIOLÓGICO

Uma vez estabelecido o diagnóstico de doença infecciosa e o foco ou focos de infecção, deve o médico tentar estabelecer o diagnóstico etiológico. Tal conduta é fundamental, pois nem todo agente infeccioso é suscetível de sofrer a ação dos antimicrobianos. Além disso, é o estabelecimento ou a presunção da etiologia da infecção que direcionará a escolha do antimicrobiano em função da sua sensibilidade às drogas. São, principalmente, os protozoários, os fungos e as bactérias que sofrem a ação dos fármacos antimicrobianos, que não têm, no momento, utilização maior nas infecções helmínticas e viróticas. No entanto, várias drogas quimioterápicas são utilizadas no combate a esses dois últimos agentes.

O diagnóstico etiológico de uma infecção pode, em várias condições, ser presumido com grande margem de certeza pela sintomatologia apresentada pelo paciente. Isso torna dispensáveis os exames de laboratório que visam o isolamento do germe, em geral custosos e não acessíveis em muitas partes de nosso país. Assim, várias viroses têm sua sintomatologia característica, facilitando seu diagnóstico, como, por exemplo, o sarampo, a varicela, a caxumba. Em outras doenças viróticas, no entanto, o diagnóstico etiológico é difícil de ser realizado em nosso meio, na maioria das vezes chegando-se somente ao diagnóstico presuntivo de virose, após terem sido afastadas outras causas. Nas infecções por helmintos e protozoários, a sintomatologia pode ser reveladora da causa (p. ex., leishmaniose tegumentar, amebíase, oxiuríase), mas, em geral, é necessário exame laboratorial de fezes, sangue ou de material de lesão para o esclarecimento da etiologia. O mesmo ocorre nas infecções por fungos, onde o exame laboratorial pode ser fundamental para o perfeito esclarecimento da causa, embora em algumas delas as características clínicas permitam a suspeita etiológica (tinhas, candidíases, pitiríase versicolor).

No que se refere às infecções bacterianas, muitas têm o diagnóstico etiológico subentendido no diagnóstico clínico, dispensando o auxílio do laboratório para seu esclarecimento. Assim, a presença de faringotonsilite aguda com febre elevada e pontos purulentos destacáveis nas tonsilas leva ao diagnóstico de infecção estreptocócica; um paciente com erisipela ou escarlatina também conduz para etiologia estreptocócica. Em algumas condições, o agente etiológico pode ser presumido com base em estatísticas de frequência, como as que indicam ser o *Streptococcus pneumoniae* a causa mais comum de pneumonia lobar comunitária, ou os bacilos Gram-negativos, particularmente a *Escherichia coli*, como os agentes habituais das infecções urinárias comunitárias. Pode-se, ainda, citar os pacientes adultos ou crianças acima dos 5 anos de idade com clínica de meningoencefalite aguda com liquor purulento e lesões cutâneas de vasculite, indicando como primeiro diagnóstico etiológico o meningococo, e os enfermos com quadro séptico, com lesões pulmonares e ósseas ou endocárdicas, cujo foco primário é a furunculose, conduzindo ao diagnóstico etiológico de estafilococcia.

Em muitas outras doenças bacterianas não é possível, *a priori*, reconhecer a etiologia do processo, sendo, nesse caso, indispensável a realização de culturas de materiais colhidos no paciente (sangue, secreções, liquor) para a identificação do germe, possibilitando a terapêutica mais orientada do caso. Tal é o caso das meningoencefalites purulentas em lactentes, das peritonites, das sepses com porta de entrada desconhecida, das infecções no hospedeiro imunocomprometido e outras. É certo que na maioria dessas infecções o médico deve iniciar uma terapêutica antimicrobiana empírica, em razão da gravidade do caso que não possibilita a espera do resultado das culturas. Entretanto, o princípio a ser seguido é o de que o médico deve colher o material para culturas antes de iniciar a terapêutica empírica e que esta deve ser orientada para os possíveis patógenos da situação clínica em causa.

O diagnóstico etiológico, presuntivo ou confirmado, constitui o princípio fundamental do emprego dos antibióticos. É necessário o médico raciocinar sempre sobre a etiologia da infecção e, quando necessário e possível, confirmá-la, a fim de proceder à mais adequada escolha da substância antimicrobiana.

Tendo em vista as dificuldades que podem surgir para o estabelecimento etiológico das infecções, muitas vezes sente-se o médico tentado a usar um antibiótico logo de início de um processo febril. Tornam-se necessários bom julgamento clínico do caso e muita serenidade, devendo ser evitado o uso das drogas sem justa causa. É preciso ter em mente que os antibióticos não só não agirão sobre inúmeros agentes infecciosos, como, pelo contrário, podem ser a causa de infecções bacterianas secundárias, às vezes mais graves que o processo inicial, por germes selecionados pelo uso indiscriminado da droga.

SENSIBILIDADE DO GERME

O terceiro princípio do uso clínico dos antimicrobianos diz respeito à sensibilidade dos agentes infecciosos a essas drogas. Embora existam antibióticos e quimioterápicos de indicação precisa nas infecções micóticas e em infecções causadas por protozoários, é no campo das infecções bacterianas (incluindo riquétsias, bartonelas, actinomicetos, micoplasmas, legionelas e clamídias) que tais medicamentos encontram o mais frequente emprego.

As bactérias apresentam grande variação de sensibilidade aos antibióticos, de acordo com os grupos em que são divididas. Existem alguns grupos bacterianos que apresentam sensibilidade constante, sendo excepcional o encontro de estirpes resistentes aos antibióticos tradicionalmente ativos contra elas. Dessa maneira, quando se chega ao diagnóstico etiológico desses germes, automaticamente se conclui por sua sensibilidade e quais as drogas a serem utilizadas para seu combate. Tal é o caso dos estreptococos do grupo A, das espiroquetas, do bacilo diftérico, dos clostrídios, cuja sensibilidade às penicilinas e a seus substitutos (macrolídeos, por exemplo) tem se mantido, na maioria dos casos, inalterada. O mesmo ocorre com os germes atípicos (clamídia, micoplasma, legionela), que se mantêm sensíveis a tetraciclinas, macrolídeos e fluoroquinolonas. A sensibilidade habitual é, ainda, encontrada nas riquétsias em relação às tetraciclinas e ao cloranfenicol, e nas brucelas e pasteurelas em relação às tetraciclinas e à estreptomicina. Frente a infecções por esses germes, é dispensável a realização do antibiograma, pois a experiência clínica e laboratorial nos informa sua sensibilidade, além do que a ocorrência de resistência às drogas clássicas é pouco frequente. Mesmo o pneumococo, cuja resistência à penicilina constitui problema grave nas infecções meníngeas em vários países, inclusive no Brasil, nas cepas causadoras de pneumonia ou sinusite, ainda mantém, entre nós, a sensibilidade à amoxicilina.

Ao contrário do que vimos acima, existem vários outros agentes bacterianos cuja sensibilidade aos antibióticos é imprevisível, em razão do desenvolvimento de resistência a uma ou mais drogas. Tais germes são representados, sobretudo, pelas enterobactérias, *Pseudomonas aeruginosa* e outros bacilos não fermentadores da glicose e os estafilococos. Esses microrganismos apresentam grande variação na suscetibilidade aos antimicrobianos, tornando-se, por isso, necessária a realização dos antibiogramas para a determinação dos antibióticos ativos, possibilitando o tratamento adequado. O mesmo aplica-se a alguns microrganismos, como o gonococo e o hemófilo, que até poucos anos atrás mostravam-se sensíveis às drogas tradicionalmente ativas, como a penicilina, para o gonococo, e a ampicilina ou o cloranfenicol, para o hemófilos, mas que na atualidade, inclusive no Brasil, apresentam crescente resistência a esses antimicrobianos.

Nem sempre, porém, o médico pode aguardar o resultado das culturas e do antibiograma para iniciar o tratamento. É na eventualidade de um processo bacteriano grave, como as meningoencefalites purulentas, broncopneumonias (sobretudo da infância e da senescência), sepses agudas e outros quadros infecciosos graves, que o médico se vê obrigado ao uso de um antibiótico de modo empírico, antes mesmo de saber a etiologia ou a sensibilidade do germe. Nessas condições, o tratamento deverá ser orientado, quando possível, pela bacterioscopia ou pela etiologia mais provável da moléstia. Por exemplo, a otite média aguda em crianças imunocompetentes, com idade inferior a 5 anos, mais provavelmente será causada por pneumococo ou hemófilos, indicando-se para a terapêutica empírica inicial um antimicrobiano que seja ativo contra estes dois patógenos. Nos casos em que a etiologia não pode ser avaliada com segurança, é indicado o uso dos antibióticos de espectro mais amplo ou de associações de antibióticos, no sentido de usar armas potentes contra um inimigo que é desconhecido. De qualquer modo, a terapêutica deve ser realizada de maneira criteriosa, utilizando-se as drogas mais indicadas para o caso, de acordo com a localização do processo infeccioso, evitando-se as associações inadequadas e com acompanhamento clínico rigoroso, a fim de seguir a melhora ou a piora do paciente e fazer os ajustes necessários.

Quando houver facilidade para a realização dos exames laboratoriais, a terapêutica empírica dos casos graves deve ser precedida da coleta de sangue para hemoculturas e do material dos focos de infecção e encaminhamento destes materiais para a identificação do microrganismo e de sua sensibilidade. Uma vez recebido o resultado dos exames, o médico decidirá a conduta terapêutica a ser seguida.

Entretanto, o resultado do exame laboratorial deve ser judiciosamente interpretado, valorizando-se o microrganismo isolado em função da suspeita clínica. Quando o resultado do laboratório não confirma esta suspeita, mas o germe foi escrupulosamente isolado do sangue, ou do líquido cefalorraquidiano, ou de um derrame pleural ou de outra localização normalmente isenta de bactérias e não exposta ao meio externo, o resultado deve ser considerado pelo médico assistente do caso. Mas, se o germe isolado é de todo inesperado e existe a possibilidade de ter ocorrido contaminação do material colhido, o resultado não será valorizado. Essa interpretação do resultado do exame laboratorial microbiológico também se aplica ao antibiograma. Resultados conflitantes do laboratório devem ser desprezados se a resposta clínica à terapêutica iniciada for boa. Mesmo tendo um resultado coerente e correto, a mudança da terapêutica inicial que se mostra eficaz só é justificada se a informação do isolamento microbiológico e do antibiograma indica antibióticos menos tóxicos e menos dispendiosos.

Como vemos, o perfeito emprego dos antibióticos exige o conhecimento de noções mínimas de clínica das doenças infecciosas, bem como o conhecimento de vários parâmetros ligados ao uso das drogas, como mecanismos de ação, doses, paraefeitos e outros. É o conhecimento desses itens que diferenciará o bom terapeuta e evitará os abusos e erros do uso insensato dos antibióticos. Essas drogas devem ser encaradas pelo médico como a arma que ele tem para o combate a um inimigo invasor; tal arma não pode ser usada, indiscriminadamente, sem o conhecimento ou a pressuposição deste inimigo e sem o conhecimento do seu preciso manejo e dos efeitos colaterais que possa provocar.

PREFERÊNCIA POR ANTIBIÓTICO BACTERICIDA

Nas doses terapêuticas, os antibióticos são divididos em dois grandes grupos: bactericidas e bacteriostáticos. No tratamento das infecções bacterianas, deve-se utilizar, de preferência, um antibiótico bactericida, pois a droga por si só é capaz de provocar a morte do germe, não havendo grande dependência das defesas orgânicas. Quando se usa um antibiótico bacteriostático, a droga atua somente imobilizando o germe, não havendo sua destruição. Nesse caso, a resolução do processo infeccioso fica na dependência da resistência orgânica, representada por fagocitose e imunidade. É óbvio que nos pacientes que apresentam suas defesas orgânicas deficientes o antibiótico bacteriostático pode ser ineficiente para a cura do quadro infeccioso. Além disso, a retirada precoce de um antibiótico bacteriostático pode determinar a recaída da infecção, em razão de não ter havido tempo para que a resistência do organismo pudesse agir.

O uso de antibióticos bactericidas é particularmente importante e necessário nos pacientes com deficiências em sua imunidade, incluindo recém-nascidos, paciente idoso, gestante, pacientes com doenças que alteram a imunidade ou estão em uso de drogas imunossupressoras e os enfermos com doenças graves, sistêmicas, como meningoencefalites, sepse e endocardites.

CONCENTRAÇÃO NO FOCO DE INFECÇÃO – FARMACOCINÉTICA DOS ANTIMICROBIANOS

Para que os antibióticos e quimioterápicos exerçam sua ação é preciso que sejam bem absorvidos e difundam-se nos tecidos e órgãos onde está localizada a infecção. Após sua distribuição, são eliminados, em forma ativa ou não e em tempo variável com a droga, alcançando concentrações muito elevadas nas vias de eliminação. É necessário, portanto, o conhecimento da farmacocinética dos antimicrobianos, isto é, do modo de absorção, distribuição, metabolismo e eliminação desses medicamentos, a fim de que se mantenham concentrações sanguíneas e teciduais ativas contra os microrganismos causadores da infecção. Além disso, o conhecimento da farmacocinética da droga é importante para evitar que ocorram concentrações tóxicas nos pacientes cuja via de metabolização e/ou eliminação da substância esteja lesionada.

Administração e Absorção

A administração dos antibióticos pode ser feita por via oral, intramuscular, intravenosa, retal, intrarraquiana, intraventricular, por aerossol, intracavitária, em perfusão tecidual e uso tópico. De todas essas vias, as mais utilizadas nas infecções sistêmicas são as três primeiras.

A quantidade do fármaco absorvida e sua velocidade de absorção constitui a denominada biodisponibilidade da droga. Embora a biodisponibilidade de uma substância possa ser estudada para diferentes vias de administração, habitualmente é referida para os medicamentos administrados por via oral que têm efeito sistêmico. A biodisponibilidade oral é uma característica dos diferentes fármacos, variando de acordo com a composição química da substância. Assim, sabe-se que os aminoglicosídeos têm mínima absorção por via oral, sendo desprezível sua biodisponibilidade por esta via. A clindamicina é absorvida rápida e quase integralmente por via oral, apresentando a biodisponibilidade oral próxima a 100%.

O estudo da biodisponibilidade das drogas inclui, sobretudo, a determinação da concentração sanguínea máxima, o tempo em que esta concentração é atingida e o tempo em que a droga permanece na circulação ou nos tecidos. A biodisponibilidade de um medicamento pode sofrer a influência de diversos fatores, como a apresentação farmacêutica (drágeas, cápsulas gelatinosas, suspensão etc.), apresentação química (sais e ésteres da substância básica), estado de repleção gástrica do paciente (influência dos alimentos na absorção), idade do enfermo, estado gestacional e outros.

A via oral é a mais recomendada e preferida para a administração de antimicrobianos, em razão de sua comodidade, pela não necessidade de seringas e outros materiais para a administração do medicamento, pela ausência de dor ou desconforto observado como o uso parenteral, pela fácil administração pelo próprio paciente, pela ausência de complicações causadas com o uso de injeções (hepatite sérica, acidentes vasculares, tétano). A via oral sofre limitações causadas pela droga ou pelo paciente. Assim, em pacientes graves, onde é necessário o alcance de rápidas concentrações sanguíneas ou nos casos em que a situação do paciente impede o uso da via oral (vômitos, coma etc.), deve-se utilizar a via parenteral. Quanto às limitações causadas por droga, vários antibióticos não são absorvidos pela mucosa digestiva e outros são inativados pela ação dos sucos digestivos, não podendo ser utilizados por via oral para o tratamento de uma infecção sistêmica. Assim, a estreptomicina e outros aminoglicosídeos, polimixinas, nistatina, anfotericina B, não são absorvidas pela mucosa intestinal, sendo seu uso por via oral recomendado somente quando se deseja um efeito tópico na luz intestinal. Já com a penicilina G, o uso por via oral não encontra aplicação em razão de sua pequena absorção e inativação pelo suco gástrico e bactérias intestinais.

Outro aspecto de importância na utilização da via oral está ligado à interferência na absorção da droga causada por alimentos ou outros medicamentos. Sabe-se, por exemplo, que o nível sérico das tetraciclinas, rifampicina, ampicilina, oxacilina, sofre redução quando esses medicamentos são administrados junto aos alimentos; as tetraciclinas sofrem, também, interferência na absorção quando dadas com cálcio ou magnésio, inclusive o leite. Também as quinolonas e o cetoconazol têm sua absorção reduzida por via oral quando administrados junto a antiácidos orais. Sendo assim, deve o médico ter conhecimento da interferência dos alimentos na absorção da droga prescrita, recomendando, se for o caso, que o medicamento seja tomado fora das refeições (pelo menos uma hora antes ou duas horas após a refeição). Deve-se enfatizar que, com exceção de cloranfenicol, fluconazol, clindamicina e ofloxacina, que têm biodisponibilidade por via oral próxima de 100%, a absorção dos antibióticos administrados por via oral sofre variações de um indivíduo para outro, o que recomenda que nas infecções graves a terapêutica inicial seja realizada por via parenteral.

Os antimicrobianos administrados por via oral sofrem absorção, em sua maior parte, no intestino delgado, principalmente no duodeno e jejuno, sendo pequena a absorção pelo estômago e pelo colo. A droga administrada, após atravessar as membranas celulares do trato gastrointestinal, chega ao fígado pelo sistema porta e, em seguida, alcança a circulação geral, distribuindo-se pelos tecidos orgânicos. Alguns antimicrobianos durante sua passagem pela mucosa gastrointestinal sofrem biotransformações que alteram sua concentração como droga ativa na circulação sistêmica. Essas transformações se devem a enzimas microssomais, como o citocromo P450 presente nas células das vilosidades duodenais, ou a esteares presentes na mucosa digestiva. Em razão dessa ação enzimática, antimicrobianos administrados sob forma inativa (pró-drogas) são biotransformados, liberando-se a forma ativa da droga. É o que ocorre com os ésteres do cloranfenicol ou da eritromicina. Deve-se mencionar, ainda, que as alterações tróficas da mucosa intestinal afetam negativamente na absorção dos medicamentos administrados por via oral, observando-se diminuição na absorção e, consequentemente, menor concentração sanguínea das drogas em pacientes com espru tropical, desnutrição proteica e jejum prolongado. As doenças diarreicas ou o uso de laxativos também podem reduzir a absorção, ao acelerarem o trânsito intestinal.

Por via intramuscular (IM), os antibióticos são absorvidos pelos capilares sanguíneos e linfáticos, atingindo concentrações séricas em tempo variável com a droga e com o sal em que são apresentados. A IM sofre limitações causadas por necessidade de seringas e de um técnico para a aplicação; pelas reações dolorosas e pelo desconforto provocado pela injeção; pela absorção muitas vezes irregular, ou mesmo ausente em pacientes chocados. A injeção deve ser realizada com cuidados de técnica a fim de não serem atingidos nervos e outras estruturas nobres. É da máxima importância a verificação de não ter sido atingido um vaso sanguíneo, pois a injeção de certos antibióticos, especialmente a penicilina-benzatina e a penicilina-procaína, no interior de vasos pode levar a complicações graves, incluindo a gangrena.

Para os antibióticos que não são absorvidos por via oral, a via intramuscular é a de escolha, havendo várias drogas que são utilizadas quase que exclusivamente por esta via como, por exemplo, a estreptomicina e os demais aminoglicosídeos e as polimixinas. A via IM deve ser evitada em pacientes com tendência a sangramento ou nos que estejam recebendo anticoagulantes. Também não deve ser utilizada em pacientes em estado de choque, pois nessa contingência não ocorre a absorção das drogas injetadas no músculo em razão da intensa vasoconstrição periférica. Pacientes com diabetes também podem apresentar redução na absorção intramuscular de antibióticos, em razão das alterações vasculares.

A via intravenosa (IV) deve ser utilizada em pacientes graves, em que há necessidade de rápidas e mantidas concentrações de droga, ou em tratamentos prolongados com medicamentos não absorvíveis por via oral. Para certos antibióticos, é a única via de administração, destacando-se a anfotericina B que não é absorvida por via oral nem intramuscular, ou a vancomicina que é altamente dolorosa e pode causar lesão tecidual local se injetada por via IM. Frente a certas situações clínicas, o uso IV contínuo do antibiótico é necessário, especialmente quando está indicado o emprego de penicilina G cristalina em altas doses. Para alguns antibióticos (aminoglicosídeos, polimixinas), não é a via recomendada em decorrência de a concentração não se manter em níveis terapêuticos por longo tempo, além do perigo de intoxicação aguda. Entretanto, em certas circunstâncias, como no paciente chocado ou com manifestações hemorrágicas, ou nos tratamentos prolongados, os aminoglicosídeos podem ser administrados por via IV diluídos em certa quantidade de solvente (50 a 100 mL em adultos) e aplicados em gotejamento lento por 30 minutos a 1 hora, a cada dose.

Quanto ao uso IV de antibióticos diluídos em grandes volumes de solução para a injeção gota a gota, deve-se lembrar que alguns perdem parte de sua atividade antibacteriana se mantidos nas soluções por tempo prolongado. A estabilidade dos antibióticos varia com a composição da solução, pH, temperatura, tempo de diluição e com a droga em uso. De modo geral, os antibióticos não apresentam diminuição significativa de sua atividade antimicrobiana quando diluídos por 12 a 24 horas em soluções comumente utilizadas na prática clínica (solução salina, solução glicosada a 5 ou 10%, Ringer-Lactato). Sendo assim, é recomendável que ao se utilizar antibióticos em solução por via intravenosa em gotejamento contínuo, se proceda à mudança da solução pelo menos a cada 12 horas. A exceção é dada pela ampicilina, oxacilina e carbenicilina, que não devem ser mantidas em solução por mais de 4 a 6 horas. Também a ceftriaxona não deve ser administrada por via intravenosa simultaneamente com soluções contendo cálcio, incluindo a solução Ringer-Lactato, por meio da mesma linha de infusão, por conta do risco de precipitação de ceftriaxonato de cálcio na corrente sanguínea. Igualmente, não se deve misturar ceftriaxona com solução de Ringer-Lactato.

Um aspecto nem sempre valorizado pelo médico ao se administrar um antimicrobiano diz respeito às interferências possíveis de ocorrer ao se misturar estes medicamentos com outras substâncias. A estabilidade e a potência antimicrobiana da droga podem ser alteradas ou podem ocorrer alterações na atividade do medicamento associado. Desta maneira, por prudência, recomenda-se não misturar outras substâncias às soluções venosas de antimicrobianos.

Distribuição Tissular

Para ser eficaz contra um microrganismo causador de processo infeccioso, o antimicrobiano ativo deve alcançar no foco de infecção concentração suficiente para matar ou inibir o agente patogênico. As drogas absorvidas distribuem-se pelos tecidos por meio da corrente circulatória, verificando-se que, em geral, os antibióticos que alcançam boa concentração no sangue atingem, também, concentrações eficazes no sistema linfático, pulmões, rins, fígado, sistema hematopoiético e as serosas. É necessário que o antimicrobiano se mantenha no foco infeccioso em concentração acima da concentração inibitória mínima ativa contra o agente em causa, pois, caso contrário, ocorre a multiplicação das bactérias sobreviventes, resultando em falha da terapêutica ou recorrência da infecção. A manutenção de níveis elevados com ação bactericida é particularmente importante no paciente neutropênico, bem como em pacientes idosos, recém-nascidos e nas infecções sistêmicas graves, onde as defesas imunes estão comprometidas. O mesmo se aplica a infecções localizadas em sítios onde os mecanismos normais de defesa celular e humoral são pouco ativos, como as estruturas internas do olho, o líquido cefalorraquidiano e as válvulas cardíacas.

A manutenção regular de concentrações ativas no foco de infecção ou na corrente circulatória, acima da concentração inibitória mínima, é fundamental para que ocorra a atividade antimicrobiana *in vivo* dos antibióticos β-lactâmicos. Com o uso desses antibióticos, a duração das concentrações ativas é mais importante do que concentrações elevadas para a efetivação da ação antimicrobiana. Portanto, a ação dos β-lactâmicos é tempo-dependente e, em sua utilização, é essencial que seja mantida constante a concentração sérica e tecidual acima da concentração inibitória ativa contra o microrganismo. Ao contrário, os aminoglicosídeos e as fluoroquinolonas apresentam atividade antimicrobiana na dependência da concentração da droga, sendo maior sua ação quando rapidamente é atingida concentração elevada da substância. Especialmente com os aminoglicosídeos, concentrações mais elevadas terão atividade antimicrobiana mais efetiva contra os bacilos Gram-negativos do que concentrações menores. Tendo em vista que os aminoglicosídeos e as fluoroquinolonas têm efeito pós-antibiótico prolongado contra bactérias Gram-negativas, continuando sua ação antimicrobiana durante algum tempo, mesmo quando a concentração sérica ou tecidual da droga está abaixo da concentração inibitória mínima, esses antibióticos podem beneficiar-se do uso de doses maiores, administradas em uma única tomada durante o dia. A administração de aminoglicosídeos em dose única diária pode, inclusive, diminuir a nefrotoxicidade desses fármacos.

Nem sempre a concentração sanguínea de um antimicrobiano corresponde à sua concentração tecidual, observando-se, com muitas drogas, que a concentração no tecido inflamado se mantém em níveis ativos por tempo mais prolongado que no sangue. O principal exemplo é a azitromicina, que mantém concentração tecidual por tempo muito mais prolongado do que no sangue, possibilitando, inclusive, reduzir o tempo de tratamento para várias infecções específicas. Esse fato explica a ação terapêutica de antimicrobianos, mesmo quando ocorrem atrasos ou incorreções no fracionamento diário das doses a serem administradas. Para as drogas eliminadas por via renal, a manutenção de níveis elevados e prolongados nas vias urinárias justifica, também, que a frequência diária de administração do fármaco possa ser mais espaçada que a recomendada para infecções em outra parte do organismo.

A difusão dos antibióticos pelos tecidos é variável com a droga, com os órgãos e com alterações promovidas pelo processo inflamatório. Existem alguns antibióticos que apresentam particular concentração em determinados tecidos. Assim, a lincomicina e a rifampicina apresentam elevada concentração óssea, fato aproveitado no tratamento das osteomielites; a estreptomicina se concentra por tempo prolongado nas lesões e cavernas tuberculosas; a griseofulvina se combina com a queratina, sendo útil no tratamento das dermatofitoses; a norfloxacina e a nitrofurantoína não mantêm concentração sérica, porém, alcançam elevada concentração no sistema urinário. Deve-se considerar que a inflamação facilita a passagem dos medicamentos, aumentando sua concentração no foco infeccioso.

Enquanto na maioria dos tecidos os antibióticos se difundem passivamente pelos capilares, em alguns locais a penetração dessas drogas não se faz de maneira adequada. Esses locais incluem o tecido cerebral, a próstata, os humores vítreo e aquoso e o líquido cefalorraquidiano.

Uma das dificuldades terapêuticas que envolvem o uso de antibióticos reside em sua pequena difusão pela barreira hematoencefálica e para o tecido cerebral. A maioria dos antibióticos não atravessa a barreira hemoliquórica, produzindo níveis terapêuticos no liquor nos indivíduos com meninges sãs. Faz exceção somente o cloranfenicol. Como, porém, nos processos inflamatórios das meninges essa barreira fica alterada, antibióticos que normalmente não a ultrapassariam de modo satisfatório são agora capazes de se difundirem bem. É o que acontece com as penicilinas, grande parte das cefalosporinas da terceira geração, a rifampicina, o imipenem, o meropenem e o aztreonam. Já os aminoglicosídeos, as polimixinas, as lincosamidas, os macrolídeos, as tetraciclinas, com exceção da doxiciclina, não atravessam de maneira regular a barreira hemoliquórica, mesmo quando as meninges estão inflamadas, sendo baixas e variáveis as concentrações liquóricas com seu uso por via oral ou parenteral. Sendo assim, estes antimicrobianos não devem ser indicados para o tratamento das meningoencefalites purulentas. Em relação à penetração de antimicrobianos no tecido cerebral, é pequena a informação contida na literatura médica. Dos dados conhecidos, observa-se que oxacilina, penicilina G, cloranfenicol, ceftriaxona, ciprofloxacina e metronidazol são capazes de oferecer concentrações terapêuticas nesse tecido. Em relação ao abscesso cerebral, esses mesmos antimicrobianos e clindamicina, lincomicina, fucidina (ácido fusídico) e trimetoprima atingem concentração terapêutica. O metronidazol, quimioterápico ativo contra o *Bacteroides fragilis* e outros anaeróbios, atinge concentração terapêutica ideal em abscessos cerebrais.

Da mesma maneira, poucos são os antimicrobianos capazes de atingir concentração no tecido prostático e que se mostram ativos contra os microrganismos mais frequentemente envolvidos na gênese das prostatites, isso é, os bacilos Gram-negativos e as clamídias. A substância ideal para o tratamento das prostatites deve ser lipossolúvel, ter pequena ligação proteica, ser de fácil dissociação e ativa na secreção alcalina. Entre as drogas eficazes nas prostatites, situam-se as sulfonamidas associadas à trimetoprima, as tetraciclinas, a eritromicina e as quinolonas fluoradas.

Em relação à penetração intraocular dos antimicrobianos, é também conhecido que poucas substâncias são capazes de atingir concentração terapêutica no interior do olho quando administradas por via sistêmica. De maneira semelhante ao que ocorre no sistema nervoso central, existe uma barreira hemato-ocular formada por uma rede capilar não fenestrada e pelo epitélio retiniano e uveal que só é penetrado por antimicrobianos lipofílicos e não ionizados. Nos processos inflamatórios do olho, esta barreira apresenta aumento da permeabilidade, menos marcante, porém, do que a barreira hemoliquórica. Assim, as penicilinas, cefalosporinas e aminoglicosídeos têm penetração insignificante para o humor vítreo e, mesmo em presença de inflamação, a concentração neste local é inferior a 10% da existente no sangue. Já o cloranfenicol, doxiciclina, minociclina e clindamicina são capazes de atingir concentração intraocular correspondente a cerca de 20% da sanguínea. Esta concentração pode ser insuficiente para agir contra os agentes patogênicos de endoftalmites bacterianas, além de essas drogas serem bacteriostáticas. Por esse motivo, nos processos de endoftalmite bacteriana, os antibióticos ativos devem ser injetados intravítreo pelo especialista, juntamente com a terapêutica sistêmica e tópica. Nas endoftalmites por fungos (sobretudo por espécies de *Candida*) até recentemente a terapêutica repousava na administração sistêmica da anfotericina B associada à injeção intravítreo desse antibiótico, pois sua passagem do sangue para o humor vítreo é mínima. A 5-flucitosina é capaz de penetrar em boa concentração para o meio intraocular, entretanto, essa droga não é utilizada isoladamente em razão do rápido desenvolvimento de resistência dos fungos à sua ação. Atualmente, as infecções fúngicas intraoculares são tratadas, de início, com o fluconazol por via oral ou IV, pois esse azol antifúngico é capaz de atingir concentração no vítreo e na coroide aproximadamente igual a 50% da concentração sanguínea. Nos casos de coriorretinite por toxoplasma, a administração por via oral da sulfadiazina associada à pirimetamina constitui a terapêutica de escolha. A clindamicina associada à sulfadiazina ou à pirimetamina também pode se mostrar eficaz.

A difusão dos antibióticos nos tecidos pode sofrer diminuição em razão da presença de coleção purulenta, tendo em vista que a cápsula dos abscessos pode funcionar como barreira à difusão da droga, além do que o próprio pus pode inativá-la. Por outro lado, a presença de corpos estranhos, fios de sutura, próteses, sequestros ósseos, depósitos de fibrina pode provocar menor concentração antibiótica. Torna-se necessário, em todas essas condições, assegurar perfeita circulação sanguínea no foco infeccioso, com retirada do corpo estranho e drenagem do pus coletado, permitindo, com isso, melhor ação do medicamento.

Outro elemento considerado como fator limitante da ação da droga diz respeito à ligação do antibiótico às proteínas do plasma. Assim, quanto maior a ligação proteica, menor seria sua difusibilidade e atividade terapêutica. Esse fato, entretanto, ainda não está suficientemente esclarecido, pois a determinação da ligação proteica apresenta resultados variáveis de acordo com o método usado e, na prática clínica, vários antibióticos que apresentam alta ligação proteica mostram boa atividade terapêutica, em doses não maiores que para outros antibióticos. Sabe-se que a ligação às proteínas séricas se realiza, principalmente, com a albumina e que existe um equilíbrio entre a fração livre do fármaco e a ligada às proteínas. A ligação é rapidamente reversível quando este quadro é rompido, de modo que o antibiótico é continuadamente liberado da proteína à medida que a fração livre diminui. Dessa forma, a ligação proteica funciona como um controle de manutenção do nível sérico das drogas. Por outro lado, segundo Braude, a ligação às proteínas deve ser encarada como um evento favorável à quimioterapia, uma vez que, havendo passagem de proteínas para os focos de inflamação, estas funcionam como mecanismo direto de transporte das drogas para os locais em que são necessárias. No caso particular da albumina, esta proteína é a que mais facilmente atinge os tecidos inflamados e sua ligação aos antibióticos é prontamente rompida, permitindo a manutenção de níveis terapêuticos nos tecidos infectados, mesmo após a droga ter desaparecido do sangue. Essas considerações, válidas e lógicas em relação aos processos inflamatórios agudos, tornam-se de menor valor em relação à difusão dos medicamentos em processos inflamatórios ricos em fibrina. Nesses casos, a ligação proteica deve funcionar negativamente, pela ausente ou pequena passagem da albumina nesses focos. A endocardite bacteriana subaguda é a principal doença em que a ligação às proteínas deve agir como fator limitante da eficácia terapêutica, pois, nesse caso, a penetração do antibiótico nas vegetações fibrinosas é necessária à cura bacteriológica. Dessa forma, devem-se utilizar, para essa infecção, preferencialmente, antibióticos com menor ligação proteica.

Uma palavra a respeito da passagem de antibióticos pela placenta. Em princípio, devem ser evitados na gestante os que atravessam a barreira placentária e podem causar algum problema tóxico ou malformação no feto. Dos antibióticos mais empregados na prática, as penicilinas e cefalosporinas são os utilizados com maior segurança na gestante, por atravessarem a barreira placentária e atingirem concentração terapêutica no feto e líquido amniótico (com exceção da oxacilina e seus derivados) e por não apresentarem atividade nociva sobre o feto. Vários antibióticos devem ser evitados na gestante pela potencialidade de causar efeitos nocivos sobre o feto, especialmente se forem mantidas por tempo prolongado, como os aminoglicosídeos e a vancomicina. As tetraciclinas são formalmente contraindicadas na gestante por serem teratogênicas, o mesmo ocorrendo com o fluconazol e o cetoconazol. Também as fluoroquinolonas são contraindicadas na gestante pelo risco teórico de causarem anomalias no crescimento do feto.

Metabolismo e Eliminação

Um dos pontos mais importantes no que se refere à absorção, difusão e eliminação dos antibióticos está ligado ao tempo que a droga permanece circulando em concentração eficaz. O tempo da circulação dos antibióticos varia em função do medicamento, da via empregada para sua administração, da normalidade de sua metabolização e via de eliminação, de características próprias do paciente e da apresentação química da droga. É óbvio que por via intravenosa é alcançada concentração sanguínea quase imediata. Por via intramuscular, a absorção se faz mais lentamente, variando muito com a droga e o veículo utilizado. Por via oral a absorção é mais demorada, variando também com a apresentação. Alguns antibióticos são eliminados em tempo muito curto de 3 ou 4 horas; outros em 6 a 8 horas; outros em tempo ainda mais prolongado, de 12 a 14 horas, sendo poucos os que se eliminam em tempo maior.

É da maior importância o conhecimento do tempo de circulação da droga, a fim de se fracionar a dose de maneira correta, de modo que seja mantida uma concentração sérica mais ou menos constante. Recorde-se, aqui, que em pacientes com função renal deficiente ou em crianças no período neonatal a circulação dos antibióticos se faz por tempo mais prolongado, o que impõe a redução das doses ou seu fracionamento mais espaçado. Também em pacientes com função hepática alterada deve-se tomar cuidado com o uso de drogas que são metabolizados no fígado ou que tenham eliminação por via biliar.

Após sua absorção e difusão nos tecidos, os antibióticos são eliminados do organismo, podendo ou não sofrer processos de metabolização. Alguns são eliminados quase totalmente sob forma natural, ativa, não sofrendo alterações metabólicas importantes. É o que ocorre com as penicilinas, aminoglicosídeos e polimixinas. Outros, porém, sofrem metabolização nos tecidos, sendo eliminados parcialmente sob forma natural, ativa, e em parte como metabólitos, que podem ou não exercer atividade antimicrobiana. Assim, o cloranfenicol sofre metabolização no fígado, sendo eliminado em 90 a 95% sob forma inativa, como um conjugado glicurônico. Já o tianfenicol não é metabolizado, eliminando-se como droga ativa pelos rins. A cefalotina sofre parcial processo de desacetilação, sendo eliminada em 60 a 80% sob forma natural e em 20 a 40% como um metabólito desacetilado que mantém cerca de 1/5 da atividade antimicrobiana do produto natural. A rifampicina é quase totalmente desacetilada no fígado, originando um metabólito que mantém integralmente a atividade contra germes gram-negativos e o bacilo tuberculoso, porém, é menos eficaz contra germes Gram-positivos que a rifampicina natural. As tetraciclinas, os macrolídeos, a lincomicina e a clindamicina e várias cefalosporinas sofrem diferentes processos de metabolização, responsáveis por sua inativação parcial.

A eliminação dos antibióticos se faz, principalmente, por via renal e biliar. O conhecimento da via de eliminação é importante para a escolha da droga mais adequada às infecções urinárias, biliares e enterais. Além disso, nos pacientes com insuficiência renal, as eliminadas sob forma ativa por via urinária devem ter suas doses diminuídas ou espaçadas, a fim de se evitar o acúmulo de concentrações tóxicas. O mesmo se aplica às eliminadas por via biliar, que podem sofrer acúmulo no organismo nos processos obstrutivos de vias biliares. Sendo assim, é possível a ocorrência de concentrações tóxicas, especialmente quando o funcionamento hepático encontra-se alterado ou é deficiente, impedindo a metabolização normal das drogas.

Os antibióticos eliminados por via biliar passam ao intestino e podem ser, em parte, reabsorvidos pela mucosa intestinal, formando-se, desta maneira, um circuito entero-hepático que favorece a manutenção de altas concentrações sanguíneas. Entre os antibióticos que têm boa eliminação biliar estão as rifocinas, ampicilina, eritromicina e outros macrolídeos, clindamicina, ceftriaxona e, em menor proporção, as tetraciclinas e oxacilina e seus derivados.

A maioria dos antibióticos é eliminada, predominantemente, por via urinária, seja por secreção tubular seja por filtração glomerular. Alguns antibióticos excretados por via urinária o são sob forma inativa, como é o caso do cloranfenicol, enquanto outros mantêm sua atividade antimicrobiana, como é o caso das penicilinas, cefalosporinas e quinolonas.

A eliminação urinária dos antibióticos está prejudicada em pacientes com insuficiência renal, bem como nas crianças recém-nascidas, em razão da imaturidade renal, e nos mais velhos, pela deficiente circulação renal e pela redução na filtração glomerular e secreção tubular. Nos dois primeiros tipos de pacientes, a utilização de antibióticos eliminados por via renal deve ser seguida de cuidados, fazendo-se ajustes nas doses e seu fracionamento de acordo com o grau da insuficiência renal ou a idade da criança; nos indivíduos idosos, deve-se evitar o emprego de doses elevadas desses antimicrobianos. Em qualquer circunstância, é necessário acompanhar a evolução do caso clínico para surpreender precocemente o aparecimento de efeitos colaterais resultantes da acumulação tóxica da droga.

Dose e Concentração

No uso dos antibióticos, a concentração sanguínea e tecidual está relacionada com a dose administrada. A dose dos antibióticos deve ser, preferivelmente, calculada em função do peso do paciente, pois, dessa maneira, estabelece-se um padrão que permite medicar corretamente tanto crianças como adultos. As doses não são estabelecidas de maneira fixa, sendo calculadas, na maioria dos antibióticos dentro de uma faixa que permite o ajuste necessário à gravidade do caso. A dose diária deve ser regularmente dividida dentro das 24 horas, de acordo com o tempo de circulação e eliminação da droga.

DURAÇÃO DA TERAPÊUTICA ANTIBIÓTICA

O tempo de uso de um antibiótico é extremamente variável em função do quadro clínico e da resposta terapêutica. Para algumas infecções pode-se estabelecer um tempo mínimo de tratamento; para outras, porém, a duração é absolutamente imprevisível. Assim, nas infecções faringotonsilares, impetigo e erisipela, causadas pelo *Streptococcus* do grupo A, recomenda-se o uso da penicilina ou um substituto dela por um tempo de 8 a 10 dias, mesmo que já tenha ocorrido remissão dos sintomas. Nas infecções urinárias o tempo varia com características do paciente (diabetes) e com o fármaco escolhido; nas infecções estafilocócicas do pulmão e sistêmicas, deve-se utilizar a terapêutica por 4 a 6 semanas. Já em um paciente com meningoencefalite purulenta, a duração da terapêutica estará condicionada à melhora clínica e liquórica, podendo variar de 5 a 7 dias na causada pelo meningococo, ou 10 a 14 dias na causada pelo pneumococo. Da mesma maneira, em vários outros processos infecciosos (sepses, infecções intestinais, osteomielites, piodermites, abscessos etc.), a suspensão do antibiótico está condicionada à cura clínica e normalização dos exames laboratoriais.

ASSOCIAÇÃO DE ANTIBIÓTICOS

O tratamento ideal de uma infecção bacteriana deve ser feito com o uso de um único antibiótico. Nos pacientes que apresentam quadro clínico definido que faz supor o seu agente etiológico ou em que o exame direto do material da lesão junto com a clínica conduz a uma etiologia, está indicado o uso do antibiótico mais adequado ao caso. Nos casos em que o paciente apresenta quadro infeccioso não bem caracterizado, mas suas condições clínicas permitem aguardar a evolução do processo para um quadro clínico mais definido ou a chegada do resultado de exames laboratoriais que orientem para a identificação do germe, é preferível demorar 1, 2 ou 3 dias e, então, usar a droga mais indicada, se for o caso.

Em grande número de vezes, porém, em face da gravidade do quadro clínico, o médico não pode aguardar o resultado dos exames laboratoriais ou não existem as condições para sua realização e é preciso iniciar o tratamento mesmo sem a comprovação diagnóstica. É a luta contra um inimigo desconhecido. É o momento de lançar mão da arma mais poderosa ou da associação de duas ou mais armas para lutar contra o agressor cuja força se desconhece.

A principal motivação clínica da associação de antibióticos é a ampliação do espectro de ação ao se tratar uma infecção cuja etiologia não está estabelecida, ou a intensificação da atividade antimicrobiana contra determinado germe. Na prática clínica, a associação está justificada, sobretudo, nas infecções graves sem etiologia definida (urgências infecciosas), nas infecções mistas e em determinadas situações infecciosas em que se procura um efeito sinérgico das drogas frente a um agente infeccioso (tuberculose, endocardite bacteriana, infecções por *P. aeruginosa*).

FATORES MODIFICADORES DA RESPOSTA TERAPÊUTICA

Recordemos que germes associados no foco de infecção podem inativar a droga, levando à falência da terapêutica. Exemplo disso é a inativação da penicilina G, usada para o tratamento da angina estreptocócica pela penicilinase produzida por estafilococos presentes na boca. Outro exemplo é a inativação da ampicilina pela penicilinase produzida por germes entéricos, levando ao insucesso da droga no tratamento de salmoneloses.

Dentre os fatores que modificam a resposta terapêutica, devem-se preferir os ligados ao hospedeiro. Um primeiro fator limitante é o mau uso pelo paciente da droga receitada. O mau uso pode ser resultante de dificuldades financeiras que impedem a aquisição da droga; a não compreensão da posologia e da correta maneira de sua administração; ou o abandono do tratamento. Outra causa de insucesso prende-se ao início tardio da terapêutica, quando já se instalaram lesões orgânicas irreversíveis. A presença de abscessos constituídos, coleções purulentas, corpos estranhos, sequestros ósseos e outras condições que impedem a concentração adequada das drogas são, também, fatores limitantes da resposta terapêutica. A diminuição da resistência orgânica, causada por certas doenças como as leucoses, neoplasias, diabetes, imunopatias ou pelo uso de corticosteroides e imunossupressores, pode causar a ausência de resposta terapêutica ou recaídas precoces, especialmente quando se usam antibióticos somente bacteriostáticos.

Por fim, o uso dos antibióticos deve ser cercado de especial cuidado em pacientes que apresentam problemas de excreção renal ou hepatopatias e na gestante. No primeiro caso, é necessária a diminuição das doses e/ou alargamento do intervalo entre as doses de antibióticos eliminados por via renal, a fim de ser evitado o acúmulo tóxico. Nos pacientes com hepatopatias, o cuidado reside em não utilizar antibióticos hepatotóxicos e restringir o uso de drogas que sofrem metabolização hepática. Quanto ao uso de antibióticos na gestante, a preferência será para os antibióticos dos grupos dos β-lactâmicos, tendo em vista os menores efeitos adversos para o feto.

CONDUTA MÉDICA

Nesse último princípio queremos esclarecer a necessidade de uma consciência médica no uso dos antibióticos. Tais drogas não podem ser utilizadas indiscriminadamente com o sentido de satisfazer ao reclamo do paciente ou à solicitação de um propagandista mais impertinente; e muito menos sem que o médico tenha exata noção do que está receitando, incluindo o conhecimento das indicações e dos efeitos adversos que poderão advir com esta terapêutica. É, por vezes, chocante a constatação da ignorância absoluta, em relação ao uso de antibióticos e quimioterápicos anti-infecciosos, que se observa em certas receitas médicas; para não comentar as "receitas" dadas por balconistas de farmácia ou as indicações de pessoas amigas, fato notório em nosso país e que, por si só, caracteriza o exercício ilegal da Medicina.

O uso clínico dos antibióticos exige um conhecimento mínimo da terapêutica prescrita, devendo ser proibidas as intermitências do tratamento que se observam em certos hospitais, onde o paciente recebe a cada dia o medicamento disponível no dia ou onde a medicação é modificada de acordo com a preferência do médico plantonista. É preciso, por fim, que o médico tenha serenidade para aguardar o resultado do esquema terapêutico prescrito, evitando-se as suspensões ou mudanças precipitadas de antibióticos, antes de decorrido um prazo mínimo de espera para que a droga possa agir.

Vale recordar que, já em 1945, por ocasião do lançamento da penicilina G para uso público, Falk e também Goodman e Long *et al.* manifestavam sua preocupação sobre o uso indiscriminado deste antibiótico. Esses autores chamaram a atenção para o fato de a penicilina não ser útil em várias infecções, para a possibilidade de seu uso mascarar os sintomas de infecções específicas, para os riscos do emprego de doses inadequadas, para os efeitos adversos resultantes de seu uso, para o desenvolvimento de cepas resistentes à droga e destacaram que "o perigo maior do uso indiscriminado da penicilina é o desenvolvimento de uma falsa segurança". Essas preocupações daqueles autores, manifestadas nos primórdios da antibioticoterapia, permanecem mais do que nunca válidas nos tempos modernos, onde a multiplicidade de antimicrobianos existentes exige do médico, individualmente, adequado conhecimento e alto senso crítico sobre o uso desses medicamentos.

BIBLIOGRAFIA

Barclay ML *et al.* Once daily aminoglycoside therapy. Is it less toxic than multiple daily doses and how should it be monitored? *Clin Pharmacokinet* 1999;36:89-98.

Barza M. Factors affecting the intraocular penetration of antibiotics. *Scand J Infect Dis* 1978;(Suppl 14):151-9.

Chowdhury MH, Tunkel AR. Antibacterial agents in infections of the central nervous system. *Infect Dis Clin North Am* 2000;14:391-408.

DuPont HL, Steele JH. Use of antimicrobial agents in animal feeds: implications for human health. *Rev Infect Dis* 1987;9:447-60.

Falk LA. Will Penicillin be used indiscriminately? *JAMA* 1945;127:670.

Gaón D *et al.* Biodisponibilidade e efeitos adversos dos antibióticos. *Ars Curandi* 1980;13(9):68-133.

Garrod LP, Scowen EF. The principles of therapeutic use of antibiotics. *Br Med Bull* 1960;16:23-8.

Hessen MT, Kayer D. Principles of selection and use of antibacterial agents. *Infect Dis Clin North Am* 1995;9:531-45.

Kaiser AB, Gee ZA. Aminoglycoside therapy of gram negative bacillary meningitis. *N Engl J Med* 1975;293:1215-20.

Kauffman CA *et al. Candida* endophtalmitis associated with intraocular lens implantation: efficacy of fluconazole therapy. *Mycoses* 1993;36:13-7.

König C *et al.* Bacterial concentrations in pus and infected peritoneal fluid – implications for bactericidal activity of antibiotics. *J Antimicrob Chemother* 1998;42:227-32.

Levison ME. Pharmacodynamics of antimicrobial agents. *Infect Dis Clin North Am* 1995;9:483-95.

Long PH *et al.* The use of antibiotics. *JAMA* 1949;141:315-7.

Lutsar I *et al.* Antibiotic pharmacodynamics in cerebrospinal fluid. *Clin Infect Dis* 1998;27:1117-29.

Mendes RP, Campos EP. Farmacocinética de antibióticos. *Ars Curandi* 1976;9:36-44.

Nasso I. Os antibióticos como fatores de crescimento. *Resenha Clin Cient* 1955;24:221-2, agosto.

Norrby SR. Efficacy and safety of antibiotic treatment in relation to treatment time. *Scand J Infect Dis* 1991;(Suppl 74):262-9.

Sawyer MD, Dunn DL. Appropriate use of antimicrobial agents: nine principles. *Postgrad Med* 1991;90:115-6.

Silva P. Biodisponibilidade das drogas. *Folha Med* 1982;85:681-4.

Siqueira-Batista R, Gomes AP, Holanda-Freitas IT, Santana LA, Tavares W. Tratamento farmacológico das enfermidades parasitárias. In: Siqueira-Batista R, Gomes AP, Santos SS, Santana LA. Parasitologia: fundamentos e prática clínica. Rio de Janeiro: Guanabara Koogan, 2020.

Solomkin JS, Miyagawa CI. Principles of antibiotic therapy. *Surg Clin North Am* 1994;74:497-517.

Siqueira-Batista R, Gomes AP, Holanda-Freitas IT, Santana LA, Tavares W. Tratamento farmacológico das enfermidades parasitárias. In: Siqueira-Batista R, Gomes AP, Santos SS, Santana LA. Parasitologia: fundamentos e prática clínica. Rio de Janeiro: Guanabara Koogan, 2020.

Tavares W. Critérios para o uso racional dos antimicrobianos. In: *Antibióticos e Quimioterápicos para o Clínico,* 4. ed. São Paulo: Ed. Atheneu, 2020.

Wilkowske CJ, Hermans PE. General principles of antimicrobial therapy. *Mayo Clin Proceed* 1983;58:6-13.

Winstanley PA, Orme LE. The effects of food on drug bioavailability. *Br J Clin Pharmacol* 1989;28:621-8.

TERAPIA ANTIBACTERIANA

CAPÍTULO 10

Rodrigo Siqueira-Batista ▪ Andréia Patrícia Gomes ▪ Walter Tavares

INTRODUÇÃO

A terapia antibacteriana ocupa um lugar de destaque na medicina contemporânea, provavelmente rivalizado apenas com o emprego dos anestésicos e com o uso das vacinas. De fato, os fármacos com atuação sobre agentes patogênicos – especialmente as bactérias, estão entre os medicamentos mais prescritos na prática clínica. Deve ser destacado que, em linhas gerais, dois grupos de compostos possuem atuação antibacteriana:

1. Os **antibióticos**, moléculas produzidas por microrganismos, capazes de agir na lise ou inibição de crescimento de outros microrganismos.
2. Os **quimioterápicos**, substâncias químicas sintéticas ou de origem vegetal, que possuem pequena toxicidade para as células normais do hospedeiro e elevado poder lesivo sobre agentes patogênicos.

O presente capítulo tem por objetivo a apresentação (1) das principais classes de fármacos antibacterianos e respectivos mecanismos de ação e dos aspectos referentes ao (2) uso clínico, às doses habituais e aos efeitos adversos dos principais fármacos antibacterianos. Recomenda-se a consulta ao Capítulo 9, "Princípios do uso clínico de antimicrobianos" (muito importante para a adequada prescrição, tendo em vista os aspectos do enfermo, dos agentes etiológico e dos fármacos – Fig. 10-1), com vistas à complementação das informações sobre terapia antibacteriana.

PRINCIPAIS CLASSES DE FÁRMACOS ANTIBACTERIANOS E RESPECTIVOS MECANISMOS DE AÇÃO

As mais importantes classes de antimicrobianos – e seus principais mecanismos de ação (Fig. 10-2) – são apresentados a seguir.

Penicilinas

O mecanismo de ação relaciona-se com a presença do anel β-lactâmico. O fármaco liga-se às proteínas ligadoras de penicilinas (*penicillin-binding proteins* = PBP), localizadas na superfície externa da membrana citoplasmática, o que impede a formação de peptidoglicanos constituintes da parede celular, ocasionando lise osmótica das células bacterianas.

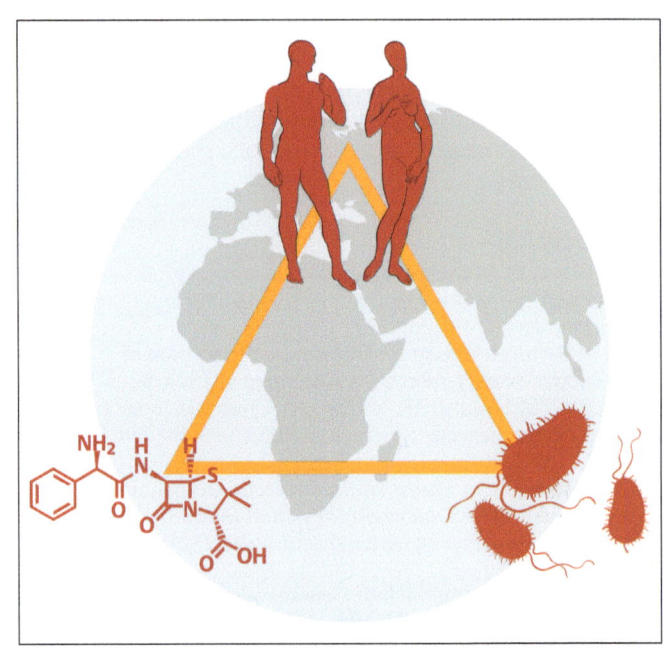

Fig. 10-1. Relação fármacos/agente etiológico/enfermo. (Ilustração elaborada pelo Prof. Ademir Nunes Ribeiro Júnior, sob a concepção teórica dos professores Rodrigo Siqueira-Batista e Andréia Patrícia Gomes.)

Principais Representantes

- **Penicilinas "naturais"**: penicilina G (benzatina, cristalina e procaína) e penicilina V.
- **Isoxazolilpenicilinas**: cloxacilina, dicloxacilina, flucloxacilina e oxacilina.
- **Aminopenicilinas**: ampicilina, amoxicilina, epicilina, ciclaciclina, pivampicilina, lenampicilina, talampicilina e hetaciclina bacampacilina e metampicilina.
- **Carboxipenicilinas**: carbenicilina, carindacilina, carfecilina e ticarcilina.
- **Ureidopenicilinas**: azlocilina, mezlocilina, piperacilina, pirbenicilina, furbenicilina, furazlocilina, alpacilina e aspoxicilina.
- **Sulfobenzilpenicilinas**: sulbenicilina, sulfocilina e suncilina.
- **Outras penicilinas**: nafcilina e meticilina.

Penicilinas/Inibidores de β-Lactamase

O ácido clavulânico, o sulbactam e o tazobactam são inibidores competitivos de β-lactamase, sendo destruídos à medida

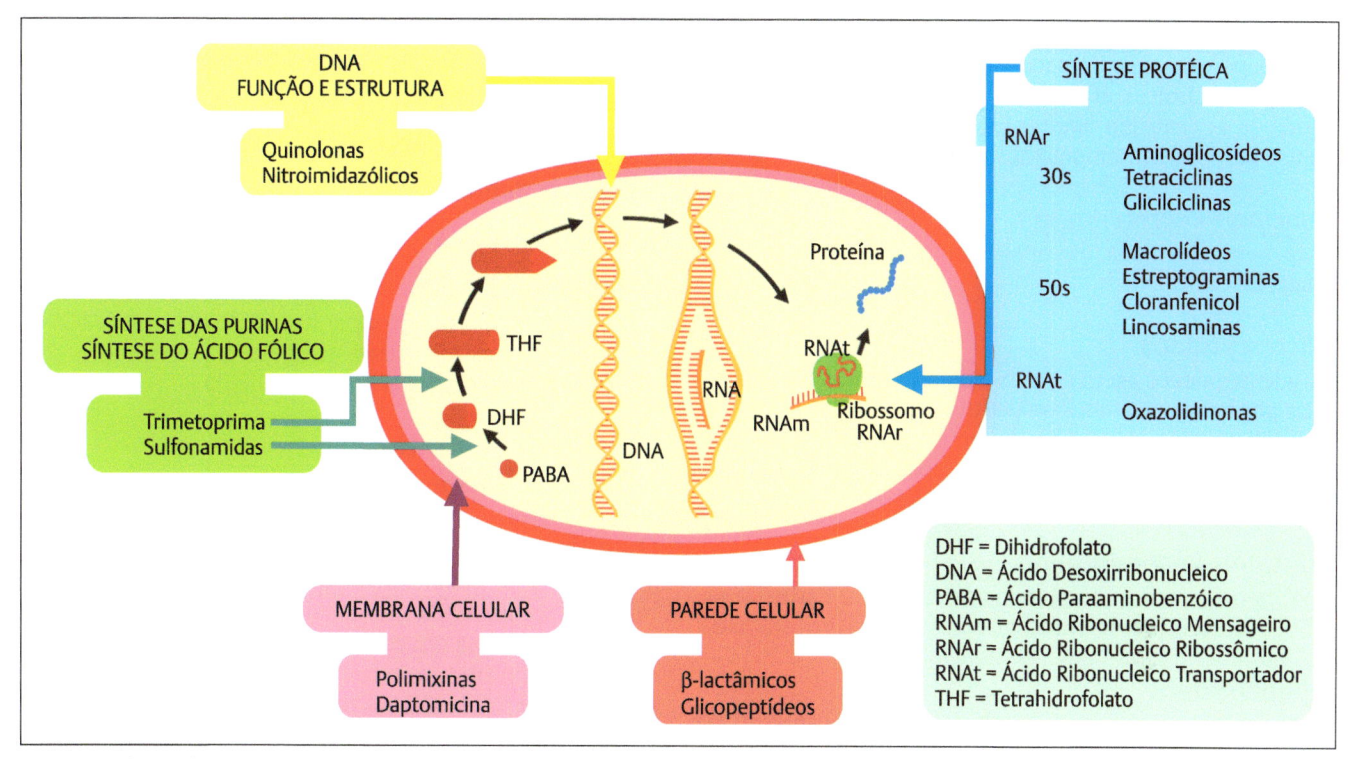

Fig. 10-2. Classes de fármacos antimicrobianos. (Ilustração elaborada pelo Prof. Ademir Nunes Ribeiro Júnior.)

que inativam a enzima. Recentemente, novos inibidores de β-lactamases foram desenvolvidos pela indústria farmacêutica, destacando-se o avibactam, o vaborbactam, o relebactam e o zidebactam. Esses inibidores não são destruídos pela enzima, pois não têm estrutura β-lactâmica, e mostram-se potentes inibidores de β-lactamases de espectro estendido e de grande número de carbapenemases. A associação dos inibidores de β-lactamase às penicilinas aumenta sobremaneira a potência antimicrobiana dos antibióticos β-lactâmicos.

Principais Representantes

Amoxicilina/ácido clavulânico, ticarcilina/ácido clavulânico, ampicilina/sulbactam, amoxicilina/sulbactam e piperacilina/tazobactam. Os novos inibidores vêm sendo utilizados em associação com cefalosporinas e carbapenemas, destacando-se ceftazidima/avibactam, ceftarolina/avibactam, cefepima/zidebactam, imipeném/relebactam e meropeném/relebatam.

Cefalosporinas

Como são antibióticos β-lactâmicos, as cefalosporinas atuam na síntese de parede celular, ligando-se às *penicillin-binding proteins*. O grupamento característico do grupo é o núcleo central, o ácido 7-aminocefalosporânico, responsável pelas características farmacológicas do grupo.

De modo geral, a cada nova geração aumenta a atividade contra gram-negativos e diminui a atividade contra gram-positivos. Outra característica relacionada com a "progressão" de gerações é a capacidade de atravessar a barreira hematoencefálica: penetram bem as cefalosporinas de terceira, quarta e quinta gerações. É importante comentar que cefuroxima (2ª geração) e a cefodizima (3ª geração) não devem ser empregadas para tratamento de infecções do sistema nervoso central.

Principais Representantes

- *Primeira geração*: cefalotina, cefazolina, cefapirina, cefaloridina, cefacetrila, cefanona, cefazaflur, ceftezol, cefazedona, cefalexina, cefadroxil, cefradina, cefaloglicina, cefatrizina, cefroxadina.
- *Segunda geração*: cefuroxima, cefamandol, cefuranida, cefonicida, cefotiano, cefoxitina, cefmetazol, axetil cefuroxima, cefaclor, cefprozila e hexetil cefotiano.
- *Terceira geração*: ceftriaxona, cefotaxima, cefodizima, cefmenoxima, ceftizoxima, cefbuperazona, cefotetano, moxalactam, cefixima, cefidinir, ceftibuteno, cefetamet pivoxil, cefpodoxima proxetil, ceftetrame pivoxil e cefcanel daloxato.
- *Terceira geração com potente ação anti-Pseudomonas*: ceftazidima.
- *Quarta geração*: cefepima.
- *Quinta geração*: ceftarolina, ceftobiprole.

Observação: cefoxitina, cefmetazol, cefbuperazona e cefotetano – usualmente classificados como cefalosporinas – são, na verdade, cefamicinas.

Monobactâmicos

Os monobactâmicos são fármacos também pertencentes ao grupo dos β-lactâmicos, atuando na síntese de parede celular, ligando-se as *penicillin-binding proteins*. Tratam-se de antimicrobianos de uso predominantemente hospitalar.

Principais Representantes

Aztreonam (apenas esse em uso clínico), carumonam, tigemonam e pirazmonam.

Carbapenemas
As carbapenemas são fármacos também pertencentes ao grupo dos β-lactâmicos, atuando na síntese de parede celular, ligando-se às *penicillin-binding proteins*. São antimicrobianos de uso predominantemente hospitalar.

Principais Representantes
Imipenem/cilastatina, meropenem, ertapenem, panipenem, biapenem, doripenem.

Glicopeptídeos
Os glicopeptídeos agem na inibição da síntese de parede celular por antagonizarem, competitivamente, a polimerização (transglicosilação) das cadeias de peptidoglicano. Dentre os glicopeptídeos, a vancomicina é o único capaz de atravessar a barreira hematoencefálica (se inflamada, há melhor penetração).

Principais Representantes
- Primeira geração: vancomicina, teicoplanina e avorpacina.
- Segunda geração: telavancina, dalbavancina, oritavancina.

Lipopeptídeos
Os lipopeptídeos se ligam à membrana plasmática bacteriana – patógenos gram-positivos – produzindo a despolarização da mesma; desse modo, há saída de íons, de ATP e de enzimas do interior da bactéria, o que produz lise celular.

Principal Representante
Daptomicina.

Aminoglicosídeos
Ligam-se, irreversivelmente, ao ribossomo bacteriano (subunidade 30S), produzindo bloqueio ou alterações profundas na síntese de proteínas. São formados peptídeos "aberrantes" que, por sua inatividade bioquímica, são incapazes de funcionar adequadamente, levando a célula bacteriana à morte. São antimicrobianos bactericidas na maior parte das situações.

Principais Representantes
- *Aminoglicosídeos naturais:* estreptomicina, espectinomicina, neomicina, gentamicina, tobramicina, paromomicina, soframicina, aminosidina, becanamicina, butirosina, sisomicina, ribostamicina, lividomicina, verdamicina e fortimicina.
- *Aminoglicosídeos sintéticos:* amicacina, netilmicina, di-hidroestreptomicina, dibecacina e arbecacina.

Macrolídeos
Ligam-se à fração 50S do ribossomo bacteriano inibindo a translocação do RNA transportador, o que acaba por bloquear a união de aminoácidos para a síntese de proteínas. São antimicrobianos primariamente bacteriostáticos.

Principais Representantes
Eritromicina, roxitromicina, claritromicina, azitromicina (na verdade, a azitromicina é um derivado dos macrolídeos, pertencendo à subclasse dos azalídeos), espiramicina, miocamicina, diritromicina, fluritromicina, oleandomicina, josamicina, rocitamicina e midecamicina.

Cetolídeos
Os cetolídeos, como os azalídeos, representam uma subclasse dos macrolídeos. Agem, como os macrolídeos, na subunidade 50S do ribossomo bacteriano.

Principais Representantes
Telitromicina.

Lincosamidas
Inibição da síntese proteica por ligação à subunidade 50S do ribossomo bacteriano. Para a maior parte das bactérias sensíveis, a clindamicina tem ação bactericida.

Principais Representantes
Clindamicina e lincomicina.

Quinolonas
Tratam-se de antimicrobianos que inibem a DNA-girase bacteriana, enzima fundamental no processo de replicação do DNA. Disso resulta um relaxamento do superespirilamento das cadeias de DNA, com consequente degradação cromossomal. São antimicrobianos bactericidas bastante potentes.

Principais Representantes
- *Primeira geração*: ácido nalidíxico, cinoxacino, ácido piromídico e ácido pipemídico.
- *Segunda geração:* subgrupo A – norfloxacino, enoxacino e lomefloxacino; subgrupo B – pefloxacino, ofloxacino, ciprofloxacino, fleroxacino e difloxacino.
- *Terceira geração:* Levofloxacino, gatifloxacino, gemifloxacino, esparfloxacino, temafloxacino, tosufloxacino.
- *Quarta geração:* moxifloxacino, trovafloxacino, cinafloxacino, clinafloxacino e sitafloxacino.

Sulfas
Agem a partir da competição com o ácido para-aminobenzoico (PABA), reduzindo (ou impedindo) a síntese de ácido fólico.

Principais Representantes
- *Sulfas solúveis de rápida absorção e excreção (6 horas)*: sulfanilamida, sulfapiridina, sulfatiazol, sulfadiazina, sulfamerazina, sulfametazina, sulfapirazina, sulfaetiltiadiazol, sulfisoxazol, sulfisomidina, sulfacetina e sulfametizol.
- *Sulfas solúveis de rápida absorção e excreção mais demorada (12 horas)*: sulfametoxazol, sulfamoxol e sulfametrol.
- *Sulfas solúveis de rápida absorção e excreção lenta (24 horas)*: sulfametoxipiridazina e sulfadimetoxina.
- *Sulfas solúveis de rápida absorção e excreção muito lenta (sete dias):* sulfadoxina e sulfaleno (sulfametopirazina ou sulfametoxipirazina).
- *Sulfas não absorvíveis por via oral*: sulfaguanidinina, succinilsulfatiazol, sulfatalidina (ftalilsulfatiazol) e ftalamida (ftalilsulfacetamida).
- *Sulfas de uso tópico:* sulfacetamida (acetilsulfanilamida), sulfadiazina-argêntica (sulfadizaina de prata), sulfamilon (acetato de mafenida), sulfassalazina (ou salicilazossulfapiridina) e nitrossulfatiazol.

Sulfonas

O mecanismo de ação é similar ao das sulfonamidas (competição com o PABA). Diferem das sulfas, do ponto de vista químico, pelos radicais que se ligam ao núcleo sulfonil.

Principais Representantes
Dapsona (DDS), acedapsona (DADDS), acetosulfona, sulfoxona, solapsona e glicosulfona sódica.

Oxazolidinonas

Inibem a síntese proteica por ligação à subunidade 50S do ribossomo bacteriano, deformando o RNA transportador e inibindo sua ligação ao ribossomo. São bacteriostáticos.

Principal Representante
Linezolida.

Anfenicóis

Inibem a fixação do RNA mensageiro aos ribossomos (liga-se à subunidade 30S), além de atuar impedindo a união de aminoácidos na formação do polipeptídeo (por ligação irreversível à subunidade 50S). São antimicrobianos bacteriostáticos, na maior parte das vezes, podendo ser bactericida para germes sensíveis.

Principais Representantes
Cloranfenicol e tianfenicol.

Polimixinas

São antibióticos polipeptídicos que exercem ação antimicrobiana por ligação a constituintes lipoproteicos da membrana plasmática, destruindo sua barreira osmótica seletiva. São bactericidas para Gram-negativos (incluindo *P. aeruginosa*), não possuindo atividade sobre bactérias Gram-positivas.

Principais Representantes
Polimixina B e polimixina E (colistina).

Tetraciclinas

Ligam-se à subunidade 30S do ribossomo, impedindo a ligação do RNA transportador, bem como o aporte de aminoácidos e a síntese de proteínas. São antimicrobianos bacteriostáticos.

Principais Representantes
Doxiciclina, minociclina e tetraciclina.

Fármacos com Ação em Patógenos do Gênero *Mycobacterium*

Ácido Para-Aminossalicílico
É um derivado do ácido salicílico. Age competindo com o ácido para-aminobenzoico (PABA), inibindo a síntese de ácido fólico.

Capreomicina
Pertence ao grupo dos antimicrobianos peptídicos, obtida a partir de microrganismos da espécie *Streptomyces capreolus*. Mecanismo de ação não perfeitamente conhecido.

Cicloserina
Pertencente ao grupo dos antimicrobianos peptídicos, foi originalmente obtida de espécies do gênero *Streptomyces*. Ação bacteriostática, por mecanismo não perfeitamente estabelecido.

Clofazimina
É um derivado da fenazina. Atua sobre o DNA de microrganismos do gênero *Mycobacterium*.

Etambutol
É um derivado do butanol que age por meio da inibição da síntese de ácidos nucleicos da célula bacteriana.

Etionamida
É um derivado do ácido isonicotínico. Age sobre a enzima nicotinamida adenina-dinucleotídeo do *Mycobacterium tuberculosis*.

Isoniazida
É um derivado da piridina, com ação bactericida. Age por meio de quatro mecanismos principais: (1) quelação de íons de cobre essenciais à célula bacteriana; (2) interferência na enzima micolase-sintetase, importante na síntese de ácido micólico, constituinte básico da parede celular das micobactéria; (3) atuação no metabolismo da glicose; e (4) ingerência na síntese de proteínas e de ácidos nucleicos de espécies de *Mycobacterium*.

Pirazinamida
É um análogo pirazínico da nicotinamida, cujo mecanismo de ação é ainda pouco conhecido, conjecturando-se possível ação sobre a síntese de ácido micólico.

Rifampicina
A rifampicina é uma rifamicina (assim como a rifamicina SV, rifamicina M, rifalazil, rifabutina e a rifapentina). Atua pela ligação irreversível à RNA-polimerase DNA-dependente, impedindo a produção de RNA e a síntese de proteínas.

Terizidona
É um derivado da cicloserina, com mecanismo de ação também pouco conhecido.

Tiacetazona
É um derivado da tioureia, com ação bacteriostática. Age na quelação de íons metálicos.

USO CLÍNICO, DOSES HABITUAIS E EFEITOS ADVERSOS DOS PRINCIPAIS FÁRMACOS ANTIBACTERIANOS (QUADRO 10-1)

Quadro 10-1. Principais Fármacos Antibacterianos

Antimicrobiano	Espectro	Doses habituais	Principais efeitos adversos	Notas sobre o uso clínico
Penicilinas				
Amoxicilina	*Streptococcus* spp, *Enterococcus* spp, *Listeria monocytogenes*; alguns Gram-negativos entéricos (*Salmonella* spp, *Shigella* spp), *Haemophilus influenzae* (pouco ativa contra anaeróbios intestinais)	30-50 mg/kg/dia, VO, 8/8 h	Hipersensibilidade e aumento transitório de aminotransferases; já descritos nefrite intersticial e trombocitopenia. Diarreia, náuseas e vômitos, quando usada por via oral	Melhor absorção oral que a ampicilina. Não usar para tratamento de infecções por *S. aureus*. Várias cepas de *Salmonella* spp e *H. influenzae* são resistentes
Ampicilina	*Streptococcus* spp, *Enterococcus* spp, *Listeria monocytogenes*; alguns Gram-negativos entéricos (*Salmonella* spp, *Shigella* spp), *Haemophilus influenzae* (pouco ativa contra anaeróbios)	• 50-100 mg/kg/dia, VO, 6/6 h; • 50-300 mg/kg/dia, IM ou IV, 6/6 h **Observação:** a dose na meningoencefalite deve ser de 200-400 mg/kg/dia, IV, 4/4 h ou 6/6 h	Hipersensibilidade e aumento transitório de aminotransferases; já foram descritas nefrite intersticial e trombocitopenia. Diarreia, náuseas e vômitos, quando usada por via oral	Apenas 40% de absorção por via oral. Várias cepas de *Salmonella* spp e *H. influenzae* são resistentes. Ampicilina é bacteriostática para *Enterococcus* spp. Não usar para tratamento de infecções por *S. aureus*
Carbenicilina	Gram-positivos sensíveis à penicilina G (porém, é menos ativa que este fármaco) e Gram-negativos como *Pseudomonas aeruginosa*, *Proteus* spp, *Enterobacter*, *Acinetobacter* spp e *Serratia* spp	100-500 mg/kg/dia, IV, de 1/1 h ou 2/2 h ou 4/4 h	Hipersensibilidade, distúrbios da coagulação (disfunção plaquetária), hepatite medicamentosa e convulsões (em pacientes com insuficiência renal crônica); risco de sobrecarga de sódio	Inativa, na maior parte das vezes, contra *Klebsiella* spp e *Serratia* spp. Sem ação contra *Enterococcus* spp
Oxacilina	*Staphylococcus aureus* (não MRSA), *Streptococcus* spp; inativas contra *Enterococcus* spp	50-200 mg/kg/dia, IV, 4/4 ou 6/6 h (máximo 12 g/dia)	Hipersensibilidade, aumento transitório de aminotransferases (já descrita hepatite colestática) e leucopenia	Tem indicação primeva nas infecções por *S. aureus* em pacientes oriundos da comunidade
Penicilina G	*Streptococcus* spp, *Neisseria* spp, anaeróbios (*Veillonella* spp, *Eubacterium* spp, *Peptococcus* spp, *Peptostreptococcus* spp), *Clostridium* spp, *Corynebacterium diphteriae*, *Treponema pallidum*, *Borrelia* spp, *Listeria monocytogenes*, *Bacillus anthracis*, *Leptospira* spp e *Actinomyces* spp	**Penicilina cristalina:** 50.000-500.000 U/kg/dia, IV, 4/4 h **Penicilina procaína:** 300.000-600.000 U/dia, IM, de 12/12 h ou 24/24 h **Penicilina benzatina:** 600.000-2.400.000 U, IM	Hipersensibilidade é o principal paraefeito; convulsões podem ocorrer, sobretudo, em pacientes com disfunção renal, sendo também descritos mioclonia, parestesia, hiper-reflexia e coma	*Staphylococcus aureus* de comunidade com resistência superior a 95% (por produção de penicilinase). Cepas de *Clostridium* spp, *Streptococcus pneumoniae* e *Neisseria gonorrhoeae* vêm apresentando crescente resistência; em alguns países há relatos consistentes de *Neisseria meningitidis* com resistência à penicilina; não usar para meningite por *S. pneumoniae*. O intervalo mínimo para aplicação da penicilina benzatina é de uma semana entre as doses (como no caso da sífilis latente tardia, por exemplo, em que são aplicadas três doses de 2.400.000 U, IM, uma em cada semana); intervalos menores entre a aplicação não possuem justificativa farmacocinética

Quadro 10-1. *(Cont.)* Principais Fármacos Antibacterianos

Antimicrobiano	Espectro	Doses habituais	Principais efeitos adversos	Notas sobre o uso clínico
Penicilina V	Semelhante à Penicilina G	30-50 mg/kg/dia, VO, 6/6 h	Semelhante à Penicilina G, exceto alterações do SNC	Menos ativa que Penicilina G; pouco usada pela absorção oral errática
Penicilinas/Inibidores das β-lactamases				
Amoxicilina/ácido clavulânico	Bactérias sensíveis à amoxicilina e mais *S. aureus* (não MRSA), *H. influenzae*, *Moraxella catarrhalis*, *Escherichia coli*, *Klebsiella* spp, *Eikenella corrodens*, anaeróbios	• 30-50 mg/kg/dia (em amoxicilina), VO, 8/8 h ou 12/12 h • 30-100 mg/kg/dia (em amoxicilina), IV, 6/6 h ou 8/8 h	Mesmos paraefeitos da amoxicilina	Inativa contra *Pseudomonas* spp, *Serratia* spp, *Enterobacter* spp e MRSA
Amoxicilina/sulbactam	Similar à associação ampicilina/sulbactam	30-50 mg/kg/dia, VO ou IV, 8/8 h	Mesmos efeitos adversos da amoxicilina	Menos potente que ampicilina/sulbactam para *Acinetobacter baumanii*
Ampicilina/sulbactam	Espectro similar ao da amoxicilina/ácido clavulânico; ação sobre *Acinetobacter baumanii*	50-150 mg/kg/dia (em ampicilina), IV, 6/6 h	Mesmos paraefeitos da ampicilina	Boa opção para tratamento de infecções por *A. baumanii*. Não tem ação contra *P. aeruginosa*
Piperacilina/tazobactam	*S. aureus* (não MRSA), *Streptococcus* spp, alguns *Enterococcus* spp, Gram-negativos (incluindo *Klebsiella* spp *H. influenzae*, *M. catarrhalis* e *P. aeruginosa*), anaeróbios (inclusive cepas de *B. fragilis*)	**Em maiores de 12 anos:** 4,5 g (4 g de piperacilina/0,5 g tazobactam), IV, 6/6 h ou 8/8 h	Hipersensibilidade, convulsões, risco de hemorragias (alterações da função plaquetária)	Indicada particularmente nas infecções por *P. aeruginosa* e *Acinetobacter* spp. Há, ainda, pouca experiência na utilização desta associação em crianças menores de 12 anos
Ticarcilina/ácido clavulânico	*S. aureus* (não MRSA), *Streptococcus* spp, Gram-negativos (incluindo *Klebsiella* spp, *Enterobacter* spp e *P. aeruginosa*), anaeróbios (inclusive cepas de *B. fragilis*)	**Crianças:** 200-300 mg/kg/dia, IV, 6/6 h (em recém-natos, 200 mg/kg/dia, IV, 6/6 h) **Adultos:** 3,1 g/dose, IV, 4/4 h ou 6/6 h	Hipersensibilidade, distúrbios da coagulação (disfunção plaquetária), hepatite medicamentosa, convulsões	Inativa contra *Enterococcus* spp e MRSA
Cefalosporinas				
Cefadroxil (Primeira Geração)	*Streptococcus* spp, *S. aureus* (não MRSA), alguns Gram-negativos (como cepas de *E. coli* e *Proteus* spp), *Listeria* spp, *Bacillus* spp	15-30 mg/kg/dia, VO, 8/8 h ou 12/12 h	Distúrbios gastrointestinais, hipersensibilidade, elevação transitória de AST e ALT	Usada em infecções menos graves ou para complementação de tratamento parenteral
Cefalexina (Primeira Geração)	*Streptococcus* spp, *S. aureus* (não MRSA), alguns Gram-negativos (como cepas de *E. coli* e *Proteus* spp), *Listeria* spp, *Bacillus* spp	**Crianças:** 30-40 mg/kg/dia, VO, 6/6 h; **Adultos:** 2-4 g/dia, VO, 6/6 h	Distúrbios gastrointestinais, hipersensibilidade, elevação transitória de aminotransferases	Semelhante ao cefadroxil
Cefalotina (Primeira Geração)	*Streptococcus* spp, *S. aureus* (não MRSA), alguns Gram-negativos (como cepas de *E. coli* e *Proteus* spp), *Listeria* spp, *Bacillus* spp	50-100 mg/kg/dia, IV, 4/4 h ou 6/6 h	Hipersensibilidade é o principal paraefeito (5 a 10% de reação cruzada em alérgicos à penicilina) e elevação transitória de aminotransferases	Não atua contra *H. influenzae*, *P. aeruginosa*, *Acinetobacter* spp e *Enterococcus* spp. *Klebsiella*, na atualidade, não é mais sensível às cefalosporinas de primeira geração. Associação de cefalotina ao aminoglicosídeo pode ser extremamente lesiva ao rim, causando insuficiência renal aguda; deve, posto isto, ser evitada

(Continua)

Quadro 10-1. *(Cont.)* Principais Fármacos Antibacterianos

Antimicrobiano	Espectro	Doses habituais	Principais efeitos adversos	Notas sobre o uso clínico
Cefazolina (Primeira Geração)	*Streptococcus* spp, *S. aureus* (não MRSA), alguns Gram-negativos (como cepas de *E. coli* e *Proteus* spp), *Listeria* spp, *Bacillus* spp	30-100 mg/kg/dia, IV, 6/6 h ou 8/8 h	Semelhante à cefalotina	Empregada em profilaxia cirúrgica por sua maior meia-vida
Cefaclor (Segunda Geração)	*S. aureus* (não MRSA), *Streptococcus* spp, *H. influenzae*, *N. meningitidis*, *M. catarrhalis*, *E. coli*, *K. pneumoniae* e *Proteus* spp	**Crianças:** 15-30 mg/kg/dia, VO, 6/6 ou 8/8 h **Adultos:** 0,5-1 g, VO, 6/6 h ou 8/8 h	Hipersensibilidade e distúrbios gastrointestinais	Inativa contra *Enterococcus* spp e *P. aeruginosa*
Cefuroxima (Segunda Geração)	*S. aureus* (não MRSA), *Streptococcus* spp, *H. influenzae*, *N. meningitidis*, *Neisseria gonorrhoeae*, *M. catarrhalis*, *E. coli*, *K. pneumoniae*, *Proteus* spp, anaeróbios (*Propionobacterium* spp, *Fusobacterium* spp, *Clostridium* spp e outros), *Staphylococcus saprophyticus* e *Staphylococcus epidermidis* (algumas cepas)	**Axetil cefuroxima: Crianças:** 125-250 mg/dose, VO, 12/12 h **Adultos:** 250-500 mg/dose, VO, 12/12 h 50-100 mg/kg/dia (não ultrapassar 6 g/dia), IV, 6/6 h ou 8/8 h	Hipersensibilidade, aumento transitório de aminotransferases, leucopenia e trombicitopenia (raras)	Inativa contra *Enterococcus* spp e *P. aeruginosa*, *Bacteroides fragilis* e *Acinetobacter* spp Não usar no tratamento de infecção do sistema nervoso central, pois as cefalosporinas de terceira e quarta gerações têm melhor penetração nesta região
Cefoxitina (Segunda Geração)	Menos potente que cefalotina e cefuroxima contra Gram-positivos; potência similar às demais cefalosporinas de segunda geração para Gram-negativos; excelente ação para anaeróbios (incluindo *B. fragilis*)	100-200 mg/kg/dia, IV, 4/4 ou 6/6 h	Hipersensibilidade e raros casos de neutropenia	Antimicrobiano bastante empregado em profilaxias cirúrgicas Pode induzir rapidamente a resistência de Gram-negativos (produção de β-lactamases). *Enterococcus* spp são resistentes ao fármaco
Cefprozila (Segunda Geração)	*S. aureus* (não MRSA), *Streptococcus* spp, *H. influenzae*, *N. meningitidis*, *M. catarrhalis*, *E. coli*, *K. pneumoniae* e *Proteus* spp	30 mg/kg/dia, VO, 12/12 h	Hipersensibilidade e distúrbios gastrointestinais	Inativa contra *Enterococcus* spp, *P. aeruginosa* e *Proteus* indol-positivo
Cefetamet-pivoxil (Terceira geração)	Enterobacteriaceae, *Streptococcus* spp, *Neisseria* spp, *H. influenzae*, *M. catarrhalis* e *T. pallidum*. Alguma atuação sobre anaeróbios (cepas de *Peptococcus* spp e *Peptostreptococcus* spp)	**Crianças:** 20 mg/kg/dia, VO, 12/12 h; **Adultos:** 500 mg, VO, 12/12 h	Hipersensibilidade e alterações gastrointestinais são os principais efeitos adversos	Não ativo contra MRSA, *Enterococcus* spp e *Pseudomonas* spp
Cefixima (Terceira geração)	Enterobacteriaceae, *Streptococcus* spp, *Neisseria* spp, *H. influenzae*, *M. catarrhalis* e *T. pallidum*. Precária atuação sobre *S. aureus* e anaeróbios	**Crianças:** 8 mg/kg/dia, VO, 24/24 h; **Adultos:** 400 mg, VO, 24/24 h	Distúrbios gastrointestinais e hipersensibilidade são os principais efeitos adversos	Não ativa contra MRSA, *Enterococcus* spp e *Pseudomonas* spp
Cefotaxima (Terceira Geração)	Enterobacteriaceae, *Streptococcus* spp, *Staphylococcus* spp (várias cepas), *Neisseria* spp, *H. influenzae*, *M. catarrhalis*, *T. pallidum*, *Vibrio cholerae* e *Eikenella* spp. Pouca atuação sobre anaeróbios (exceto algumas cepas de *Fusobaterium* spp, *Peptococcus* spp, *Peptostreptococcus* spp e *Clostridium* spp). Inativa para *P. aeruginosa*	**Crianças:** 50-100 mg/kg/dia, IV, 4/4 h ou 6/6 h (em recém-nascidos, até 7 dias, pode-se utilizar intervalo de 12/12 h); **Adultos:** 1-2 g/dose, IV, 4/4 ou de 6/6 h (máximo de 12 g/dia)	Hipersensibilidade é o principal efeito adverso	Inativo contra *Enterococcus* spp, MRSA, *P. aeruginosa* e *Acinetobacter* spp, *Listeria monocytogenes* Fármaco de escolha para meningite em neonatos pelo menor risco de efeitos adversos que a ceftriaxona ("lama biliar")

Quadro 10-1. *(Cont.)* Principais Fármacos Antibacterianos

Antimicrobiano	Espectro	Doses habituais	Principais efeitos adversos	Notas sobre o uso clínico
Ceftriaxona (Terceira Geração)	*Enterobacteriaceae*, *Streptococcus* spp, *Neisseria* spp, *H. influenzae*, *M. catarrhalis*, *Treponema pallidum* e *Borrelia burgdorferi*. Desprezível atuação sobre anaeróbios. Inativa para *P. aeruginosa*	**Crianças:** 50-100 mg/kg/dia, IV, 12/12 ou 24/24 h; **Adultos:** 2-4 g/dia, IV, 12/12 h ou 24/24 h. **Observação:** para uso IM, 50 mg/kg/dia, 12/12 h ou 24/24 h	Hipersensibilidade, aumento transitório de aminotransferases, "lama" biliar; risco teórico de *kernicterus* em recém-nascidos (nestes enfermos prefere-se cefotaxima)	Inativa contra *Enterococcus* spp, MRSA (possui MIC para *S. aureus* meticilina sensível ainda que não seja habitualmente empregada com esta finalidade), *P. aeruginosa*. *Acinetobacter* spp, *Listeria monocytogenes*, *Campylobacter* spp e *Stenotrophomonas maltophilia*. Usada na profilaxia de meningite meningocócica
Ceftazidima (Terceira Geração – anti-Pseudomonas)	*P. aeruginosa*, *N. meningitidis*, *Enterobacteriaceae* e algumas espécies de *Acinetobacter* spp; inativa contra anaeróbios	**Crianças:** 60-100 mg/kg/dia, IV, 8/8 h ou 12/12 h (no período neonatal, usar dose de 60 mg/kg/dia, IV, 12/12 h); **Adultos:** 1-3 g/dose, IV, de 8/8 h, IV (dose máxima: 12 g)	Hipersensibilidade, leucopenia e trombocitopenia (raros) e elevações transitórias de AST e ALT	Um dos fármacos de escolha para tratamento de infecções por *P. aeruginosa*. Sem ação contra *Enterococcus* spp, MRSA e *Listeria monocytogenes*
Ceftazidima/ avibactam	Bactérias gram-negativas: *Citrobacter freundii*, *Enterobacter cloacae*, *Escherichia coli*, *Klebsiella* spp., *Proteus mirabilis*, *Pseudomonas aeruginosa* e *Serratia marcescens*	**Crianças (3-6 meses):** ceftazidima 40 mg/kg e avibactam 10 mg/kg (por dose), IV, 8/8h; **Crianças (> 6 meses):** ceftazidima 50 mg/kg e avibactam 12,5 mg/kg (por dose; máximo de 2g de ceftazidima e de 0,5 g de avibactam), IV, 8/8 h; **Adultos:** 2 g de ceftazidima e 0,5 g de avibactam (por dose), IV, de 8/8 h.	Hipersensibilidade; aumento transitório de aminotransferases; eosinofilia, trombocitose, trombocitopenia; diarreia, dor abdominal, náuseas e vômitos podem ocorrer; já foi descrito quadro diarreico relacionado ao *Clostridioides difficile*	Na população pediátrica, a segurança foi demonstrada para idade superior a três meses. Não se indica a ceftazidima-avibactam em gestantes, a não ser naquelas situações nas quais os supostos benefícios superem os eventuais riscos.
Cefepima (Quarta Geração)	*Enterobacteriaceae*, *P. aeruginosa*, *Haemophilus influenzae*, *Neisseria* spp, *Streptococcus* spp, *S. aureus* (não MRSA)	**Crianças:** 50 mg/kg/dose, IV, 8/8 h ou 12/12 h; **Adultos:** 1-2 g/dose, IV, 8/8 h ou 12/12 h	Hipersensibilidade, elevações transitórias de AST e ALT	*Enterococcus* spp, MRSA, *B. fragilis*, *Acinetobacter* spp são resistentes à cefepima
Cefepima/ zidebactam	Bactérias gram-negativas (inclusive produtoras de carbapenemases): *Enterobacteriaceae*, *Pseudomonas aeruginosa*	**Adultos:** 2g, IV, 8/8 h	Hipersensibilidade; diarreia.	–
Ceftobiprole (Quinta Geração)	*Enterococcus faecalis* (sensíveis e resistentes à vancomicina), *Staphylococcus* (sensíveis e resistentes à oxacilina; e aqueles que apresentam sensibilidade intermediária à vancomicina), *Streptococcus* (sensíveis ou não às penicilinas), *Enterobacteriaceae* e *Pseusomonas aeruginosa* (algumas cepas)	500 mg, IV, 8/8 h ou 750 mg, IV, 12/12 h	Náuseas, vômitos e disgeusia	O antimicrobiano ainda não está disponível no Brasil (há previsão de que brevemente esteja liberado para uso clínico). Não age contra *Enterococcus faecium*. A ação sobre gram-negativos é semelhante àquela observada para Cefepima; no entanto, cepas produtoras de ESBL e de carbapenemases são resistentes ao fármaco

(Continua)

Quadro 10-1. *(Cont.)* Principais Fármacos Antibacterianos

Antimicrobiano	Espectro	Doses habituais	Principais efeitos adversos	Notas sobre o uso clínico
Ceftarolina (Quinta Geração)	*Enterococcus faecalis* (sensíveis e resistentes à vancomicina), *Staphylococcus aureus* e *Staphylococcus epidermidis* (sensíveis e resistentes à oxacilina; e aqueles que apresentam sensibilidade intermediária e elevada à vancomicina), *Streptococcus pneumoniae* (sensíveis ou não às penicilinas), *Haemophilus influenzae* e *Enterobacteriaceae*	600 mg, IV, 12/12 h	Náuseas e vômitos	O antimicrobiano ainda não está disponível no Brasil (há previsão de que brevemente esteja liberado para uso clínico) Não age contra *Enterococcus faecium* e *Pseudomonas aeruginosa*. Cepas de *Enterobacteriaceae* produtoras de ESBL e de carbapenemases são resistentes ao fármaco
Ceftarolina/ avibactam	*Staphylococcus aureus* MRSA: *Streptococcus pneumoniae*	**Adultos:** 600 mg, IV, 12/12 h	Hipersensibilidade; diarreia.	–
Carbapenemas				
Ertapenem	Antimicrobiano de amplo espectro com excelente ação contra Gram-positivos (*Staphylococcus* spp e *Streptococcus* spp) e negativos (*Enterobacteriaceae*, *Pseudomonas aeruginosa* e outros); boa ação contra *Bacteroides fragilis*. É menos potente para *P. aeruginosa* do que as demais carbapenemas; não atua sobre MRSA, *Enterococcus* spp (muitas cepas), *Stenotrophomonas maltophilia*, *Burkholderia cepacia*, *Aeromonas* spp, germes sem parede celular, sendo excelente opção para patógenos produtores de β-lactamases de espectro estendido (ESBL)	**Adultos:** 1 g, IV ou IM, 24/24 h	Hipersensibilidade, diarreia, flebite, tromboflebite, náuseas, vômitos, tontura, sonolência, insônia, convulsões, hipotensão, dispneia, candidíase oral, constipação, anorexia, alteração do paladar, astenia/fadiga, edema, febre e dor dor torácica	É o fármaco de escolha no tratamento das infecções por germes produtores de ESBL
Imipenem	Antimicrobiano de amplo espectro com excelente ação contra gram-positivos (*Staphylococcus* spp e *Streptococcus* spp) e negativos (*Enterobacteriaceae*, *Pseudomonas aeruginosa* e outros); boa ação contra *Bacteroides fragilis*; não atua sobre MRSA, *Enterococcus* spp (muitas cepas), *Stenotrophomonas maltophilia*, *Burkholderia cepacia*, *Aeromonas* spp, germes sem parede celular	**Crianças:** 50 mg/kg/dia, IV, 6/6 h (nos recém-nascidos, até o 7º dia, administrar 20 mg/kg/dose, IV, 12/12 h) **Adultos:** 0,5-1 g/dose, IV, 6/6 h	Hipersensibilidade é pouco usual; convulsões podem ocorrer (em infecções do SNC é, em geral, preferível o uso do meropenem)	É descrita reação alérgica "cruzada" com as penicilinas, embora rara; deste modo, seu uso em pacientes com antecedentes de alergia grave às penicilinas deve ser bem ponderado Discreta ação sobre *C. difficile.* A coadministração de cilastatina minimiza substancialmente a nefrotoxicidade do fármaco
Imipenem-cilastatina-relebactam	Bactérias gram-negativas (inclusive produtoras de carbapenemases): *Enterobacteriaceae*, *Pseudomonas aeruginosa*	**Adultos:** 500 mg–imipenem-cilastatina 500 mg–relebactam 250 mg, IV, 6/6 h.	Hipersensibilidade; elevação de aminotransferases anemia, diarréia, hipocalemia; hiponatremia;	Não deve ser utilizado em pacientes com desordens do sistema nervoso central e/ou convulsões. Uso liberado para maiores de 18 anos

Quadro 10-1. *(Cont.)* Principais Fármacos Antibacterianos

Antimicrobiano	Espectro	Doses habituais	Principais efeitos adversos	Notas sobre o uso clínico
Meropenem	Semelhante ao imipenem	**Crianças:** 10-20 mg/kg/dose, IV, 8/8 h (nas meningoencefalites, utilizar 40 mg/kg/dose, IV, 8/8 h) **Adultos:** 0,5-2 g/dose, IV, 8/8 h (máximo: 6 g/dia)	Hipersensibilidade; tem menor potencial epileptogênico que o imipenem	Costuma ser preferível ao imipenem em infecções do sistema nervoso central (SNC) pelo menor potencial epileptogênico e pela maior penetração no SNC – fármaco de escolha para recém-natos e lactentes
Meropeném/vaborbactram	Bactérias gram-negativas (inclusive produtoras de carbapenemases): *Enterobacteriaceae, Pseudomonas aeruginosa*	**Adultos:** 2g/2g, IV, 8/8h	Hipersensibilidade; diarreia; trombocitopenia; cefaleia,	Cautela no uso em pacientes com desordens do sistema nervoso central e/ou convulsões. Uso liberado para maiores de 18 anos
Doripenem	Semelhante ao imipenem	500 mg, IV, 8/8 h	Similares àqueles descritos para outras carbapenemas	O antimicrobiano ainda não está disponível no Brasil
Monobactâmicos				
Aztreonam	Exclusivo para Gram-negativos, incluindo *Enterobacteriaceae, Neisseria* spp, *Haemophilus influenzae* e *Pseudomonas* spp	**Crianças:** 30 mg/kg/dose, IV, 6/6 h ou 8/8 h ou 12/12 h (em casos graves, usar 50 mg/kg/dose, IV, 6/6 h; em recém-natos, até 7 dias, a dose deverá ser 30 mg/kg/dose, IV, 12/12 h) **Adultos:** 1-2 g/dose, IV, 8/8 h ou 12/12 h (infecções graves por *P. aeruginosa* e nas meningoencefalites por Gram-negativos, usar 2 g/dose, IV, 6/6 ou 8/8 h)	Hipersensibilidade, icterícia, aumento transitório de aminotransferases, leucopenia e trombicitopenia	Não atua contra germes Gram-positivos e anaeróbios, *B. cepacia, S. maltophilia* e cepas de *Enterobacter* spp Não apresenta reação alérgica "cruzada" com outros β-lactâmicos
Glicopeptídeos				
Teicoplanina	Idem à vancomicina	**Crianças:** 10 mg/kg/dia, IV ou IM, 12/12 h por 2 a 4 dias; em seguida a dose de manutenção será de 6-10 mg/kg/dia, IV ou IM, de 24/24 h; **Adultos:** 400 mg, IM ou IV, no primeiro dia; depois, 200-400 mg, IM ou IV, 24/24 h	Ototoxicidade, nefrotoxicidade, síndrome do homem vermelho e *rash* cutâneo	Teicoplanina é menos ototóxica e nefrotóxica. Não penetra no SNC
Vancomicina	*S. aureus* (MRSA), *Enterococcus* spp, *C. difficile*; sem efeito sobre Gram-negativos	**Crianças:** 30 mg/kg/dia, IV, 6/6 h ou 12/12 h (na enterocolite pseudomembranosa, usar por VO); **Adultos:** 1 g/dose, IV, 12/12 h	Ototoxicidade, nefrotoxicidade, síndrome do homem vermelho e *rash* cutâneo	Indicado para o tratamento de infecções por cocos Gram-positivos resistentes a β-lactâmicos Por via oral para enterocolite pseudomembranosa

(Continua)

Quadro 10-1. *(Cont.)* Principais Fármacos Antibacterianos

Antimicrobiano	Espectro	Doses habituais	Principais efeitos adversos	Notas sobre o uso clínico
Telavancina	*S. aureus* (MRSA), *Streptococcus pneumoniae*, *Enterococcus* spp, *C. difficile*; não atuam sobre Gram-negativos	10 mg/kg, IV, 24/24 h	Náuseas, vômitos e alterações do paladar	O antimicrobiano ainda não está disponível no Brasil. É um derivado da vancomicina. Não age contra *Enterococcus* e *Staphylococcus* resistentes à vancomicina
Dalbavancina	*S. aureus* (MRSA), *Streptococcus pneumoniae*, *Enterococcus* spp, *C. difficile*; não atuam sobre Gram-negativos	1 g, IV, uma dose, seguida de 500 m, IV, 8 dias após a primeira dose	Náuseas, vômitos e alterações do paladar	O antimicrobiano ainda não está disponível no Brasil. É um derivado da teicoplanina. Não age contra *Enterococcus* e *Staphylococcus* resistentes à vancomicina
Oritavancina	*S. aureus* (MRSA), *Streptococcus pneumoniae*, *Enterococcus* spp, *C. difficile*; não atuam sobre Gram-negativos	1.200 mg, IV, dose única	Náuseas, vômitos e alterações do paladar	O antimicrobiano ainda não está disponível no Brasil. É um derivado da vancomicina. Age contra *Enterococcus* e *Staphylococcus* resistentes à vancomicina
Lipopeptídeos				
Daptomicina	*S. aureus* (MRSA), *Streptococcus pneumoniae*, *Enterococcus* spp, *C. difficile*; não atuam sobre Gram-negativos	6 mg/kg/dia, IV, dose única diária	Miosite é o principal efeito adverso descrito	É mais potente que a vancomicina e a teicoplanina. Pode ter ação contra *Enterococcus* e *Staphylococcus* resistentes à vancomicina. O antimicrobiano tem pouca ação nas infecções broncopulmonares
Aminoglicosídeos				
Amicacina	*Enterobacteriaceae*, *P. aeruginosa* e *Nocardia* spp; atua contra *Mycobacterium* spp	15 mg/kg/dia, IM ou IV, 12/12 h	Nefrotoxicidade (menor com dose única diária), e ototoxicidade; injeção em *bolus* associada a bloqueio neuromuscular; alergia pouco usual	Aminoglicosídeo a ser utilizado nos casos de infecção por *P. aeruginosa*. Quando a administração for por via IV, preferir o uso de dose única diária (exceto na endocardite infecciosa)
Espectinomicina	*Neisseria gonorrhoeae* e *Enterobacteriaceae*	**Adultos:** 2-4 g/dose, IM, 24/24 h	Idem à amicacina	Não deve ser utilizada nos casos de faringite gonocócica
Estreptomicina	*Enterobacteriaceae* e *P. aeruginosa* (maioria das cepas é resistente à gentamicina), *Brucella* spp, *Francisella tularensis*, *Yersinia* spp. Sinergismo com ampicilina para *Enterococcus* spp; atua contra *Mycobacterium* spp (principal indicação)	**Crianças:** 20-30 mg/kg/dia, IV ou IM, 12/12 h ou 24/24 h (até os 3 meses de vida, não ultrapassar 15-20 mg/kg/dia, IV ou IM, 12/12 h ou 24/24 h) **Adultos:** 1 g/dose, IM ou IV, 24/24 h, (em maiores de 60 anos, 0,5 g/dia)	Idem à amicacina (é mais ototóxico que os demais)	Fármaco que compõe o Esquema 3 contra infecções por *Mycobacterium tuberculosis*

Quadro 10-1. *(Cont.)* Principais Fármacos Antibacterianos

Antimicrobiano	Espectro	Doses habituais	Principais efeitos adversos	Notas sobre o uso clínico
Gentamicina	*Enterobacteriaceae* e *P. aeruginosa* (maioria das cepas é resistente à gentamicina), *Brucella* spp, *Franciselia tularensis, Yersinia* spp. Sinergismo com ampicilina para *Enterococcus* spp	3-5 mg/kg/dia, IV ou IM, 8/8 h ou 12/12 h	Nefrotoxicidade (menor com dose única diária), e ototoxicidade; injeção em *bolus* associada a bloqueio neuromuscular; alergia pouco usual	Inativo contra anaeróbios, *Burkolderia cepacia, Listeria monocytogenes* e *H. influenzae* (naturalmente resistentes) Não atravessa a barreira hematoencefálica (não usar para infecções do SNC) Quando a administração for por via IV, preferir o uso de dose única diária (exceto na endocardite infecciosa)
Neomicina	Enterobacteriaceae	no coma hepático e no preparo do colo para cirurgia, 100 mg/kg/dia, 6/6 h (uso VO)	Idem à gentamicina (é mais nefrotóxico que os demais)	Indicado atualmente para "esterilizar" o cólon de pacientes em hepatopatas
Tobramicina	*P. aeruginosa, Enterobacteriaceae* e algumas cepas de *Acinetobacter* spp	3 a 5 mg/kg/dia, IM ou IV, 8/8 h ou 12/12 h	Idem à gentamicina	Fármaco com boa atuação nas infecções por *P. aeruginosa* Quando a administração for por via IV, preferir o uso de dose única diária (exceto na endocardite infecciosa) Não empregar em associação à carbenicilina ou ticarcilina (nestes casos, há inativação do aminoglicosídeo)
Polimixinas				
Polimixina B	*Enterobacteriaceae* e *P. aeruginosa*	1,5-3 mg/kg/dia (15-30 mil U/kg/dia), IM ou IV (preferencialmente esta última, desde que diluído em 100-200 mL solução glicosada, infundida em 1-2 horas), 12/12 h	Nefrotoxicidade e ototoxicidade	Fármaco muito tóxico usado basicamente em infecções por Gram-negativos multirresistentes
Polimixina E (colistina)	*Enterobacteriaceae* e *P. aeruginosa*	sulfato de colistina: 50 mil U/kg/dia, IV ou IM, 12/12 h colestimetato: 3-5 mg/kg/dia, IM ou IV, 12/12 h	Similar à polimixina B	Fármaco muito tóxico usado, basicamente, em infecções por Gram-negativos multirresistentes
Oxazolidinonas				
Linezolida	Gram-positivos (*Streptococcus* spp, *Staphylococcus* spp incluindo MRSA e *Enterococcus* spp resistente aos glicopeptídeos), anaeróbios (*Bacillus, Clostridium* spp, *Fusobacterium* spp e *Peptostreptococcus* spp)	**Crianças:** 10 mg/kg, VO ou IV, 12/12 h. **Adultos:** 600 mg, VO ou IV, 12/12 h	Náuseas, dor abdominal, vômitos, diarreia, descoloração da língua, cefaleia e alteração do paladar; raramente pode causar elevação de AST e ALT, anemia, leucopenia, plaquetopenia, fibrilação atrial e pancreatite	*Eikenella corrodens, Bacteroides fragilis, Enterobacteriaceae* e *P. aeruginosa* são resistentes Estudos experimentais têm demonstrado boa ação contra *Mycobacterium tuberculosis*
Quinolonas				
Ácido nalidíxico	Enterobacteriaceae	**Adultos:** 500-1.000 mg, VO, 6/6 h	Hipersensibilidade, toxicidade no SNC (convulsões, cefaleia, insônia)	Tem sua principal indicação nas infecções urinárias não complicadas

(Continua)

Quadro 10-1. *(Cont.)* Principais Fármacos Antibacterianos

Antimicrobiano	Espectro	Doses habituais	Principais efeitos adversos	Notas sobre o uso clínico
Ácido oxilínico	Enterobacteriaceae	**Adultos:** 750 mg, VO, 12/12 h	Hipersensibilidade, toxicidade no SNC (convulsões, cefaleia, insônia), alterações hematológicas (leucopenia, plaquetopenia e anemia hemolítica)	Tem sua principal indicação nas infecções urinárias não complicadas. A administração deve ser feita, preferencialmente, após as refeições
Ácido pipemídico	Enterobacteriaceae	**Adultos:** 400 mg, VO, 12/12 h	Hipersensibilidade, toxicidade no SNC (convulsões, cefaleia, insônia), alterações hematológicas (leucopenia, plaquetopenia e anemia hemolítica)	Tem sua principal indicação nas infecções urinárias não complicadas
Ciprofloxacino	*Enterobacteriaceae*, *Neisseria* spp, *H. influenzae*, *M. catarrhalis*, *Vibrio cholerae*, *Pasteurella multocida*, *Eikenella corrodens*; algo ativa contra *S. aureus*; possui excelente efeito em *P. aeruginosa* (quinolona usada para tratamento deste germe)	**Adultos:** 500-750 mg, VO, 12/12 h; 200-400 mg, IV, 8/8 h ou 12/12 h	Hipersensibilidade, toxicidade no SNC (convulsões, cefaleia, insônia), fotossensibilidade, deposição em cartilagens de crescimento (em animais); não usar quinolonas em menores de 18 anos	Atinge, de forma errática, níveis variáveis no SNC. Não é aconselhável o uso concomitante com teofilina pelo risco de surgimento de crises convulsivas
Gatifloxacino	*Enterobacteriaceae*, *Neisseria* spp, *H. influenzae*, *M. catarrhalis*, *Vibrio cholerae*, *Pasteurella multocida*, *Eikenella corrodens*; algo ativa contra *S. aureus*; há ganho para *Streptococcus* spp e germes "atípicos" (*Mycoplasma* spp, *Chlamydia* spp e *Legionella* spp)	**Adultos:** 400 mg, VO ou IV, 24/24 h	Semelhante a ciprofloxacino	Não é aconselhável o uso concomitante com teofilina. Retirada da dispensação no Brasil
Gemifloxacino	Semelhante ao gatifloxacino	**Adultos:** 320 mg, VO, 24/24 h	Semelhante a ciprofloxacino	É útil para o tratamento de infecções por *Streptococcus pneumoniae* resistente às penicilinas e às demais quinolonas e macrolídeos
Levofloxacino	Semelhante ao gatifloxacino	**Adultos:** 250-500 mg, VO ou IV, 24/24 h	Semelhante ao ciprofloxacino	Não é aconselhável o uso concomitante com teofilina
Lomefloxacino	*Enterobacteriaceae*, *Neisseria* spp, *H. influenzae*, *M. catarrhalis*, *Vibrio cholerae*, *Pasteurella multocida*, *Eikenella corrodens*; algo ativa contra *S. aureus*	**Adultos:** 400 mg, VO, 24/24 h	Semelhante a ciprofloxacino	Usado, preferencialmente, nos casos de infecção respiratória e do trato urinário. Retirada da dispensação no Brasil
Moxifloxacino	Semelhante ao levofloxacino	**Adultos:** 400 mg, VO, 24/24 h	Semelhante ao ciprofloxacino	Pode aumentar o intervalo QT, se usado com quinidina, procainamida, sotalol e amiodarona
Norfloxacino	*Enterobacteriaceae*, *Neisseria* spp, *H. influenzae*, *M. catarrhalis*, *Vibrio cholerae*, *Pasteurella multocida*, *Eikenella corrodens*; algo ativa contra *S. aureus*	**Infecções das vias urinárias inferiores, prostatites agudas e crônicas:** 400 mg, VO, 12/12 h (em adultos) **Gonorreia:** 800 mg, VO, dose única (em adultos)	Semelhante ao ciprofloxacino	Não atua contra a maioria das cepas de *P. aeruginosa*, MRSA, *Enterococcus* spp, *Streptococcus* spp e anaeróbios. Níveis séricos pouco elevados; empregável para infecções do trato urinário (altas concentrações nesta região)

Quadro 10-1. *(Cont.)* Principais Fármacos Antibacterianos

Antimicrobiano	Espectro	Doses habituais	Principais efeitos adversos	Notas sobre o uso clínico
Ofloxacino	Enterobacteriaceae, Neisseria spp, H. influenzae, M. catarrhalis, Vibrio cholerae, Pasteurella multocida, Eikenella corrodens; algo ativa contra S. aureus	**Adultos:** 200-400 mg/dia, VO ou IV, 12/12 h	Semelhante ao ciprofloxacino	É a mais efetiva contra Mycobacterium spp; alcança níveis de 50-60% no LCR
Pefloxacino	Enterobacteriaceae, Neisseria spp, H. influenzae, M. catarrhalis, Vibrio cholerae, Pasteurella multocida, Eikenella corrodens; algo ativa contra S. aureus	**Adultos:** 400 mg, VO ou IV, 12/12 h	Semelhante ao ciprofloxacino	Atinge níveis séricos mais altos que o ciprofloxacino no SNC (pode ser usado em infecções nestes sítios). Retirada da dispensação no Brasil
Macrolídeos				
Azitromicina	Gram-positivos (exceto Enterococcus spp), H. influenzae, M. catarrhalis, Legionella spp, Mycoplasma spp, Chlamydia spp, N. gonorrhoeae, algumas Enterobacteriaceae	**Crianças:** 10 mg/kg/dia, VO, no 1º dia e 5 mg/kg/dia, VO, nos dias subsequentes; **Adultos:** 250-500 mg, VO, 24/24 h	Raros efeitos gastrointestinais	Mais potente contra os Gram-negativos em relação à claritromicina. Ingerir "longe" das refeições. Não tem atividade sobre M. tuberculosis. Age sobre Toxoplasma gondii
Claritromicina	Gram-positivos (exceto Enterococcus spp), H. influenzae, M. catarrhalis, Legionella spp, Mycoplasma spp, Chlamydia spp, N. gonorrhoeae, T. gondii, Mycobacterium spp	**Crianças:** 15 mg/kg/dia, VO ou IV, 12/12 h **Adultos:** 250-500 mg, VO ou IV, 12/12 h	Efeitos gastrointestinais; raramente trombocitopenia, reação: miastenia "símile" e hipoacusia (altas doses)	Mais potente sobre Gram-positivos em relação à azitromicina. Único macrolídeo disponível por via intravenosa no Brasil
Diritromicina	Gram-positivos (exceto Enterococcus spp), cocos Gram-negativos, Legionella spp, Mycoplasma spp, Chlamydia spp, Mycobacterium spp, Bartonella spp e Bordetella spp	**Adultos:** 10 mg/kg/dia, VO, 24/24 h	Hipersensibilidade e intolerância gastrointestinal	Inativo contra Enterococcus spp, Enterobacteriaceae e P. aeruginosa. Retirada da dispensação no Brasil
Eritromicina	Gram-positivos (exceto Enterococcus spp), cocos Gram-negativos, Legionella spp, Mycoplasma spp, Chlamydia spp, Mycobacterium spp, Bartonella spp e Bordetella spp	**Crianças:** 30-40 mg/kg/dia, VO, 6/6 h **Adultos:** 500 mg, VO, 6/6 h (o estolato de eritromicina é administrado na dose de 500 mg, VO, 8/8 h)	Intolerância gastrointestinal (sobretudo em adultos), hipersensibilidade e hepatotoxicidade (sal estolato, principalmente em gestantes)	Atua contra algumas poucas cepas de H. influenzae e de M. catarrhalis; sem atividade sobre Enterobacteriaceae. Não usar o sal de estolato durante a gravidez
Espiramicina	Semelhante à eritromicina e Toxoplasma gondii	50-100 mg/kg/dia, VO, 6/6 h ou 8/8 h **Adultos:** 2 a 3 g/dia, VO, 12/12 h. Na toxoplasmose na gestante deverá ser usado 3 g/dia durante toda a gestação	Hipersensibilidade; mais bem tolerado que eritromicina	Indicado na toxoplasmose durante o período gravídico
Miocamicina	Semelhante à eritromicina, mas com atividade sobre algumas cepas de B. fragilis e Fusobacterium spp	**Crianças:** 30-40 mg/kg/dia, VO, 8/8 h ou 12/12 h **Adultos:** 600 mg, VO, 8/8 h ou 12/12 h	Hipersensibilidade e intolerância gastrointestinal	Inativo contra Enterococcus spp, Enterobacteriaceae e P. aeruginosa. Retirada da dispensação no Brasil

(Continua)

Quadro 10-1. *(Cont.)* Principais Fármacos Antibacterianos

Antimicrobiano	Espectro	Doses habituais	Principais efeitos adversos	Notas sobre o uso clínico
Roxitromicina	Semelhante à eritromicina	**Crianças:** 5 mg/kg/dia, VO, 12/12 h **Adultos:** 300 mg/dia, VO, 12/12 h ou 24/24 h	Hipersensibilidade e intolerância gastrointestinal	Inativo contra *Enterococcus* spp, *Enterobacteriaceae* e *P. aeruginosa*
lincosamidas				
Clindamicina	*S. aureus* (não MRSA), *Streptococcus* spp e anaeróbios incluindo a maioria de estirpes de *B. fragilis*; ativo também contra *Plasmodium* spp, *Babesia* spp, *Pneumocystis carinii* e *T. gondii*	15-30 mg/kg/dia, VO, 6/6 h; 20-50 mg/kg/dia, IV ou IM, 6/6 h ou 8/8 h	Hipersensibilidade, diarreia (mais frequente), elevação transitória de AST; injeção em *bolus* pode causar arritmia e parada cardíaca	Inativo contra *Enterococcus* spp e Gram-negativos. Como outros antimicrobianos, não deve ser feito em *bolus* (administrá-lo sempre diluído, lentamente, em 60-120 minutos)
Lincomicina	*S. aureus* (não MRSA), *Streptococcus* spp e anaeróbios	30-50 mg/kg/dia, VO, 6/6 h; 10-20 mg/kg/dia, IM, 12/12 h; 30-50 mg/kg/dia, IV, 12/12 h	Hipersensibilidade, diarreia (mais frequente), elevação transitória de AST e neutropenia	Inativo contra *Enterococcus* spp e Gram-negativos. A infusão venosa deve ser bem lenta (em geral, de 1-2 h)
Cetolídeos				
Telitromicina	*Streptococcus* spp, *Staphylococcus* spp, *M. catarrhalis*, *H. influenzae*, *Neisseria* spp, *Mycoplasma* spp, *Chlamydia* spp, *Legionella* spp, *Bordetella pertussis*	**Adultos:** 800 mg, VO, 24/24 h	Alterações gastrointestinais, candidíase oral, estomatite; erupção cutânea, urticária, prurido, reações alérgicas graves (anafilaxia), elevação de AST e ALT, icterícia colestática, vertigem, cefaleia, sonolência, insônia, nervosismo, parestesia, exacerbação de miastenia *gravis*, rubor, arritmia atrial e bradicardia	Tem efeito pós-antibiótico prolongado, podendo chegar a 9 horas para *S. pneumoniae*. Há ação contra alguns anaeróbios (*B. fragilis* e *Fusobacterium* spp são resistentes). Retirada da dispensação no Brasil
Tetraciclinas				
Doxiciclina	Alguns cocos Gram-positivos (não *Enterococcus* spp e MRSA), alguns Gram-negativos, *Mycoplasma* spp, *Chlamydia* spp, *Rickettsia* spp, *Plasmodium* spp, *B. burgdorferi*, *Helicobacter pylori* e *Ehrlichia* spp	4 mg/kg/dia (geralmente 200 mg) na primeira tomada e, a seguir, 2 mg/kg/dia (geralmente 100 mg), VO, 24/24 h	Hipersensibilidade, fotossensibilização, hepatotóxico para gestantes, além de promover malformações ósseas e dentárias no concepto	Não usar na gestação
Minociclina	Semelhante à doxiciclina; mais ativa contra *Nocardia* spp, *Staphylococcus* spp e *Neisseria* spp	4 mg/kg/dia (geralmente 200 mg) na primeira tomada e, a seguir, 2 mg/kg/dia (geralmente 100 mg), VO, 12/12 h	Similares à doxiciclina	Não usar na gestação
Tetraciclina	Alguns cocos Gram-positivos (não *Enterococcus* spp e MRSA), alguns Gram-negativos, *Mycoplasma* spp, *Chlamydia* spp, *Rickettsia* spp, *Plasmodium* spp, *B. burgdorferi*, *Helicobacter pylori* e *Ehrlichia* spp	20-40 mg/kg/dia, VO, 6/6 h (em geral, 500 mg, VO, 6/6 h)	Hipersensibilidade, fotossensibilização, hepatotóxico para gestantes, além de promover malformações ósseas e dentárias no concepto	Resistência às tetraciclinas é bastante ampla. Uso de fármaco após prazo de validade pode desencadear síndrome de Fanconi. Fármaco de escolha para tratamento de riquetsioses

Quadro 10-1. *(Cont.)* Principais Fármacos Antibacterianos

Antimicrobiano	Espectro	Doses habituais	Principais efeitos adversos	Notas sobre o uso clínico
Anfenicóis				
Cloranfenicol	Alguns Gram-positivos, Gram-negativos (em especial *N. meningitidis*), *Rickettsia* spp, anaeróbios (incluindo *B. fragilis*)	**Crianças:** 50-100 mg/kg/dia, VO, IV ou IM, 6/6 h (em recém-natos, não ultrapassar 25 mg/kg/dia); **Adultos:** 50-100 mg/kg/dia, VO, IV ou IM, 6/6 h (máximo 1 g, 6/6 h)	Aplasia de medula óssea, síndrome do bebê cinzento, hipersensibilidade, neurite óptica	Seu uso é cada vez mais restrito, restando como indicações o tratamento de meningite meningocóccica em alérgicos à penicilina (se não disponível outra opção) e da febre maculosa (se há impedimento para usar tetraciclinas)
Tianfenicol	Alguns Gram-positivos, Gram-negativos (em especial *N. meningitidis*) e anaeróbios (incluindo *B. fragilis*), mas menos ativo que o cloranfenicol	**Crianças:** 20-30 mg/kg/dia, VO ou IV, 6/6 h ou 8/8 h **Adultos:** 500 mg, VO, 6/6 h ou 8/8 h (em casos mais graves, pode-se utilizar até 3 g/dia)	Aplasia de medula óssea (apenas dose-dependente) e hipersensibilidade	Possui menos efeitos adversos que o cloranfenicol
Sulfas				
Sulfadiazina	Alguns Gram-positivos e Gram-negativos, *Actinomyces* spp, *Nocardia* spp, *Paracoccidioides brasiliensis*, alguns protozoários (*T. gondii*)	75-100 mg/kg/dia, VO, 6/6 h	Hipersensibilidade, hiperbilirrubinemia (risco de *kernicterus*), citopenias, cristalúria e alterações gastrointestinais	Não usar no primeiro e terceiro trimestre de gestação (risco de teratogenicidade e *kernicterus*, respectivamente) Reações alérgicas graves são descritas (incluindo a síndrome de Stevens-Johnsosn)
Sulfametoxazol/trimetoprima (corimoxazol)	Alguns Gram-positivos, cepas de *N. gonorrhoeae*, *H. influenzae* e *Salmonella* spp; *Burkholderia cepacia*, *Nocardia* spp, *Plasmodium* spp, *T. gondii*, *P. carinii*, *P. brasiliensis* e *Isospora belli*	**Crianças:** 20-30 mg/kg/dia (em relação ao sulfametoxazol), VO ou IV, 12/12 h **Adultos:** 800/160 mg (sulfametoxazol/trimetoprima), VO, 12/12 h **Observação:** na pneumonia por *P. carinii* usar 75-100 mg/kg/dia de sulfametoxazol e 15-20 mg/kg/dia (de trimetoprima), VO ou IV, 12/12 h	Semelhantes à sulfadiazina	Trimetoprima pode precipitar supressão medular severa, sobretudo nos pacientes com deficiência de folato *Enterococcus* spp e anaeróbios são resistentes
Sulfadoxina/pirimetamina	Alguns Gram-positivos e Gram-negativos, *Actinomyces* spp, *Nocardia* spp, *Paracoccidioides brasiliensis*, alguns protozoários (*T. gondii* e *Plasmodium* spp)	**Na malária (principal indicação):** 1.000/50 mg no primeiro dia e 500/25 mg nos 2 dias subsequentes	Semelhantes à sulfadiazina	Não usar no primeiro e terceiro trimestres de gestação (risco de teratogenicidade e *kernicterus*, respectivamente) Reações alérgicas graves são descritas (incluindo a síndrome de Stevens-Johnsosn)

(Continua)

Quadro 10-1. *(Cont.)* Principais Fármacos Antibacterianos

Antimicrobiano	Espectro	Doses habituais	Principais efeitos adversos	Notas sobre o uso clínico
Sulfonas				
Dapsona	*Mycobacterium leprae*, *Plasmodium falciparum* e *P. jirovecii*	2 mg/kg/dia (100 mg/dia em adultos), VO, 24/24 h	Hemólise (na deficiência de glicose-6-fosfato desidrogenase), distúrbios gastrointestinais (náuseas, vômitos, dor abdominal e pirose), alterações do SNC (cefaleia, psicose, convulsões, coma e outras); eventualmente há fotodermatite, eritema nodoso, icterícia colestática e síndrome sulfona (febre, hepatomegalia, linfadenomegalia e exantema maculopapular)	Tem propriedades anti-inflamatórias, sendo empregada no tratamento da psoríase
Fármacos com ação sobre *mycobacterium*				
Capreomicina	*M. tuberculosis*, *M kansasii*, *M.ycobacterium phlei* e *M. avium*	**Crianças:** 15 mg/kg, IM, 24/24 h **Adultos (até 60 anos):** 1 g/dia, IM, 24/24 h **Adultos (mais de 60 anos):** 0,5 g/dia, IM, 24/24 h	É bastante tóxica para os rins e o oitavo par craniano, mormente em tratamentos prolongados	Por sua grande toxicidade, é reservada aos casos de tuberculose multirresistente
Ciclosserina	*M. tuberculosis* e *M. avium-intracellulare*	10-25 mg/kg/dia, VO, 8/8 h (máximo 1 g/dia)	Altamente tóxica para o SNC: cefaleia, distúrbios do sono (insônia ou sonolência exagerada), letargia, depressão e coma	Por sua grande toxicidade, é reservada aos casos de tuberculose multirresistente
Etambutol	*M. tuberculosis* e outros *Mycobacterium* spp	25 mg/kg/dia, VO, 24/24 h (máximo 1.200 mg/dia)	Náuseas, vômitos, neurite óptica, hipersensibilidade	Averiguar alterações visuais nos pacientes em uso de etambutol. Não utilizar em crianças menores de 7 anos, pela impossibilidade de se averiguar adequadamente o aparecimento de toxicidade ocular (nervo ótico)
Etionamida	*M. tuberculosis*	12 mg/kg/dia, VO, 24/24 h (máximo 750 mg/dia)	Neuropatias periféricas, convulsões, distúrbios da afetividade, ginecomastia, *rash*, hepatotoxicidade e irregularidades menstruais	A maioria das cepas de *M. tuberculosis* resistentes a múltiplos fármacos é sensível à etionamida. Pacientes etilistas e em uso de anticonvulsivantes (ou outros fármacos hepatotóxicos) têm maior risco de hepatite medicamentosa
Isoniazida	*M. tuberculosis*	10 mg/kg/dia, VO, 24/24 h (máximo 400 mg/dia)	Hepatotoxicidade, neurites periféricas (em alcoólatras e na AIDS, principalmente), neurite óptica e convulsões, anemia hemolítica, leucopenia e plaquetopenia	Empregada para a quimioprofilaxia de tuberculose. Nos pacientes com AIDS, em alcoólatras e em gestantes, associar piridoxina ao fármaco. Pacientes etilistas e em uso de anticonvulsivantes (ou outros fármacos hepatotóxicos) têm maior risco de hepatite medicamentosa

Quadro 10-1. *(Cont.)* Principais Fármacos Antibacterianos

Antimicrobiano	Espectro	Doses habituais	Principais efeitos adversos	Notas sobre o uso clínico
Pirazinamida	*M. tuberculosis*	35 mg/kg/dia, VO, 24/24 h (máximo 2 g/dia)	Hepatotoxicidade, artralgia, hiperuricemia, gota, rabdomiólise	Quando utilizada em esquemas com rifampicina, há redução da chance de hiperuricemia. Pacientes etilistas e em uso de anticonvulsivantes (ou outros fármacos hepatotóxicos) têm maior risco de hepatite medicamentosa
Rifabutina	Coco Gram-positivos (*S. pneumoniae*, *Streptococcus* spp, *Staphylococcus* spp), *M. tuberculosis*, mas especialmente *Mycobacterium avium-intracellulare*	150-300 mg/dia, VO, 24/24 h	Hipersensibilidade (incluindo reações cutâneas), efeitos adversos gastrointestinais, anemia hemolítica, leucopenia, plaquetopenia, nefrite intersticial, hepatite medicamentosa, síndrome gripal	Não está disponível no Brasil
Rifamicina M	Coco Gram-positivos (*S. pneumoniae*, *Streptococcus* spp, *Staphylococcus* spp) e *M. tuberculosis*	10 mg/kg/dia, IM, 12/12 h	Hipersensibilidade, efeitos adversos gastrointestinais e hepatotoxicidade	Tem maior potência antimicrobiana que a rifamicina SV
Rifamicina SV	Coco Gram-positivos (*S. pneumoniae*, *Streptococcus* spp, *Staphylococcus* spp) e *M. tuberculosis*	**Crianças:** 10-30 mg/kg/dia, IV ou IM, 8/8 h ou 12/12 h; **Adultos:** 250-500 mg, IV ou IM, 12/12 h	Hipersensibilidade, efeitos adversos gastrointestinais e hepatotoxicidade	Patógenos Gram-positivos se tornam rapidamente resistentes à rifamicina SV. À similaridade da rifampicina, pode "tingir" lágrimas e urina de vermelho
Rifampicina	*M. tuberculosis*, outros *Mycobacterium* spp, *S. aureus* (incluindo MRSA e GISA), *Streptococcus* spp, *Neisseria* spp, *H. influenzae* e *Rhodococcus* spp	10 mg/kg/dia, VO, 24/24 h (máximo 600 mg/dia) **Observação:** na quimioprofilaxia para meningite: 1.200 mg/dia, VO, 12/12 h, por 2 dias.)	Hipersensibilidade (incluindo reações cutâneas), efeitos adversos gastrointestinais, anemia hemolítica, leucopenia e plaquetopenia, nefrite intersticial, hepatite medicamentosa (sobretudo se há uso concomitante de cetoconazol) e síndrome gripal	Indicado para tratamento de tuberculose (esquemas que não utilizem rifampicina devem ser mantidos por pelo menos 1 ano). Usada na quimioprofilaxia da doença meningocócica. Pacientes etilistas e em uso de anticonvulsivantes (ou outros fármacos hepatotóxicos) têm maior risco de hepatite medicamentosa. Usada na quimioprofilaxia da doença meningocócica e da meningite por *Haemophilus influenzae*. Aumenta o metabolismo de contraceptivos orais (usar método anticoncepcional alternativo – por exemplo, camisinha), sulfonilureias, cetoconazol e diazepam (entre outros). A rifampicina reduz o nível sérico dos inibidores da protease, o que pode comprometer o tratamento de pacientes infectados pelo HIV

Modificado a partir de: Gomes et al. (2012); Tavares (2020); Siqueira-Batista, Gomes (2021).

CONSIDERAÇÕES FINAIS

Os antimicrobianos – em especial os antibacterianos – estão entre os principais fármacos, em uso clínico, na atualidade, devendo o médico estar bastante familiarizado com os aspectos de sua prescrição. Nesse sentido, o presente capítulo procurou trazer informações atualizadas sobre os principais medicamentos utilizados atualmente – ou com grande possibilidade de uso futuro – no Brasil. Objetiva-se, com as informações apresentadas, auxiliar a escolha de antibacterianos, tornando-os o mais próximo possível do *antibiótico ideal*, que deve possuir as seguintes características, de acordo com Schechter (1998):

1. Ação seletiva contra os microrganismos: toxicidade zero para o paciente.
2. Manutenção da microbiota saprófita inalterada.
3. Não indução de mecanismos de resistência em patógenos inicialmente sensíveis.
4. Ação bactericida.
5. Manutenção da biodisponibilidade em relação à via de administração.
6. Estabilidade em solução.
7. Tempo de meia-vida prolongado.
8. Excelente penetração em distintos órgãos, fluidos e tecidos.
9. Eficácia elevada independente das condições locais (p. ex., pH).
10. Custo reduzido.

Ainda que o *antibacteriano ideal*, obviamente, não exista, é importante que todos os esforços sejam envidados para que o medicamento indicado seja o "mais ideal possível" para um determinado enfermo, tendo em vista as opções disponíveis. Ademais, não se pode esquecer que os antimicrobianos não devem ser usados indiscriminadamente, sob pena de perderem sua eficácia e causarem sérios malefícios ao paciente e ao meio ambiente. Ambas as precauções são essenciais àqueles que, como médicos, se dedicam a cuidar das pessoas.

CONTRIBUIÇÃO DOS AUTORES

R Siqueira-Batista e AP Gomes redigiram a primeira versão do capítulo, que foi revisto criticamente por W Tavares.

BIBLIOGRAFIA

Chatterjee A, Modarai M, Naylor NR *et al*. Quantifying drivers of antibiotic resistance in humans: a systematic review. *Lancet Infect Dis* 2018; pii: S1473-3099(18)30296-2.

Eliopoulos GM, Moellering Jr RC. Principles of anti-infective therapy. In: Bennett JE, Dolin R, Blaser MJ (Eds.). *Mandell, Douglas, and Bennett's Principles and Practice of Infectious Diseases,* 8th ed. Philadelphia: Elsevier Saunders; 2015. p. 224-34.

Gazineo JLD, Bissoli GF, Lima GCB, Dutra Neto RA, Santos RB, Souza RIC, Gomes AP, Castro ASB, Santana LA, Siqueira-Batista R. Aminoglycosides in the 21st century: review and update, with emphasis on nephrotoxicity. Rev Saúde Dinâmica 2023; 5(2): 57-75

Gomes AP, Siqueira-Batista R, Galvão-Alves J, Silva AL. *Antimicrobianos em gastroenterologia: guia prático*. Rio de Janeiro: Rubio, 2012.

Schechter M. Princípios de antibioticoterapia. In: Schechter M, Marangoni DV. *Doenças infecciosas e parasitárias: conduta diagnóstica e terapêutica*, 2.ed. Rio de Janeiro: Guanabara Koogan, 1998.

Silva ACB, Anchieta LM, Lopes MFP, Romanelli RMC. Inadequate use of antibiotics and increase in neonatal sepsis caused by resistant bacteria related to health care assistance: a systematic review. *Braz J Infect Dis*. 2018; pii: S1413-8670(18)30127-2.

Siqueira-Batista R, Alves MMR, Lara MAG, Gomes AP, Gazineo JLD, Braga LM. Penicillins: update for clinical practice. Rev Med Minas Gerais 2023; 33: e-33209.

Siqueira-Batista R, Gomes AP. Antimicrobianos: guia prático. 3.ª ed. Rio de Janeiro: Rubio, 2021.

Siqueira-Batista R, Gomes AP, Santana LA, Geller M. Clinical use of antimicrobials: an update. *Rev Bras Med* 2011;68:154-7.

Tavares W. *Antibióticos e quimioterápicos para o clínico. 4. ed.* São Paulo: Atheneu, 2020.

TERAPIA ANTIVIRAL

Andréia Patrícia Gomes ▪ Marcelo de Paula Lima ▪ Lindisley Ferreira Gomides
Sérgio Oliveira de Paula ▪ Rodrigo Siqueira-Batista

INTRODUÇÃO

Os vírus, diferentemente dos outros seres, são (1) estruturas acelulares, (2) constituídos por uma cápsula proteica denominada capsídeo – que envolve uma ou mais moléculas de ácidos nucleicos (DNA ou RNA) e (3) incapazes de reproduzir fora das células de seu hospedeiro. A estrutura formada pelo revestimento proteico e o material genético são chamados de nucleocapsídeo; no entanto, quando o agente viral está no meio extracelular – podendo ser encontrado em seu estado "latente" – é denominado *vírion*. Alguns patógenos possuem, complementando sua estrutura, uma camada lipoproteica externa – composta de glicoproteínas e fosfolipídeos codificadas pelo próprio vírus –, que recebe o nome de envelope; tais agentes tratam-se, então, de vírus envelopados.

Diferentes substâncias agem sobre os vírus, que são, genericamente, denominadas antivirais, com o objetivo de minimizar as consequências das infecções provocadas por esses patógenos. Tais fármacos podem ser classificados quanto ao seu efeito no vírus, como: (1) virucida, substâncias que levam o vírus à morte e (2) virustática, as que atuam na replicação viral, impedindo a evolução do seu desenvolvimento na célula hospedeira. Os antivirais podem, ainda, ser classificados a partir de critérios como (i) estrutura química, (ii) mecanismo de ação e (iii) tipo de vírus sobre os quais atuam.

O presente capítulo tem como foco a apresentação das principais classes de antivirais – e seus respectivos mecanismos de ação – e dos aspectos mais importantes para o uso clínico, incluindo as doses habituais, os principais efeitos adversos dos fármacos e observações de interesse terapêutico. Os agentes destinados ao tratamento dos retrovírus serão apresentados no capítulo "*Terapia Antirretroviral*".

Com o propósito de buscar a melhor estrutura química com eficácia para a terapia antiviral, com biodisponibilidade apropriada e menos efeitos tóxicos ao indivíduo, o mecanismo de ação do fármaco é planejado segundo a avaliação das diferenças existentes entre as estruturas e as funções das proteínas virais e humanas, a fim de obter uma seletividade da ação antiviral. Dessa forma, os agentes antivirais eficazes inibem eventos específicos da replicação do vírus ou inibem preferencialmente a síntese de ácidos nucleicos ou de proteínas dirigidas pelo vírus e não pela célula hospedeira, conforme apresentado no Quadro 11-1. Sendo assim, para uma melhor compreensão do mecanismo de ação proposto nas terapias antivirais é necessário o conhecimento prévio do ciclo biológico viral, conforme disposto a seguir. É importante ressaltar que os detalhes da replicação viral diferem para cada tipo de vírus, proporcionando frequentemente alvos singulares para intervenção farmacológica e desenvolvimento de fármacos.

FISIOLOGIA DA REPLICAÇÃO VIRAL

Como hospedeiros intracelulares obrigatórios, os vírus utilizam os mecanismos metabólicos da célula hospedeira para a sua replicação, razão pela qual há poucas diferenças entre a constituição viral e humana para ser explorada no desenvolvimento de fármacos antivirais. Apesar disso, os vírus codificam proteínas estruturalmente distintas das humanas, as quais são alvos para a atuação de alguns fármacos.

Para a sua replicação, os vírus apresentam um ciclo de vida geral que consiste em (1) adsorção; (2) desnudamento; (3) transcrição do RNAm; (4) tradução de ribossomos estruturais; (5) replicação do DNA genômico; no caso de vírus de DNA; (6) Composição do novo vírion; (7) Liberação da partícula viral.

Inicialmente, na adsorção, as proteínas existentes na superfície do vírus medeiam a sua fixação a componentes específicos da célula do hospedeiro, com posterior entrada do vírion após atravessar a membrana celular do hospedeiro. Em seguida, no desnudamento, ocorre a perda de grande parte das proteínas do capsídeo, disponibilizando o ácido nucleico para transcrição em RNAm e, posteriormente, tradução em ribossomos celulares. Na sequência, a etapa de replicação de DNA genômico exige um grande suporte de desoxirribonucleotídeos trifosfatos através de vias de timidina cinase e timidilatocilase.

Esses desoxirribonucleotídeos trifosfatos são então incorporados em novos genomas virais por uma polimerase viral ou celular. As proteínas virais sintetizadas no interior da célula organizam-se com os genomas virais dentro da célula hospedeira em um processo denominado montagem, que é sucedida pela maturação viral, no qual as proteases clivam as poliproteínas virais, evento essencial para que os vírions recém-formados se tornem infecciosos. Os vírus então abandonam a célula por lise celular ou brotamento através da membrana celular. Alguns vírus ainda passam pela fase de liberação da superfície extracelular da membrana celular do hospedeiro, como por exemplo o vírus influenza. Todos esses passos podem ser acompanhados ao final deste capítulo."

PRINCIPAIS CLASSES DE ANTIVIRAIS E SEUS RESPECTIVOS MECANISMOS DE AÇÃO

O alto poder de mutação de muitos vírus e as múltiplas possibilidades de apresentação clínica – por vezes com tardio aparecimento de sintomas e sinais – tornam-se empecilhos para o tratamento de diferentes enfermidades virais. Todavia, há algumas enzimas que são específicas desses agentes, que têm sido identificadas como sítios úteis para os antivirais. Por isso, a apresentação dos fármacos a seguir levará em consideração os processos biológicos inibidos, de acordo com a fisiologia da replicação viral, e/ou as enzimas implicadas nos mesmos.

Fármacos que Inibem a Ligação, a Penetração do Vírus e a Replicação Viral Inicial

Principais Representantes

Amantadina

A ação antiviral diz respeito à interferência na penetração do vírus na célula do hospedeiro ao se ligar à proteína M2 do vírus. O medicamento age, também, inibindo os estágios iniciais da replicação viral, bloqueando o desnudamento do genoma viral e a transferência de ácido nucleico para a intimidade da célula hospedeira. Também exerce efeito no processo final de montagem do vírus, provavelmente mediada por uma alteração no processamento da hemaglutinina.

Rimantadina

Análogo da amantadina, com mecanismo de ação semelhante, é amplamente aceito na prática clínica devido a ausência de efeitos adversos, particularmente os neurológicos, os quais oferecem transtornos para pacientes idosos. Também é indicado como agente profilático em situações de risco de morbidade por influenza (clínicas geriátricas). A rimantadina é considerada 4 a 10 vezes mais ativa do que a amantadina.

Fármacos que Interferem na Replicação do Ácido Nucleico Viral

Principais Representantes

Aciclovir

Mecanismo de Ação

Primeiramente, o aciclovir é convertido em trifosfato de aciclovir, o que inibe a síntese do DNA viral, competindo com o trifosfato de desoxiguanosina, como substrato para a DNA polimerase viral. A síntese é impedida assim que o aciclovir é incorporado, irreversivelmente, ao DNA viral. Nesse processo, a DNA polimerase também é inativada. São dois os mecanismos de inibição da síntese viral: (1) inibição competitiva com desoxi-GTP pela polimerase do DNA viral, o que resulta em ligação ao molde do DNA, formando um complexo irreversível; (2) terminação da cadeia após incorporação ao DNA viral. O aciclovir possui elevado índice terapêutico (dose tóxica/dose efetiva) em detrimento da sua elevada seletividade. A administração oral tem baixa biodisponibilidade, com apenas 15 a 30% de absorção. Seu uso clínico limita-se aos herpes-vírus (VHS).

Valaciclovir

Mecanismo de Ação

É um pró-fármaco do aciclovir, cuja biodisponibilidade oral aumentou cerca de 5 vezes, superando 50% de absorção em adultos, com níveis plasmáticos comparáveis à administração IV de aciclovir. Por se tratar de uma estrutura do aciclovir ligada de forma covalente a uma valina, é rapidamente convertida em aciclovir após a administração oral. Seu mecanismo se baseia na inibição da replicação do DNA dos agentes da família *Herpesviridae* tal como o aciclovir.

Os benefícios clínicos tanto do aciclovir quanto do valaciclovir são maiores nas infecções iniciais pelo HSV do que nas recidivantes, sendo particularmente úteis em pacientes imunocomprometidos, pelo fato de esses indivíduos serem acometidos por infecções mais frequentes e mais graves por VHS e vírus varicela zoster (VZV).

Penciclovir

Mecanismo de Ação

É um potente inibidor da síntese do DNA viral, sendo convertido em trifosfato de penciclovir, que atua como inibidor competitivo da DNA polimerase viral. Está disponível apenas na forma tópica e é bem menos potente do que o aciclovir contra o HSV; em detrimento da sua menor seletividade pelas DNA polimerases virais. No entanto, em razão das altas concentrações intracelulares e do tempo de meia-vida longo, permanece como um agente antiviral eficaz. Assemelha-se ao aciclovir no seu espectro de atividade e potência contra o VHS e VZV, podendo inibir também o vírus Hepatite B (VHB).

Fanciclovir

Mecanismo de Ação

É um pró-fármaco éster diacetílico do penciclovir e melhora acentuadamente a biodisponibilidade, permitindo administração oral. Apresenta o mesmo mecanismo de inibição da DNA polimerase.

Cidofovir

Mecanismo de Ação

Atua inibindo a síntese do DNA viral, ao deter o alongamento da cadeia dessa molécula. O fármaco sofre metabolização em sua forma difosfato ativa, com participação de enzimas celulares. Deve ser destacado – ainda em termos de mecanismo de ação – que o medicamento atua como substrato alternativo para a enzima DNA polimerase viral. As quinases celulares fosforilam a molécula ao cidofovir-difosfato, que é incorporado ao DNA genômico do vírus. A DNA polimerase viral exibe uma afinidade 25 a 50 vezes maior para o cidofovir-difosfato em comparação com a polimerase celular do hospedeiro, levando à inibição seletiva da replicação do DNA viral.

Ganciclovir

Mecanismo de Ação

Inibe a síntese de DNA viral após sofrer fosforilação por enzimas celulares e formar o trifosfato de ganciclovir. O trifosfato é um inibidor competitivo da incorporação do trifosfato de desoxiguanosina no DNA e inibe, preferencialmente, as DNA polimerases virais com relação às enzimas da célula humana. Resulta na lentidão e cessação do alongamento da cadeia de DNA. Possui atividade inibitória contra todos os herpes vírus, sendo particularmente ativo contra o CMV, especialmente em casos de prevenção da doença em pacientes submetidos a transplante.

Valganciclovir
Mecanismo de Ação
É o pró-fármaco éster L-vali do ganciclovir. É bem absorvido por VO e hidrolisado rapidamente a ganciclovir, com aumento da biodisponibilidade em aproximadamente 25% na presença de alimento."

Foscarnet
Mecanismo de Ação
O fármaco age no bloqueio – reversível e de forma não competitiva – do sítio de ligação do pirofosfato da polimerase viral. Ademais, promove a inibição da clivagem do pirofosfato, tendo como ponto de partida os trifosfatos de desoxinucleotídeos. O medicamento também atua inibindo a síntese de ácidos nucleicos dos agentes virais, por sua interação direta com a enzima DNA polimerase dos patógenos da família *Herpesviridae*. É 100 vezes mais ativo contra enzimas virais do que contra enzimas celulares hospedeiras. É eficaz no tratamento de infecções por VHS e VZV, além de CMV, incluindo as resistentes ao aciclovir.

Fármacos que Possuem como Alvo as Proteínas e os Sistemas Enzimáticos Envolvidos na Replicação Viral
Principais Representantes

Fomivirseno
Mecanismo de Ação
Atua inibindo a síntese de proteínas responsáveis pela expressão dos genes virais, envolvidos na retinite por citomegalovírus. É complementar à sequência do RNA mensageiro, tendo em vista a principal região de transcrição imediata precoce do CMV, e inibe a replicação desse vírus por mecanismos (i) específicos, de sequência, e (ii) inespecíficos, incluindo inibição da ligação do vírus às células hospedeiras.

Idoxuridina
Mecanismo de Ação
Os derivados fosforilados interferem em vários sistemas enzimáticos dos vírus. O trifosfato inibe a síntese de DNA viral e é incorporado no DNA, tanto viral quanto celular, tornando esse DNA mais sensível à ruptura. A idoxuridina também carece de seletividade, visto que em baixas concentrações inibe o crescimento das células não infectadas.

Trifluridina
Mecanismo de Ação
É inicialmente fosforilada pela timidina quinase em formas de mono, di e trifosfato, que são incorporadas ao DNA viral em lugar da timidina, bloqueando a formação de RNAm viral posterior e a síntese subsequente de proteínas do vírus. Seu uso tópico tem apresentado bons resultados em caso de infecções oculares por VHS tipos 1 e 2, ultrapassando os efeitos da idoxuridina.

Letermovir
Mecanismo de Ação
O fármaco é responsável por inibir a fase terminal do ciclo de vida do CMV, visando a subunidade UL56 do complexo enzimático-terminasse. Esse complexo de terminasse, que envolve proteínas codificadas, é necessário para clivagem do genoma multimérico de CMV.

Fármacos com Outros Mecanismos de Ação
Principais Representantes

Interferon
Mecanismo de Ação
Os Interferons (IFN) são citocinas potentes que possuem atividades antivirais, imunomoduladoras e antiproliferativas. A ligação dos IFN às moléculas específicas da superfície celular fornece informação á célula para produzir uma série de proteínas antivirais, as quais inibem vários estágios de replicação viral. Em sua maioria inibem o processo de transdução de proteínas virais, além da inibição do processamento pós traducional - com glicosilaçao de proteínas reduzidas pela inibição da glicosiltransferase - ; inibição da maturação viral, que através do mesmo processo inibe a maturação das glicoproteínas e, ainda, a inibição da liberação viral, bloqueando o processo de brotamento.

Ribavirina
Mecanismo de Ação
Altera os reservatórios dos nucleotídeos virais ou interfere com a síntese do RNA mensageiro viral. O trifosfato de ribavirina interfere nos eventos iniciais da transcrição viral – como a cobertura e o alongamento do RNAm – além de inibir a síntese de ribonucleoproteína. Foi desenvolvida como "agente antiviral de amplo espectro" *in vitro* e *in vivo*, sendo administrada na forma de aerossol para infecção grave pelo vírus sincicial respiratório (VSR) e no tratamento de infecção crônica pelo vírus da hepatite C, em associação com interferon.

Adefovir
Mecanismo de Ação
As enzimas da célula hospedeira fosforilam o adefovir, tornando-o um metabólito intracelular ativo – o difosfato de adefovir –, que inibe, seletivamente, a DNA polimerase viral e transcriptases virais, e também age interrompendo a cadeia da síntese de DNA viral, diminuindo assim a replicação do vírus. Sua seletividade está relacionada a alta afinidade pela DNA polimerase do VHB em comparação com polimerases celulares.

Entecavir
Mecanismo de Ação
Inibe, competitivamente, a polimerase do VHB e afeta (i) tanto a etapa de iniciação (ii) quanto a etapa de alongamento da replicação do DNA. Esse mecanismo leva à inibição da replicação do VHB e um grau muito menor dos herpesvírus.

Lamivudina (3TC)
Mecanismo de Ação
Requer a ativação através de quinases intracelulares a fim de formar trifosfato de lamivudina, forma ativa que inibe a DNA polimerase e, posteriormente, atua como terminador de cadeia. Tem atuação no VHB e no HIV (ver capítulo *"Terapia Antirretroviral"*).

Tenofovir
Mecanismo de Ação
O tenofovir difosfato inibe a polimerase viral pela competição de ligação viral com o substrato natural de desoxirribonucleotídeo e, após incorporação, age por terminação da cadeia de DNA. O fármaco tem atuação sobre o VHB e sobre o HIV (para maiores informações, consultar capítulo *"Terapia Antirretroviral"*). Apresenta um perfil de resistência favorável, não aparente após 48 semanas de tratamento. Em detrimento desse perfil de resistência, da segurança e da eficácia, o tenofovir poderá substituir o uso do adefovir no tratamento de VHB. Também tem sido eficiente no tratamento de VHB resistente a lamivudina.

Fármacos que Inibem a Ligação, a Penetração do Vírus e a Replicação Viral Inicial
Principais Representantes
Amantadina
Mecanismo de Ação
A ação antiviral diz respeito à interferência na penetração do vírus na célula do hospedeiro ao se ligar à proteína M2 do vírus. O medicamento age, também, inibindo os estágios iniciais da replicação viral, bloqueando o desnudamento do genoma viral e a transferência de ácido nucleico para a intimidade da célula hospedeira.

Oseltamivir
Mecanismo de Ação
Trata-se de um inibidor da neuraminidase, enzima que cliva resíduos de ácido siálico terminais e destrói os receptores reconhecidos pela hemaglutinina viral, que estão presentes na superfície celular, em vírions da progênie e em secreções respiratórias. Essa ação enzimática é indispensável para a liberação do vírus das células infectadas. A interação do oseltamivir com a neuraminidase promove uma modificação de configuração no local ativo da enzima e, consequentemente, a inibição de sua atividade.

Zanamivir
Mecanismo de Ação
É similar ao mecanismo descrito para o oseltamivir, sendo inibidor da neuraminidase viral e, portanto, provoca agregação viral na superfície celular e redução da disseminação do vírus no trato respiratório.

Fármacos com Ação sobre o SARS-CoV-2 (COVID-19)
Para a revisão sobre os fármacos utilizados no tratamento da COVID-19 – baricitinibe, molnupiravir, paxlovid (nirmatrelvir + ritonavir), remdesivir, sotrovimabe e tocilizumabe –, recomenda-se a consulta ao site da ANVISA: https://www.gov.br/anvisa/pt-br/assuntos/paf/coronavirus/medicamentos

USO CLÍNICO, DOSES HABITUAIS E EFEITOS ADVERSOS DOS PRINCIPAIS ANTIVIRAIS (QUADRO 11-1)
O Quadro 11-1 reúne informações sobre os fármacos pontuados no presente capítulo, juntamente com a indicação clínica e as doses habitualmente prescritas, além dos seus principais efeitos adversos e algumas considerações relevantes que devem ser observadas no momento da prescrição e durante o tratamento.

Quadro 11-1. Principais Antivirais

Fármaco	Uso Clínico	Doses Habituais	Efeitos Colaterais Principais	Observações
Amantadina e Rimantadina	Vírus *influenza* A	Dose usual: ■ *Crianças*: 4-8 mg/kg/dia, VO, 12/12 h ou 24/24 h ■ *Adultos*: 200 mg/dose, VO, 12/12 ou 24/24 h, durante três a cinco dias	■ Alterações do SNC (insônia, excitabilidade, ataxia, zumbidos, confusão mental, tontura e dificuldade de concentração) e, em alguns casos, perda de apetite, náuseas e vômitos ■ Como é teratogênica em animais de laboratório, é contra indicada para gestantes	■ Utilizada na profilaxia das infecções por vírus influenza A, mormente em períodos de epidemias ■ A vacinação contra a influenza constitui uma medida de maior custo benefício para a redução de surtos da doença
	Raiva humana	Dose usual: ■ 100 mg por via enteral de 12/12 h		
Aciclovir	Herpes simples	Dose usual: ■ 10 mg/kg/dia, IV, 8/8 h ■ 200-800 mg, VO, 5 vezes/dia ■ Aplicação tópica de creme a 5%, cinco vezes ao dia	■ Artralgias, *rash* cutâneo, elevação de AST e ALT e cristalúria. Neuropenia em recém-nascidos ■ *Uso oral*: pode provocar náuseas, diarreia e cefaleia ■ A insuficiência renal e os efeitos no SNC são as principais toxicidades que limitam a dose por via IV	■ Indicado para algumas formas da doença por citomegalovírus (CMV) ■ Segue-se o mesmo protocolo para tratamento de meningites virais
	Vírus varicela-zóster	Dose usual: ■ 10 mg/kg/dia, IV, 8/8 h ■ 200-800 mg, VO, 5 vezes/dia, durante 5 a 10 dias ■ Aplicação tópica de creme a 5%, cinco vezes ao dia		

Quadro 11-1. *(Cont.)* Principais Antivirais

Fármaco	Uso clínico	Doses Habituais	Efeitos Colaterais Principais	Observações
Valaciclovir	Herpes simples Vírus varicela-zóster	Dose usual: • 3 g/dia, VO, 8/8 h, durante 7 dias	• Nefrotoxicidade, neutropenia e neuropatia periférica • Síndrome de Cotard	• Valaciclovir VO é tão eficaz quanto o aciclovir nas infecções HSV e mais ativo no tratamento de VZV • Usado profilaticamente na doença causada por citomegalovírus
Penciclovir	Herpes simples	Dose usual: • 5 mg/kg a cada 8 ou 12 horas durante 7 dias, IV • Aplicação tópica de creme a 1%, a cada 2 h durante o dia por um período de 4 dias	• Sensação de queimação transitória, ardência e entumescimento na região de aplicação, dor de cabeça, *rash* cutâneo e alterações no sentido do paladar	• O penciclovir é apenas indicado, em formulação de uso tópico, no tratamento do herpes labial • Para pacientes em hemodiálise a dose deve ser ajustada
	Vírus varicela-zóster	Dose usual: • 5 mg/kg a cada 8 ou 12 horas durante 7 dias, IV		
Fanciclovir	Herpes simples	Dose usual: • 250 a 500 mg/dia, VO, 8/8 h, durante 7 dias	• Artralgias, *rash* cutâneo, elevação de AST e ALT e cristalúria • Diarreia, cefaleia e náuseas	• É um pró-fármaco do penciclovir • Para pacientes em hemodiálise a dose deve ser ajustada
	Vírus varicela-zóster	• 250-1.500 mg/dia, VO 8/8 h		
Cidofovir	Herpes simples Vírus varicela-zóster Citomegalovírus	Dose usual: • Ataque: 5 mg/kg/semana, IV, por duas semanas • Manutenção: 5 mg/kg, IV, 15/15 dias • Pode ser injetado "intravítreo"	• Nefrotoxicidade, neutropenia e neuropatia periférica, Proteinúria e glicosúria • Com doses de manutenção, pode ser desenvolvido proteinúria, concentração sérica elevada de creatinina e glicosúria • A administração com alimento ou pré-tratamentos com anti-histamínicos, antieméticos e/ou paracetamol pode melhorar a tolerância • O uso tópico está associado a reações no local como queimação, dor e prurido	• Indicado para infecções graves por CMV inibindo sinergicamente a replicação viral em combinação com o ganciclovir ou o foscarnet. • Administrar diluído em solução salina • Sua administração com probenecida é contraindicada em razão do aumento da sua nefrotoxicidade
Ganciclovir Valganciclovir	Citomegalovírus	Dose usual: • Ataque: 10 mg/kg/dia, IV, 12/12 h, durante 14 dias • Manutenção: 5 mg/kg, a cada 12 h, IV; • Por via oral, 1-2 g, 8/8 h (3-6 g/dia) – absorção deficiente por essa via	• Pancitopenia, depressão da medula óssea e carcinogênese potencial, apesar de ainda não ter sido representado em humanos, em análises pré-clínicas mostrou ser mutagênico e teratogênico	• Indicado para infecções graves por CMV • Mais eficaz nesse tratamento do que o aciclovir • Pode ser usado no tratamento do herpes simples e varicela-zóster
Foscarnet	Herpes simples Vírus varicela-zóster Citomegalovírus	Dose usual: (resistente ao aciclovir): • 40-60 mg/kg, IV, 8/8h durante 7 dias ou mais Dose usual: (retinite por CMV) • 60 mg/kg, IV, 8/8 h durante 14-21 dias	• É altamente nefrotóxico, com elevações da creatinina sérica, o que limita a dose • A hipocalcemia também é um efeito adverso que deve ser monitorado; podem também ocorrer anemia, cefaleias, convulsões, tremores, alucinações, náuseas e vômitos	• Indicado para infecções graves por CMV, quando a terapia com aciclovir e/ou ganciclovir não é bem sucedida. Ex: resistência • Desvantagens: ausência de biodisponibilidade oral e baixa solubilidade, exigindo grandes volumes para a administração • Requer monitoramento laboratorial rigoroso por causar distúrbios eletrolíticos

(Continua.)

Quadro 11-1. *(Cont.)* Principais Antivirais

Fármaco	Uso clínico	Doses Habituais	Efeitos Colaterais Principais	Observações
Fomivirseno	Citomegalovírus	Dose usual: • 330 mcg (0,05 mL) intravítreo no primeiro dia, e duas semanas após • Dose de manutenção: 330 mcg (0,05 mL), injetada uma vez a cada quatro semanas	• Inflamação intraocular (irite e vitreíte) • Diminuição da acuidade visual, aumento da pressão intraocular, hemorragia conjuntival e retiniana, alteração de visão de cores, fotofobia, opacidade do vítreo, maculopatia e outras complicações oculares podem ocorrer	• O fomivirseno foi formulado para a administração intravítreo, permanecendo com ação local contra o CMV por cerca de 10 dias, eliminando-se do olho por difusão sistêmica e metabolização enzimática • Mostra-se ativo contra as cepas de CMV resistentes ao ganciclovir, foscarnete e cidofovir
Idoxuridina	Vírus herpes simples 1, varicela-zóster e CMV, além dos vírus da vaccínia e da varíola	Uso tópico da ceratoconjuntivite herpética, aplicado a cada 2-4 horas	• Depressão medular grave e hepatotoxicidade • Dor, prurido, inflamação e edema acometendo o olho ou pálpebras	• Apenas uso tópico
Trifluridina	Herpes simples tipos 1 e 2 (Ceratoconjuntivite primária e ceratite epitelial recorrente)"	Dose usual: • Solução oftálmica a 1% (10 mg/mL) • Instilar duas gotas a cada duas horas, enquanto o paciente estiver acordado	• Queimação temporária, prurido, edema localizado e toxicidade na medula óssea	• É também utilizado no tratamento de infecções causadas pelo citomegalovírus vaccínea e vírus varicela-zóster • Sua aplicação tópica é considerada mais ativa do que a idoxuridina, além de ser eficaz em infecções cutâneas por HSV resistentes ao aciclovir
Letermovir	Citomegalovírus	Dose usual: • 240-480 mg 1x/ dia, VO, durante 100 dias	• Diarreia, náuseas e vômitos • Acúmulo de líquido em, por exemplo, braços e pernas, tontura e hipersensibilidade	• Não apresenta toxicidade hematológica ou nefrotoxicidade • É ativo contra o CMV e não tem atividade cruzada com outros herpesvírus
Zanamivir	Influenza A e B	Dose usual: • 10 mg 2x/dia, durante 5 dias, inalação oral de pó seco em carreador de lactose • Profilaxia: 5 mg 2x/dia, durante 10 dias	• Sibilos e broncospasmos com prejuízo da função pulmonar • Edema facial e orofaríngeo, dispneia, *rash* cutâneo e urticária	• Após a inalação do pó, ocorre 15% de biodisponibilidade nas vias respiratórias e 80% na orofaringe • O inalador comercial funciona com a respiração e exige cooperação do paciente • Quando administrado precocemente, protege contra a transmissão domiciliar
Oseltamivir	Vírus *influenza*	Dose usual: • Adulto: 150 mg/dia, VO, 12/12 h, durante 5 dias • Criança entre 1 e 12 anos: 2 mg/Kg 2x/dia durante 5 dias • Profilaxia, 75 mg/dia, VO, 24/24 h	• Cefaleia (idosos), náuseas, desconforto abdominal e vômitos, que desaparecem entre 1 a 2 dias, apesar da continuidade do tratamento	• Indicado para o tratamento da influenza (iniciar até 36 horas de iniciados os sintomas) • Seu uso a curto prazo (7 dias) protege os contatos domiciliares contra a *influenza*. Os efeitos adversos podem ser evitados, administrando o fármaco junto com os alimentos

Quadro 11-1. *(Cont.)* Principais Antivirais

Fármaco	Uso clínico	Doses Habituais	Efeitos Colaterais Principais	Observações
Interferon	Hepatites B e C	Dose usual: • 180 mcg, 1x/semana, durante 48 semanas, via subcutânea	• Febre, calafrios, cefaleia, mialgia, artralgia, náuseas, vômitos e diarreia • Na IFN sistêmica, podem ser observados mielossupressão, neurotoxicidade (sonolência, confusão e depressão) e distúrbios autoimunes (tireoidite e hipotireoidismo)	• Com o aparecimento de reações adversas graves, deve-se reduzir a dosagem progressivamente até 45 mcg
Ribavirina	Vírus sincicial respiratório Vírus da hepatite C (VHC) Vírus da febre de Lassa	Dose usual: • 20 mg/mL, via aerossol, durante 12-18 h/dia Dose usual: • 600 a 1.200 mg/dia, VO, 12/12 h Dose usual: • 2 g, VO ou IV, como dose inicial; a seguir, 1 g/dia, VO, ou 3 g/dia, IV, 8/8 h	• Teratogenicidade. A nível sistêmico, pode provocar anemia reversível relacionada a dose, associada a um aumento de reticulócitos e dos níveis séricos de ácido úrico, ferro e bilirrubina. Irritação conjuntival discreta, exantema, sibilos transitórios e deterioração reversível da função pulmonar • Além da anemia, o tratamento pela via oral aumenta o risco de fadiga, tosse, exantema, prurido, náuseas, insônia, dispneia e depressão	• Tratamento de infecções pelo vírus sincicial respiratório e VHC em associação com interferon. Para evitar os efeitos teratogênicos, são necessários até 6 meses para a eliminação completa do fármaco após tratamento prolongado • Os efeitos colaterais observados têm sido responsáveis pela baixa adesão ao tratamento de 20% dos pacientes infectados pelo VHC submetidos ao fármaco
Adefovir	Hepatite B	Dose usual: • Adultos (18 a 65 anos): 10 mg, 1x/dia, VO	• Dor abdominal, náuseas, flatulência, diarreia, dispepsia e astenia. Dor de cabeça. Aumento da creatinina sérica • Pode acontecer nefrotoxicidade e disfunção tubular relacionadas com a dose, reversíveis após alguns meses de interrupção do fármaco	• Não existem estudos para o uso em menores de 18 anos e maiores de 65 anos • O tratamento dever ser monitorado em pacientes com insuficiência renal
Entecavir	Hepatite B	Dose usual: • 0,5 mg a 1 mg, VO, 1x/dia, durante 12 meses	• Cefaleia, fadiga, tontura, diarreia, dispepsia e náuseas	• Deve-se fazer o reajuste de dose para pacientes com insuficiência renal e/ou que estejam em tratamento com hemodiálise • A função hepática deve ser rigorosamente monitorada com acompanhamento clínico e laboratorial durante alguns meses em pacientes que descontinuaram a terapia anti-HBV • A administração com alimentos diminui sua concentração máxima em aproximadamente 45% e, por isso, deve ser administrado de estômago vazio
Lamivudina	HIV Hepatite B	Dose usual: • 100 mg 1x/dia, VO, durante 12 meses	• Mal-estar, fadiga, náuseas, vômitos, dores musculares, cãibras, diarreia, angioedema, urticária e coceira na pele	• Reduzir a dose no tratamento de pacientes com insuficiência renal • Elevação das aminotransferases pós terapia foram observadas em pacientes após a interrupção do tratamento
Tenofovir	HIV Hepatite B	Dose usual: • 300 mg/dia, 1x/dia, VO, sem necessidade de alimento, durante 6 meses	• Efeitos gastrointestinais como náuseas, diarreia, vômito e flatulência	• Deve-se realizar o ajuste da dose em pacientes com insuficiência renal e durante a hemodiálise

Fonte: Elaborado a partir de Siqueira Batista, Gomes (2021); Tavares (2020).

CONSIDERAÇÕES FINAIS

Há, aproximadamente, 60 anos vem sendo investigadas novas modalidades para a abordagem terapêutica das infecções por vírus. Nesse âmbito, medicamentos antivirais mais satisfatórios têm sido desenvolvidos – aspecto muito associado aos avanços no entendimento da biologia dos vírus –, em parte como resultado da identificação de agentes com (1) melhores propriedades farmacocinéticas, (2) maior potência e (3) perfil de toxicidade mais aceitáveis. As novas formas de administração e a tecnologia de desenvolvimento dos pró-fármacos também têm favorecido o avanço de uma terapia antiviral capaz de produzir melhores resultados.

No entanto, o alcance de novas fronteiras é requerido. De fato, tornam-se prementes pesquisas que corroborem para (i) aprimorar a atividade antiviral, (ii) reduzir a toxicidade, (iii) minorar o desenvolvimento de resistência e, igualmente, (iv) minimizar as doses utilizadas. Nesse sentido, presume-se que a evolução do tratamento antiviral deverá estar atrelada à identificação de novos alvos nas estruturas dos vírus, que deverão ser descritos para ação seletiva dos fármacos. O objetivo final a ser alcançado, espera-se, será o benefício maior no tratamento das viroses humanas.

CONTRIBUIÇÃO DOS AUTORES

AP Gomes, MP Lima e LF Gomides redigiram a primeira versão do capítulo, a qual foi revista criticamente por SO de Paula e R Siqueira-Batista.

BIBLIOGRAFIA

ANVISA Agência Nacional de Vigilância Sanitária. Medicamentos aprovados para tratamento da Covid-19. 2023. Disponível em: https://www.gov.br/anvisa/pt-br/assuntos/paf/coronavirus/medicamentos

Batista JCR. Mecanismos de Ação de Substâncias Antivirais. Tese de Mestrado – Universidade João Pessoa – Porto, 2011.

Brasil, Ministério da Saúde. Protocolo de Tratamento da Raiva humana no Brasil. Brasília – DF, 2011.

Brasil. Ministério da Saúde. Secretaria de Vigilância em Saúde. Departamento de DST, Aids e Hepatites Virais. Protocolo Clínico e Diretrizes Terapêuticas para Hepatite B e Coinfecções / Ministério da Saúde, Secretaria de Vigilância em Saúde, Departamento de DST, Aids e Hepatites Virais. – Brasília: Ministério da Saúde, 2017.

Brasil. Ministério da Saúde. Secretaria de Vigilância em Saúde. Departamento de Vigilância, Prevenção e Controle das Infecções Sexualmente Transmissíveis, do HIV/Aids e das Hepatites Virais. Protocolo Clínico e Diretrizes Terapêuticas para Hepatite C e Coinfecções / Ministério da Saúde, Secretaria de Vigilância em Saúde, Departamento de Vigilância, Prevenção e Controle das Infecções Sexualmente Transmissíveis, do HIV/Aids e das Hepatites Virais. – Brasília : Ministério da Saúde, 2019.

Brasil. Ministério da Saúde. Secretaria de Vigilância em Saúde. Departamento de Vigilância das Doenças Transmissíveis. Protocolo de tratamento de Influenza: 2017 [recurso eletrônico] / Ministério da Saúde, Secretaria de Vigilância em Saúde, Departamento de Vigilância das Doenças Transmissíveis. – Brasília : Ministério da Saúde, 2018.

Brasil. Ministério da Saúde. Secretaria de Vigilância em Saúde. Guia de Vigilância em Saúde : volume único [recurso eletrônico] / Ministério da Saúde, Secretaria de Vigilância em Saúde, Coordenação-Geral de Desenvolvimento da Epidemiologia em Serviços. Brasília : Ministério da Saúde, 2022.

Harvey RA, Chanpe PC. Farmacologia ilustrada, 3.ed. Porto Alegre: Artmed, 2007.

Kassam AS, Cunningham EA. Cotard syndrome resulting from valacyclovir toxicity. Prim Care Companion CNS Disord. 2018;20(1)pii:17l02143.

Poole CL, James SH. Antiviral therapies for herpesviruses: current agents and new directions. Clinical Therapeutics 2018 July;1-17.

Randa Hilal-Dandan, Laurence L. Brunton. Manual de Farmacologia e terapêutica de Goodman & Gilman. 2. ed. Porto Alegre: Artmed; 2015."

Rang HP, Dale MM, Ritter M. Farmacologia, 6.ed. Rio de Janeiro: Guanabara Koogan, 2007.

Siqueira-Batista R, Gomes AP. Antimicrobianos: guia prático. 3. ed. Rio de Janeiro: Rubio; 2021.

Stein CA, Castanotto D. FDA-Approved Oligonucleotide Therapies in 2017. Molecular Therapy 2017 May;25(5):1069-75.

Tavares W. Antibióticos e quimioterápicos para o clínico, 4.ed. São Paulo: Atheneu, 2020.

TERAPIA ANTIRRETROVIRAL

Andréia Patrícia Gomes ▪ Erika Ferraz de Gouvêa ▪ Jorge Luiz Dutra Gazineo

INTRODUÇÃO

Os antirretrovirais são fármacos utilizados no tratamento das infecções por retrovírus, com destaque para o vírus da imunodeficiência humana (HIV), agente etiológico da AIDS (Síndrome de Imunodeficiência Adquirida). Os primeiros casos de AIDS foram descritos em 1981, nos Estados Unidos da América (EUA), com envolvimento de homossexuais masculinos acometidos por pneumocistose pulmonar. O HIV, pertencente à família *Lentiviridae*, foi identificado em 1983. Dois anos depois foi descrito um segundo agente etiológico – igualmente um retrovírus – com características similares às do anterior. A partir de então, os vírus foram denominados, por ordem de descrição, vírus da imunodeficiência humana 1 (HIV-1) e vírus da imunodeficiência humana 2 (HIV-2).

O processo de infecção pelo HIV pode ser descrito com base nas seguintes etapas:

1. Interação e mútuo reconhecimento entre o vírus e as células do *Homo sapiens*, com a participação de glicoproteínas virais (gp120) e receptores específicos da superfície celular – como T CD4+, lectinas e receptores de quimiocinas (CCR5, CXCR4, CCR2 e CCR3) – que participam dos processos de internalização do vírus.
2. **Fusão** do envelope viral com a membrana citoplasmática, acontecimento que propicia a eliminação do core viral no citosol da célula do *H. sapiens*.
3. Participação decisiva da enzima **transcriptase reversa**, protagonizando a transcrição do RNA viral em DNA complementar.
4. Deslocamento do DNA complementar sintetizado em nível citoplasmático para o núcleo celular, descrevendo-se, em algumas circunstâncias, a permanência do ácido nucleico em forma circular (isoladamente) ou a integração deste último ao genoma humano, com a participação decisiva da enzima ***integrase***.
5. Reativação do provírus e preparação do RNA mensageiro viral, que se dirige ao citosol.
6. Elaboração de protídeos virais, que são – ulteriormente – fragmentados em subunidades, pela atuação enzimática, com importante colaboração das enzimas **proteases**.
7. Regulação da síntese de novos genomas virais por meio dos protídeos virais elaborados; estas participam, também, da estrutura externa dos novos vírus, que serão liberados pela célula humana.
8. Liberação do vírion recém-formado, a partir da membrana celular, para o meio circunvizinho; com esse processo, os novos vírions são capazes, em geral, de infectar novas células.

A interferência farmacológica, nessas etapas, é capaz de impedir a multiplicação e/ou a liberação de novas partículas virais de HIV. Desse modo, têm sido desenvolvidos medicamentos cujos mecanismos de ação são relacionados com as diversas fases da replicação do vírus: (i) *inibidores da transcriptase reversa*, com atuação na etapa 3; (ii) *inibidores da protease*, que agem na etapa 6; (iii) *inibidores de fusão*, que intervêm na etapa 2; e (iv) *inibidores da integrase*, com participação na etapa 4. Deve ser destacado um quinto grupo com atuação nos receptores CCR5 e CXCR4, denominados *inibidores de entrada*.

Como norma geral, após a experiência adquirida com o manejo da terapia antirretroviral (TARV) na infecção pelo HIV, alguns pontos são claros, como sua eficiência na redução da letalidade associada à infecção, a redução da ocorrência de infecções oportunistas e a melhora na qualidade de vida das pessoas que vivem com HIV/AIDS (PVHA). Assim, mudanças na estratégia de abordagem da TARV ocorreram, progressivamente, na condução dos pacientes, a partir de evidências científicas acerca dos resultados obtidos. A inserção da terapia combinada, com utilização de drogas de grupos com mecanismos diferentes de atuação trouxe um grande salto na qualidade de vida, em decorrência da potente redução na carga viral do HIV. A manutenção dessa supressão da carga viral é, na atualidade, o objetivo principal do tratamento. Além disso, com o tempo, houve melhor estudo farmacodinâmico das drogas, o que levou à facilidade posológica: administração em uma dose diária ou duas, fato que não era possível no início da era da terapia combinada e que dificultava a adesão à terapia. Outra modificação importante ocorrida ao longo dos anos foi a diminuição do número de comprimidos e cápsulas a serem ingeridas e a não necessidade do jejum ou ingestão de alimentos ricos em gorduras, com a finalidade de aumentar a absorção. Apesar de haver uma diretriz nacional, a escolha terapêutica deve ser individualizada para melhorar a adesão, fato essencial para a redução e manutenção da carga viral em níveis indetectáveis. Vale, ainda, comentar para aqueles que não tiveram a oportunidade de acompanhar a introdução dos esquemas antirretrovirais que havia, também, grandes limitações com relação aos efeitos adversos. Tais paraefeitos limitavam ou impediam, muitas vezes, que os pacientes obtivessem a almejada qualidade de vida; na atualidade, as drogas são mais potentes e também mais seguras, o que possibilita seu uso com mais efetividade e, assim, atingindo a meta da redução da carga viral.

Por fim, outro ponto a ser ponderado é com relação ao melhor momento para início da TARV. Progressivamente, nestes últimos anos, com o ganho de experiência no manejo clínico de PVHA, a contagem de linfócitos T CD4+, marcador essencial para avaliação do grau de imunodepressão dos pacientes e, inicialmente, fator determinante para o início da TARV, vem perdendo sua importância como marcador. Nas recomendações de outrora, a contagem limite de 200 células/mm³ norteava a necessidade de início de TARV; estes limites subiram para 350 células/mm³, posteriormente para 500 células/mm³ e, agora, a partir de resultados de estudos clínicos de 2015, não é possível mais se negar que a TARV deva ser iniciada tão breve quanto se descubra a infecção pelo HIV. Quanto mais precoce, mais efetiva será em prevenir a ocorrência de desfechos desfavoráveis, tanto aqueles relacionados com as infecções oportunistas, quanto com as comorbidades não associadas à imunodepressão celular grave – cânceres, doenças cardiovasculares, doenças terminais do rim e fígado. Assim, em coalização com o colocado na comunidade científica internacional, propõe-se também como estratégia neste capítulo a decisão de início de terapêutica antirretroviral tão logo quando do diagnóstico da infecção pelo HIV. Ressalta-se, ainda, que tal opção tem por base não só os benefícios individuais na melhora da qualidade de vida, menor ocorrência de comorbidades relacionadas com a AIDS ou não, como também pelo benefício coletivo associado à redução dos riscos de transmissão da infecção na comunidade.

Este capítulo trata dos antirretrovirais. Dada a velocidade da produção do conhecimento na área, sugere-se a consulta ao site https://www.gov.br/aids/pt-br para que a atualização do assunto seja garantida.

PRINCIPAIS CLASSES DE ANTIRRETROVIRAIS E RESPECTIVOS MECANISMOS DE AÇÃO

Inibidores da Transcriptase Reversa (ITR)

Os inibidores da transcriptase reversa são fármacos antirretrovirais de grande importância no manejo da infecção pelo HIV. Historicamente, foram o primeiro grupo a ser utilizado tanto no tratamento da infecção pelo HIV, como na profilaxia de transmissão vertical e de exposição a material biológico. Consistem em drogas capazes de impedir a replicação viral graças à sua atuação na inibição da transcriptase reversa, enzima essencial à retrotranscrição viral e, portanto, para a multiplicação do vírus em seu hospedeiro humano. São divididos em dois grandes grupos: análogos (ITRN) e não análogos de nucleosídeos (ITRNN). Neste tópico haverá também a abordagem dos inibidores de nucleotídeo, cujo único representante na prática clínica é o tenofovir. A fim do aprofundamento do significado da aprendizagem, voltamos um pouco à biologia celular para relembrar que os nucleotídeos são substâncias compostas por base purínica ou pirimidínica, ácido fosfórico e açúcar. Diferentemente dos nucleosídeos, que são constituídos somente por base e açúcar (pentose), os nucleotídeos possuem o ácido fosfórico; os nucleotídeos constituem, então o ácido nucleico, que formará o DNA se o açúcar for a desoxirribose, ou o RNA, se o açúcar for a ribose.

A seguir comentaremos, em ordem alfabética, buscando facilitar a sua localização quando da necessidade de estudo, características importantes do fármaco com relação à farmacocinética, uso e principais efeitos adversos. Alguns desses fármacos não são mais utilizados na prática clínica e serão discutidos nesse capítulo somente como contexto histórico do tratamento antirretroviral ao longo dos anos.

Abacavir (ABC)

É um nucleosídeo carbocíclico análogo da guanosina, com boa absorção oral (não afetada pela ingestão de alimentos) e biodisponibilidade superior a 80%. Tem excreção por via urinária, principalmente sob a forma de metabólitos (mais de 95%). Apresenta boa tolerância, tendo como efeitos adversos principais: a náuseas, vômitos, mal-estar e fadiga. Com relação a outros efeitos colaterais, pode provocar reações de hipersensibilidade que podem ser leves, ou quando da reexposição à droga, graves, podendo levar à morte. A hipersensibilidade, clinicamente, apresenta-se com febre, exantema, sintomas gastrointestinais, mialgia, podendo ocorrer sintomas respiratórios. Está associada, principalmente, ao HLA B5701 e a pesquisa desse alelo é recomendada, antes da exposição ao ABC. O medicamento nestes casos deverá ser interrompido e não mais reiniciado.

Seu uso também foi associado a um maior risco de infarto agudo do miocárdio, devendo ser evitado em pacientes com outros fatores de risco para coronariopatia.

A combinação de abacavir com lamivudina é alternativa para os pacientes com contraindicação ao esquema com tenofovir/lamivudina. Prefere-se o uso do ABC em esquemas de pacientes virgens de tratamento, com cargas virais não muito elevadas, por sua menor potência antiviral e menor possibilidade de barreira à resistência. Não deve, portanto, ser utilizado em tratamento de "resgate" ou em pacientes com imunodepressão grave (T CD4+ < 200 células).

Delavirdina (DLV)

É um inibidor da transcriptase reversa não análogo dos nucleosídeos, do grupo das bis-heteroaril,piperazinas. Apresenta boa absorção oral, não há perda com ingestão de alimentos, havendo, contudo, interferência quando da administração concomitante de outros medicamentos. Seu principal efeito colateral é o *rash* exantemático maculopapular, transitório, na maioria das vezes, que pode levar à necessidade de interrupção do fármaco. As reações de hipersensibilidade contraindicam a reintrodução do fármaco. Em virtude da sua barreira genética baixa para resistência e de sua vasta interação medicamentosa, tal droga foi descontinuada como componente do tratamento antirretroviral.

Didanosina (ddI)

É um nucleosídeo purínico análogo da inosina. Apresenta absorção oral diminuída quando da ingestão concomitante de alimentos, havendo perdas de até 50% da droga. Os comprimidos não devem ser engolidos, devendo ser dissolvidos em pequena quantidade de água ou mastigados; tomar com o estômago vazio, mantendo jejum 2 horas antes e 1 hora depois da ingestão do fármaco. A apresentação com absorção entérica (EC) pode ser deglutida sem restrições. A dificuldade de administração por conta da necessidade de jejum e os efeitos adversos relacionados levaram à exclusão da droga (cápsulas EC) do arsenal de antirretrovirais disponíveis para uso clínico em novembro de 2016. Dos efeitos a se comentar, o mais grave é a pancreatite, que pode levar ao êxito letal. Dos efeitos mais frequentes, a neuropatia periférica acomete até 20% dos pacientes, sendo passível de reversão após suspensão da droga. É oportuno comentar a respeito de sua toxicidade mitocondrial, podendo ser observada acidose láctica, lipodistrofia e esteatose hepática.

Efavirenz (EFV)

É um inibidor da transcriptase reversa não análogo dos nucleosídeos de primeira geração sendo destes o mais potente e aquele com posologia mais favorável, podendo ser administrado uma vez ao dia. Possui, também, barreira genética melhor com relação ao desenvolvimento de resistência viral do que os outros análogos do mesmo grupo, exceto a etravirina, de menor utilização, mas a resistência cruzada é ainda um problema na mesma classe. Apresenta boa absorção por via oral, não afetada pelos alimentos e meia-vida longa. Pode interagir com diversas drogas graças ao metabolismo hepático, devendo-se estar atento com as interações com benzodiazepínicos e derivados ergotamínicos. Como curiosidade, é pertinente mencionar que o uso de EFV pode estar associado a um teste falso positivo na urina para canabinóides e benzodiazepínicos. Tem ótima tolerância e baixo número de efeitos adversos, sendo os principais relacionados com alterações do sistema nervoso central como tonteiras, insônia, pesadelos, sonhos vívidos, podendo, inclusive, deflagrar disfunções psiquiátricas de maior gravidade como depressão, psicose e suicídio. As reações de hipersensibilidade contraindicam a reintrodução do fármaco na posologia usual de 600 mg VO 1× ao dia. A terapia inicial para pessoas coinfectados TB-HIV é TDF/3TC/Efavirenz. A genotipagem pré-tratamento deve ser realizada em todos indivíduos. A realização da genotipagem não deve atrasar o início do tratamento para tuberculose nem do tratamento do HIV.

Pessoas em uso de TDF/3TC/Efavirenz podem manter esse esquema durante o tratamento para tuberculose. Após o tratamento da TB, pode haver troca para esquema ARV com dolutegravir.

As principais desvantagens do EFV e de outros ITRNN são a prevalência de resistência primária em pacientes virgens de tratamento e a baixa barreira genética para o desenvolvimento de resistência. Resistência completa a todos os ITRNN (exceto etravirina) pode ocorrer com apenas uma única mutação viral para a classe. Está disponível formulação do efavirenz (600 mg) associada à lamivudina (300 mg) e ao tenofovir (300 mg).

Entricitabina (FTC)

É um nucleosídeo análogo da citosina, com muitas semelhanças à lamivudina, apresentando, entretanto, maior potência antirretroviral. Está disponível para uso no Brasil desde 2018, em associação ao tenofovir, tendo como indicação a profilaxia pré-exposição ao HIV. Apresenta poucos efeitos adversos como cefaleia, diarreia e *rash*. Não são conhecidas interações medicamentosas significativas.

Estavudina (d4T)

É um nucleosídeo análogo da timidina, sendo seu mecanismo de ação similar ao da zidovudina. É um fármaco com boa absorção oral, não sofrendo interferência de alimentos ou do pH. Foi por muito tempo utilizada na TARV em substituição ao AZT, quando da ocorrência de anemia, entretanto, na atualidade, é uma droga indisponível para uso clínico, sendo excluída do Sistema Único de Saúde (SUS) em 2014. Tal fato ocorreu pela grande toxicidade mitocondrial associada à droga, podendo levar à elevação do ácido láctico e esteatose hepática, inclusive havendo ocorrência de óbitos.

Etravirina (ETR)

A ETR é um antirretroviral pertencente à classe dos inibidores da Transcriptase Reversa Não Análogos de Nucleosídeos (ITRNN) de segunda geração. Sua utilização está restrita a pacientes em falha virológica e que apresentem resistência viral a pelo menos um antirretroviral de cada uma das classes dos ITRNN, Inibidores da Transcriptase Reversa Análogos de Nucleosídeos (ITRN) e Inibidores de Protease (IP), detectada por exames de genotipagem realizado nos últimos 13 meses. Recomendada para compor esquema de resgate quando o IP/r e o inibidor de integrase são considerados insuficientes para garantir a supressão viral do HIV. Indicada em caso de sensibilidade plena à ETR e resistência ou contraindicação aos ITRNN de primeira geração (EFV e NVP).

Em situações de falta de opções terapêuticas, pode compor o esquema de resgate, mesmo se a atividade prevista pela genotipagem for intermediária. Ressalta-se que o teste de genotipagem pode subestimar a resistência a ETR em casos de falha prévia ao EFV e, principalmente, à NVP. Possui barreira genética para resistência superior ao EFV e NVP: mesmo na presença de vírus mutantes com mutações Y181C, K103N ou ambas, a barreira genética in vitro é elevada para ETV. A dose preconizada para adultos é de 200 mg VO 2x ao dia, após refeição. Não pode ser coadministrada com rifampicina. Entre os efeitos colaterais mais importantes, estão as reações de hipersensibilidade e cutâneas graves.

Lamivudina (3TC)

É um nucleosídeo análogo da timidina, que apresenta atividade contra o vírus HIV e também contra o vírus da hepatite B (VHB). Pode ser usada em associação a TDF, AZT e abacavir. Ademais, há formulações combinadas do 3TC com tenofovir, zidovudina e tenofovir + efavirenz. É uma droga bem tolerada e com boa absorção oral, não ocorrendo interferência de absorção quando da ingestão concomitante de alimentos. É metabolizada, com a vantagem de permanecer como metabólito ativo por tempo prolongado, o que possibilita a administração em dose única diária. Por sua ação contra o HVB é formalmente indicada na coinfecção HIV/HVB. Pode ser administrada durante a gestação com segurança, sem observação de toxicidade ou teratogenia. Os efeitos adversos são leves e de baixa frequência, podendo haver cefaleia, náuseas ou diarreia. É droga de primeira linha para início de TARV em pacientes virgens de tratamento em combinação com o TDF e o dolutegravir.

Em alguns casos selecionados (exceto como TARV inicial), admite-se atualmente o uso de terapia dupla, lamivudina associada a um segundo ARV, caso haja contraindicação clara ao uso de todos os ITRN apontados a seguir: tenofovir, abacavir e zidovudina.

O esquema preferencial é dolutegravir associado à lamivudina, já o esquema alternativo é composto de darunavir/ritonavir com lamivudina (apenas para os casos de contraindicação ao uso do dolutegravir).

Além disso, para indicação da terapia dupla, as seguintes condições devem estar necessariamente presentes: ausência de qualquer falha prévia, adesão regular à TARV, carga viral indetectável nos últimos 12 meses (sendo a última CV realizada há menos de 6 meses), exclusão de coinfecção com hepatite B ou tuberculose, idade maior ou igual a 18 anos e não estar gestante.

Nas situações de resgate deve ser mantida, pois a principal mutação de resistência apresentada (M184V) reverte a resistência ao AZT e ao TDF, havendo, ainda, evidências de ação no *fitness* viral pelo 3TC.

Nevirapina (NVP)

É um inibidor da transcriptase reversa não análogo dos nucleosídeos de primeira geração. Age como inibidor dessa enzima e está associada à maior toxicidade hepática, exantema e risco de síndrome de Stevens-Johnson, sobretudo quando do uso em mulheres com contagem de LT-CD4+ ≥ 250 células/mm^3 e em homens com LT-CD4+ ≥ 400 células/mm^3. Possui boa penetração no SNC e é bem absorvida por via oral, podendo ser administrada concomitantemente a alimentos ou substâncias que alterem o pH gástrico. Não há qualquer problema de uso durante a gestação. Geralmente é bem tolerada, ocorrendo efeitos adversos como náuseas, cefaleia, febre, hepatotoxicidade leve a grave e o exantema. Neste caso pode haver desde quadros leves, que não contraindicarão o uso do medicamento, até quadros mais graves como a Síndrome de Stevens-Johnson. A droga não deverá ser reintroduzida se houver *rash* moderado ou grave.

Sempre que o tratamento for iniciado com NVP, suas doses devem ser aumentadas de forma escalonada para diminuir o risco de exantema: inicia-se com 1 comprimido de 200 mg durante 14 dias e, após esse período, a dose deve ser aumentada para 1 comprimido a cada 12 horas.

Zalcitabina (ddC)

Pertence ao grupo dos 2'-3'-didesoxinucleosídeos, sendo inibidor da transcriptase reversa análogo de nucleosídeo. Foi o terceiro antirretroviral a ser aprovado pelo FDA para tratamento da infecção pelo HIV e AIDS, em 1992, contudo, seu uso e fabricação foram suspensos em 2006.

Provocava efeitos indesejáveis como diarreia, neuropatia periférica, hepatotoxicidade e lipodistrofia.

Zidovudina (AZT)

É um nucleosídeo análogo da timidina, inibindo competitivamente a enzima transcriptase reversa. Foi o primeiro antirretroviral em uso clínico, tendo sido utilizado, inclusive em monoterapia e terapia dupla, antes do estabelecimento da terapia combinada como esquema mais efetivo no controle da replicação viral do HIV. O AZT solução injetável (10 mg/mL) é indicado para a prevenção da transmissão vertical e deve ser administrado durante o início do trabalho de parto, ou pelo menos 3 horas antes da cesariana eletiva, até o clampeamento do cordão umbilical para as gestantes infectadas pelo HIV com carga viral para HIV desconhecida ou detectável a partir da 34ª semana de gestação. Não é necessário uso de AZT profilático por via intravenosa naquelas gestantes que apresentem carga viral para HIV indetectável após 34 semanas de gestação e que estejam em uso de TARV com boa adesão.

A zidovudina também pode ser utilizada, como solução oral (10 mg/mL), na profilaxia da transmissão vertical do HIV. Para a eficácia dessa profilaxia, esta deve ser iniciada o mais precocemente possível, até 48 horas do nascimento. A indicação após 48 horas do nascimento deve ser avaliada individualizando o caso.

Um dos fatores de maior risco para transmissão vertical do HIV é a carga viral materna detectável, próximo ao parto. Estudos apontam maior eficácia da profilaxia com esquemas combinados (com nevirapina) para as crianças expostas de mães que não receberam ARV na gestação e/ou que não tiverem comprovação de carga viral para HIV abaixo de 1.000 copias/mL no último trimestre de gestação. O AZT deve ser prescrito de 12 em 12 horas, por quatro semanas. Essa posologia mostrou-se efetiva, além de reduzir eventos adversos hematológicos. Excepcionalmente, quando a criança não tiver condições de receber o medicamento por VO, pode ser utilizado o AZT injetável.

Apresenta boa absorção oral, havendo, no entanto, necessidade de estômago vazio para que não haja prejuízo na absorção. Atravessa a barreira placentária, atingindo concentração fetal similar à materna. Não são observados efeitos teratogênicos, sendo droga segura na gestação. Mesmo nas gestantes, as atuais recomendações para condução da TARV implicam no uso da droga em terapia combinada, ou seja, sempre associada a outros antirretrovirais. No caso de pacientes virgens de tratamento, o AZT classicamente, era considerado em associação à lamivudina como esquema de primeira escolha, entretanto, em decorrência da toxicidade hematológica e da associação à lipodistrofia, passou a ser utilizado se o TDF for contraindicado, como por exemplo, na doença renal, ou se houver contraindicação ao abacavir (segunda escolha de ITRN). Nesta situação deve-se indicar o uso da combinação AZT, 3TC e dolutegravir. Não deve ser associado à ribavirina, droga utilizada no tratamento da hepatite C, e devem ser monitorados os efeitos colaterais importantes como anemia, miopatia, acidose láctica e lipodistrofia, quando de sua utilização.

Tenofovir (TDF)

O tenofovir é um inibidor nucleotídeo da transcriptase reversa. É o único representante deste grupo em uso clínico. É administrado como pró-droga por via oral, tendo melhor absorção quando da ingesta de gordura, entretanto, não há prejuízos sensíveis quando do uso concomitante à alimentação comum. É um medicamento com boa tolerância, não estando relacionado com toxicidade mitocondrial, hepatotoxicidade ou lipodistrofia. TDF é contraindicado como terapia inicial em pacientes com disfunção renal pré-existente, TFGe < 60 mL/min ou insuficiência renal. Uso com precaução em pacientes com osteoporose/osteopenia, HAS e DM não controladas. Se usado, ajuste de dose deve ser feita quando TFGe < 50 mL/min.

Seu principal efeito adverso relaciona-se com a toxicidade renal, havendo necessidade de monitoramento laboratorial, assim como de suspensão ou contraindicação ao uso da droga. Na atualidade, compõe o esquema de primeira linha para início da TARV segundo o protocolo do Ministério da Saúde no Brasil em associação à lamivudina e ao dolutegravir (inibidor de integrase). O fármaco também tem atuação sobre o vírus da hepatite B. A associação TDF/3TC é recomendada para os casos de coinfecção HIV-HBV.

Inibidores de Protease (IP)

Os fármacos inibidores de protease foram introduzidos na prática clínica na década de 1990, vindo se incorporar ao manejo da infecção pelo HIV com mais intensidade quando da instituição da TARV combinada, que tinha como objetivo a associação de drogas a fim de reduzir a carga viral para níveis baixos, impedindo, assim, a evolução da imunodepressão e a ocorrência de AIDS. A estratégia foi bem sucedida, já que a associação se mostrou altamente ativa no controle da infecção pelo HIV. Tal combinação ficou conhecida por "coquetel" e mudou o prognóstico dos pacientes. A seguir, cada um dos fármacos inibidores de protease é apresentado em ordem alfabética, ressaltando-se suas características farmacológicas e efeitos adversos. O darunavir e o lopinavir são mais ativos contra o HIV-2 do que outros IP.

Atazanavir (ATV)

É um inibidor de protease (IP) viral do HIV-1, com atuação mesmo nos contextos em que há resistência ao ritonavir, contudo, há pouca chance de eficácia no esquema de resgate de pacientes com uso prévio de outros inibidores de protease. Tem boa absorção oral, sobretudo se ingerido junto com a alimentação. Os efeitos adversos mais comuns são icterícia, náuseas e diarreia. Como não provoca aumento significativo do colesterol e dos triglicerídeos, é uma opção no caso de pacientes coronariopatas, com dislipidemias ou diabetes melito. O uso do atazanavir sempre deve ser associado ao uso do ritonavir, funcionando como adjuvante farmacocinético. Primeira opção na classe dos IP. Dose única diária de 300 mg associado a 100 mg de ritonavir. Posologia única diária favorece a adesão. Para gestantes infectadas pelo HIV que irão iniciar TARV no primeiro trimestre e que não tenham genotipagem pré-tratamento disponível ou quando a genotipagem comprovar resistência transmitida a ITRNN, iniciar TARV com **TDF/3TC + ATV/r.**

Darunavir (DRV)

Fármaco tido como IP de segunda geração (não peptídico), sua utilização se encontra em esquemas de resgate para pacientes experimentados no uso de outros IPs. A droga é considerada, no tratamento, quando há falha virológica confirmada com teste de genotipagem realizado há menos de 12 meses e resistência viral a pelo menos um medicamento de cada uma das três classes utilizadas (ITRN, ITRNN e IP). Esta droga atua sobre cepas virais resistentes a outros inibidores de protease e sempre deve ser utilizada na apresentação de 600 mg, associada a 100 mg de ritonavir em duas doses diárias. É alternativa para contraindicação, intolerância ou toxicidade comprovada ao ATV. É o IP/r preferencial quando há mutações na protease, devido à alta barreira genética e boa tolerância.

Os efeitos adversos mais encontrados são *rash* cutâneo, diarreia, vômitos, hipertrigliceridemia e lipodistrofia. Deve-se dar atenção a pacientes com alergia confirmada a sulfas, já que a droga apresenta radical sulfonamida em sua composição, o que pode levar a episódios de hipersensibilidade grave nestes pacientes.

Fosamprenavir (FPV)

É uma pró-droga do amprenavir, tendo substituído o mesmo no uso clínico por conta de sua melhor absorção oral e necessidade de menor número de comprimidos ingeridos/dia para a manutenção da dose satisfatória. Geralmente é bem tolerado, apresentando-se como efeitos adversos náuseas, vômitos, diarreia e *rash* cutâneo. No protocolo de tratamento sugerido no Brasil, o FPV (apresentação de 700 mg) foi excluído do elenco de antirretrovirais disponíveis no SUS em novembro de 2016.

Indinavir (IDV)

É um fármaco que apresenta em sua fórmula o grupamento hidrodimetiletilaminocarbonila. Atualmente, o indinavir foi excluído do âmbito do SUS em 2014, por conta de seus efeitos adversos relacionados com a lipodistrofia. Tem boa absorção oral em jejum e pode ser utilizado com ritonavir como adjuvante farmacocinético com melhora da biodisponibilidade. Pode provocar toxicidade renal e, dos IP, era um dos que apresentava maior interação medicamentosa.

Lopinavir/ritonavir (LPV)

Este IP inibe, inclusive, a replicação de cepas resistentes ao ritonavir. O LPV/r (200 mg/50 mg) foi excluído dos principais protocolos internacionais de antirretrovirais, em função de sua toxicidade, dos eventos aversos associados (intolerância gastrointestinal e aumento do risco cardiovascular) e da posologia mais complexa (4 comprimidos divididos em duas doses diárias). ATV/r e DRV/r apresentam melhor tolerância gastrointestinal e menor impacto sobre o metabolismo glicolipídico do que o LPV/r. Desde o final de 2016, o Ministério da Saúde recomenda o uso de LPV/r somente nos casos de impossibilidade de uso dos demais IP disponíveis em adolescentes e adultos.

Já na faixa etária de 14 dias a 24 meses, o LPV/r é o único IP disponível e indicado, em razão de sua segurança e eficacia comprovada. A droga é bem absorvida por via oral, se administrada concomitantemente a alimentos, contudo, quando utilizada junto com o ritonavir, o último funciona como adjuvante farmacocinético de grande eficiência, aumentando a concentração do lopinavir em até 100 vezes. O principal efeito adverso associado é a diarreia, mas podem ser observados náuseas, dor abdominal, edema e lipodistrofia, esta, ainda que em menor escala do que com outros IPs.

Nelfinavir (NFV)

É um IP do HIV não peptídico. Age com base no mesmo mecanismo de ação dos demais fármacos do grupo. A droga tem boa absorção oral, apresentando boa biodisponibilidade; os efeitos adversos mais comuns da droga são diarreia, náuseas, vômitos, flatulência, podendo haver também associação à hepatotoxicidade e lipodistrofia, como outros fármacos do mesmo grupo. Apesar de ter sido, por um bom tempo, a droga de escolha entre os IPs para TARV combinada, inclusive em gestantes, desde 2007 foi deixado de ser fabricado e comercializado, não havendo mais indicação de seu uso, por conta da ocorrência de defeitos importantes e prejudiciais aos pacientes quando de sua fabricação, que não foram contornados.

Ritonavir (RTV)
O ritonavir é um inibidor de protease anteriormente utilizado como droga nos esquemas antirretrovirais potentes. Contudo, por conta de sua capacidade de inibição do metabolismo de outros inibidores de protease, já que a droga é metabolizada pelo sistema citocromo P450, o medicamento passou a ser utilizado como adjuvante farmacocinético (*booster*), permitindo que outros IP tenham mantidos seus níveis séricos mais elevados e constantes. Apresenta boa absorção oral, com biodisponibilidade de cerca de 70%. Deve-se atentar para a multiplicidade de interações medicamentosas que o fármaco apresenta, sendo contraindicado o uso concomitante com outras drogas, como por exemplo, antiarrítmicos como amiodarona e quinidina, benzodiazepínicos como o midazolam e o triazolam e os derivados do ergot. Os efeitos adversos eram mais presentes quando da utilização do antirretroviral em suas doses plenas, como único IP; estão presentes diarreia, náuseas, vômitos, alterações do paladar e parestesia circum-oral. Pode ser administrado, portanto, em associação ao atazanavir e ao darunavir.

Saquinavir (SQV)
É um derivado da hidroxietilamina que inibe a enzima protease do HIV. Já foi, anteriormente, utilizado como único IP em associação a inibidores da transcriptase reversa, e depois utilizado sempre em combinação com o ritonavir, que funciona como adjuvante farmacocinético. No início de sua administração como antirretroviral era usado em formulações de cápsula dura, contudo, a cápsula gelatinosa de uso atual apresenta biodisponibilidade superior, o que permite que as concentrações séricas sejam superiores em até 10 vezes; ainda assim deve sempre ser administrado com alimentos, visando melhor absorção. A droga tem intenso metabolismo hepático de primeira passagem e também apresenta, como outros antirretrovirais deste grupo, interações diversas, contraindicando o uso com outros fármacos como os benzodiazepínicos, a cisaprida, os derivados do ergot e o efavirenz. Os efeitos adversos mais frequentes são os gastrointestinais como diarreia, náuseas, vômitos, dor abdominal e flatulência; pode levar a alterações metabólicas com elevação do colesterol, triglicerídeos e glicemia, além de também ser agente implicado na lipodistrofia. Foi retirado do elenco de antirretrovirais disponíveis no SUS em 2016.

Tipranavir (TPV)
É um derivado da di-hidropirona, sendo um inibidor de protease de segunda geração, (não peptídico) o que permite seu uso mesmo contra cepas resistentes a outros IP. Tem indicação de uso voltada a pacientes com história prévia de uso de outros IP e documentada sensibilidade à genotipagem. É uma alternativa ao DRV/r. Há necessidade de potencialização com dose maior de RTV (200 mg 2×/dia). É contraindicado em combinação com ETR e, em caso de mutações na integrase, com dolutegravir.

Não pode ser coadministrado com rifampicina. O medicamento possui muitas interações medicamentosas e efeitos adversos como hepatotoxicidade, diabetes, disfunção hepática, *rash* e hemorragia intracraniana. Seu uso é contraindicado em hepatopatas e pessoas com risco aumentado de sangramento. Deve ser administrado com *booster* de ritonavir após avaliação criteriosa por especialista com experiência em terapia de resgate.

Inibidores da Fusão Viral
Os inibidores de fusão viral formam uma classe nova de antirretrovirais que têm como mecanismo de ação o impedimento da fusão da membrana do vírus HIV com a membrana celular do linfócito T CD4+, impedindo, então, a sua infecção.

Enfuvirtida (T20)
É um polipeptídeo sintético com capacidade de inibir a fusão viral. Constitui o único fármaco do grupo disponível para uso clínico. O medicamento não tem apresentação oral, sendo administrado por via subcutânea 2 vezes ao dia em lugares diferentes do corpo, como a região abdominal, a coxa ou braço, sendo a dosagem independente do peso do paciente. É utilizado somente quando de esquemas de resgate, inclusive sendo sugerida sua substituição por outro antirretroviral pertencente ao grupo dos inibidores da integrasse, o dolutegravir. O T20 apresenta custo elevado, dificuldades de adesão por conta da via de administração e efeitos indesejados como dor, eritema, prurido, nódulos e sangramentos nos locais de aplicação, além de possuir baixa barreira genética para desenvolvimento de resistência. Assim, ressaltamos que a droga permanece como opção e resgate onde haja impossibilidade de uso de outros esquemas, devendo ser prescrita e acompanhada por profissionais experientes em manejo de terapia de resgate em PVHA.

Inibidores da Integrase
A inibição da integrase constitui-se num novo sítio de ação da TARV. A enzima atua na integração do material genético do HIV ao material genético das células humanas, etapa fundamental à replicação viral. O raltegravir e dolutegravir apresentam atividade potente contra o HIV-2.

Dolutegravir (DTG)
O DTG é um ARV da classe dos inibidores de integrase, disponível no Brasil desde 2017. Esse ARV tem as vantagens de alta potência, alta barreira genética, administração em dose única diária e poucos eventos adversos, garantindo esquemas antirretrovirais mais duradouros e seguros, na dose habitual de 50mg VO 1× ao dia. O DTG deve ser administrado na dose de 50mg 2×/dia, nos seguintes contextos:

1. Resistência comprovada por genotipagem ao raltegravir;
2. Coadministração do EFV, pois há redução na concentração plasmática do DTG;
3. Coadministração do TPV/r, pois há redução na concentração plasmática do DTG;

4. Tratamento da tuberculose com rifampicina, devido ao fato que o uso concomitante de DTG e rifampicina, um forte indutor do metabolismo hepático, leva à redução dos níveis séricos do inibidor da integrase, o que coloca em risco a eficácia do tratamento antirretroviral.

No caso de paciente já em uso de esquema prévio com TDF/3TC/DTG 50mg 1× ao dia, deverá ser acrescentada uma dose de DTG, durante o tratamento de TB e 15 dias após o fim do tratamento da TB, quando se deve voltar para dose anterior de DTG (50mg VO 1×/dia).

As mulheres infectadas pelo HIV devem ser informadas quanto a contraindicação do uso do DTG no momento da pré-concepção, pelo pelo risco de má formação congênita no primeiro trimestre. A partir do 2º trimestre (a partir de 13 semanas de idade gestacional), o esquema preferencial é: **TDF + 3TC + DTG**.

O DTG pode ser indicado como parte da TARV para mulheres em idade fértil, desde que antes do inicio do seu uso seja descartada a possibilidade de gravidez e que a mulher esteja em uso regular de método contraceptivo eficaz, preferencialmente os que não dependam da adesão (DIU ou implantes anticoncepcionais), ou que a mulher não tenha a possibilidade de engravidar (método contraceptivo definitivo ou outra condição biológica que impeça a ocorrência da gestação). Tal público-alvo em inicio de tratamento deve usar esquemas preferencialmente contendo efavirenz (EFZ) e realizar genotipagem pré-tratamento. O DTG não é recomendado em PVHA em uso de fenitoína, fenobarbital, oxicarbamazepina, carbamazepina, dofetilida e pilsicainida. Pacientes devem ser avaliados quanto a possibilidade de troca dessas medicações, a fim de viabilizar o uso do DTG. Antiácidos contendo cátions polivalentes (ex.: Al/Mg), quando prescritos, devem ser tomados seis horas antes ou duas horas depois da tomada do DTG.

Suplementos de cálcio ou ferro devem ser tomados seis horas antes ou duas horas depois da tomada do DTG. Quando acompanhado de alimentos, o DTG pode ser administrado ao mesmo tempo que esses suplementos. O DTG aumenta a concentração plasmática da metformina. Não é necessário o ajuste de dose do DTG. Para manter o controle glicêmico, recomenda-se um ajuste na dose da metformina (dose máxima: 1g/dia) e acompanhamento clinico/laboratorial da diabetes mellitus. E aconselhável monitorização dos efeitos adversos da metformina.

O DTG é geralmente bem tolerado. As reações adversas mais frequentes de intensidade moderada a grave foram insônia e cefaleia. Aos pacientes com insônia em uso de DTG, recomenda-se utilizá-lo pela manhã. As recomendações e os critérios necessários para a substituição (*switch*) de esquemas de TARV contendo ITRNN ou IP/r por esquemas com DTG:

1. Avaliação individualizada e criteriosa da necessidade e dos benefícios envolvidos na substituição, uma vez que pode expor a PVHA a eventos adversos desnecessários.
2. PVHA >12 anos de idade;
3. PVHA em TARV com supressão viral (carga viral para HIV < 50 cópias/mL) nos últimos 6 meses:

- PVHA em uso de esquemas com efavirenz (EFZ) ou nevirapina (NVP), sem falha virológica prévia:
  a. PVHA em uso de primeiro esquema (sem uso prévio) de TARV contendo EFZ ou NVP;
- PVHA em uso de esquemas com Atazanavir/ritonavr (ATV/r) ou darunavir/ritonavir (DRV/r) ou lopinavir/ritonavir (LPV/r), sem falha virológica prévia:
  a. PVHA em uso de primeiro esquema (sem uso prévio) de TARV contendo IP/r; ou
  b. PVHA em uso de esquema atual com IP/r, que tenham realizado a troca do EFZ ou NVP para IP/r por intolerância e/ou eventos adversos (não por falha virológica).

A FDA aprovou, em 12 de junho de 2020, o DTG para uso pediátrico o que se constitui num avanço importante no tratamento de crianças vivendo com HIV/AIDS. Ele é o primeiro inibidor de integrase aprovada para as crianças com menos de 2 anos de idade (desde que com mais de 3 kg de peso) e a apresentação é de pilula dispersível de 5 mg para suspensão.

Raltegravir (RAL)

A droga tem capacidade de agir sobre cepas virais com múltipla resistência, já que possui um mecanismo de ação diferente dos habitualmente utilizados. Apresenta barreira genética superior quando comparado aos ITRNN, mas não aos IP/r e ao dolutegravir. Possui efeitos adversos bastante toleráveis como distensão abdominal, flatulência e dores abdominais; há de se comentar que há relatos de efeitos mais graves como ataxia cerebelar e além de rabdomiólise, miopatia, mialgia, hepatotoxicidade, erupção cutânea grave e reação de hipersensibilidade. Contudo, não há descrição de lipodistrofia ou alteração do perfil lipídico. Deve ser administrado na dose de 400 mg duas vezes ao dia, o que representa uma potencial desvantagem em relação a esquemas de tomada única diária. Entretanto, o RAL apresenta excelente tolerabilidade, alta potência, poucas interações medicamentosas, eventos adversos pouco frequentes e segurança para o uso em coinfecções como hepatites e tuberculose. Seu uso está restrito a situações nas quais DTG não é recomendado, como crianças na faixa etária de dois anos até 12 anos, gestantes (no primeiro trimestre) ou uso de anticonvulsivantes sem possibilidade de troca (fenobarbital, fenitoina, oxacarbazepina, carbamazepina).

Inibidores de Entrada

Com relação à TARV, os inibidores de entrada são, de fato, uma grande inovação, já que a mudança é paradigmática, pois saímos de alvos que estão ou são enzimas do HIV para um sítio que é pertencente ao próprio hospedeiro humano, que são as quimiocinas CCR5 e CXCR4, correceptores do HIV. A droga disponível para uso clínico é um inibidor de CCR5, o maraviroque, que impede a entrada do vírus com tropismo R5. A droga é comentada abaixo.

Maraviroque (MVQ)

As cepas do HIV são classificadas como R5, X4 ou, ainda, com tropismo duplo, podendo-se ligar tanto ao receptor CCR5 quanto ao CXCR4. Há também possibilidade de cepas virais mistas, isto é, presença de cepas com tropismo pelos receptores CXCR4 e CCR5. O MVQ é uma droga que atua na inibição do correceptor CCR5, sendo o único representante dessa classe disponível para uso clínico. A droga deve ser utilizada somente por indivíduos infectados por HIV com tropismo pelo CCR5 (vírus R5), só podendo ser indicado se houver teste de tropismo viral evidenciando presença exclusiva de vírus R5, realizado no máximo 6 meses antes do início do novo esquema. No Brasil, sua indicação restringe-se a pacientes em que não se tenha sido obtida a supressão viral com uso de DRV/r e dolutegravir. O MVQ deve ser manipulado por médicos experimentados em TARV, sendo sua prescrição avaliada por profissional habilitado em genotipagem e fenotipagem. Maraviroque pode ser administrado, com ou sem alimentos, nas doses recomendadas abaixo:

- 150mg 2 vezes ao dia: quando administrado com fármacos que são inibidores fortes do complexo enzimático CYP3A (com ou sem indutores de CYP3A), incluindo IP (exceto TPV/r);
- 300mg 2 vezes ao dia: quando administrado com ITRN, T-20, TPV/r, NVP, RAL e outros fármacos que não são inibidores ou indutores de CYP3A;
- 600mg 2 vezes ao dia: quando administrado com fármacos que são indutores de CYP3A, incluindo EFV e etravirina (sem a administração concomitante de inibidor de CYP3A).

USO CLÍNICO, DOSES HABITUAIS E EFEITOS ADVERSOS ALGUNS DOS ANTIRRETROVIRAIS LISTADOS NO QUADRO A SEGUIR NÃO ESTÃO MAIS DISPONÍVEIS PARA USO CLÍNICO NO BRASIL (QUADRO 12-1)

Quadro 12-1. Principais Antirretrovirais

Fármaco	Espectro	Doses habituais	Efeitos adversos principais	Observações
Abacavir (ABC)	HIV	300 mg, VO, 12/12 h ou 600 mg em dose única diária	Hipersensibilidade (quadro semelhante à síndrome gripal que desaparece rapidamente após suspensão do fármaco); náuseas, vômitos e elevações de aminotransferases podem ocorrer	Boa penetração no SNC. Não deve ser utilizado em tratamento de "resgate" ou em pacientes com imunodepressão grave (T CD4+ < 200 células) ou altas cargas virais (> 100.000 cópias). Reações de hipersensibilidade contraindicam a reintrodução do fármaco
Atazanavir (ATV)	HIV	**Terapia de resgate:** 300 mg, VO, 24/24 h (obrigatoriamente associado ao ritonavir 100 mg, VO, 24/24 h) Na impossibilidade de se usar RTV 400 mg, VO, 24/24 h (não associado ao TDF)	Icterícia, náuseas, diarreia, (geralmente assintomática) e aminotransferases	Há pouca chance de eficácia no esquema de resgate de pacientes com uso prévio de outros Inibidores de protease. Quando coadministrado com o tenofovir, efavirenz ou nevirapina, deve ser associado ao ritonavir
Delavirdina (DLV)	HIV	400 mg, VO, 8/8 h	Hipersensibilidade (*rash* cutâneo, podendo ocorrer até síndrome de Stevens-Johnson) e aumento transitório de aminotransferases	Reações de hipersensibilidade contraindicam a reintrodução do fármaco
Didanosina	HIV	mais de 60 kg: 200 mg, VO, 12/12 h ou 400 mg, VO, 24/24 h menos de 60 kg: 125 mg, VO, 12/12 h ou 250 mg, VO, 24/24 h	Náuseas, vômitos, neuropatia periférica, pancreatite, aumento de enzimas hepáticas, elevação de ácido úrico, glicemia e lipase; acidose láctica é eventualmente descrita	Os comprimidos não devem ser engolidos, devendo ser dissolvidos em pequena quantidade de água ou mastigados; tomar com o estômago vazio, mantendo jejum 2 horas antes e 1 hora depois da ingestão do fármaco. A apresentação com absorção entérica (EC) pode ser deglutida sem restrições

Quadro 12-1. *(Cont.)* Principais Antirretrovirais

Fármaco	Espectro	Doses habituais	Efeitos adversos principais	Observações
Efavirenz (EFZ)	HIV	600 mg, VO, 24/24 h (preferencialmente ao deitar)	*Rash* cutâneo pode ocorrer; são mais frequentes tonteiras, insônia, pesadelos, depressão e dificuldades de concentração. Deve ser suspenso no caso de depressão grave e/ou ideias suicidas	Apresenta boa penetração no SNC Reações de hipersensibilidade contraindicam a reintrodução do fármaco Pode ser usado com rifampicina, utilizando a dose padrão (600mg/dia) Para gestantes com HIV que irão iniciar TARV no primeiro trimestre, na ausência de mutações para ITRNN na genotipagem pré-tratamento, o esquema preferencial é **TDF/3TC/EFZ**
Emtricitabina (FTC)	HIV	200 mg, VO, 24/24 h	Cefaleia, *rash* cutâneo, diarreia, hiperpigmentação plantar e palmar	Não são conhecidas interações medicamentosas significativas
Enfuvirtida (T20)	HIV	108 mg, SC, 12/12 h	Reação local e aumento do número de pneumonias bacterianas nos pacientes em uso (ainda sem explicação)	Deve ser cuidadosamente preparado Deve ser utilizado para resgate, sempre em associação a 2 ou 3 drogas As aplicações devem ser realizadas em locais diferentes (abdome, face anterior da coxa ou superior do braço)
Estavudina (d4T)	HIV	mais de 60 kg: 40 mg, VO, 12/12 h menos de 60 kg: 30 mg, VO, 12/12 h	Neuropatia periférica, intolerância gastrointestinal, hepatite, pancreatite (as duas últimas muito raramente); acidose láctica e lipodistrofia são descritas	Como o AZT, tem boa penetração no SNC Elevação transitória de aminotransferases é um evento relativamente comum
Fosamprenavir	HIV	em associação ao ritonavir 200 mg, VO, 24/24 h: 1400 mg, VO, 24/24 h em associação ao ritonavir 100 mg, VO, 12/12 h: 700 mg, VO, 12/12 h	Náuseas, diarreia, *rash* e dislipidemia	É uma pró-droga do amprenavir
Indinavir (IDV)	HIV	800 mg, VO, 8/8 h 800 mg, VO, 12/12 h (em associação ao ritonavir, 100 mg, VO, 12/12 h – no início –, ou 200 mg, VO, 12/12 h – no resgate)	Intolerância gastrointestinal, nefrolitíase, gosto metálico na boca, fadiga, insônia, *rash* cutâneo e aumento de aminotransferases; relatos de displasia ectodérmica (unha encravada)	Jejum 2 horas antes da tomada do fármaco e manter jejum uma hora depois Podem ser realizadas refeições leves, com baixo teor de gordura Contraindicado o uso com saquinavir
Lamivudina (3TC)	HIV Hepatite B	300 mg/dia, VO, (150 mg VO de 12/12 h ou 300 mg VO 24/24 h)	São raros: náuseas e vômitos eventuais, cefaleia, insônia e dor abdominal; muito raramente neuropatia periférica e pancreatite	Pode ser utilizada com AZT e abacavir; deve sempre ser usada quando houver utilização de tenofovir Tem ação contra o HVB, sendo formalmente indicada na coinfecção HIV/HVB Há apresentação em associação ao AZT (300 mg), tenofovir (300 mg) e efavirenz (600 mg) + tenofovir (300 mg)

(Continua)

Quadro 12-1. *(Cont.)* Principais Antirretrovirais

Fármaco	Espectro	Doses habituais	Efeitos adversos principais	Observações
Lopinavir (LPV) (+ ritonavir)	HIV	400 mg (+ 100 mg de ritonavir), VO, 12/12 h (quantidade presente em 4 comprimidos)	Intolerância gastrointestinal e elevação de triglicerídeos e colesterol	É uma associação bastante potente, atuando contra vírus resistentes a outros inibidores da protease É um IP com grande barreira genética para resistência Quando efavirenz ou nevirapina fizerem parte do esquema, a dose deverá ser ampliada para 3 comprimidos de 12/12 h
Nelfinavir (NFV)	HIV	1.250 mg, VO, 12/12 h 750 mg, VO, 8/8 h	Diarreia é o efeito adverso mais observável	A resistência a outros inibidores da protease parece não propiciar resistência ao nelfinavir, se a via originária da mutação for D30N Ingerir sempre com alimentos Droga segura na gravidez
Nevirapina (NVP)	HIV	200 mg/dia, VO, 24/24 h nas primeiras 2 semanas; 200 mg, VO, 12/12 h, a partir de então	Hipersensibilidade (*rash* cutâneo, podendo ocorrer até síndrome de Stevens-Johnson), aumento transitório de aminotransferases (às vezes com hepatite grave, sobretudo nos coinfectados HIV/HCV)	Possui boa penetração no SNC Somente pode ser utilizada com ITRAN Reações de hipersensibilidade contraindicam a reintrodução do fármaco
Ritonavir (RTV)	HIV	300 mg, VO, 12/12 h, nos 3 primeiros dias; 400 mg, VO, 12/12 h, nos 4 dias subsequentes, 500 mg, VO, 12/12 h, nos 5 dias subsequentes; a partir de então, 600 mg, VO, 12/12 h (quando usado como único IP, o que não mais se justifica) em associação ao saquinavir (400 mg, VO, 12/12 h), a dose é de 400 mg, VO, 12/12 h em associação ao saquinavir (1.000 mg, VO, 12/12 h), a dose é de 100 mg, VO, 12/12 h em associação ao indinavir (800 mg, VO, 12/12 h), a dose é 100 mg (no início) ou 200 mg (no resgate), VO, de 12/12 h	Intolerância gastrointestinal, parestesia perioral, elevação de enzimas (aminotransferases, CPK), elevação de colesterol e triglicerídeos e hepatotoxicidade (provavelmente mais comum em pacientes coinfectados pelo HCV e/ou VHB)	Não deve ser usado juntamente com metronidazol, por conter álcool (efeito dissulfiram) Rifampicina (RMP) pode ser usada em associação ao ritonavir e ritonavir + saquinavir Vem sendo utilizado como adjuvante farmacocinético, em associação a outros IP
Saquinavir (SQV)	HIV	400 mg, VO, 12/12 h, associado ao ritonavir, 400 mg, VO, 12/12 h; ou 1.000 mg, VO, 12/12 h, associado ao ritonavir 100 mg, VO, 12/12 h	Diarreia, náuseas, dor abdominal, cefaleia e neutropenia (muito rara)	
Tenofovir (TDF)	HIV Hepatite B	300 mg, VO, 24/24 h	Náuseas, vômito e diarreia	Deve sempre estar associado ao 3TC Monitorar função renal, proteinúria, fosfato sérico, magnésio sérico e densitometria óssea
Tipranavir (TPV)	HIV	Alternativa ao DRV/r. Reservado para casos de resistência ao DRV/r e susceptibilidade ao TPV/r	Elevação de AST e ALT, dislipidemia, desordens hepáticas e dor abdominal	Utilizado em associação ao ritonavir demonstrou bons resultados em pacientes com história de terapia antirretroviral prévia

Quadro 12-1. *(Cont.)* Principais Antirretrovirais

Fármaco	Espectro	Doses habituais	Efeitos adversos principais	Observações
Zalcitabina (ddC)	HIV	0,75 mg, VO, 8/8 h	Náuseas, vômitos, úlceras orais (e esofágicas), *rash* cutâneo, neuropatia periférica, hepatite e pancreatite; granulocitopenia é eventualmente descrita	Só pode ser usado junto ao AZT (não usar com ddI, 3TC o d4T) não é empregado em pacientes com imunodeficiência avançada (T CD4+ < 200 cels/mm^3) O uso não mais se justifica pela maior toxicidade e menor potência antirretroviral
Zidovudina (AZT)	HIV	300 mg, VO, 12/12 h	Náuseas, vômitos, insônia, alterações hematológicas (anemia, leucopenia, plaquetopenia), miosite, hepatotoxicidade, elevação das aminotransferases, acidose láctica, pigmentação das unhas e mucosas	Não associar com d4T e ribavirina (p. ex., tratamento da hepatite C) Doses de até 1.200 mg/dia são preconizadas por alguns autores para o tratamento da encefalopatia pelo HIV, quando não há melhora com a terapia convencional combinada

Modificado a partir de: Brasil (2018); Siqueira-Batista, Gomes (2021); Tavares (2020).

CONSIDERAÇÕES FINAIS

A TARV é assunto de manejo complexo para médicos generalistas em decorrência de suas múltiplas especificidades e interações. A indicação ampliada de uso de antirretrovirais a todos os pacientes infectados com o HIV traz o grande desafio da abordagem deste assunto nos cursos de graduação e nas residências médicas. Os esquemas recomendados para virgens de tratamento são os mais seguros e de fácil domínio, assim, é importante que todos tenhamos conhecimento sobre como abordar a questão e iniciá-lo. O manejo da terapêutica em situações especiais e em pacientes com uso prévio de medicamentos deve ser avaliado e conduzido por especialista. Aqueles que desejarem aprofundamento no assunto, poderão consultar a bibliografia recomendada.

CONTRIBUIÇÃO DOS AUTORES

AP Gomes elaborou a primeira versão do texto, o qual foi revisto criticamente por EF Gouvêa e JLD Gazineo.

BIBLIOGRAFIA

Brasil. Ministério da Saúde. Secretaria de Vigilância em Saúde. Departamento de DST, AIDS e Hepatites Virais. Cinco Passos para a Implementação do Manejo da Infecção pelo HIV na Atenção Básica. Guia para os Gestores. Brasília: Ministério da Saúde, 2018.

Brasil. Ministério da Saúde. Secretaria de Vigilância em Saúde. Departamento de Doenças de Condições Crônicas e Infecções Sexualmente Transmissíveis. Coordenação-Geral de Vigilância das Infecções Sexualmente Transmissíveis. OFÍCIO CIRCULAR Nº 48/2019/CGAHV/.DCCI/SVS/MS. Substituição do ofício circular nº 46/2019/CGAHV/DCCI/SVS/MS - Recomendações para o uso de terapia dupla para tratamento das Pessoas Vivendo com HIV (PVHIV). [Acesso em 16 jun 2020]. Disponível em: <Ofício-Circular 48 (0012783093) SEI 25000.201082/2019-57>.

Brasil. Ministério da Saúde. Secretaria de Vigilância em Saúde. Departamento de Doenças de Condições Crônicas e Infecções Sexualmente Transmissíveis. Coordenação-Geral de Vigilância das Infecções Sexualmente Transmissíveis. OFÍCIO CIRCULAR Nº 11/2020/CGIST/.DCCI/SVS/MS. Atualização das recomendações de terapia antirretroviral (TARV) em gestantes vivendo com HIV. [Acesso em 16 jun 2020]. Disponível em: <Ofício-Circular 11 (0014164748) SEI 25000.042712/2020-89>.

Brasil. Ministério da Saúde. Secretaria de Vigilância em Saúde. Departamento de Doenças de Condições Crônicas e Infecções Sexualmente Transmissíveis. Coordenação-Geral de Vigilância das Infecções Sexualmente Transmissíveis. OFÍCIO CIRCULAR Nº 2/2020/CGAHV/.DCCI/SVS/MS. Substituição do ofício circular nº 47/2019/CGAHV/DCCI/SVS/MS - Ampliação do uso de dolutegravir (DTG) 50mg 2X/dia para paciente com coinfecção tuberculose e HIV em uso de rifampicina. [Acesso em 16 jun 2020]. Disponível em: <Ofício-Circular 2 (0013197137) SEI 25000.201082/2019-57>.

Brasil. Ministério da Saúde. Secretaria de Vigilância em Saúde. Departamento de Vigilância, Prevenção e Controle das Infecções Sexualmente Transmissíveis, do HIV/Aids e das Hepatites Virais. Protocolo Clínico e Diretrizes Terapêuticas para Manejo da Infecção pelo HIV em Crianças e Adolescentes / Ministério da Saúde, Secretaria de Vigilância em Saúde, Departamento de Vigilância, Prevenção e Controle das Infecções Sexualmente Transmissíveis, do HIV/Aids e das Hepatites Virais. – Brasília: Ministério da Saúde, 2018. 218 p.

Brasil. Ministério da Saúde. Secretaria de Vigilância em Saúde. Departamento de Vigilância, Prevenção e Controle das Infecções Sexualmente Transmissíveis, do HIV/Aids e das Hepatites Virais. Protocolo Clínico e Diretrizes Terapêuticas para Manejo da Infecção pelo HIV em Adultos / Ministério da Saúde, Secretaria de Vigilância em Saúde, Departamento de Vigilância, Prevenção e Controle das Infecções Sexualmente Transmissíveis, do HIV/Aids e das Hepatites Virais. – Brasília: Ministério da Saúde, 2018. 412 p.

Brasil. Ministério da Saúde. Secretaria de Vigilância em Saúde. Departamento de Doenças de Condições Crônicas e Infecções Sexualmente Transmissíveis. Protocolo Clínico e Diretrizes Terapêuticas para Prevenção da Transmissão Vertical do HIV, Sífilis e Hepatites Virais / Ministério da Saúde, Secretaria de Vigilância em Saúde, Departamento de Doenças de Condições Crônicas e Infecções Sexualmente Transmissíveis. – Brasília: Ministério da Saúde, 2019. 248 p.

Brasil. Ministério da Saúde. Secretaria de Vigilância em Saúde. Guia de Vigilância em Saúde. Brasília: Ministério da Saúde 2019.

CDC. Centers for Disease Control and Prevention. Guidelines for the Prevention and Treatment of Opportunistic Infections in Adults and Adolescents with HIV. Recommendations from the Centers for Disease Control and Prevention, the National Institutes of

Health, and the HIV Medicine Association of the Infectious Diseases Society of America. 2020. Disponível em: https://aidsinfo.nih.gov/contentfiles/lvguidelines/adult_oi.pdf.

Juliano JJ, Cohen MS, Weber DJ. The acutely ill patient with fever and rash. In: Bennett JE, Dolin R, Blaser MJ (Eds.). Mandell, Douglas, and Bennett's Principles and Practice of Infectious Diseases. 9th ed. Philadelphia: Elsevier Saunders; 2020. p. 801-818.

NIH News. Starting antiretroviral treatment early improves outcomes for HIV-infected individuals. (Accessed on 2015 May 28). Available at: http://www.niaid.nih.gov/news/newsreleases/2015/Pages/START.aspx

Siqueira-Batista R, Gomes AP. Antimicrobianos: guia prático, 3.ed. Rio de Janeiro: Rubio, 2021.

Tavares W. Antibióticos e quimioterápicos para o clínico, 4.ed. São Paulo: Atheneu, 2020.

Tsibris ATN, Hirsch MS. Antiretroviral therapy for human immunodeficiency virus infection. In: Bennett JE, Dolin R, Blaser MJ (Eds.). Mandell, Douglas, and Bennett's Principles and Prac-tice of Infectious Diseases. 9th ed. Philadelphia: Elsevier Saunders; 2020. p. 1739-1760.

TERAPIA ANTIPARASITÁRIA

Luiz Alberto Santana ▪ Ademir Nunes Ribeiro Júnior ▪ Paulo Sérgio Balbino Miguel

INTRODUÇÃO

Agentes antiparasitários são medicamentos geralmente utilizados para o tratamento das doenças causadas por parasitos, organismos que vivem em um hospedeiro e se nutrem dele. Os parasitos humanos incluem protozoários, helmintos e ectoparasitos e podem causar uma série de doenças como malária, tricomoníase, leishmaniose, doença de Chagas, toxoplasmose, teníase, esquistossomose, amebíase, giardíase, entre outras. Doenças parasitárias causam, em todo mundo, morbimortalidade substancial e grande número de mortes em pessoas que habitam países em desenvolvimento. Neste capítulo serão abordadas as principais drogas utilizadas no tratamento das principais infecções causadas protozoários e helmintos. Ao final do capítulo o Quadro 13-1 apresenta o espectro de ação das drogas, as doses habituais, efeitos colaterais e algumas observações pertinentes.

PRINCIPAIS ASPECTOS DOS ANTIPARASITÁRIOS

Albendazol

É uma droga pertencente a classe dos benzimidazóis de amplo espectro derivados do imidazol. A ação parasiticida é exercida por inibição da síntese de microtúbulos e do bloqueio da absorção de glicose pelos helmintos. Cerca de metade da dose do albendazol é absorvida por via oral. É rapidamente metabolizado no fígado. Seu derivado sulfóxido mantém ação anti-helmíntica e tem vida média de cerca de 8 horas, sendo posteriormente eliminado na urina. Atinge concentrações terapêuticas nos pulmões, fígado e cistos. O albendazol não deve ser empregado em gestantes por apresentar efeitos teratogênicos em animais.

Amodiaquina

A amodiaquina é uma 4-aminoquinolina utilizada, principalmente, na terapêutica da malária. Apresenta, basicamente, as mesmas propriedades e características da cloroquina. É uma droga organodepositária de eliminação renal sob a forma de metabólitos. O *Plasmodium. falciparum* resistente à cloroquina habitualmente é resistente à amodiaquina. Entretanto, a amodiaquina pode ser usada de forma combinada com artesunato para tratar infecções não complicadas causadas por *P. falciparum* resistente à cloroquina. A amodiaquina raramente apresenta efeitos adversos, contudo, alguns pacientes podem mostrar agranulocitose, hepatotoxicidade e anemia aplástica. É extensivamente utilizada na África.

Antimoniato de N-Metilglutamina

É um quimioterápico antimonial pentavalente utilizado especialmente no tratamento das leishmanioses, apresentando alta eficácia nestas doenças. Seu mecanismo de ação é controverso e alguns estudiosos defendem que a droga é parasiticida, enquanto outros defendem que sua ação é predominantemente estimuladora do sistema imunológico. É uma droga organodepositária que se acumula em rins, baço, fígado, tireoide e articulações. É eliminada pelos rins. Esta é uma droga bem tolerada com poucos efeitos colaterais. Deve-se atentar para as alterações eletrocardiográficas que podem ser induzidas pela droga especialmente em pacientes cardiopatas. Habitualmente, ocorrem elevações de amilase e lipase. Se a amilase apresentar aumento maior que quatro vezes o limite superior e/ou a lipase apresentar aumento maior que 15 vezes o limite superior, a droga deve ser suspensa.

Artemisina

A artemisina pode ser empregada no tratamento de plasmódios e atua também sobre *Naegleria fowleri*, *Shistosoma mansoni* e *S. japonicum* e *Clonorquis sinensis*. No entanto, sua única indicação terapêutica é restrita à malária pelo *P. falciparum*. Apresenta excelente ação contra esquizontes do *Plasmodium falciparum* e *P. vivax*. Atua também sobre plasmódios resistentes à cloroquina e à quinina. Não atua sobre hipnozoítas de *P. vivax*. Seu mecanismo de ação sobre os plasmódios se dá por interferência sobre a membrana celular, ribossomos, mitocôndrias e retículo endoplasmático alterando a síntese proteica e a permeabilidade de membranas. Esta é a droga que mais rapidamente atua sobre os plasmódios sensíveis. Apresenta meia-vida sérica em torno de 2 a 4 horas. Artemisina e seus derivados são primariamente eliminados pela bile. O Quadro 13-1 mostra a utilização dos derivados da artemisina: artesunato, artemeter e arteeter. Embora bem toleradas pelos pacientes, as artemisininas podem causar náusea, diarreia e vômito como efeitos adversos e, mais raramente, neutropenia, hemólise e elevação de enzimas hepáticas. Também são bem toleradas durante a gravidez.

Atovaquona

Esta droga é uma hidroxinaftoquinona que pode ser utilizada no tratamento do *Pneumocystis jirovecii*, formas sanguíneas de plasmódios, *Toxoplasma gondii* e *Babesia*. A atovaquona inibe o transporte de elétrons nas mitocôndrias, inibindo a síntese de pirimidina. Apresenta boa tolerância utilizada por via oral e deve ser administrada junto a alimentos com o objetivo de aumentar seu nível sérico. A droga não é metabolizada no organismo humano e é eliminada por via biliar. É especialmente indicada para tratamento de *P. jirovecii* em pacientes alérgicos ao cotrimoxazol. Possíveis efeitos adversos incluem cefaleia, insônia, febre, erupção cutânea, distúrbios gastrointestinais, náusea, vômito e diarreia.

Benznidazol

Esta droga é um derivado nitroimidazol utilizado no tratamento da doença de Chagas. Seu mecanismo de ação não é bem conhecido. Estudos sugerem que a droga age sobre o RNA e o DNA do *Trypanosoma cruzi*, provavelmente, sobre os tripomastigotas e amastigotas. O benznidazol é rapidamente absorvido, bem distribuído e penetra o sistema nervoso central. É eliminado por via renal com aproximadamente 25% de eliminação via fecal.

Cambendazol

O cambendazol é um derivado do imidazol que é absorvido por via oral e eliminado por via renal sob a forma de metabólitos. É utilizado, principalmente, no tratamento da estrongiloidíase.

Cloroquina

A cloroquina é um derivado aminoquinoleínico que veio a se tornar uma das principais drogas contra a malária. O *P. falciparum* apresenta alta resistência a ela. A droga também pode ser empregada na amebíase hepática. Trata-se de uma droga bem absorvida por via oral e leva à queda rápida da parasitemia quando utilizada em plasmódios sensíveis. Atinge baixas concentrações no liquor. Atinge altas concentrações no interior de hemácias e leucócitos. É eliminada por via renal. É indicada no tratamento da crise de malária por *P. vivax* e *P. malariae*.

Até o momento da revisão deste capítulo estudos tem relatado que a cloroquina e a hidroxicloroquina são capazes de inibir o SARS-CoV-2 *in vitro*, sendo que a hidroxicloroquina parece ter uma atividade antiviral mais potente. No momento estão sendo realizados ensaios randomizados avaliando seu uso clínico na COVID-19. A cloroquina agiria nessa nosologia através da modificação conformacional do receptor da enzima conversora de angiotensina do Tipo 2 (ECA 2); alteração do pH do Endossomo promovendo alcalinização no interior deste, levando ao não rompimento do envelope viral, o que acarreta a não liberação do RNA viral no citoplasma, levando a não replicação do vírus e consequentemente a redução da carga viral. Também atuaria na formação, redução e inibição, na liberação de citocinas pró-inflamatórias (TNF-α e IL-6).

Dietilcarbamazina

Esta é uma droga piperazínica utilizada, principalmente, no tratamento da filariose. Apresenta ação sobre vermes adultos e microfilárias da *Wuchereria bancrofti*, *Wuchereria malayi* e *Loa loa*; apresentando pouca atividade contra o *Onchocerca volvulus* adulto. Seu mecanismo de ação é ligado à opsonização com consequente sensibilização de larvas tornando mais fácil a fagocitose por macrófagos. Tem boa absorção por via oral, distribui-se por todos os tecidos e concentra-se muito pouco em gordura. Sua eliminação se dá por via renal.

Eflornitina

Trata-se de uma droga análoga da ornitina que pode ser empregada em algumas circunstâncias na tripanossomíase africana (*Trypanosoma brucei*) e no tratamento da pneumonia por *P. jirovecii*. É bem absorvida por via oral, apresenta meia-vida sérica em torno de 3 a 4 horas, atravessa a barreira hematoencefálica, em concentração cerca de 30 a 60% da concentração sérica e é eliminada pelos rins.

Halofantrina

Pertence à classe dos aminoálcoois e exerce ação rápida sobre esquizontes do *P. vivax* e *P. falciparum* sensíveis e resistentes a cloroquina, pirimetamina e quinino. Seu mecanismo de ação se dá por interferência na utilização do ferro pelo parasito e por alterar a mitocôndria deste. Apresenta absorção oral lenta que pode ser aumentada quando ingerida com alimentos ricos em gordura e atinge níveis séricos eficazes cerca de 4 a 6 horas após administração da dose. Sua meia-vida sérica é de 2 a 3 dias. É eliminada, principalmente, por via fecal.

Ivermectina

A ivermectina é uma droga derivada da avermectina B, produzida pelo *Streptomyces avermetilis*. É bem absorvida por via oral, obtendo níveis sanguíneos eficazes em cerca de quatro horas. Distribui-se bem por todos os tecidos corporais. Apresenta grande concentração no fígado e no tecido adiposo e é eliminada, principalmente, pelas fezes. Geralmente é empregada em infecções por helmintos e nas filarioses. Seu mecanismo de ação parece estar relacionado com a inibição da ação do GABA. Causa, ainda, paralisia da musculatura helmíntica, um efeito que é mediado pela ativação direta dos canais de cloreto sensíveis às avermectinas e controlados pelo glutamato. O Quadro 13-1 apresenta suas várias indicações e doses.

Até o momento da revisão deste capítulo estudos *in vitro* têm demonstrado ação da ivermectina sobre o SARS-CoV-2 por ação inibitória do transporte nuclear, o que torna esta droga uma possível opção para o tratamento da COVID-19. Estudos clínicos ainda precisam ser realizados.

Levamisol

Trata-se de um derivado imidazólico com excelente eficácia na terapêutica da ascaridíase, lagoquilascaríase e tricostrongilíase. O levamizol apresenta, também, propriedades imunomoduladoras inespecíficas podendo aumentar a resposta imunológica celular. Seu mecanismo de ação se faz através da inibição da fumarato-redutase com consequente paralisia dos helmintos.

Mebendazol

Trata-se de um derivado imidazólico com ação sobre inúmeras helmintíases humanas e também sobre *Giardia lamblia* e *Trichomonas vaginalis*. Atua sobre os parasitos inibindo a captação de glicose com consequente inibição da produção de ATP e sobre os microtúbulos.

Mefloquina

Esta é uma droga análoga da quinina com grande atividade sobre plasmódios. Age sobre os esquizontes sanguíneos de todas as espécies de plasmódios, porém, não apresenta ação sobre gametócitos. Age por inibir a síntese de DNA e RNA dos parasitos com redução da parasitemia em cerca de 3 dias. É bem absorvida por via oral e atinge concentrações máximas em cerca de 12 horas. A mefloquina concentra-se nas hemácias, não atravessa a barreira hematoencefálica e é eliminada, principalmente, pela bile e pelas fezes.

Melasorprol

Trata-se de um derivado do arsênio utilizado no tratamento da tripanossomíase africana nos casos em que ocorre envolvimento do sistema nervoso central.

Metronidazol

É um derivado nitroimidazólico com grande atividade sobre protozoários e bactérias. Age por inibir a replicação do DNA levando a impedimento da síntese enzimática, ocasionando a morte dos microrganismos sensíveis. É bem absorvido por via oral, retal e por via endovenosa. Distribui-se bem por todos os tecidos e líquidos do organismo. É eliminado por via biliar e hepática.

Nifurtimox

Não é comercializado no Brasil. É utilizado na tripanossomíase africana.

Niclosamida

A niclosamida atua sobre cestódeos por inibição da produção de ATP nas mitocôndrias destes vermes, o que ocasiona aumento de sensibilidade à ação das enzimas do organismo hospedeiro. A droga é pouco absorvida e apresenta poucos efeitos colaterais.

Nimorazol

É um derivado nitroimidazólico com boa atividade sobre *Trichomonas vaginalis* e *Giardia lamblia*. É uma droga absorvida rapidamente, podendo alcançar níveis plasmáticos em cerca de 2 horas. Apresenta propriedades muito semelhantes ao metronidazol e pode ser utilizado em infecções bacterianas por agentes anaeróbios e doenças causadas por protozoários.

Oxaminiquine

É um derivado quinoleínico especialmente utilizado no tratamento da *Esquistossomose* mansônica. É absorvido rapidamente por via oral, atingindo concentração sérica máxima em torno de 3 horas e meia-vida sérica em torno de 6 horas. É metabolizado no fígado e eliminado na urina.

Pentamidina

É uma droga do grupo das diamidinas. Existe sob as formas de isetionato e mesilato. Alcança níveis séricos máximos cerca de 5 a 8 dias após o início do tratamento. Atinge praticamente todos os órgãos, acumulando-se no fígado. Pode permanecer como depósito no organismo até cerca de 1 ano após a última dose. É eliminada por via renal e não apresenta necessidade de ajuste de dose na insuficiência renal.

Pirimetamina

Trata-se de um derivado pirimidínico. É absorvida por via oral e deposita-se nos órgãos com meia-vida em torno de 120 horas. Atua na síntese dos ácidos nucleicos. É eliminada pelos rins. Não necessita de ajuste na insuficiência renal.

Praziquantel

É uma droga com importante ação contra cestódeos e trematódeos. Atua por inibição da captação de glicose nos vermes. Nos cestódeos e nematódeos, a droga interrompe o transporte de íons, o que resulta em aumento da permeabilidade de cálcio na membrana celular. O praziquantel pode, ainda, se ligar à cadeia leve de actina e miosina dos helmintos e alterar a fluidez da membrana. Sua absorção oral é rápida, atingindo concentração sérica máxima em torno de três horas. Seus metabólitos não apresentam ação sobre os vermes e são eliminados por via renal junto à droga ativa.

Primaquina

A primaquina é uma aminoquinoleína utilizada no tratamento da malária. Atua por inibir a síntese de DNA e RNA. Apresenta meia-vida sérica em torno de 4 horas, sendo excretada sob a forma de metabólitos principalmente por vias renal e biliar. Atua sobre os gametócitos e formas exoeritrocíticas de todos os plasmódios humanos.

Quinino

Trata-se de um derivado quinolínico que atua sobre esquizontes sanguíneos dos plasmódios, inibindo a síntese do DNA e RNA. Pode, também, ser empregado na terapêutica da Babesiose. Pode ser administrado por via venosa ou por via oral. É metabolizado no fígado e eliminado pelos rins.

Secnidazol

Trata-se de um derivado nitroimidazólico. Apresenta absorção por via oral, tem meia-vida longa e mantém níveis sanguíneos eficazes por até 48 horas. É eliminado por via renal como metabólitos. Apresenta interação com o álcool e pode causar efeito dissulfiram. Não deve ser utilizado no início da gestação. Sua segurança na gravidez não está estabelecida e no período de amamentação pode deixar gosto amargo no leite.

Suramina

É um derivado da ureia que apresenta ação sobre o *Trypanosoma brucei gambiense*, *Trypanosoma brucei rhodesiense* e vermes adultos do *Onchocerca volvulus*. Age por meio da inibição de enzimas dos parasitos. Deve ser administrada apenas por via endovenosa. Não tem indicação na doença do sono quando esta apresenta acometimento neurológico por não penetrar no sistema nervoso central. Apresenta excreção por via renal.

Tiabendazol

É um derivado imidazólico de amplo espectro de ação. Sua eficácia é inferior a outros anti-helmínticos, apresentando melhor atividade na estrongiloidíase. Atua sobre os microtúbulos dos helmintos e em seus sistemas enzimáticos. Apresenta metabolização hepática e é eliminado pelos rins.

Tinidazol

Trata-se de um derivado imidazólico ativo contra protozoários intestinais. É absorvido no intestino delgado e apresenta distribuição por todos os líquidos e tecidos do organismo humano. Seu mecanismo de ação ocorre por inibição da replicação do DNA do parasita. Possui meia-vida sérica em torno de 14 horas. É eliminado por via renal em forma de metabólitos.

USO CLÍNICO, DOSES HABITUAIS E EFEITOS ADVERSOS DOS PRINCIPAIS ANTIPARASITÁRIOS (QUADRO 13-1)

Quadro 13-1. Principais Antiparasitários em Uso Clínico

Fármaco	Espectro	Doses habituais	Efeitos adversos principais	Observações
Albendazol	*Ascaris lumbricoides*, *Ancylostoma duodenale*, *Necator americanus*, *Taenia* spp, *Strongyloides stercoralis*, *Enterobius vermicularis*, *Trichuris trichiura*, *Echinococcus* spp, *Giardia intestinalis*, Microsporídeos	**Ancilostomíase, ascaridíase, enterobíase:** Administrar VO, 400 mg, dose única para adultos e crianças com idade inferior a 2 anos **Tricuríase:** Administrar VO, de 600 a 800 mg, dose única ***Strongyloides* e teníase:** Administrar VO, 400 mg/dia, durante 3 dias consecutivos, para adultos e crianças com idade superior a 2 anos **Tricocefalíase:** Administrar VO, de 600 a 800 mg, dose única, para adultos e crianças com idade superior a 2 anos **Cisticercose:** Administrar VO, de 15 a 25 mg/kg/dia, durante 8 a 30 dias. Segunda série de tratamento após 14 dias, dependendo de melhora dos exames complementares **Equinococose:** (sem acometimento cerebral): Administrar VO, 800 mg/dia, a cada 12 h, em 3 ciclos de 4 a 6 semanas, com intervalos de 14 dias sem uso do fármaco; ou 400 mg, 2 vezes/dia, com alimento ***Larva migrans* cutânea:** Administrar 400 mg por 5 dias para adultos e crianças **Microsporídeos em pacientes com AIDS:** Administrar VO, 400 mg, 2 vezes ao dia, durante 28 dias, e 400 mg/dia de manutenção. O tempo de tratamento depende do estado imunológico do paciente em terapia antirretroviral.	Intolerância gastrointestinal, cefaleia, tonteiras passageiras	É formalmente contraindicado nas gestantes

Quadro 13-1. *(Cont.)* Principais Antiparasitários em Uso Clínico

Fármaco	Espectro	Doses habituais	Efeitos adversos principais	Observações
Amodiaquina	*P. vivax, P. malarie, P. ovale*	**Dose total para tratamento da crise:** **Adultos:** Administrar VO, 1,5 g, 600 mg no primeiro dia; 450 mg no segundo dia e 450 mg no terceiro dia **Crianças:** Administrar VO, dose inicial de 10 mg/kg no primeiro dia, e complementação com doses de 5 mg/kg, no segundo e terceiro dias	Sintomas dispépticos, agranulocitose (raramente) hiperpigmentação do leito ungueal	Esta medicação já foi fornecida no Brasil pela FUNASA Na profilaxia: 600 mg, em adultos, ou 10 mg/kg, em crianças, uma vez por semana em até 4 semanas após saída da área endêmica
Antimoniato de N-metilglutamina	*Leishmania* spp	**Leishmaniose cutaneomucosa:** Administrar via IV ou IM, 20 mg/kg/dia de antimônio, a cada 24 h, durante 30 dias ou até 1 semana após a lesão regredir **Leishmaniose cutânea:** Administrar via IV ou IM, 10 a 15 mg/kg/dia, a cada 24 h, durante 30 dias ou até 1 semana após a lesão regredir **Leishmaniose cutânea difusa:** Administrar via IV ou IM, 15 mg/kg/dia de antimônio pentavalente, a cada 24 h, durante 20 dias **Leishmaniose visceral:** Administrar via IV ou IM, 20 mg/kg/dia de antimônio, durante 15 a 20 dias	Artralgias, náuseas, arritmias, icterícia e exantema. Tosse, inapetência, vômitos, febre, palpitações tonteira, dor abdominal, aumento do intervalo QT e inversão de onda T ao eletrocardiograma	Em pacientes ambulatoriais (crianças ou adultos), usar uma ampola (5 mL), 2 vezes por semana, IM, 10 ampolas no total. Cada ampola de 5 mL contém 425 mg de SbV, ou seja, 1 mL = 85 mg SbV) Monitorar eletrocardiograma e níveis de amilase e lipase durante o tratamento
Artemisinina	*Plasmodium* spp	**Artesunato:** Administrar 2,4 mg/kg, EV, na primeira dose e 1,2 mg/kg a cada 12 horas por 7 dias. 2,4 mg/kg, VO, na primeira dose e 1,2 mg/kg a cada 12 horas pelos 5 dias restantes **Artemisinina:** Administrar VO, dose inicial de 1 g e de 500 mg, a cada 12 h, durante 2 dias Supositório: dose inicial de 600 mg e de 600 mg 4 h depois. Após isso, a cada 12 h, 400 mg por mais 2 dias **Artemeter:** **Crianças:** Administrar via IM, 3,2 mg/Kg, na primeira dose e 1,6 mg/kg, IM, 24/24h por 4 dias **Adultos:** Administrar via IM, 160 mg, no primeiro dia, e 80 mg, a cada 24 h, durante 5 dias ou 150 mg, IM, durante 3 dias	Náuseas, vômitos, BAV de primeiro grau	São os mais rápidos esquizonticidas conhecidos para *P. falciparum* São contraindicados no primeiro trimestre da gestação e em nutrizes

(Continua)

Quadro 13-1. *(Cont.)* Principais Antiparasitários em Uso Clínico

Fármaco	Espectro	Doses habituais	Efeitos adversos principais	Observações
Atovaquona	*Plasmodium* spp, *P. jirovecii* e *T. gondii*	**Pneumocistose:** 750 mg/dose, VO, 8/8 h (ingerida junto com alimento). Por 21 dias **Terapêutica e profilaxia da malária falcípara:** Administrar VO, 1 g de atovaquona e 400 mg de proguanil, a cada 24 h, durante 3 dias. **Toxoplasmose cerebral e ocular em pacientes com AIDS:** Administrar VO, 750 mg/dose, a cada 6 h, durante 30 dias.	Erupção maculopapular, febre, elevação de AST e ALT	A rifampicina reduz o nível sérico da atovaquona em até 50%. Não está comercialmente disponível no Brasil
Benzonidazol	*Trypanosoma cruzi*	**Adultos:** Dose usual: Administrar VO, entre 5 a 7 mg/kg/dia, a cada 12 horas, durante 60 dias	Púrpura, leucopenia (com agranulocitose), dermatite, neuropatia periférica, doença do soro, febre	Único fármaco antichagásico disponível no Brasil
Bitionol	*Paragominus* spp, *Fasciola hepatica*, *C. sinensis*, *Opistorchis* spp	Dose usual: Administrar VO, entre 30 a 50 mg/Kg/dia, de 10 a 15 doses em dias alternados	Intolerância gastrointestinal, urticária, cefaleia e febre (rara)	É um dos fármacos de escolha para o tratamento de fasciolíase hepática. Fármaco não disponível no Brasil
Cambendazol	*S. stercoralis*, *Lagochilascaris minor*	**Estrongiloidíase:** Crianças: VO, 5 mg/kg, dose única Adultos: VO, 360 mg, dose única **Lagoquilascaríase:** VO, 20 mg/kg/dia, 2 tomadas diárias por 5 dias. Repetir 4 séries com intervalo de 15 dias. Em caso de presença do parasito no sistema nervoso, administrar dose diária de 30 mg/kg, associada ao levamisol (150 mg para adultos e crianças com idade superior a 7 anos e 80 mg para crianças com até 7 anos)	Intolerância gastrointestinal e gosto "metálico"	Usado na estrongiloidíase
Cloroquina	*Plasmodium* spp (exceto *P. falciparum*, habitualmente resistente)	Administrar via IV, mg/kg na primeira dose, seguido por 5 mg/kg 6, 24 e 48 h depois (adultos, dose inicial de 600 mg, seguida de 300 mg 6, 24, 48 h depois); 5 mg/kg, IV, em cada dose	Cefaleia, alterações visuais, retinopatia, distúrbios gastrointestinais, *rash* cutâneo, prurido (melhora com injeção de vitamina B) e arritmias cardíacas	Pode ser usada com segurança em gestantes. Uso prolongado em gestantes pode ocasionar lesão de retina no feto. Para aplicação intravenosa, diluir o fármaco em 500 mL de soro glicosado (5%), infusão em 4-6 horas. Não infundir de forma rápida, pois pode causar hipotensão e efeito inotrópico negativo

CAPÍTULO 13 ▪ TERAPIA ANTIPARASITÁRIA

Quadro 13-1. *(Cont.)* Principais Antiparasitários em Uso Clínico

Fármaco	Espectro	Doses habituais	Efeitos adversos principais	Observações
Dietilcarbamazina	*Wuchereria bancrofti, Brugia malayi, Loa loa, Onchocerca volvulus, Dipetalonema perstans* *M. streptocerca*	**Dose usual:** Administrar VO, 6 mg/kg/dia, a cada 8 h **Bancroftíase:** 12 dias *Brugia malayi, M. streptocerca* e *larva migrans* visceral: 21 dias **Loíase e oncocercose:** Administrar VO, 6 mg/kg/dia, por 21 dias, com repetição de 2 a 3 séries terapêuticas **Infecções por *D. perstans*:** Administrar VO, 12 mg/kg/dia, a cada 8 h	Intolerância gastrointestinal, cefaleia, mialgias, artralgias, reação de hipersensibilidade (após destruição maciça dos helmintos)	Na oncocercose, pode ocorrer reação grave com choque e óbito
Eflornitina (Difluorometilornitina)	*T. brucei, P. jirocecii*	**Doença do sono:** Administrar via IV, 400 mg/Kg/dia, a cada 6 horas, durante 14 dias e VO, 300 mg/Kg/dia, a cada 6 horas durante 6 semanas, seguido de 300 mg/kg/dia, VO, 6/6 h, por 6 semanas **Pneumocistose:** Administrar via IV, 100 mg/Kg/dia, a cada 6 horas, durante 14 dias, e VO, 75 mg/Kg a cada 6 horas, durante 4 a 6 semanas	Leucopenia, plaquetopenia, anemia, exantemas, convulsões, febre e hipoacusia. Febre náuseas vômitos, diarreia, flebite zumbidos, aftas bucais, alopecia	Tratamento da tripanossomíase africana (períodos hemolinfático e neurológico) É utilizada em forma de creme com o objetivo de retirar pelos faciais em mulheres
Halofantrina	*Plasmodium* spp	**Crianças:** Administrar VO, 24 mg/Kg (dose total), a cada 8 horas; **Adultos:** Administrar VO, 1.500 mg (dose total), a cada 8 horas **Observação:** repetição da mesma dose 7 dias depois aumenta a chance de cura	Dor abdominal, náuseas, vômitos, diarreia e arritmias (prolongamento do intervalo QT). Prurido, erupção maculopapular	É um esquizonticida de ação rápida para as quatro espécies de *Plasmodium* spp Não usar se mefloquina foi empregada nas últimas 3 semanas (risco de grave distúrbio da condução). Não é uma droga recomendada em gestantes

(Continua)

Quadro 13-1. *(Cont.)* Principais Antiparasitários em Uso Clínico

Fármaco	Espectro	Doses habituais	Efeitos adversos principais	Observações
Ivermectina	*W. bancrofti, L. loa, O. volvulus, M. perstans, Dirofilaria immitis, Masonella pertans, M. streptocerca. Mozzardi, Pediculus* spp, *Sarcoptes scabiei*, empregável no tratamento de miíase furunculoide (berne), com bons resultados	**Ascaridíase, enterobíase e tricuríase:** Crianças e adultos com até 49 kg: Administrar VO, de 50 a 100 mcg/kg, dose única; Adultos com 50 a 60 kg: Administrar VO, 6 mg, dose única **Ancilostomíase, necatoríase e estrongiloidíase:** Crianças: Administrar VO, de 150 a 200 mcg/kg Adultos: Administrar VO, 12 mg, dose única; Nos pacientes com AIDS, repetir a dose 3 a 4 vezes, a cada 5 dias *Filariose* **(W. bancrofti):** Administrar VO, entre 100 a 150 mcg/Kg, a cada 6 meses *O. volvulus:* Administrar VO, entre 100 a 150 mcg/Kg, anualmente, por até 20 anos **Escabiose, pediculose e *Larva migrans* cutânea:** Administrar VO, 200 mcg/kg, podendo ser repetida a dose 10 dias depois *Loa loa:* Administrar VO, 200 mcg/kg, a cada 6 meses *M. streptocerca e M. ozzardi:* Administrar VO, dose única de 150 mcg/kg **Lagoquilascaríase:** Administrar VO, 300 mcg/kg, semanalmente, por 6 a 10 semanas	Prurido, mialgias, artralgias e reações urticariformes, edema de face e membros. As reações podem surgir entre 1 e 24 dias após a ingestão da droga	É considerado um dos fármacos de escolha nas filariáses Não usar em crianças com menos de 15 kg. Não há relatos de efeitos nocivos na gravidez e nem mesmo sobre o concepto
Levamisol	*A. lumbricoides, L. minor, Triconstrongylus* spp	**Crianças (até 7 anos):** Administrar VO, 80 mg, dose única; **Adultos e crianças maiores de 7 anos:** Administrar VO, 150 mg, dose única **Lagoquilascaríase:** Administrar VO, 150 ou 80 mg/dia, durante 5 dias, junto com a primeira série de cambendazol; com manutenção do levamisol 150 mg, semanalmente, por 3 a 6 meses **Filariose bancroftiana e malária:** Administrar VO, 100 mg, a cada 12 h, durante 10 dias	Tonteiras, cefaleias, insônia, raramente convulsões, cólicas abdominais, náuseas e vômitos	Alguma ação sobre *Wuchereria bancrofti Brugia malayi*

Quadro 13-1. *(Cont.)* Principais Antiparasitários em Uso Clínico

Fármaco	Espectro	Doses habituais	Efeitos adversos principais	Observações
Mebendazol	*A. lumbricoides, A. duodenale, N. americanus, Taenia* spp, *E. vermicularis, T. trichiura, Capilaria philippinensis, G. intestinalis,* filaríase por *D. perstans*	**Ancilostomíase, ascaridíase, enterobíase e tricuríase:** Administrar VO, 100 mg, a cada 2 horas, durante 3 dias consecutivos (crianças e adultos) **Teníase:** Administrar VO, 200 mg, a cada 12 horas, durante 4 dias **Giardíase:** Administar VO, 400 mg, em dose única, durante 20 dias **Capilaríase intestinal:** Administrar VO, 400 mg em dose única por 20 dias **Equinococose:** Administrar VO, 50 mg/Kg/dia, a cada 8 horas, durante no mínimo 3 meses. **Filaríase por *D. perstans*:** Administar VO, 100 mg, duas vezes/dia durante 30 dias.	Náuseas, dores abdominais, tonteiras, acrescentando-se hepatotoxicidade e leucopenia (raramente)	Contraindicado em gestantes
Mefloquina	*Plasmodium* spp	**Crianças:** VO, entre 15 a 20 mg/Kg, dose única; **Adultos:** VO, 1 g, dose única	Distúrbios gastrointestinais, arritmias cardíacas e alterações psiquiátricas (delírio, ideação suicida) Zumbidos, visão turva, convulsões	Não tem atividade contra esporozoítas ou estágios extraeritrocíticos Ingerir, de preferência, com algum alimento. Seu emprego no primeiro trimestre da gestação somente deve ser feito muito cuidadosamente e somente em malária grave
Melasorprol	*T. brucei*	**Esquema terapêutico:** 3 séries de 3 dias, com intervalos de 7 dias **Crianças:** dose diária de 3,6 mg/kg; adultos recebem 180 mg/dia. Em casos mais graves em adultos com mais de 50 kg administrar em 3 séries: *Primeira série:* 90 mg no primeiro e segundo dias, e 108 mg no terceiro *Segunda série:* 108 mg (décimo dia), 144 mg (décimo primeiro dia) e 180 mg (décimo segundo dia) *Terceira série:* 180 mg/dia do décimo nono ao vigésimo primeiro dias	Encefalopatia fatal, hipotensão, sudorese e neurite óptica	Fármaco extremamente tóxico, não disponível no Brasil

(Continua.)

Quadro 13-1. *(Cont.)* Principais Antiparasitários em Uso Clínico

Fármaco	Espectro	Doses habituais	Efeitos adversos principais	Observações
Metronidazol	Anaeróbios (incluindo *B. fragilis*), *Balantidium coli*, *Gardnerella vaginalis*, *Helicobacter pylori*, *Campylobacter fetus*, *Giardia intestinalis*, *Trichomonas vaginalis* e *Entamoeba hystolitica* Colite pseudomembranosa por *Clostridioides dificile*	**Infeções por anaeróbios:** VO ou IV, 15 mg/kg (dose inicial), seguido por 7,5 mg/kg, a cada 6 ou 8 h **Amebíase:** Vo ou IV, 750 mg 3 vezes/dia durante 5 a 10 dias, a cada 8 h Em crianças, 50 mg/kg/dia divididas em 3 doses por 10 dias **Giardíase:** crianças (< 10 anos): VO, 15 mg/kg/dia, a cada 8 h durante 5 dias adultos: VO, 250 mg, VO, a cada 8 h durante 5 dias **Enterocolite pseudomembranosa:** VO, 250 mg, VO, a cada 6 h durante 10 dias *Gardnerela vaginalis* e *T. vaginalis* – VO, 2 g em dose única **Balantidíase:** VO, a cada 8 h, durante 10 dias **Dracunculose:** VO, 400 mg, a cada 8 h, durante 5 dias	Cefaleia, parestesias, convulsões (raras), gosto "metálico" na boca e reações do tipo dissulfiram Pancreatite, raramente	Penetra no SNC Não é necessário ajuste de dose na insuficiência renal. Complementar dose após diálise. Evitar utilizar em nutrizes, pois é eliminado no leite
Nifurtimox (Nitrofurfurilidene)	*T. cruzi*	Dose usual: Administrar VO, de 8 a 10 mg/kg/dia, a cada 8 h, durante 60 a 120 dias. **Pacientes com idade inferior a 10 anos:** Administrar VO, entre 15 a 20 mg/kg/dia, divididas em 3 ou 4 doses durante 90 dias **Pacientes com idade entre 11 a 16 anos:** Administrar VO, entre 12,5 a 15 mg/kg/dia, divididas em 3 ou 4 doses durante 90 dias **Pacientes com idade superior a 17 anos:** Administrar VO, entre 8 a 10 mg/kg/dia, dividas em 3 ou 4 doses durante 90 dias	Epigastralgia, náuseas, vômitos, emagrecimento, púrpura, leucopenia (com agranulocitose), dermatite e neuropatia periférica	Pode provocar oligospermia temporária

Quadro 13-1. *(Cont.)* Principais Antiparasitários em Uso Clínico

Fármaco	Espectro	Doses habituais	Efeitos adversos principais	Observações
Niclosamida	*Taenia solium e saginata* e *Hymenolepis nana e diminuta* Difilobotríase	**Teníase:** **Adultos e crianças com idade superior a 8 anos:** VO, 2.000 mg, administrado em duas doses iguais de 1.000 mg cada **Crianças com idade entre 2 a 8 anos:** VO, 1.000 mg, dose única **Crianças com idade inferior a 2 anos:** VO, 500 mg, em duas doses iguais de 250 mg, com intervalo de 1 h **Himenolepíase:** **Adultos e crianças com idade superior a 8 anos:** VO, 1.000 mg/dia, administradas durante as manhãs, durante 6 dias **Crianças com idade entre 2 a 8 anos:** VO, 500 mg/dia, durante 6 dias	Muito bem tolerada; raramente náuseas, vômitos e diarreia Sonolência, cefaleia e adinamia, prurido anal	Não é absorvida por via oral Até o momento, sem descrição de teratogenicidade em humanos
Nimorazol	Anaeróbios (incluindo *B. fragilis*), *B. coli*, *Gardnerella vaginalis*, *Helicobacter pylori*, *Giardia intestinalis*, *T. vaginalis* e *E. hystolitica*	**Crianças:** VO, 125 a 250 mg, a cada 12 h durante 5 dias **Adultos:** VO, 250 a 500 mg, a cada 12 h durante 5 dias	Similar ao metronidazol	Recomenda-se administrar o fármaco após o café da manhã e o jantar
Oxaminiquine	*Schistosoma mansoni*	**Crianças:** VO, 20 mg/Kg, a cada 12 h, dose única, após as principais refeições **Adultos:** VO, 15 mg/Kg, dose única, após a última refeição diária	Cefaleia, sonolência, alterações neuropsíquicas (excitação, irritabilidade, convulsão, alucinação, sensação de flutuação); também descritos febre, hipertensão arterial, leuco e linfopenia transitórias, arritmias cardíacas e bloqueio atrioventricular, raramente	É contraindicado em grávidas, em lactantes, em crianças com menos de 2 anos de idade, nas insuficiências renal, hepática e cardíaca descompensadas, e em casos de hipertensão porta descompensada Além disso, não deve ser utilizado em pessoas com epilepsia
Pentamidina	*P. carinii*, *Trypanosoma brucei* Leishmaniose visceral e cutânea	**Tripanossomíase africana:** Administrar via IM, de 3 a 4 mg/kg, diariamente, totalizando de 7 a 10 aplicações **Leishmaniose visceral:** Administrar 4 mg/kg, em 2 séries de 10 doses, diariamente, com intervalo de 10 dias entre as séries **Leishmaniose cutânea e tegumentar:** Administrar via IV ou IM, 4 mg/kg, diariamente ou a cada 2 dias, totalizando de 4 a 9 doses **Pneumocistose:** Administrar via IV ou IM, 4 mg/kg a cada 24 h, por 15 a 21 dias	Hipotensão, síncope, náuseas, vômitos, tonteiras, salivação excessiva, dispneia, taquicardia, cefaleia e disglicemia; necrose tubular aguda, hepatotoxicidade e pancreatite	Não usar por via intramuscular pelo grande risco de abscesso "frio" Na administração, o fármaco deve ser diluído em 150 mL SG (10%) e infundido em 60-120 minutos Não se conhece a segurança de seu uso na gravidez

(Continua.)

Quadro 13-1. *(Cont.)* Principais Antiparasitários em Uso Clínico

Fármaco	Espectro	Doses habituais	Efeitos adversos principais	Observações
Pirimetamina	*T. gondii* *Cystoisospora belli.*	**Toxoplasmose aguda em adultos:** Administrar VO ou IV, 50 mg/dia, por 21 a 30 dias (1mg/Kg/dia, a cada 24 h) **Cistoisospotríase:** Administrar VO, 50 a 75 mg/dia, durante 15 a 30 dias. Após o quadro clínico regredir, administrar 25 mg/dia, até a resolução da infecção	Náuseas, anemia megaloblástica, leucopenia e plaquetopenia	Quando usada, deve ser associado ácido folínico (não ácido fólico)
Praziquantel	*Schistosoma* spp, *Taenia* spp, *Hymenolepis nana*, *Diphyllobothrium latum*, *Opisthorchis viverrini*, *Paragominus westermani*, *Dipylidium caninum*, *Fasciolopsis buski*, *Heterophyes heterophyes*, *Metagonimus yokogawai*, *Nanophyetus salmincola*, *Clonorchis sinensis*	**Esquistossomose mansônica:** **Crianças:** Administrar VO, 70 mg/kg, fracionadas em duas tomadas, intercaladas entre 4 a 12 horas **Adultos:** Administrar VO, 50 a 60 mg/kg, em dose única **Esquistossomose por *S. hematobium*:** Administrar VO, 40 mg/kg, dose única **Teníase:** Administrar VO, 10 mg/kg, dose única **Himenolepíase:** Administrar VO, 20 a 30 mg/kg, dose única **Cisticercose subcutânea generalizada:** Administrar VO, 30 mg/kg, fracionada a cada 8 h, durante 1 semana **Neurocisticercose:** Administrar VO, 50 mg/kg/dia, a cada 8 h, por 15 dias **Equinococose:** Administrar VO, dose total de 120 a 210 mg/kg, fracionada em 5 a 6 dias	Náuseas, dores abdominais, cefaleia, tonteiras, sonolência, palpitação, prurido, urticária, vômito, cinetose, sensação de "cabeça oca", sensação de gosto metálico, diarreia, hipoacusia, hiporreflexia, distúrbio visual e tremor	É contraindicado na insuficiência hepática, renal e cardíaca graves, bem como na forma hepatointestinal descompensada
Primaquina	*Plasmodium* spp (ação contra gametócitos e formas exoeritrocíticas)	***P. vivax* e *P. ovale* (hipnozoítas):** **Adultos:** Administrar VO, 30 mg/dia, durante 7 dias ou 15 mg/dia durante 14 dias **Crianças:** VO, 0,3-0,5 mg/kg/dia, 14 dias ***P. falciparum*:** VO, 45 mg, dose única ou 15 mg durante 3 dias	Distúrbios gastrointestinais, neutropenia, hipertensão, arritmias, metemoglobinemia e hemólise (na deficiência de G-6-PD)	Ação contra hipnozoítas (*P. vivax* e *P. ovale*) Quando possível, averiguar deficiência de G-6-PD antes de usar o fármaco Não deve ser utilizada na gravidez

Quadro 13-1. *(Cont.)* Principais Antiparasitários em Uso Clínico

Fármaco	Espectro	Doses habituais	Efeitos adversos principais	Observações
Quinino	*Plasmodium* spp	**Adultos:** Administrar VO, 1,5 g/dia, a cada 8 h, durante 3 dias **Crianças:** Administrar VO, 30 mg/kg/dia, a cada 8 h, durante 3 dias **Observação:** Adota-se, para o tratamento da malária, em casos graves, com alta parasitemia, a administração IV, na dose inicial de 30 mg/kg/dia, durante 3 dias	Cinchonismo, *tinnitus* (ou zumbido), dor abdominal, cefaleia, vômito e alterações visuais); também descritos arritmias, hipotensão e hipoglicemia	Empregado no tratamento de malária por *Plasmodium falciparum* A administração por via IV implica a utilização de soro glicosado (5%), em infusão lenta (4 horas) Arritmias clinicamente importantes são indicações formais para a suspensão do fármaco
Secnidazol	Anaeróbios (incluindo *B. fragilis*), *G. vaginalis*, *B. coli*, *Helicobacter pylori*, *G. intestinalis*, *T. vaginalis* e *E. hystolitica*	**Crianças:** VO, 30 mg/kg, dose única **Adultos:** VO, 2 g, dose única **Observação:** na amebíase hepática, administrar VO: 2 g para adultos e 50 mg/Kg/dia para crianças, a cada 24 horas, durante 2 a 5 dias	Náuseas, vômitos e efeito do tipo dissulfiram	A absorção é melhor quando ingerido junto com alimentos. Segurança na gravidez não está estabelecida
Suramina	*Trypanosoma brucei*	**T. brucei:** Administrar via IV, dose inicial de 100 a 200 mg, lentamente Na ausência de alterações renais de vulto, no terceiro dia, administrar via IV, de 15 a 20 mg/kg, uma vez por semana, durante 5 semanas	Náuseas, vômitos, febre, erupção cutânea, anemia hemolítica, hematúria, cilindrúria, coma	Empregada no tratamento da tripanossomíase africana (período hemolinfático)
Tiabendazol	*S. stercoralis*, *Capilaria* spp, *Toxocara* spp, *Ancylostoma* spp, *Trichonstrongylus* spp	**Estrongiloidíase:** Administrar VO, 50 mg/kg, dose única (dose máxima de 3 g), ao deitar. O esquema pode ser repetido no 10º e 20º dia após a 1ª dose. Alternativamente, pode-se administrar VO, 25 mg/kg/dia, durante 2 a 5 dias, podendo a dose ser repetida após 10 dias ou 10 mg/kg/dia, durante 30 dias em pacientes com imunodeficiência **Capilaríase hepática e intestinal:** Administrar VO, 25 a 50 mg/kg/dia, durante 30 dias.	Intolerância gastrointestinal, cefaleia, sonolência, anorexia tonteiras, prurido, hipotensão arterial, hepatotoxicidade adenomegalia	Atualmente usado quase que exclusivamente na estrongiloidíase Deve ser ingerido, preferencialmente, após a alimentação

(Continua.)

Quadro 13-1. *(Cont.)* Principais Antiparasitários em Uso Clínico

Fármaco	Espectro	Doses habituais	Efeitos adversos principais	Observações
Tinidazol	Anaeróbios (incluindo *B. fragilis*), *Giardia intestinalis*, *T. vaginalis* e *E. hystolitica*	**Giardíase e tricomoníase:** **Adultos:** Administrar VO, 150 mg a cada 12 h, durante 5 dias; ou 2 g dose única **Crianças com idade inferior a 12 anos:** Administrar VO, 75 mg, a cada 12 h, durante 5 dias; ou 50 mg/kg/dia, dose única **Amebíase intestinal:** Administrar VO, 2 g/dia, dose única ou a cada 12 h, durante 2 a 3 dias **Amebíase extraintestinal:** Em adultos, administrar o mesmo esquema anterior, durante 5 a 10 dias. Em crianças, 50 mg/kg/dia **Infecções por bactérias anaeróbias:** Administrar via IV, 400 a 800 mg, a cada 12 h	Similar ao metronidazol	Mais ativo que metronidazol contra *T. vaginalis*

IM: via intramuscular; IV: via intravenosa; VO: via oral.
Modificado a partir de: Gomes et al. (2012); Tavares (2020); Siqueira-Batista et al. (2020); Siqueira-Batista, Gomes (2021).

CONTRIBUIÇÃO DOS AUTORES
Todos os autores contribuíram igualmente na preparação do capítulo.

BIBLIOGRAFIA

Brasil. Guia de Vigilância em Saúde/Ministério da Saúde, Secretaria de Vigilância em Saúde. Brasília: Ministério da Saúde, 2014.

Caly L, Druce JD, Catton MG, Jans DA, Wagstaff KM. The FDA-approved drug ivermectin inhibits the replication of SARS-CoV-2 in vitro. Antiviral Res 2020;178:104787.

Campbell, S., & Soman-Faulkner, K. (2019). Antiparasitic Drugs. StatPearls [Internet]. Disponível em: https://www.ncbi.nlm.nih.gov/books/NBK544251/

Carranza-Rodríguez C, Mateos-Rodríguez F, Muro A, Pérez-Arellano JL. Tratamiento antiparasitário. Medicine 2010;10(54):3664-72.

Eliopoulos GM, Moellering Jr RC. Principles of anti-infective therapy. In: Bennett JE, Dolin R, Blaser MJ (Eds.). Mandell, Douglas, and Bennett's Principles and Practice of Infectious Diseases, 8th ed. Philadelphia: Elsevier Saunders; 2015. p. 224-34.

Gomes AP, Siqueira-Batista R, Galvão-Alves J, Silva AL. Antimicrobianos em gastroenterologia: guia prático. Rio de Janeiro: Rubio, 2012.

Jaggi N. Newer antiparasitic agents. Journal of Patient Safety & Infection Control 2013;27-8.

Maser P, Wittlin S, Rottmann M et al. Antiparasitic agents: new drugs on the horizon. Cur Opin Pharmacol 2012;12:562-6.

Mmbaga BT, Houpt ER. Cryptosporidium and giardia infections in children: a review. Pediatr Clin North Am 2017 Aug;64(4):837-50.

Siqueira-Batista R, Gomes AP. Antimicrobianos: guia prático. 3.ed. Rio de Janeiro: Rubio, 2021

Siqueira-Batista R, Gomes AP, Holanda-Freitas IT, Santana LA, Tavares W. Tratamento farmacológico das enfermidades parasitárias. In: Siqueira-Batista R, Gomes AP, Santos SS, Santana LA. Parasitologia: fundamentos e prática clínica. Rio de Janeiro: Guanabara Koogan; 2020.

Siqueira-Batista R, Gomes AP, Santana LA, Geller M. Clinical use of antimicrobials: an update. Rev Bras Med 2011;68:154-7.

Tavares W. Antibióticos e quimioterápicos para o clínico. 4. ed. São Paulo: Atheneu, 2020.

Wang M, Cao R, Zhang L, Yang X, Liu J, Xu M, e tal. Remdesivir and chloroquine effectively inhibit the recently emerged novel coronavirus (2019-nCoV) in vitro. Cell Research 2020;30:269-271.

TERAPIA ANTIFÚNGICA

Rodrigo Siqueira-Batista ▪ Andréia Patrícia Gomes ▪ Luiz Alberto Santana ▪ Walter Tavares

INTRODUÇÃO

As infecções fúngicas representam ocorrências comuns na prática clínica, abrangendo desde situações de baixa morbidade – p. ex., infecções cutâneas superficiais – até quadros de extrema gravidade – mencionando-se a sepse fúngica em um contexto de imunodepressão –, as quais ameaçam a vida dos enfermos. Em seres humanos, as manifestações de doenças causadas por fungos podem ser decorrentes de reações de hipersensibilidade às proteínas fúngicas (ver Capítulo 1), de alterações desencadeadas por toxinas presentes em alguns fungos e por ação direta dos patógenos. Neste capítulo serão abordados os agentes antifúngicos de utilização mais frequente nas ações de cuidado aos enfermos. Os fármacos serão relatados segundo seu mecanismo de ação (Fig. 14-1 e Fig. 14-2). O Quadro 14-1 apresenta o espectro de ação, efeitos adversos, doses habituais e algumas observações com relação aos principais agentes antifúngicos utilizados atualmente.

AZÓIS ANTIFÚNGICOS

Estes fármacos agem bloqueando a síntese do ergosterol, o qual é o principal componente da membrana celular dos fungos. Trata-se de um esteroide atua como regulador da fluidez, simetria e integridade desta membrana, desempenhando um papel "hormônio-*like*", estimulando o crescimento do fungo. Os azóis agem inibindo o crescimento dos fungos pela inibição do ergosterol. Os principais azóis utilizados na prática clínica são os imidazóis e os derivados tiazólicos.

Imidazóis

Cetoconazol

O cetoconazol apresenta ação fungicida ao alterar a permeabilidade da membrana citoplasmática do fungo a íons e proteínas. É um fármaco bem absorvido por via oral, mas pode haver variação em função da acidez gástrica. Pacientes que apresentem condições mórbidas que elevam o pH ácido podem ter dificuldades em absorver o cetoconazol. Seus níveis séricos máximos são atingidos entre 2 a 4 horas e sua concentração sérica pode ser mantida até por mais de 12 horas. Apresenta alta ligação proteica e é bem distribuído pelos líquidos orgânicos com exceção do liquor. Apresenta excelente ação no tratamento da candidíase oral, esofagiana, cutânea e vulvovaginal. É também eficaz nas dermatofitoses, pitiríase *versicolor*, histoplasmose, esporotricose e paracoccidioidomicose. Não deve ser utilizado em meningites fúngicas e micetomas.

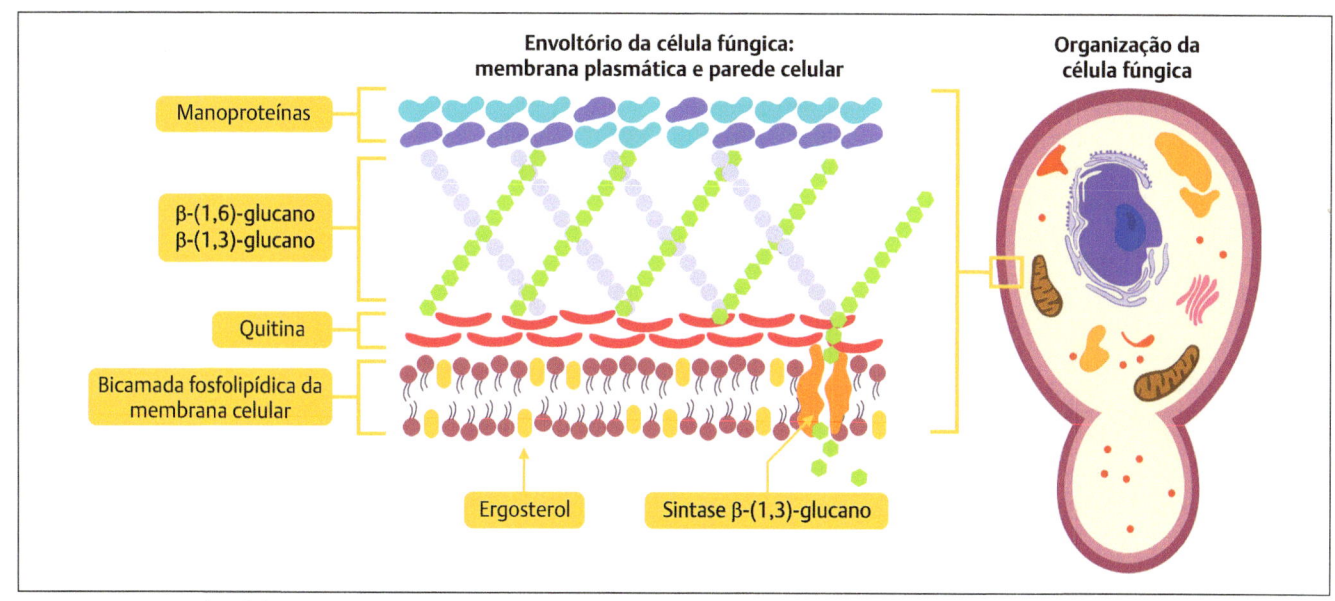

Fig. 14-1. Estrutura da célula fúngica, com destaque para a membrana plasmática e a parede celular do agente. (Ilustração elaborada por Ademir Nunes Ribeiro Júnior.)

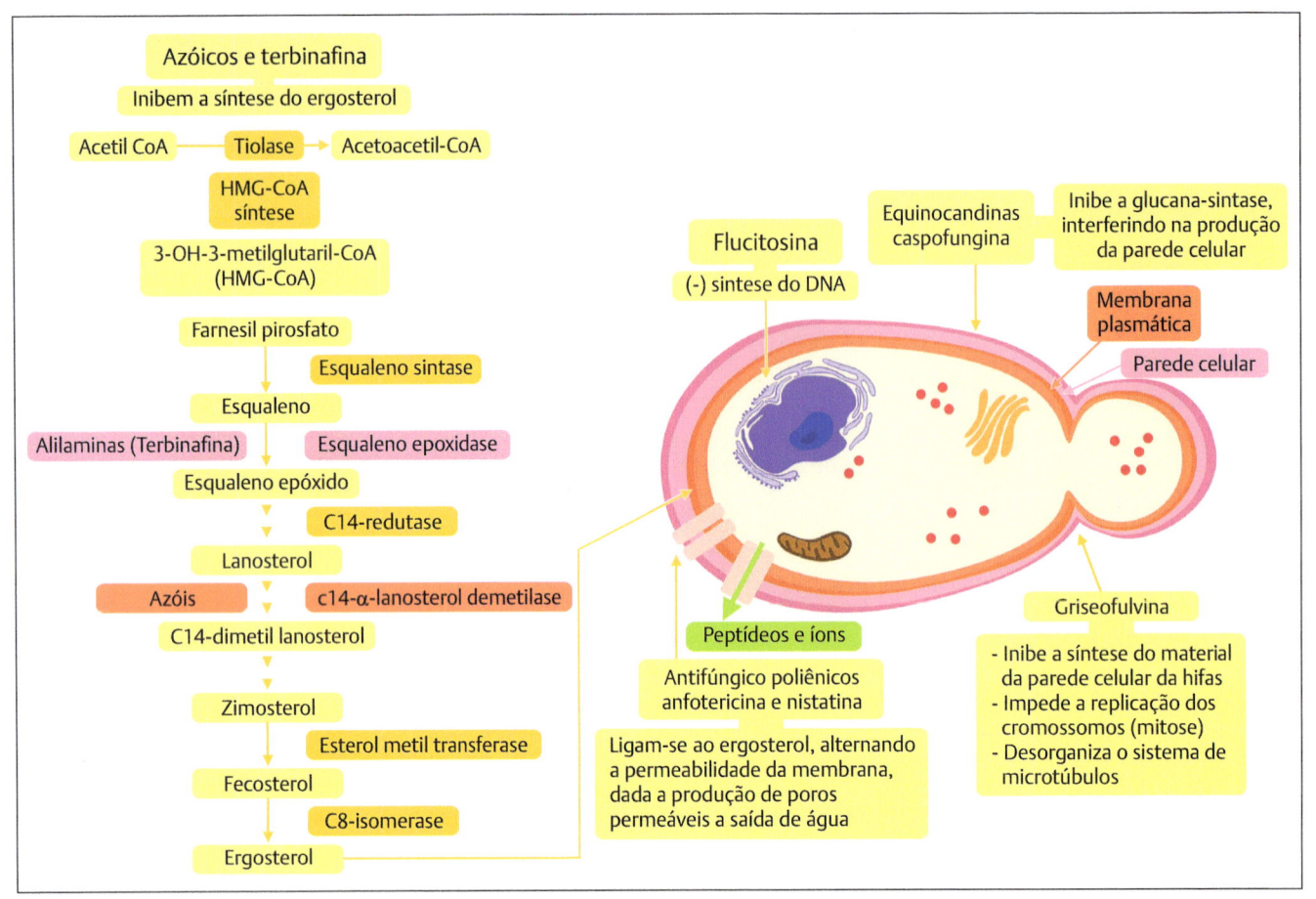

Fig. 14-2. Mecanismos de ação das principais classes de antifúngicos. (Ilustração elaborada pelos professores Rodrigo Siqueira-Batista e Ademir Nunes Ribeiro Júnior.)

Tem-se mostrado eficaz na paracoccidioidomicose quando comparado à anfotericina B. O cetoconazol pode ser indicado no tratamento de Leishmaniose Tegumentar Americana, em caso de falha terapêutica dos medicamentos indicados para esta situação, ressaltando-se que a resposta a este medicamento será lenta, não se garantindo boa eficácia. Os principais efeitos adversos do cetoconazol são náuseas, desconforto abdominal, vômitos, tonteira, diminuição da libido, cefaleia, alopecia, diarreia e erupção cutânea. Pode haver diminuição da atividade de protrombina, elevação de transaminases, aumento da fosfatase alcalina e bilirrubinas. O fármaco deve ser suspenso caso surjam sinais de diminuição da função hepática, podendo ser reintroduzida com a melhora destes sinais. A substância pode diminuir a síntese de esteroides da suprarrenal e das gônadas e inibir a síntese de testosterona, levando à ginecomastia. Há relatos de teratogenia em animais. O seu uso não é recomendado em gestantes. O cetoconazol é excretado no leite materno e não deve ser utilizado em mulheres em fase de amamentação. Deve-se evitar o uso concomitante de cetoconazol com antiácidos e bloqueadores do receptor H_2 da histamina. O fármaco apresenta redução em seus níveis teciduais e concentração sérica se utilizada junto à rifampicina e há aumento do risco de hepatotoxicidade desta última. A fenitoína e a izoniazida diminuem a concentração plasmática do cetoconazol. Evitar associação com terfenadina, pois o cetoconazol pode potencializar o efeito de prolongamento do intervalo QT do eletrocardiograma que pode acontecer com o uso deste antifúngico, podendo haver arritmias graves e óbito. O cetoconazol pode aumentar o efeito dos cumarínicos. As concentrações plasmáticas do astemizol, da digoxina, da fenitoína e da ciclosporina podem ser aumentadas pelo cetoconazol, com risco de acentuação dos efeitos colaterais destas substâncias.

Miconazol

O miconazol é um antifúngico de amplo espectro. Sua absorção por via oral é, no entanto, errática. De fato, sofre rápida metabolização hepática, transformando-se – assim – em produtos inativos, o que explica sua meia-vida curta. Não atravessa a barreira hematoencefálica. Sua atividade terapêutica normalmente só é observada após longo período de tratamento para determinada indicação. Normalmente apenas é utilizado em forma de cremes, loções e pó, pois revelou-se muito tóxico por via sistêmica. Pode ser utilizado para tratamento de candidíase vaginal e cutânea, pitiríase *versicolor* e nas tinhas do pé, da barba, do corpo, crural e unhas; costuma, também ser empregado no eritrasma. Nas condições acima pode ser utilizado na forma de creme; a forma em pó geralmente é empregada em micoses interdigitais. Existe sob a forma de gel oral para tratamento de candidíase oral.

Clotrimazol

O clotrimazol não é considerado um medicamento adequado para utilização sistêmica. Sua eficácia terapêutica é rapidamente diminuída quando utilizado por esta via em função da rápida formação de enzimas hepáticas que contribuem para queda significativa de seus níveis séricos. Apresenta toxicidade elevada por via sistêmica, porém, é bem tolerado quando em uso tópico, normalmente sem causar reações locais de irritação. O fármaco é apresentado em cremes vaginais, soluções, pó e *sprays*. Pode ser empregado no tratamento tópico de candidíase vaginal e cutânea, pitiríase *versicolor* e nas tinhas do pé, da barba, do corpo, crural e unhas. Outros azóis disponíveis para tratamento tópico de dermatófitos e algumas micoses superficiais são o tioconazol, oxiconazol, sertaconazol e econazol. Habitualmente são utilizados sob a forma de cremes e loções.

Triazóis Antifúngicos

Dentre esta classe de compostos merecem destaque o itraconazol, fluconazol, voriconazol e posaconazol.

Itraconazol

O itraconazol apresenta amplo espectro de ação, sendo, inclusive, ativo contra *Aspergillus* spp. e *Pseudallescheria boydii*. Foi o primeiro agente com atividade contra *Aspergillus* disponível por via oral e é um medicamento muito útil no tratamento da histoplasmose pulmonar e extrapulmonar não meningocócica sem risco de vida. Pode ser utilizado na aspergilose crônica pulmonar, síndromes alérgicas ligadas ao *Aspergillus*, onicomicose, histoplasmose e esporotricose. O itraconazol inibe a enzima citocromo P450 dos fungos, impedindo a síntese do ergosterol da membrana citoplasmática. Apresenta biodisponibilidade de 40% quando ingerido em cápsulas em jejum. Esta biodisponibilidade pode chegar a 100% quando ingerido com alimentos. Isto faz com que o medicamento seja melhor absorvido quando ingerido junto a alimentos. Apresenta alta ligação a proteínas plasmáticas e concentra-se na epiderme, no epitélio vaginal, unhas e secreções das glândulas sebáceas. Penetra pouco a barreira hematoencefálica. É metabolizado no fígado em metabólitos inativos eliminados pela bile e fezes. Uma pequena porção da substância é eliminada de forma inalterada por via renal e não há necessidade de ajustes de dose em pacientes com insuficiência renal ou em hemodiálise. É considerado, por alguns autores, o tratamento de escolha para a paracoccidioidomicose. Suas outras indicações e doses encontram-se no Quadro 14-1. O medicamento é bem tolerado; eventualmente, pode causar náusea, tonteiras e cefaleias, causar elevação de transaminases e leucopenia. Não deve ser utilizado em gestantes por risco de teratogenia. A rifampicina e a fenitoína reduzem os níveis plasmáticos do itraconazol. O fármaco aumenta os níveis séricos da ciclosporina, tolbutamida, aztemizol, terfenadina, midazolam e varfarina, podendo acentuar os efeitos tóxicos destes medicamentos. Antiácidos e betabloqueadores diminuem a absorção do itraconazol.

Fluconazol

O fluconazol apresenta biodisponibilidade muito alta quando comparado a outros azóis provavelmente em razão de sua maior solubilidade em água e baixa afinidade a proteínas plasmáticas. Apresenta boa atividade contra *Candida albicans*, *Candida tropicalis* e *Candida glabrata*. Age sobre *Cryptococus neoformans*, *Histoplasma capsulatum*, *Coccidioides immitis*, *Paracoccidioides brasiliensis*, *Paracoccidioides lutzii*, *Aspergillus*, *Microsporum*, *Trycophyton* e *Malassezia furfur*. À semelhança de outros azóis, atua inibindo a enzima P450 dos fungos impedindo, assim, a síntese da parede celular destes organismos. Sua atividade é pouco específica contra o citocromo P450 humano, o que lhe confere menor toxicidade para uso clínico. É um medicamento muito bem absorvido por via oral, com biodisponibilidade semelhante àquela de quando administrado por via venosa, ou seja, próxima a 100%.

Voriconazol

É um derivado do fluconazol com potente ação fungicida. Apresenta as propriedades gerais dos triazóis antifúngicos, porém, bloqueia com maior intensidade a formação do ergosterol de fungos filamentosos. Sua absorção não depende da acidez gástrica e a substância apresenta boa disponibilidade por via oral, podendo chegar a 80% e atingindo concentrações sanguíneas elevadas. É metabolizado e excretado no fígado e requer ajuste de dosagem ou mesmo contraindicação ao seu uso em caso de insuficiência hepática. Deve-se contraindicar seu uso na insuficiência renal de moderada a grave por risco de intoxicação por acúmulo de ciclodextrina utilizada como seu veículo. O voriconazol atinge concentrações inibitórias para fungos no encéfalo e no líquido cefalorraquiano em níveis de 50% da concentração sanguínea. Atinge níveis elevados no humor vítreo e aquoso, propriedade que permite seu emprego na terapia de endoftalmites por fungos. O voriconazol tem sido um recurso eficaz em certas infecções por fungos resistentes à anfotericina B.

Posaconazol

Este fármaco é um derivado do itraconazol. Apresenta mecanismo de ação semelhante aos demais azóis antifúngicos. Dentre os azóis, este é o que apresenta o maior espectro de ação. Apresenta baixa biodisponibilidade quando ingerido em jejum, a qual pode – no entanto – aumentar em até 400% após ingestão de refeição rica em gorduras. É insolúvel em água, devendo ser administrado somente por via oral e sua absorção não é influenciada pela acidez gástrica. Apresenta ligação às proteínas plasmáticas superior a 98%, principalmente à albumina. O posaconazol é metabolizado principalmente no fígado a metabólitos inativos. É eliminado, principalmente, pelas fezes (cerca de 77%) e não requer ajuste de doses na insuficiência renal. O composto não é removível pela hemodiálise. O posaconazol não sofre alterações em sua farmacocinética pela idade, pela raça ou gênero. Seu uso não é recomendado em pacientes com menos de 18 anos, pois sua segurança nesta faixa etária não está estabelecida. Não deve ser utilizado durante a gravidez e amamentação por apresentar interação inibitória com a CYP3A4 hepática. O posaconazol deve ser utilizado de forma muito cuidadosa com terfenadina, aztemizol, cisaprida pimozida, halofantrina, quinidina, estatina ou qualquer outro medicamento que prolongue o intervalo QT do eletrocardiograma.

Ravuconazol

Este fármaco é ativo contra uma grande variedade de fungos, incluindo isolados de *Candida* spp resistentes ao fluconazol. A semelhança dos outros azóis antifúngicos atua inibindo o ergosterol da membrana citoplasmática dos fungos. Alguns estudos descrevem atividade de inibição da multiplicação do *Trypanossoma cruzi* por este antifúngico.

ANFOTERICINA B

O fármaco é um antibiótico poliênico que se liga aos esteróis na membrana celular dos fungos levando à formação de poros com consequente morte da célula. Apresenta maior avidez para o ergosterol na membrana celular dos fungos que para o colesterol presente nas membranas celulares de humanos. Apresenta largo espectro de atividade (Quadro 14-1). A forma convencional da anfotericina B é apresentada formando complexo com o desoxicolato, um sal biliar. A anfotericina B também é apresentada dissolvida em solução lipídica, ou ligada a lipossomos, ou a partículas de fosfolipídeos ou na forma de dispersão coloidal, utilizando-se o sulfato colesterol sódico. Apresenta meia-vida sérica em torno de 15 dias. Esta é um fármaco organodepositário que permanece no organismo por até 48 horas e que pode ser detectada no soro por dias após sua administração, podendo ser encontrada nos rins até um ano após o seu uso. Deposita-se no fígado e ossos, principalmente, e em outros órgãos, ligando-se ao colesterol das membranas citoplasmáticas. Atinge concentrações nos líquidos peritoneal, pericárdicos, pleural e articular. A anfotericina B não apresenta boa penetração na barreira hematoencefálica íntegra. O medicamento atravessa a barreira placentária e pode atingir concentrações no feto de cerca de até metade daquela atingida no soro materno. A anfotericina B é eliminada principalmente pelos rins. Até 20% da dose pode ser eliminada por via biliar. Os níveis séricos da anfotericina B não são alterados pela hemodiálise.

NISTATINA

Trata-se também de um antibiótico poliênico que demonstra importante atuação contra leveduras. Não é absorvida por via oral, destacando-se como medicamento muito efetivo para tratamento tópico em situações como candidíase oral, esofágica, intestinal e vaginal.

MERPATRICINA

De modo similar à anfotericina B e à nistatina a merpatricina é um antibiótico poliênico, empregado sob a forma de cremes para tratamento de candidíase vaginal. Descreve-se que o antifúngico também apresenta ação terapêutica sobre protozoários da espécie *Trichomonas vaginalis*.

EQUINOCANDINAS

As equinocandinas são antimicrobianos obtidos a partir de fungos da espécie *Aspergillus nidulans*. A ação antifúngica do fármaco ocorre por inibição da enzima glucana-sintetase, que contribui para a formação da glucana da parede dos fungos, levando à lise osmótica destes patógenos. O principais representantes são a caspofungina – comentada a seguir –, a micafungina e a anidulafungina.

Caspofungina

A caspofungina não é absorvida por via oral, sendo seu uso restrito à forma endovenosa. Apresenta meia-vida sérica em torno de 9 a 10 horas, com ligação proteica de até 96%. Sofre metabolismo no fígado, no baço e nas suprarrenais. Apresenta eliminação renal muito discreta. Não é necessário ajuste de dose na insuficiência renal e o fármaco não é removível por hemodiálise. A caspofungina requer ajuste de dose na insuficiência hepática grave, não atinge concentrações no liquor e atravessa a barreira placentária, no entanto, ainda não há informações seguras sobre sua utilização em gestantes, nutrizes e crianças.

GRISEOFULVINA

O medicamento possui efeito fungistático por inibir a biossíntese do material constituinte da parede celular fúngica (em hifas), além de agir sobre ácidos nucleicos e sobre a função dos microtúbulos. A griseofulvina é administrada por via oral e deposita-se muito bem nos tecidos queratinizados. O fármaco apresenta grande concentração no fígado e é eliminada pela urina e pelas fezes. Pode levar a efeito antabuze e pode diminuir a ação de anticoagulantes orais, assim como pode diminuir a ação de anticoncepcionais orais.

FLUCITOSINA

Medicamento que interfere na síntese do RNA e, possivelmente, do DNA. Por sua ação no RNA – cuja molécula se torna defeituosa – impede a síntese proteica normal da célula fúngica. Seu uso deve ser evitado em gestantes. O Quadro 14-1 mostra suas principais indicações, doses e efeitos colaterais. Não disponível no Brasil.

TERBINAFINA

A terbinafina inibe a síntese do ergosterol, o que acaba por provocar o acúmulo do esqualeno no interior da célula fúngica. Trata-se de um fármaco bem absorvido por via oral e que é eliminado pela urina sob a forma de metabólitos ativos. Suas principais indicações e doses estão listadas no Quadro 14-1.

IODETO DE POTÁSSIO

Este composto foi, provavelmente, um dos primeiros antifúngicos utilizados na prática clínica, com atuação na esporotricose (doença para a qual o fármaco tem sua principal indicação clínica, com utilização até os dias atuais). Não se conhece seu mecanismo de ação.

AMOROLFINA

A amorolfina é um medicamento fungistático utilizado por via tópica para a terapêutica das onicomicoses.

PRINCIPAIS ANTIFÚNGICOS EM USO CLÍNICO

Os principais fármacos antifúngicos disponíveis na atualidade são apresentados no Quadro 14-1.

Quadro 14-1. Antifúngicos Disponíveis na Prática Clínica

Fármaco	Espectro	Doses habituais	Principais efeitos adversos	Observações
Amorolfina	Dermatófitos	Aplicação tópica	—	Empregada, sob a forma de esmalte, para o tratamento das onicomicoses.
Anfotericina B	Ativa contra *Candida* spp, *Paracoccidioides brasiliensis*, *Paracoccidioides lutzii*, *H. capsulatum*, *C. neoformans*, *Aspergillus* spp, *Blastomyces dermatitidis*, *Coccidioides immitis*, *Cryptococcus neoformans*, *Histoplasma capsulatum*, espécies de *Sporotrichium*, *Torulopsis glabrata* e quase todos os demais fungos causadores de micoses sistêmicas. *Leishmania donovani*, *Leishmania brasiliensis*, *Plasmodium falciparum* e amebas de vida livre. Não age na cromomicose e na doença de Jorge Lobo	0,5 a 1 mg/kg/dia, IV, 24/24 h (máximo 50 mg/dia) **Observação:** Recomenda-se iniciar com 0,25 mg/kg/dia e aumentar gradativamente até 1 mg/kg/dia	Nefrotoxicidade, cardiotoxicidade hipocalemia (que pode ser grave), anemia, febre, calafrios e flebites são os principais paraefeitos	Diluir a dose em 500 mL SG (5%) e associar, no mesmo frasco, 1.000 U de heparina e 50 mg de hidrocortisona; infundir em 4-6 h. Trinta minutos antes de aplicar o fármaco, administrar 750 mg de paracetamol e 25 mg de prometazina (por via oral). Pode ser administrada em gestantes
Caspofungina	*Candida* spp e *Aspergillus*. Atividade moderada contra *H. capsulatum*, *C. immitis*, *B. dermatitidis*. É também ativa contra *P. jirovecii*	70 mg, IV (inicialmente) e, a seguir, 50 mg/dia, IV	Febre, náuseas, vômitos, rubor facial e do pescoço, cefaleia, exantema, hemólise, hepatoxicidade	Liberado para tratamento de aspergilose invasiva, candidíase sistêmica. Histoplasmose resistente a outros medicamentos. Infundir em uma hora
Cetoconazol	Ativa contra *Candida* spp, *Paracoccidioides brasiliensis*, *Paracoccidioides lutzii*, *Coccidioides immitis*, *Blastomyces dermatitidis*, *H. capsulatum* e *Cryptococcus neoformans* (principalmente estes fungos); tem ação, igualmente, sobre dermatófitos (*Tricophyton rubrum*, *tricophyton mentagrophytes*, *Tricophyton tonsurans*, *Mycrosporum gypseum* e outros)	**Histoplasmose, aspergilose, cromomicose e paraccocidioidomicose:** 400 mg/dia, VO, 30 dias, seguido por 200 mg/dia, VO, 2 a 18 meses. 200-400 mg/dia, de 12/12 h ou 24/24 h (VO) **Candidíase vaginal:** 400 mg, VO, 24/24 h, 5 dias **Pitiríase versicolor:** 200 mg, VO, 24/24 h, 10 dias **Dermatofitoses e esporotricose:** 200 mg/dia, VO, 2-8 semanas	Náuseas, vômitos, hepatite medicamentosa (descritos casos de hepatite fulminante), supressão suprarrenal, ginecomastia, impotência e citopenias	Não penetra no SNC. Pouco ativo contra *Aspergillus* spp. Associação à rifampicina (RMP) potencializa hepatotoxicidade; ademais, RMP reduz os niveis séricos do cetoconazol (em até 50%). Durante o tratamento deve-se desaconselhar o uso de álcool
Clotrimazol	*Candida albicans*, *Tricophyton* spp, *Epidermophyton* spp, *microsporum* spp, *Candida albicans* e *Malassezia furfur*	Aplicação de creme ou solução nas áreas afetadas, uma vez ao dia	Náuseas, vômitos, diarreia e alterações do SNC (alucinações, delírios e alucinações), quando empregado por via sistêmica	Antifúngico para uso tópico, uma vez que tem curta meia-vida

(Continua)

Quadro 14-1. *(Cont.)* Antifúngicos Disponíveis na Prática Clínica

Fármaco	Espectro	Doses habituais	Principais efeitos adversos	Observações
Fluconazol	*Candida* spp, *Paracoccidioides brasiliensis, Paracoccidioides lutzii, H. capsulatum, C. neoformans, C. immitis* e vários dermatófitos	**Dermatomicoses, candidíase orofaríngea e vulvovaginal:** 100-200 mg, VO, 5-20 dias **Meningite criptocócica:** 400 mg, IV, 4 semanas. **Histoplasmose e meningite por *Coccidioides immitis*:** 200-400 mg/dia, IV, 6-12 meses	Náuseas, vômitos, *rash*, elevação transitória de AST e ALT	Penetra bem no SNC; alcança boa concentração em próstata e vias urinárias. O fluconazol aumenta a concentração sérica dos seguintes fármacos: ciclosporina, cumarínicos, fenitoína, hidroclorotiazida, midazolam, rifabutina e teofilina. A rifampicina reduz o nível sérico do fluconazol. Não usar cisaprida em associação ao fluconazol (risco aumentado de arritmias cardíacas)
Iodeto de potássio	*Sporothrix schenckii*	Adultos: Administrar solução saturada de iodeto de potássio (1 g/mL), 1 mL, três vezes ao dia (ou seja, 3 mL/dia); progressivamente, a dose deve ser aumentada para 9-12 mL por dia	Há relatos de iodismo, caracterizado por náuseas, vômitos, diarreia, sensação de gosto "estranho" na boca, lacrimejamento, espirros e erupção acneiforme	É, ainda hoje, um fármaco de escolha para a esporotricose
Griseofulvina	*Epidermophyton* spp, *Microsporum* spp, *Tricophyton* spp	20-30 mg/kg/dia, VO, 24/24 h (no adulto, geralmente 1 g/dia)	Intolerância gastrointestinal, cefaleia, reações alérgicas, hepatopatias e fotodermatite. Pode causar, também, insônia e confusão mental	Fármaco que se deposita nas células queratinizadas da pele, cabelo e unhas, exercendo atividade fungistática sobre os dermatófitos. É contraindicada para hepatopatas
Itraconazol	Similar ao cetoconazol; mais ativo contra *Aspergillus* spp e *Pseudallescheria boydii*	**Paracoccidioidomicose:** 100 mg, VO, 24/24 h, 6 meses **Esporotricose:** 100-200 mg, VO, 24/24 h, 8-24 meses **Ptiríase versicolor:** 100 mg, VO, 12/12 h, 5 dias **Tinea corporis:** 100 mg, VO, 12/12 h, 15 dias **Onicomicose:** 100 mg, VO, 12/12 h, 6 meses; ou em pulsoterapia de 400 mg dia/por sete/mês em 2 ou 3 pulsos **Candidíase vulvovaginal:** 400 mg, VO, dose única (ou em duas tomadas com intervalo de 12 h)	Náuseas, vômitos, elevação transitória de AST e ALT	Penetra mal no SNC. Antiácidos, fenitoína, isoniazida e rifampicina diminuem os níveis séricos do itraconazol. Não deve ser empregado em associação à cisaprida e ao astemizol, pelo risco de aparecimento de arritimias cardíacas
Merpatricina	*Candida* spp., *Trychomonas vaginalis*	Cremes vaginais		
Miconazol	*Candida albicans, Coccidioides* spp, *Aspergillus* spp, *Paracoccidioides brasiliensis, Paracoccidioides lutzii, Tricophyton* spp, *Epidermophyton* spp, *microsporum* spp e *Malassezia furfur*	Aplicação de creme ou solução nas áreas afetadas (nas dermatofitoses), uma vez ao dia	Náuseas, diarreia, citopenias, aumento de AST e ALT, hipercolesterolemia e hiponatremia (tais reações são descritas no uso por via sistêmica)	Antifúngico para uso tópico, uma vez que tem curta meia-vida

Quadro 14-1. *(Cont.)* Antifúngicos Disponíveis na Prática Clínica

Fármaco	Espectro	Doses habituais	Principais efeitos adversos	Observações
Nistatina	*Candida* spp	solução: 500.000 U, VO, 6/6 h; pastilhas: 200.000 U, VO, 6/6 h; uso sob a forma de cremes na candidíase vaginal	Dermatite atópica Diarreia	Indicada para candidose oral e vaginal
Oxiconazol	*Tricophyton* spp, *Epidermophyton* spp, *Microsporum* spp, *Candida albicans* e *Malassezia furfur*	Aplicação de creme ou solução nas áreas afetadas, 1 a 2 vezes ao dia	Reações cutâneas de hipersensibilidade	Antifúngico para uso tópico
Posaconazol	*Candida* spp. resistentes aos outros azóis, *Cryptococcus neoformans*, *Aspergillus* spp., *Rhizopus* spp., *B. dermatitidis*, *C. immitis*, *H. capsulatum* e outros fungos filamentosos e fungos dimórficos oportunistas. Ativo contra espécies de zigomicetos Indicado na profilaxia de infecções fúngicas em leucemia mieloide aguda, síndrome mielodisplásica em quimioterapia em receptores de transplante progenitor hematopoiético com altas dose de imunossupressores	400 mg 2 vezes ao dia junto a refeições **Candidíase orofaríngea:** 100 mg 2 vezes ao dia no primeiro dia e 100 mg dia por 13 dias **Profilaxia de infecção fúngicas:** 200 mg 3 vezes ao dia, enquanto durar a imunossupressão	Náuseas, vômitos, diarreia, elevação de transaminases, hiperbilirrubinemia, cefaleia, *rash* cutâneo	Existem estudos avaliando sua atividade contra *Trypanossoma cruzi*
Ravuconazol	*Candida* spp, *Cryptococcus neoformans*, *Aspergillus fumigatus*, dermatófitos *Fusarium* e *Pseudallescheria* são resistentes		Ainda em estudos clínicos Existe em apresentações por via oral e endovenosa	Existem estudos avaliando sua atividade contra *Trypanossoma cruzi*
Terbinafina	*Tricophyton* spp, *Epidermophyton* spp, *Microsporum* spp, *Candida albicans* e *Pityrosporum* spp	**Crianças:** 125 mg, VO, 12/12 h ou 250 mg, VO, 24/24 h durante 6 meses	Dispepsia, diarreia, alterações de paladar e erupção cutânea. Raramente insuficiência hepática fulminante	Boa opção para o tratamento das dermatofitoses Quando administrada por via oral, concentra-se no cabelo, pele e unhas
Tioconazol	*Tricophyton* spp, *Epidermophyton* spp, *microsporum* spp e *C. albicans*	Aplicação de creme ou solução nas áreas afetadas, 1 vez ao dia	Reações cutâneas de hipersensibilidade (uso tópico)	Antifúngico para uso tópico
Voriconazol	*Aspergillus*, *A. terreus*, espécies de *Fusarium*. *Blastomyces dermatidis*, *Penicillium* spp, *Paecilomyces*, *Alternaria*, *Bipolarise Scedosporium apiospermum* e *Pseudallescheria boydii*. É fungistático para espécies de *Candida*, inclusive resistentes ao fluconazol, *Cryptococcus* spp e *richosporon* spp	**Adultos:** EV 6 mg/kg de 12/12 h no primeiro dia, seguido de 4 mg/kg de 12/12 h. VO-200 mg 12/12 h **Crianças:** (2-12 anos) VO ou EV na dose de 6 mg/kg 12/12 h, no primeiro dia, Seguido por 4 mg/kg 12/12 h	Náuseas, vômitos, dor abdominal, perturbações visuais transitórias (visão borrada e fotofobia). Anormalidades da função hepática Hepatite	Há relatos de cura de até 100% de casos com seu uso na paracoccidiodomicose crônica
5-flucitosina	*Candida* spp, *C. neoformans* Possui alguma ação contra *Aspergillus* spp, *Cladosporium* spp e *Phialophora* spp	150-200 mg/kg/dia, VO, 6/6 h (mais comumente 4 a 6 g/dia em adultos)	Náuseas, diarreia, pancitopenia e aumentos de AST e da fosfatase alcalina, reações exantemáticas, confusão mental depressão da medula	Usada sempre em associação à anfotericina B; é a primeira escolha na cromoblastomicose (mormente associada ao tiabendazol). Evitar seu uso em gestantes. Reduzir dose conforme depuração da creatinina

Modificado a partir de: Gomes et al. (2012); Tavares (2020); Siqueira-Batista, Gomes (2021).

CONTRIBUIÇÃO DOS AUTORES

Todos os autores contribuíram igualmente na preparação do capítulo.

BIBLIOGRAFIA

Fisher MC, Hawkins NJ, Sanglard D, Gurr SJ. Worldwide emergence of resistance to antifungal drugs challenges human health and food security. Science. 2018;360(6390):739-42.

Gomes AP, Siqueira-Batista R, Galvão-Alves J, Silva AL. Antimicrobianos em gastroenterologia: guia prático. Rio de Janeiro: Rubio, 2012.

Kathiravan MK, Salake AB, Chothe AS et al. The biology and chemistry of antifungal agents: A review. Bioorg Medic Chem. 2012;20:5678-98.

McCarthy MW. Advances in the management of fungal infections. Clin Adv Hematol Oncol. 2017 Nov.;15(11):837-9.

Parente-Rocha JA, Bailão AM, Amaral AC, et al. Antifungal resistance, metabolic routes as drug targets, and new antifungal agents: an overview about endemic dimorphic fungi. Mediators Inflamm; 2017:9870679.

Rotta I, Otuki MF, Sanches AC, Correr CJ. Efficacy of topical antifungal drugs in different dermatomycoses: a systematic review with meta-analysis. Rev Assoc Med Bras. 2012;58(3):308-18.

Siqueira-Batista R, Gomes AP. Antimicrobianos: guia prático. 3.ed. Rio de Janeiro: Rubio, 2021.

Stevens DA. Antifungal agents: amphotericin B. In: Bennett JE, Dolin R, Blaser MJ (Eds.). Mandell, Douglas, and Bennett's Principles and Practice of Infectious Diseases, 9th ed. Philadelphia: Elsevier Saunders; 2020. p. 497-500.

Tavares W. Antibióticos e quimioterápicos para o clínico. 4.ed. São Paulo: Atheneu, 2020.

Thompson III GR. Antifungal agents: azoles. In: Bennett JE, Dolin R, Blaser MJ (Eds.). Mandell, Douglas, and Bennett's Principles and Practice of Infectious Diseases, 9th ed. Philadelphia: Elsevier Saunders; 2020. p. 501-508.

Parte III

SÍNDROMES CLÍNICAS DE ORIGEM COMUNITÁRIA E INFECÇÕES NOS SERVIÇOS DE SAÚDE

FEBRE E *RASH* CUTÂNEO

Luiz Alberto Santana ▪ Alcimar de Melo Rosa

INTRODUÇÃO

Febre e *rash* cutâneo consistem em um desafio diagnóstico para o médico, pela possibilidade de inúmeras etiologias. Podem ser observadas desde doenças simples com baixa letalidade até àquelas com prognóstico reservado e risco de morte; podem ser doenças infecciosas, reumatológicas ou mesmo hematológicas, o que amplia o leque de possibilidades e leva o profissional a um exercício semiotécnico que exige conhecimento e dedicação. O médico, ao atender um paciente com *rash* e febre, deve estar atento no sentido de diferenciar entre doenças ameaçadoras da vida que requerem hospitalização daquelas que podem ser conduzidas nos ambulatórios e consultórios. O aspecto distintivo da erupção e o diagnóstico sindrômico associado podem facilitar o diagnóstico imediato e a abordagem. Neste capítulo abordaremos os principais tipos de *rash* associado à febre que levam o paciente a buscar auxílio médico.

APONTAMENTOS INICIAIS

Rash, ou exantema, é uma erupção cutânea que inclui diversos tipos de lesão da pele e pode ou não estar acompanhado de febre. As lesões podem-se constituir por máculas, lesões planas com uma área de alteração na coloração; pápulas, lesões sólidas elevadas com menos de 5 mm de diâmetro; placas, lesões sólidas com superfície plana com mais de 5 mm de diâmetro. As vesículas (menos de 5 mm) e bolhas (mais de 5 mm) são lesões elevadas e circunscritas que contêm líquido, com variante pustular (pústulas) que são aquelas que possuem em seu interior líquido purulento. As lesões purpúricas são aquelas lesões planas decorrentes de sangramento intradérmico e, quando possuem menos de 3 mm de diâmetro, são chamadas petéquias e quando maior que 3 mm de diâmetro, equimoses. A púrpura palpável é a lesão que se eleva em decorrência de uma vasculite com consequente hemorragia.

Além das características morfológicas da lesão, os exantemas, na maior parte das vezes, apresentam caráter agudo e disseminado, e algumas características importantes também precisam ser buscadas para seu esclarecimento diagnóstico; por exemplo, deve-se estar atento à presença ou não de enantema, lesão localizada em mucosas e que pode ter estreita relação com a doença causadora do *rash*.

É preciso ter em mente que um microrganismo pode causar erupções na pele por meio de sua multiplicação local, pela liberação de toxinas que atuam sobre estruturas da pele, através de resposta inflamatória, por oclusão de vasos e necrose e, também, por vasodilatação com consequente edema e hiperemia. As principais lesões que devem ser identificadas na abordagem do paciente com *rash* estão descritas no Quadro 15-1.

ABORDAGEM DO ENFERMO

A abordagem do paciente com febre e *rash* deve ser feita pela história clínica e epidemiológica minuciosa. Primeiro aspecto a ser observado é se o paciente está ou não consciente a ponto de informar sua história epidemiológica e clínica. Caso este tenha alteração do estado de consciência, é provável que o mesmo apresente doença muito grave. Durante a coleta da história clínica, dados cruciais devem ser obtidos, como idade do paciente, atenção à estação do ano, história de viagens, local de moradia e de trabalho, história de exposição a insetos, animais ou indivíduos doentes, exposição à água em

Quadro 15-1. Principais Tipos de Lesões de Pele que Podem Compor um *Rash*

Lesão	Descrição
Máculas	Lesão localizada não palpável com menos de 1 cm
Pápula	Lesão elevada e sólida com menos de 5 mm
Lesões maculopapulares	Lesões que confluem formadas por mácula e pápula
Púrpura	Lesões maculares ou papulares secundárias ao extravasamento de hemácias
Nódulo	Lesão de localização mais profunda na pele, arredondada, que pode ser formada por epiderme, pele e até tecido subcutâneo, com mais de 5 mm de diâmetro
Placa	Elevação palpável da pele com mais de 5 mm de diâmetro
Vesícula	Lesão elevada da pele, com menos de 5 mm e que contém fluido
Bolha	Trata-se de uma vesícula com mais de 5 mm
Pústula	É uma lesão vesicular que contém secreção purulenta
Úlcera	Lesão em depressão com perda de epiderme
Petéquia	Lesões com menos de 3 mm de diâmetro contendo hemácias extravasadas ou hemoglobina

Fonte: Elaborado pelos autores a partir da bibliografia consultada.

atividade recreacional ou ocupacional, exposição a infecções sexualmente transmissíveis, história de uso de medicações, histórico de vacinação, história de apresentação ou não de doenças comuns da infância, presença ou não de doença valvular cardíaca e estado imunológico do paciente em questão.

O conhecimento do período de incubação das principais doenças infecciosas causadoras de *rash* e febre é ferramenta importante para guiar o diagnóstico nesta situação.

Com relação ao *rash* (Fig. 15-1) devem ser observados fatores como características das lesões, padrão de progressão, distribuição e direção da erupção, tempo de início em relação à febre, número e tamanho das lesões e alterações na morfologia do *rash*, presença ou não de acometimento de palmas de mãos ou plantas de pés, presença ou não de sinais prodrômicos, onde e em que local do corpo o *rash* teve início, se houve uso de algum tipo de medicação pelo paciente para tratar do *rash* em questão, presença de linfoadenomegalia, presença de lesões mucosas, genitais ou conjuntivais associadas, presença de hepatoesplenomegalia, presença de artrite, ou sinais neurológicos como rigidez de nuca ou alterações sensoriais.

Quanto à etiologia é preciso lembrar que inúmeros microrganismos podem levar a um quadro de *rash* e febre, e que, por outro lado, vários processos não infecciosos evoluem desta mesma forma particular.

O *rash* maculopapular habitualmente acompanha doenças virais como sarampo, rubéola e eritema infeccioso, *coxsackie* vírus, ecovírus, citomegalovírus, parvovírus B19, vírus parainfluenza, vírus sincicial respiratório, rotavírus, herpes-vírus, vírus Epstein-Barr e vírus da hepatite B. Uma categoria especial de *rash* maculopapular a ser lembrada é o eritema multiforme. Trata-se de uma síndrome mucocutânea aguda, habitualmente autolimitada e mediada pelo sistema imune.

Lesões nodulares habitualmente contêm células inflamatórias, geralmente são sólidas e arredondadas e podem evidenciar doença que acomete a derme ou o tecido subcutâneo. Lesões constituídas por nódulos devem guiar o pensamento diagnóstico para doenças fúngicas, como histoplasmose, blastomicose, coccidioidomicose e esporotricose, mas também é importante estar atento à infecção por bactérias como *Nocardia* e micobactérias não tuberculosas. Deve ser lembrado, especialmente, em áreas endêmicas, que a leishmaniose tegumentar pode-se apresentar com lesões nodulares. Deve-se ter em mente que o eritema nodoso pode ter agentes infecciosos envolvidos em sua etiologia. Estes podem ser vírus, bactérias e fungos. Dentre os vírus devem ser lembrados o vírus da hepatite B, hepatite C, HSV, HIV, vírus Epstein-Barr, sarampo, parvovírus B19 e varicela. As principais bactérias causadoras de eritema nodoso são *Bartonella henselae, Brucella* spp., *Chlamydia trachomatis* (linfogranuloma venéreo), *Coxiella burnetii* (Febre Q), *Haemophilus ducreyi* (cancroide), *Mycoplasma pneumoniae, Mycobacterium tuberculosis, Mycobacterium leprae, Neisseria gonorrhoeae, Streptococcus pyogenes, Treponema pallidum e Yersinia* spp. Os principais fungos causadores de eritema nodoso e que devem ser considerados no diagnóstico diferencial desta afecção são *Aspergillus* spp., *Cryptococcus neoformans, Blastomyces dermatitidis, Histoplasma capsulatum, Coccidioides immitis e Esporothrix schenckii*. Protozoários e helmintos como *Ascaris lumbricoides, Giardia lamblia, Toxoplasma gondii e Wuchereria bancrofti* também podem estar associados a eritema nodoso.

Lesões vesiculares e bolhosas, em sua maioria, estão associadas a doenças de etiologia imunológica. Entretanto, algumas doenças infecciosas geralmente apresentam este tipo de lesão, como varicela, herpes simples disseminado, eczema herpético, ecovirose e coxsackievirose, varíola e vaccínia. Em presença de lesões vesicobolhosas na vigência de sepse, devem ser lembrados na investigação etiológica, principalmente, os seguintes microrganismos: *Streptococcus pyogenes, Pseudomonas aeruginosa* e *Staphylococcus aureus*. A ocorrência de *rash* formado por bolhas e ou vesículas no recém-nascido deve chamar atenção para a possibilidade, além de outras causas, de candidíase neonatal, infecção por *Staphylococcus aureus*, infecção por *Streptococcus* spp, infecção por *Listeria monocytogenes,* infecção pelo vírus herpes simples, varicela e sepse.

Em presença de eritema difuso com ou sem descamação da pele, as principais possibilidades diagnósticas a serem pensadas são escarlatina, síndrome do choque tóxico, síndrome de Stevens-Johnson, doença de Kawasaki, síndrome da pele escaldada e necrose epidérmica tóxica.

Frente a um *rash* formado por petéquias e púrpuras, é preciso considerar que os agentes infecciosos que mais comumente causam estas manifestações são bactérias gram-negativas, com destaque para *Neisseria meningitidis,* e considerar, de forma significativa, doenças causadas por *Rickettsia. Listeria monocytogenes* e *Staphylococcus* também podem estar associados a este tipo de *rash*. Dentre as doenças virais devem ser considerados coxsackie vírus A9, ecovírus 9, vírus Epstein-Barr, citomegalovírus e vírus causadores de febres hemorrágicas. Atenção deve ser dada a pacientes que viajam para áreas onde a malária apresenta alta prevalência ou que sejam provenientes destas regiões. A ocorrência de grandes níveis de parasitismo por plasmódios pode levar à hemólise grave, insuficiência renal e plaquetopenia com surgimento de *rash* petequial.

Enantema deve ser pesquisado ao exame físico de todos os pacientes com *rash* e febre. Em presença de *rash,* as mucosas devem ser cuidadosamente examinadas. Devem ser observadas, principalmente, as mucosas oral, conjuntival, vaginal, retal e a glande.

Deve ser considerado o diagnóstico de síndrome de Sweet frente a todo paciente com *rash* e febre. A síndrome de Sweet, também denominada dermatose neutrofílica febril aguda, apresenta vários sinais e sintomas, principalmente febre, neutrofilia, lesões dérmicas eritematosas, que podem ser pápulas, nódulos ou placas, com infiltrado difuso, constituído, principalmente, por neutrófilos, localizado nas camadas superiores da derme. Ocorre em grande variedade de situações clínicas como neoplasias, imunodeficiências, associada a drogas e pode ser classificada como idiopática ou clássica.

No advento das terapias imunossupressoras para as doenças autoimunes ou pacientes transplantados ou, ainda, pacientes com infecção por HIV, é necessária especial atenção para a ocorrência de *rash* e febre. Neste grupo de pacientes, doenças infecciosas ou não podem ter apresentação muito diferente daquela vista normalmente em pacientes imunocompetentes. O diagnóstico de *rash* e febre de origem infecciosa em pacientes imunodeprimidos habitualmente é um grande desafio em função da gama de doenças que podem acometer estes indivíduos. Deve-se sempre utilizar métodos laboratoriais sensíveis à caracterização de agentes infecciosos com utilização de métodos histológicos e imunológicos.

CAPÍTULO 15 ▪ FEBRE E *RASH* CUTÂNEO

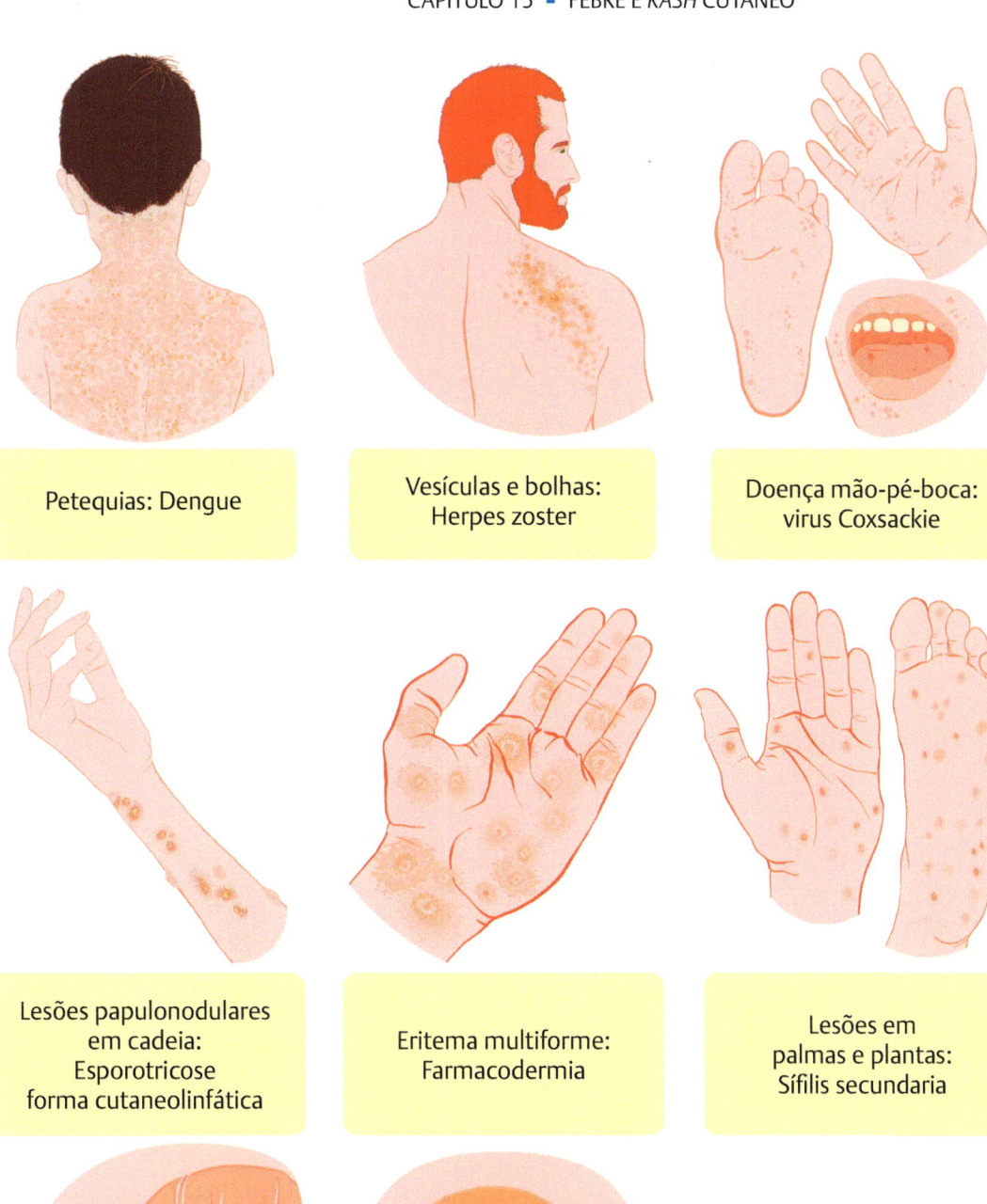

Petequias: Dengue

Vesículas e bolhas: Herpes zoster

Doença mão-pé-boca: vírus Coxsackie

Lesões papulonodulares em cadeia: Esporotricose forma cutaneolinfática

Eritema multiforme: Farmacodermia

Lesões em palmas e plantas: Sífilis secundaria

Mancha de Koplik: Sarampo

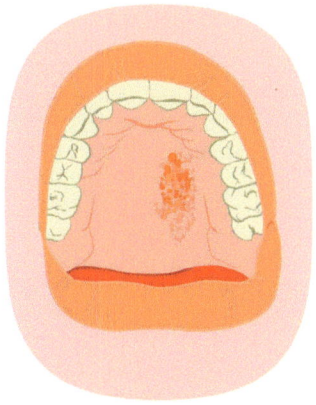

Enantema: Herpes vírus humano HHV-6

Fig. 15-1. Caracterização do *rash* em diferentes condições clínicas. (Ilustração elaborada pelo Prof. Ademir Nunes Ribeiro Júnior.)

Quadro 15-2. Principais Agentes Infecciosos Associados a *Rash* e Febre em Pacientes Vivendo com Vírus HIV

Bactérias	Vírus	Fungos	Parasitas
• *Staphylococcus aureus* • *Bartonella henselae* e *Bartonella quintana* • *Neisseria gonorrheae* • *Treponema pallidum* • *Streptococcus pneumoniae* • *Helicobacter cinaedi* • Infecções micobacterianas	• Infecção aguda pelo HIV • Herpes-vírus genital • Vírus herpes simples • Vírus Varicela-zóster • Parvovírus • Vírus da Hepatite B	• *Cryptococcus neoformans* • *Histoplasma* spp • *Blastomyces dermatitidis* • *Coccidioides immitis* • *Sporothrix schenckii* • *Penicillium marneffei* • *Emmonsia* spp • *Pneumocystis jirovecii*	• *Sarcoptes scabiei* • *Leishmania* spp • *Crithidia* spp (calazar símile)

Fonte: Elaborado pelos autores a partir da bibliografia consultada.

Sempre que possível, deve-se procurar obter amostras apropriadas para cultura e consequente identificação de patógenos. Infecções cutâneas em pacientes imunodeprimidos podem ser originadas na pele e ter curso típico semelhante àquele em pacientes sem imunodepressão. Estas também podem ser causadas por agentes que habitualmente causam infecções em pacientes imunocompetentes, só que, neste caso em particular, podem apresentar envolvimento cutâneo mais extenso. Pacientes imunodeprimidos também podem apresentar infecções cutâneas, oriundas de foco da própria pele, por microrganismos que, habitualmente, não são causa de infecções em pacientes sem imunodepressão. Pacientes imunodeprimidos habitualmente apresentam, também, infecções de pele que representam "metástases" de infecções de outros órgãos à distância. Na maioria das vezes as infecções cutâneas em pacientes imunodeprimidos resultam de disseminação secundária a partir de outro órgão. Cuidadosa investigação deve ser realizada no sentido de se obter o diagnóstico etiológico, especialmente se agente infeccioso for uma forte suspeita, a fim de proceder ao tratamento eficaz e em tempo útil, em doenças de pele em pacientes imunodeprimidos. O Quadro 15-2 apresenta os principais agentes infecciosos causadores de *rash* e febre em pacientes portadores do vírus da imunodeficiência humana, por exemplo.

CONSIDERAÇÕES FINAIS

Rash e febre são manifestações frequentes na prática clínica. O médico, ao deparar-se com um paciente apresentando tais condições, deverá estar preparado para uma abordagem diagnóstica correta visando à atenção ao paciente e à tomada de decisões com relação às medidas de profilaxia e proteção que possam afetar as comunidades com as quais o paciente tenha interagido ou venha a interagir. Para uma descrição mais detalhada de cada doença exantemática, sugere-se que o leitor consulte o capítulo dedicado àquela doença específica.

CONTRIBUIÇÃO DOS AUTORES

LA Santana redigiu a primeira versão do presente capítulo. Na sequência, recebeu a colaboração de AM Rosa para a revisão e preparação final do texto.

BIBLIOGRAFIA

Baddour LM, Wilson WR, Bayer AS et al. Infective endocarditis in adults: diagnosis, antimicrobial therapy, and management of complications: a scientific statement for healthcare professionals from the American Heart Association. *Circulation* 2015;132:1435.

Juliano JJ, Cohen MS, Weber DJ. The acutely ill patient with fever and rash. In: Bennett JE, Dolin R, Blaser MJ (Eds.). Mandell, Douglas, and Bennett's Principles and Practice of Infectious Diseases, 9th ed. Philadelphia: Elsevier Saunders; 2020. p. 801-818.

Navaratnam AMD, Ma N, Farrukh M, Abdulla A. Chickenpox: an ageless disease. *BMJ Case Rep* 2017 Dec 22;2017.

Mathew AJ, Ganapati A, Kabeerdoss J et al. Chikungunya Infection: a Global Public Health Menace. *Curr Allergy Asthma Rep* 2017 Feb.;17(2):13.

Goh BK, Chan RK, Sen P et al. Spectrum of skin disorders in human immunodeficiency virus-infected patients in Singapore and the relationship to CD4 lymphocyte counts. *Int J Dermatol* 2007;46:695.

Gomes AP, Santana LA, Miguel PSB, et al. Leishmaniose visceral (e calazar-símile). In: Siqueira-Batista R, Gomes AP, Santos SS, Santana LA (Eds.). Parasitologia: fundamentos e prática clínica. Rio de Janeiro: Guanabara Koogan, 2020. p. 801-215.

Lauren CH. Fever and Erythema in the Emergency Room. *Semin Cutan Med Surg* 2007;26:133-8.

Mackey SL, Wagner KF. Dermatologic manifestations of parasitic diseases. *Infect Dis Clin North Am* 1994;8:713.

Monsel G, Caumes E. Recent developments in dermatological syndromes in returning travelers. *Current Opinion in Infectious Diseases* 2008;21:495-9.

Siqueira-Batista R, Gazineo JLD, Gomes AP et al. Human rickettsiosis: an epidemiological and clinical update. *Journal of Tropical Diseases & Public Health* 2016;4:1000205.

Stevens DL, Bisno AL, Chambers HF et al. Practice guidelines for the diagnosis and management of skin and soft tissue infections: 2014 update by the infectious diseases society of America. *Clin Infect Dis* 2014;59:147.

FEBRES HEMORRÁGICAS (COM ÊNFASE NA DOENÇA PELO VÍRUS EBOLA)

CAPÍTULO 16

Márcio Silveira da Fonseca ▪ Marli do Carmo Cupertino ▪ Rodrigo Siqueira-Batista

INTRODUÇÃO

As Febres Hemorrágicas Virais (FHVs) constituem um grupo de doenças infecciosas agudas febris. Em comum possuem a característica etiológica de serem causadas por diversos vírus, que apresentam RNA como material genético; e, clinicamente, por risco de comprometimento hemodinâmico, hipoperfusão tecidual e disfunção orgânica múltipla de letalidade variável, dependendo da etiologia e da terapêutica adotada. As manifestações hemorrágicas possuem incidência variável, podendo ou não estar presentes, e muitos casos fatais não apresentam evidências de sangramento. Muitas dessas FHVs são zoonoses, que apenas ocasionalmente atingem o *Homo sapiens*; quando há a possibilidade de transmissão inter-humana sustentada, surtos podem acontecer. Um exemplo marcante foi a epidemia de Ebola no período de 2014-2016, na África Ocidental, que envolveu grandes áreas urbanas e rurais, com mais de 28 mil casos e 11 mil mortes confirmadas.

O foco principal deste capítulo é o filovírus Ebola, dada a alta patogenicidade e a possibilidade frequente de reemergência, com potencial pandêmico, tendo, portanto, altíssima relevância em termos de saúde pública global. Outras FHVs são mencionadas brevemente ao final do capítulo. Quanto a viroses endêmicas no Brasil que podem apresentar manifestações de FHV, como dengue, febre amarela e hantavirose, o leitor é orientado a dirigir-se aos capítulos específicos deste livro.

DOENÇA PELO VÍRUS EBOLA

Etiologia

O vírus Ebola pertence à família Filoviridae, nome dado pela forma alongada e filamentosa verificada à microscopia eletrônica (Fig. 16-1). A família Filoviridae inclui três gêneros: Cuevavirus, Marburgvirus e Ebolavirus. Dentro do gênero *Ebolavirus* foram identificadas cinco espécies: Zaire, Sudão e Bundibugyo, espécies que mais comumente infectam humanos, com letalidade aparentemente decrescente (nos surtos anteriores, letalidade reportada de 50-90% para Zaire, 40-70% para Sudão e 25-40% para Bundibugyo); Floresta Taï (Costa do Marfim), com apenas 1 caso humano relatado (não fatal, relacionado com necropsia de primata durante letalidade inexplicada); e Reston, que infecta humanos, mas causa apenas infecção assintomática, causando doença em primatas e porcos e já introduzido em biotérios dos Estados Unidos da América (EUA) a partir de primatas importados das Filipinas,

com casos humanos assintomáticos. O vírus causador do surto na África Ocidental de 2014 a 2016 pertence às espécies do ebolavírus do Zaire. O outro gênero pertencente a esta família é o *Marburgvirus* com espécie única, o vírus Marburg, também capaz de alta letalidade (23-90%), embora com epidemias menos frequentes.

O genoma do vírus Ebola codifica 7 genes, incluindo a RNA polimerase viral, que é importante para a replicação. O genoma viral também codifica genes envolvidos com a tradução de glicoproteínas, de superfície e, também, solúveis, que são muito importantes para a patogenicidade quanto como alvos de uma resposta imune eficaz que permita a sobrevivência e que, portanto, podem ser exploradas como alvos para desenvolvimento de profilaxia por meio de vacinas e imunoterapia passiva. Além disso, esse vírus possui envelope lipídico, que costuma permanecer viável em superfícies secas por horas e em líquidos corporais por poucos dias. Como forma de inativação, pode-se utilizar desinfetantes hospitalares habituais, como hipoclorito de sódio.

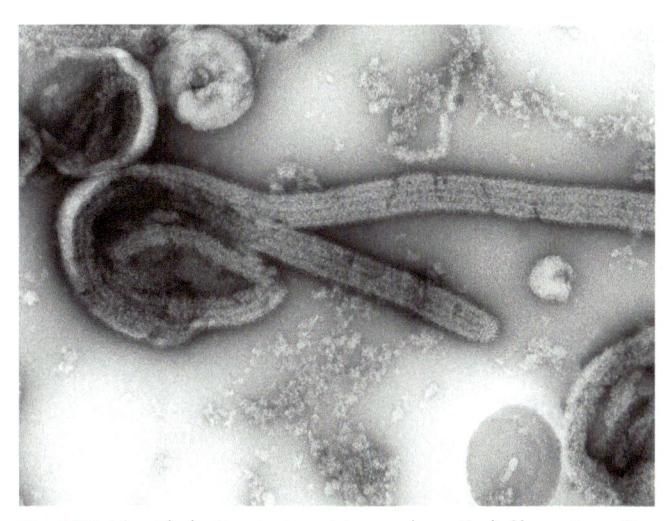

Fig. 16-1. Vírus Ebola. As estruturas internas da partícula filamentosa são visíveis, incluindo o nucleocapsídeo e outras proteínas virais estruturais, e o envelope viral externo é coberto com projeções de superfície. A característica "forma de 6" do vírus é evidente. Veja PHIL 23186, para uma versão digitalizada colorida desta imagem. (Fonte: Centers for Diseases Control and Prevention (CDC). Reproduzida com permissão, conforme anúncio público no site do CDC.)

Epidemiologia

O primeiro gênero detectado, da família Filoviridae, foi o Marburgvirus, com potencial de desencadear aspectos clínicos e epidemiológicos semelhantes ao Ebola. Foi responsável por causar epidemias nas antigas Alemanha Ocidental e Iugoslávia, em 1967. O vírus foi introduzido nessas regiões a partir de macacos importados de Uganda para pesquisas médicas e produção de vacinas. Essa foi a única epidemia causada por vírus da família *Filoviridae* ocorrida fora da África até hoje (excetuando-se casos importados e transmissão nosocomial limitada de Ebola), com 31 casos e 7 óbitos. A relativamente baixa letalidade (23%) é a menor já registrada em surtos relevantes por Filovírus (incluindo as diferentes espécies de Ebola). Nesse primeiro surto, certamente aquele com os melhores registros médicos, algumas características epidemiológicas típicas dos filovírus foram observadas, como a transmissão hospitalar (em decorrência de acidente perfurocortante, por exemplo) e a transmissão sexual a partir de sêmen de homem infectado convalescente. Desde então, outras epidemias por vírus de Marburg ocorreram na África Central (República Democrática do Congo – RDC, Angola e Uganda), incluindo em indivíduos que trabalham em atividades mineradoras, pelo fato de morcegos frugívoros (Fig. 16-2) serem o reservatório natural. Essas epidemias atingiram altíssima letalidade, até mesmo maior que 90%, dentre algumas centenas de casos. Em 2008, 2 casos alóctones de indivíduos infectados numa caverna na Uganda foram identificados somente ao retornar à Holanda e aos EUA, onde foram tratados sem que ocorresse transmissão nosocomial.

A primeira epidemia de Ebola foi identificada em 1976. Essa epidemia teve como agentes etiológicos as espécies Zaire vírus e Sudão vírus, em dois surtos simultâneos, um no que é hoje, Nzara, no Sudão do Sul, e outro em Yambuku, na República Democrática do Congo. Esse último ocorreu em uma aldeia perto do rio Ebola, motivo pelo qual a doença leva seu nome. A partir daí, surtos ocasionais em áreas rurais ou florestais centro-africanas (RDC, Gabão, Sudão, República do Congo e Uganda), em geral remotas, foram detectados. Os surtos de maior magnitude afetaram algumas poucas centenas de pacientes (< 500 casos totais), sempre com letalidade muito maior que a observada no surto europeu por Marburg.

A epidemia 2014-2016 foi a mais devastadora epidemia de Ebola na África Ocidental, e a primeira detectada nesta região da África. Teve início em dezembro de 2013, quando uma criança de 2 anos foi infectada e faleceu em área florestal da Guiné. A partir daí e, em parte, decorrente de resposta tardia e ineficiente, a doença disseminou-se para os países vizinhos Serra Leoa e Libéria, com aumento exponencial no número de casos, atingindo número total muito superior a todas as epidemias somadas. O total de casos foi de 28.616 e 11.310 óbitos confirmados.

Parte desse grande número de casos e óbitos se deve à detecção tardia do agente etiológico. Em 2014, apenas em março a etiologia foi identificada e apenas em agosto, quando o número de casos e óbitos já era elevadíssimo, a Organização Mundial da Saúde (OMS) declarou a epidemia como uma Emergência de Saúde Pública Global, elevando, consideravelmente, o nível de alerta e de comprometimento de todos os países membros em controlar a situação. A gravidade da crise leva à declaração e consequente resolução do Conselho de Segurança da Organização das Nações Unidas (ONU) de que a epidemia representava uma ameaça à segurança de todos os países, com a criação de uma missão da ONU específica para liderar a resposta, UNMEER (*United Nations Mission for Ebola Emergency Response*).

Acredita-se que os morcegos frugívoros da família Pteropodidae sejam hospedeiros naturais do vírus Ebola. Esses animais, provavelmente, mantêm esses vírus na natureza por não adoecerem pela infecção. O vírus Marburg já foi isolado de tais mamíferos, assim como o RNA do vírus Ebola. O vírus Ebola é capaz de infectar e causar doença grave em alguns

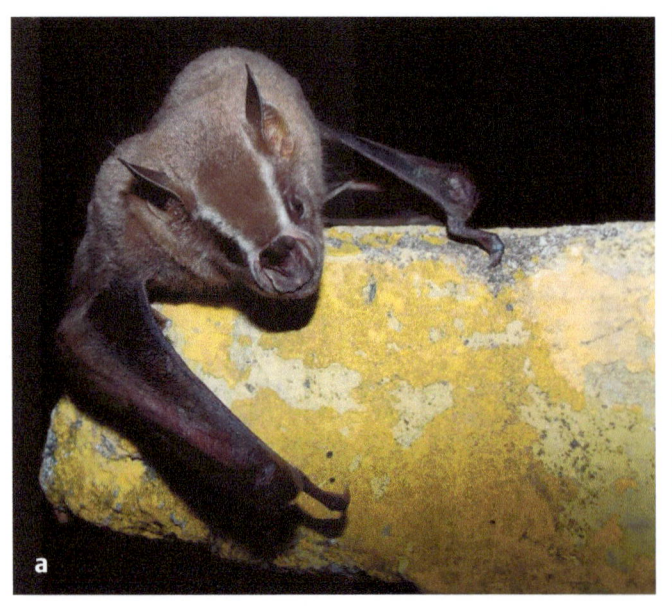

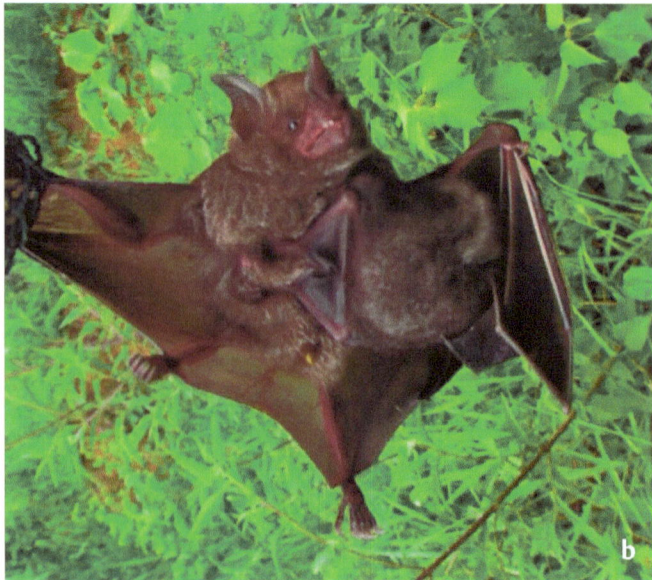

Fig. 16-2. (a) Morcego frugívoro da espécie *Artibeus lituratus*. (b) Morcegos frugívoros da espécie *Carollia perspicillata*. Outras espécies de morcegos que se alimentam de frutas são implicados na transmissão de vírus da família Filoviridae, incluindo o vírus Ebola, na África. (Images do acervo pessoal da Dra. Jerusa Maria de Oliveira, gentilmente cedidas.)

grandes primatas como gorilas e chimpanzés, com alta letalidade. Uma das formas de introdução desses vírus em populações humanas diz respeito ao contato com esses morcegos ou com primatas infectados, seja durante caça ou preparação de alimentos. O contato próximo com o sangue, secreções, órgãos ou outros fluidos corporais de animais infectados, como chimpanzés, gorilas, morcegos, macacos, antílopes e porcos-espinhos, encontrados doentes ou mortos na floresta tropicais, são formas possíveis de infecção.

O Ebola se dissemina pelo contato direto da pele ou membranas mucosas lesadas, com o sangue, secreções, órgãos ou outros fluidos corporais de pessoas infectadas e com superfícies e materiais, como roupas de cama, contaminadas com os fluidos. A partir do(s) primeiro(s) caso(s) humano(s), há potencial para transmissão inter-humana e progressão para surtos. A transmissão ocorre a partir de contato com os doentes e suas secreções, que são particularmente infectantes, como sangue, fezes e vômitos, assim como fômites contaminados com esses. O RNA viral já foi identificado também em vários outros líquidos corporais incluindo suor e saliva, provavelmente podendo ocorrer transmissão respiratória por gotículas.

Em condições naturais, não há evidência de transmissão por aerossol, com exceção da espécie Reston, que não é patogênica para o homem; entretanto, em condições experimentais é possível a transmissão por aerossol, o que levanta temor quanto à transmissão nosocomial relacionada com procedimentos que geram tais partículas (ver Capítulo 7), tais como nebulização, broncoscopia e outras, além do possível uso como armas biológicas e como dispositivo para ações bioterroristas (ver Capítulo 8).

Em geral há vários casos e óbitos na mesma família e, particularmente nas fases iniciais de uma epidemia, casos entre profissionais de saúde. Os profissionais de saúde são frequentemente infectados durante o tratamento de pacientes portadores do vírus, por contato próximo com os mesmos, quando as precauções de controle de infecção não são estritamente praticadas. Cerimônias funerárias, que envolvem contato direto com o corpo do falecido, em que há, por exemplo, rituais envolvendo lavagem do corpo, podem contribuir na transmissão do Ebola. O cadáver é altamente infectante, ou seja, é rico em vírus. Um ponto muito importante é que não há transmissão ou eliminação viral antes do aparecimento dos primeiros sintomas, o que tem impacto altamente positivo em controle de surtos e para prevenção da introdução do vírus em novas áreas. Por outro lado, a carga viral em todos os líquidos corporais aumenta progressivamente com a evolução da doença, podendo haver contaminação pelo sangue ou por secreções de pacientes, e mesmo transmissão entre pacientes numa mesma enfermaria ou envolvendo acompanhantes e familiares. Tais transmissões estão diretamente relacionadas com o controle geral deficiente em unidades hospitalares, principalmente em áreas carentes de recursos, que são áreas tipicamente afetadas por surtos de Ebola. Há casos reportados de transmissão durante cirurgias erroneamente indicadas por conta dos sintomas abdominais e digestivos.

O vírus pode permanecer viável em superfícies inanimadas, podendo ocorrer transmissão, por exemplo ao tocar superfície contaminada e levar a mão à boca, ao nariz e/ou aos olhos. Os Filovírus podem persistir no sêmen masculino por três ou mais meses após a infecção inicial, com potencial para transmissão sexual durante a convalescença. A real importância epidemiológica da transmissão sexual não está clara. Provavelmente é de se esperar que as epidemias seriam de maior magnitude se a transmissão sexual fosse comum. Porém o risco existe; de fato, na epidemia de 2014-2016 foi identificado no sêmen de sobrevivente 199 dias após o início dos sintomas. Nesse ínterim, e com base nas evidências atuais, a Organização Mundial da Saúde (OMS) recomenda que todos os sobreviventes do Ebola e seus parceiros sexuais devem receber aconselhamento para garantir práticas sexuais seguras, até que seu sêmen tenha sido negativado duas vezes. Os sobreviventes do sexo masculino devem fazer o teste de sêmen aos três meses após o início da doença e, depois, aos positivos, mensalmente até o teste de sêmen negativar por duas vezes pela técnica de reação em cadeia da polimerase via transcriptase reversa (RT-PCR) (ver capítulo 2) com intervalo de uma semana entre os testes. Antes disso, os sobreviventes devem praticar boa higiene pessoal, lavando-se com água e sabão após qualquer contato físico com sêmen, inclusive após a masturbação. Após as duas testagens negativas, os sobreviventes podem retomar com segurança as práticas sexuais normais sem medo da transmissão do vírus Ebola.

A presença de RNA viral, detectado por técnicas moleculares como o RT-PCR, em outros fluidos corporais como urina, leite materno e secreções vaginais, é verificada durante o primeiro mês a partir do início dos sintomas e pode persistir mesmo após negativação do RT-PCR no sangue. Na verdade, o RT-PCR pode continuar positivo também no suor dos pacientes após mais de um mês de início da doença, e já com RT-PCR no sangue negativo. A real relevância deste fato não é bem compreendida já que um RT-PCR positivo não significa, necessariamente, presença de vírus infectantes ou em carga viral suficiente para transmissão.

Com a globalização e intenso contato entre povos e diferentes áreas geográficas, o risco de introdução de FHV em novas áreas é real. Na epidemia de 2014-2016, casos foram introduzidos em países africanos como Nigéria e Mali, e mesmo nos EUA e Espanha, com transmissão nosocomial de pequena magnitude em ambos, daí o enorme temor que despertam. Entretanto, transmissão sustentada de alto nível, inclusive nosocomial, é relacionada não só com modos de vida mais tradicionais, como caça, contato com a natureza e aspectos religiosos, mas, importante, com o nível de desenvolvimento socioeconômico, perpetuando essas práticas tradicionais, alimentando interpretações mágicas sobre a doença. Já foram citadas desconfiança e mesmo violência contra equipes de saúde, mantendo os sistemas de saúde locais numa situação de deficiência severa e crônica, insuficiente para resposta e controle de surtos. Como em várias outras doenças infecciosas, a pobreza é fator determinante tanto na magnitude do agravo de saúde pública quanto nas chances de sobrevivência de pacientes individuais.

Fisiopatogenia

A OMS, à semelhança do já ocorrido anteriormente com a dengue, modificou o nome da doença causada por Ebola de "Febre Hemorrágica do Ebola" para "Doença do Vírus Ebola (DVE)", o que reflete o fato de que, embora hemorragias possam ocorrer, sobretudo em doença mais avançada, em geral depois do quinto dia, comumente não são nem volumosas e nem a causa principal do óbito. O mais comum são hemorragias nos sítios de venopunção e hemorragias digestivas, essas habitualmente mais expressivas, mas também provavelmente relacionadas com insuficiente prescrição de profilaxia de úlcera gástrica de estresse.

Em razão do fato de surtos de Ebola anteriores ao da África Ocidental em 2014-2016 terem sido relativamente isolados e de curta duração, pouco se sabia sobre aspectos fisiopatogênicos da doença. Adicionado a esse fato, historicamente os casos têm afetado países com graves questões de desenvolvimento e disponibilidade de recursos, usualmente em áreas rurais ou florestais remotas. Assim, o foco principal, nestes eventos, torna-se o próprio controle do surto, remanescendo lacunas importantes de conhecimento em vários aspectos referentes à DVE. Muito do que se sabe vêm de estudos em primatas e cobaias, além de conhecimento acerca de infecção humana gerado na primeira epidemia de filovírus Marburg, na Europa, em 1967, inclusive com coleta material anatomopatológico de humanos.

O vírus Ebola é capaz de infectar uma extensa gama de células humanas. Ele penetra inicialmente, por meio de lesões de pele ou mucosas íntegras, inicialmente invadindo células que participam da resposta imune local, como macrófagos, monócitos e células dendríticas. Nessas células os vírus multiplicam-se e interferem na ação de defesa dessas células, que auxiliarão na disseminação do vírus para o sistema reticuloendotelial incluindo linfonodos locais, fígado e baço, com amplificação e viremia. Outras células atingidas incluem epiteliais diversas, fibroblastos, hepatócitos e adrenócitos, com áreas de necrose focal em diferentes órgãos, principalmente no fígado, onde formam-se corpúsculos semelhantes aos de Councilman, visualizados na febre amarela, e possivelmente causando necrose de glândulas suprarrenais. Os linfócitos não são infectados diretamente; entretanto, nota-se apoptose e linfopenia importantes o que, aliado tanto à infecção e disfunção de macrófagos, neutrófilos e outas células responsáveis pela resposta imune inicial. O vírus gera um estado de imunodeficiência, bloqueando a resposta antiviral ligada ao interferon contribuindo para a infecção descontrolada e morte.

Os indivíduos que evoluirão para óbito parecem ser aqueles incapazes de montar uma resposta imune eficiente contra o vírus, com viremia e carga viral global progressivamente elevada e, eventualmente, morte mesmo sem produção de anticorpos específicos contra o vírus Ebola, com IgM específica contra Ebola negativa durante toda a doença. As glicoproteínas virais (e outras proteínas estruturais) parecem ser essenciais nesses processos, incluindo a glicoproteína solúvel produzida em grandes quantidades. O vírus Ebola também infecta células endoteliais; entretanto, não parecer ser o principal motivo para o extravasamento capilar e as eventuais hemorragias, tendo a resposta inflamatória sistêmica exagerada um papel importante. A replicação viral descontrolada e destruição celular causam uma "tempestade de citocinas", uma produção exagerada de estímulos pró-inflamatórios que levam à disfunção endotelial, extravasamento vascular e comprometimento hemodinâmico, com progressão para hipoperfusão tecidual, choque, disfunção orgânica múltipla e morte, numa sequência similar à verificada em sepse e em outras FHVs. Pode haver coagulação intravascular disseminada (CID), relevante clinicamente ou não, à semelhança do que se nota na sepse. No caso do vírus Ebola, o risco de CID é potencializado pela expressão exagerada de fator tecidual por macrófagos infectados, estimulando a ativação da cascata de coagulação. Levando-se em conta todos esses aspectos fisiopatológicos e semelhanças com outras situações médicas como sepse bacteriana ou outras FHVs, como dengue grave. Não há motivo para acreditar que as mesmas medidas de suporte intensivo, como manutenção de volemia, da perfusão e da oxigenação tecidual por meio de suporte hemodinâmico e ventilatório, não sejam capazes de diminuir a letalidade, mesmo na ausência de tratamento antiviral específico, o que está de acordo com a experiência de campo de alguns médicos, inclusive o primeiro autor deste capítulo.

Quadro Clínico

O período de incubação, ou seja, o intervalo de tempo entre a infecção com o vírus e o início dos sintomas é em torno de uma semana, chegando a extremos de 2 a 21 dias, mas, em geral, 4 a 10 dias. Os primeiros sintomas são o início súbito de febre associada a sintomas gerais e inespecíficos como mialgias, cefaleia, artralgias e dor de garganta. Na sequência, emergem vômitos, diarreia, erupção cutânea, sintomas de disfunção renal e hepática e, em alguns casos, hemorragias internas e externas, como exsudação das gengivas e aparecimento de sangue nas fezes. A diarreia pode ser aquosa e particularmente intensa (simulando o quadro de cólera) o que, associado a vômitos e ingestão insuficiente, vai potencializar o *déficit* volêmico e hipoperfusão tecidual, além de frequentemente causar distúrbios eletrolíticos como hipocalemia. Há piora progressiva nos dias seguintes. Por volta do quinto dia de doença, há possibilidade de hiperemia ocular e aparecimento de *rash* cutâneo inespecífico, em cerca de 30-40%, sendo que em indivíduos de pele negra esse sinal é de difícil visualização. A astenia é extrema, tornando impossível para muitos ações simples como levar um copo d'água até a boca. Em alguns casos, bradicardia relativa é descrita. A partir desse momento, manifestações hemorrágicas, em cerca de menos da metade dos pacientes, podem ocorrer, em geral não volumosas. As hemorragias digestivas tendem a ser as mais intensas, mas o que também pode estar associado ao fato de tratamento de suporte ser extremamente limitado ou ausente na maioria das epidemias. Tal fato está relacionado com a ausência de profilaxia de úlcera gástrica de estresse. A instabilidade hemodinâmica começa a instalar-se também a partir desse dia, e o paciente pode evoluir com manifestações de choque distributivo, hipoxemia tecidual e acidose, dificuldade respiratória, disfunção orgânica múltipla e morte, que em geral acontece ao final da primeira ou na segunda semana de doença. Os pacientes que sobrevivem à segunda semana de doença têm chance elevada de recuperar-se.

A altíssima letalidade, em muitos surtos maior que 90%, precisa ser debatida: o temor justificado de transmissão nosocomial, que pode ser prevenida, desde que rigorosas medidas de controle estejam presentes (ver Capítulo 7), aliado a limitações técnicas e de conhecimento médico, faz com que o tratamento de suporte óbvio, como suporte hemodinâmico, não tenha sido fornecido à maioria dos pacientes na maioria dos surtos, com letalidade atingindo, por vezes, mais de

90%. Entretanto, é importante lembrar que, na primeira epidemia de Filovírus (Marburg na Europa, 1967), menos que 25% morreram; além disso, a letalidade entre os doentes, que foram transferidos para UTIs em países desenvolvidos e com recursos, foi bastante reduzida. Tal fato pode estar associado, também, levando-se em conta a administração de drogas experimentais – ver seção Tratamento, adiante. Soluços são um sinal de prognóstico ruim, mas, embora muitos questionam sua gênese, provavelmente está relacionado com uremia e insuficiência renal decorrentes deste acometimento hemodinâmico, como em outras causas de choque distributivo e hipoperfusão renal. Hepatite pode ocorrer, com dor abdominal, embora icterícia seja incomum. Particularmente em epidemias de grande magnitude, pode haver apresentação inicial distinta deste quadro típico: por exemplo, alguns pacientes apresentam quadro inicial menos intenso e há a possibilidade de infecção assintomática, embora acometendo, aparentemente, uma minoria dos casos.

Quando acomete grávidas, a letalidade da moléstia é elevada, seja por choque ou complicações obstétricas, e não há registro de sobrevivência fetal ou neonatal. Quadros de miocardite foram observados em necropsias, na epidemia de Marburg; sendo a real frequência e relevância ainda não são claras, mas alguns pacientes apresentam pulso irregular e, ocasionalmente, mortes súbitas ocorrem em pacientes já na terceira semana de doença, em recuperação. É difícil, neste momento, atribuir essas mortes tardias a arritmias diretamente relacionadas com miocardite, ou talvez com distúrbios eletrolíticos não corrigidos, ou mesmo tromboembolismo pulmonar, quando o paciente, ao melhorar, reinicia deambulação. Quadro de edema agudo de pulmão (EAP) durante reposição volêmica intensa é descrito e deve ser monitorado, mas não ocorre frequentemente. Deve ser destacado que alguns óbitos já na fase de convalescença apresentaram características clínicas de EAP.

Outro grupo de sinais e sintomas, acometendo uma minoria não tão reduzida de casos, são sintomas neurológicos globais como redução do nível de consciência, agitação e confusão mental, potencialmente evoluindo para um quadro semelhante à catatonia ou mesmo coma, de duração de vários dias e independente da presença ou não de instabilidade hemodinâmica. Alguns desses pacientes, com tratamento de suporte decente, sobrevivem e recobram a consciência posteriormente, mas não sendo claras as consequências a longo prazo. Quadros de convulsões não são raras e é difícil estabelecer se tal trata-se por infecção encefálica direta, algo demonstrado na primeira epidemia de Marburg, ou como consequência de distúrbios eletrolíticos. Quanto ao acometimento respiratório, este pode ocorrer como componente de choque. Investigações radiológicas foram extremamente limitadas até hoje, mas clínica e imagens radiológicas sugestivas de SARA (síndrome de angústia respiratória do adulto) foram vistas em alguns poucos pacientes investigados e que receberam fluidos por via intravenosa.

A recuperação, em geral, é lenta, levando-se semanas para o paciente recobrar o peso e a energia habituais. Sequelas e manifestações tardias são mal documentadas, mas possíveis como astenia prolongada, cansaço e dores inespecíficas e, mais especificamente, uveíte (pode acontecer meses após), mielite e orquite.

Além de grávidas, outros fatores de mau prognóstico incluem idade acima de 45 anos e alta carga viral sérica, que pode atingir até 10.000.000.000 cópias de RNA/mL.

Em algumas pessoas, que se recuperaram da doença, o vírus Ebola pode persistir em locais imunoprivilegiados, como os testículos, o interior do olho e o sistema nervoso central. Em mulheres que foram infectadas durante a gravidez, o vírus mantem-se na placenta, no líquido amniótico e no feto. Nas mulheres que foram infectadas durante a amamentação, o vírus pode persistir no leite materno. Estudos de persistência viral indicam que, em uma pequena porcentagem de sobreviventes, alguns fluidos corporais podem apresentar resultado positivo para o vírus Ebola, no diagnóstico por RT-PCR, por mais de 9 meses. A doença sintomática recidivante, em alguém que se recuperou em decorrência de maior replicação do vírus em um local específico, é um evento raro, mas já foi documentado. Razões para este fenômeno ainda não são totalmente compreendidas.

Diagnóstico

Pode ser difícil distinguir clinicamente o Ebola de outras doenças infecciosas passíveis de serem adquiridas nas mesmas regiões, como malária, febre tifoide, febre amarela, cólera, gastroenterite, riquetsiose, leptospirose, sepse, meningite ou meningococcemia, dengue, influenza, borreliose, peste, além de outras FHVs. A confirmação de que os sintomas são causados pela infecção pelo vírus Ebola é feita usando métodos diagnósticos específicos.

A suspeição clínica, à semelhança de várias outras moléstias infectocontagiosas, envolve a presença de quadro febril agudo em indivíduo com história epidemiológica positiva, ou seja, a oportunidade de infecção, sobretudo passagem por área de surto nos 21 dias que antecederam ao início da febre e história de contato com indivíduos enfermos ou cadáveres (p. ex.: funerais tradicionais na África). Já em área rural africana, o caso (ou os casos) inicial pode envolver atividade de caça e/ou consumo de morcegos ou primatas. Acidentes em laboratórios de pesquisa já causaram infecção. Particularmente para Marburg, a história de atividades em cavernas com morcegos é fator de risco.

As alterações laboratoriais são inespecíficas e mesmo pouco reportadas, pois, assim como registros e tratamento foram extremamente insuficientes ao longo dos anos, o mesmo pode-se dizer de exames laboratoriais, com recomendações até mesmo de suspender todas as atividades laboratoriais em alguns surtos, para evitar transmissão neste setor. Há leucopenia e linfopenia importante, com possível leucocitose e neutrofilia em fase mais avançada da doença, sobretudo naqueles que evoluirão para óbito, o que pode indicar infecção bacteriana secundária; coleta de hemoculturas foi evento raríssimo, mas, descreveu-se sepse por bastonete gram-negativo no contexto da infecção por vírus Ebola. A plaquetopenia é frequente e pode ocorrer anemia. Há alterações típicas de choque, como aumento da ureia e da creatinina por hipoperfusão renal, e distúrbios eletrolíticos são muito comuns, sobretudo hipocalemia, intensificada pelas perdas gastrointestinais, habitualmente não corrigidas em situações de surto por tratamento de suporte insuficiente; hipoglicemia pode ocorrer por razões semelhantes. Aumento de aminotransferases hepáticas – AST (aspartato aminotransferase) e a ALT (alanina aminotransferase) – é comum, sendo AST frequentemente maior que ALT; quando tal razão ultrapassa 5 vezes, é sinal de mau prognóstico. Quadros de hipoxemia e acidose metabólica ocorrerão como consequência de falência circulatória.

Deve-se considerar cuidadosamente a seleção de testes diagnósticos, que levam em conta as especificações técnicas, a incidência e a prevalência da doença e as implicações sociais e médicas dos resultados dos testes. É altamente recomendável que os testes diagnósticos, que passaram por uma avaliação independente e internacional, sejam considerados para uso. Os testes diagnósticos, validados pelo processo de Avaliação e Listagem de Uso de Emergência da OMS, que podem, associados à clínica, confirmar a infecção são:

- Ensaio imunossorvente ligado à enzima de captura de anticorpos (ELISA).
- Testes de detecção de captura de antígeno.
- Teste de neutralização de soro.
- Ensaio de reação em cadeia da polimerase via transcriptase reversa (RT-PCR).
- Análise estrutural do vírus em microscópio eletrônico.
- Isolamento de vírus por cultura de células.

Para o diagnóstico específico, o exame mais utilizado é o RT-PCR, realizado em laboratórios de referência ou mesmo laboratórios no campo, instalados por meio de cooperação internacional (Fig. 16-3). A sensibilidade é muito alta e os resultados estarão disponíveis no mesmo dia; entretanto, o exame pode ser negativo nas primeiras 72 horas de doença, não podendo DVE ser afastada até um resultado negativo de PCR após 72 horas do início dos sinais e sintomas. O cultivo viral é realizado apenas em pouquíssimos laboratórios de nível de contenção máximo (*Bio-Safety Level* 4), não se prestando para a prática clínica. A outra alternativa são exames sorológicos de pesquisa de anticorpos, sendo ELISA o mais usado. Detecção de IgM confirma infecção aguda, assim como aumento nos títulos de IgG; entretanto, pacientes que evoluem para óbito podem não apresentar produção de anticorpos, persistindo negativos tais testes.

Os testes atuais recomendados pela OMS também incluem os testes de ácidos nucleicos automatizados ou semiautomatizados (NAT) para o gerenciamento de diagnóstico de rotina. Os testes rápidos de detecção de antígenos para uso em configurações remotas onde os NATs não estão prontamente disponíveis, são recomendados para fins de triagem como parte das atividades de vigilância, no entanto testes reativos devem ser confirmados com NATs.

Quanto as amostras biológicas de preferência para análise diagnóstica podem-se incluir o sangue total, coletado em ácido etilenodiaminotetracético (EDTA) de pacientes vivos com sinais e sintomas, e amostras de fluido oral, armazenadas em meio de transporte universal, coletadas de pacientes falecidos ou naquelas situações nas quais não é possível a obtenção de sangue para análise.

As amostras coletadas de pacientes apresentam um risco biológico extremo e devem ser embaladas usando o sistema de embalagem tripla quando transportadas nacional e internacionalmente. Testes laboratoriais em amostras não inativadas devem ser conduzidos sob condições de contenção biológica máxima.

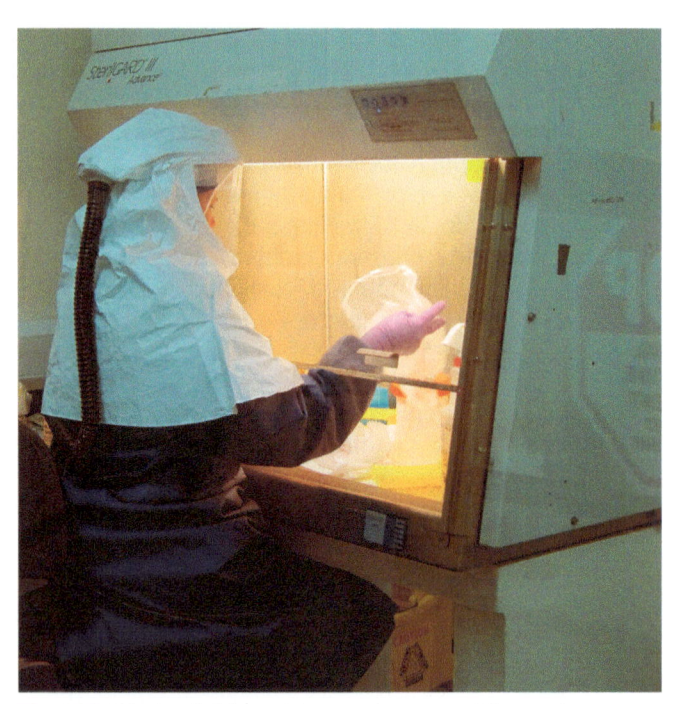

Fig. 16-3. Técnico de laboratório sentado em um Gabinete de Segurança Biológica Baker SterilGARD®III, Advance, no Instituto de Pesquisa de Vírus de Uganda, localizado em Entebbe, Uganda, durante trabalho com o vírus Ebola. Note o equipamento de proteção individual (EPI) usado durante a atividade. (Fonte: Centers for Diseases Control and Prevention (CDC). Reproduzida com permissão, conforme anúncio público no site do CDC.)

Tratamento

Até o presente momento, não existe tratamento específico aprovado para DVE, embora haja fármacos em estudo. No entanto, uma gama de tratamentos potenciais, incluindo produtos sanguíneos, terapias imunológicas e terapias medicamentosas estão sendo avaliados. Cuidados de suporte, incluindo reidratação com fluidos orais ou intravenosos e tratamento de sintomas específicos, melhoram a sobrevida. Entretanto, em termos de tratamento, o grande desafio tem sido prover a óbvia terapia de suporte, acima de tudo reposição volêmica intensa e correção de distúrbios eletrolíticos, em condições de campo onde, além dos imensos desafios com o controle de surto, infelizmente "tradicionalmente" assumiu-se DVE como uma doença altamente letal para a qual nada pode ser feito como tratamento e, importante, qualquer tentativa terapêutica mais "invasiva", como, por exemplo, provendo cristaloides por acesso venoso periférico, é vista como um risco de transmissão de Ebola para a equipe médica. Isso é evidentemente inapropriado; de fato, é claro que prevenção de contágio de profissionais de saúde ao prover tratamento de suporte deve ser um componente integral e primordial em qualquer controle de surto; entretanto, não há justificativa para negar tal tratamento de suporte, inclusive com fluidos por via intravenosa, em qualquer enfermaria de Ebola na qual as medidas rigorosas de controle de infecção estejam em uso. Por outro lado, qualquer unidade médica de manejo de DVE que não disponha destas medidas de controle plenamente implementadas não deveria estar funcionando.

O tratamento de suporte deve ser feito à semelhança de outras FHVs como dengue grave, ou de doenças com falência circulatória como sepse bacteriana: reposição volêmica com cristaloide e correção dos distúrbios eletrolíticos são os pilares de tal terapia. Nestas situações clínicas (e, talvez, o que mais faltou nas tentativas de terapêutica de Ebola no campo), o importante é que tal suporte hemodinâmico por via intravenosa seja iniciado precocemente, administrado em intensidade e volume suficiente, e por tempo suficiente. A letalidade de DVE por vírus Ebola Zaire, que ultrapassava 90% em surtos do passado, pode atingir menos que 50%, como demonstrado em alguns centros de tratamento na epidemia atual. E, importante notar: apesar da administração de fármacos experimentais para a maioria dos estrangeiros ou africanos evacuados e tratados em UTIs de países desenvolvidos, a letalidade neste contexto de tratamento de suporte intenso e precoce tem sido bem menor, com a grande maioria destes pacientes sobrevivendo e, respeitando-se a amostragem baixa, sem evidência conclusiva de que tal sobrevivência deu-se, principalmente, pelas drogas experimentais, e não pela óbvia terapia de suporte.

Outras formas de tratamento para manutenção da viabilidade biológica, como suporte respiratório com oxigênio adicional, e mesmo ventilação assistida, aminas vasoativas e hemodiálise, devem ser consideradas de acordo com a situação clínica, mas, essencialmente, sempre com a adoção de rigorosas medidas de controle de infecção hospitalar: o ideal é a admissão em hospitais de referência adequadamente preparados, com treino e supervisão constantes. Diagnóstico diferencial para malária sempre deve feito e terapia empírica para infecções bacterianas associadas deve ser considerada. Numa situação de choque refratário, insuficiência suprarrenal aguda pode ser uma possibilidade.

Quanto a terapias experimentais específicas, apesar de resultados promissores em estudos *in vivo* envolvendo primatas não humanos, não há, ainda, clareza sobre a real eficácia em pacientes humanos. Entretanto, resultados em investigações com primatas são animadores. Há moléculas antivirais sendo testadas, como brincidofovir (ativo contra varíola) e favipiravir (ativo contra influenza); há formas de tratamento mais sofisticadas e complexas, como anticorpos monoclonais direcionados às glicoproteínas virais (como ZMapp); e há utilização de *small interfering* RNA (como TKM-Ebola) para bloquear a expressão de genes virais importantes na patogenia, como os relacionados com produção de glicoproteínas. Outra modalidade terapêutica em estudo é a administração de soro convalescente colhido de pacientes que sobreviveram a DVE, com o objetivo de que anticorpos neutralizantes bloqueiem a replicação viral em outros doentes. Entretanto, a evidência ainda é muito fraca para apoiar tal abordagem.

Controle de Surtos e Prevenção

Um bom controle de surtos depende da aplicação de um pacote de intervenções, incluindo gestão de casos, vigilância, um bom serviço de laboratório, enterros seguros e mobilização social. O envolvimento da comunidade é fundamental para controlar, com sucesso, os surtos. Aumentar a conscientização sobre os fatores de risco para a infecção pelo Ebola e medidas de proteção, incluindo a vacinação, que os indivíduos podem tomar é uma forma eficaz de reduzir a transmissão humana. Acredita-se que o maior problema, das grandes epidemias, foi uma subestimação grosseira dos riscos de progressão. A contenção de surto, naturalmente, será tão mais fácil quanto mais precoce, quando ainda enfrentando um número reduzido de casos e comunidades afetadas.

Quatro frentes de atuação são necessárias para a redução do risco de transmissão:

1. Da vida selvagem para o homem, a partir do contato com morcegos frugívoros infectados ou macacos. Os animais devem ser manipulados com luvas e outras roupas protetoras apropriadas. Produtos animais (sangue e carne) devem ser bem cozidos antes do consumo.
2. De pessoa para pessoa, por meio do contato direto ou próximo com pessoas com sintomas de Ebola, particularmente com seus fluidos corporais. Luvas e equipamentos de proteção individual adequados devem ser usados ao cuidar de pacientes doentes em casa. A lavagem regular das mãos é necessária depois de visitar os pacientes no hospital, bem como depois de cuidar dos pacientes em casa.
3. Da possível transmissão sexual, por meio da recomendação que os sobreviventes masculinos da doença do vírus Ebola pratiquem sexo seguro por 12 meses, após o início dos sintomas ou até que seu sêmen seja negativo duas vezes para o vírus.
4. Enterro imediato e seguro dos mortos e identificação de pessoas que possam ter estado em contato com alguém infectado pelo Ebola, com monitoramento de sua saúde por 21 dias. É importante separar os sadios dos doentes, para evitar maior disseminação e importância da boa higiene e manutenção de um ambiente limpo.

A identificação precoce dos casos suspeitos é essencial para cortar as cadeias de transmissão e deve contar tanto com as equipes médicas baseadas em unidades de saúde quanto com as comunidades afetadas e em postos de fronteira. O *screening* em aeroportos fora da área epidêmica, avaliando viajantes que chegam, tem eficácia baixa e requer recursos consideráveis. A comunicação e a mobilização social são importantíssimas não só para detecção precoce de casos suspeitos, mas também para contornar interpretações errôneas e mesmo mitigar o risco de violência contra equipes de saúde.

Os casos suspeitos devem ser segregados em enfermaria especialmente preparada e imediatamente testados. Todos os contactantes de casos confirmados ou prováveis devem ser acompanhados por 21 dias; caso os sintomas apareçam, procede-se com segregação e testagem imediata. Como indivíduos infectados, mas ainda assintomáticos não transmitem o vírus, e como o número de contactantes pode ser extremamente elevado, isolamento de contatos e quarentena de comunidades afetadas é de difícil implementação – e pode fomentar violência. Nas enfermarias de Ebola, utilizam-se precauções de contato e por aerossóis, promovendo-se barreira máxima: toda a pele e mucosas devem estar protegidas, com o uso de dois pares de luvas, respirador, em decorrência do risco de aerossol gerado por procedimentos, cobertura para calçados ou botas, roupas específicas, avental e capote impermeáveis, óculos ou escudo facial e capuz para cobrir a cabeça e pescoço. Treino e supervisão constantes são importantíssimos no uso adequado do equipamento de proteção individual, particularmente ao retirar o material contaminado após assistência ao paciente, momento em que o contágio, a partir das mucosas, pode ocorrer. A limpeza e desinfecção ambiental é feita com produtos hospitalares habituais. O manejo e o destino de materiais contaminados deve ser organizado levando-se em conta o alto potencial de contágio. Os casos confirmados só recebem alta após o PCR sanguíneo ser negativo. Para os doentes que infelizmente morrem, funeral digno e seguro, sem nenhum contato desprotegido com o cadáver, deve ser realizado, sempre se respeitando as crenças religiosas da família e tentando adaptação que permita, ao menos, que esta acompanhe o sepultamento, porém, sem contato físico.

A vacinação, assim como o tratamento, é foco de pesquisas aceleradas. Há candidatas promissoras, com efeito protetor demonstrado em primatas, em geral envolvendo um vetor viral como adenovírus de chimpanzé ou vírus da estomatite vesicular (VEV), modificado para expressar glicoproteínas do vírus Ebola. Estudos em humanos estão em curso. Em particular, recentemente um ensaio randomizado, na Guiné, utilizando VEV recombinante demonstrou eficácia de 100% em contatos próximos de casos de Ebola (*ring vaccination*) vacinados com dose única; a busca por uma vacina com potente efeito protetor e capaz de modificar a progressão do surto atual e futuros parece estar próxima de seu sucesso.

Uma vacina experimental para o Ebola provou ser altamente protetora contra o vírus mortal em um grande teste na Guiné. A vacina, chamada rVSV-ZEBOV, foi pesquisada em um estudo envolvendo 11.841 pessoas durante o ano de 2015. Entre as 5.837 pessoas que receberam a vacina, nenhum caso de Ebola foi registrado 10 dias ou mais após a vacinação. Porém, houve 23 casos, em 10 dias ou mais após a vacinação, entre aqueles que não receberam a vacina. O julgamento foi liderado pela OMS, juntamente com o Ministério da Saúde da Guiné, Médicos Sem Fronteiras e o Instituto Norueguês de Saúde Pública, em colaboração com outros parceiros internacionais. Em novembro de 2019, foi concedida uma autorização condicional de introdução no mercado, por reguladores europeus de medicamentos, da referida vacina (rVSV-ZEBOV). O produto, que é conhecido como Ervebo, foi inicialmente desenvolvido com a marca pela empresa norte-americana Merck & Co. Até outubro de 2019 mais de 236 mil pessoas já haviam sido vacinadas. O número incluiu mais de 60 mil profissionais de saúde de linha de frente em território congolês e nos países vizinhos Uganda, Sudão do Sul, Ruanda e Burundi.

Os profissionais de saúde devem sempre adotar a precaução padrão (ver Capítulo 7) ao cuidar dos pacientes, independentemente de seu diagnóstico presumido. Os profissionais de saúde que cuidam de enfermos, com suspeita ou confirmação do vírus Ebola, devem aplicar medidas extras de controle de infecção para evitar o contato com o sangue e fluidos corporais do paciente e com superfícies ou materiais contaminados, como roupas. Os trabalhadores de laboratório também estão em risco. Amostras retiradas de humanos e animais para investigação da infecção pelo Ebola devem ser manuseadas por pessoal treinado e processadas em laboratórios devidamente equipados.

Conclusão

As epidemias de Ebola demonstram, de forma severa e chocante, o quão extensa e devastadora uma doença infectocontagiosa pode-se manifestar quando sistemas de saúde são deficientes e quando a resposta global é tardia e insuficiente. Por outro lado, quando cooperação internacional e resposta rápida e intensa são implementados, um nível de controle mais satisfatório é atingido, como demonstrado na epidemia atual. Apesar de um surto de Ebola com transmissão sustentada em países mais desenvolvidos ser um tanto improvável, a preparação global e a resposta são responsabilidades de todas as nações. E, importante, os sistemas de detecção e resposta preparados para lidar com DVE necessariamente beneficiarão a resposta a outras possíveis epidemias. Por fim e muitíssimo relevante: o foco da resposta não deve se limitar somente às comunidades, com medidas de controle de surto: também urge a necessidade de *medicalização* da resposta, com um foco adequado também nos indivíduos enfermos, com promoção de um tratamento de suporte intenso e decente, com óbvio potencial para diminuir a letalidade desta tão moléstia infecciosa.

A atuação da OMS é muito importante por meio da manutenção da vigilância da doença e apoiando os países em risco de elaborar planos de preparação. Porém, é essencial o envolvimento da comunidade, o gerenciamento de casos, os serviços laboratoriais, o rastreamento de contatos, o controle de infecções, o apoio logístico e treinamento e assistência com práticas seguras de sepultamento.

OUTRAS FEBRES HEMORRÁGICAS VIRAIS

Além dos Filovírus, outras famílias virais apresentam componentes capazes de causar uma síndrome de febre hemorrágica de características clínicas e patológicas semelhantes às descritas para Ebola. Nessas doenças há potencial para deflagrar uma extensa sinalização de citocinas, com extravasamento capilar, hipoperfusão tecidual, choque, disfunção orgânica múltipla e morte. A letalidade é variável de acordo com a espécie e, naturalmente, com a qualidade de tratamento de suporte possível, mas menor que com os Filovírus. E, também à semelhança dos Filovírus, hemorragias podem ou não estar presentes e, se manifestas, em geral não são a causa da morte. Alguns vírus podem atingir também órgãos específicos, como o fígado na febre amarela, o encéfalo como alguns outros Flavivírus e os rins ou pulmões nas hantaviroses.

As outras três famílias relevantes como FHVs são: os Flavivírus, como os vírus da Dengue (distribuição global) e Febre Amarela (América do Sul e África), endêmicos no Brasil (e abordados em capítulos específicos deste livro), além de outros menos comuns como Alkhurma (península Arábica), F.H. da Floresta Kyasanur (Índia) e F.H. de Omsk (Rússia); os Arenavírus, incluindo a Febre de Lassa, endêmica na África Ocidental (continente onde também foi descrito o raro vírus Lujo, na África Meridional) e, na América Latina, os "Arenavírus do Novo Mundo", incluindo Junín (Argentina), Machupo (Bolívia) e Guanarito (Venezuela). Existe, ainda, o raro vírus Sabiá, responsável pela febre hemorrágica brasileira, com apenas três casos descritos, sendo só um adquirido naturalmente em 1990, no estado de São Paulo; e os Bunyavírus, como Hantavírus de distribuição global e abordado em capítulo específico deste livro, Febre Hemorrágica Criméia-Congo (FHCC, endêmica em partes da Europa, Ásia e África) e Febre do Vale do Rift (FVR, na África e Península Arábica). Além destes, outras espécies com potencial para FHV existem e, eventualmente, novas espécies são descobertas, dada a existência não detectada em ciclos naturais, com infecção humana ocorrendo ao penetrar nestes habitats (p. ex., o vírus Bas-Congo, um Rhabdovírus descoberto na RDC).

A maioria desses vírus comporta-se como zoonose, com reservatório e ciclos de transmissão na natureza, mas eventualmente atingindo o *H. sapiens*, como no caso dos Hantavírus e Arenavírus, mantidos na natureza em roedores e transmitidos ao homem no contato com suas excretas, sobretudo por inalação. Outros Bunyavírus têm mecanismo de transmissão distintos, como a F.H. Crimeia-Congo, mantida na natureza e transmitida por carrapatos, podendo infectar uma gama de mamíferos sem causar doença (particularmente pequenos roedores); e a FVR, transmitida por diferentes espécies de mosquitos (inclusive *Aedes* spp) e capaz de causar grandes prejuízos em pecuária. Dentre os Flavivírus, muitos são capazes de infectar primatas, como febre amarela, ou outros mamíferos, e serem transmitidos por mosquitos (febre amarela e dengue) ou carrapatos (os demais citados acima).

O potencial para transmissão inter-humana varia de acordo com a espécie, mas, em geral, é mais limitado que aquele com os Filovírus, incluindo o risco de transição nosocomial, mais pronunciado com FHCC e Febre de Lassa. Para os Arenavírus, à semelhança dos Filovírus, há a possibilidade de transmissão sexual. Quanto à FVR, há o temor de introdução em novas áreas, já que pode ser transmitido por *Culex* spp. e mesmo por *Aedes* spp., com amplificação em animais de criação e potencial para expansão da área afetada via atividades econômicas envolvendo pecuária.

A apresentação clínica é semelhante aos Filovírus, com um quadro febril agudo de início súbito, após um período de incubação, em geral, de poucos dias a duas semanas. A doença pode apresentar um caráter bifásico. Os óbitos, como nas infecções por Ebola e Marburg, também ocorrem na segunda semana de doença, mas a letalidade tende a ser menor que com os Filovírus. Por exemplo, a maioria dos quadros de febre de Lassa (80%) são assintomáticos ou pouco intensos, embora possa causar quadros graves e óbito nos demais (nestes, letalidade em torno de 40%). No caso de FVR, a grande maioria são de casos oligossintomáticos ou assintomáticos, com cerca de 1-2% dos pacientes evoluindo para a forma hemorrágica, nestes atingindo uma letalidade de até 50%. A FHCC sem tratamento pode matar 15-30% dos doentes, cifra semelhante à causada pelos Arenavírus do Novo Mundo. Os Arenavírus do Novo Mundo têm letalidade de 10 a 30%, também dependente da qualidade de tratamento disponível.

A FVR pode, também, apresentar-se de forma predominantemente neurológica (encefalite) ou ocular, inclusive com perda de visão. Hantavirose (ver Capítulo 50) pode causar febre hemorrágica, mais comum na Europa e na e Ásia, de letalidade variável, com acometimento renal concomitante, ou pode causar a síndrome cardiorrespiratória aguda grave, mais comum na América (e a forma predominante no Brasil), com acometimento pronunciado de vasculatura pulmonar e edema não cardiogênico, evoluindo com falência cardíaca e letalidade em torno de 30%.

O diagnóstico, em geral, faz-se com PCR específico para cada vírus. A suspeição leva em conta o aparecimento de quadro febril agudo num contexto epidemiológico específico, isto é, passagem, durante o período de incubação, por área de transmissão, principalmente envolvendo atividades profissionais específicas (p. ex., pecuária, veterinários ou atividades em abatedouro para FVR e FHCC; atividades de agricultura e contato com roedores para os Arenavírus do Novo Mundo). O diagnóstico diferencial inclui as doenças mencionadas acima para Ebola, de acordo com a área geográfica e história de viagem.

As recomendações quanto à terapia de suporte prestam-se a todas as outras FHVs. Para algumas há tratamento específico, em geral ribavirina (ver Capítulo 11), recomendada para Febre de Lassa e também ativa *in vitro* contra o vírus da FHCC (para a qual há alguma evidência de benefício clínico), FVR e Arenavírus. Para Hantavírus, não apresenta ação contra forma pulmonar, mas sim na febre hemorrágica. A letalidade da doença por Junín diminui consideravelmente com a administração de soro hiperimune, colhido de pacientes que sobreviveram à infecção.

Quanto à prevenção e controle de surto, a abordagem apresenta alguma semelhança com os Filovírus (particularmente no que refere a controle de surto via prevenção de transmissão inter-humana), mas com menor intensidade de medidas de proteção individual, dado o menor risco de transmissão nosocomial, e acrescida de medidas de controle em atividades envolvendo contato com animais reservatórios ou infectados e vetores.

Vacinas não estão disponíveis para a grande maioria exceto para vírus Junín, que confere proteção cruzada contra Machupo. O controle de vetores como mosquitos e carrapatos é importante para as FHVs nas quais estes estão envolvidos (p. ex., FHCC, FVR). A prevenção do contato com excretas de roedores é indicada para controle de Arenavírus e Hantavírus. Para FHV e FHCC, devem ser adotadas medidas de proteção individual em atividades ocupacionais relacionadas com a pecuária, como para profissionais de abatedouros e veterinários. Para FVR há uma vacina para uso em pecuária, que deve ser administrada antes da ocorrência de um surto, mas não durante uma epidemia, já que pode causar amplificação viral pelo uso inadvertido de frascos multidose ou reutilização de seringas e agulhas em animais.

CONTRIBUIÇÃO DOS AUTORES

MS Fonseca e R Siqueira-Batista desenharam o presente capítulo; o primeiro elaborou a primeira versão do texto, o qual foi revisto - criticamente - por MC Cupertino e por R Siqueira-Batista.

BIBLIOGRAFIA

Alam M, Kuga K, Tanimoto J. Three-strategy and four-strategy model of vaccination game introducing an intermediate protecting measure. Applied Mathematics and Computation 2019;346:408-22.

Bartsch SM, Gorham K, Lee BY. The cost of an ebola case. Pathogens and Global Health 2015;109(1):4-9.

Beeching NJ. Ebola virus disease. BMJ 2014 Dec 10;349:g7348.

Beltz LA. Bats and human health: Ebola, SARS, rabies and beyond. Nova Jersey: John Wiley & Sons, 2017. p. 1-394.

Burki T. Ebola virus vaccine receives prequalification. Lancet. 2019 Nov 23;394(10212):1893.

Carias C, O'Hagan JJ, Gambhir M, Kahn EB, Swerdlow DL, Meltzer MI. Forecasting the 2014 West African Ebola Outbreak. Epidemiol Rev. 2019 Nov 29. pii: mxz013. [Epub ahead of print]

Cupertino MC, Resende MB, Mayers N, Carvalho LM, Siqueira-Batista R. Emerging and re-emerging human infectious diseases: A systematic review of the role of wild animals with a focus on public health impact. Asian Pacific J Trop Med 2020;13(1):99-106.

Dellicour S, Baele G, Dudas G et al. Phylodynamic assessment of intervention strategies for the West African ebola virus outbreak. Nature Communications 2018;9(1).

Fowler RA et al. Caring for critically ill patients with ebola virus disease. Perspectives from West Africa. Am J Respir Crit Care Med 2014 Oct 1;190(7):733-7.

Gibbs SG, Lowe JJ, Le AB et al. Ebola virus disease preparations do not protect the United States against other infectious outbreaks. American Journal of Public Health 2018;108(10):1327-9.

Herstein JJ, Biddinger PD, Kraft CS et al. Current capabilities and capacity of ebola treatment centers in the United States. Infection Control and Hospital Epidemiology 2015;37(3):313-8.

Heymann DL. Control of Communicable Diseases Manual, 19th ed. Washington-DC: American Public Health Association Publications, 2008.

Iannetta M, Di Caro A, Nicastri E, Vairo F, Masanja H, Kobinger G, Mirazimi A, Ntoumi F, Zumla A, Ippolito G. Viral Hemorrhagic Fevers Other than Ebola and Lassa. Infect Dis Clin North Am. 2019 Dec;33(4):977-1002.

Keusch GT, McAdam K, Cuff PA et al. Integrating clinical research into epidemic response: the ebola experience. Washington-DC: The National Academies Press 2017. p. 1-316.

Lamontagne F et al. Doing today's work superbly well-treating Ebola with current tools. N Engl J Med 2014 Oct 23;371(17):1565-6.

Martini GA, Siegert R. Marburg virus disease. Berlin, Germany: Springer-Verlarg, 1971.

Masci JR & Bass E. EBOLA: Clinical patterns, public health concerns. CRC Press: Flórida. 2017. p. 1-274.

Nantima N, Ilukor J, Kaboyo W, Ademun ARO, Muwanguzi D, Sekamatte M, Sentumbwe J, Monje F, Bwire G. The importance of a One Health approach for prioritising zoonotic diseases to focus on capacity-building efforts in Uganda. Rev Sci Tech. 2019 May;38(1):315-325.

Perdomo-Celis F, Salvato MS, Medina-Moreno S, Zapata JC5. T-Cell Response to Viral Hemorrhagic Fevers. Vaccines (Basel). 2019 Jan 22;7(1).

Pigott BC. CBRNE - Viral Hemorrhagic Fevers. Medscape from WebMD, 2015. (Acesso em 2015 Jul.). Disponível em: http://emedicine.medscape.com/article/830594-overview.

Qureshi AI. Ebola virus disease: From origin to outbreak. Philadelphia: Elsevier, 2016. p. 1-200.

Roberts I, Perner A. Ebola virus disease: clinical care and patient-centred research. Lancet. 2014 Dec 6;384(9959):2001-2.

Rojas M, Monsalve DM, Pacheco Y, Acosta-Ampudia Y, Ramírez-Santana C, Ansari AA, Gershwin ME, Anaya JM. Ebola virus disease: An emerging and re-emerging viral threat.

J Autoimmun. 2019 Dec 2:102375. [Epub ahead of print]

Saphire EO, Schendel SL, Gunn BM et al. Antibody-mediated protection against ebola virus. Nature Immunology 2018;19(11):1169-78.

Schieffelin JS. Clinical illness and outcomes in patients with Ebola in Sierra Leone. N Engl J Med 2014 Nov.;27;371(22):2092-100.

Seesuay W, Jittavisutthikul S, Sae-Lim N et al. Human transbodies that interfere with the functions of ebola virus VP35 protein in genome replication and transcription and innate immune antagonism article. Emerging Microbes and Infections 2018;7(1).

Suder E, Furuyama W, Feldmann H. The vesicular stomatitis virus-based ebola virus vaccine: From concept to clinical trials. Human Vaccines and Immunotherapeutics 2018;14(9):2107-13.

West TE, von Saint André-von Arnim A. Clinical presentation and management of severe Ebola virus disease. Ann Am Thorac Soc 2014 Nov;11(9):1341-50.

World Health Organization. Ebola virus disease. (Acesso em 2018 Nov.). Disponível em: https://www.who.int/ebola/en/

World Health Organization. Health Topics - Hemorrhagic Fevers, Viral. (Acesso em 2015 Jul.). Disponível em: http://www.who.int/topics/haemorrhagic_fevers_viral/en/

Yeh S, Shantha JG, Hayek B et al. Clinical manifestations and pathogenesis of uveitis in ebola virus disease survivors. Ocular Immunology and Inflammation 2018;26(7):1128-34.

Zakham F, Alaloui A, Levanov L, Vapalahti O. Viral haemorrhagic fevers in the Middle East. Rev Sci Tech. 2019 May;38(1):185-198.

FEBRES PROLONGADAS DE ORIGEM OBSCURA

Nelson Gonçalves Pereira

INTRODUÇÃO

Febres prolongadas de origem obscura (FPOO) constituem de 1 a 8% das doenças febris das pessoas que procuram os hospitais gerais, participação muito menor se comparados aos atendimentos em nível primário ou secundário. Apesar do progresso da medicina, representam um dos maiores desafios para o clínico, e até hoje um número considerável de casos fica sem esclarecimento.

CONCEITO

Em 1961, Petersdorf e Beeson definiram febre de origem obscura (FOO) como aquela de intensidade maior que 38,3°C, aferida em várias ocasiões, com duração de pelo menos 3 semanas e sem diagnóstico após 7 dias de investigação hospitalar. Esse conceito teve o grande mérito de permitir a comparação de inúmeros trabalhos sobre as FPOO nos 42 anos que se seguiram. A análise crítica dessa definição ao longo dos anos motivou adaptações, inicialmente feitas pelos próprios autores. Atualmente, pode-se dizer que as FPOO são caracterizadas por uma febre de existência indiscutível, de duração mínima de 3 semanas, com quadro clínico inconclusivo e que permanece sem diagnóstico após a realização dos exames e procedimentos indicados, inicialmente, para aquele caso particular. Esse rótulo é provisório, posto que as doenças febris são muito dinâmicas e o esclarecimento é feito porque novos sinais, sintomas ou alterações laboratoriais desenvolvem-se.

Várias publicações na literatura sugerem dividir as febres de origem obscura em 4 subgrupos: FOO clássica, FOO nosocomial, FOO em imunodeprimidos e neutropênicos e FOO nos pacientes com vírus da imunodeficiência humana (HIV) (Quadro 17-1). A FOO clássica corresponderia ao conceito original de Petersdorf com as modificações resumidas acima. A FOO nosocomial é adquirida no hospital como consequência de cirurgias, procedimentos e medicamentos aí realizados. Apesar de ser um problema importante, o fato de pressupor três ou mais dias de existência deforma o conceito de febre prolongada de Petersdorf, melhor seria chamá-la de FOO de curta duração, adquirida no hospital. A FOO em neutropênicos (menos de 500 neutrófilos) e imunodeprimidos ocorre em pacientes como o próprio nome indica, porém, em sua definição, tem três dias de existência; portanto, é também uma febre de curta duração. Quando surge a febre nesse grupo de enfermos, o tratamento já está teoricamente atrasado, existindo vários *guidelines* sugerindo tratamentos com antibióticos iniciais de emergência logo após a coleta dos exames, orientação oposta à da FOO

Quadro 17-1. Definições de FOO de Acordo com Durack & Street e Mackowiak & Durack

Febre de origem obscura clássica
- Febre ≥ 38,3°C em várias ocasiões
- Duração ≥ 3 semanas
- Diagnóstico incerto após 3 dias de investigação apropriada

Febre de origem obscura nosocomial
- Pacientes hospitalizados
- Febre ≥ 38,3°C em várias ocasiões
- Doença febril não estava presente nem em incubação antes da internação
- Duração > 3 dias, sem diagnóstico após 3 dias de investigação apropriada

Febre de origem obscura nos neutropênicos
- Menos de 500 neutrófilos por mm^3
- Febre de 38,3°C em várias ocasiões
- Duração > 3 dias, sem diagnóstico após 3 dias de investigação apropriada

Febre de origem obscura associada ao HIV
- Infecção por HIV confirmada
- Febre de 38,3°C em várias ocasiões
- Duração de > 3 dias, se internado, ou de 3 semanas em ambulatório
- Sem diagnóstico após 3 dias de investigação apropriada

Os autores não especificam o local da tomada da temperatura e a hora do dia. Supõe-se que em trabalhos americanos seja usada a temperatura oral que equivaleria a 37,8°C de temperatura axilar.
Fonte: sumarizado pelo autor.

clássica, na qual se evitam ao máximo as provas terapêuticas empíricas. A FOO no HIV pode ser de curta duração (três dias, se internado) ou prolongada se o paciente estiver no ambulatório. Tem conotações conceituais diferentes da FOO clássica e deveria ser cuidada como um problema clínico à parte. Muitos autores acham que essas denominações deveriam ser evitadas, visto que não obedecem ao conceito original das FOO, dificultando as comparações entre os estudos, como ocorria antes de Petersdorf. As FOO nosocomiais, as FOO em neutropênicos e imunodeprimidos e as relacionadas com o HIV são problemas clínicos relevantes, porém, constituem entidades clínicas separadas das FPOO. Alguns autores reconhecem três verdadeiros subgrupos, que mantêm o conceito original: FPOO em idosos, FPOO em crianças e FPOO episódica ou periódica ou de muito longa duração ou recorrente. As denominações são autoexplicativas e as causas podem ser vistas nos Quadros 17-2 e 17-3.

Quadro 17-2. Principais Etiologias das FPOO nos Idosos e nas Crianças

Idosos

- Tuberculose
- Endocardite
- Abscessos, principalmente intra-abdominais
- Infecções complicadas do trato urinário
- Neoplasias sólidas
- Neoplasias hematológicas
- Arterite temporal
- Polimialgia reumática
- Leucemia
- Linfomas Hodgkin e não Hodgkin
- Mieloma múltiplo
- Tumores do cólon
- Embolia pulmonar
- Hipertireoidismo
- Tireoidite subaguda
- Febre por drogas

Crianças

- Tuberculose
- Endocardite bacteriana
- Pielonefrite
- Salmoneloses (incluindo a febre tifoide)
- Infecção urinária
- Osteomielites
- Sinusite
- Otite
- Mastoidite
- Abscessos
- CMV
- EBV
- HIV
- Hepatite
- Malária
- Toxoplasmose
- Calazar
- Doença de Still
- Poliarterite nodosa
- Lúpus eritematoso sistêmico
- Doença de Kawasaki
- Linfomas
- Leucoses
- Neuroblastoma
- Febre por drogas
- Febre factícia
- Disautonomia familiar
- Displasia ectodérmica
- Doença de Crohn
- Febres periódicas
- Hipertireoidismo

Fonte: elaborado pelo autor.

Quadro 17-3. FPOO Episódicas ou Recorrentes e as de Duração Muito Longa, > 6 meses

Comuns

- Tuberculose
- Prostatite crônica
- Colangite
- Endocardite infecciosa
- Osteomielite
- Doença de Still no adulto
- Doença de Crohn
- Linfomas principalmente Hodgkin
- Câncer de cólon
- Febre por drogas
- Febre factícia
- Hipertermia habitual

Menos comuns

- Febre familiar do Mediterrâneo
- Outras febres periódicas hereditárias
- Síndrome de hiper-IgD
- Espondilite anquilosante
- Hepatite granulomatosa
- Mixoma atrial
- Carcinomas
- Doença de Fabry
- Doença de Gaucher
- Doença de Castleman
- Sarcoidose

Fonte: elaborado pelo autor.

ETIOLOGIA DAS FPOO

Existem mais de 200 causas de FPOO descritas. Há variações quando se consultam as diversas casuísticas, em função da faixa etária estudada, duração total da febre, região geográfica e da disponibilidade de recursos materiais e humanos. De acordo com a década em que o trabalho foi realizado, mudanças importantes também ocorreram. Essas diferenças refletem o progresso da medicina, como, por exemplo, facilitando o diagnóstico de abscessos, tumores, vegetações em válvulas cardíacas, melhores exames para o diagnóstico do lúpus e outras colagenoses. Muitas etiologias de FPOO listadas atualmente não eram conhecidas nos anos 1960 (Quadro 17-4). A experiência adquirida fez com que determinadas doenças sejam mais rapidamente diagnosticadas e passem a frequentar menos as séries mais recentes. Contudo, as principais causas de FOO são semelhantes na maioria dos países (Quadros 17-5 e 17-6). As diversificadas etiologias de FPOO podem ser divididas em cinco grupos: infecções, neoplasias sólidas e hematológicas, doenças inflamatórias não infecciosas (incluindo as colagenoses, as vasculites, a hipersensibilidade autoimune e as chamadas doenças granulomatosas), um conjunto heterogêneo de doenças chamado de miscelânea e as que não são diagnosticadas.

Quadro 17-4. Causas Emergentes de FPOO Descritas na Última Década

- Babesiose
- Erlichiose
- Bartolenose
- Doença de Lime
- Infecção persistente por *yersinia* sp
- Parvovírus B19
- HHV 8
- *Pneumocistis carini*
- Linfadenite necrosante de Kikuchi
- Adenopatia inflamatória pseudotumoral
- Doença de Castleman
- Síndrome da ativação do macrófago
- Síndrome de Schniztler
- Deficiência de vitamina B 12
- Hematoma oculto
- Dissecção aórtica
- Dermatose linear Ig A
- Síndrome da fadiga crônica
- Síndrome de hipersensibilidade anticonvulsivante
- Síndrome de hipersensibilidade à minociclina

Adaptado de Knockaert (2003).

Quadro 17-5. Etiologias das FPOO

Infecções (25 a 52%)	Doenças Inflamatórias não infecciosas (4 a 35%)
- Tuberculose extrapulmonar - Tuberculose miliar - Abscessos abdominais - Abscessos pélvicos - Vírus de Epstein-Barr - Infecções das vias biliares - Paracoccidioidomicose - Osteomielites - Citomegalovírus - Infecção urinária - Endocardite infecciosa - Otite - Sinusite - Prostatite - Outros abscessos - Histoplasmose - Esquistosomose - Abscesso dentário - Toxoplasmose - Infecções dentárias - Doença de Chagas - Febre tifoide - Malária - Calazar - Colangite - Brucelose - HIV - Criptococose - Enterobacteriose septicêmica prolongada	- Doença de Still com início na idade adulta - Lúpus eritematoso sistêmico - Polimialgia reumática - Febre reumática - Artrite reumatoide - Arterite de células gigantes - Doença de Wegener - Poliarterite nodosa - Outras vasculites - Doença inflamatória intestinal - Sarcoidose - Hepatite granulomatosa
Neoplasias (2 a 33%)	**Miscelânea (3 a 31%)**
- Linfoma Hodgkin - Linfomas não Hodgkin - Hepatomas - Carcinomatose - Leucoses - Tumores do cólon - Tumores do sistema digestório - Linfoadenopatia imunoblástica - Hipernefroma - Mixoma atrial - Tumor de Wilms - Retinoblastoma	- Febre por drogas - Febre factícia - Febre do Mediterrâneo - Trombose venosa profunda e embolia pulmonar - Tireoidite subaguda - Cirrose - Hematomas - Hipertireoidismo - Hipertermia habitual - Hepatite alcoólica - Síndrome de Reiter - Síndrome de Sweet - Síndrome hiper-IgD - Síndrome de Kawasaki - Síndrome de Kikuchi - Doença de Castleman - Anemias hemolíticas - Febre psicogênica
	Sem diagnóstico (3 a 33%)

Fonte: elaborado pelo autor.

Quadro 17-6. Etiologia das FPOO em Relação à Frequência

Mais comuns

- Tuberculose miliar e extrapulmonar
- Abscessos, principalmente intra-abdominais
- Endocardite infecciosa
- Infecção do trato urinário
- Síndrome mononucleose (vírus EB, citomegalovírus e toxoplasmose)
- Linfomas
- Leucoses
- Carcinomas do sistema digestório, principalmente do cólon
- Hepatomas
- Síndromes mielodisplásicas
- Carcinoma de células renais
- Doença de Still do adulto
- Púpus eritematoso sistêmico
- Polimialgia reumática
- Arterite temporal
- Outras vasculites
- Doença inflamatória intestinal; febre factícia
- Febre por drogas
- Trombose venosa profunda
- Algumas outras, dependendo da região geográfica estudada

Menos comuns ou raras

- Hepatite alcoólica
- Dissecção da aorta
- Mixoma atrial
- Síndrome de Behçet
- Doença de Castleman
- Cirrose
- Carcinomatose
- Doença de Fabry
- Febre familiar do Mediterrâneo
- Febre familiar hiberiana
- Síndrome hipereosinofílica
- Histiocitose X
- Linfoadenopatia imunoblástica
- Doença de Kikuchi
- Doença dos polímeros do fumo
- Síndromes mieloproliferativas
- Febre periódica
- Anemias hemolíticas
- Feocromocitoma
- Síndrome pós-pericardiotomia
- Pericardite
- Pancreatite
- Embolia pulmonar
- Sarcoidose
- Doença do soro
- Síndrome de Jögren
- Púrpura trombocitopênica trombótica
- Hipertireoidismo
- Doença de Whipple
- Linfadenite necrosante subaguda
- Granulomatose de Wegener
- Hemoglobinopatias

Fonte: elaborado pelo autor.

Infecções

As infecções determinam entre 25 e 52% dos casos de FPOO, e a ocorrência é maior nos estudos pediátricos e nos países em desenvolvimento. Quase todas as doenças infecciosas e parasitárias podem causar FPOO, com maior ou menor intensidade; as que mais se destacam são comentadas em seguida.

A tuberculose (TB) é a mais frequente causa de FPOO na maioria das séries publicadas. Predominam as formas miliar e extrapulmonar em geral. São mais relatadas em pacientes com HIV, na raça negra, em mulheres, em idosos, em diabéticos, em alcoólatras e em desnutridos, embora possam ocorrer em indivíduos sem problemas prévios aparentes. A TB miliar torna-se um diagnóstico mais difícil quando faltam as alterações pulmonares sugestivas na radiografia do tórax e quando imitam doenças hematológicas e colagenoses. O exame fundoscópico pode, eventualmente, revelar a presença de tubérculos coroides. Nos idosos, tende a ser mais atípica clinicamente quando comparada aos jovens. Pode-se apresentar após o uso de corticoides, como consequência da imunossupressão produzida. A VHS costuma ser elevada. As radiografias seriadas do tórax podem mostrar infiltrados progressivos ou adenomegalias mediastinais de aumento lento, detectáveis somente quando se comparam as diferentes radiografias. O PPD é positivo em cerca de 50% dos enfermos com TB com FPOO, comportamento esperado na TB miliar. O encontro do bacilo em escarro ou lavado broncoalveolar nesses pacientes ocorre em 25 a 50% dos casos; a cultura tem positividade maior porém, apesar dos avanços, ainda é demorada na maioria dos centros que não dispõem de sistemas automatizados. As biópsias de pulmão e a hepática exibem granulomas em 80 a 90% dos casos de TB miliar; cerca de metade deles mostram BAAR e necrose de caseificação. A biópsia de medula óssea mostra granulomas em metade dos pacientes; esses números aumentam se o enfermo tiver anemia, leucopenia e monocitose, achados comuns no hemograma TB miliar. Todo material retirado por biópsia deve ser estudado bacteriologicamente e cultivado. O PCR pode ser útil em alguns casos de FPOO. Infelizmente, várias referências relatam casos só diagnosticados em necropsia. Nas fases iniciais dos casos de TB extrapulmonar, a doença pode manifestar-se, durante semanas ou meses, apenas com febre, até surgirem sinais de localização que a denunciem. As topografias mais frequentes são renal, ganglionar, hepática, esplênica, intestinal, sistema nervoso, pericárdica e ginecológica; correspondem a cerca de 15% dos casos notificados de TB em alguns países. A TB pulmonar habitualmente não frequenta as séries de FPOO porque a radiografia de tórax deve fazer parte de qualquer investigação inicial de doença febril de causa não evidente. As outras micobactérias podem causar doença sistêmica e FPOO, geralmente, em enfermos imunodeprimidos, sobretudo com AIDS.

Os abscessos são muito descritos, sobretudo os abdominais. Os mais comuns acometem, principalmente, o baço, o pâncreas, a região pélvica, a próstata, os rins, o fígado e os subfrênicos. Estima-se que em cerca de 5% dos casos esses abscessos possam evoluir sem os sinais de localização que habitualmente os denunciam. Sua evolução pode ser subaguda, particularmente em idosos, e a sua presença, às vezes, só é suspeitada quando rompem para estruturas vizinhas. Os antecedentes de doenças das vias biliares, abdome agudo, cirurgias abdominal ou ginecológica recentes, diverticulites, doença inflamatória intestinal, mormente a doença de Crohn, pancreatite aguda, os traumatismos, doença inflamatória pélvica, endocardite bacteriana, uso de drogas intravenosas ou infecções estafilocócicas recentes, podem dar a pista decisiva para o seu diagnóstico. Os abscessos de localização muscular, no psoas, paravertebral, perinefrético, dentário, cerebral, perirretal entre outros são citados com menor ocorrência. Com o progresso do diagnóstico por imagens, principalmente a ultrassonografia (US), a tomografia computadorizada (TC), a ressonância magnética (RM) e a medicina nuclear, o diagnóstico ficou mais fácil e talvez por isso sua presença nas séries mais recentes seja menor quando comparada com trabalhos mais antigos.

A endocardite bacteriana, nos trabalhos mais antigos, sempre é referida entre as primeiras causas de FPOO. Com o melhor conhecimento do seu quadro clínico e os avanços tecnológicos, é uma etiologia de FPOO menos comum embora ainda importante. Algumas circunstâncias podem dificultar o diagnóstico, como a sua localização no coração direito, as hemoculturas negativas, as causadas por etiologias pouco comuns ou por germens de desenvolvimento lento, o uso prévio de antibióticos, as endocardites murais, as endoarterites e a ausência de sopros na ausculta cardíaca. O ecocardiograma negativo ou quando não se dispõe do transesofágico, são dificuldades adicionais. Sabe-se que a infecção pode existir sem vegetações valvulares demonstráveis na clínica. Os idosos respondem por 50% dos casos e neles o curso clínico é mais atípico que nos jovens. É menos comum em crianças. A endocardite pode ter sua evolução modificada por antibióticos, produzindo-se respostas parciais. A ecocardiografia transesofágica constitui exame fundamental em sua investigação, com sensibilidade de 90%, bem superior ao transtorácico.

Infecções do trato urinário (ITU) sempre estiveram entre as mais frequentes causas de FPOO, principalmente nos pacientes pediátricos, e devem ser sistematicamente pesquisadas em qualquer enfermo com febre sem sinais de localização evidentes. Comumente, são casos de ITU complicada, associados a malformações congênitas ou obstrução das vias urinárias que justificam a repetição ou a manutenção mais prolongada dos episódios. A prostatite crônica também pode ocasionar quadros de longa duração, comumente associados a problemas locais, como cálculos, abscessos ou tumores. O abscesso renal ou o perinefrético são mais relatados em diabéticos, em pacientes com história de cirurgias urológicas, cálculos, infecção urinária e obstruções das vias urinárias. Assinale-se que bacteriúria assintomática pode ser encontrada em FPOO sem que seja sua verdadeira causa, apenas como achado eventual, que ocorre, também, na população geral, particularmente no sexo feminino e nos idosos. O toque retal, a ultrassonografia da próstata, os níveis do PSA devem ser feitos para a investigação das FPOO, principalmente em idosos, sendo a forma habitual de investigar o aumento da próstata por hipertrofia benigna, neoplasia ou abscesso.

A febre tifoide, apesar de estar diminuindo nas grandes cidades brasileiras, continua sendo endêmica na maior parte dos países em desenvolvimento; é sempre lembrada como hipótese nas FPOO. O uso abusivo de antibióticos é a principal razão da dificuldade diagnóstica, pois além de modificarem o quadro clínico, também dificultam o isolamento da *Salmonella entérica sorotipo Typhi* nas culturas de rotina. A história de viagens a locais onde as condições de saneamento deixam a desejar ou de casos semelhantes entre os que se expuseram, podem ser a pista decisiva. Infecção por outras *Salmonellas*, eventualmente, aparece como causa de FPOO, geralmente com manifestações sistêmicas ou lesões localizadas como endocardite, abscessos e osteomielites.

Deve-se, ainda, citar a possibilidade das enterobacterioses septicêmicas prolongadas, descritas, principalmente, em pacientes infectados com *Salmonellas*, outras enterobactérias e a esquistossomose mansônica, além de outras condições que levam à imunossupressão como a AIDS, anemia falciforme, linfomas e neoplasias, com clínica parecida com o calazar. A brucelose deve ser aventada nas regiões onde há criação de gado ou quando há dados epidemiológicos sugestivos. Algumas infecções localizadas, mais em crianças, podem produzir FPOO. São exemplos disso a sinusite aguda, a otite média, a mastoidite, e as infecções dentárias, principalmente os abscessos periapicais. As osteomielites, mormente as de localização maxilar e vertebral, devem ser lembradas. Nesses eventos as manifestações clínicas de localização podem ser discretas ou aparecem tardiamente. Com frequência, o diagnóstico dessas condições depende dos métodos de imagem ou de biópsia da lesão com coleta de material para cultura e histopatologia.

As infecções das vias biliares, como a colangite e a colecistite, podem evoluir com pobreza de sinais de localização, particularmente quando de repetição e em pacientes idosos. A história recente de dor abdominal ou de antecedentes biliares deve reforçar essa hipótese. Sua obstrução de modo intermitente pode causar quadros muito arrastados de FPOO de curso recorrente. As infecções virais são as grandes causadoras de febres de curta duração, sendo mais raras nas FPOO. A infecção pelo vírus de Epstein-Barr frequentemente é listada entre as causas de FPOO, da mesma forma que a toxoplasmose e a citomegalovirose, que constituem as três principais causas da chamada síndrome mononucleose. Esses casos, em geral, apresentam-se somente com febre, sem os demais sinais e sintomas característicos da síndrome, além de hemograma inespecífico. A infecção pelo citomegalovírus tem sido muito valorizada, mormente em febres de pacientes imunodeprimidos. A febre pode ser a única manifestação da infecção pelo HIV, principalmente na primoinfecção; pode ser a expressão de uma das muitas doenças oportunistas da AIDS. A caracterização da infecção pelo HIV induz à investigação para as causas de doença febril envolvidas naquela condição.

As infecções fúngicas vêm aumentando de frequência, sobretudo quando oportunistas. Por isso devem ser mais procuradas em pacientes com patologias que levam à imunossupressão. A histoplasmose disseminada e a criptococose podem assumir, mesmo em imunocompetentes, a forma de uma FPOO, com pobreza de manifestações pulmonares e predominância das sistêmicas, às vezes sem dados epidemiológicos claros. Como causas raras de FPOO, devem ser lembradas a candidose e a mucormicose; a paracoccidioidomicose é citada como causa eventual de FPOO; em sua forma infantojuvenil ou aguda, comumente cursa com febre e adenomegalias e raramente estão relacionadas com a AIDS ou neoplasias hematológicas, ao contrário da histoplasmose e a criptococose.

As infecções por protozoários e helmintos podem, em algumas situações, adquirir comportamento de FPOO. Em um país como o Brasil, onde ocorrem dezenas de milhares de casos de malária a cada ano, é natural que essa protozoose possa causar FPOO. Isto acontece, principalmente, quando surge fora das áreas endêmicas esperadas, sob a forma de focos isolados. A malária por transfusão de sangue, fora de área endêmica, também pode dificultar muito o diagnóstico, visto ser menos frequente e fugir ao padrão epidemiológico usual. O calazar vem expandindo, continuamente, suas fronteiras no Brasil. Fora das suas áreas conhecidas, pode surpreender o médico. Sua reagudização em pacientes com AIDS pode causar FPOO. A doença de Chagas, na sua forma aguda, pode ser causa de FPOO, particularmente quando produzida por transfusões ou quando não existem dados epidemiológicos claros. A história de viagens para as áreas endêmicas é a informação-chave para o diagnóstico. As reagudizações da doença em pacientes com AIDS e outras imunossupressões têm causado problemas diagnósticos nas FPOO daquelas situações. No Brasil, deve-se citar a esquistossomose como etiologia ocasional de FPOO, principalmente quando surgem focos novos da doença ou quando passagens em áreas endêmicas não são detectadas na história epidemiológica. A eosinofilia intensa costuma ser uma pista importante para o seu diagnóstico. Outras protozooses ou helmintíases raramente causam FPOO no Brasil.

Neoplasias

Em muitas séries publicadas, as neoplasias malignas sólidas ou hematológicas ocupam o segundo ou terceiro lugar entre as etiologias de FPOO, sendo em algumas até a primeira causa, particularmente naquelas onde predominam os idosos. Nos trabalhos mais recentes, refletindo o progresso do diagnóstico por imagens, as neoplasias aparecem atrás das doenças inflamatórias não infecciosas como etiologia, embora em nível elevado. A febre nas neoplasias pode não ter relação com o tamanho do tumor, e é frequente que surja antes dos indícios de sua localização. Muitas neoplasias aparecem nas publicações, podendo-se dizer que todas podem originar FPOO. Os linfomas são as mais comuns e chegam, em algumas casuísticas, a representar 50% das doenças desse grupo, seguidos, em geral, pelas leucoses, pelos hepatomas, pelos tumores do tubo digestório e pelos hipernefromas. As leucemias mais descritas são agudas e dos tipos não linfocítico, em geral aleucêmicas. Os tumores do fígado, tanto os primários quanto os metastáticos, são comuns. Síndromes mielodisplásicas cada vez mais têm sido referidas como causa de FPOO. Os metastáticos aparecem, principalmente, associados às neoplasias do tubo digestório, particularmente as do pâncreas e as do cólon. Os tumores do cólon estão comumente nas séries em que predominam enfermos idosos. O hipernefroma é uma causa clássica de FPOO, pois em cerca de 15% dos casos é a sua forma de apresentação inicial. Muitas outras neoplasias causam FPOO, como os carcinomas de pulmão, mama, ovário, estômago, esôfago, vesícula, pâncreas, nasofaríngeo, tumores ósseos e musculares. Os tumores benignos podem, também, causar FPOO, como os mixomas de aurícula, que embora muito raros, imitam a endocardite bacteriana.

Doenças Inflamatórias Não Infecciosas

Esse grupo pode ser dividido em três subgrupos: - doenças do tecido conjuntivo ou colagenoses, vasculites e desordens granulomatosas. Alternam com as neoplasias, o segundo ou o terceiro grupos etiológicos, determinando de 4 a 35% das FPOO; em alguns estudos mais recentes chegam a aparecer no primeiro lugar. Entre as colagenoses, a doença de Still é a que mais comumente causa FPOO. A febre pode ser dominante por mais de um ano; costuma ser elevada, contínua ou recorrente, com as crises febris separadas por semanas, meses ou anos. A sua ocorrência em adultos é um fator de dificuldade. O lúpus eritematoso sistêmico (LES) pode começar com febre e sinais constitucionais como únicas manifestações da doença, que podem permanecer assim por semanas ou meses. Os exames que o sugerem podem ser negativos em certas fases da doença, principalmente no início. As ocorrências em idosos ou sexo masculino são fatores de dificuldade. A presença de anticorpos antinucleares em títulos elevados, somada aos dados clínicos, é muito sugestiva e pode ocorrer em até 99% dos pacientes. A polimialgia reumática (PMR) tem sido referida, principalmente, FPOO em idosos. Embora muito lembrada no passado, a febre reumática tornou-se, também, uma causa rara de FPOO. Ocasionalmente são referidos casos de esclerodermia, doença mista do colágeno, polimiosite, doença reumatoide, doença indiferenciada do tecido conjuntivo, e mais raramente outras.

No subgrupo das vasculites, a arterite de células gigantes ou angeíte temporal, é a principal causa de FPOO. A biópsia é o exame mais útil para o diagnóstico. O uso de corticoides, em geral, dá boa resposta. Alguns estudos, fora do Brasil, consideram a angeíte temporal a causa mais comum de FPOO em idosos. A poliarterite nodosa é citada em quase todas as séries. Mais comum entre os 40 e 60 anos, produz uma angeíte necrosante de vasos de médio e pequeno calibre levando à trombose, a aneurismas e a sangramentos. As alterações sugestivas são mononeurites, mialgias, artralgias, eventualmente artrites, lesões cutâneas de vasculite, dor abdominal, manifestações cardiológicas de isquemia, hipertensão arterial e insuficiência renal. A doença de Kawasaki, em 80% dos casos, ocorre antes dos quatro anos de idade; rara em adolescentes e adultos, é mais comum em pacientes de origem japonesa. É uma vasculite difusa, principalmente, de médio e pequeno calibres, com febre, lesões de mucosas, exantemas, congestão conjuntival, adenomegalias, dor abdominal, diarreia, às vezes com comprometimento cardíaco grave por isquemia; o VHS é elevado e costumam responder ao uso de ácido acetilsalicílico (AAS) e imunoglobulinas na prova terapêutica.

Nas doenças granulomatosas não infecciosas, a sarcoidose é clássica como causa, embora não usual, de FPOO; descrevem-se casos com meses de febre precedendo as alterações mais sugestivas, como as adenomegalias, uveíte, eritema nodoso e alterações pulmonares. A hepatite granulomatosa é um diagnóstico de exclusão, visto que devem ser afastadas as causas conhecidas de lesão granulomatosa no fígado, como histoplasmose, tuberculose, brucelose, sífilis, febre Q, yersinose, doença da arranhadura do gato, doença de Whipple, toxoplasmose, doença de Wegener, linfomas, beriliose, toxocaríase, sarcoidose e ação de várias drogas. A Doença de Crohn pode causar FPOO, mormente em sua fase inicial, quando os sinais e sintomas gerais podem predominar sobre manifestações intestinais discretas, sendo descritos casos que assim evoluíram por até vários meses ou anos, sobretudo em adultos. A colite ulcerativa é menos citada nas séries de FPOO.

Miscelânea

Esse grupo é composto por um número muito grande e heterogêneo de doenças que no seu conjunto produzem entre 3 e 31% das FPOO. As **embolias** pulmonares de repetição podem apresentar-se somente com febre. A presença de condições que favoreçam o aparecimento de tromboflebites profundas (pacientes idosos, acamados por muito tempo, neoplasias, presença de varizes profundas) deve fazer considerar essa hipótese para investigação; em geral ocorre boa resposta da febre com o tratamento anticoagulante. As **febres** por drogas merecem destaque especial por sua frequência. Elas podem causar hipertermia, alterando os mecanismos termorregulatórios; por vezes a própria droga produz febre estimulando, farmacologicamente, a liberação de pirogênios endógenos ou causando irritações químicas; podem ocorrer reações idiossincráticas, como a hipertermia maligna; contudo, a verdadeira febre por drogas se faz por mecanismos de hipersensibilidade. Em cerca de 5% dos casos, a febre aparece como alteração isolada. As drogas mais implicadas podem ser vistas no Quadro 17-7.

Quadro 17-7. Medicamentos Envolvidos em Febre por Drogas

Comuns
▪ Atropina
▪ Anfotericina B
▪ Asparaginase
▪ Barbitúricos
▪ Bleomicina
▪ Metildopa
▪ Penicilinas
▪ Cefalosporinas
▪ Fenitoína
▪ Procainamida
▪ Quinidina
▪ Salicilatos
▪ Sulfonamidas
▪ Interferon
▪ Captopril
▪ Clofibrate
▪ Hidroclorotiazida
▪ Meperidina

Menos comuns
▪ Alopurinol
▪ Azotioprina
▪ Cimetidina
▪ Hidralazina
▪ Iodetos
▪ Isoniazida
▪ Rifampicina
▪ Estreptoquinase
▪ Imipenem
▪ Vancomicina
▪ Nifepidina
▪ Anti-inflamatórios não hormonais
▪ Metoclopramida
▪ Nitrofurantoína
▪ Salicilatos
▪ Corticosteroides
▪ Macrolídeos
▪ Tetraciclinas
▪ Minociclina
▪ Clindamicina
▪ Cloranfenicol
▪ Complexos vitamínicos
▪ Anti-histamínicos
▪ Mercaptopurina
▪ Clorambucil
▪ Ácido paraminossalicílico

Adaptado de Johnson (1996); Roth (2003).

Os hematomas fechados, com ou sem a presença de infecção bacteriana secundária, podem causar FPOO, particularmente em pacientes com traumatismos recentes ou em uso de anticoagulantes; o diagnóstico por imagens pode ajudar bastante, principalmente nos locais de difícil acesso ao exame clínico. A hepatite alcoólica como causa de doença febril é destacada, principalmente, em casuísticas que se referem a locais que prestam atendimento primário ou secundário, visto ser o alcoolismo um problema dos mais frequentes na população. As febres factícias ou falsas são divididas em dois grupos. O primeiro é formado por pacientes que usam os mais diversos artifícios para simular uma febre inexistente. No outro, os enfermos injetam os mais diversos materiais ou microrganismos com o objetivo de produzir uma febre autêntica. Os pacientes com esse tipo de febre têm importantes alterações psicoemocionais subjacentes. Há, ainda, referências em que funcionários da equipe de saúde registraram febre inexistente.

O termo hipertermia habitual tem sido aplicado, principalmente, a pacientes geralmente do sexo feminino, jovens, com bom grau de escolaridade, que apresentam hipertermia entre 37º e 38ºC, de forma regular ou intermitente, acrescida de astenia, insônia, mialgias, dores vagas e outras manifestações que podem sugerir a existência de psiconeuroses. A febre familiar do Mediterrâneo é uma doença hereditária, autossômica recessiva, caracterizada, geralmente, por febre, polisserosite, artrites ou artralgias, lesões cutâneas, por vezes imitando a erisipela, e em menor frequência outras alterações. Ocorre, predominantemente, em judeus, armênios, árabes, turcos e, em menor escala, outros povos. Cerca de 50% dos casos têm história familiar. Responde bem à terapêutica com a colchicina, constituindo-se essa prova terapêutica em um bom critério diagnóstico. A febre familiar hiberiana, hoje chamada de síndrome periódica associada ao receptor 1 do fator de necrose tumoral (responde a corticoides), a síndrome de hiperglobulinemia IgD e a síndrome de Muckle-Wells produzem quadros clínicos semelhantes, causando febres periódicas parecidas com a febre familiar do Mediterrâneo; na síndrome hiper-IgD o diagnóstico é feito medindo os níveis de IgD que se mostram muito elevados.

Febre causada por distúrbios hipotalâmicos tem sido referida raramente. Distúrbios na regulação térmica fazem parte do quadro clínico de pacientes neurológicos com sequelas de encefalites, meningites, traumatismos de crânio, acidentes vasculares cerebrais, principalmente nos meses quentes, onde a temperatura ambiental e a umidade relativa do ar são elevadas. Algumas doenças endócrinas, ocasionalmente, aparecem nas séries de FPOO, como o feocromocitoma, a síndrome de Cushing, a doença de Addison; porém, destacam-se o hipertireoidismo e a tireoidite subaguda. Em ambos os quadros, a febre e a perda de peso podem ser as manifestações dominantes. Principalmente nos idosos, as manifestações do hipertireoidismo podem ser mais inespecíficas; essa hipótese sempre deve ser pesquisada com avaliação do TSH e do T4. Algumas condições têm sido descritas com mais destaque em trabalhos recentes de FPOO, em geral imitando linfomas, como a doença de Kikuchi, a adenopatia angioimunoblástica, a doença de Castleman e a linfoadenopatia inflamatória pseudotumoral. Contam-se às centenas as causas de FPOO que são descritas nesse grupo miscelânea. A lista de novas causas de FPOO não para de crescer por conta de relatos de condições novas não usuais ou por apresentações atípicas ou incomuns de patologias já conhecidas (Quadro 17-4).

Sem Diagnóstico

O número de enfermos de FPOO que permanecem sem diagnóstico após investigação bem conduzida é cada vez menor, situando-se, na maioria dos trabalhos, entre 5 e 35% dos casos. Esse fato parece refletir melhor conhecimento do tema e, principalmente, um avanço nos métodos de diagnóstico.

CONDUTA DIAGNÓSTICA NAS FOO
Abordagem Inicial

Não há fórmulas mágicas para investigar esses doentes, caso contrário deixariam de existir as FPOO. Todavia, algumas recomendações são feitas pelos estudiosos do tema. Deve-se comprovar que há uma febre real. Há inúmeras condições fisiológicas capazes de levar à hipertermia: a ovulação, observada após exercícios ou trabalhos intensos, após refeições copiosas, nos dias muito quentes, nos trabalhadores de ambientes aquecidos, após banhos quentes, no final dos dias, uso de agasalhos em excesso e nos variantes fisiológicos normais. Deve-se constatar a febre para que se possa afastar a possibilidade de febre factícia e também pode haver "cura" espontânea da febre. O enfermo deverá ficar sem antitérmicos para observarem-se as características da febre, embora muitos autores neguem seu valor para o diagnóstico. A duração da febre muito prolongada, sobretudo acima de 1 ano, torna mais prováveis as hipóteses de hipertermia habitual ou hipertermias fisiológicas, doença de Still, linfomas e outras neoplasias, hepatite granulomatosa, febre factícia, febre familiar do Mediterrâneo. É pouco frequente a participação das infecções ou de outras colagenoses (Quadro 17-3). A bradicardia relativa é comum na febre factícia ou na febre tifoide. A história clínica deve ser a mais completa possível. As falhas mais comuns são a coleta incompleta dos dados epidemiológicos nas histórias sexual, patológica, ocupacional e familiar. A anamnese dirigida tem que ser completa e, para isso, o médico deverá estar familiarizado com as principais causas de FPOO, e é nela que indícios potencialmente esclarecedores do caso podem ser detectados. No exame os erros mais comuns são não examinar a genitália, não realizar o toque retal, quando indicado, do exame completo das mamas, falta de palpação do trajeto das principais artérias em particular a temporal e não realizar o exame de fundo de olho. Pode-se investigar a FPOO em regime ambulatorial. A internação permite, mais facilmente, a observação contínua e o exame físico repetido. Na evolução das FPOO costumam surgir pistas decisivas que levam ao diagnóstico, como sopros cardíacos, nódulos subcutâneos, exantemas de duração fugaz, esplenomegalia, adenomegalias, uveíte e outras alterações oculares, dores ósseas ou articulares, artrites, hepatomegalia, sufusões hemorrágicas subconjuntivais, entre outros. O próximo passo é verificar se a rotina mínima de exames indicada para o caso em questão foi realizada. A tuberculose pulmonar é uma causa importante de febre prolongada facilmente diagnosticada, em geral, na radiografia do tórax, fato por vezes esquecido. Devem-se suspender, se possível, todos os medicamentos em uso, pois é a forma de se diagnosticar as febres causadas por drogas. Constitui boa norma orientar o paciente e sua família sobre a complexidade e a dificuldade de se investigar casos de FPOO, inclusive da possibilidade de não se fazer o diagnóstico apesar da rotina dispendiosa e cansativa de exames que será realizada, já que os conflitos são comuns quando o esclarecimento demora a acontecer.

Investigação Laboratorial

Os roteiros de exames exigem racionalidade e personalização, não havendo sentido na realização de baterias extensas de procedimentos laboratoriais, de altíssima relação custo-benefício sem análise minuciosa da sua pertinência no caso particular. Os dados epidemiológicos obtidos, as manifestações clínicas, e as alterações em exames complementares iniciais, em geral, fornecem indícios que devem determinar a ordem e quais os que serão pedidos. A evolução clínica estável ou não e a forma mais ou menos grave com que o doente se apresente na primeira consulta podem antecipar procedimentos, inverter etapas e indicar investigações invasivas logo de início. Quando não houver qualquer indicação de qual o caminho a ser seguido, a orientação deverá ser baseada nas estatísticas prévias sobre as etiologias predominantes na área geográfica, de onde provém o doente em questão (Quadro 17-8).

Quadro 17-8. Abordagem de um Paciente com FPOO

1. Abordagem inicial
■ Constatação da existência da febre e suas características semióticas
■ História minuciosa e completa repetida por um outro médico se houver dúvidas
■ Exame físico detalhado e sistematicamente repetidos durante a evolução
■ Pareceres especializados, se for o caso
■ Assegurar que a rotina inteligente de exames para o caso foi executada, incluindo a radiografia do tórax
■ Suspender todos os medicamentos possíveis e trocar para outro grupo químico os que não puderem ser suspensos
2. Investigação laboratorial básica ou mínima para as FPOO sem indícios iniciais
■ Hemograma completo. Plaquetometria. VHS
■ Bioquímica: aminotransferases, bilirrubinas, fosfatase alcalina, ureia, creatinina, glicemia, DLH, CPK, proteínas totais e frações, cálcio e fósforo; TSH, T4; PSA
■ Parasitológico de fezes, pesquisa de sangue oculto nas fezes
■ Urina EAS. Urinocultura com contagem de colônias
■ Hemoculturas: 3 amostras, aeróbios, anaeróbios e fungos
■ Pesquisa de ANA e fator reumatoide
■ Sorologia para HIV, CMV, toxoplasmose e vírus de Epstein-Barr
■ Prova tuberculínica (PPD)
■ Ecocardiografia transtorácica e transesofágica
■ US abdominal e pélvica; TC do abdome, pelve e tórax; Doppler de membros inferiores
■ Scan com radionuclídeos principalmente gálio 67, PET-Scan
3. Investigação em função de indícios obtidos no item 2 e na evolução
Varia em função das suspeitas de cada caso. Veja o texto

Fonte: elaborado pelo autor.

O hemograma completo faz parte da avaliação mínima das FPOO e, por isso, em geral, pouco acrescenta ao seu diagnóstico. A VHS quando muito aumentada faz pensar primeiro em colagenoses, neoplasias, abscessos, osteomielite, endocardite subaguda, doenças mielodisplásicas ou tuberculose. Vários autores consideram-na de pouco valor para o diagnóstico das FPOO, pois uma parte menor das infecções, colagenoses e neoplasias pode apresentar-se com VHS normal. As febres factícias, a hipertermia habitual e as elevações fisiológicas da temperatura, as chamadas febres psicogênicas não alteram a VHS. O exame de elementos anormais e sedimento (EAS) da urina é pouco produtivo nas FPOO. A urinocultura, se preciso repetida, faz parte da rotina de investigação de FPOO, mormente no grupo pediátrico, onde é obrigatória. A urinocultura com mais de 100.000 unidades formadoras de colônias (UFC), em casos de FPOO, deve ser interpretada com cautela, pois pode tratar-se de associação de patologias ou bacteriúria assintomática. O parasitológico de fezes pouco contribui para esclarecer as FPOO. Nos casos de helmintoses de ciclo pulmonar na fase aguda, exames de fezes seriados podem demonstrar o aparecimento de ovos ou larvas previamente inexistentes. As dosagens das principais enzimas e provas funcionais podem diagnosticar o envolvimento anatômico ou funcional, de determinado órgão; essas alterações, devidamente correlacionadas à clínica, podem dar a pista decisiva e dirigir a investigação para o esclarecimento. A dosagem da fosfatase alcalina, das aminotransferases, das bilirrubinas, outras provas de função hepática, das proteínas, a eletroforese de proteínas, da ureia e creatinina, na dosagem do cálcio, fósforo, ácido úrico, sangue oculto nas fezes, a glicemia, dosagens de TSH, T3 e T4; outras dosagens hormonais podem estar indicadas na investigação de casos em que se suspeite de doença de Addison, feocromocitoma, síndrome de Cushing, eventuais causas de FPOO. As hemoculturas podem evidenciar várias doenças causadoras de FPOO ou suas complicações, como a endocardite bacteriana, a febre tifoide, a brucelose, as enterobacterioses septicêmicas prolongadas, os abscessos viscerais, as osteomielites e a candidose sistêmica. A cultura de outros materiais e fluidos orgânicos, dependendo de cada caso, pode contribuir para o diagnóstico das FPOO, porém, são solicitadas em bases individuais. Como rotina, todo material enviado para o estudo histopatológico deve ser também encaminhado para cultura; essa conduta é comumente esquecida e causa dúvidas evitáveis, além de se perderem oportunidades de esclarecer a causa da FPOO.

As reações sorológicas para as principais doenças a que o doente ter-se-ia exposto são importantes, da mesma forma que aquelas dirigidas para as doenças infecciosas e parasitárias habitualmente presentes na área onde vive o paciente. Em nosso meio não podem deixar de ser feitas as sorologias para a toxoplasmose, a mononucleose infecciosa e o citomegalovírus. Na atualidade, a sorologia para o HIV deve ser rotineira em casos de FPOO em virtude da epidemia em curso. A realização de reações sorológicas para múltiplas doenças, solicitadas a esmo, de modo geral pouco contribui para o diagnóstico. Em casos de FPOO nos quais haja suspeita de algumas doenças como os linfomas, leucoses, colagenoses comumente encontram-se reações falso-reativas. A pesquisa de anticorpos antinucleares (ANA) constitui excelente exame para investigar a presença do LES; embora não seja específico dessa doença, em mais de 95% dos casos eles estão positivos, geralmente em títulos iguais ou superiores a 1:40 quando pesquisados em várias ocasiões, particularmente em fases de maior atividade. A pesquisa de fator reumatoide (FR), por qualquer método, está presente em cerca de 70% dos adultos com artrite reumatoide, contudo, não é específica, embora esse quesito faça parte do critério diagnóstico do Colégio Americano de Reumatologia. A doença de Still em cerca de 90% dos casos é sorologicamente negativa e, mesmo quando é positiva, também o é transitoriamente. Os anticorpos contra citoplasma de neutrófilos (ANCA), do tipo c-ANCA, são encontrados, principalmente, na granulomatose de Wegener e considerados muito sugestivos sobretudo quando correlacionados a dados clínicos e histopatológicos. A febre reumática, embora seja uma causa rara de FPOO, pode ser sugerida por elevações significativas da antiestreptolisina O, antiestreptoquinase e anti-hialuronidase, embora essas duas últimas sejam pouco disponíveis em nosso meio. Uma série de antígenos tumorais circulantes e de substâncias produzidas por neoplasias podem ser pesquisados em casos especiais de FPOO com o objetivo de diagnosticá-las, embora, com exceção do PSA, os demais marcadores não têm sensibilidade nem especificidade para funcionarem como *screening* dessas doenças. O PSA está elevado em 65% dos casos de câncer prostático e, juntamente com o toque retal, é muito útil em sua detecção. O PPD é o teste intradérmico mais citado, porém, em nosso país, pouco esclarece a presença de uma reação positiva.

A radiografia de tórax, que é obrigatória antes do diagnóstico de FPOO, deve ser feita de forma seriada enquanto durar a FPOO, pois seu estudo comparativo não raro leva a pistas importantes. Pelo menos na primeira radiografia, deve-se solicitar a anteroposterior e o perfil. A serigrafia esofagogastroduodenal e o trânsito delgado são úteis para o diagnóstico de várias causas de FPOO, como tuberculose intestinal, enterite regional, colite ulcerativa, linfomas do tubo digestório, paracoccidioidomicose, doença de Whipple, que podem determinar lesões sugestivas mormente na região ileocecal. Outras radiografias, como a de seios da face, dos dentes, dos ossos, são muito utilizadas enquanto a pielografia venosa, a colecistografia, o clister opaco e outras podem ser feitas em determinadas situações, porém, são menos usadas.

A medicina nuclear também pode contribuir para o esclarecimento das FPOO, mormente ajudando na localização de abscessos, massas tumorais, e osteomielites e vasculites. Os radionuclídeos mais utilizados são o Tecnécio 99, o Gálio 67 e o Índio 111. Nos casos de FPOO parecem mais interessantes os traçadores capazes de detectar focos de infecção, tumores e outras inflamações, que representam as três principais categorias etiológicas; dessa forma, o gálio 67 e F18-fluorodesoxiglicose (FDG) parecem os mais adequados. Em recente trabalho utilizando tomografia por emissão de pósitrons e F18 fluorodesoxiglicose (PET-FDG) em FPOO, os autores demonstraram que todas as alterações evidenciadas pelo gálio 67 foram também pelo PET-FDG; o PET- FDG foi capaz de detectar mais vasculites. O papel principal desses exames é o de localizar alterações para posterior investigação com a radiologia convencional, US, TC, ressonância magnética, endoscopia e, só então, decidir por processo invasivo ou não. Em casos de tireoidite subaguda e em outras doenças da tireoide a cintigrafia da tireoide com o iodo 131 pode ajudar no diagnóstico, da mesma forma que a cintigrafia pulmonar nas embolias pulmonares de repetição.

A ultrassonografia (US) tem lugar bem definido na elucidação de casos de FPOO. Sua sensibilidade na detecção de massas no abdome, principalmente vias biliares, na área hepática e na pelve é semelhante à da TC. Outras vantagens da US são a rapidez do exame, a distinção se a massa é de conteúdo sólido ou líquido, a possibilidade da realização do exame à beira do leito, a de servir como guia para a drenagem de abscessos por punção ou a realização de biópsias e a ausência de efeitos nocivos. O ecocardiograma é ótimo método para caracterizar vegetações valvulares, massas cardíacas e patologia pericárdica, revelando sua presença em mais de 90% dos casos. A TC melhorou muito a capacidade de demonstração de massas e abscessos principalmente no abdome, evitando, dessa forma, inúmeros procedimentos invasivos feitos no passado, muitas vezes às cegas; as estruturas que se mostram anormais no TC quase sempre são confirmadas nos processos invasivos. A TC, da mesma forma que a US, também serve para guiar tratamentos ou biópsias. O seu valor nos processos intracranianos é inestimável pela inocuidade em relação aos métodos até então existentes. As TCs do abdome e do tórax são consideradas exames quase habituais nas FPOO; eventualmente, a TC de outros setores do organismo pode contribuir para o esclarecimento de alguns casos de FPOO. A ressonância magnética começa a ter um lugar bem definido nas FPOO embora poucas citações na literatura existam sobre o tema, mormente de trabalhos comparativos com os métodos mais tradicionais.

Na maioria dos enfermos de FPOO, as biópsias são indicadas em fases adiantadas da investigação, calcadas nos achados anatômicos, sindrômicos ou funcionais encontrados até aquele momento; entretanto, essa sequência habitual é rompida toda vez que as alterações encontradas ou a evolução do caso assim o indicarem. Biópsias às cegas cada vez têm menos defensores, em razão de seu baixo rendimento nas FPOO, porém, a de medula óssea e a hepática continuam as mais citadas pelos autores. O aspirado e a biópsia de medula óssea podem ser úteis, principalmente, no diagnóstico de leucemias aleucêmicas, síndromes mielodisplásicas, mieloma múltiplo e, eventualmente, linfomas, metástases, além de várias doenças infecciosas e parasitárias, como a tuberculose miliar, outras micobacterioses, histoplasmose disseminada, calazar, malária, febre tifoide, enterobacteriose septicêmica prolongada; porém, resultados falso-negativos são referidos nas FPOO, necessitando-se, eventualmente, de repetição. A biópsia de fígado mostra melhor rendimento quando existem alterações clínicas, nas provas de função hepática, na US ou na TC. Mesmo na ausência dessas alterações, a biópsia hepática está indicada, tendo em vista as inúmeras causas de FPOO que acometem o fígado, como os linfomas, a hepatite granulomatosa, a tuberculose hepática, os tumores, entre outras. Dependendo das alterações clínicas encontradas, muito comumente são realizadas biópsias de gânglios, músculos, pele, nervo, em menor escala, outras. A laparotomia exploradora, tão citada no passado, raramente é indicada sem evidências seguras de que poderá esclarecer ou mesmo tratar o enfermo. A laparoscopia ou a videolaparoscopia com biópsias dirigidas têm defensores na literatura das FPOO e pode ser realizada em algumas situações, evitando-se a laparotomia exploradora. A pleuroscopia e a mediastinoscopia têm indicações mais limitadas e muito especializadas.

RAZÕES QUE RETARDAM O DIAGNÓSTICO DAS FPOO (QUADRO 17-9)

Falhas na anamnese, no exame físico e na interpretação dos achados encontrados já foram referidas previamente nesse capítulo. No raciocínio clínico habitual costumam-se formular as hipóteses diagnósticas baseando-se nas apresentações mais esperadas das doenças. Nas FPOO, não raro, lidam-se com as formas atípicas dessas mesmas doenças; as formas atípicas de doenças comuns são numericamente mais encontradas nas FPOO que as apresentações comuns de doenças raras; quando esse fato é esquecido, muitos casos podem ter seu diagnóstico complicado. A apresentação, mesmo que habitual, de doenças raras também pode surpreender o médico nas FPOO, que pela sua raridade não são consideradas.

O uso indiscriminado de antibióticos é uma das razões mais encontradas para retardar o esclarecimento de FPOO. Dificilmente um paciente febril por três semanas em nosso meio deixa de fazer uso de algum antibiótico. Essa prática tão difundida interfere na evolução clínica de algumas doenças causadoras de FPOO, como a febre tifoide, a endocardite bacteriana, os abscessos, a tuberculose, tornando-as inespecíficas ou produzindo respostas parciais. Por outro lado, exames de laboratório são modificados, como as hemoculturas, que podem demorar até duas semanas para positivar-se novamente. O uso precipitado de corticoides e, em menor grau, de outros anti-inflamatórios não hormonais, alteram o comportamento da febre, queixas gerais e modificam a evolução clínica de muitas doenças causadoras de FPOO, como as colagenoses; laboratorialmente, alteram, principalmente, a imunossorologia dos pacientes. A rigor, esses medicamentos só deveriam ser prescritos em bases racionais, o mesmo valendo para os imunossupressores. Algumas vezes a prescrição empírica de corticoides ou imunossupressores agrava a verdadeira causa da FPOO, como a tuberculose, a histoplasmose, disseminando-as, podendo, inclusive, causar óbito. A positivação tardia de exames laboratoriais pode dificultar o esclarecimento. São exemplos disso os germens de crescimento lento, as sorologias que só alcançam títulos sugestivos na convalescença, os que só se alteram em determinadas fases da doença, hemoculturas ou uroculturas de pacientes que apresentem condi-

Quadro 17-9. Principais Razões que levam ao Retardo Diagnóstico das Doenças Febris

- Omissões na história da doença atual, na anamnese dirigida, na história patológica, história epidemiológica, informações com erros que são repetidas e perpetuadas, falhas no exame físico (principalmente no exame das mamas, genitália, toque retal, exame do fundo de olho, na interpretação das medidas da temperatura, na evolução diária etc.
- Uso prévio e precipitado de antimicrobianos (especialmente antibióticos), anti-inflamatórios, corticoides e imunossupressores
- Falta dos recursos necessários ao caso
- Apresentações atípicas de doenças comuns
- Apresentações comuns de doenças raras
- Associação de doenças
- Positivação tardia de exames, os falso-positivos e falso-negativos, a qualidade dos exames laboratoriais disponíveis, exames conflitantes, interpretação errônea de exames, limitações dos métodos empregados

Fonte: elaborado pelo autor.

ções capazes de causar eliminação intermitente de bactérias. É necessário lembrar que os exames de laboratório, mesmo quando bem realizados, têm seus limites; é preciso conhecer a sensibilidade e a especificidade de cada um deles para não serem valorizados acima do seu limite. Exames sorológicos falso-positivos ou falso-negativos, reações cruzadas, erros de laboratório ou na interpretação dos exames também podem acontecer. A falta de recursos adequados ao esclarecimento do processo febril, tão comum na maioria dos hospitais de nosso país, é uma das causas mais importantes para retardar o diagnóstico. No raciocínio clínico habitual sempre se tenta explicar todo o quadro apresentado pelo paciente com apenas uma enfermidade. Nas FPOO, às vezes, a dificuldade reside nesse ponto, pois associações de doenças, as mais estranhas e variadas, têm sido descritas, e as mais difíceis de serem diagnosticadas são aquelas cuja clínica pode ser semelhante. Outras vezes são evidenciadas doenças que, à primeira vista poderiam explicar o quadro clínico do enfermo, porém, a evolução demonstra que eram meros achados sem importância maior para o caso, como, por exemplo, a demonstração de bacteriúria significativa, que pode ser a causa da febre quanto ser uma bacteriúria assintomática.

EVOLUÇÃO DAS FPOO

Com o progresso da medicina, cada vez torna-se menos frequente, após uma investigação bem conduzida e com recursos adequados, que os pacientes fiquem sem esclarecimento de sua FPOO. Nas séries mais recentes, estima-se que 5 a 35% ficam sem diagnóstico. Dos doentes com diagnóstico, a maioria tem patologias curáveis ou controláveis, compensando o esforço despendido. Infelizmente, em uma parte menor dos pacientes pouco se tem a fazer. Esse grupo é constituído, principalmente, por neoplasias malignas em fase avançada, colagenoses com lesões graves já estabelecidas e, ocasionalmente, infecções de difícil controle. Alguns enfermos têm "cura" espontânea da febre após o início da investigação. Nessa situação recomenda-se um seguimento ambulatorial durante 6 meses a 2 anos. Eventualmente, o diagnóstico é feito em momento posterior, porém, na maioria ele permanece obscuro, mormente no grupo pediátrico. Nesse grupo os trabalhos de seguimento têm demonstrado bom prognóstico na maioria das vezes. Menos afortunados, alguns doentes permanecem com febre, agravam seu quadro clínico e vêm a falecer com ou sem provas terapêuticas realizadas. A grande parte desses doentes tem seu esclarecimento na necropsia, quando essa pode ser feita. Os diagnósticos mais comumente descritos nessa situação são os abscessos intra-abdominais ou pélvicos, alguns tipos de linfomas, a tuberculose miliar, outras neoplasias com sepse terminais, algumas angeítes necrosantes e as embolias pulmonares de repetição.

Uma parte pequena dos doentes permanece com febre sem diagnóstico, porém, com bom estado geral. Esse grupo pode ser submetido a várias investigações seriadas que comumente levam ao esclarecimento definitivo do caso. Como já foi referido, alguns pacientes têm evolução longa, por mais de 6 meses, porém, mais ou menos cíclica de sua FPOO. Esse comportamento é predominantemente observado nos linfomas e outras neoplasias, na febre factícia, na hipertermia habitual, na hepatite granulomatosa, na febre do Mediterrâneo, doença de Still, colagenoses e, mais raramente, em outras. Um número significativo desses pacientes fica sem diagnóstico em função do desaparecimento espontâneo da FPOO. Descrevem-se, ainda, casos que evoluíram para o óbito, realizaram necropsia e nem assim tiveram seu diagnóstico estabelecido, constituindo a chamada necropsia branca; essa hipótese, na atualidade, com o progresso da anatomia patológica, é rara.

PROVAS TERAPÊUTICAS

Vários autores são radicalmente contrários às provas terapêuticas sem bases clínicas, não havendo estudos controlados nas FPOO. A prova terapêutica ideal deveria ser realizada com medicamentos que atuassem apenas no alvo visado, com previsão da resposta definida, se ela estiver correta. Esse fato não é o que ocorre quando se usam antibióticos ou corticoides, que são capazes de interferir com muitas entidades patológicas e, dessa forma, induzir conclusões errôneas. Outra desvantagem das provas terapêuticas é a possibilidade de mudar o curso de muitas doenças, tornando-as ainda mais atípicas. O desgaste da relação médico paciente é o que se deve esperar quando há insucesso na prova. Os efeitos colaterais dos medicamentos, o agravamento da verdadeira doença do paciente por corticoides, por exemplo, o retardo ou interferência na busca diagnóstica e as respostas parciais, são outras desvantagens das terapêuticas de prova. Existem algumas situações em que há certa concordância quanto ao uso de provas terapêuticas, que serão resumidas a seguir. Não existe um caso de FPOO em que a hipótese de TB não esteja presente, mormente em nosso meio, onde continua sendo a etiologia mais comum. Várias publicações têm chamado a atenção para casos de TB apenas diagnosticados na necropsia. A prova é comumente aventada toda vez que em qualquer resultado histopatológico aparecem granulomas nos quais não são demonstrados microrganismos. O mesmo acontece nos doentes que apresentam infiltrados pulmonares ou derrame pleural não bem esclarecidos, porém, com o PPD reator.

Outra situação em que a prova terapêutica tem sido indicada é a presença de um PPD reator, após uma exploração exaustiva da febre, sem nenhuma conclusão, principalmente quando há rápido agravamento do paciente. Decidida a prova terapêutica, devem ser pesados e muito bem controlados os efeitos adversos das drogas escolhidas. Habitualmente, dá-se preferência ao esquema mais potente, com isoniazida, rifampicina, etambutol e pirazinamida. Em geral, a resposta terapêutica se faz sentir em cerca de 14 dias, embora alguns casos possam demorar até 6 semanas. Toda vez que a hipótese de endocardite bacteriana não pode ser afastada com segurança razoável, indica-se o tratamento de prova com penicilina G (ou a ampicilina) associada à gentamicina, visando à endocardite subaguda por *Streptococcus spp* e enterococos, durante 10 a 14 dias, tempo habitual para haver uma resposta clínica convincente na ausência de complicações. Nos dias atuais, essa prova cada vez é menos comum, pois com a repetição da ecocardiografia e com as hemoculturas feitas em bons laboratórios de microbiologia, dificilmente deixar-se-á de fazer o diagnóstico. Alguns autores preferem realizar essa prova terapêutica com a associação de ampicilina + sulbactam e gentamicina.

A doença de Still comumente é diagnosticada pela clínica e após a exclusão das doenças que com ela se confundem. O diagnóstico final é feito, geralmente, pela boa resposta aos corticoides. Considerada uma causa rara de FPOO, a febre reumática, quando apresenta esse comportamento, cursa, geralmente, com quadro articular ausente ou atípico, sem endocardite evidente e, em geral, com miocardite. A prova deve ser feita com a aspirina em dose anti-inflamatória, que nos casos positivos segue-se de excelente e rápida resposta da febre. Em algumas vasculites, não raro são necessárias provas terapêuticas baseadas no quadro clínico ou em dados histopatológicos pouco definidos em relação à etiologia da angeíte, principalmente em quadros graves. A mais citada na literatura é o uso de corticosteroides para a arterite temporal e na PMR, que é, geralmente, nos casos positivos, acompanhada de uma resposta brilhante da febre em alguns dias. A resposta ao uso do AAS e imunoglobulina faz parte do critério diagnóstico da doença de Kawasaki. A polimialgia reumática também costuma ter excelente resposta aos corticoides e sua suspeita é eminentemente clínica; a resposta aos corticoides também faz parte do diagnóstico dessa entidade. Outras colagenoses, eventualmente, precisam de provas terapêuticas com corticoides, geralmente em doentes que têm quadro clínico sugestivo de LES ou doença mista do tecido conjuntivo, mas sem comprovação laboratorial.

A embolia pulmonar de repetição está entre os diagnósticos mais comumente feitos nas necropsias de pacientes com FPOO não esclarecidas em vida. Nos doentes com condições emboligênicas, a hipótese deve ser considerada com maior ênfase. Alterações sugestivas na angiorressonância ou cintigrafia pulmonar, a dopplermetria dos principais troncos venosos, podem reforçar a indicação do uso da heparina, que nos casos positivos produz uma resposta excelente da febre em menos de 48 horas. A tromboflebite pélvica, mesmo quando evolui sem embolização pulmonar, é uma das causas de FPOO que também costuma responder, de forma brilhante, ao uso da heparina. Nos casos de granulomas hepáticos, quando não é demonstrado qualquer agente na histopatologia e nas culturas do fragmento hepático, em nosso meio indica-se o tratamento de prova para tuberculose. Se não houver resposta, faz-se, então, a prova terapêutica com esteroides visando à hepatite granulomatosa. A febre do Mediterrâneo tem boa resposta à colchicina, inclusive na prevenção das recorrências; essa prova terapêutica faz parte do critério diagnóstico dessa entidade. A resposta antitérmica excelente da febre de neoplasias sólidas e de algumas doenças reumatológicas, como a doença de Still ao naproxeno sódico e a indometacina, pode ajudar na caracterização dessas entidades, pois não costuma ser tão brilhante em outras patologias. Alguns autores contestam essas observações. A retirada de uma droga suspeita de estar causando febre não deixa de ser uma prova terapêutica. Assinale-se que a resposta da temperatura, nesses casos, depende da droga empregada, sendo, em geral, dentro de 48 a 72 horas. A persistência da hipertermia após 1 semana de suspensão da droga quase afasta essa hipótese, embora a febre causada pelo iodo e pela penicilina G benzatina possa durar várias semanas.

BIBLIOGRAFIA

Arnow PM, Flaherty JP. Fever of unknown origin. Lancet 1997;350:575-80.

Baicus C, Bolosiu HD, Tanasescu C et al. Fever of unknown origin-predictors of outcome. A prospective multicenter study on 164 patients. Eur J Inter Med 2003;14:249-54.

Brusch JL, Weinstein L. Fever of unknown origin. Med Clin North Am 1988;72:1247-61.

Cunha BA. Fever of unknown origin. In: Gorbach LS, Bartlett JG, Blacklow NR. Infectious diseases, 2nd ed. Philadelphia: WB Saunders; 1998. p. 1678-89.

Cunha BA. Fever of unknown origin. Infect Dis Clin North Am 1996;10:111-27.

Dantas W. Febre de origem indeterminada: febre por drogas. In: Lambertucci JR. Febre, diagnóstico e tratamento. Rio de Janeiro: Medsi; 1991. p. 117-27.

Dinarello CA, Wolf SM. Fever of unknown origin. In: Mandell GL, Douglas RG, Bennett JE. Principles and practice of infectious diseases, 4th ed. New York: Churchill Livingstone; 1995.

Durack DT, Street AC. Fever of unknown origin - reexamined and redefined. Current Clinical Topics in Infectious Diseases 1991;11:35-51.

Fusco FM, Pisapia R, Nardiello S, et al. Fever of unknown origin (FUO): which are the factors influencing the final diagnosis? A 2005-2015 systematic review. BMC Infect Dis. 2019;19:653.

Gelfand JA, Dinarello CA. Fever of unknown origin. In: Harrison's Principles of Internal Medicine, 15th ed. New York: McGraw-Hill, 2003. v. 1. p. 780-5.

Hirschmann JV. Fever of unknown origin in adults. State-of-the-art. Clin Infect Dis 1997;24:291-302.

Johnson DH, Cunha BA. Drug fever. Infect Dis Clin North Am 1996 Mar;10(1):85-91.

Kleijn EM, Knockaert D, van der Meer JW. Fever of unknown origin: a new definition and proposal for diagnostic work-up. Eur J Intern Med 2000;11:1-2.

Kleijn EM, van Lier HJ, van der Meer JW. Fever of unknown origin: II. Diagnostic procedures in a prospective multicenter study of 167 patients. Medicine (Baltimore) 1997;76:401-14.

Knockaert DC, Vanderschueren S, Blockmans D. Fever of unknown origin in adults: 40 years on. J Intern Med 2003;253:263-75.

Knockaert DC, Vannesse LJ, Bobbaers HJ. Fever of unknown origin in the 1980's. An update of diagnosis spectrum. Arch Intern Med 1992;152:51-5.

Lambertucci JR. Febre, diagnóstico e tratamento. Rio de Janeiro: Medsi; 1991.

Larson EB, Featherstone HJ, Petersdorf RG. Fever of undetermined origin: diagnosis and follow-up cases, 1970-1980. Medicine (Baltimore) 1982;61:269-91.

Mourad O, Palda VP, Detsky AS. A comprehensive evidence-based approach to fever of unknown origin. Arch Intern Med 2003;163:545-51.

Mylonakis E, Calderwood SB. Infective endocarditis in adults. N Engl J Méd 2001;345:1318-30.

Petersdorf RG, Beeson PB. Fever of unexplained origin: report of 100 cases. Medicine 1961;40:1-30.

Roth AR, Basello GM. Approach to the adult patient with fever of unknown origin. Am Fam Physician 2003;68:2223-8.

Siqueira-Batista R, Gomes AP, Santos SS, Santana LA. Parasitologia: fundamentos e prática clínica. Rio de Janeiro: Guanabara Koogan; 2020.

Tal S, Guller V, Gurevich A, Levi S. Fever of unknown origin in the elderly. J Intern Med 2002;252:295-304.

Vanderschueren S, Knockaert D, Adriaensens T et al. From prolonged febrile illness to fever of unknown origin. Arch Intern Med 2003;163:1033-41.

Wright WF & Mackowiak PA. Fever of unknown origin. In: Mandell GL, Bennett JE, Dolin R, Blasser, MJ. Mandell, Douglas, Bennett's Principles and Practice of Infectious Diseases, 8.ed. Philadelphia: Churchill Livingstone; 2014. p. 721-31.

SÍNDROME DE MONONUCLEOSE

Andréia Patrícia Gomes ▪ João Eliton Bonin
Kelen Rabelo Santana Bonin ▪ Rodrigo Siqueira-Batista

INTRODUÇÃO

A primeira descrição de um quadro constituído por febre e linfoadenomegalia generalizada foi realizada em 1889 por Emil Pfeiffer, médico alemão. Na ocasião, a entidade nosológica foi denominada febre ganglionar. Esta era frequentemente acompanhada de hepatoesplenomegalia, possuía maior ocorrência na infância e os linfonodos caracteristicamente não apresentavam evolução com fistulização ou drenagem. Desde então, ampliaram-se os conhecimentos acerca das diversas possíveis etiologias que cursam com a síndrome acima mencionada, devendo-se registrar, no entanto, que muitas confusões com relação à nomenclatura trazem, ainda hoje, incompreensões no diálogo entre os médicos. Assim, neste capítulo, ratifica-se que a síndrome de mononucleose é a síndrome constituída por febre e linfadenomegalia generalizada, acompanhada de sinais e sintomas relacionados, como esplenomegalia, hepatomegalia, exantema, faringotonsilite e alterações hematológicas como leucocitose e linfocitose atípica, independente de sua etiologia, a qual pode incluir vírus, bactérias, fungos, protozoários ou helmintos. Reforça-se, também, que a causa mais comentada é aquela proveniente da infecção pelo vírus Epstein Barr (EBV), condição que será nomeada *mononucleose infecciosa* (ver Capítulo 41). Assim, não será considerada a nomenclatura mononucleose-like ou mononucleose símile, ao se referir à *síndrome de mononucleose* – febre e linfadenomegalia generalizada – e à *mononucleose infecciosa* (infecção causada pelo EBV).

ETIOLOGIA

Diversos agentes etiológicos estão envolvidos como causadores de síndrome de mononucleose. A apresentação será organizada, com fins didáticos, em etiologias virais, por bactérias, por fungos, por protozoários e helmintos e não infecciosas, a fim de facilitar a discussão.

DOENÇAS CAUSADAS POR VÍRUS

Inúmeros agentes como vírus Epstein-Barr, adenovírus, vírus herpes simples, citomegalovírus, vírus herpes 6, vírus da rubéola, vírus do sarampo, vírus da hepatite A e B e HIV são capazes de provocar quadros de síndrome de mononucleose. Assim, serão comentadas as principais a seguir, destacando-se as características mais importantes de cada uma das etiologias.

Epstein-Barr (EBV)

O EBV é um herpesvírus tipo gama cuja transmissão ocorre pelo contato íntimo entre indivíduos susceptíveis. O patógeno é o agente primário da mononucleose infecciosa, descrito em 1964. A infecção pelo agente apresenta-se como síndrome de mononucleose na maioria das vezes, quando diagnosticada, mas, no global, o maior número de pessoas acometidas não manifesta quaisquer sinais ou sintomas, sendo, pois, assintomáticos. A mononucleose infecciosa é uma doença de evolução aguda, acometendo principalmente crianças e adolescentes. A infecção pelo EBV ocorre, mais comumente durante a infância; pode acometer ambos os sexos, sem distinção, não havendo qualquer correlação com etnia ou época do ano. Em países com maior renda, o pico de incidência da doença pode ser adiado para a adolescência e início da idade adulta, influindo na apresentação clínica, que nesta população é caracteristicamente a mononucleose infecciosa típica, manifestada por quadro de febre e linfadenomegalia generalizada, geralmente acompanhada por dor de garganta (faringotonsilite), esplenomegalia (não se pode desconsiderar, nessa situação, o risco de ruptura do baço) associada à linfocitose atípica e anticorpos heterófilos, à avaliação laboratorial. Os pacientes tratados com penicilinas – como a amoxicilina e a ampicilina (ver Capítulo 10) – podem apresentar exantema macular, não relacionado com alergia, não interferindo com reações adversas futuras a essa classe de fármacos.

Esta infecção pode estar associada ao desenvolvimento de linfomas – como os de células B, células T e o linfoma de Hodgkin –, além do carcinoma da nasofaringe, mais raramente. O EBV tem sido relacionado com distúrbio linfoproliferativo agressivo em receptores de transplante.

Citomegalovírus (CMV)

O CMV é um herpesvírus tipo beta de ampla distribuição pelo mundo, o qual infecta pacientes sem predileção por idade, sexo, etnia ou perfil socioeconômico. A infecção do indivíduo imunocompetente é, geralmente, assintomática ou pode se apresentar com febre, dor de garganta e linfadenomegalia, devendo ser estabelecido diagnóstico diferencial com os demais agentes etiológicos envolvidos na síndrome de mononucleose. Os recém-nascidos e os imunodeprimidos – especialmente, os receptores de transplante e os infectados com o vírus HIV – podem manifestar doença grave. A infecção de mulheres grávidas, mesmo assintomática, é ocasionalmente associada à síndrome de CMV congênita em recém-nascidos.

HIV

É um retrovírus associado à Síndrome de Imunodeficiência Adquirida. O agente produz importante imunodepressão, caracterizada pela ocorrência de infecções oportunistas e maior propensão para o desenvolvimento de neoplasias. Nas fases iniciais da infecção – mormente se ocorre síndrome retroviral aguda (ver Capítulo 33) – pode apresentar-se, clinicamente, como síndrome de mononucleose. Os pacientes apresentam neste momento manifestações inespecíficas, como a síndrome influenza *like,* ou quadros caracterizados como síndrome de mononucleose, com ocorrência dos comemorativos clássicos da síndrome, acompanhados por cefaleia, mialgia, faringotonsilite, *rash* exantemático, podendo, em casos seletos, evoluir com meningoencefalite, síndrome de Guillain-Barré ou mesmo com a concomitância de doenças oportunistas. Durante o tempo de doença, a infecção poderá levar à leucopenia com linfopenia grave; pode ser observada, inclusive queda dos linfócitos T CD4+. O diagnóstico consiste em resultado reativo nos testes ELISA de quarta geração ou na presença de RNA viral, quando procedida a dosagem da carga viral por ensaios de biologia molecular.

Vírus da Rubéola

A rubéola é uma doença infecciosa aguda causada por um vírus que contém RNA de fita única. Na maioria dos indivíduos a infecção é benigna, subclínica ou assintomática, no entanto, alguns pacientes podem apresentar como manifestações clínicas mais comuns: febre, exantema com duração média de três dias, que se espalha rapidamente para o tronco e extremidades e linfadenomegalia generalizada. Ressalta-se a importância deste vírus na infecção de mulheres grávidas, pois o mesmo pode determinar o desenvolvimento de malformações congênitas, principalmente, se o contágio ocorrer no primeiro trimestre da gestação. O diagnóstico diferencial da rubéola inclui a roséola, as infecções por enterovírus associada à erupção cutânea, a mononucleose infecciosa, a toxoplasmose e o sarampo leve e/ou associado à vacina.

Vírus da Hepatite B (HBV) e da Hepatite A (HVA)

O HBV é um DNA vírus, cuja infecção é considerada um problema de saúde pública mundial. As manifestações clínicas da infecção pelo HBV são amplas, variando da doença aguda para a crônica. A fase aguda pode se apresentar com febre, dor de garganta, exantema, linfadenomegalia (podendo aí abranger a síndrome de mononucleose), hepatite subclínica, hepatite anictérica, hepatite ictérica e hepatite fulminante; já na fase crônica da infecção o indivíduo pode manter-se como portador assintomático do HBV, ou apresentar hepatite crônica, cirrose e carcinoma hepatocelular. O perfil clínico do indivíduo infectado pelo HBV depende, ainda, da idade, do nível de replicação viral e de seu estado imunológico.

A infecção pelo vírus A dificilmente pode cursar com síndrome de mononucleose, já que seus achados mais frequentes são astenia, anorexia, náusea e a icterícia. A maior ocorrência da enfermidade se dá na faixa etária pediátrica.

Herpes-Vírus Humano (HHV)

Vários tipos de HHV – além do EBV e do CMV – estão associados a enfermidades em humanos. Neste tópico trataremos dos HHV 1, 2, 6, 7 e 8. Os HHV dos tipos 1 e 2 são classificados como herpesvírus simples e determinam lesões labiais e genitais. Já os HHV dos tipos 6 e 7 estão relacionados com exantema súbito, ao passo que o do tipo 8 está ligado ao sarcoma de Kaposi. Os indivíduos infectados por estes herpesvírus podem ser assintomáticos por toda a vida; quando há queixas, costumam ocorrer quadro de síndrome gripal nas infecções agudas (febre, dor de garganta, mialgia, exantema e entre outros) e sintomas e sinais transitórios. Pacientes imunodeprimidos podem exibir comemorativos exacerbados e reativações recorrentes da doença.

Vírus do Sarampo

O vírus do sarampo é membro da família *Paramyxoviridae*, gênero *Morbillivirus*. Os seres humanos são os seus únicos hospedeiros naturais conhecidos. A infecção pelo patógeno pode se manifestar com uma variedade de síndromes clínicas: (1) infecção clássica pelo sarampo em pacientes imunocompetentes (apresentando alterações clínicas compatíveis com a síndrome de mononucleose); (2) infecção pelo sarampo modificada em pacientes com contágio prévio pelo vírus, porém, com proteção incompleta (anticorpo antissarampo incompleto); (3) infecção atípica em pacientes imunizados por vacina de vírus mortos; (4) síndromes neurológicas posteriormente à infecção por sarampo; infecção grave pelo vírus do sarampo; e (5) complicações do sarampo, incluindo infecção secundária e pneumonia de células gigantes.

Adenovírus

As infecções por adenovírus são mais frequentes na infância, mas seu comportamento é o de uma virose respiratória cursando com febre baixa, coriza, dor de garganta e possível linfoadenomegalia. O agente é comentado aqui, mas dificilmente se dará como diagnóstico diferencial de síndrome de mononucleose – após a realização de anamnese e exame clínico adequados – já que o quadro de linfoadenomegalia generalizada não é característico da etiologia.

DOENÇAS CAUSADAS POR BACTÉRIAS

As doenças causadas por bactérias podem, também, se apresentar como síndrome de mononucleose. Serão aqui discutidas a sífilis – que em sua fase secundária pode integrar os possíveis diagnósticos etiológicos da síndrome –, assim como a doença da arranhadura do gato – causada pela *Bartonella henselae* –, a tuberculose, sobretudo a linfadenite, e as micobacterioses atípicas; outras doenças por bactérias – como as riquetsioses – mais raramente podem evoluir como síndrome de mononucleose; assim, a consulta aos capítulos específicos deverá ser realizada, quando da necessidade de aprofundamento pelo generalista.

Bartonella henselae

A infecção por *Bartonella henselae* pode produzir a doença da arranhadura do gato, uma moléstia infecciosa e benigna que, em geral, ocorre após contato e/ou arranhadura de gato, geralmente acometendo crianças e adultos jovens. No Brasil não se sabe ao certo a frequência da moléstia; contudo, em estudos realizados nos Estados Unidos da América é observada uma incidência de 10 casos para 100 mil habitantes/ano, sendo uma das importantes causas de linfadenomegalia crônica na infância, o que a coloca como importante diagnóstico etiológico da síndrome de mononucleose. Caracteriza-se por febre baixa, linfadenomegalia regional, composta por linfonodos únicos ou múltiplos, dolorosos e que surgem aproximadamente quinze dias após a inoculação. Podem ocorrer, também, hepatoesplenomegalia, exantema e quadros neurológicos concomitantes.

Treponema pallidum

O espiroqueta *Treponema pallidum* é o agente etiológico da sífilis, uma infecção sexualmente transmissível, cujas manifestações clínicas são multiformes e peculiares, dependendo da fase da doença, no indivíduo não tratado. Os pacientes podem apresentar sinais e sintomas das infecções primárias (caracterizadas pelo cancro duro), secundária – caracterizada pela erupção cutânea difusa, sendo maculopapular com ocorrência nas palmas e nas plantas –, com comemorativos similares a síndrome gripal ou de síndrome de mononucleose, ou terciária (caracterizada por sintomas relacionados com sistema nervoso central e insuficiência aórtica, por exemplo). Uma parcela relevante dos indivíduos infectados é assintomática e a doença acaba sendo descoberta, ao acaso, em exames de rotina.

Gênero Mycobacterium

Mycobacterium tuberculosis é o agente etiológico da tuberculose (Capítulo 79), considerada uma das causas infecciosa mais comuns de morte de seres humanos no mundo inteiro. Cerca de um terço da população mundial está infectada ou é portadora de *M. tuberculosis*. O patógeno é transportado por aerossóis (ver Capítulo 7) que, uma vez inalados, alcançam o espaço alveolar; caso o sistema imunológico do indivíduo não consiga eliminá-los, haverá replicação e disseminação linfática regional, causando linfoadenomegalia. A forma pulmonar é a mais frequentemente encontrada; contudo, a linfadenite tuberculosa pode entrar no rol de diagnósticos diferenciais da síndrome de mononucleose. O patógeno pode infectar qualquer órgão ou sistema do corpo humano, determinando manifestações clínicas variadas.

Os quadros de micobacterioses não tuberculosas – ou atípicas (Capítulo 80) –, causadas por outras espécies do gênero *Mycobacterim* – como *Mycobacterim avium-intracellulare*, *Mycobacterim kansasii* e outras –, está diretamente relacionada com causas de imunodepressão como a AIDS; assim, deve-se pensar sempre nos pacientes infectados pelo HIV, quando o nível de linfócitos T CD4+ for inferior a 100 células/mm^3 e houver quadro de febre, linfoadenomegalia, hepatoesplenomegalia e acometimento da medula óssea com pancitopenia.

DOENÇAS CAUSADAS POR FUNGOS

As doenças causadas por fungos – especialmente no caso de patógenos primários como *Histoplasma capsulatum*, *Paracoccidioides brasiliensis*, *Paracoccidioides lutzii*, *Cocciioides immitis* e *Coccidioides posadasii* – podem se apresentar clinicamente com linfoadenomegalias e febre, compondo assim o diagnóstico diferencial da síndrome de mononucleose. Abaixo comentam-se os dois principais agentes de ocorrência no Brasil, já que fungos do gênero *Coccidioides* têm sua prevalência mais concentrada nos Estados Unidos da América, podendo ocorrer – mas não com muita frequência – em áreas do sertão nordestino, associando-se, epidemiologicamente, aos solos áridos e à caçada de tatus. Pode-se também, menos usualmente, haver possibilidade de doença disseminada por *Cryptococcus neoformans*, que mais comumente cursa com manifestações do sistema respiratório ou do sistema nervoso central, sobretudo em pacientes com AIDS.

Histoplasma capsulatum

Histoplasma capsulatum é o agente etiológico da histoplasmose, micose sistêmica com casos diagnosticados em todo o mundo. A maioria dos indivíduos infectados por *H. capsulatum* permanece assintomática ou apresenta manifestação autolimitada; no entanto, podem evoluir para infecção aguda ou infecção grave e progressiva disseminada. Os sinais e sintomas mais frequentes são febre, cefaleia, mialgia, anorexia e linfoadenomegalias – manifestações afins à síndrome de mononucleose –, além de tosse e dor torácica, queixas que geralmente se desenvolvem entre duas e quatro semanas após a exposição ao patógeno. Pode haver história de visita a cavernas, assim como a ocorrência sob a forma de surtos ou minissurtos associados a excursões a áreas onde haja morcegos. Quando sobrevêm em indivíduos imunodeprimidos pode ser grave, com acometimento da medula óssea (pancitopenia), insuficiência suprarrenal e insuficiência respiratória, podendo culminar em óbito.

Paracoccidioides brasiliensis e Paracoccidioides lutzii

A paracoccidioidomicose é uma micose sistêmica causada pelo fungo dimórfico das espécies, *Paracoccidioides brasiliensis* e *Paracoccidioides lutzii*. Este agente se encontra distribuído pelas Américas Central e do Sul. Após a inalação do patógeno, normalmente, o indivíduo permanece assintomático até que a infecção evolua para um de dois padrões: a forma crônica e a forma aguda/subaguda. A paracoccidioidomicose aguda/subaguda – paracoccidioidomicose juvenil – geralmente se manifesta em crianças, adolescentes e adultos com menos de 30 anos de idade, representando menos de 10% dos casos. Os sinais e sintomas mais comuns são a disseminação de infecção pelo sistema mononuclear fagocitário, determinando linfoadenomegalia e hepatoesplenomegalia. Sinais constitucionais como febre e perda de peso ocorrem com frequência. As cadeias de linfonodos superficiais acometidas são as cervicais, axilares e inguinais, podendo – assim – ser incluída no diagnóstico diferencial da síndrome de mononucleose.

DOENÇAS CAUSADAS POR PROTOZOÁRIOS

As doenças causadas por protozoários com maior relevância no diagnóstico diferencial da mononucleose infecciosa são a toxoplasmose e a moléstia de Chagas aguda. A primeira tem incidência maior na comunidade; já a segunda, na atualidade, ainda ocorre em diferentes regiões da América Latina, nas quais a transmissão vetorial não foi interrompida e onde há descrição de surtos de transmissão oral do *Trypanosoma cruzi*. Outras protozooses que cursam com febre e linfadenomegalia podem ser mencionadas, como o calazar (causada por *Leishmania chagasi*) e a doença do sono (provocada por *Trypanosoma brucei gambiense* e *Trypanosoma brucei rhodesiense*).

Toxoplasma gondii

Trata-se do agente etiológico da toxoplasmose (ver Capítulo 99), uma zoonose cosmopolita que ocorre, comumente, (1) pela ingestão de carne crua ou malcozida – desde que a mesma contenha cistos teciduais –, (2) pela ingestão de água ou alimentos contaminados com oocistos ou, ainda, (3) pela transmissão vertical. A apresentação clínica da toxoplasmose depende do estado imunológico do indivíduo acometido: em imunocompetentes, geralmente, é assintomática; quando há manifestação, observam-se febre, calafrios, sudorese e linfadenomegalia proeminente (amiúde na região cervical), estabelecendo-se diagnóstico diferencial com as demais etiologias da síndrome de mononucleose. Em imunodeprimidos, a infecção por *T. gondii* pode sofrer reativação, determinando estados clínicos críticos, por exemplo, como a infecção do sistema nervoso central (SNC), principal acometimento em pacientes com AIDS e lesão expansiva do SNC.

Trypanosoma cruzi

A moléstia de Chagas é causada pelo protozoário *T. cruzi*. As principais manifestações são cardiomiopatia chagásica e doença gastrointestinal (os megas = megaesôfago e megacólon). Na fase aguda da doença o espectro de manifestações clínicas permite que se estabeleça o diagnóstico diferencial com a síndrome de mononucleose, sendo que a maioria dos pacientes pode ser assintomática ou apresentar sintomas inespecíficos – como, por exemplo, mal-estar, febre, anorexia e linfoadenomegalia. A minoria dos indivíduos apresentará inflamação e edema no local da inoculação – conhecido como chagoma de inoculação – o qual ocorre comumente na face ou extremidades. A inoculação do protozoário na face poderá levar a edema bipalpebral (pálpebras superior e inferior) e unilateral, achado conhecido como sinal de Romaña.

DOENÇAS CAUSADAS POR HELMINTOS

As doenças causadas por helmintos entram mais raramente no rol de diagnósticos diferenciais de síndrome de mononucleose; abaixo são comentadas as etiologias mais associadas à tal possibilidade.

Wuchereria bancrofti

A *Wuchereria bancrofti* é o agente etiológico causador da filariose linfática bancroftiana (ver Capítulo 106). O parasito infecta vasos linfáticos. A filariose bancroftiana pode determinar desfiguração de determinadas áreas corporais – por exemplo, membros inferiores – e incapacidade em indivíduos nas áreas endêmicas, sendo responsável por impacto econômico e psicossocial significativo. A moléstia pode ser assintomática ou associada a manifestações clínicas agudas e/ou crônicas, incluindo linfadenomegalia, febre, hidrocele, doença linfática crônica e eosinofilia pulmonar tropical. A sintomatologia aguda da filariose se inclui no diagnóstico diferencial das demais causas de síndrome de mononucleose.

Schistosoma mansoni

A esquistossomose mansônica (ver Capítulo 110) é a doença causada pelo *Schistosoma mansoni*, parasito que determina infecção que pode acometer diferentes órgãos e sistemas. A infecção ocorre a partir da penetração na pele por cercárias. Em seguida, observa-se, geralmente, importante reação inflamatória dérmica e subdérmica, originando a dermatite cercariana. Nos diagnósticos diferenciais da esquistossomose aguda no Brasil estão diferentes causas da síndrome de mononucleose como moléstia de Chagas aguda, brucelose, leucemias agudas, hepatites virais e as demais causadas por vírus, fungos e bactérias.

CAUSAS NÃO INFECCIOSAS

As causas não infecciosas também devem ser pensadas quando do estabelecimento do diagnóstico clínico de síndrome de mononucleose, sobretudo porque estão implicadas neste tópico doenças graves – como as enfermidades linfoproliferativas, os cânceres e as doenças autoimunes –, em relação às quais o atraso no diagnóstico pode trazer grandes repercussões ao prognóstico; descrevem-se também, nesse grupo, as reações alérgicas graves, nas quais a manutenção do medicamento pode levar ao desenvolvimento de sérias complicações.

Neoplasias

Indivíduos com leucemia e linfoma, geralmente, apresentam entre outros sinais, hepatoesplenomegalia, linfadenomegalia com acometimento de várias cadeias linfonodais e/ou aumento dos níveis de lactato desidrogenase (LDH). Estas manifestações clínicas são inespecíficas e abrem espaço para a investigação de outras enfermidades, como esquistossomose mansônica, toxoplasmose, mononucleose infecciosa, leishmaniose visceral, entre outras. As demais neoplasias podem apresentar disseminação linfonodal, no entanto, tendem a respeitar as vias linfáticas de propagação específicas para cada órgão/sistema afetado, restringindo, deste modo, a lista de possibilidades diagnósticas.

Colagenoses e Vasculites

As manifestações clínicas das colagenoses são múltiplas, ampliando o espectro de diagnósticos diferenciais. Sintomas inespecíficos como febre, *rash* cutâneo, mialgia e linfadenomegalia podem estar entre as apresentações iniciais de parte das colagenoses, por exemplo, lúpus eritematoso sistêmico, artrite reumatoide (sobretudo doença de Still), doença de Kawasaki, esclerose sistêmica, síndrome de Sjögren, entre outras. Em muitos casos pode ser difícil se chegar ao diagnóstico definitivo, mesmo usando métodos invasivos.

Reações de Hipersensibilidade aos Fármacos

Diversos medicamentos utilizados, frequentemente, na prática clínica podem incorrer em síndrome de mononucleose; assim, vale na anamnese reforçar a investigação do uso de medicamentos, com destaque para os anticonvulsivantes – carbamazepina e difenil-hidantoína – e os antimicrobianos – como o ácido paraminossalicílico e a isoniazida.

Miscelânea

Outras doenças raras podem-se apresentar no diagnóstico diferencial da síndrome de mononucleose, como a esporotricose disseminada, a sarcoidose ou doenças como Castleman ou Kikuchi. Sua abordagem diagnóstica, contudo, foge do objetivo deste capítulo, destinado ao generalista.

ACHADOS CLÍNICOS ESSENCIAIS
Febre

A temperatura corporal faz parte dos sinais vitais e é característica sua manutenção em níveis habitualmente estáveis, por mecanismos fisiológicos de perda e ganho de calor. Usualmente, considera-se como normalidade as temperaturas de 35,8°C a 37°C aferidas via axilar, de 37,4°C via oral e 37,8°C por via retal, lembrando-se de que as variações de temperatura são comuns durante o dia em indivíduos sãos, sendo fatores influenciadores o movimento, o trabalho, a tensão muscular, a digestão, a temperatura ambiente e, nas mulheres, a fase do ciclo menstrual; assim, a variação térmica circadiana é um fenômeno natural e geralmente não ultrapassa os 0,6°C (1°F). Algumas pessoas normais, ainda, apresentam temperaturas vespertinas de até 37,7°C, na ausência dos fatores termogênicos relatados acima, sendo este quadro conhecido como hipertermia habitual. A febre ou síndrome febril é, portanto, um comemorativo da resposta inflamatória e consiste no aumento da temperatura associada a sintomas como astenia, mal-estar, anorexia, dores no corpo, adinamia e sinais como taquicardia, taquipneia, xerostomia, sonolência, calafrios, sudorese e outros. Tal hipertermia correlaciona-se com a ação de citocinas (pirogênios endógenos) – como IL-1, TNF-α, IFN-γ e IL-6 e IL-8 – sobre os centros termorreguladores do hipotálamo, com resultante elevação do limiar térmico – habitualmente mantido em torno de 37, 0°C –, a partir do desenvolvimento de respostas metabólicas de produção e conservação de calor, como por exemplo, os tremores e calafrios, a vasoconstrição periférica e o aumento do metabolismo basal. Com frequência a febre é classificada, segundo a variação da temperatura, em: (i) febre ligeira, aquela em que temperaturas estão entre 37 e 38 graus; (ii) febre moderada, aquelas entre 38 a 39 graus; (iii) febre intensa, aquelas que vão além de 39 graus, e como (iv) hiperpirexia aquelas em que o aumento da temperatura vai além de 41 graus. Muitas vezes a maior ou menor elevação da temperatura correlaciona-se com a gravidade da doença, sendo observadas temperaturas mais altas quando da ocorrência de doenças mais graves; mas fatores como a idade (recém-nascidos e idosos apresentam hipotermia ou temperaturas normais com doenças graves), e mesmo comorbidades (uso de corticosteroides, imunossupressores, doenças crônicas, imunodeficiência, neutropenia), podem, também, alterar esta correlação. Já os padrões clássicos de curvas febris, estudados na Semiologia Médica, são, na atualidade, muito modificados pelo uso indiscriminado de antipiréticos, corticosteroides e, mesmo, de antimicrobianos. Se mantidos, podem facilitar a investigação e a proposição de etiologias para o quadro clínico apresentado; portanto as febres com *padrão contínuo* de temperatura (variações menores que 1,0°C, sem apirexia) são frequentemente associadas a doenças graves e de origem bacteriana (se temperatura elevada), assim como aquelas com *padrão remitente* (variações maiores que 1,0°C sem apirexia); já as *febres intermitentes* ou *periódicos*, em que há alternância entre paroxismos febris e apirexia, podem apresentar características que nos auxiliam na proposição etiológica como no caso da febre quotidiana, vespertina da tuberculose ou da febre terçã e quartã da malária por *Plasmodium vivax* e *Plasmodium malariae*, respectivamente. Há, ainda, que se comentar das *febres recorrentes*, onde o padrão de elevação da temperatura e a ocorrência da febre não obedecem a regras muito claras, havendo alternância entre a hipertermia e a temperatura normal, ocorrendo surtos febris por dias seguidos e normalidade por outros; classicamente associada ao linfoma de Hodgkin, esta febre é conhecida como Pel-Ebstein e poderá ser de grande valia nos casos de diagnóstico diferencial de síndromes de mononucleose.

Na doença por EBV, a febre – que ocorre como o segundo sinal/sintoma mais frequente, seguindo a linfoadenomegalia – pode ser baixa, moderada e até elevada, mas, há preservação do estado geral, mesmo naqueles enfermos em que a temperatura é elevada, diferente do comumente observado em contextos de infecções bacterianas. É geralmente acompanhada dos outros comemorativos da síndrome e de alterações laboratoriais. A infecção por citomegalovírus – outra causa de síndrome de mononucleose –, costuma também cursar com febre, geralmente mais elevada e prolongada, e raramente o quadro de faringotonsilite é observado. Já nas infecções pelos vírus da hepatite A e B, a febre é mais frequentemente baixa, se presente, e os achados de hepatomegalia, náuseas e anorexia são importantes, além dos valores altos de aminotransferases, os quais são indicativos de lesão hepatocelular. Outras doenças como as infecções por vírus – como o adenovírus e o influenza – são mais frequentemente associadas à febre baixa e a sintomas gripais, entrando no diagnóstico diferencial da síndrome, mas com facilidades de exclusão, na maioria das vezes, por conta da presença de sintomas das vias aéreas, como a obstrução nasal, a rinorreia e a tosse.

Linfadenomegalia

A linfadenomegalia (Figs. 18-1 a 18-3) – na síndrome de mononucleose – é o achado mais importante ao exame físico, assim como também o mais frequente. Desse modo, é ele que geralmente traz o indivíduo à busca da atenção médica, sobretudo quando a este, associa-se à presença da febre. No estabelecimento do diagnóstico diferencial das possíveis etiologias, algumas características dos linfonodos poderão auxiliar o clínico, que diante de determinadas condições deverá estabelecer a ordem de prioridade da ocorrência dos agentes etiológicos. Por exemplo, a possibilidade de doenças bacterianas causando linfadenite é mais frequente: (1) como complicações de infecções de orofaringe por *Streptococcus pyogenes*, com acometimento de linfonodos a partir da drenagem linfática local e localização no pescoço; ou (2) como consequências de linfadenites secundárias a outras infecções – por exemplo, erisipela (*S. pyogenes*) ou outros acometimentos cutâneos causados por *Staphylococcus aureus*; nessas circunstâncias, os linfonodos costumam estar localizados (e não generalizados), apresentando-se quentes, moles, dolorosos, edemaciados, muitas vezes com fistulização e saída de secreção purulenta. No caso de linfonodos sem sinais flogísticos clássicos – mas com drenagem e evolução subaguda do quadro –, enfermidades como a linfadenite tuberculosa, a paracoccidioidomicose e outras infecções fúngicas (citando-se as infecções por *Histoplasma capsulatum* e *Cryptococus neoformans*) podem ser hipóteses a serem pensadas, com apresentações muitas vezes disseminadas. No caso de linfonodos endurecidos e aderidos a planos profundos, a principal condição a ser cogitada e excluída (ou confirmada), rapidamente, será a neoplasia; neste caso os linfomas, sobretudo a doença de Hodgkin, deverão ser investigados, pois podem acometer a

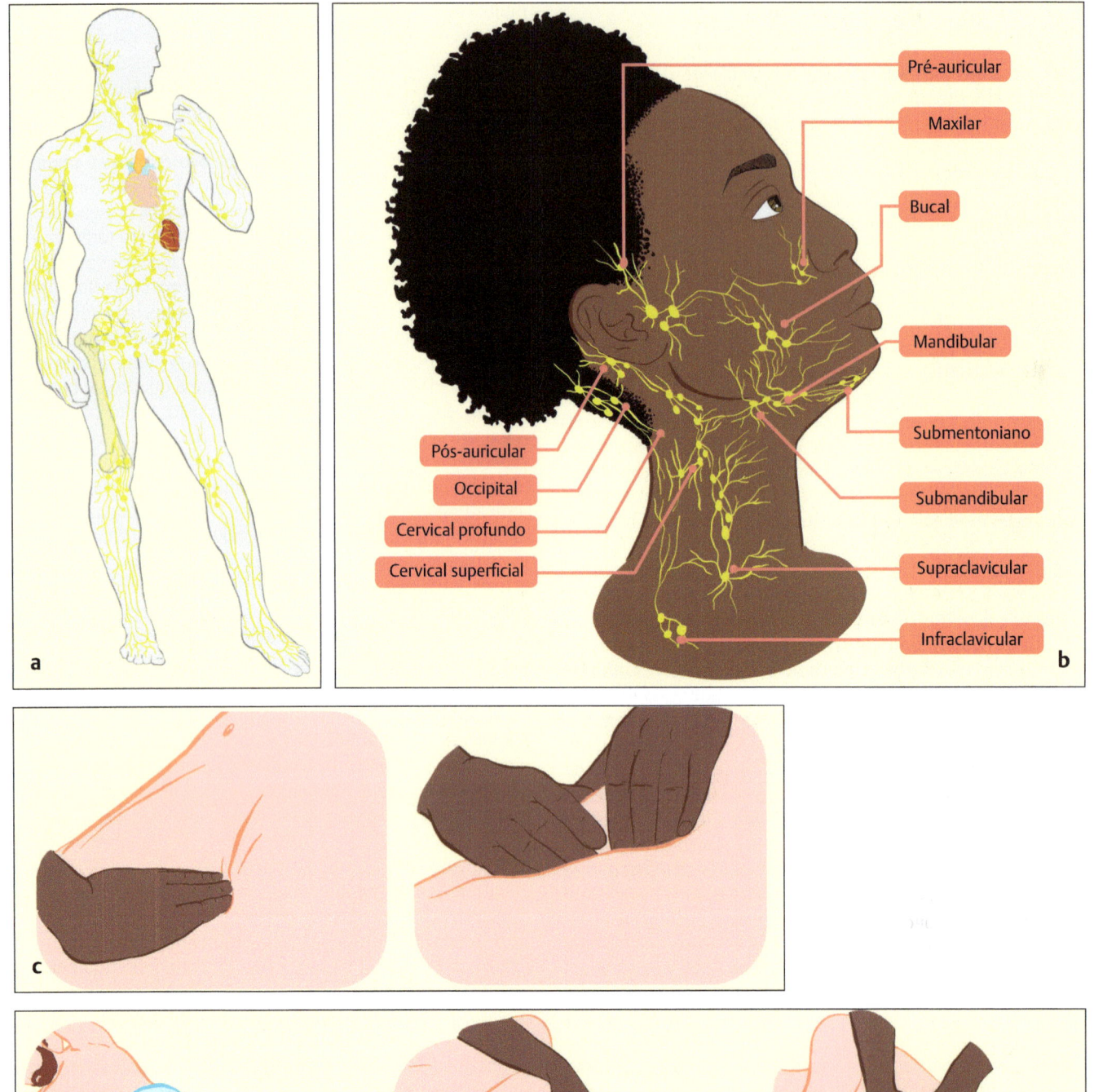

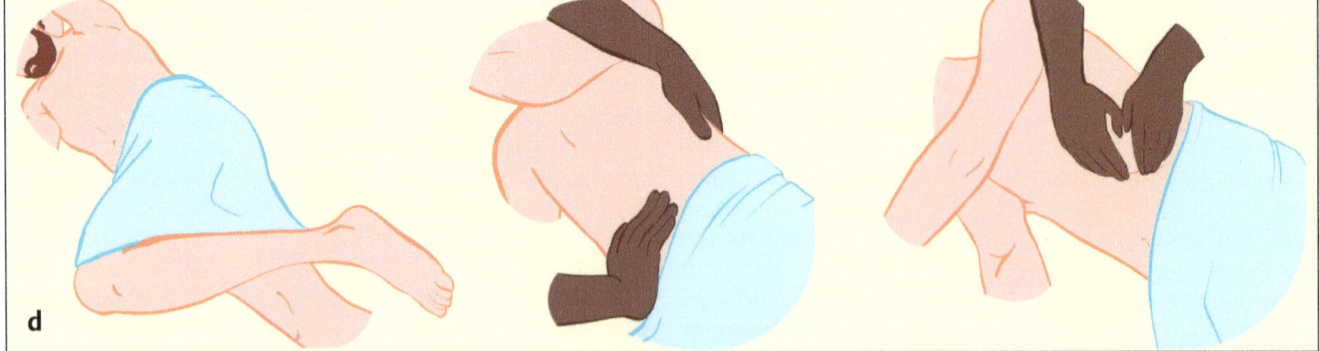

Fig. 18-1. Avaliação clínica dos pacientes com síndrome de mononucleose. (**a**) Orgãos linfoides. (**b**) Cadeias cervicais de linfonodos. (**c**) Palpação do fígado. (**d**) Palpação do baço (posição de Schuster). (Ilustração elaborada pelo Prof. Ademir Nunes Ribeiro Júnior, sob a orientação da Prof[a]. Andréia Patrícia Gomes.)

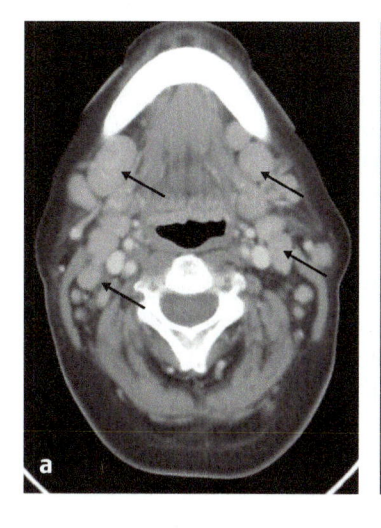

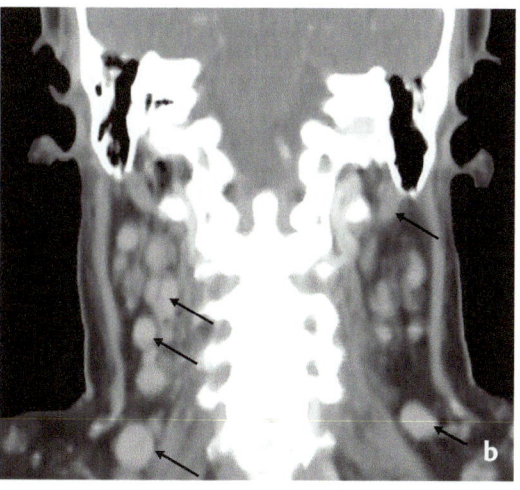

Fig. 18-2. Linfonodomegalia cervical. (a) TC de pescoço com contraste (corte axial) e (b) TC de pescoço com contraste (corte coronal). Notam-se linfonodos de dimensões aumentadas em todos os níveis linfonodais cervicais (setas indicam alguns linfonodos aumentados em tamanho). (Documentação fotográfica do Prof. João Eliton Bonin.)

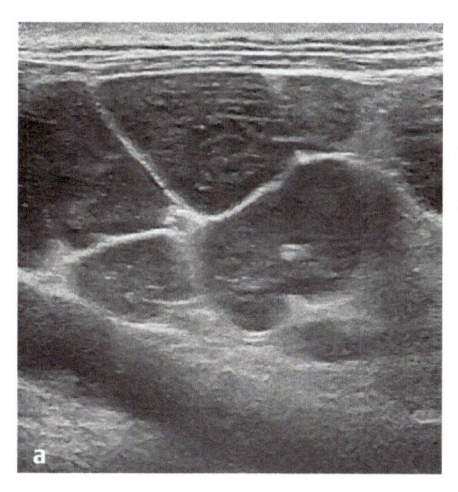

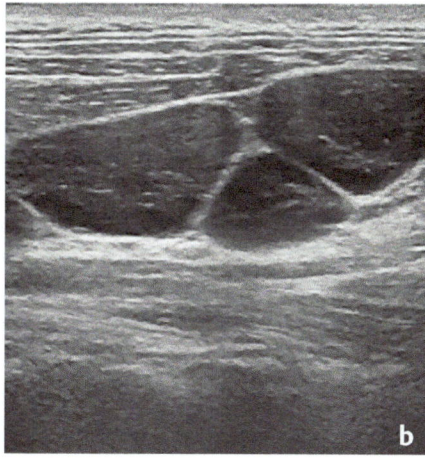

Fig. 18-3. Linfonodomegalias cervicais. (a,b) Ultrassonografia da região cervical com transdutor linear em cortes transversal e longitudinal, respectivamente. Notam-se linfonodos de dimensões aumentadas. (Documentação do Prof. João Eliton Bonin.)

faixa etária similar àquela da mononucleose infecciosa. No caso desta última, observa-se acometimento, habitualmente, de várias cadeias de linfonodos, sobretudo as cervicais, mas também axilares e inguinais; geralmente são hipersensíveis e simétricos e não se mostram fixados aos planos profundos; comumente o pico de maior presença de linfonodos se dá nos primeiros sete dias de doença, permanecendo presentes por duas ou três semanas. A síndrome de origem citomegálica apresenta-se com febre prolongada e linfoadenomegalia menos proeminente, o que pode auxiliar no diagnóstico diferencial; a rubéola produz maior concentração de linfonodos retroauriculares e cervicais posteriores, sugerindo a infecção quando há febre baixa em crianças; linfoadenomegalia na toxoplasmose aguda é similar àquela observada na mononucleose infecciosa, dissociada, no entanto de outros sintomas presentes na infecção pelo EBV, o que pode facilitar a diferenciação da etiologia.

No caso da síndrome de mononucleose deve-se atentar à presença de febre e linfoadenomegalia, contexto que inclui os principais achados da síndrome, independente da etiologia.

ACHADOS CLÍNICOS RELACIONADOS
Rash Cutâneo ou Exantema

Este sinal (ver Capítulo 15) é comum a várias das causas de síndrome de mononucleose e pode ser identificado em diversas outras enfermidades, que não cursam com linfoadenomegalia, trazendo importantes diagnósticos diferenciais à tona – como salmonelose, brucelose, tularemia, febre maculosa, entre outras enfermidades. Algumas características – mais ou menos específicas – podem facilitar a suspeição da etiologia. Para a abordagem investigativa de um quadro de *rash*, neste caso acompanhado de febre e linfoadenomegalia, pode-se partir por dois caminhos: o primeiro – e mais sensato – seria a observação do tipo da lesão visualizada; o segundo, e que exige uma bagagem enciclopédica de conhecimentos acerca das enfermidades específicas pelo médico, é partir das características peculiares das doenças particulares e da evolução das erupções que elas produzem. Neste capítulo, optou-se por discutir a partir das características das lesões, como segue abaixo:

1. Lesões maculopapulares difusas, mais evidentes após o uso de antibióticos, podendo apresentar urticárias e petéquias, tendem a acenar para a hipótese da mononucleose infecciosa (causada pelo EBV).
2. Lesões que se iniciam na linha do couro cabeludo, evoluem caudalmente e poupam as palmas das mãos e plantas dos pés favorecem o diagnóstico de sarampo.
3. Lesões que se iniciam na linha do couro cabeludo, porém, ficam menos evidentes à medida que se espalham pelo corpo, fazem lembrar a rubéola.

4. Lesões que mimetizam "faces esbofeteadas" e que apresentam aspecto rendilhado com a evolução, são mais características de eritema infeccioso.
5. Lesões maculopapulosas difusas que tendem a poupar a face, são mais a favor do exantema súbito; estas seguem-se geralmente ao desparecimento a febre, que habitualmente tem duração de 24 horas e chega a temperatura de 40°C.
6. Lesões maculares e papulares inespecíficas, distribuídas difusamente pela superfície corporal, podendo apresentar formato urticariforme, favorecem a hipótese de infecção aguda pelo HIV.
7. Lesões maculopapulares mais evidentes em partes do corpo expostas ao sol, podendo apresentar o aspecto em asas de borboleta na face, associadas a telangiectasias, estão relacionadas com o lúpus eritematoso sistêmico.
8. Lesões maculopapulares envolvendo as palmas e as plantas podem estar relacionadas com a sífilis secundária; quando estão associadas a lesões petequiais, deve-se pensar em febre maculosa (causada por *Rickettsia rickettsi*).
9. Eritema de progressão rápida, associado a vesículas – em geral, dolorosas – lembra a infecção primária pelo vírus herpes simples.

Faringotonsilite

A faringotonsilite é um sintoma presente em cerca de 85% dos pacientes que desenvolvem síndrome de mononucleose por EBV. Caracteriza-se por ser dolorosa, exsudativa (50% dos casos), podendo determinar obstrução das vias aéreas superiores. O principal diagnóstico diferencial é a faringotonsilite causada por *S. pyogenes*. Destaca-se que em até 30% dos indivíduos a infecção por EBV e *S. pyogenes* pode ocorrer concomitantemente, por isso, o isolamento desse agente bacteriano – em cultura da orofaringe – não afasta a possibilidade de infecção por EBV.

Hepatoesplenomegalia

A esplenomegalia (Figs. 18-4 e 18-5) manifesta-se em 50-75% dos indivíduos que desenvolvem mononucleose infecciosa; enquanto a hepatomegalia (Figs. 18-6 e 18-7) está presente em 15-20% dos casos. Estas apresentações clínicas aparecem, geralmente, até a terceira semana de doença. Complicação grave e potencialmente fatal é a ruptura esplênica, que acomete um a dois casos por 1.000 indivíduos com mononucleose infecciosa, predominando no sexo masculino e ocorrendo, preferencialmente, entre o quarto e o 20° dia de doença sintomática. Nos diagnósticos diferenciais da hepatoesplenomegalia (Fig. 18-7) estão outras causas infecciosas como malária, hepatite viral, abscesso (hepático e/ou esplênico), sífilis, tuberculose, histoplasmose, esquistossomose mansônica, leishmaniose visceral e moléstia de Chagas; por doenças do colágeno, como artrite reumatoide juvenil e lúpus eritematoso sistêmico; por doenças do metabolismo, doença de Gaucher, doenças metabólicas, como doença de Gaucher, doença de Niemann-Pick, amiloidose, hemossiderose transfusional, mucopolissacaridoses, galactosemia congênita, histiocitose e síndrome de Fanconi; neoplásicas, como leucemias e linfomas; condições diversas, como síndrome de hipertensão portal e insuficiência cardíaca; outras causas relacionadas são cistos, hipervitaminose A, hipertireoidismo, sarcoidose, osteoporose e doenças de hipersensibilização.

Icterícia

A icterícia está presente em 5-11% dos pacientes com síndrome de mononucleose. É um sinal que evidencia distúrbios associados à hiperbilirrubinemia, que pode-se dever à bilirrubina conjugada ou não conjugada. As causas mais comuns relacionadas com hiperbilirrubinemia conjugada são obstrução biliar, colestase intra-hepática e lesão hepatocelular. Já na hiperbilirrubinemia não conjugada três mecanismos fisiopatológicos básicos são valorizados: superprodução, reduzida captação e conjugação prejudicada da bilirrubina. Destaca-se que a icterícia só pode ser detectada, no exame clínico, quando a concentração de bilirrubina for superior a 2 mg/dL, ou seja, aproximadamente duas vezes o limite superior da normalidade. Os principais diagnósticos diferenciais da icterícia são: hepatites virais, alcoólica e autoimune; esteato hepatite não alcoólica, colecistite, coledocolitíase, cirrose, colangite esclerosante, carcinoma hepatocelular, carcinoma ampular, colangiocarcinoma, câncer pancreático e alterações ligadas ao uso de medicamentos.

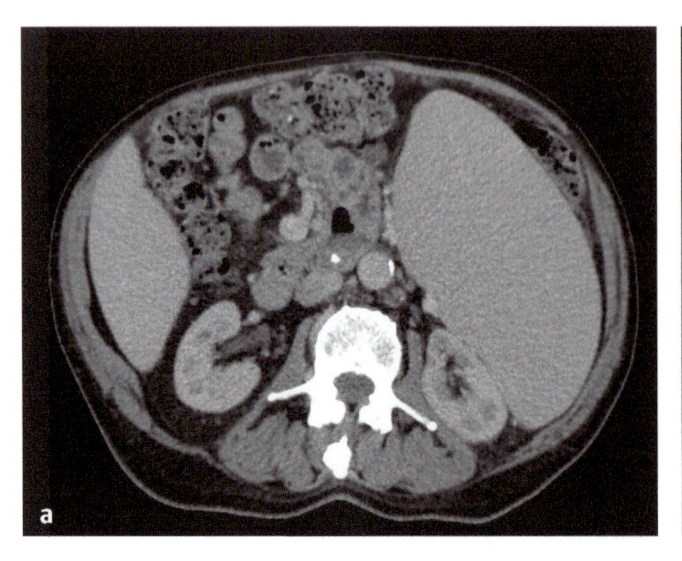

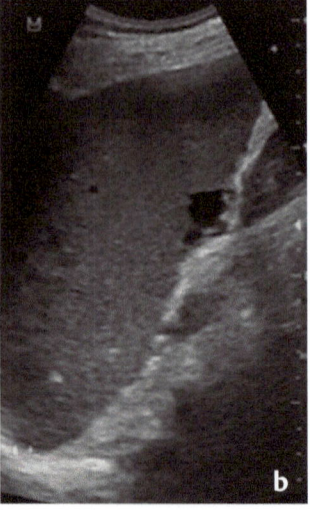

Fig. 18-4. Esplenomegalia. (a) TC de abdome com contraste e (b) ultrassonografia de abdome superior com transdutor direcionado para o quadrante superior esquerdo. Nota-se aumento acentuado das dimensões do baço. (Imagens gentilmente cedidas por Dr. Felipe Campos Kitamura, e do Prof. João Eliton Bonin.)

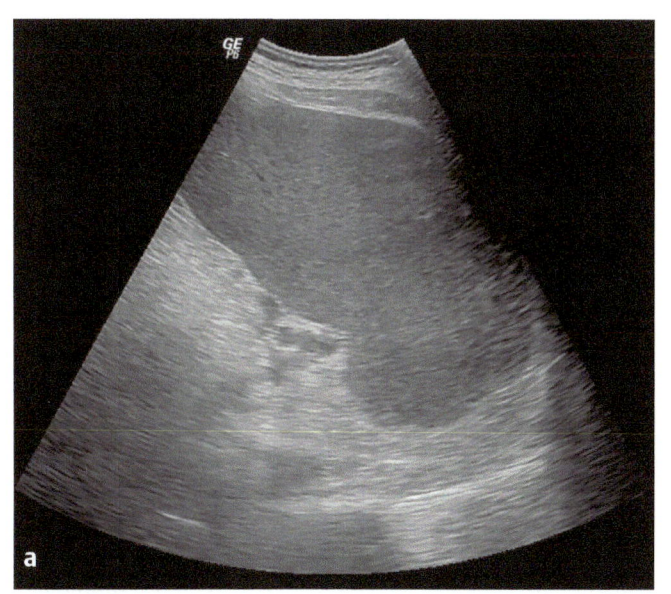

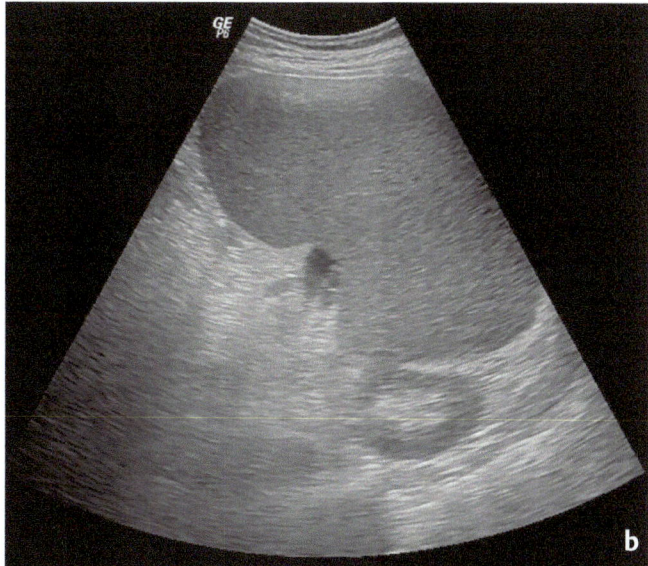

Fig. 18-5. Esplenomegalia. (a e b) Ultrassonografia de abdome superior com transdutor convexo direcionado ao quadrante superior esquerdo. Nota-se aumento acentuado das dimensões do baço. (Documentação fotográfica dos autores).

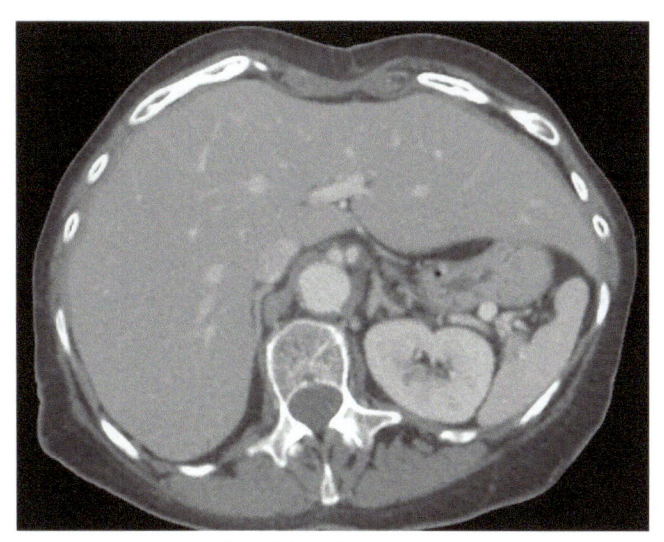

Fig. 18-6. Hepatomegalia. TC de abdome com contraste. Nota-se aumento acentuado das dimensões do fígado. (Imagem gentilmente cedida por Dr. Felipe Campos Kitamura.)

Fig. 18-7. Hepatomegalia. USG de abdome com transdutor convexo direcionado para o quadrante superior direito evidencia fígado de dimensões moderadamente aumentadas. (Documentação fotográfica do Prof. João Eliton Bonin.)

Sinal de Romaña

O sinal de Romaña foi descrito por Cecílio Romaña e consiste em edema bipalpebral, unilateral, associado à conjuntivite aguda (ver Capítulo 94). Trata-se de um achado típico da infecção aguda por *T. cruzi*.

Sinal de Hoagland

O sinal de Hoagland é caracterizado por edema das pálpebras superiores, determinando redução da amplitude da fenda palpebral. Este sinal é identificado mais comumente na mononucleose infecciosa.

Dacrioadenite

A dacrioadenite aguda é causada por infecção bacteriana ou viral. Está relacionada com infecção pelo EBV, por *Staphylococcus* spp, por *Neisseria gonorrhoeae* e pelo vírus da caxumba. Já a dacrioadenite crônica está relacionada com doenças inflamatórias não infecciosas, como: sarcoidose, doença ocular da tireoide e pseudotumor orbital. As manifestações clínicas mais comuns incluem edema da parte externa da pálpebra superior, dor, lacrimejamento excessivo e linfadenomegalia na cadeia pré-auricular. As possíveis complicações da dacrioadenite

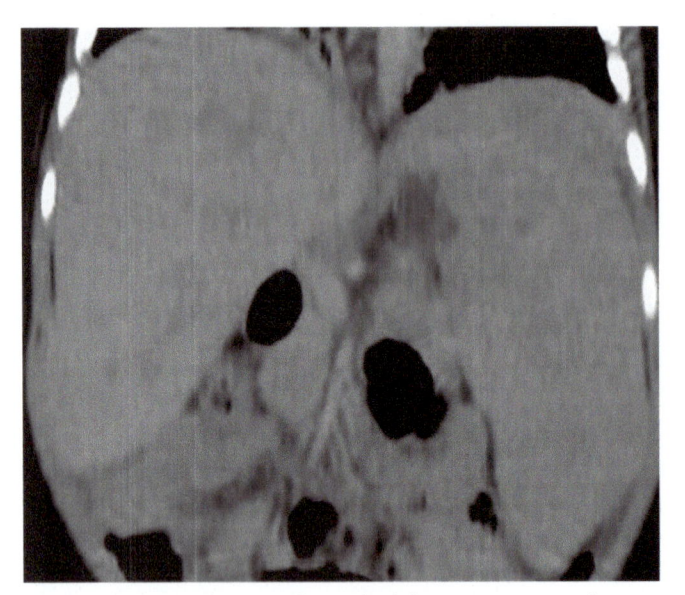

Fig. 18-8. Hepatoesplenomegalia. TC de abdome sem contraste (corte coronal). Nota-se aumento das dimensões do fígado e do baço, com predomínio deste último. (Imagem gentilmente cedida por Dra. Luciane Karola Santana Davi Porto.)

são edema acentuado, o suficiente para causar efeito de massa pressionando o olho e distorcendo a visão. A longo prazo, pode predispor o indivíduo a desenvolver neoplasia da glândula lacrimal. A dacrioadenite é uma apresentação incomum da síndrome da mononucleose, sendo mais provavelmente associada a esta síndrome nos casos de dacrioadenite bilateral aguda.

Uveíte

A uveíte é caracterizada pela inflamação da úvea. Será anterior quando acometer a íris e o corpo ciliar, e posterior quando infectar a coroide. A uveíte anterior é caracterizada pela inflamação da úvea anterior com presença de leucócitos na câmara anterior do olho. Já a presença de leucócitos no humor vítreo e a evidência de inflamação ativa coriorretiniana, são diagnósticos de uveíte intermediária e uveíte posterior, respectivamente. Panuveíte é definida como uma inflamação simultânea na câmara anterior, no humor vítreo, na retina e na coroide. As infecções virais e por protozoários podem causar uveíte anterior ou posterior. Os patógenos mais comuns causadores de uveíte são CMV, vírus varicela-zóster (herpes-zóster) e *T. gondii*. O CMV está relacionado com uveíte anterior crônica unilateral, associada à elevação da pressão intraocular. A toxoplasmose causa uveíte posterior.

Acometimento Neurológico

Os quadros neurológicos que podem ocorrer na síndrome da mononucleose são causados, principalmente, pelo EBV e consistem em encefalite, meningoencefalite e meningoencefalite desmielinizante, meningite, síndrome de Guillian-Barré, hemiplegia aguda, paresias, paralisia de nervos cranianos, convulsões e mielite transversa. Podem ocorrer também em casos de infecção pelo HIV.

Acometimento Cardíaco

O envolvimento cardíaco na síndrome da mononucleose cursa, mais comumente, com miocardite e pericardite. Estas manifestações são causadas pelo EBV e são diagnosticadas por alterações eletrocardiográficas de onda T e segmento ST, defeitos de condução e bloqueio de ramo. A moléstia de Chagas aguda pode evoluir com miocardite aguda e falência do miocárdio.

Outras Manifestações

A síndrome de mononucleose pode envolver outros órgãos e/ou sistemas e ampliar ainda mais o espectro de sinais e sintomas, como por exemplo: glomerulonefrite, hematúria e proteinúria transitórias, anemia hemolítica, trombocitopenia, granulocitopenia, anemia aplásica, eczema atópico, alergia alimentar, obstrução das vias aéreas superiores, pneumonite intersticial, alveolite, fibrose difusa aguda, edema, fotofobia, celulite periorbitária, dacriocistite, glaucoma, hemorragias retinianas, insuficiência hepática, necrose hepática fulminante fatal e hepatite anictérica.

ABORDAGEM DIAGNÓSTICA

Após o estabelecimento do diagnóstico – clínico – de síndrome de mononucleose, o segundo passo é a investigação diagnóstica com o uso de exames complementares laboratoriais e de imagem, se necessário. Deve-se começar pela principal etiologia – e mais comum causa de síndrome de mononucleose –, ou seja, a mononucleose infecciosa. Como princípio básico, deve-se seguir exames inespecíficos para os específicos, dos menos invasivos para os mais invasivos e dos de menor custo para os mais onerosos. Dos exames inespecíficos o hemograma ajuda muitíssimo na elaboração da hipótese diagnóstica. Na infecção pelo EBV observa-se leucometria normal ou presença de leucocitose, atingindo um nível de 10.000 a 20.000 células/mm^3, havendo a possibilidade de reações leucemoides. À contagem diferencial, usualmente, verifica-se predomínio linfocítico (acima de 50,0%), corroborando o diagnóstico, o achado típico (mas não patognomônico) de linfócitos atípicos; também conhecidos por células de Downey ou imunócitos, estas células consistem em linfócitos anormais, com variações do tamanho e forma, sendo maiores e com núcleos lobulados; na maioria das vezes a linfocitose atípica é significativa, observando-se percentuais superiores a 10,0%. Um fato dificultador para o estabelecimento do diagnóstico é que, muitas vezes, o hemograma, se torna característico somente após passada uma semana de curso clínico, o que pode retardar a identificação no período inicial da condição mórbida. Além dos achados correlacionados com a série branca, podem ser observados, menos frequentemente, alterações das plaquetas (trombocitopenia) e, ainda menos comumente, anemia hemolítica, anemia aplásica, púrpura trombocitopênica trombótica (PTT)/síndrome hemolítico-urêmica (SHU) e até coagulação intravascular disseminada. Tais apresentações correlacionam-se com a produção de anticorpos induzidos pelo vírus de EB contra as células vermelhas e as plaquetas sendo, portanto, de origem imune. Na infecção aguda pelo HIV observa-se leucopenia associada à linfopenia, algumas vezes com níveis de linfócitos com valores menores que 1.000 células/mm^3, relacionados, assim, com a redução concomitante dos linfócitos

T CD4+ que podem manter-se em níveis significativamente baixos (200 células/mm³). Na infecção por citomegalovírus são observados achados hematológicos muito próximos àqueles descritos para a doença por EBV; logo, tais exames não auxiliam muito no diagnóstico diferencial entre as duas causas. Já na toxoplasmose aguda, geralmente não são verificadas alterações no hemograma, diferente das hipóteses já mencionadas nessa seção, o que pode favorecer a investigação. Infecções como a moléstia de Chagas aguda, a rubéola, as enteroviroses, as hepatites virais, as infecções por herpes, a tuberculose e as doenças fúngicas também comportam-se sem alterações marcantes no hemograma. É útil, também, a realização de outros exames laboratoriais, como avaliação da função hepática com solicitação de aminotransferases. Estas podem estar alteradas tanto na doença por EBV como por CMV. Nas hepatites virais estarão em níveis marcadamente elevados, podendo levar o médico à suspeição diagnóstica dessa etiologia.

Buscando a confirmação da etiologia, vale comentar que aqui o exame microscópico e as culturas serão apropriadas quando há suspeita de doenças específicas. Por exemplo, se há hipótese de linfadenite tuberculosa – ou por outras espécies do gênero *Mycobacterium* – deve-se realizar coloração diferencial de Ziehl-Neelsen e cultura do material provindo de drenagem linfonodal ou de aspirado do linfonodo; se a suspeição é uma doença fúngica – como paracoccidioidomicose –, indica-se a realização de exames diretos (p. ex., com KOH) e cultura, além de colorações específicas para fungos, como a impregnação pela prata; se a suspeita é de processo infeccioso por *C. neoformans,* propõe-se a pesquisa microscópica do agente e à cultura. No caso das principais etiologias – como EBV, CMV e *Toxoplasma gondii* – os exames mais apropriados são aqueles atinentes à pesquisa de anticorpos (ver Capítulo 3). A infecção por EBV, caracteristicamente, está relacionada com a produção dos chamados anticorpos heterófilos – ou seja, anticorpos formados que reagem com antígenos de espécies animais não humanos, provocando a aglutinação de hemácias de ovelhas, cabras e cavalos. Este princípio norteou o diagnóstico laboratorial da mononucleose infecciosa, no passado tendo sido desenvolvidos testes para a pesquisa dos anticorpos e a confirmação da etiologia, como o teste clássico Paul-Bunnel, o teste de Paul-Bunnel Davidson, o monoteste e o ELISA, mais recentes e com melhor especificidade e sensibilidade. Ainda assim, há ainda a possibilidade de testes falsos reativos em pacientes com diagnósticos diferenciais importantes – como a leucemia, o linfoma, o lúpus eritematoso sistêmico e infecção pelo HIV –, além da possibilidade de falsos não reatores, como nos casos de doença em crianças, quando o teste é realizado no início do quadro infeccioso ou nos casos de infecção por EBV que são anticorpos-heterófilos negativos (ocorrem em até 10% das vezes). Assim, visando a confiabilidade da confirmação do diagnóstico, pesquisa de anticorpos específicos para EBV foram desenvolvidos e podem ser utilizados – sem qualquer dificuldade – na prática clínica; estão disponíveis (1) a pesquisa dirigida aos antígenos do capsídeo viral (conhecido por anti-VCA), em sua forma IgM e IgG, lembrando que a primeira é marcador de infecção recente (aguda) ou (2) a busca de anticorpos contra o antígeno nuclear do EB (conhecido por anti-EBNA), que existe somente em sua forma IgG e surge a partir da sexta semana após o início dos sintomas. Assim, em resumo, no quadro inicial da mononucleose infecciosa espera-se IgM anti-VCA reator e IgG anti-EBNA não reator. Pode-se, com menor facilidade de acesso, fazer a quantificação do DNA viral do EB por PCR, o que é particularmente importante nos casos de imunodeprimidos (transplantados com doenças linfoproliferativas).

Após a realização dos exames acima descritos, caso a etiologia mantenha-se desconhecida, é importante a avaliação de outras causas de síndrome de mononucleose; passa-se, então, à investigação de outras etiologias. No caso de pacientes com vida sexual ativa e possibilidade de contato sexual com o HIV, história de hemotransfusão e/ou uso de drogas parenterais ilícitas, deverá ser solicitado o ELISA anti-HIV de quarta geração, que apresenta período curto de janela diagnóstica (em média, 15 dias); se não for possível o diagnóstico com tal sorologia, é sugerido que se realize a dosagem do RNA viral por PCR para exclusão da suspeição diagnóstica. Na infecção por CMV indica-se realizar a pesquisa de anticorpos IgM anti-CMV, assim como na toxoplasmose, onde a existência do anticorpo IgM relaciona-se à infecção aguda; na suspeita de infecção por *T. cruzi*, a realização de hematoscopia (p. ex., corada pelo método de Giemsa) fornecerá o diagnóstico em boa parte dos casos (adicionalmente, pode-se realizar a pesquisa de IgM, por ELISA e imunofluorescência indireta). No caso de indefinição diagnóstica e dificuldades de exclusão de doenças linfoproliferativas, a punção/biópsia de medula óssea deverá ser realizada, assim como a biópsia dos linfonodos, se sugestivos de doença linfoproliferativa com exame histopatológico.

CONSIDERAÇÕES FINAIS

O tratamento correlaciona-se com a etiologia definida da síndrome de mononucleose. No caso mais comum – a mononucleose infecciosa –, basicamente consiste em medidas de suporte clínico e prevenção da ruptura do baço por meio de repouso. Em quadros graves com anemia hemolítica ou obstrução respiratória, o aciclovir pode ser administrado na dose de 10 mg/kg, a cada oito horas, por via intravenosa (não é recomendado uso por via oral), podendo restringir o tempo de doença (ver Capítulo 11). Nas situações de infecção por CMV, o tratamento específico com ganciclovir deve ser avaliado no caso de pacientes transplantados ou de ocorrência concomitante de esofagite, retinite, hepatite ou pneumonite (ver Capítulo 11). Comumente, a síndrome adenomegálica por *T. gondii* não é tratada com medicamentos; se complicações ocorrem – como pneumonite ou manifestações no sistema nervoso central ou na retina – deve-se avaliar a terapêutica, assim como no caso de doença aguda em gestantes. Para tal, consultar o Capítulo 13. Já a infecção aguda pelo HIV vem-se tornando, indiscutivelmente, motivo de avaliação de início de terapêutica antirretroviral; assim, o médico generalista deverá consultar os esquemas indicados e avaliar – junto com o especialista em doenças infecciosas e parasitárias – o início de terapia. No Brasil, a recomendação de fármacos de primeira linha é a associação de tenofovir, lamivudina e dolutegravir (para mais detalhes consultar o Capítulo 12). No caso da moléstia de Chagas aguda deve ser iniciada terapêutica com benzonidazol, por via oral. Com relação às doenças fúngicas e por *Mycobacterium* spp., os esquemas são os mesmos utilizados nas apresentações típicas dessas enfermidades.

O prognóstico da mononucleose infecciosa é bom, permitindo que grande parte dos indivíduos que se infectam consigam recuperação sem intercorrências; pode ocorrer, em até 11% dos pacientes, fadiga crônica. Nas infecções por CMV e toxoplasmose o prognóstico também é muito bom, com recuperação efetiva na maioria absoluta dos casos.

Quanto à prevenção, não há vacina eficiente disponível contra EBV, CMV, HIV, *T. gondii* ou *T. cruzi*. Medidas específicas de prevenção para cada etiologia deverão ser consultadas nos capítulos específicos. Por fim, as restrições para indivíduos que manifestaram a síndrome de mononucleose regressem à escola ou ao trabalho deverão ser definidas pelo nível de fadiga ou demais sintomas constitucionais remanescentes.

CONTRIBUIÇÃO DOS AUTORES

AP Gomes e R Siqueira-Batista desenharam o presente capítulo. AP Gomes elaborou as seções "Introdução", "Achados clínicos essenciais", "Abordagem diagnóstica" e "Considerações Finais", trabalhando com JE Bonin e KRS Bonin na redação das seções "Etiologia" e "Achados clínicos relacionados". R Siqueira-Batista procedeu a revisão crítica do capítulo.

BIBLIOGRAFIA

Aronson MD, Auwaerter PG. Infectious mononucleosis. In: Post TW ed. *UpToDate*. Waltham, Mass.: UpToDate; 2020. [Acesso em 6 set 2020]. Disponível em: www.uptodate.com.

Auwaerter PG. Patient education: Infectious mononucleosis (mono) in adults and adolescents (Beyond the Basics). In: Post TW ed. *UpToDate*. Waltham, Mass.: UpToDate; 2018. [Acesso em 5 set 2018]. Disponível em: www.uptodate.com.

Bennet JE, Dolin R, Blaser MJ. *Mandell, Douglas, and Bennett's Principles and Practice of Infectious Diseases*. 9th ed. Philadelphia: Churchill Livingstone, 2020.

Bern C. Chagas disease: Management of acute disease, early chronic disease, and disease in immunocompromised hosts. In: Post TW ed. *UpToDate*. Waltham, Mass.: UpToDate; 2015. [Acesso em 16 jul 2015]. Disponível em: www.uptodate.com.

Bern C. Chags disease: Acute and congenital Trypanosoma cruzi infection. In: Post TW ed. UpToDate. Waltham, Mass.: UpToDate; 2020.[Acesso em 24 jun 2020]. Disponível em: www.uptodate.com.

Brasil. Ministério da Saúde. Secretaria de Vigilância em Saúde. Coordenação-Geral de Desenvolvimento da Epidemiologia em Serviços. Guia de Vigilância em Saúde : volume único [recurso eletrônico] / Ministério da Saúde, Secretaria de Vigilância em Saúde, Coordenação-Geral de Desenvolvimento da Epidemiologia em Serviços. – 3. ed. – Brasília : Ministério da Saúde; 2019.

Gans H, Maldonado YA. Measles: Clinical manifestations, diagnosis, treatment, and prevention. In: Post TW ed. UpToDate. Waltham, Mass.: UpToDate; 2020. [Acesso em 24 jun 2020]. Disponível em: www.uptodate.com.

Kaye ET, Kaye KM. Fever and Rash. In: *Harrison's Principles of Internal Medicine,* 19th ed. New York: McGraw-Hill Education, 2015. 127-34 p.

Lok ASF. Hepatitis B virus: Clinical manifestations and natural history. In: Post TW ed. *UpToDate*. Waltham, Mass.: UpToDate; 2018. [Acesso em 20 jun 2020]. Disponível em: www.uptodate.com.

Nucci M, Colombo AL. Clinical manifestations and diagnosis of acute/subacute paracoccidioidomycosis. In: Post TW ed. *UpToDate*. Waltham, Mass.: UpToDate; 2019. [Acesso em 20 jun 2020]. Disponível em: www.uptodate.com.

Schwartzman JD. Diagnostic testing for toxoplasmosis infection. In: Post TW ed. *UpToDate*. Waltham, Mass.: UpToDate; 2020. [Acesso em 20 jun 2020]. Disponível em: www.uptodate.com.

Sullivan JL. Clinical manifestations and treatment of Epstein-Barr virus infection. In: Post TW ed. *UpToDate*. Waltham, Mass.: UpToDate; 2020. [Acesso em 20 jun 2020]. Disponível em: www.uptodate.com.

SEPSE E CHOQUE SÉPTICO

CAPÍTULO 19

Rodrigo Siqueira-Batista ▪ Andréia Patrícia Gomes ▪ Mario Castro Alvarez-Perez

INTRODUÇÃO

A maior parte das autoridades internacionais em sepse conceitua a condição, atualmente, como disfunção orgânica potencialmente fatal decorrente de uma resposta desregulada a um processo infeccioso. Esta definição de consenso, cunhada em 2016 por um painel de especialistas internacionais, numa publicação conhecida como "*Sepsis*-3", representou uma mudança do paradigma clássico atribuído à sepse. Segundo tal visão, vigente desde o início da última década do século passado, a sepse vinha sendo conceituada como "síndrome de resposta inflamatória sistêmica" (em inglês: *systemic inflammatory response syndrome* – SIRS) produzida por infecção suspeita ou confirmada.

A mudança de paradigma representa uma evolução de conceitos em decorrência de dois fatores principais. Em primeiro lugar, evidências experimentais e clínicas acumuladas sustentam que nem todo paciente séptico se encontra inflamado no momento da avaliação, podendo, muitas vezes, estar até mesmo "anti-inflamado", como parte de um processo conhecido como imunoparalisia da sepse. Em segundo lugar, um grande estudo conduzido na Oceania (grupo ANZICS), que reuniu quase 110 mil pacientes sépticos internados em 172 unidades de tratamento intensivo na Austrália e Nova Zelândia, revelou que o reconhecimento da sepse com base na aplicação dos critérios SIRS falha em reconhecer 1 em cada 8 pacientes sépticos, evidenciando sua limitação como modelo definidor da sepse.

Os dois fatores anteriormente discutidos foram a mola propulsora que estimulou a nova tentativa de definição de consenso. Entretanto, há que se destacar que as definições de consenso atuais (*Sepsis*-3) permanecem algo controversas, não tendo sido endossadas por algumas sociedades internacionais, como o Instituto Latino-Americano de Sepse (ILAS), organismo não governamental que centraliza o debate acerca da temática no continente. Por esta razão, em se tratando de questão ainda não finalizada, o conceito de sepse será aqui apresentado segundo os dois modelos existentes.

SIRS é detectada a partir da presença de dois ou mais critérios de uma lista de quatro parâmetros clinicolaboratoriais relativos à temperatura corporal, frequência cardíaca, frequência respiratória e leucometria, especificados no Quadro 19-1. As definições de SIRS e de sepse se articulam a conceitos relacionados, de grande relevância clínica, como colonização, infecção, bacteremia, sepse grave, choque séptico e disfunção de múltiplos órgãos e sistemas, que também são detalhados no Quadro 19-1. Em termos práticos, pode-se afirmar que, segundo esse modelo definidor, a sepse está presente quando um paciente com infecção comprovada ou suspeita apresenta quadro de SIRS.

Definida a sepse como disfunção orgânica, um ponto inter-relacionado que emerge é a eleição dos parâmetros que permitem caracterizar a sua presença. Nesse sentido, seguindo as recomendações do consenso Sepsis-3, a disfunção orgânica é definida pelo aumento de pelo menos dois pontos no escore SOFA (do inglês, *sequential or sepsis-related organ failure assessment*) – ver Quadro 19-2. A dependência de critérios laboratoriais (constantes do escore SOFA) para definição da sepse representou uma das razões da recusa do ILAS em aderir ao novo modelo definidor da sepse, em razão de possíveis retardos no reconhecimento da condição na realidade de países com recursos e investimentos limitados na saúde. Há de ser ressaltado que, mais recentemente (2018), a própria Sociedade de Doenças Infecciosas da América (IDSA, do inglês *Infectious Diseases Society of America*) posicionou-se contrária à adesão desse modelo nos Estados Unidos. É importante notar que, definida a sepse nesse modelo, não faz mais sentido utilizar a expressão "sepse severa", posto que toda sepse envolve disfunção orgânica. Por outro lado, a conceituação de choque séptico foi modificada para "sepse com profundas anormalidades circulatórias, celulares e metabólicas capazes de aumentar, substancialmente, a letalidade", embora seu reconhecimento continue repousando na detecção da dependência de vasopressores, agora necessariamente associada à presença de níveis séricos elevados de lactato (> 2 mmol/L), que (por este modelo de definição) deixou de ser considerado marcador de disfunção orgânica para se tornar marcador de choque séptico.

A proposta do presente capítulo é apresentar os mais importantes aspectos da sepse, enfatizando, especialmente, sua epidemiologia, etiologia, patogênese, aspectos clínicos, diagnóstico e tratamento, bem como vislumbrar algumas perspectivas futuras para o estudo dessa entidade nosológica.

Quadro 19-1. Sepse: Definições Úteis

Termo	Conceito
Colonização	Existência de microrganismos em uma região do organismo, sem produzir, contudo, dano ao hospedeiro
Infecção	Presença de determinado agente etiológico provocando dano ao hospedeiro, manifestado pela presença de resposta inflamatória ao patógeno
Bacteremia	Ocorrência de bactérias viáveis na corrente sanguínea, podendo ser transitória; caso se detectem vírus, fungos e parasitos, denomina-se o achado, respectivamente, viremia, fungemia e parasitemia
Síndrome de Resposta Inflamatória Sistêmica (SIRS)	Resposta inespecífica do organismo a distintas ocorrências que geram inflamação, como por exemplo, infecção, trauma, queimaduras, pancreatite aguda etc. Para sua caracterização, devem estar presentes duas das seguintes condições: • Temperatura corpórea > 38°C ou < 36°C • Taquicardia > 90 bpm • Taquipneia > 20 irpm ou $PaCO_2$ < 32 mmHg • Leucócitos > 12.000/mm³ ou < 4.000/mm³ ou > 10% de bastões
Sepse	SIRS produzida por infecção (viral, bacteriana, fúngica ou parasitária), sendo essa confirmada ou suspeita
Hipotensão arterial sistêmica	Observação de pressão arterial sistólica (PAS) < 90 mmHg ou uma redução de 40 mmHg da pressão arterial "de base" do enfermo
Sepse grave	Associada à disfunção orgânica (pulmonar, com PaO_2/FiO_2 < 300; cardiovascular, com PAS < 90 mmHg ou PAM < 65 mmHg; renal, com débito urinário < 0,5 mL/kg/hora; gastrointestinal, com hiperbilirrubinemia), à redução da perfusão tecidual (caracterizada, entre outros aspectos, por oligúria, pele moteada, acidose lática e/ou distúrbio mental agudo) ou à hipotensão arterial sistêmica
Choque séptico	Hipotensão arterial sistêmica (não correlacionável a outra causa) com redução da perfusão tecidual ocasionada por sepse, a despeito de ressuscitação volumétrica adequada. Pode ser *precoce*, quando a duração é inferior a uma hora, ou *tardio*, com permanência superior a uma hora
Disfunção de Múltiplos Órgãos e Sistemas (DMOS)	Abrange alterações do funcionamento dos órgãos de um paciente agudamente enfermo, de forma que a homeostase não pode ser garantida sem tratamento adequado. É *primária*, se ocorre como consequência da própria lesão (p. ex., insuficiência respiratória secundária à pneumonia comunitária grave), e *secundária*, se advinda não do agravo, mas da resposta orgânica do hospedeiro à condição mórbida (p. ex., síndrome do desconforto respiratório agudo em enfermo com diagnóstico de pancreatite aguda grave)

Adaptado de American College of Chest Physicians/Society of Critical Care Medicine Consensus Conference. 1992; Levy et al. (2003).

Quadro 19-2. Escore SOFA para o Diagnóstico de Disfunção Orgânica e Sepse

Sistema ou órgão e medida	Escore (pontos)				
	0	1	2	3	4
Respiratório					
PaO_2/FiO_2 (mmHg)	≥ 400	300-399	200-299	100-199 + suporte ventilatório	< 100 + suporte ventilatório
Coagulação					
Plaquetas (x10³/mm³)	≥ 150	100-149	50-99	20-49	< 20
Fígado					
Bilirrubinas (mg/dL)	< 1,2	1,2-1,9	2-5,9	6-11,9	≥ 12,0
Cardiovascular					
Pressão arterial média (mmHg)	≥ 70	< 70	Dopamina em baixa dose ou qualquer dose de dobutamina	Doses baixas de noradrenalina ou adrenalina ou doses médias de ambas ou dopamina	Altas doses de noradrenalina, adrenalina ou dopamina
Neurológico					
ECG* (escore)	15	13-14	10-12	6-9	< 6
Renal**					
Creatinina (mg/dL)	< 1,2	1,2-1,9	2-3,4	3,5-4,9	≥ 5,0
Débito urinário (mL/dia)	–	–	–	200-499	< 200

* ECG: Escala de Coma de Glasgow; ** Considerar a pior pontuação obtida entre os 2 parâmetros.
Adaptado de Vincent et al. (1996).

ASPECTOS EPIDEMIOLÓGICOS

Os enfermos que desenvolvem sepse podem ser vistos, em última análise, como *vítimas dos tempos modernos*. Não que a condição mórbida não ocorresse anteriormente – o que pode ser pressuposto na 11ª descrição clínica do livro *Epidemias I* de Hipócrates de Cós –, mas que, contemporaneamente, os avanços das ciências biológicas e biomédicas – especialmente aqueles atinentes à ampliação das condições de manutenção dos sistemas orgânicos, usuais nas unidades de terapia intensiva (UTI) – têm permitido que um maior contingente de enfermos graves seja tratado nas unidades hospitalares, expondo-os à colonização, à infecção, ao desenvolvimento de SIRS e disfunções orgânicas, muitas vezes por microrganismos multirresistentes.

A relevância da sepse, em termos da saúde pública, é indiscutível. O estudo *The Global Burden of Disease* – O fardo mundial da doença – relatou que, em 2017, foram descritos cerca de 48,9 milhões de casos de sepse. Aproximadamente 11 milhões de mortes foram reportadas, representando 19,7% de todas as mortes no mundo. A boa notícia foi que, apesar de a incidência e as taxas de mortalidade terem variado ao longo das diversas regiões do globo, houve uma redução de quase 53% na mortalidade no mundo como um todo. Em estudos realizados nos países membros da União Europeia, foi estimada uma ocorrência de 150.000 óbitos/ano atribuíveis à sepse. Casuísticas brasileiras também foram pesquisadas, com destaque para o estudo BASES – *Brazilian Sepsis Epidemiological Study* –, desenvolvido em 5 unidades de terapia intensiva públicas e privadas, em que se descreveu uma densidade de incidência de sepse de 57,9 por 1.000 pacientes-dia (95% IC: 51,5-65,3). Nessa investigação, a taxa de letalidade de pacientes com SIRS (por distintas causas), sepse, sepse grave e choque séptico foi, respectivamente, de 24,2, 33,9, 46,9, e 52,2%, respectivamente, uma situação que é inegavelmente bastante preocupante. Outros estudos realizados no Brasil têm encontrado resultados semelhantes.

ETIOLOGIA E PATOGÊNESE

Agentes Etiológicos

A sepse está relacionada a processos infecciosos provocados por distintos agentes, incluindo vírus, bactérias, fungos e protozoários, que, em geral, se estabelecem no organismo a partir de "portas de entrada" (focos iniciais). Nesse sentido, antecipando as ponderações sobre a abordagem clínica, torna-se essencial a obtenção de uma detalhada anamnese e a realização de um cuidadoso exame físico, visando à formulação de hipóteses sobre as prováveis etiologias (com destaque para a origem comunitária ou nosocomial dos patógenos), elemento decisivo para a orientação terapêutica. No contexto da sepse, devem ser considerados, principalmente, os seguintes microrganismos:

1. Sepse de origem pulmonar: **comunitária** – *Streptococcus pneumoniae, Klebsiella pneumoniae, Chlamydophila pneumoniae, Legionella pneumophilla, Haemophilus influenzae* (mormente nos extremos etários); **hospitalar** – *Enterobacteriaceae, Pseudomonas aeruginosa* e *Staphylococcus aureus* resistente à meticilina (MRSA); nas **pneumonias associadas à ventilação mecânica** – *Enterobacteriaceae, Pseudomonas aeruginosa* e *Staphylococcus aureus* (MRSA); **broncoaspiração** – anaeróbios, *Streptococcus* spp. e *Enterobacteriaceae* (este último grupo em enfermos hospitalizados).
2. Sepse de origem urinária: **comunitária** – *Enterobacteriaceae* e *Enterococcus* spp.; **hospitalar** (especialmente se há cateterismo vesical) – *Enterobacteriaceae, Pseudomonas aeruginosa, Enterococcus* spp e fungos (p. ex., *Candida* spp.).
3. Sepse de origem abdominal: **intestino como foco primário** – *Enterobacteriaceae*, anaeróbios (com destaque para *Bacteroides fragilis*), devendo ser avaliada a possibilidade de *Enterococcus* spp.; **vias biliares como foco primário** – *Enterobacteriaceae* (especialmente *Escherichia coli* e *Klebsiella pneumoniae*), anaeróbios e *Enterococcus* spp.; *Candida* deve ser pensada como hipótese na sepse nosocomial.
4. Sepse de origem pélvica: *Enterobacteriaceae*, anaeróbios (com destaque para *Bacteroides fragilis*), *Staphylococcus* spp, *Enterococcus* spp., *Neisseria gonorrhoeae* e *Chlamydia* spp.
5. Sepse de origem cutânea: **comunitária** – *Staphylococcus aureus* (incluindo CA-MRSA) e *Streptococcus pyogenes*; **hospitalar** – *Staphylococcus aureus* (MRSA) e *Enterobacteriaceae*.
6. Sepse originada em cateter venoso profundo ou em cateter arterial: *Enterobacteriaceae, Pseudomonas aeruginosa, Staphylococcus aureus, Staphylococcus epidermidis* e fungos (estes últimos, especialmente nos contextos de nutrição parenteral, diabetes melito e grave imunodepressão).

Deve-se destacar que, em algumas circunstâncias, as manifestações da sepse são aquelas que abrem o quadro clínico sem que haja um foco infeccioso presumido, tornando a condução do caso um verdadeiro desafio diagnóstico.

Patogênese: Imunidade, Inflamação e Coagulação

O desenvolvimento dos quadros de sepse está intimamente associado às interações estabelecidas entre o microrganismo e o ser humano, ou seja, a sepse (como ocorre com outras condições infecciosas) é uma condição nosológica que se inscreve a partir do encontro *entre* patógeno e hospedeiro. Nesse sentido, pode-se considerar as interseções entre inflamação, imunidade e coagulação como altamente significativas na patogênese da sepse, elementos que serão abordados na sequência. No entanto, cabe desde já destacar que uma série de aspectos permanece não compreendida, demandando esforços de investigação (ver adiante, na seção "*Perspectivas Futuras*").

O Encontro entre Patógeno e "Homo sapiens" e a Mediação pela Resposta Imune Inata

A interação entre hospedeiro humano e agente etiológico depende de uma estreita mediação exercida pela resposta imune (RI) inata (ver Capítulo 1). Com efeito, tudo se inicia com o reconhecimento de componentes do patógeno – reconhecidos como não próprios –, com especial relevância para os *padrões moleculares associados aos patógenos* (PMRP), moléculas não variáveis expressas por microrganismos, que são, costumeiramente, essenciais à sobrevivência do agente. Tais estruturas, os PMRM, são reconhecidos pelos *receptores de reconhecimento de padrão* (RRP), que estão presentes nas células implicadas na RI inata.

Nesse contexto, tem sido bem estudada a sepse por *Enterobacteriaceae*, especialmente *E. coli*. No caso desse agente bacteriano, as endotoxinas – moléculas existentes na parede celular do microrganismo e compostas, particularmente, por lipopolissacarídeos (LPS) – constituem os principais PMRP passíveis de reconhecimento pelas células hospedeiras. Os LPS são transferidos por um protídeo plasmático ligador de LPS, denominado LBP (*LPS-binding protein*) para os receptores CD14 e TLR4 – destacando-se que as moléculas TLR compõem a família de receptores *Toll-like* –, que estão presentes na superfície de células participantes da RI inata (neutrófilos, macrófagos, monócitos e células dendríticas). Há evidências de que o TLR4 participa, também, do reconhecimento de proteínas virais e do ácido lipoteicoico, constituinte do *S. aureus*, embora este último antígeno também seja identificado por TLR2. Nos processos infecciosos desencadeados por bactérias Gram-positivas, este último receptor *Toll-like* (TLR2) tem papel importante para a sinalização dos proteoglicanos componentes de tais bactérias.

Outros componentes do tipo *Toll* estão envolvidos no processo de reconhecimento de outros PMRP, com destaque para os seguintes: (i) TLR3, provavelmente associado à identificação de RNA de dupla-hélice; (ii) TLR5, que participa do reconhecimento da flagelina; e (iii) TLR9, implicado na distinção de sequências CpG não metiladas do DNA de células bacterianas.

É importante assinalar que, a despeito de representarem moléculas altamente conservadas ao longo da evolução das espécies, os receptores *Toll-like*, bem como outras moléculas participantes do processo de reconhecimento de estruturas *nonself* (não próprias), como (a) os receptores de lectina tipo C (CTLR), (b) os receptores NOD-*like* (NOD, do inglês *nucleotid-binding oligomerization domain*; receptor NOD-*like* = NLR), (c) os receptores de helicase RIG-*like* (RLR) e (d) os receptores de varredura apresentam polimorfismos que parecem estar envolvidos, de forma significativa, nas possibilidades de evolução dos quadros de sepse.

Após processamento desta etapa inicial de reconhecimento de PMRP, sobrevêm mecanismos de ativação celular e de produção de diferentes citocinas, que serão comentados na sequência.

Sepse: Entre a Inflamação e a Imunidade

Conforme anteriormente assinalado, a ligação entre PMRP e seus RRP é o ponto inicial, no contexto da RI inata, dos eventos que culminam na instalação da sepse. A partir desse momento, são acionadas distintas vias celulares de sinalização, que incluem a participação da proteína intracelular MyD88 (*myeloid differentiation protein 88*). A interação desse protídeo com a enzima IRAK (quinase relacionada com o receptor de interleucina-1) permite a ativação das quinases IκKa e IκKB, que compõem o dímero IkK, que, por seu turno, "desacopla" a proteína IkB (inibidor de NF-κB) de seu ligante, o fator de transcrição nuclear NF-κB (fator nuclear κB), fator este implicado na ativação de genes que poderão ser transcritos em inúmeras citocinas envolvidas na geração da SIRS (Fig. 19-1).

Em última análise, a liberação de NF-κB decorrente dos mecanismos expostos conduz à síntese e secreção de distintas citocinas pró-inflamatórias, como as interleucinas 1 (IL-1), 2 (IL-2), 6 (IL-6), 8 (IL-8) e 12 (IL-12), e os fatores de necrose tumoral alfa e beta (TNF-α e TNF-β, respectivamente), circunstância considerada crucial na patogênese da sepse. Em relação ao TNF-α, deve ser comentado que o mesmo tem um papel importante na sepse, dado o estímulo dirigido aos leucócitos e às células endoteliais para: (1) a liberação de outras citocinas, incluindo a amplificação da liberação do próprio TNF-α, (2) a expressão das moléculas de adesão na membrana celular e (3) o incremento do *turnover* do ácido araquidônico. Ademais, há interação entre o TNF-α e a IL-1 – estímulo recíproco –, concorrendo para o desencadeamento de inúmeros distúrbios hemodinâmicos descritos na sepse, com destaque para (i) o acréscimo da permeabilidade vascular, (ii) a redução da resistência vascular periférica e (iii) a geração/acentuação do inotropismo negativo.

A intensa resposta inflamatória sistêmica inicial, consequente à produção desses mediadores, pode levar o enfermo ao óbito precocemente. Entretanto, em termos da sepse, a *maré* pró-inflamatória não é a única dimensão fisiopatológica relevante. De fato, há também produção de citocinas anti-inflamatórias, como as interleucinas 4 (IL-4), 5 (IL-5), 10 (IL-10), 11 (IL-11) e 13 (IL-13), mormente nas situações em que o paciente sobrevive às disfunções relacionadas com a inflamação sistêmica, o que culmina no desenvolvimento de anergia e alentecimento da resposta aos patógenos. Essa situação se inscreve em um contexto de imunossupressão – conforme assinalado na primeira seção deste capítulo –, possivelmente denominado, no âmbito da sepse, dos seguintes modos: (i) *imunoparalisia*; (ii) *janela de imunodeficiência*; ou (iii) CARS (síndrome da resposta anti-inflamatória compensatória; em inglês: *compensatory anti-inflammatory response syndrome*). Cabe ressaltar que recentes investigações têm assinalado a participação dos linfócitos T CD4+CD25+ (células T reguladoras) nesse contexto fisiopatogênico, com importante atuação desses elementos celulares na supressão da RI adaptativa que está implicada na disfunção imune/inflamatória observada na sepse.

Os processos regulatórios deste equilíbrio entre pró e anti-inflamação são bastante complexos, com participação decisiva das células do sistema mononuclear fagocitário (monócitos/macrófagos) como ativadores da RI adaptativa. Estes elementos celulares podem atuar de formas distintas, na dependência das interações ocorridas: (1) se os fagócitos endocitam células necróticas ou agentes bacterianos, há estímulo para que os linfócitos assumam um fenótipo Th1, o que gera a produção e liberação de mediadores pró-inflamatórios, como interferon alfa (INF-α), interferon delta (INF-δ) e IL-2; (2) se os fagócitos endocitam células apoptóticas, há indução do fenótipo Th2, o que leva à produção de IL-4 e IL-10, que minimizam a resposta pró-inflamatória. A ocorrência de quadros mais graves também tem sido associada a distúrbios na atuação dos neutrófilos, principalmente a migração, associada à redução da expressão, nestas células, de moléculas de adesão e do receptor de quimiocinas CXCR2, atinente à intensa liberação de mediadores pró-inflamatórios.

Com base nestas ponderações, propõe-se que a complexa *teia fisiopatogênica* da sepse dependa, de forma significativa,

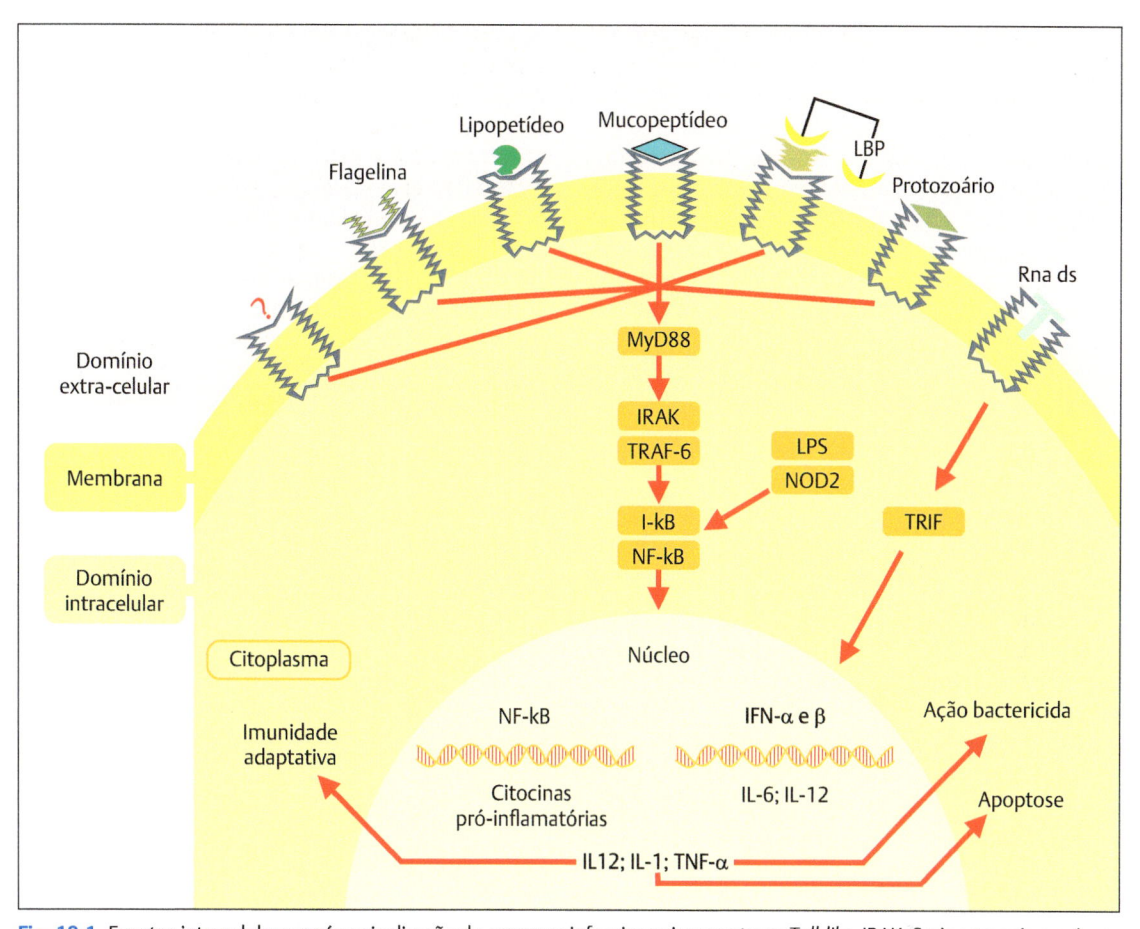

Fig. 19-1. Eventos intracelulares após a sinalização do processo infeccioso via receptores *Toll-like*. IRAK: Serina-treonina-quinase; IL-1: interleucina 1; IL-2: interleucina 2; IL-6: interleucina 6; IL-12: interleucina 12; INF-α: interferon alfa; INF-β: interferon beta; IκB: quinase beta κ subunidade inibidora de κB; LPS: lipopolissacarídeo; MyD88: proteína adaptadora (fator de diferenciação mieloide); NF-κB: fator de transcrição nuclear; NOD2: proteína adaptadora de LPS intracelular; TNF-α: fator de necrose tumoral alfa; TRAF-6: receptor associado a fator 6 de necrose tumoral; TRIF: proteína adaptadora contendo domínio indutor de INF-β. (Publicado originalmente em: Siqueira-Batista et al., 2009; reelaborada pelo Prof. Ademir Nunes Ribeiro Júnior.)

do equilíbrio entre os mediadores pró-inflamatórios e anti-inflamatórios. Há, nesse contexto, situações em que pode sobrevir uma situação de intensa "dissonância" das respostas inflamatória e imune, situação denominada síndrome da resposta mista antagônica (MARS, do inglês *mixed antagonistic response syndrome*), em que ocorrem, simultaneamente, no mesmo doente, SIRS e CARS.

Quanto ao papel fisiopatogênico desempenhado pelos PMRP, as endotoxinas são moléculas igualmente importantes na patogênese da sepse, implicando na ocorrência de:

1. distúrbios vasculares, que podem ser produzidos a partir da ativação do sistema complemento – amiúde pela via alternativa (ver Capítulo 1) –, resultando na liberação das frações $C3_a$ e $C5_a$, que são capazes de promover vasodilatação, incremento da permeabilidade vascular, aumento da agregação plaquetária e ativação/agregação de neutrófilos; tais eventos contribuem para a instalação das alterações microvasculares que, geralmente, ocorrem no choque séptico;
2. vasodilatação e hipotensão arterial sistêmica, na dependência da liberação de calicreína, cininogênio e bradicinina, a partir da ativação do fator XII (fator de Hageman);

não deve ser minimizada, nessa esfera, a participação do óxido nítrico para a emergência da vasodilatação sistêmica – na verdade, observa-se maior síntese deste composto nos doentes com sepse –, circunstância que pode ser contraposta pelo emprego de inibidores da enzima óxido nítrico sintetase. Deve ser destacado que o fator XII participa também da ativação da via intrínseca do sistema da coagulação, podendo resultar em quadro de coagulação intravascular disseminada (CID).

Diante do exposto, fica evidente que há participação significativa (i) da resposta imune/inflamatória do hospedeiro humano e (ii) dos componentes bacterianos (particularmente endotoxinas), os quais tomam parte do processo de instalação da sepse e do choque séptico.

Sistema da Coagulação e Emergência de um Estado Protrombótico

O sistema da coagulação tem importante participação na fisiopatologia da sepse. De fato, sua ação – produzida pela ativação do fator XII e expressão do fator tecidual (FT), ocorrência mediada por proteínas dos patógenos e pelas citocinas pró-inflamatórias – e a inibição dos fatores anticoagulantes próprios do organismo – como antitrombina III, proteína C, proteína S e TFPI (do inglês *tissue factor pathway inhibitor*), fatores capazes de modular a coagulação e acelerar a fibrinólise – contribuem para o desenvolvimento da disfunção orgânica própria da sepse e do choque séptico. Nesse contexto, poderá sobrevir a CID, condição caracterizada por (1) ativação intravascular da cascata da coagulação, (2) produção e deposição de fibrina na microcirculação, (3) consumo de plaquetas e (4) distúrbios na fibrinólise, compondo um cenário que prediz a evolução para o êxito letal. A consequência é a redução do fluxo sanguíneo vascular para órgãos e tecidos que, em articulação com a hipotensão arterial sistêmica desencadeada pela fisiopatogenia já comentada, contribui para a instalação de má perfusão tecidual e consequente falência de múltiplos órgãos e sistemas. Ademais, o consumo de plaquetas e de fibrina (decorrente da CID) poderá desencadear graves hemorragias, tornando ainda mais sombrio o panorama.

Disfunções Hemodinâmicas

Como já assinalado, as alterações moleculares vigentes na sepse levam a transtornos na micro e na macrocirculação, que podem culminar na ocorrência de hipotensão arterial sistêmica e até em choque cardiocirculatório. Este último, chamado choque séptico, é classificado entre os choques distributivos, posto que se deve, primariamente, à redução da resistência vascular sistêmica, embora outros fatores possam estar atuantes simultaneamente, como redução da volemia – nas fases iniciais da sepse, há sempre algum grau de hipovolemia presente, mesmo que relativa – e depressão da contratilidade miocárdica, contribuindo para o agravamento do déficit de perfusão tecidual.

Na microcirculação, além dos fatores hemodinâmicos relacionados com o comprometimento da perfusão regional, ocorre o desenvolvimento do já descrito estado protrombótico (seção anterior), com a formação de trombos na microcirculação, agravando ainda mais a deficiente entrega distal de oxigênio e nutrientes. Aliado a este processo de hipóxia tecidual isquêmica (hipóxia hipoxêmica), observa-se o estabelecimento de uma deficiente utilização mitocondrial do oxigênio disponível no meio intracelular (hipóxia citopática), contribuindo para a manutenção de um estado caracterizado, predominantemente, por metabolismo anaeróbico, com geração aumentada de lactato – que pode ser assim definido como um biomarcador da sepse grave e/ou choque séptico (dependendo do modelo definidor utilizado, isto é, paradigma clássico *versus* modelo "sepsis-3") – e progressiva disfunção celular. Entre as moléculas envolvidas em todo esse contexto de desregulação hemodinâmica verificado na sepse, encontram-se o óxido nítrico, prostaglandinas, leucotrienos, bradicinina, inibidor do ativador do plasminogênio tipo 1 (PAI-1) e espécies reativas do oxigênio.

Dessa forma, ao lidar com pacientes com transtornos hemodinâmicos relacionados com a sepse, é fundamental trazer à lembrança a ideia de que há um comprometimento grave da entrega periférica de oxigênio (DO_2), sendo este último parâmetro um reflexo do produto do conteúdo arterial de oxigênio (C_aO_2) pelo débito cardíaco (DC). A relevância deste conceito foi muito bem explorada quando se verificaram os impactos inicialmente positivos (sobre a sobrevida dos pacientes afetados pela então chamada sepse grave ou choque séptico) da estratégia terapêutica conhecida como "*terapia guiada por metas precoces*" (EGDT – ver adiante). Essencialmente, pode-se conceber que é possível aumentar a entrega distal (tecidual) de oxigênio de duas formas: aumentando-se o conteúdo arterial de oxigênio (O_2) ou elevando-se o débito cardíaco. O reconhecimento da importância desse binômio é fundamental para se compreender a importância das estratégias voltadas ao resgate hemodinâmico precoce do paciente com sepse/choque séptico, entendido esse cenário como uma situação de deficiente DO_2, com consequente disfunção celular e risco de morte.

Em termos bastante práticos, é possível estimar a adequação da DO_2 a partir da saturação venosa central de oxigênio ($SvcO_2$), uma vez que, considerando-se que o consumo tecidual de oxigênio (VO_2) se mantenha em níveis mais ou menos contínuos em curtos intervalos de tempo, quanto menor a entrega distal de O_2 (DO_2), maior a taxa de extração de oxigênio (EO_2) na periferia. Nesse sentido, uma elevada EO_2 determina que o sangue que retorna para a circulação central contenha uma menor concentração de oxigênio, resultando numa $SvcO_2$ reduzida. De um modo geral, tem-se considerado que uma $SvcO_2 < 70\%$ representa uma insuficiente DO_2, exigindo – segundo o modelo de conduta EGDT – o estabelecimento de esforços no sentido de aumentar o débito cardíaco e/ou o conteúdo arterial de oxigênio (ver adiante).

É igualmente importante destacar que, em pacientes críticos e com significativa anemia, a melhor forma de aumentar o conteúdo arterial de oxigênio é por meio da elevação da hemoglobina sanguínea, posto que o C_aO_2 é estimado pela fórmula "$[1,34].[hemoglobina].[saturação O_2]+[P_aO_2].[0,0031]$", de forma que, no contexto assinalado, os incrementos da oxigenação decorrentes do aumento da concentração da hemoglobina no sangue são muito mais intensos do que elevações na pressão parcial do gás obtidas com a suplementação de oxigênio (seja por máscara ou ventilação mecânica). Ainda, o modelo EGDT enfatizou o fato de que se pode otimizar o débito cardíaco por meio da oferta de uma amina simpaticomimética com significativa atividade β_1-adrenérgica, a dobutamina, conforme será exposto na seção sobre tratamento.

Da Homeostase ao Caos

O estado pró-inflamatório, com seus consequentes "antagonismos" anti-inflamatórios, e as alterações da coagulação poderão levar a um estado de profundo desequilíbrio na homeostase, concorrendo para a instalação e o agravamento dos distúrbios funcionais em diversos órgãos e sistemas. O papel das células endoteliais nesse processo tem sido enfatizado, dada a participação das mesmas em eventos como (1) extravasamento de fluidos – desencadeando edema intersticial e mais hipovolemia – e (2) distúrbios do sistema de coagulação – com formação de microtrombos, que minoram o aporte de oxigênio e de nutrientes para as células e os tecidos acometidos. Contribui, igualmente, para as disfunções constatadas na sepse, o aumento da liberação de hormônios com ação antagônica àquela descrita para a insulina (catecolaminas, corticosteroides, glucagon e hormônio do crescimento), desencadeando estado hipercatabólico, com incremento da glicogenólise e da gliconeogênese hepática, elevação da lipólise e do catabolismo proteico (em nível muscular, intestinal e do tecido conjuntivo). Tais eventos, em conjunto, levam ao agravamento da hipóxia tecidual, à acidose láctica – destacando-se que a hiperlactatemia relaciona-se com maior gravidade da doença – e à morte celular, cortejo que exprime a situação caótica, do ponto de vista orgânico, em que se encontra o enfermo com sepse durante o processo evolutivo para os estágios finais do adoecimento.

ABORDAGEM CLÍNICA E DIAGNÓSTICA
Clínica
Além dos achados relativos à própria resposta inflamatória sistêmica (febre, taquicardia e taquipneia) e às disfunções orgânicas presentes (p. ex., rebaixamento do nível de consciência, dispneia, hipotensão arterial e oligúria), as alterações clínicas descritas na sepse são múltiplas e, usualmente, dependentes da localização do foco inicial da infecção. De fato, em quadros advindos do trato urinário, costuma-se encontrar história de disúria, polaciúria e dor lombar; se o foco é pulmonar, frequentemente há tosse produtiva, dor pleurítica e dispneia; se a origem é abdominal, dor, náuseas, vômitos e alterações do peristaltismo poderão estar presentes. Assim, é prudente verificar os diversos órgãos e sistemas, em busca de alterações.

Outras manifestações clínicas, além das queixas específicas mencionadas, devem ser buscadas, como relato de calafrios, quadros álgicos, icterícia, entre outros. É sempre útil lembrar que a anamnese e o exame físico cuidadosos são imprescindíveis para levantar-se a suspeita do foco inicial da infecção, bem como para identificar as disfunções orgânicas em curso, sendo de extrema relevância esta etapa da avaliação do paciente.

Dada a heterogeneidade da apresentação clínica dos pacientes sépticos, com diferentes gravidades e riscos relativos de evolução para o óbito, 4 fenótipos clínicos foram recentemente propostos a partir da análise retrospectiva de bases de dados com mais de 20.000 pacientes sépticos (definidos nos termos do consenso Sepsis 3.0) agregados. Tais fenótipos foram assim classificados: fenótipo alfa, pacientes com baixas doses de vasopressor; beta, pacientes idosos com morbidades crônicas e evolução com injúria renal aguda; gama, pacientes inflamados e com insuficiência respiratória aguda; e delta, pacientes com disfunção hepática aguda e choque séptico. Embora esse sistema de classificação fenotípica seja útil na compreensão da heterogeneidade clínica da sepse e do seu tratamento - bem como possa ajudar a compreender diferenças nos resultados de alguns estudos - sua aplicabilidade clínica desse ainda não está definida.

Diagnóstico
Embora seja fundamental o reconhecimento rápido da sepse e a instituição da terapêutica o mais breve possível, como não existe uma definição formal ou critério específico que permita reconhecer o quadro de sepse inicial, a monitorização de casos sob risco é crítica para a detecção precoce da condição. Todavia, apesar de ser inegavelmente fundamental a conscientização dos profissionais de saúde acerca da importância do reconhecimento precoce da sepse, um estudo demonstrou que sistemas de alarme designados para disparar a investigação diagnóstica da condição podem levar à classificação equivocada de pacientes com processos inflamatórios não infecciosos como tendo sepse, levando inclusive a complicações decorrentes do uso inadequado de antibióticos, como colite por *Clostridioides difficile*. Dessa forma, aliado ao alto grau de suspeita clínica, é fundamental bom senso do profissional atuante.

A suspeita de sepse deve ser baseada nos achados clínicos já mencionados e em alterações laboratoriais iniciais inespecíficas (Quadro 19-3), como anemia, leucocitose (ou leucopenia), eosinopenia, trombocitopenia, hipoxemia, acidose láctica, alcalose respiratória, proteinúria e hipo ou hiperglicemia, sendo confirmada a hipótese, posteriormente, pelo isolamento do(s) microrganismo(s) implicado(s) – em uma pequena (mas não desprezível) parcela dos casos, a sepse tem origem polimicrobiana –, empregando-se culturas de materiais biológicos oriundos de distintos sítios orgânicos (p. ex., sangue, urina, liquor, secreções purulentas, fragmentos de tecidos e/ou outros fluidos corpóreos).

Recentemente, os autores do modelo definidor "sepsis-3" propuseram a incorporação de um escore rápido, denominado *quick SOFA* (qSOFA), algo como "SOFA rápido" (em tradução literal), na prática clínica. Composto de três parâmetros clínicos de rápida obtenção – frequência respiratória maior ou igual a 22 irpm, rebaixamento do nível de consciência e pressão arterial sistólica menor ou igual a 100 mmHg –, cada um conferindo 1 ponto ao paciente quando presente, esse escore revela-se capaz de reconhecer pacientes graves, com maior risco de óbito e de evolução para necessidade de internação em unidade fechada. Aplicável apenas em unidades abertas (unidade de emergência, enfermaria ou atendimento ambulatorial), se o qSOFA revelar-se maior ou igual a 2 pontos, há que se considerar a hipótese possível de sepse, devendo o paciente ser submetido à aplicação do SOFA, este, sim, escore tido atualmente como o parâmetro definidor de sepse (se variação aguda maior ou igual a 2 pontos).

Como o qSOFA requer apenas parâmetros clínicos para a sua aferição, sua utilidade potencial em diferentes cenários (tipos de infecção, local do hospital e países) permanece em questionamento. Uma recente (2018) metanálise de 38 estudos, incluindo pacientes de unidades abertas (emergência e enfermarias) e fechadas (UTI), apesar de algumas limitações (como a natureza heterogênea dos pacientes e diferenças no momento da aferição do *endpoint* morte) revelou que o qSOFA tinha pior sensibilidade (61% *versus* 88%), mas maior especificidade (72% *versus* 26%) que os critérios SIRS para prever a mortalidade de pacientes sépticos, sendo a sensibilidade do qSOFA maior e a especificidade menor na população da UTI em relação aos pacientes de unidades abertas.

Dados os questionamentos (anteriormente assinalados) acerca da aplicabilidade dos critérios Sepsis 3.0 em países de médio e baixo PIB, uma análise reunindo 6.218 pacientes hospitalizados de países com tal realidade revelou que escores mais elevados no qSOFA foram associados a maior risco de óbito, apesar de variações nos valores preditivos observados nas diferentes coortes agregadas. Especificamente no que tange a nossa realidade, o ILAS divulgou recentemente (janeiro de 2020) os resultados de uma coorte prospectiva com o objetivo de avaliar a capacidade do qSOFA prever morte de pacientes sépticos no Brasil. O principal resultado leva a questionamentos sobre o ponto de corte do qSOFA em nossa população, já

Quadro 19-3. Sepse: Critérios Diagnósticos (Clínicos e Laboratoriais)*

Quesitos	Comentários
Aspectos gerais	Temperatura axilar (t.ax.): febre (t.ax. > 38,3°C) ou hipotermia (t.ax. < 36°C)
	Frequência cardíaca > 90 bpm ou > 2 DP acima do valor normal para a idade
	Taquipneia e/ou dispneia
	Alterações do nível de consciência
	Edema significativo ou BH positivo (> 20 mL/kg/24 horas)
	Hipoglicemia ou hiperglicemia > 120 mg/dL (afastada a possibilidade de diabetes melito)
Estado inflamatório	Leucometria total (LT): leucocitose (LT > 12.000 células/mm³) ou leucopenia (LT < 4.000 células/mm³) ou LT normal, mas com mais de 10% de formas imaturas
	Proteína C reativa plasmática > 2 DP acima do valor normal
	Procalcitonina plasmática > 2 DP acima do valor normal
Estado hemodinâmico	Hipotensão arterial sistêmica: PAS < 90 mmHg, PAM < 70 mmHg, redução da PAS > 40 mmHg em adolescentes ou PAS/PAM < 2 DP abaixo do normal para a idade
	Saturação venosa central de oxigênio < 70%**
	Índice cardíaco > 3,5 litros/min**
Perfusão tecidual	Lactato sérico: hiperlactatemia (> 2,5 mmol/L)
	Enchimento capilar reduzido
Evidência de disfunção orgânica	Gasometria arterial: hipoxemia (PaO_2/FiO_2 < 300)
	Função renal: oligúria aguda (diurese < 0,5 mL/kg/hora) e creatinina sérica > 0,5 mg/dL
	Coagulação sanguínea: INR > 1,5 ou TTP > 60 segundos ou plaquetopenia (< 100.000/mm³)
	Trato digestório: íleo paralítico (ausência de ruídos hidroaéreos)
	Bilirrubinas: hiperbilirrubinemia (BT > 4 mg/dL)

*Para caracterização da sepse, é necessária a presença de alguns desses critérios em associação à infecção documentada ou suspeitada; **Parâmetros não válidos para crianças.
BH: balanço hídrico; bpm: batimentos por minuto; BT: bilirrubina total; DP: desvio-padrão; F_iO_2: fração inspiratória de oxigênio; INR: *international normalized ratio*; LT: leucometria total; PAM: pressão arterial média; P_aO_2: pressão parcial de oxigênio no sangue arterial; PAS: pressão arterial sistólica; TTP: tempo de tromboplastina parcial.
Elaborado a partir de Levy et al. (2003).

que um escore 2 ≥ pontos apresentou uma sensibilidade de 53,9% para predizer a ocorrência de óbito. Por fim, há que se reforçar que o qSOFA não defina existência de sepse, mas identifica os pacientes em que a hipótese de sepse é plausível.

Em razão das supracitadas limitações do qSOFA, alguns autores têm sugerido derivações desse escore, como o qSOFA65 – uma derivação com base na amplificação da validade de escores já documentada previamente, como a derivação do escore prognóstico em pneumonia CURB65 a partir do CURB - que adiciona 1 ponto aos pacientes com idade maior ou igual a 65 anos. Um estudo recente demonstrou aumento significativo da sensibilidade em relação ao qSOFA padrão (de 28% para 66%) para o diagnóstico precoce da sepse ao se acrescentar um ponto aos pacientes com idades superiores a 64 anos no escore modificado (qSOFA65).

Considerada a hipótese diagnóstica de sepse, em relação à investigação microbiológica, especial destaque deve ser dado às hemoculturas, ainda que em até metade dos enfermos não se consiga isolar o agente etiológico no sangue. É indispensável que as hemoculturas sejam colhidas em até 45 a 60 minutos, viabilizando o início da antibioticoterapia em até 1 hora do reconhecimento da sepse, procedimento fundamental para otimizar o tratamento (ver adiante).

Análises acerca do impacto do momento da administração da antibioticoterapia sobre a sensibilidade das hemoculturas são relativamente escassas. Um estudo bastante recente (outubro de 2019), envolvendo 325 pacientes adultos se apresentando à unidade de emergência com sepse, relatou uma sensibilidade bem superior das hemoculturas colhidas antes da administração de antimicrobianos (31,4%) em relação àquelas colhidas dos mesmos pacientes uma a duas horas após tal administração (19,4%). Apesar de sensibilidades em geral baixas, em consonância com o que é historicamente relatado na literatura, é importante assinalar que se as hemoculturas pré-antibiótico são definidas como o padrão-ouro para identificação do agente responsável pela sepse, a sensibilidade das hemoculturas pós-antibiótico foram de apenas 53% (em relação às anteriores), de forma que se deve enfatizar a grande importância de empreenderem-se esforços no sentido da colheita de hemoculturas antes do início temporalmente adequado da terapia antibiótica."

Os cuidados durante a coleta de sangue para hemocultura, devem incluir: (1) obtenção de, no mínimo, 10 mililitros de sangue por *set* de hemocultura; (2) proceder, no mínimo, duas venopunturas em locais distintos; (3) sempre empregar técnica asséptica; (4) realizar antissepsia da pele com álcool a 70% ou com clorexidina; (5) não retirar amostra de sangue de cateter venoso; (6) coletar a amostra, se possível, no início do período de febre; (7) atentar para o intervalo entre as venopunturas, que poderá ser tão pequeno quanto 5 minutos (consideração útil nos pacientes muitos graves, por exemplo, com meningococcemia ou sepse associada à neutropenia); e (8) encaminhar o material para a pesquisa de germes aeróbios, anaeróbios e fungos, sendo, eventualmente, a investigação para vírus, micobactérias e protozoários.

Dependendo do caso em apreço, culturas de outros fluidos corpóreos e secreções podem ser indicadas, como a cultura de secreção traqueal, líquido pleural, liquor, entre outros, devendo ser colhidas com a maior rapidez possível. Há que se destacar, contudo, que não é necessário – nem se deve (!) – retardar o início da antibioticoterapia à espera da colheita de tais culturas.

A avaliação por métodos de imagem, incluindo radiografia simples, ecocardiograma, ultrassonografia, tomografia computadorizada e ressonância magnética, é habitualmente de grande valia, não apenas para o diagnóstico, mas, igualmente, para o acompanhamento do paciente.

Novos marcadores biológicos têm sido buscados para a avaliação diagnóstica e prognóstica dos enfermos com sepse. Destacam-se, na atualidade, os estudos envolvendo (1) a proteína C reativa (PCR), (2) a interleucina 6 (IL-6), (3) a interleucina 18 (IL-18), (4) a procalcitonina, (5) a proteína do grupo de alta mobilidade HMGB-1, (6) os receptores de gatilho expressos em células mieloides (TREM-1) e (7) *pró-adrenomedulina médio-regional (MR-proADM)*; apesar de promissores, esses biomarcadores ainda têm uso clínico muito restrito. Técnicas de análise proteômica também têm sido empreendidas, buscando a identificação de perfis proteicos em doentes com sepse e choque séptico, embora ainda haja a necessidade de estudos com maiores casuísticas para a delimitação de seu verdadeiro potencial na avaliação dos pacientes acometidos.

O acompanhamento do doente com sepse é aprimorado com o emprego do escore APACHE II (do inglês *Acute Physiology and Chronic Health Evaluation II*), modelo desenvolvido com base na avaliação fisiológica para predição da gravidade de diferentes moléstias, ainda que a melhor abordagem, para este fim, seja mesmo a utilização do escore SOFA (*Sequential* ou *Sepsis-related Organ Failure Assessment*), que, como visto anteriormente, inclui parâmetros cardiovasculares, respiratórios, hepáticos, hematológicos, neurológicos e renais. Acredita-se que, no futuro, a associação desses escores aos biomarcadores mencionados trará a perspectiva de aprimorar a predição do desfecho dos pacientes com sepse.

Diagnóstico Diferencial

A sepse tem quadro clínico semelhante ao descrito para muitas outras condições ocorrentes na prática clínica. Assim, devem ser diferenciadas da sepse as seguintes condições: anafilaxia, envenenamento (por diversas substâncias), hipotermia, infarto agudo do miocárdio, insuficiência suprarrenal aguda, pancreatite aguda, síndrome do choque tóxico, reação transfusional aguda, sangramento gastrointestinal, tamponamento pericárdico, crise tireotóxica e tromboembolismo pulmonar, entre outras possibilidades.

ABORDAGEM TERAPÊUTICA

O tratamento da sepse permanece como grande desafio na prática clínica, a despeito dos avanços recentes das ciências biológica e biomédica. Trata-se de uma emergência infecciosa que necessita ser prontamente abordada, exigindo a instituição de medidas terapêuticas bem estabelecidas e protocolizadas, entre as quais figuram como mais importantes (únicas com nível de evidência 1A) a instituição de ressuscitação volêmica vigorosa e a antibioticoterapia intravenosa de amplo espectro, esta última associada, caso necessário, à abordagem do foco séptico (p. ex., drenagem de abscessos, desobstrução de vias urinárias ou biliares etc.). Além dessas estratégias, outros pontos fundamentais do tratamento são o suporte ventilatório, uso de corticosteroides, manutenção dos níveis de glicemia e suporte nutricional.

É tão importante a compreensão dos benefícios decorrentes da abordagem rápida do paciente séptico que a atualização de 2016 da *Surviving Sepsis Campaign* (SSC) optou por reunir seus clássicos pacotes de 3 e 6 horas num único pacote, chamado "pacote da hora 1", o que explicita a importância de iniciar-se a ressuscitação volêmica, antibioticoterapia e demais aspectos da conduta imediatamente. O Quadro 19-4 apresenta as medidas prioritárias a serem instituídas na abordagem inicial da sepse.

Apesar de já estar bem sedimentada a importância da adesão aos protocolos de tratamento da sepse, as taxas de adesão variam entre as unidades hospitalares e as diferentes regiões geográficas, razão porque alguns estudos foram dedicados a avaliar se os pacotes de tratamento da SSC realmente melhoram a letalidade intra-hospitalar. Nesse sentido, um estudo retrospectivo constatou que a rígida adesão aos pacotes de tratamento da sepse no estado norte-americano de Nova York resultou em menor taxa de óbito intra-hospitalar em comparação com estados controle que não implementam regulamentações para tratamento da sepse. De forma análoga, um grande estudo realizado na Oceania, incluindo 101.064 pacientes com sepse e choque séptico, acompanhados em 171 UTI's, relatou uma redução de quase 50% (de 35% para 18%) na taxa de morte intra-hospitalar entre 2000 e 2012, mesmo ajustando os dados para múltiplas variáveis (como idade, gravidade do quadro e comorbidades presentes). Mais do que uma detecção mais precoce dos casos, essa melhora de sobrevida foi mais provavelmente devida a melhores estratégias terapêuticas."

Por outro lado, diversas sociedades médicas têm criticado as diretrizes atuais por promover padrões rígidos de tempo para início da antibioticoterapia, por ser frequentemente difícil na prática clínica determinar o real início da sepse. A IDSA (Infectious Diseases Society of America), por exemplo, não endossou as diretrizes de 2016 do Sepsis 3.0 e da SSC por considerar que suas definições não diferenciam claramente entre sepse e choque séptico, de forma que a adesão estrita às recomendações terapêuticas, ao mesmo tempo que pode levar a que sejam salvas vidas de pacientes em choque séptico, pode levar a tratamento exagerado com antibióticos de largo espectro em pacientes com formas mais leves da doença.

Além disso, segundo a IDSA, o estabelecimento do "pacote da hora 1" pode levar a administrações exageradas, inapropriadas de antimicrobianos, de forma que essa sociedade recomenda a remoção de qualquer definição específica de tempo mínimo para início do antibiótico. Ao invés de um tempo limite de uma hora, a IDSA advoga a recomendação de que seja providenciada pronta administração de antibióticos assim que um diagnóstico presumível de sepse/choque séptico tenha sido formulado pelo médico assistente. A despeito das divergências sobre a adequação do "pacote da hora 1", é fundamental reforçar a importância do diagnóstico precoce da sepse e da rápida instituição do tratamento, em particular da

Quadro 19-4. *Surviving Sepsis Campaign*: Pacote da Hora 1

- Dosar nível arterial de lactato*; reavaliar a dosagem caso superior a 2 mmol/L
- Obter hemoculturas antes de iniciar administração de antibióticos
- Administrar antibioticoterapia de amplo espectro
- Iniciar rapidamente a administração de 30 mL/kg de cristaloide, caso haja hipotensão arterial ou lactato ≥ 4 mmol/L
- Administrar vasopressores caso o paciente se mantenha hipotenso durante ou após a ressuscitação volêmica, visando a manter PAM ≥ 65 mmHg

*A dosagem arterial é mais precisa que a venosa, sendo preferida.
Adaptado de Levy et al. (2018).

antibioticoterapia indicada e do resgate volêmico pertinente, uma vez que essas intervenções salvam vidas.

Ressuscitação Volêmica

Apesar de algumas contestações, até muito recentemente a estratégia denominada "terapia guiada por metas precoces" (EGDT, do inglês *Early Goal-Directed Therapy*) vinha sendo recomendada como intervenção terapêutica capaz de produzir uma redução absoluta de 16% na letalidade em 28 dias (estendida até 6 meses) dos pacientes sépticos (sepse grave ou choque séptico). Assim, desde o início da década passada, a estratégia EGDT era considerada o padrão-ouro do tratamento relacionado com o resgate volêmico na sepse grave, devendo ser instituída tão logo fosse estabelecido o diagnóstico de sepse. Mais recentemente (2014/2015), contudo, três importantes *trials* (ProMISe, ARISE e ProCESS) colocaram questionamentos críticos em relação aos supostos benefícios da estratégia guiada por metas em termos de redução do risco de óbito, o que levou, em 2015, o grupo responsável pela atualização das diretrizes da SSC à exclusão da estratégia EGDT como conduta imperiosa no tratamento da sepse (posição mantida na atualização de 2016 das *guidelines* da SSC). Todavia, dada a sua relevância e a contribuição decisiva que trouxe para uma mudança crítica de conduta – há inegáveis evidências de que a abordagem inicial da sepse é atualmente melhor, tendo sido incorporada à consciência dos emergencistas e intensivas a importância de um significativo resgate volêmico precoce, o que, provavelmente, representa um impacto favorável do trabalho original –, breves considerações acerca da estratégia EGDT serão apresentadas.

Nessa abordagem preconizava-se – o que continua válido – que os enfermos com sepse deveriam, necessariamente, a despeito da gravidade, ser conduzidos em uma etapa inicial de ressuscitação de volume. Desse modo, indicava-se vigorosa reposição volêmica com solução cristaloide (p. ex., NaCl 0,9%), devendo a mesma ser reavaliada a cada 30 minutos, até que se alcançassem os seguintes parâmetros: (1) pressão venosa central (PVC) entre 8-12 mmHg, caso o paciente permanecesse fora da ventilação mecânica, ou entre 12 e 15 mmHg, se o paciente estivesse sendo submetido à assistência ventilatória; (2) pressão arterial média (PAM) entre 65 e 90 mmHg; e (3) débito urinário maior ou igual a 0,5 mL/kg/hora. Segundo o protocolo original, o objetivo do resgate volêmico inicial era alcançar a meta da PVC e, uma vez atingida, deveria ser avaliada a PAM; caso inferior a 65 mmHg, ficaria caracterizado o choque séptico (hipotensão arterial sistêmica resistente a volume), sendo indicado o início de amina vasopressora com o objetivo de atingir essa meta.

A lógica da condução descrita teria por objetivo minimizar os efeitos deletérios do estado de perfusão tecidual inadequada. Em função do fato de uma adequada saturação venosa central de oxigênio ($SVcO_2$) traduzir adequação da entrega distal de oxigênio (DO_2), como exposto na seção "disfunções hemodinâmicas", a estratégia propunha manter a $SVcO_2$ acima de 70%, empregando-se, para tanto, medidas que visavam ao aumento da DO_2, seja por aumento do conteúdo arterial de oxigênio (hemotransfusão para os doentes com hemoglobina inferior a 10 g/dL), seja (nos pacientes com níveis de hemoglobina superiores a tal concentração) por conta do aumento do débito cardíaco (como instituição de dobutamina), bem como o prévio estabelecimento, quando necessário, de suporte ventilatório (Fig. 19-2).

Como assinalado anteriormente, estudos posteriores ao belo trabalho original de Emanuel Rivers colocaram em cheque a validade da estrita adesão ao protocolo guiado por metas precoces. Nesse sentido, como outros achados clínicos também permitem reconhecer eventual melhora do estado de má perfusão tecidual, como aprimoramento do nível de consciência, minimização da cianose, incremento do enchimento capilar, aquecimento da pele sobre joelho e aumento da amplitude do pulso arterial (observável, por exemplo, à palpação da artéria pediosa), as diretrizes da SSC passaram, desde 2015, a recomendar que a reavaliação do *status* volêmico e da perfusão tecidual – e como tal a eficácia da ressuscitação volêmica em curso – pode ser procedida, também, por parâmetros clínicos. Dessa forma, desde então, a reavaliação da adequação do resgate volêmico pode ser procedida de uma das duas seguintes maneiras:

- Exame clínico dirigido, incluindo a aferição dos sinais vitais, exame cardiopulmonar, análise do pulso arterial, enchimento capilar e achados cutâneos; ou
- Dois dos seguintes métodos de avaliação: PVC, $SVcO_2$, ecocardiograma à beira do leito e métodos de avaliação dinâmica de responsividade a fluidos, seja por elevação passiva dos membros inferiores ou teste de volume intravenoso.

As diretrizes atuais recomendam que seja iniciada uma oferta de cristaloides num volume de 500 mL/kg (no mínimo), devendo esta etapa estar completa em até 3 horas desde o reconhecimento da sepse. A solução cristaloide utilizada para tal fim tem oscilado entre a solução salina fisiológica e o ringer lactato, embora um estudo retrospectivo tenha sugerido que o uso de soluções balanceadas (como plasma lyte) possa se associar a menor chance de óbito. É importante destacar que, em pacientes adultos, o volume de líquidos requerido, na fase de ressuscitação volêmica, pode chegar a ser de 4 a 6 litros, devendo-se ressaltar, porém, que em pacientes com disfunção da bomba cardíaca essa expansão volêmica deverá ser parcimoniosa, pelo risco de provocar congestão pulmonar. Em verdade, quando comparada a uma abordagem mais liberal, uma estratégia mais conservadora e restringente na administração de fluidos tem sido associada a uma redução no tempo de necessidade de assistência ventilatória (relacionada

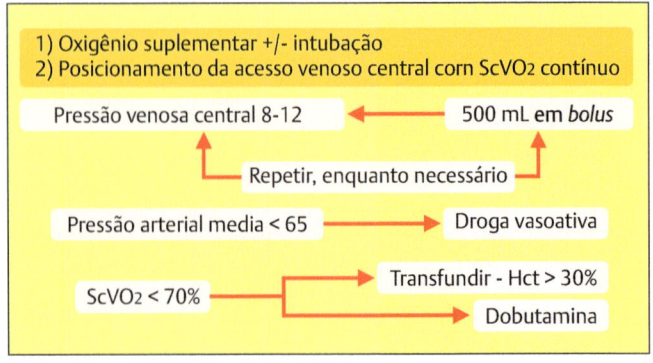

Fig. 19-2. Abordagem sequencial preconizada pela *Early Goal Directed Therapy*. (Modificado de Rivers *et al.*, 2001; reelaborada pelo Prof. Ademir Nunes Ribeiro Júnior.)

à ocorrência de SARA) e de internação no CTI. De fato, a ideia de de-ressuscitação – reduzir a intensidade das intervenções uma vez alcançados os objetivos do resgate - tem passado a ganhar destaque nos últimos anos.

Nos contextos em que a reposição volêmica não alcance o desenlace planejado – melhora da perfusão dos órgãos e dos sistemas –, devem ser utilizados agentes vasopressores, destacando-se que, embora outrora a dopamina mantivesse, por décadas, a primazia como opção terapêutica para o resgate hemodinâmico na sepse, nos últimos anos, *diversos estudos têm levado a que a noradrenalina seja considerada o* fármaco de escolha para a abordagem desses enfermos, podendo, eventualmente, estar associada a infusões de vasopressina ou adrenalina, nos casos refratários.

Em termos do segundo agente vasopressor a ser associado à noradrenalina para resgate hemodinâmico no choque séptico, uma metanálise de 23 estudos revelou que a adição de vasopressina - fármaco frequentemente escolhido nesse contexto - resultou numa menor incidência de fibrilação atrial paroxística, um sabido fator de risco de morte nos pacientes sépticos, embora uma melhor seleção dos casos arrolados (desprovidos de viés) não demonstrou ganho em sobrevida ou outros desfechos (tempo de internação hospitalar, necessidade de terapia de substituição renal e/ou incidência de injúria miocárdica, arritmias ventriculares ou eventos vasculares encefálicos). Por outro lado, especificamente nos pacientes em choque séptico refratário associado a estado de baixo débito cardíaco, o suporte inotrópico com dobutamina associou-se com melhor sobrevida numa série retrospectiva de 234 pacientes com choque séptico.

Tratamento do Processo Infeccioso

O tratamento específico da infecção tem destacada importância na terapêutica da sepse, devendo ser instituído o mais prontamente possível, destacando-se que, de acordo com a SSC, antimicrobianos deverão ser iniciados em, no máximo, uma hora após a identificação da sepse – de todo modo, em alguns casos críticos, como na sepse por *Neisseria meningitidis*, a demora não deverá ultrapassar 15 minutos. Têm sido coligidas, nos últimos anos, sólidas evidências de que a incorreção na prescrição antimicrobiana inicial está relacionada com pior prognóstico, mesmo nos casos em que o equívoco seja posteriormente corrigido.

Nesses termos, deve-se considerar, em concordância com o clássico posicionamento da SSC, que "...Como os pacientes com sepse grave ou choque séptico têm pouca margem de erro para a escolha da terapêutica, a seleção inicial de antimicrobianos deverá ser ampla o suficiente para cobrir todos os agentes patogênicos prováveis. A escolha dos antibióticos deverá ser orientada pelos padrões de incidência local dos patógenos bacterianos e pelos dados de susceptibilidade aos fármacos. Muitas evidências apontam que a incapacidade de iniciar a terapêutica apropriada (isto é, tratamento com atividade contra o patógeno que é posteriormente identificado como o agente causador da sepse) se correlaciona com o aumento da morbidade e da letalidade em pacientes com sepse grave ou choque séptico".

Além dessas recomendações gerais, deve-se considerar, sempre, a provável origem da sepse, se comunitária ou hospitalar; nesse último caso, atenção especial deverá ser dada à possibilidade de infecção por patógenos multirresistentes. A definição do esquema terapêutico inicial deverá (1) abranger o maior espectro cabível, visando à cobertura de todos os possíveis patógenos envolvidos, e (2) considerar a penetração do fármaco no foco infeccioso provável. Esquemas antibióticos sugeridos segundo o sítio primário e origem da infecção estão disponíveis no Quadro 19-5.

Nunca é demais, contudo, reforçar a importância do combate à emergência e persistência de agentes multirresistentes. Periodicamente, posicionamentos de importantes sociedades de Terapia Intensiva e Infectologia são liberados, abrangendo essa temática.

Uma vez iniciado o esquema antibiótico, a revisão da adequação do tratamento antimicrobiano inicialmente proposto deverá ser realizada em 48 a 72 horas, momento em que os resultados dos exames microbiológicos costumam estar disponíveis. Caso haja necessidade, reajustes poderão ser realizados com a finalidade de reduzir o espectro, minimizar efeitos tóxicos e, se possível, diminuir os custos – descalonamento do esquema antibiótico. Quanto à duração do tratamento, tem havido uma clara conscientização da comunidade médica acerca da adequação de tempos mais curtos de tratamento antibiótico, geralmente não superiores a 5-7 dias, desde que seja observada melhora clínico-laboratorial do paciente. A mensuração dos níveis séricos de procalcitonina pode-se revelar útil como guia do tempo de administração da terapia antimicrobiana, tendo sido associada em uma metanálise de 5.158 pacientes críticos a um benefício na mortalidade, embora essa vantagem não tenha sido documentada em todos os estudos similares (ver seção "Prognóstico").

Além da terapia dirigida aos agentes bacterianos (para complementar as informações, sugere-se a consulta aos capítulos "*Princípios do uso clínico dos antibióticos*" e "*Terapia antibacteriana*"), podem estar indicados fármacos antivirais e antifúngicos. Em relação aos primeiros, propõe-se que sejam iniciados naqueles doentes com sepse de origem viral, com destaque especial para os agentes da família *Herpesviridae* – mormente o citomegalovírus – e para as infecções desencadeadas pelo vírus *influenza*. Indica-se a apreciação do capítulo "*Terapia antiviral*" para averiguação dos fármacos propostos e dos respectivos esquemas posológicos. No caso de suspeita de infecção fúngica, descrevem-se como opções terapêuticas fluconazol, voriconazol, equinocandinas e anfotericina B lipossomal (sugere-se a leitura do capítulo "*Terapia antifúngica*" para observação dos respectivos fármacos e suas doses).

Por fim, conforme já assinalado, o *controle do foco infeccioso* é, igualmente, muito importante na abordagem terapêutica da infecção. Com efeito, intervenções cirúrgicas dirigidas (i) à drenagem de abscessos, (ii) ao desbridamento de tecidos necróticos e (iii) à remoção de próteses ou dispositivos sob risco de infecção, entre outras medidas, devem ser realizadas, na dependência do caso.

Quadro 19-5. Sepse: Terapia Antimicrobiana Sugerida nos Quadros de Origem Comunitária e Hospitalar

Foco inicial	Sepse comunitária	Sepse hospitalar
Pulmonar	**Principais agentes implicados:** *Streptococcus pneumoniae, Klebsiella pneumoniae, Chlamydophila pneumoniae, Legionella pneumophilla, Haemophilus influenzae* (mormente nos extremos etários) **Esquemas sugeridos:** ceftriaxona 100 mg/kg/dia, IV, 12/12 h ou cefepima 1-2 g, IV, 8/8 h + levofloxacino 750 mg, IV, 24/24 h ou moxifloxacino 400 mg, IV, 24/24 h ou claritromicina 500 mg, IV, 12/12 h ou azitromicina 500 mg, IV, 24/24 h	**Principais agentes implicados nas pneumonias em geral:** *Enterobacteriaceae, Pseudomonas aeruginosa* e *Staphylococcus aureus* resistente à meticilina (MRSA) **Principais agentes implicados nas pneumonias associadas à ventilação mecânica:** *Enterobacteriaceae, Pseudomonas aeruginosa* e *Staphylococcus aureus* (MRSA) **Esquemas sugeridos[1]:** piperacilina/tazobactam 4,5 g, IV, 6/6 h ou cefepima 1-2 g, IV, 8/8 h ou ceftazidima 60-100 mg/kg/dia, IV, 8/8 h ou imipenem 0,5-1 g/dia, IV, 6/6h ou 8/8 h ou meropenem 1-2 g/dia, IV, 8/8 h ou aztreonam 2-6 g/dia, IV, 6/6 h ou 8/8 h + vancomicina 40 mg/kg/dia, IV, 12/12 h ou teicoplanina 400 mg, IV, 12/12 h, nos primeiros 2-4 dias, seguidos por 200-400 mg, IV, 24/24 h ou linezolida 600 mg, IV, 12/12 h
Urinário	**Principais agentes implicados:** *Enterobacteriaceae* e *Enterococcus* spp **Esquemas sugeridos[1]:** ampicilina 50-400 mg/kg/dia, IV, 4/4 h ou vancomicina 40 mg/kg/dia, IV, 12/12 h + gentamicina 3-5 mg/kg/dia, IV, dose única diária ou cefepima 1-2 g, IV, 8/8 h ou levofloxacino 750 mg, IV, 24/24 h ou aztreonam 2-6 g/dia, IV, 6/6h ou 8/8 h	**Principais agentes implicados:** *Enterobacteriaceae, Pseudomonas aeruginosa, Enterococcus* spp e fungos (p. ex., *Candida* spp) **Esquemas sugeridos[1,2]:** piperacilina/tazobactam 4,5 g, IV, 6/6 h ou cefepima 1-2 g, IV, 8/8 h ou ceftazidima 60-100 mg/kg/dia, IV, 8/8 h ou imipenem 0,5-1 g/dia, IV, 6/6 h ou 8/8 h ou meropenem 1-2 g/dia, IV, 8/8 h ou aztreonam 2-6 g/dia, IV, 6/6 h ou 8/8 h + vancomicina 40 mg/kg/dia, IV, 12/12 h ou teicoplanina 400 mg, IV, 12/12 h, nos primeiros 2-4 dias, seguidos por 200-400 mg, IV, 24/24 h ou linezolida 600 mg, IV, 12/12 h

(Continua.)

Quadro 19-5. *(Cont.)* Sepse: Terapia Antimicrobiana Sugerida nos Quadros de Origem Comunitária e Hospitalar

Foco inicial	Sepse comunitária	Sepse hospitalar
Abdome (intestino)	**Principais agentes implicados:** *Enterobacteriaceae*, *Bacteroides fragilis* (e outros anaeróbios), devendo ser avaliada a possibilidade de *Enterococcus* spp **Esquemas sugeridos[1]:** monoterapia[3] com piperacilina/tazobactam 4,5 g, IV, 6/6 h *ou* monoterapia[3] com ampicilina/sulbactam 2 g, IV, 6/6 h *ou* associação de cefepima 1-2 g, IV, 8/8 h + metronidazol 15 mg/kg (dose inicial), IV, seguida de 7,5 mg/kg, IV, 8/8 h	**Principais agentes implicados:** *Enterobacteriaceae*, *Bacteroides fragilis* (e outros anaeróbios), devendo ser avaliada a possibilidade de *Enterococcus* spp e de fungos (*Candida*) **Esquemas sugeridos[1]:** imipenem 0,5-1 g/dia, IV, 6/6 h ou 8/8 h *ou* meropenem 1-2 g/dia, IV, 8/8 h *ou* aztreonam 2-6 g/dia, IV, 6/6 h ou 8/8 h + vancomicina 40 mg/kg/dia, IV, 12/12 h *ou* teicoplanina 400 mg, IV, 12/12 h, nos primeiros 2-4 dias, seguidos por 200-400 mg, IV, 24/24 h *ou* linezolida 600 mg, IV, 12/12 h
Abdome (vias biliares)	**Principais agentes implicados:** *Enterobacteriaceae*, *Bacteroides fragilis* (e outros anaeróbios), devendo ser avaliada a possibilidade de *Enterococcus* spp **Esquemas sugeridos:** ampicilina 50-400 mg/kg/dia, IV, 4/4 h + gentamicina, 3-5 mg/kg/dia, IV, em dose única diária *ou* ceftriaxona 100 mg/kg/dia, IV, 12/12 h + metronidazol 15 mg/kg (dose inicial), IV, seguida de 7,5 mg/kg, IV, 8/8 h	**Principais agentes implicados:** *Enterobacteriaceae*, *Bacteroides fragilis* (e outros anaeróbios), devendo ser avaliada a possibilidade de *Enterococcus* spp e de fungos (*Candida*) **Esquemas sugeridos[2]:** imipenem 0,5-1 g/dia, IV, 6/6 h ou 8/8 h *ou* meropenem 1-2 g/dia, IV, 8/8 h *ou* aztreonam 2-6 g/dia (6/6 h a 8/8 h) + vancomicina 40 mg/kg/dia, IV, 12/12 h *ou* teicoplanina 400 mg, IV, 12/12 h, nos primeiros 2-4 dias, seguidos por 200-400 mg, IV, 24/24 h *ou* linezolida 600 mg, IV, 12/12 h
Pelve	**Principais agentes implicados:** *Enterobacteriaceae*, anaeróbios (com destaque para *Bacteroides fragilis*), *Staphylococcus* spp, *Enterococcus* spp, *Neisseria gonorrhoeae* e *Chlamydia* spp **Esquemas sugeridos:** ampicilina 50-400 mg/kg/dia, IV, 4/4 h + gentamicina 3-5 mg/kg/dia, IV, em dose única diária *ou* ceftriaxona 100 mg/kg/dia, IV, 12/12 h + metronidazol 15 mg/kg (dose inicial), IV, seguida de 7,5 mg/kg, IV, 8/8 h + claritromicina 500 mg, IV, 12/12 h	**Principais agentes implicados:** *Enterobacteriaceae*, anaeróbios (com destaque para *Bacteroides fragilis*), *Staphylococcus* spp, *Enterococcus* spp, *Neisseria gonorrhoeae* e *Chlamydia* spp, devendo ser avaliada a possibilidade de fungos (*Candida*) **Esquemas sugeridos[2]:** imipenem 0,5-1 g/dia, IV, 6/6 h ou 8/8 h *ou* meropenem 1-2 g/dia, IV, 8/8 h *ou* aztreonam 2-6 g/dia, IV, 6/6 h ou 8/8 h + vancomicina 40 mg/kg/dia, IV, 12/12 h *ou* teicoplanina 400 mg, IV, 12/12 h, nos primeiros 2-4 dias, seguidos por 200-400 mg, IV, 24/24 h *ou* linezolida 600 mg, IV, 12/12 h

(Continua)

Quadro 19-5. *(Cont.)* Sepse: Terapia Antimicrobiana Sugerida nos Quadros de Origem Comunitária e Hospitalar

Foco inicial	Sepse comunitária	Sepse hospitalar
Pele	**Principais agentes implicados:** *Staphylococcus aureus* e *Streptococcus pyogenes* **Esquemas sugeridos[4]:** vancomicina 40 mg/kg/dia, IV, 12/12 h	**Principais agentes implicados:** *Staphylococcus aureus* (MRSA) e *Enterobacteriaceae* **Esquemas sugeridos:** imipenem 0,5-1 g/dia, IV, 6/6 h ou 8/8 h ou meropenem 1-2 g/dia, IV, 8/8 h ou aztreonam 2-6 g/dia, IV, 6/6 h ou 8/8 h + vancomicina 40 mg/kg/dia, IV, 12/12 h ou teicoplanina 400 mg, IV, 12/12 h, nos primeiros 2-4 dias, seguidos por 200-400 mg, IV, 24/24 h ou linezolida 600 mg, IV, 12/12 h
Não especificado	**Esquemas sugeridos[3]:** vancomicina 40 mg/kg/dia, IV, 12/12 h + piperacilina/tazobactam 4,5 g, IV, 6/6 h ou cefepima 1-2 g, IV, 8/8 h	**Esquemas sugeridos[5]:** imipenem 0,5-1 g/dia, IV, 6/6 h ou 8/8 h ou meropenem 1-2 g/dia, IV, 8/8 h ou aztreonam 2-6 g/dia, IV, 6/6 h ou 8/8 h + vancomicina 40 mg/kg/dia, IV, 12/12 h ou teicoplanina 400 mg, IV, 12/12 h, nos primeiros 2-4 dias, seguidos por 200-400 mg, IV, 24/24 h ou linezolida 600 mg, IV, 12/12 h

[1] Avaliar a pertinência da cobertura de Gram-positivos, tendo em vista a gravidade do quadro de sepse. Nesse caso, a terapêutica inicial poderá ser feita com glicopeptídeos ou oxazolidinonas, até que os exames microbiológicos definam que o germe é sensível a outras classes de fármacos (p. ex., β-lactâmicos), ocasião em que a substituição poderá ser procedida.
[2] Em pacientes com candidúria prévia, avaliar início de antifúngico.
[3] Alguns autores recomendam o acréscimo de aminoglicosídeo à associação de β-lactâmico/inibidor da β-lactamase.
[4] Avaliar a possibilidade de *Staphylococcus aureus* meticilina-resistente de origem comunitária (CA-MRSA) e a necessidade de associação de sulfametoxazol+trimetoprima (20 mg/kg de trimetoprima), IV, de 6/6 horas, ou clindamicina 900 mg, IV, de 8/8 horas.
[5] Exceto para infecções do sistema nervoso central; teicoplanina não atravessa a barreira hematoencefálica.
Fontes: Gomes et al. (2012); Tavares (2020).

Corticosteroides

A despeito de dúvidas – que remontam há muitos anos – sobre o real benefício do uso de corticosteroides na sepse, as diretrizes da SSC têm mantido a visão de que os pacientes com diagnóstico de choque séptico refratário, isto é, aqueles que permanecem com hipotensão arterial sistêmica a despeito da instituição de ressuscitação volêmica e doses significativas de aminas vasoativas, se beneficiam do uso desses fármacos, em função do correlacionado aumento da expressão de receptores adrenérgicos, com consequente incremento da resposta do enfermo às catecolaminas. O medicamento indicado é a hidrocortisona, administrada por infusão intravenosa contínua, tendo sido estabelecida, nas últimas diretrizes da SSC, a dose de 200 mg/dia, mantida por 7 dias. A associação de outro fármaco com maior ação mineralocorticoide permanece controversa, embora um estudo publicado por Annane et al., em 2018 (APROCCHSS), tenha documentado um aumento da sobrevida em 90 dias de pacientes sépticos tratados com a combinação de hidrocortisona e fludrocortisona.

Apesar dessa recente evidência favorável à administração de corticosteroides na sepse, outro grande estudo realizado neste ano (ADRENAL) não revelou qualquer ganho na sobrevida em 90 dias de pacientes em choque séptico e sob ventilação mecânica, embora fosse detectada uma resolução mais rápida do choque e um desmame inicial mais rápido da assistência ventilatória (ambos estatisticamente significativos) nos pacientes tratados.

Em razão da persistente polêmica, um importante grupo de pesquisadores em sepse – incluindo uma representante nacional, a Dra. Flávia Machado, ex-presidente do ILAS – publicou no *British Medical Journal*, em agosto deste ano, uma grande metanálise, que reuniu 10.194 pacientes sépticos arrolados em 42 estudos. Foi evidenciada uma pequena redução (cerca de 2%) na letalidade em 30 dias, o que resultou na formulação de uma recomendação (fraca) no sentido do uso de corticoide em pacientes sépticos de qualquer gravidade – não apenas em choque séptico (!), embora estes pacientes e aqueles com elevados escores no SOFA sejam os que, provavelmente, mais se beneficiarão desta intervenção – e foco. Essa recomendação de uso de corticosteroide na sepse se aplica a pacientes adultos e pediátricos, mas não especificamente na sepse neonatal ou de gestantes, podendo o fármaco ser administrado em infusão contínua ou por meio de *bolus* intermitentes. Iniciada a administração, devem-se monitorar os níveis séricos de sódio, potássio e glicose, em razão do risco de efeitos adversos. Entretanto, por conta de alguma incerteza sobre a validade externa dos achados, os autores reconhecem que a não administração do fármaco também seria uma conduta razoável.

Manutenção dos Níveis de Glicemia

O rígido controle glicêmico (glicemia inferior a 150 mg/dL, idealmente entre 80 e 110 mg/dL) dos enfermos com sepse recebeu, até recentemente, atenção da comunidade científica, sendo considerada uma meta terapêutica a ser atingida. Investigações mais recentes, no entanto, têm demonstrado que o controle rigoroso dos níveis séricos de glicose (81 a 108 mg/dl) se associa à ocorrência de dois desfechos adversos altamente preocupantes, um incremento do risco de hipoglicemia, com todas as consequências neurológicas advindas, e um maior risco de evolução para o óbito no ambiente de terapia intensiva. Com efeito, passou-se a considerar como meta razoável a manutenção da glicemia em torno de 180 mg/dL.

Neste sentido, quando pelo menos duas glicemias capilares acima de 180 mg/dL forem detectadas, inicia-se infusão intravenosa contínua de insulina (seguindo protocolo específico da unidade em que o paciente se encontra internado), objetivando manter níveis glicêmicos abaixo de 180 mg/dL. Os valores da glicemia devem ser, então, monitorados a cada 1 a 2 horas, até alcançarem-se níveis glicêmicos e taxas de infusão intravenosa de insulina estáveis; em seguida, o monitoramento deve ser procedido a cada 4 horas.

Suporte Nutricional

A nutrição é um elemento importante na terapêutica do enfermo séptico, na medida em que reduz a chance de ocorrência/agravamento de desnutrição, bem como, utilizando o trato digestório, previne a ocorrência de outros eventos potencialmente graves. De modo geral, recomenda-se a nutrição enteral como a via de eleição para a administração de nutrientes, em decorrência de suas vantagens sobre a nutrição parenteral: (i) conservação da integridade do trato digestório, (ii) diminuição da ocorrência de complicações (p. ex., emergência de infecção hospitalar), (iii) redução da possibilidade de translocação bacteriana, (iv) minimização do tempo de internação hospitalar e (v) menor custo. Caso a via enteral não possa ser utilizada ou seu emprego não seja suficiente para garantir as necessidades nutricionais do enfermo, deve-se avaliar a possibilidade de início da nutrição parenteral.

Suporte Ventilatório

A suplementação de oxigênio está indicada para todos os pacientes com sepse. A intubação orotraqueal deverá ser procedida nos casos em que há alteração do nível de consciência (Glasgow < 8) e naquelas situações em que há insuficiência respiratória aguda (pela enfermidade de base, como pneumonia, ou pela associação à síndrome da angústia respiratória do adulto – SARA), contexto em que se institui a ventilação mecânica (VM). Indica-se a modalidade de ventilação conhecida como VM protetora, em que são utilizados volumes correntes (VT) reduzidos (cerca de 6 mL/kg de peso) associados à manutenção de pressão de platô inspiratória limitada a 30 cmH$_2$O, além de elevadas pressões expiratórias finais positivas (PEEP superior a 8 cmH$_2$0), o que contribui para o aprimoramento da oxigenação. Manobras de recrutamento alveolar podem ser necessárias nas primeiras horas de evolução da SARA relacionada com a sepse. O enfermo deverá ser mantido sedado para o adequado acoplamento à VM.

Medidas Terapêuticas Adicionais

As díspares complicações que sobrevêm nos enfermos com sepse, como por exemplo, acidose metabólica, coagulação intravascular disseminada, hemorragia digestiva alta, lesão renal aguda e trombose venosa profunda, deverão ser conduzidas, em termos terapêuticos e profiláticos, conforme exposto no Quadro 19-6.

PROGNÓSTICO

Como anteriormente assinalado, o escore qSOFA foi concebido para avaliar o risco de um curso clínico mais grave de pacientes agudamente enfermos admitidos em unidades abertas. Uma metanálise recente confirmou que, embora esse escore seja inferior aos critérios SIRS para reconhecer o diagnóstico de sepse, ele é superior na predição do risco de morte intra-hospitalar. Contudo, outro estudo também recente observou exatamente o oposto, tendo o escore qSOFA apresentado baixa performance diagnóstica para prever o risco de óbito em 28 dias. Outros trabalhos têm relatado que novos escores de identificação precoce da sepse, como o Escore Modificado de Alarme Precoce (MEWS, do inglês Modified Early Warning Score) e o Escore Nacional de Alarme Precoce (NEWS, do inglês National Early Warning Score), têm maior eficácia na previsão de óbito e necessidade de admissão em UTI de pacientes admitidos em unidades abertas.

Anormalidades na resposta inflamatória do hospedeiro podem indicar uma suscetibilidade aumentada ao desenvolvimento de uma forma mais agressiva de sepse, com maior risco de óbito. Nesse sentido, a incapacidade de evoluir com febre (normo ou hipotermia) e a ocorrência de leucopenia ou trombocitopenia têm sido associadas a piores desfechos. De forma adicional, envelhecimento (acima de 40 anos), pobre estado funcional do paciente e a presença de comorbidades (particularmente, AIDS, câncer, hepatopatia, dependência alcoólica, imunossupressão e ocorrência de fibrilação atrial aguda durante a evolução do quadro de sepse), bem como anormalidades la-

Quadro 19-6. Sepse: Sumário dos Tratamentos Sugeridos

Condição	Tratamento sugerido
Acidose metabólica	Reposição volêmica e hidratação adequada; avaliar administração de bicarbonato (caso pH < 7,1)
Coagulação intravascular disseminada	Hemotransfusão (plasma fresco e plaquetas)
Febre e calafrios	Antitérmicos
Hemorragia digestiva alta	Aspiração nasogástrica, instituição de bloqueadores H_2 ou inibidores da bomba de prótons; hemotransfusão (hemoglobina menor que 7 g/dL), caso necessário
Hipercatabolismo	Suporte nutricional, preferencialmente por via enteral; deve-se evitar a sobrecarga de calorias, posto que aumenta a demanda sobre os sistemas circulatório e respiratório
Hiperglicemia	Utilização de insulina regular; conforme exposto, deve-se manter a glicose sérica, idealmente, até 180 mg/dL
Hipoglicemia	Infusão contínua de solução de glicose a 10%
Hipotensão arterial sistêmica	Ressuscitação volêmica adequada (nos termos discutidos) e instituição de aminas vasopressoras, preferencialmente noradrenalina
Hipoxemia	Suplementação de oxigênio; avaliar necessidade de ventilação mecânica
Lesão renal aguda	Adequado manejo de fluidos e eletrólitos e instituição de diálise; corrigir a dose dos fármacos (p. ex., antimicrobianos) pela *clearance* de creatinina
Síndrome da Angústia Respiratória do Adulto	Intubação orotraqueal e proceder ventilação mecânica protetora (VT = 6 mL/kg de peso; pressão de platô inspiratória limitada a 30 cmH_2O; PEEP maior que 8 cmH_2O
Trombocitopenia	Reposição de concentrado plaquetas (hemotransfusão)
Trombose	Emprego de heparina profilática

Elaborado a partir de: Dellinger (2015); Siqueira-Batista et al. (2011).

boratoriais (hiperglicemia, hipocoagulabilidade e/ou hipercloremia), são fatores de risco associados a maiores taxas de óbito.

Seguindo alguns estudos prévios, um recente ensaio clínico controlado aberto, reunindo pacientes criticamente enfermos com infecção, relatou um benefício na taxa de mortalidade quando o tempo de duração da antibioticoterapia era guiado pela normalização dos níveis séricos de procalcitonina. No entanto, uma revisão recente Cochrane indica que metanálises de estudos que utilizaram algoritmos baseados na dosagem de procalcitonina para guiar o descalonamento da terapia antimicrobiana não resultaram em nenhum ganho em sobrevida, de forma que a potencial utilidade da dosagem de procalcitonina para tentar melhorar o prognóstico dos pacientes sépticos permanece incerta. Outro biomarcador recentemente incorporado, a MR-proADM, tem sido utilizado para prever a instalação e piora da disfunção orgânica em pacientes críticos, podendo vir a ser útil para melhorar o diagnóstico de infecções bacterianas, avaliar a eficácia da terapia antibiótica e prever o prognóstico de tais pacientes.

Por fim, uma vez estabelecido o padrão evolutivo da sepse, os 4 fenótipos clínicos de sepse recentemente descritos apresentam taxas de letalidade crescentes de alfa a delta, respectivamente em 5, 13, 24 e 40%.

PERSPECTIVAS

As pesquisas ora em curso têm procurado abordar a sepse por múltiplos pontos de vista, desde a esfera clinicoepidemiológica até os meandros da imunologia da interação microrganismo/*H. sapiens*. Há inúmeras frentes de investigação, que têm sido assinaladas em bons trabalhos publicados recentemente. Uma abordagem particularmente útil tem sido o uso da modelagem computacional – experimentação *in silico* – do sistema imune (SI) para o estudo da condição mórbida. Resultados promissores têm sido obtidos com o *AutoSimmune* (Fig. 19-3) – sistema imune artificial desenvolvido para o estudo da resposta imune em doenças humanas –, que já foi empregado para a investigação do papel dos neutrófilos, dos macrófagos e dos linfócitos T CD4+CD25+ na fisiopatologia da sepse.

Como as principais vantagens da simulação computacional, em comparação aos modelos *in vivo* e *in vitro*, pode-se mencionar (i) a maior rapidez, (ii) a possibilidade de entender mecanismos e de verificar hipóteses em ensaios que podem ser multiplicados à exaustão, (iii) a viabilidade de reprodução dos resultados obtidos e (iv) o menor custo.

CONSIDERAÇÕES FINAIS

A despeito das investigações desenvolvidas e avanços no tratamento observados nas últimas décadas, a sepse se mantém como um grande desafio à prática clínica. Estudos dirigidos ao entendimento fisiopatológico, envolvendo, especialmente, os aspectos do marcante desarranjo da homeostase inerente à condição, e ao delineamento das melhores abordagens (diagnóstica, terapêutica e prognóstica), têm sido levados a cabo. Nesse contexto, importantes avanços – como a sistematização de condutas da *Surviving Sepsis Campaign* – já foram atingidos; todavia, ainda assim, milhares de pessoas morrem, anualmente, vitimadas pela sepse.

A suspeição precoce e a instituição imediata da terapêutica adequada parecem ser a chave para a condução do *pleno cuidado* do enfermo com sepse. Nesse sentido, as estratégias

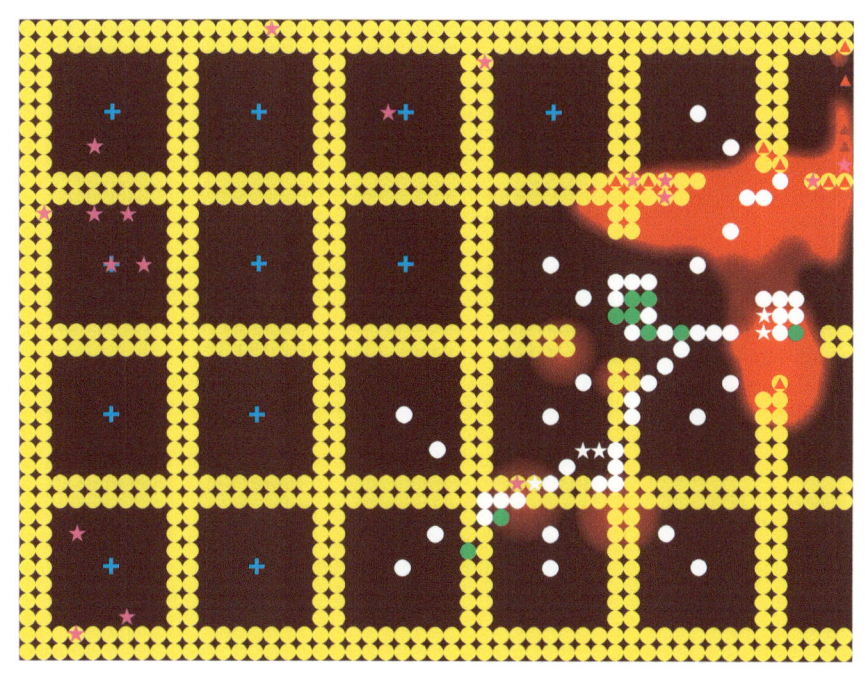

Fig. 19-3. Imagem da zona *Tissue*, implementada no *AutoSimmune*. Nessa figura é possível perceber as células do tecido parenquimatoso (círculos amarelos), os portais de migração – vasos sanguíneos e linfáticos – (cruzes azuis), os macrófagos (círculos brancos), linfócitos T citotóxicos (círculos verdes), células B (círculos rosa), células dendríticas (em formato de estrela rosa), neutrófilos (em formato de estrela branca), agente *Plasmodium* (triângulo vermelho) e a lesão tecidual (substância vermelha). (Ilustração elaborada a partir de Gomes et al., 2016.)

de educação médica continuada, sensibilizando a comunidade de profissionais de saúde para o problema, *bem como o desenvolvimento e aplicação de melhores instrumentos de avaliação prognóstica (e eventual correção de rumos)*, constituem-se em medidas indispensáveis para minimizar as perdas diariamente contabilizadas no contexto da sepse. A boa notícia é que, felizmente, diversos estudos mais recentes têm registrado taxas decrescentes da letalidade associada à sepse.

CONTRIBUIÇÃO DOS AUTORES

R Siqueira-Batista e AP Gomes desenharam o presente capítulo a quatro mãos e elaboraram a primeira versão do texto, que recebeu as críticas e contribuições substantivas de MC Alvarez Perez.

BIBLIOGRAFIA

Alvarez Perez MC. Epidemiologia, diagnóstico, marcadores de imunocompetência e prognóstico da sepse. Tese (Doutorado em Fisiopatologia Clínica e Experimental). Universidade do Estado do Rio de Janeiro, 2009.

American College of Chest Physicians/Society of Critical Care Medicine Consensus Conference: Definitions for sepsis and organ failure and guidelines for the use of innovative therapies in sepsis. Crit Care Med 1992;20:864-74.

Andriolo BN, Andriolo RB, Salomão R, Atallah ÁN. Effectiveness and safety of procalcitonin evaluation for reducing mortality in adults with sepsis, severe sepsis or septic shock. Cochrane Database Syst Rev 2017;1:CD010959.

Annane D, Renault A, Brun-Buisson C et al. Hydrocortisone plus Fludrocortisone for Adults with Septic Shock. N Engl J Med 2018;378(9):809-18.

Brun-Buisson C, Doyon F, Carlet J et al. Incidence, risk factors, and outcome of severe sepsis and septic shok in adults. A multicenter prospective study in intensive care units. French ICU Group for Severe Sepsis. JAMA 1995;274:968-74.

Cheng MP, Stenstrom R, Paquette K, et al. Blood Culture Results BefTore and After Antimicrobial Administration in Patients With Severe Manifestations of Sepsis: A Diagnostic Study. Ann Intern Med 2019.

Churpek MM, Snyder A, Han X, et al. Quick Sepsis-related Organ Failure Assessment, Systemic Inflammatory Response Syndrome, and Early Warning Scores for Detecting Clinical Deterioration in Infected Patients outside the Intensive Care Unit. Am J Respir Crit Care Med 2017;195:906-11.

De Jong E, van Oers JA, Beishuizen A, et al. Efficacy and safety of procalcitonin guidance in reducing the duration of antiblástico treatment in critically ill patients: a randomised, controlled, open-label trial. Lancet Infect Dis 2016;16:819-27.

De Waele JJ, Akova M, Antonelli M, et al. Antimicrobial resistance and antibiotic stewardship programs in the ICU: insistence and persistence in the fight against resistance. A position statement from ESICM/ESCMID/WAAAR round table on multi-drug resistance. Intensive Care Med 2018;44:189-96.

Dellinger RP, Levy MM, Rhodes A et al. Surviving Sepsis Campaign: international guidelines for management of severe sepsis and septic shock, 2012. Crit Care Med 2013;41(2):580-637.

Dellinger RP. The Surviving Sepsis Campaign: Where have we been and where are we going? Cleve Clin J Med 2015;82(4):237-44.

Elke G, Bloos F, Wilson DC, et al. The use of mid-regional proadrenomedullin to identify disease severity and treatment response to sepsis - a secondary analysis of a large randomised controlled trial. Crit Care 2018;22:79.

Fernando SM, Tran A, Taljaard M, et al. Prognostic Accuracy of the Quick Sequential Organ Failure Assessment for Mortality in Patients With Suspected Infection: A Systematic Review and Meta-analysis. Ann Intern Med 2018;168(4):266-75.

Filbin MR, Thorsen JE, Zachary TM, et al. Antibiotic Delays and Feasibility of a 1-Hour-From-Triage Antibiotic Requirement: Analysis of an Emergency Department Sepsis Quality Improvement Database. Ann Emerg Med 2020;75(1):93-99.

Gomes AP, Siqueira-Batista R, Galvão-Alves J, Silva AL. Antimicrobianos em gastroenterologia: guia prático. Rio de Janeiro: Rubio, 2012.

Gomes AP, Moreira BSB, Dias FJD, Inoue VH, Franco GVS, Souza Gomes D, OLiveira AP, Cerqueira FR, Miguel PSB, Santana LA, Geller M, Siqueira-Batista R. Plasmodium falciparum infection: in silico preliminary studies. Abakós 2016; 5: 63-83.

Honarmand K, Um KJ, Belley-Côté EP, et al. Canadian Critical Care Society clinical practice guideline: The use of vasopressin and vasopressin analogues in critically ill adults with distributive shock. Can J Anaesth 2020;67(3):369-76.

IDSA Sepsis Task Force. Infectious Diseases Society of America (IDSA) POSITION STATEMENT: Why IDSA Did Not Endorse the Surviving Sepsis Campaign Guidelines. Clin Infect Dis 2018;66(10):1631-5.

Kahn JM, Davis BS, Yabes JG, et al. Association Between State-Mandated Protocolized Sepsis Care and In-hospital Mortality Among Adults With Sepsis. JAMA 2019;322(3):240-50.

Kaukonen KM, Bailey M, Suzuki S, et al. Mortality related to severe sepsis and septic shock among critically ill patients in Australia and New Zealand, 2000-2012. JAMA 2014;311(13):1308-16.

Lamontagne F, Rochwerg B, Lytvyn L et al. Corticosteroid therapy for sepsis: a clinical practice guideline. BMJ 2018;362: k3284.

László I, Trásy D, Molnár Z, Fazakas J. Sepsis: From pathophysiology to individualized patient care. J Immunol Res 2015;2015:510436.

Lee J, Song JU. Performance of a quick sofa-65 score as a rapid sepsis screening tool during initial emergency department assessment: A propensity score matching study. Journal of Critical Care 2019;55:1-8.

Levy MM, Evans LE, Rhodes A. The Surviving Sepsis Campaign Bundle: 2018 Update. Intensive Care Med. Disponível em: https://doi.org/10.1007/s00134-018-5085-0.

Levy MM, Fink MP, Marshall JC et al. International Sepsis Definitions Conference. Crit Care Med 2003;31:1250-6.

Machado FR. Predictive accuracy of the Quick Sepsis-related Organ Failure Assessment score in Brazil:a prospective multicenter study. Am J Respir Crit Care Med 2020.

Meyer N, Harhay MO, Small DS, et al. Temporal Trends in Incidence, Sepsis-Related Mortality, and Hospital-Based Acute Care After Sepsis. Crit Care Med 2018;46(3):354-60.

Mouncey PR, Osborn TM, Sarah Power G et al. Trial of Early, Goal-Directed Resuscitation for Septic Shock. N Engl J Med 2015;372:1301-11.

Munford RS, Suffredini AF. Sepsis, severe sepsis, and septic shock. In: Bennett JE, Dolin R, Blaser MJ (Eds.). Mandell, Douglas, and Bennett's Principles and Practice of Infectious Diseases, 8th ed. Philadelphia: Elsevier Saunders, 2015. p. 914-34.

Nagendran M, Russell JA, Walley KR, et al. Vasopressin in septic shock: an individual patient data meta-analysis of randomised controlled trials. Intensive Care Med 2019;459(6):844-55.

Nguyen HB, Lu S, Possagnoli I, Stokes P. Comparative Effectiveness of Second Vasoactive Agents in Septic Shock Refractory to Norepinephrine. J Intensive Care Med 2017;32(7):451-9.

Pepper DJ, Sun J, Rhee C, et al. Procalcitonin-Guided Antibiotic Discontinuation and Mortality in Critically Ill Adults: A Systematic Review and Meta-analysis. Chest 2019;155(6):1109-18.

Rhodes A, Evans LE, Alhazzani W et al. Surviving Sepsis Campaign: International Guidelines for Management of Sepsis and Septic Shock: 2016. Crit Care Med 2017;45(3):486-552.

Rivers E, Nguyen B, Havstad S et al. Early goal-directed therapy in the treatment of severe sepsis and septic shock. N Engl J Med 2001;345(19):1368-77.

Rudd KE, Johnson SC, Agesa KM, et al. Global, regional, and national sepsis incidence and mortality, 1990-2017: analysis for the Global Burden of Disease Study. Lancet 2020; 395:200-11.

Rudd KE, Seymour CW, Aluisio AR, et al. Association of the Quick Sequential (Sepsis-Related) Organ Failure Assessment (qSOFA) Score With Excess Hospital Mortality in Adults With Suspected Infection in Low- and Middle-Income Countries. JAMA 2018; 319(21):2202-11.

Seetharaman S, Wilson C, Landrum M, et al. Does Use of Electronic Alerts for Systemic Inflammatory Response Syndrome (SIRS) to Identify Patients With Sepsis Improve Mortality? Am J Med 2019;132(7):862-8.

Serafim R, Gomes JA, Salluh J, Póvoa P. A Comparison of the Quick-SOFA and Systemic Inflammatory Response Syndrome Criteria for the Diagnosis of Sepsis and Prediction of Mortality: A Systematic Review and Meta-Analysis. Chest 2018;153(3):646-55.

Sethi M, Owyang CG, Meyers C, et al. Choice of resuscitative fluids and mortality in emergency department patients with sepsis. Am J Emerg Med 2018;36(4):625-9.

Seymour CW, Kennedy JN, Wang S, et al. Derivation, Validation, and Potential Treatment Implications of Novel Clinical Phenotypes for Sepsis. JAMA 2019;321(20):2003-17.

Silva E, Pedro MA, Sogayar ACB et al. Brazilian Sepsis Epidemiological Study (BASES study). Crit Care 2004;8:251-60.

Silversides JA, Major E, Ferguson AJ, et al. Conservative fluid management or deresuscitation for patients with sepsis or acute respiratory distress syndrome following the resuscitation phase of critical illness: a systematic review and meta-analysis. Intensive Care Med 2017;43(2):155-70.

Singer M, Deutschman CS, Seymour CW et al. The Third International Consensus Definitions for Sepsis and Septic Shock (Sepsis-3). JAMA 2016;315(8):801-10.

Siqueira-Batista R, Gomes AP, Calixto-Lima L et al. Sepsis: an update. Rev Bras Ter Intensiva 2011;23(2):207-16.

Siqueira-Batista R, Gomes AP, Pessoa-Júnior VP et al. Sepse. In: Rocha MOC, Pedroso ERP. Fundamentos em Infectologia. Rio de Janeiro: Rubio, 2009.

Sousa FO. A utilização do sistema imune artificial para investigação dos mecanismos imunológicos da sepse. Dissertação (Mestrado em Ciência da Computação). Universidade Federal de Viçosa, 2014.

Surviving Sepsis Campaign. Updated Bundles in Response to New Evidence. N Engl J Med 2015.

Tavares W. Antibióticos e quimioterápicos para o clínico. 4. ed. São Paulo: Atheneu, 2020.

The ARISE Investigators and the ANZICS Clinical Trials Group. Goal-Directed Resuscitation for Patients with Early Septic Shock. N Engl J Med 2014;371:1496-506.

The ProCESS investigators. A Randomized Trial of Protocol-Based Care for Early Septic Shock. N Engl J Med 2014;370:1683-93.

Theerawit P, Na Petvicharn C, Tangsujaritvijit V, Sutherasan Y. The Correlation Between Arterial Lactate and Venous Lactate in Patients With Sepsis and Septic Shock. J Intensive Care Med 2018;33(2):116-20.

Venkatesh B, Finfer S, Cohen J et al. Adjunctive Glucocorticoid Therapy in Patients with Septic Shock. N Engl J Med. 2018;378(9):797-808.

Vincent JL, Moreno R, Takala J et al. The SOFA (Sepsis-related Organ Failure Assessment) score to describe organ dysfunction/failure. On behalf of the Working Group on Sepsis-Related Problems of the European Society of Intensive Care Medicine. Intensive Care Med 1996;22:707-10.

INFECÇÕES NO PACIENTE IMUNOCOMPROMETIDO

Mauro Geller ▪ Alessandra de Aguiar Loureiro dos Santos ▪ Mendel Suchmacher Neto
Helio Rzetelna ▪ Adenilson de Souza da Fonseca ▪ Renato Kaufman

INTRODUÇÃO

A imunossupressão envolve uma redução na ativação ou na eficácia do sistema imunológico (ver Capítulo 1). Algumas porções do sistema imunológico têm efeitos imunossupressores em outras partes do próprio sistema imune, além disso, pode ocorrer, também, como reação adversa ao tratamento de algumas enfermidades.

Em geral, a imunossupressão ocorre quando há inibição de um ou mais componentes do sistema imunológico adaptativo ou inato, em decorrência de doença subjacente câncer, HIV, entre outras) ou induzida, intencionalmente, por fármacos com a finalidade de prevenir ou tratar rejeição de enxertos e doenças autoimunes.

A interação entre a imunidade do hospedeiro e infecções no contexto de um paciente imunocomprometido apresenta grande oportunidade para se estudar a interação de colonização e infecção de microrganismos, sejam estes vírus, bactérias ou fungos.

As possíveis etiologias de infecções são diversas; variam de patógenos bacterianos e virais comuns, que afetam toda a comunidade, a infecções oportunistas que são clinicamente significativas apenas para os hospedeiros imunocomprometidos. As respostas inflamatórias são prejudicadas pela terapia imunossupressora ou pela própria doença. Assim, o diagnóstico precoce é muito mais difícil, mas é o destaque para o sucesso da terapia. Neste capítulo, abordaremos os microrganismos mais graves e prevalentes neste tipo de paciente.

VÍRUS

Vírus Respiratórios Comunitários

Infecções respiratórias virais agudas ocorrem mais comumente em decorrência de vírus: sincicial respiratório, *influenza*, rinovírus, os vírus parainfluenza, metapneumovírus humanos, coronavírus (incluindo o recém descrito SARS-CoV-2, agente etiológico da COVID-19 – ver Capítulo 48) e adenovírus; e, normalmente, refletem a atividade da doença na comunidade. Pacientes imunocomprometidos podem apresentar doença atípica em trato respiratório inferior (além de doenças típicas do trato respiratório superior), e a incidência de infecção do trato respiratório inferior é maior do que em pacientes imunologicamente saudáveis. Em decorrência da limitação na eficácia do tratamento, para a maioria destes vírus a prevenção é essencial – particularmente durante períodos de maior supressão imune (Fig. 20-1).

Uma estratégia eficaz de prevenção de infecção inclui vacinação (*influenza*); vigilância de surtos comunitários; vigilância hospitalar para surtos de transmissão nosocomial; paciente e técnicos que saibam reconhecer a doença, estratégias de prevenção, e modos de transmissão; diagnóstico rápido com isolamento precoce para casos suspeitos e confirmados; e restrição de visitantes e profissionais da saúde potencialmente infectados.

O diagnóstico e a implementação de medidas de prevenção adequadas são essenciais no controle da propagação da infecção. Sempre que possível, todos os pacientes que apresentarem sintomas respiratórios agudas (rinorreia, congestão nasal, faringite, tosse e febre) durante os meses de inverno devem ser colocados em precauções contra gotículas até que um diagnóstico seja confirmado. O diagnóstico deve ser investigado e é recomendado que seja por meio do uso do teste molecular por PCR (reação em cadeia de polimerase) multiplex, sempre que possível, já que este apresenta melhor sensibilidade, especificidade e tempo de resposta em relação aos demais métodos diagnósticos (ver Capítulo 2). Em caso de etiologia particular ser determinada, precauções de isolamento devem ser orientadas para cada vírus específico.

Citomegalovírus (CMV)

Citomegalovírus (ver Capítulo 39) é um membro da família *Herpesviridae*, sendo bastante comum: aproximadamente 60% da população geral é CMV soropositivo. CMV pode causar doenças na infância e pode persistir, como um vírus latente.

CMV é uma causa importante de doença clínica em recém-nascidos e pacientes imunocomprometidos, e parece, também, estar associada a pior prognóstico em pacientes imunocompetentes criticamente enfermos. Todos os membros da família *Herpesviridae* estabelecem latência em células infectadas, com o potencial ao longo da vida para a reativação e produção de partículas virais infectantes. A infecção por CMV primária em hospedeiros imunocompetentes geralmente é assintomática ou uma doença viral inespecífica seguida de latência; no entanto, hospedeiros imunocomprometidos estão em maior risco de desenvolver a infecção primária grave ou reativação. CMV permanece latente principalmente em órgãos linfoides e células mieloides. Este vírus pode ser transmitido pela exposição aos fluidos do corpo, incluindo saliva, sêmen, sangue e leite materno, e também pode ser transmitido por transplante de órgãos, incluindo coração, rim, pulmões e fíga-

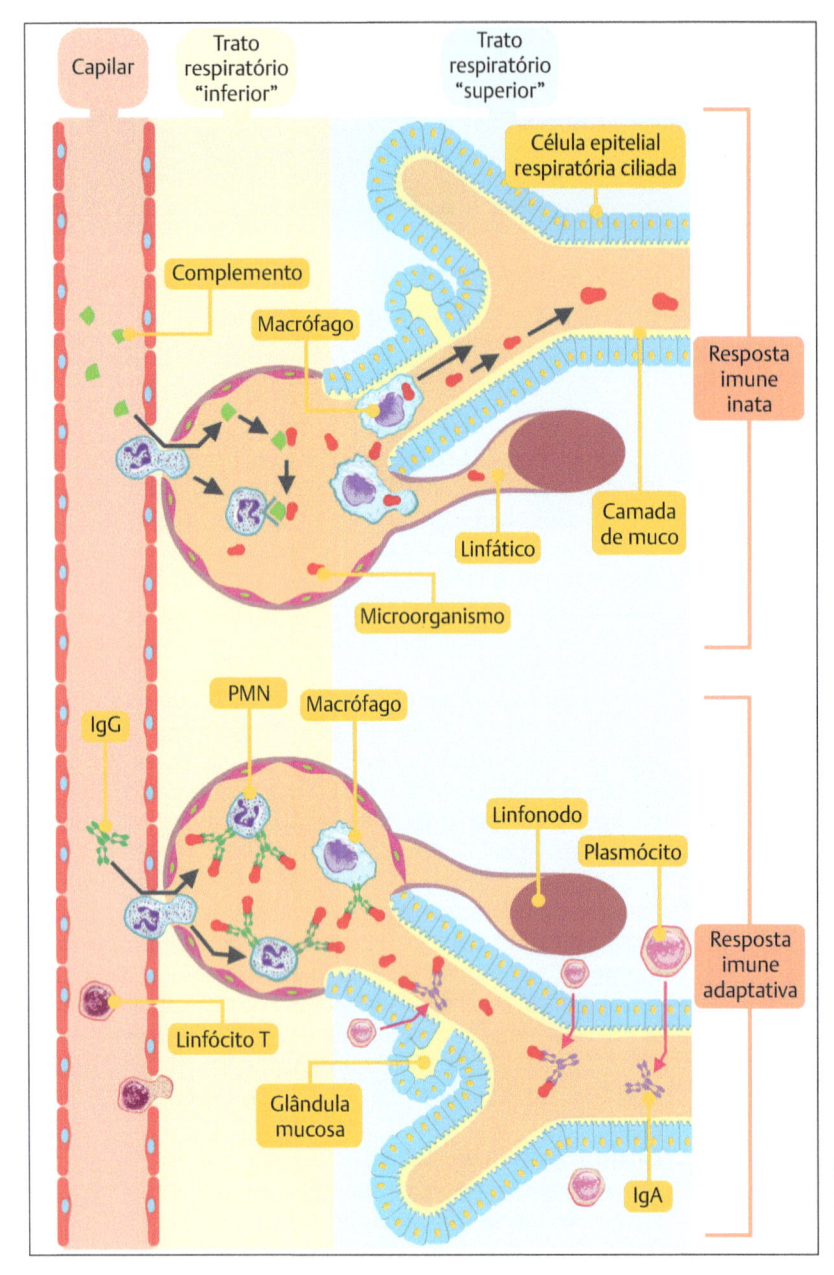

Fig. 20-1. Fisiopatologia da pneumonia bacteriana: participação da resposta imune inata e adaptativa. (Figura elaborada pelo Prof. Ademir Nunes Ribeiro Júnior.)

do. CMV requer atenção significativa para o transplante, uma vez que pode aumentar a predisposição para desenvolver infecções graves e aumentar o risco de rejeição do enxerto com elevada taxa de mortalidade.

CMV tem sido um dos patógenos mais problemáticos após o transplante de células-tronco (TCT) e transplante de órgãos. Enquanto as drogas antivirais eficazes, o monitoramento viral e a correspondência doador/receptor reduziram a probabilidade de complicações após o TCT, a taxa de mortalidade em pacientes que desenvolvem pneumonia associada à CMV permanece surpreendentemente elevada (cerca de 80-90%). Além disso, CMV-soropositividade do receptor continua a ser um fator de risco independente para morbidade e mortalidade após TCT. No caso do TCT, o maior risco de reativação do CMV ocorre quando o receptor é soropositivo e o doador com células-tronco é soronegativo. Isto porque o receptor possui a forma latente (ou ativa) do CMV, que já não pode ser controlada pelo sistema imunológico do receptor, depois de ser esgotado com regimes de condicionamento, e o enxerto de células-tronco do doador não conter células T de memória específicas de proteção contra o CMV. Em contraste, o risco de complicações relacionadas com o CMV, incluindo a morte, após o transplante de órgãos, é maior quando o dador de órgãos é CMV-seropositivo e o receptor é CMV-seronegativo, embora a gravidade tenda a variar de acordo com o órgão a ser transplantado.

O padrão-ouro para o diagnóstico de doença por CMV no tecido continua a ser a demonstração de CMV em uma amostra de biópsia do órgão envolvido. CMV pode ser demonstrado na amostra de biópsia utilizando histologia (como a demonstração de corpos de inclusão CMV), a identificação de antígenos CMV por imuno-histoquímica, por hibridização *in situ* de DNA, ou (menos preferido) a cultura de CMV. Sorologia para demonstrar IgG específico para CMV no sangue de pacientes receptores de transplante não é recomendado para o diagnóstico da infecção aguda pelo CMV após o transplante. A técnica mais utilizada é o teste de ácido nucleico, que muitas vezes é realizado utilizando reação em cadeia de polimerase (PCR). Usando esta abordagem, a carga viral de CMV pode ser utilizada para diversas indicações, incluindo o diagnóstico rápido de infecção por CMV, prognóstico da gravidade da infecção, monitoramento de eficácia antiviral e avaliação do risco de recaída.

O tratamento padrão para a doença de CMV é o ganciclovir endovenoso (EV), a 5 mg/kg 2 vezes por dia, ou valganciclovir, a 900 mg por via oral 2 vezes por dia. A administração EV de ganciclovir exige acesso intravenoso, com eventual necessidade de hospitalização do paciente, podendo complicar-se por infecções bacterianas ou fúngicas relacionadas com o cateter. O valganciclovir oral tem excelente biodisponibilidade, fornecendo níveis de ganciclovir sistêmicas comparáveis com a administração endovenosa de ganciclovir, mas depende da absorção eficiente no trato gastrointestinal. Ambos, valganciclovir e o ganciclovir por via intravenosa, têm-se demonstrado eficazes para o tratamento da doença por CMV, bem como na infecção assintomática e moderada em receptores de órgãos por transplante.

John Cunningham Vírus (JCV)

O JC vírus (JCV) é um membro da família *Polyomaviridae*, cujos hospedeiros naturais incluem os seres humanos, outros primatas, roedores, coelhos e aves. O JCV é bem conhecido por residir nas vias urinárias, e, possivelmente, outros órgãos, em 50-60% da população adulta, onde ele geralmente é assintomático, embora possa causar uma infecção local que não está significativamente associado à morbidade em indivíduos imunocompetentes. Entre os indivíduos adultos, 70 a 90% são soropositivos para JCV. Sob certas condições, que incluem imunossupressão, o JCV pode infectar a oligodendróglia no cérebro, causando a leucoencefalopatia multifocal progressiva (LMP), uma doença desmielinizante progressiva e debilitante. Trata-se uma infecção oportunista fatal considerada uma doença-órfã, sendo, entretanto, significativa na AIDS, afetando quase 4% dos pacientes, associada ao uso de novos agentes terapêuticos imunossupressores que predispõem ao surgimento da LMP.

O desencadeamento da LMP a partir do JCV latente depende de um conjunto de eventos que incluem o comprometimento ou alteração imune do hospedeiro e culminando na chegada do vírus ao cérebro do hospedeiro. Para tanto, são necessárias: a) alterações virais adquiridas na região de controle não codificante (RCNC) que aumentam sua transcrição e replicação nas células gliais e células B; presença e/ou suprarregulação na célula infectada (progenitor hematopoiético, célula B, célula glial) de fatores de ligação do DNA, que se ligam aos RCNC recombinantes; e c) travessia da barreira hematoencefálica pelo vírus (livre ou dentro da célula B), onde ocorre a infecção lítica quando da chegada ao oligodendrócito.

Apesar de a apresentação clínica da LMP ser extremamente variada, os sintomas mais comuns incluem distúrbios visuais, alterações comportamentais e hemiparesia. O declínio cognitivo na ausência de déficits na função motora ou sensorial é incomum. As lesões de desmielinização na LMP, inicialmente, se apresentam distribuídos na matéria branca subcortical. Com o progresso da doença, o vírus se dissemina de célula para célula e cada foco cresce, de forma que áreas microscópicas de necrose podem tornar-se lesões macroscópicas. Usualmente, a LMP se apresenta de forma bilateral, mas assimétrica, acometendo a substância branca supratentorial, mas pode, também, se apresentar de forma unilateral, podendo também haver uma única lesão. O lobo parietal é mais comumente envolvido, seguido do lobo frontal. As lesões supratentoriais normalmente envolvem matéria branca subcortical com aparência recortada. O envolvimento da substância branca tem sido relatado, iniciando nas regiões subcorticais, o local de maior fluxo sanguíneo e, em seguida, mover-se na matéria branca profunda no centro semioval e regiões periventriculares. As lesões na substância cinzenta são associadas ao envolvimento da substância branca em quase todos os casos. O tálamo é a área mais comumente afetada, seguido do gânglio basal. Na fase final da doença, há atrofia generalizada e difusa.

A ressonância magnética (RM) é a modalidade de imagem de escolha se houver suspeita de diagnóstico clínico de LMP, com lesões normalmente manifestando-se como de alta intensidade de sinal nas sequências ponderadas em T2 e FLAIR. O teste de anticorpos não é, atualmente, de significância no diagnóstico após o início dos sintomas, embora possa ser utilizado em protocolos de estratificação do risco para os pacientes em fase inicial da terapia imunomoduladora. O teste confirmatório para suspeita de LMP é a demonstração de DNA JCV no liquor ou no cérebro por PCR. A detecção de DNA JCV no sangue não é de significado diagnóstico, já que a viremia pode estar presente na ausência de LMP e uma porcentagem de pacientes com LMP não é virêmica. Atualmente não há tratamento para esta doença.

FUNGOS

Pneumocystis jirovecii

Pneumocystis (ver Capítulo 34) é um fungo extracelular, membro da família *Pneumocystidaceae*. A transmissão espécie-específica da *Pneumocystis* ocorre por via respiratória de um hospedeiro para outro. Em um hospedeiro com o sistema imunológico hígido, não há risco de vida, embora uma manifestação branda da doença clínica possa ocorrer no momento da infecção primária. A latência foi relatada em indivíduos previamente infectados, bem como entre indivíduos assintomáticos, com a presença do fungo identificado por broncoscopia.

Além de pacientes com AIDS (a principal população imunocomprometida afetada), a infecção por *Pneumocystis*, ocasionalmente, tem sido relatada associada ao transplante de órgãos, terapia prolongada com corticosteroides, malignidade hematológica e outros estados de imunodeficiência. Na população imunocomprometida, o envolvimento extrapulmonar tem sido relatado com certa frequência, atingindo, principalmente, o trato gastrointestinal. A pneumocistose também tem sido relatada em associação à terapêutica com infliximab, tratamento imunossupressor para a doença de Crohn e artrite reumatoide. Tanto no pulmão quanto em outros locais afetados, ocorre grande variedade de respostas inflamatórias, incluindo a inflamação granulomatosa, proeminente infiltração por macrófagos e necrose. A colonização pelo *Pneumocystis* pode levar à obstrução das vias aéreas e ao desenvolvimento de enfisema pulmonar.

O diagnóstico da pneumocistose é feito por broncoscopia. O PCR em tempo real é altamente sensível à detecção do *Pneumocystis* na lavagem broncoalveolar, expectoração, e lavagens orais. No entanto, pacientes imunocomprometidos podem apresentar colonização de baixo nível por *Pneumocystis* em situações onde a causa da disfunção pulmonar é outra, portanto, o valor preditivo positivo desta técnica é limitado como método para ajudar a determinar quando tratar o *Pneumocystis* como a causa da disfunção respiratória de um paciente. Atualmente, portanto, o PCR em tempo real permanece uma ferramenta de investigação. Até a presente data, nenhum biomarcador específico tem valor preditivo positivo ou negativo suficiente para ser clinicamente útil.

A seleção de tratamento inicial depende da gravidade do acometimento do paciente, outras condições de comorbidade, e a capacidade do paciente de tolerar um agente específico. O quadro clínico brando é definido como pressão parcial de oxigênio (pO_2) superior a 70 mmHg em ar ambiente e um gradiente alveoloarterial inferior a 35 mmHg. O tratamento de primeira escolha na infecção por *Pneumocystis* de qualquer é o trimetoprima-sulfametoxazol (TMP-SMX), mesmo que a doença tenha ocorrido enquanto o agente profilático estava em uso. O TMP-SMX tem-se demonstrado superior aos outros regimes de tratamento e, igualmente eficaz, a pentamidina intravenosa, com menos reações adversas graves. Para doença leve, TMP-SMX oral pode ser administrado a uma dose de 2 comprimidos (160 mg TMP e SMX 800 mg) a cada 8 horas. Para o quadro mais grave, a terapia intravenosa é a preferida, com doses de 15 a 20 mg/kg de TMP e 75 a 100 mg/kg de SMX divididas a cada 6 a 8 horas. O tratamento pode ser modificado para terapia oral uma vez que a estabilidade clínica seja atingida, e o paciente possa tolerar a ingestão oral. A terapêutica é continuada durante 21 dias e não há nenhuma utilidade para o teste de diagnóstico repetido uma vez que a detecção do microrganismo em amostras respiratórias não indica falha do tratamento.

Candida

Candidíase (ver Capítulo 90) é a infecção fúngica invasiva mais comum em transplantados, sendo responsável por 50-60% infecções. Espécies de *Candida*, particularmente *Candida albicans*, são colonizadores frequentes do sistema gastrointestinal humano, trato respiratório e reprodutivo, bem como da pele. Em geral, a doença invasiva ocorre a partir de uma fonte endógena, usualmente da pele ou do intestino. A candidíase invasiva é quase sempre precedida pela colonização. O risco de doença invasiva está relacionado com a intensidade da colonização, que pode ser aumentada pela exposição prolongada a antibióticos de amplo espectro, a utilização de corticosteroides, diabetes melito, internação prolongada em uma unidade de terapia intensiva e sondagem vesical. Embora a colonização geralmente seja um pré-requisito para a infecção, a colonização, mesmo elevada, não necessariamente acarreta a doença invasiva. O desenvolvimento de forma invasiva depende da virulência do organismo e a insuficiência de defesas imunológicas do hospedeiro.

A transmissão de espécies de *Candida* durante o processo de transplante tem sido amplamente documentada. A *Candida* pode contaminar o órgão enquanto o doador ainda está vivo, ou durante o processo de coleta, processamento ou transplante. Em casos de transplante renal, a infecção pode envolver o local da incisão, do trato urinário, parênquima renal ou vascular renal e pode levar à perda de órgãos. O fluido de preservação de órgãos também pode tornar-se contaminado com espécies de *Candida* e servir como canal para a transmissão. Evitar o uso de órgãos de pacientes com candidíase ativa e cultura prévias são estratégias preventivas importantes.

O diagnóstico pode ser simples, quando espécies de *Candida* são identificados a partir de um local normalmente estéril, tal como sangue, fluido intra-abdominal ou material de abcessos. No entanto, a interpretação dos resultados da cultura a partir de locais não estéreis pode ser um desafio. O isolamento de espécies de *Candida* nas fezes, superfícies da pele, drenos, secreções respiratórias e urina não indica, necessariamente, infecção, mas pode ser um sinal para pacientes com risco maior de desenvolver uma infecção. Além disso, a sensibilidade da hemocultura para detectar *Candida* não é ideal e muitos pacientes com a doença disseminada podem apresentar hemoculturas negativas. A identificação da espécie de *Candida* é importante em razão da variabilidade interespécies no potencial patogênico e susceptibilidade a agentes antifúngicos. A formação de tubo germinativo, na presença de soro, é um teste rápido que é sugestivo (mas não de diagnóstico) de *C. albicans*. Os ensaios comumente utilizados incluem aparecimento de crescimento de colônias em meio seletivo, teste metabólico e hibridização *in situ* fluorescente.

A terapia inicial sugerida deve ser com uma equinocandina (caspofungina, micafungina ou anidulafungina). A equinocandina também deve ser considerada como parte de terapêutica empírica para sepse de etiologia obscura em receptores de órgãos, particularmente no período pós-operatório imediato e nos receptores de órgãos abdominais. A *C. parapsilosis* e *Candida guilliermondii* demonstraram menos sensibilidade *in vitro* para as equinocandinas, e estes casos devem ser tratados com medicamentos alternativos. Pacientes que estão estáveis, não apresentam neutropenia e não tiveram exposição recente a antifúngico azólico podem ser candidatos à terapia inicial com fluconazol. Formulações lipídicas de anfotericina B (AmB) ou voriconazol podem ser empregadas como agentes alternativos, mas estão associadas a um aumento de toxicidade. A duração do tratamento deve ser de pelo menos 2 semanas após a realização de hemocultura e a resolução dos sintomas atribuíveis à candidemia.

Pacientes estabilizados podem ser considerados para a conversão de fluconazol e voriconazol com base nas espécies de *Candida* isoladas e no perfil de suscetibilidade. Ambos os agentes possuem a vantagem de poderem ser administrados por via oral, mas o voriconazol está associado ao aumento de toxicidade e interações medicamentosas. O uso desta última para o tratamento de candidíase deve ser reservado a casos de resistência. Uma proporção substancial de *C. glabrata* isolada e todos os *C. krusei* têm sensibilidade reduzida ao fluconazol. O voriconazol pode ser uma opção para estes pacientes. O espectro de atividade do posaconazol com respeito a *Candida* geralmente é semelhante ao do voriconazol. No entanto, o papel de posaconazol em candidíase invasiva não é claro.

Aspergilose

A aspergilose (ver Capítulo 91) é a segunda infecção mais comum, representando 20-25% das infecções fúngicas. Em receptores de transplante de pulmão, a aspergilose é a infecção mais comum. A infecção pode ser causada por reativação de um processo tal como uma colonização previamente quiescente ou uma infecção subclínica, ou uma infecção *de novo* após exposição ao fungo pós-transplante.

A exposição é quase exclusivamente causada por inalação de conídios de *Aspergillus* de uma fonte ambiental. Assim sendo, a infecção envolve o trato respiratório e/ou seios nasais. A espécie infectante mais comum é a *Aspergillus fumigatus*. Infecções causadas por *Aspergillus flavus*, *Aspergillus niger* e *Aspergillus terreus* são menos comuns. Clinicamente, a infecção pode apresentar-se de forma subclínica ou por meio de uma infecção após o transplante. A transmissão nosocomial que leva à colonização e até mesmo infecção tem sido descrita. A transmissão de *Aspergillus* via transplante pode ocorrer diretamente do órgão ou como consequência da contaminação do fluido de preservação por esporos. Locais incomuns de infecção, como o trato urinário, anastomose do enxerto e válvula cardíaca são sugestivos de infecção derivados do doador. O tratamento imediato de outros receptores de órgãos do paciente-fonte pode ajudar a evitar o desenvolvimento da aspergilose invasiva. A profilaxia antifúngica também deve ser considerada em pacientes que receberam órgãos de doadores com culturas respiratórias positivas para *Aspergillus*.

Os fatores de risco para o desenvolvimento da aspergilose invasiva são o estado de imunossupressão do paciente, intensidade da exposição e do tipo de órgão transplantado. Em geral, aspergilose invasiva é mais provável de ocorrer em pacientes com insuficiência renal, hemodiálise, infecções bacterianas, leucopenia, doença por CMV naqueles que requerem elevados níveis de imunossupressão ou novos transplantes. Pacientes imunocomprometidos e com doenças crônicas que se tornam criticamente doentes podem apresentar risco elevado para aspergilose de início precoce. Na era atual, onde o uso de antifúngicos profiláticos e preventivos é cada vez mais utilizado nos pacientes de risco, o início da aspergilose invasiva pode ser adiado por vários meses.

As manifestações clínicas podem variar de colonização assintomática a traqueobronquite, aspergilose pulmonar invasiva, empiema pleural e doença disseminada. A apresentação pode ser sutil com tosse crônica, febre ou mal-estar. A traqueobronquite por *Aspergillus* pode causar obstrução das vias aéreas, ulcerações e formação de pseudomembrana. Locais de infecção além do trato respiratório incluem o sistema esquelético, tireoide, pele e sistema nervoso central. Estes frequentemente são causados por disseminação por infecção primária do trato respiratório.

O diagnóstico por cultura permanece uma modalidade importante para a identificação de *Aspergillus* ao nível da espécie e para melhorar a sensibilidade em caso de coloração negativa de fungos. Identificar as espécies de *Aspergillus* pode fornecer pistas importantes para suscetibilidade aos antifúngicos e potencial patogênico do organismo identificado. Espécimes potencialmente infectados podem exigir procedimentos invasivos (p. ex., de broncoscopia e/ou biópsia do pulmão), a fim de serem obtidos, e as técnicas de coloração e de cultura típicas são, muitas vezes, insensíveis. Abordagens radiográficas para o diagnóstico precoce tornaram-se cada vez mais importante. No entanto, características radiográficas de infecção pulmonar são variáveis e podem incluir nódulos ou massas. Na tomografia computadorizada estes podem estar associados a áreas de opacidade em vidro fosco, de baixa densidade central, caixa de ar central ou broncogramas aéreos.

Os princípios básicos da terapia incluem terapia antifúngica eficaz e reversão de imunossupressão. A implementação rápida de um tratamento antifúngico eficaz é, provavelmente, essencial para melhorar os resultados. Portanto, devem ser feitos todos os esforços para estabelecer o diagnóstico o mais precoce possível, e a terapêutica empírica deve ser fortemente considerada nos casos em que há suspeita de aspergilose invasiva (p. ex., processos pulmonares subagudos e lesões cerebrais). Mesmo quando o diagnóstico é estabelecido e o tratamento antifúngico eficaz é instituído, o desbridamento cirúrgico adjuvante é, por vezes, necessário. A duração da terapêutica depende da resposta clínica e radiográfica, do estado de imunocomprometimento do local e da extensão da infecção do paciente. O tratamento de primeira linha é com o voriconazol. Formulações lipídicas de AmB podem ser utilizadas como agentes alternativos em pacientes que não toleram o voriconazol, ou cuja doença progride, apesar da sua utilização.

Criptococose

A criptococose (ver Capítulo 88) é a terceira causa mais comum de infecções fúngicas em receptores de órgãos, sendo responsável por cerca de 7-8% das infecções fúngicas nesta população. A maioria dos casos ocorre no rim, e em menor grau, em receptores de transplante de fígado. O organismo infectante geralmente é *C. neoformans*, que apresenta uma distribuição mundial e é onipresente no ambiente.

O desenvolvimento de infecção depende da interação entre o estado imunológico e exposição ambiental do paciente antes ou após o transplante. O tempo de início de sintomas pode ser tão curto como 2-3 meses após o transplante, entretanto, a maioria dos casos ocorre entre 2 e 5 anos pós-transplante. Os pacientes cuja criptococose é resultado da reativação da infecção anterior tendem a desenvolver a doença mais cedo. Os fatores de risco para infecção incluem a utilização de corticosteroides e recebimento de doses múltiplas de células T (como por exemplo globulina antitimócito ou alentuzumabe). A transmissão de *C. neoformans* a partir de um doador foi descrita em receptores de transplante de rins, fígado e de pulmão. Indicadores para esta modalidade de transmissão incluem o início da infecção muito precoce após o transplante e locais incomuns de envolvimento, como o próprio enxerto ou o local da cirurgia. Os locais mais comuns da infecção são o pulmão e o SNC. Em cerca de dois terços dos pacientes, a infecção é disseminada para envolver múltiplos órgãos. A maioria dos pacientes com criptococose pulmonar apresenta-se com sintomas respiratórios. Os achados radiológicos geralmente apresentam lesões únicas ou múltiplas nodulares ou, menos comumente, infiltrações pulmonares. Outras manifestações incluem massas pulmonares, cavidades e derrames pleurais. Em alguns pacientes, a criptococose pulmonar é descoberta por acaso quando radiografias são realizadas para outra indicação. Muitos pacientes com criptococose pulmonar também possuem doença do SNC, podendo ser assintomática.

As manifestações clínicas incluem cefaleias, alterações do estado mental, alterações visuais e sintomas neurológicos focais. Além de dores de cabeça e alterações neurológicas, sinais de envolvimento do SNC incluem a doença de início tardio (> 2 anos após o transplante), títulos de antígeno no soro superiores a 1:64 e presença de fungemia. A infecção pode ser limitada à meningite ou envolver o parênquima cerebral. Os resultados tendem a ser pior com parênquima em comparação com a doença meníngea.

O diagnóstico pode ser estabelecido com visualização do fungo na coloração de Gram ou Índia e pela cultura do liquor. No entanto, a coloração direta pode ser positiva em apenas 50% dos casos e as culturas em aproximadamente 80% dos pacientes com doença do SNC. O teste de antígeno criptocócico no liquor apresenta excelente sensibilidade e especificidade (90%).

A terapia antifúngica na criptococose varia conforme o local e a extensão da infecção. No caso de doença grave pulmonar e/ou neurológica, o tratamento de escolha é um produto de AmB. Se possível, a flucitosina deve ser adicionada. A duração do tratamento com esta terapia inicial geralmente é de 2 semanas, mas em última análise, dependente da resposta clínica e microbiológica. Se a flucitosina não puder ser administrada, muitos especialistas recomendam que se estenda a terapia com AmB por 4 semanas. Uma vez que o paciente tenha sido estabilizado com o esquema acima mencionado, pode ser transferido para fluconazol em 400-800 mg por dia, durante mais 8 semanas e, em seguida, 200-400 mg por 6-12 meses. Em casos de infecção pulmonar focal ou incidentalmente detectada, fluconazol isoladamente a 400 mg/dia durante 6-12 meses pode ser suficiente. No entanto, as doenças disseminadas devem ser excluídas com a análise do liquor antes de iniciar este tipo de regime.

BACTÉRIAS

Gram-negativas

As infecções com bactérias Gram-negativas e o aumento da resistência antimicrobiana em razão do uso excessivo de antibióticos em pacientes com câncer mudaram a epidemiologia da bacteremia em pacientes com neutropenia nos últimos anos. Entre os microrganismos Gram-negativos, que são isolados em até 80% de bacteremias polimicrobianas, *Escherichia coli*, *Klebsiella* spp. e *Pseudomonas aeruginosa* permanecem as espécies mais predominantes, embora outras espécies como a *Enterobacteriaceae*, *Stenotrophomonas maltophilia* e *Acinetobacter* spp também podem ser isoladas. De particular desafio são as infecções por *Staphylococcus aureus* resistente à meticilina (MRSA), representando até 50% de todas as infecções estafilocócicas; enterococos resistente à vancomicina (VRE); β-lactamase de espectro estendido (ESBL), que produzem bactérias Gram-negativas; e outros organismos multirresistentes (MDR), como *Acinetobacter baumannii*, *Klebsiella pneumoniae* resistente à carbapenema (KPC), *P. aeruginosa*, e *E. coli* resistente à fluoroquinolona.

Embora as diretrizes de prática clínica recentes recomendem profilaxia com ciprofloxacino ou levofloxacino durante a neutropenia grave em pacientes com leucemia aguda e receptores de transplante de células-tronco hematopoéticas, sua utilização generalizada tem sido associada a uma prevalência crescente de patógenos MDR incluindo os Gram-negativos, MRSA e VRE. O uso inadequado de antibióticos e, consequentemente, a demora em iniciar o tratamento apropriado, é considerada a principal causa de prognóstico desfavorável em pacientes com infecções graves, especialmente entre os receptores de transplante de células-tronco humanas durante o período de pós-transplante imediato.

Infecções que se originam na corrente sanguínea, a pneumonia e a mucosite representam locais de preferência para a proliferação dessas bactérias. Neste cenário, o início imediato de uma terapêutica empírica adequada, reavaliação após a disponibilidade de teste de sensibilidade, e a continuação de uma terapia-alvo, tendo em mente as comorbidades do paciente, tipo e local da infecção, e resistência a drogas do patógeno, podem contribuir para uma redução da mortalidade.

A abordagem clássica consiste em monoterapia empírica inicial usando um β-lactâmico (p. ex., ceftazidima, cefepima ou piperacilina-tazobactam) visando a infecções de *Enterobacteriaceae* e *P. aeruginosa* sem ESBL ou carbapenemase produzindo cobertura Gram-negativa. Se ocorrer a deterioração clínica ou o isolamento de um agente patogênico resistente, em seguida, a terapia é aumentada usando um antibiótico de largo espectro ou uma combinação de agentes antimicrobianos.

Entre as infecções MDR, particularmente desafiadoras, estão as infecções causadas por bactérias Gram-negativas MDR difíceis de tratar, como *P. aeruginosa* e *K. pneumoniae*, em decorrência de as opções antimicrobianas disponíveis serem limitadas, junto às altas taxas de mortalidade relatadas. Neste contexto, o papel da terapia de combinação foi preconizado para proporcionar uma cobertura mais ampla, evitar o surgimento de suscetibilidade reduzida, e obter uma sinergia antibacteriana. Em infecções causadas por *Pseudomonas*, uma terapia inicial combinada reduz significativamente a probabilidade de terapia inadequada, apesar de resultados semelhantes serem atingidos utilizando-se a terapia direcionada uma vez identificada a suscetibilidade. Por outro lado, a associação de pelo menos dois compostos ativos (p. ex., colistina e doses elevadas de meropenem, 6 g/d, com tigeciclina ou gentamicina) tem sido associada a taxas de sobrevivência aumentadas nas infecções graves relacionadas com o KPC.

Avaliação imediata, verificação de risco e tratamento com antibióticos de amplo espectro empíricos são necessários quando há suspeita de infecção resistente em pacientes hematológicos ou com imunocomprometimento grave. A reavaliação após 48 a 72 horas a partir do início de um tratamento empírico sempre deve ser realizada a fim de evitar o uso desnecessário de antibióticos de amplo espectro, ou para escolher uma terapia-alvo adequada em caso de múltiplas resistências documentadas.

Gram-Positivas

As bactérias Gram-positivas podem causar amplo espectro de enfermidades em hospedeiros imunocomprometidos e imunocompetentes. Apesar do crescente conhecimento sobre os padrões de transmissão de resistência e novos antibióticos, estes organismos continuam a causar morbidade e mortalidade significativa, especialmente no contexto dos cuidados de saúde.

Cocos Gram-positivos (CGP) representam, hoje, uma das espécies dominantes nas infecções nosocomiais: um estudo recente revelou que a maioria destas é causada por CGP, como o *Staphylococcus aureus* (16%, e destes, 50%, sendo resistentes à meticilina [MRSA]) e outras espécies de *Enterococcus* (14%; com os enterococos resistentes à vancomicina [VRE] representando, aproximadamente, 3,5% de todas as infecções). Novos padrões de resistência também estão surgindo, incluindo *Staphylococcus aureus* intermediário para vancomicina (VISA) (aumentos na concentração mínima de *Staphylococcus aureus* inibitória à vancomicina sem ultrapassar o limite de resistência), *Staphylococcus aureus* resistente à vancomicina (VRSA) em decorrência da aquisição do gene *vanA*, bem como a resistência à daptomicina e linezolida. Tendo em vista estes padrões de resistência recém-descritos, testes de suscetibilidade aos antibióticos e dosagem adequada são de suma importância para a gestão adequada de infecções nos pacientes imunocomprometidos.

Com o avanço de dispositivos (p. ex., dispositivos ventriculares, cateteres intravenosos assistidos), houve um aumento na incidência de bacteremia em decorrência da CGP. Junto com a remoção do dispositivo e uma pesquisa meticulosa para focos metastáticos de infecção (discite, osteomielite, abscesso epidural), o tratamento com antibióticos continua a ser o padrão-ouro da terapêutica. O antibiótico ideal contra bactérias Gram-positivas deve ser um agente bactericida com atividade rápida, uma boa penetração no biofilme, uma modalidade fácil de administração, um bom perfil de segurança e com uma atividade microbiológica semelhante contra diferentes cepas de MSSA, MRSA e VRE.

Quando houver suspeita de infecção por *Staphylococcus aureus*, a terapia de combinação com uma penicilina antiestafilocócica (nafcilina, oxacilina) e vancomicina deve ser empregada até que os resultados de susceptibilidade sejam conhecidos. A daptomicina emergiu como um bom agente alternativo para bacteremia e endocardite causadas pelo *Staphylococcus aureus*. Até o momento, os dados disponíveis são limitados para formular recomendações das diretrizes para a cobertura de CGP, exceto para a cobertura de VRE em certas populações de pacientes de alto risco (receptores de transplante hepático, complicações pós-cirúrgicas em pacientes com antibióticos prévios, pacientes submetidos à cirurgia hepatobiliar e pacientes com conhecida colonização VRE).

Os avanços no manejo de pacientes com lesões e distúrbios neurológicos também resultaram em aumento da ocorrência de infecções nesses locais. O tratamento deve incluir vancomicina e/ou a ceftriaxona em doses que irão assegurar uma penetração adequada para o sistema nervoso central (SNC). A linezolida também surgiu como um agente alternativo especialmente quando a vancomicina não é uma opção causada por níveis mínimos inatingíveis ou toxicidade renal, em decorrência de penetração excelente do SNC de linezolida, mesmo na ausência de meningite. A ceftarolina (ver Capítulo 10) também parece ser um agente aceitável para tratar meningite causada por *Streptococcus pneumoniae*.

CONTRIBUIÇÃO DOS AUTORES

Todos os autores contribuíram com levantamento bibliográfico, aspectos clínicos, diagnóstico diferencial, tratamento, profilaxia, elaboração e redação, supervisão e revisão do texto.

BIBLIOGRAFIA

Blijlevens NMA, van der Velden WJFM. Infections in ithe immunocompromised host: general principles. In: Bennett JE, Dolin R, Blaser MJ (Eds.). Mandell, Douglas, and Bennett's Principles and Practice of Infectious Diseases, 9th ed. Philadelphia: Elsevier Saunders; 2020. p. 1739-1760.

Cortegiani A, Madotto F, Gregoretti C, et al. Immunocompromised patients with acute respiratory distress syndrome: secondary analysis of the LUNG SAFE database. Crit Care 2018;22:157.

Drgona L, Colita A, Klimko N, Rahav G, Ozcan MA, Donnelly JP. Triggers for driving treatment of at-risk patients with invasive fungal disease. J Antimicrob Chemother 2013 Nov;68 Suppl 3:iii17-iii24.

Eden JS, Chisholm RH, Bull RA, et al. Persistent infections in immunocompromised hosts are rarely sources of new pathogen variants. Tanaka Virus Evol 2017;3(2):vex018.

Englund J, Feuchtinger T, Ljungman P. Viral infections in immunocompromised patients. Biol Blood Marrow Transplant 2011 Jan;17(1 Suppl):S2-5.

Fishman JA. Infections in immunocompromised hosts and organ transplant recipients: essentials. Liver Transpl. 2011 Nov;17 Suppl 3:S34-7.

Geller M, Santos A. Enfermidades parasitárias e imunodepressão. In: Siqueira-Batista R, Gomes AP, Santos SS, Santana LA. Parasitologia: fundamentos e prática clínica. Rio de Janeiro: Guanabara Koogan; 2020.

George MP1, Masur H, Norris KA et al. Infections in the immunosuppressed host. Ann Am Thorac Soc. 2014 Aug;11 Suppl 4:S211-20.

Kollef MH1, Golan Y, Micek ST, Shorr AF, Restrepo MI. Appraising contemporary strategies to combat multidrug resistant gram-negative bacterial infections - proceedings and data from the Gram-Negative Resistance Summit. Clin Infect Dis 2011 Sep;53 Suppl 2:S33-55; quiz S56-8.

Lamps LW, Lai KK, Milner DA Jr. Fungal infections of the gastrointestinal tract in the immunocompromised host: an update. Adv Anat Pathol. 2014 July;21(4):217-27.

Shoham S. Emerging fungal infections in solid organ transplant recipients. Infect Dis Clin North Am 2013 June;27(2):305-16.

Taur Y, Pamer EG. The intestinal microbiota and susceptibility to infection in immunocompromised patients. Curr Opin Infect Dis 2013 Aug;26(4):332-7.

Thom KA, Kleinberg M, Roghmann MC. Infection prevention in the cancer center. Clin Infect Dis 2013 Aug;57(4):579-85.

Vazquez-Guillamet C, Kollef MH. Treatment of Gram-positive infections in critically ill patients. BMC Infect Dis 2014 Nov 28;14:92.

INFECÇÕES RELACIONADAS À HEMOTRANSFUSÃO

Jorge Luiz Dutra Gazineo ▪ Mônica Pires Mariano Lessa

INTRODUÇÃO

A possibilidade de as infecções serem transmitidas por transfusões sanguíneas é conhecida há vários anos. Características inerentes ao agente infeccioso, como possuir fase sanguínea assintomática, capacidade de sobrevivência do mesmo ao processamento e à conservação dos produtos sanguíneos e infectividade significativa quando transmitido por via transfusional, somadas ao estado imunológico do hospedeiro, determinarão a frequência e a gravidade das infecções transmitidas.

A despeito de as novas técnicas de detecção de agentes infecciosos proporcionarem um risco de transmissão de infecções transfusionais próximo de zero, é pouco provável que qualquer método de triagem novo tenha uma sensibilidade de 100% de detecção destas infecções no período de "janela imunológica", que é definido como o período logo após a infecção aguda em que o doador de sangue pode transmiti-la a um receptor suscetível, mas o teste de triagem específico não conseguirá detectá-la. Na realidade, novas técnicas que são capazes de detectar o material genético do agente infeccioso provavelmente suplementarão, em vez de substituírem os testes de triagem disponíveis atualmente nos bancos de sangue.

A globalização, com o aumento das viagens internacionais e da migração de pessoas e animais, aumenta o risco de exposição a agentes infecciosos que causam endemias em países das regiões tropicais e subtropicais do planeta. Decorrente disso há a possibilidade que tais doenças, inexistentes em regiões não endêmicas, sejam transmitidas por meio de transfusões sanguíneas a pessoas suscetíveis a estas infecções. Além disso, a maioria dos médicos de regiões não endêmicas pode não estar familiarizada com estas doenças e apresentar dificuldade para diagnosticá-las e instituir, precocemente, o tratamento específico adequado.

No Brasil, segundo a Portaria Nº 158 de 04/02/2016 do Ministério da Saúde, as pessoas que tiverem antecedentes clínico ou laboratorial, ou história atual de infecção pela hepatite B ou C, Vírus da Imunodeficiência Humana (HIV) ou Vírus Linfotrópico Humano de Células T (HTLV) serão consideradas definitivamente inaptas para a doação de sangue. Da mesma forma, serão excluídos de forma permanente os candidatos que a) tenham doado a única unidade de sangue transfundida em um paciente que tenha apresentado soroconversão recente para hepatite B ou C, HIV ou HTLV, sem ter qualquer outra causa provável para a infecção, b) possuírem *piercing* na cavidade oral e/ou genital, podendo candidatar-se à nova doação 12 meses após sua retirada e c) possuírem antecedente de compartilhamento de seringas ou agulhas.

Quadro 21-1. Portaria Nº 158 de 04/02/2016, Ministério da Saúde

Infecção	Teste(s) de triagem
Doença de Chagas	Ensaio imunoenzimático **ou** quimioiluminescência
Hepatite B	HbsAg **e** Anti-Hbc (IgG ou IgG + IgM) **e** detecção de ácido nucleico (NAT) do HBV
Hepatite C	Anti-HCV ou Anti-HCV + antígeno do HCV **e** NAT do HCV
HIV	Anti-HIV ou Anti-HIV + antígeno p24 **e** NAT do HIV
HTLV I/II	Ensaio imunoenzimático
Sífilis	Treponêmico (FTA-ABS) **ou** não treponêmico (VDRL)

Fonte: Brasil (2016).

No Brasil, esta mesma Portaria estabelece como obrigatória a realização de exames laboratoriais (Quadro 21-1) na triagem dos doadores de sangue.

INFECÇÕES TRANSFUSIONAIS CAUSADAS POR VÍRUS

Hepatite A

O vírus da Hepatite A (HAV) é um vírus de ácido ribonucleico (RNA) pertencente à família *Picornaviridae*, transmitido, principalmente, pela via fecal-oral. Segundo o Estudo de Prevalência de Base Populacional das infecções pelos vírus das hepatites A, B e C realizado entre 2004 e 2009, em todas as 26 capitais brasileiras e no Distrito Federal, em relação à hepatite A foi constatada uma endemicidade de intermediária à baixa.

Nos Estados Unidos (EUA), o risco de transmissão do HAV por meio de transfusão sanguínea é de cerca de um em um milhão de unidades de sangue transfundidas. Tal frequência extremamente baixa pode ser justificada pela ausência de portadores crônicos desta hepatite e pela exclusão da doação de sangue de portadores de HAV com viremia sintomática. Porém, casos esporádicos de HAV transfusional ocorreram em lactentes e hemofílicos. Uma explicação para tal fato seria a inativação inadequada do HAV presente nos derivados do sangue, em virtude da falta do envelope lipídico do HAV. Com o uso de processos de inativação viral mais eficazes, nenhum caso de hepatite A transfusional foi descrito recentemente nos EUA.

Hepatite B

O vírus da Hepatite B (HBV) é um vírus de ácido desoxirribonucleico (DNA) pertencente à família *Hepadnaviridae*, cujo único hospedeiro na natureza é o homem. Sua transmissão ocorre por meio da inoculação do HBV presente no sangue ou em outros fluidos corpóreos, como o sêmen e o leite materno. Em 2010, excluídos os casos ignorados/em branco, a transfusão sanguínea foi a fonte/mecanismo de infecção de 4% dos casos de hepatite B notificados no Brasil.

O antígeno de superfície do HBV (HbsAg), descoberto em 1963, inicialmente mostrou ser um marcador relativamente sensível para detecção do HBV, a despeito de possuir um período de "janela imunológica" estimado de 59 dias. Tal período de "janela imunológica" juntamente com a sensibilidade subideal do HbsAg justificam o risco persistente de transmissão do HBV pela transfusão sanguínea (em torno de um em 200.000 a 300.000 unidades de sangue transfundidas). Em consequência disso, o HBV é o vírus que, atualmente, apresenta maior risco de transmissão através da transfusão nos EUA, a despeito de a triagem clinicoepidemiológica e das técnicas atuais de detecção do HBV disponíveis.

O anticorpo dirigido contra o capsídeo do HBV (Anti-Hbc), utilizado desde 1987 como "marcador substituto" das hepatites não A não B e do HIV, foi também incluído na triagem sorológica do HBV, uma vez que pode estar presente na hepatite B aguda após o desaparecimento do HbsAg, além da possibilidade de ser detectado nos casos de hepatite B crônica com HbsAg negativo. No Brasil, segundo o Estudo de Prevalência de Base Populacional das infecções pelos vírus das hepatites A, B e C, realizado entre 2005 e 2009, a prevalência de positividade do anti-HBc, na faixa etária entre 10 e 69 anos, foi de 7,4%, classificando a população estudada como de baixa endemicidade.

Nos EUA, foi incluído na triagem dos doadores o NAT do HBV com a finalidade de detectar as infecções "ocultas" pelo HBV. Todavia, tal teste ocasionou somente uma pequena redução tanto do período de "janela imunológica" como do risco de transmissão do HBV por meio de transfusão sanguínea.

No Brasil, o Ministério da Saúde, pela Portaria Nº 158 de 04/02/2016, estabelece a realização de triagem clinicoepidemiológica dos doadores e normatiza que o sangue a ser transfundido deva ser testado para detecção do HBV por meio de: a) HbsAg, b) Anti-Hbc (IgG ou IgG + IgM) e c) NAT do HBV.

Em relação à prevenção da hepatite B transfusional, além do que foi discutido anteriormente, indica-se o uso precoce da vacina contra hepatite B para pacientes em que é prevista a necessidade de transfusões múltiplas (hemofílicos, por exemplo). O uso da imunoglobulina específica (HBIG) ou da vacina contra hepatite B parece ser ineficaz na prevenção da infecção pelo HBV após a transfusão de uma unidade de sangue contaminada por este vírus.

Hepatite C

O vírus da Hepatite C (HCV) é um vírus de RNA pertencente à família *Flaviviridae*, cuja infecção crônica responde por cerca de 40% das hepatopatias diagnosticadas nos EUA, podendo evoluir para cirrose em 20% dos casos e para hepatocarcinoma em 1 a 5% dos casos. Estima-se que até 3% da população mundial possa ter sido infectada por esse vírus, o que corresponde a 185 milhões de pessoas.

No Brasil, segundo o Estudo de Prevalência de Base Populacional das infecções pelos vírus das hepatites A, B e C realizado entre 2005 e 2009, a prevalência do HCV, na faixa etária entre 10 e 69 anos, foi de 1,38%, o que corresponde a uma endemicidade baixa para esse agravo. Em 2010, excluídos os casos ignorados/em branco, a transfusão sanguínea foi a fonte/mecanismo de infecção de 26,9% dos casos de hepatite C notificados no Brasil.

O HCV é transmitido, primariamente, por meio de exposição percutânea de vulto ou repetida ao sangue contaminado. Atualmente, a transfusão sanguínea é um fator de risco incomum para aquisição do HCV, nos EUA, em razão da alta sensibilidade dos novos testes de triagem sorológica disponíveis atualmente nos bancos de sangue e da redução do período de "janela imunológica" obtida com o uso destes testes. Nos EUA, o risco de aquisição da infecção transfusional pelo HCV declinou de aproximadamente 1 em 50 unidades de sangue transfundidas em 1990, para aproximadamente 1 em 1 milhões de unidades de sangue transfundidas, após o advento do NAT do HCV. O NAT é capaz de detectar o RNA do HCV 10 a 14 dias após a infecção aguda, reduzindo o período de "janela imunológica" para o HCV para 50 a 60 dias. Comparativamente, a "janela imunológica" para detecção dos anticorpos dirigidos contra o HCV é estimada em 82 dias, podendo chegar a 192 dias, dependendo do teste sorológico utilizado.

No Brasil, o Ministério da Saúde, por meio da Portaria Nº 158 de 04/02/2016, além da triagem clínica e epidemiológica que avaliará fatores de riscos para HCV (uso de drogas ilícitas por via intravenosa, história prévia de transfusão, história de promiscuidade sexual, uso de cocaína inalatória, uso de *piercing*), estabelece que o sangue total e seus componentes devam ser testados para detecção do HCV através de: a) anticorpos dirigidos contra o HCV ou combinação de anticorpos mais antígeno do HCV e b) NAT do HCV.

A inativação viral dos crioprecipitados de fatores de coagulação (VIII e IX) e de outros produtos derivados do plasma (imunoglobulina) é outra medida preventiva que auxiliou na redução da transmissão da hepatite C transfusional. Vale ressaltar que os produtos derivados do plasma que não sofreram tal inativação deverão ser testados para pesquisa de RNA do HCV antes de serem liberados para o uso clínico.

Hepatite D

O vírus da Hepatite D (HDV) é um vírus defectivo de RNA, não envelopado, que só se replica na presença do HbsAg. A infecção pelo HDV só ocorre em duas situações: coinfecção com hepatite B aguda (com HbsAg reativo) e superinfecção superposta ao estado de portador crônico de HbsAg. É o agente etiológico principal da febre Negra de Lábrea, caracterizada por hepatopatia grave e encefalopatia, com letalidade alta associada (cerca de 90%).

No período de 1999 a 2011, foram notificados 2.197 casos confirmados de hepatite D no Brasil. Quanto à forma clínica, entre 1999 e 2011, 73,6% dos casos foram notificados como forma crônica, 18,2% como aguda e 0,6% como fulminante.

Ainda naquele período, ocorreram 437 óbitos por hepatite D, 303 deles tendo a hepatite D como causa básica do óbito.

A triagem sorológica efetuada para o HbsAg em doadores de sangue geralmente ocasiona uma grande proteção para os receptores de sangue HbsAg negativos, sendo desnecessária a triagem específica para o HDV (pesquisa de antígeno e de anticorpos dirigidos contra o HDV). Em relação aos receptores HbsAg positivos, além da triagem sorológica do sangue do doador para HbsAg, é recomendada que a transfusão seja proveniente de uma ou de *minipool* de fontes de plasma.

Hepatite E

O vírus da Hepatite E (HEV) é um vírus de RNA pertencente à família *Caliciviridae*, transmitido, principalmente, por via fecal-oral. No período de 1999 a 2011, foram notificados 967 casos confirmados de hepatite E no Brasil. No Brasil, entre 1999 e 2011, foram verificados 86 óbitos por hepatite E, tendo 51 deles a hepatite E como causa básica do óbito.

A infecção por HEV transmitida por transfusão foi documentada em muitos países da Europa e no Japão. Apenas uma pequena minoria dos receptores de sangue ou produtos sanguíneos infectados pelo HEV desenvolveu hepatite. Quando o sangue total ou seus componentes infectados pelo HEV são administrados a um paciente imunodeprimido, existe risco significativo de o receptor desenvolver infecção crônica pelo HEV.

Hepatites não A-E

Estudos realizados com doadores de sangue americanos mostraram que a soroprevalência do vírus da Hepatite G (HGV) variou de 1 a 7%. Posteriormente, apesar de o mesmo ser passível de transmissão por via transfusional, não foi constatada associação deste vírus com casos de hepatite. Em consequência disso, atualmente, não é preconizada qualquer triagem dos doadores de sangue para este vírus.

Tal como ocorreu com o HGV, a despeito de um interesse científico inicial, não foi vista qualquer associação do Torque Teno vírus (TTV) e do *SEN vírus* (SENV) com casos de hepatite transfusional, sendo desnecessária a triagem dos doadores de sangue para estes vírus.

Síndrome da Imunodeficiência Adquirida (SIDA/AIDS)

A SIDA/AIDS é causada pelos HIV-1 e HIV-2, retrovírus pertencentes à subfamília *Lentiviridae*. O HIV-1 responde pela quase totalidade dos casos de AIDS diagnosticados nas Américas e Europa, enquanto o HIV-2 é predominante na África.

O HIV pode ser transmitido, principalmente, através de: a) contato sexual sem preservativos, b) compartilhamento de agulhas e seringas por usuários de drogas ilícitas, c) transfusões de sangue e/ou seus derivados, d) acidentes com materiais biológicos (ocupacionais ou não) e e) transmissão vertical (durante a gestação ou parto, ou durante aleitamento materno). A eficácia da transmissão do HIV por via parenteral varia de: 0,2 a 0,5% para acidentes com materiais perfurocortantes, 0,41 a 0,92% para o uso compartilhado de seringas e agulhas por usuários de drogas ilícitas e 89 a 96% para transfusão sanguínea.

No Brasil, segundo dados do Ministério da Saúde, no período de 1980 até 30 de junho de 2014, o número de casos de AIDS associados à transfusão correspondeu a, aproximadamente, 0,43% do total dos casos notificados, enquanto a transmissão por via sexual, cuja eficácia para transmitir o HIV varia de 0,1 a 3%, respondeu por cerca de 85,1% dos casos notificados, em indivíduos com 13 anos ou mais com categoria de exposição ao HIV estabelecida.

Já foram associados à transmissão do HIV: sangue total, concentrado de hemácias e de plaquetas, plasma e fatores de coagulação, não sendo demonstrada sua transmissão pela albumina e pela imunoglobulina humana. Apesar de uma única unidade ser suficiente para a transmissão do HIV, seu risco aumenta com o número de unidades transfundidas, bem como com o número de doadores necessários à sua obtenção.

No Brasil, segundo a Portaria Nº 158 de 04/02/2016 do Ministério da Saúde, a triagem dos candidatos à doação de sangue deve ser clinicoepidemiológica e por meio da detecção dos anticorpos dirigidos contra HIV (ou da detecção combinada do anticorpo dirigido contra o HIV mais o antígeno p24 do HIV) e da detecção do ácido nucleico do HIV. A pesquisa de anticorpos contra os subtipos 1, 2 e O deverá ser incluída, obrigatoriamente, na triagem dos doadores de sangue. Em populações de baixa prevalência, como se espera que sejam as de doadores de sangue, os valores preditivos das sorologias anti-HIV reativas não são altos e, apesar de o sangue do doador reativo para o HIV ser descartado, é necessária a repetição dos testes em nova amostra para confirmação do diagnóstico de soropositividade para o HIV e sua comunicação posterior ao doador infectado.

Como em relação às demais infecções transmitidas por transfusão, a triagem clinicoepidemiológica deve ter como meta a exclusão, a princípio, de candidatos presumível ou potencialmente infectados pelo HIV, objetivando reduzir a prevalência de infectados entre os doadores que serão submetidos à triagem laboratorial, o que aumenta o valor preditivo negativo dos testes realizados, bem como a segurança da transfusão sanguínea. Devem ser excluídos candidatos com comportamento de risco, além daqueles que apresentem sinais e/ou sintomas atuais ou pregressos que possam levar à suspeição de infecção pelo HIV.

A realização de testes anti-HIV deve ser facilitada e difundida a fim de evitar que pessoas que queiram fazer o teste façam-no por meio da doação de sangue. Infelizmente esta prática ocorre em 2,7 a 7% dos candidatos à doação de sangue no Brasil, segundo estudo conduzido pela Fundação Pró-Sangue. Desta forma, aumenta-se a prevalência de infectados entre os doadores, com consequente elevação do número de falso-negativos e do risco de transmissão transfusional do HIV.

Antes do desenvolvimento do primeiro teste de triagem para o HIV, em 1985, cerca de 50% dos hemofílicos nos EUA e Europa foram infectados pelo vírus, entre 1978 e 1985. Posteriormente, em 1992, foi adicionada a detecção dos anticorpos dirigidos contra o HIV-2 e o subtipo O do HIV-1 aos testes de triagem dos bancos de sangue e, em 1995, foi incluída a detecção do antígeno p24 na triagem dos doadores de sangue nos EUA. Atualmente, com o advento do NAT do HIV houve uma redução dramática tanto do período de "janela imunológica" (56 dias dos testes sorológicos de primeira geração para 7 a 10 dias do NAT) como do risco residual de infecção pelo HIV pós-transfusão (1 para 100 unidades de sangue transfundidas em 1983 para 1 para 2 milhões de unidades de sangue transfundidas nos EUA em 2010, e 1 para 228.000 unidades de sangue transfundidas no Brasil em 2015).

HTLV-I e HTLV-II

Estima-se que cerca de 20 milhões de pessoas no mundo estejam infectadas pelo HTLV-I. Dessas, aproximadamente 90% permanecerão assintomáticas ao longo de suas vidas. Esses indivíduos mantêm uma rede de transmissão silenciosa por via sexual, sanguínea e vertical. Assim, o HTLV-I pode ser transmitido por relações sexuais, agulhas ou seringas contaminadas, pelo leite materno e pela transfusão de sangue (predominantemente por componentes celulares). A prevalência desta infecção aumenta com a idade e a soropositividade é maior no sexo feminino.

Enquanto o HTLV-I tem uma distribuição cosmopolita, o tipo II parece ser um vírus predominante no hemisfério ocidental. São consideradas áreas de alta endemicidade para o HTLV-I: o sudoeste do Japão, ilhas do Caribe (Jamaica e Trinidad e Tobago), a América do Sul e a África equatorial. O tipo II é mais prevalente entre usuários de drogas nos Estados Unidos e na Europa e é endêmico entre vários grupos indígenas das Américas. No Brasil, o HTLV-I tem menor prevalência nos extremos norte e sul do país e maior prevalência no Sudeste e na Bahia. O HTLV-II é endêmico em populações indígenas nativas das Américas, por exemplo, entre os índios Kaiapós, na Região Norte do Brasil, onde a prevalência do tipo II alcança 42% entre os filhos de mães positivas para este vírus.

Cerca de 5% dos infectados pelo HTLV-I têm possibilidade de desenvolver alguma das doenças associadas a este vírus: leucemia/linfoma de células T do adulto (LLcTA), mielopatia associada ao HTLV-I/paraparesia espástica tropical e uveíte associada ao HTLV-I. A via de transmissão favorece o desenvolvimento de doenças específicas associadas ao HTLV-I: a LLcTA correlaciona-se com o aleitamento materno, enquanto a mielopatia associada ao HTLV-I/paraparesia espástica tropical está associada à transfusão de sangue. Casos de LLcTA pós-transfusão são excepcionais.

A triagem de doadores de sangue tem-se mostrado uma estratégia eficiente na prevenção da transmissão do HTLV-I. As transfusões de sangue ainda representam um risco para infecção pelo HTLV-I em muitos países da África, como também em outras áreas menos desenvolvidas que não possuem políticas públicas apropriadas e infraestrutura para serviços de transfusão. Mesmo considerando que a prevalência de doadores HTLV-positivos nos serviços de hemoterapia brasileiros vem diminuindo, a frequência de HTLV entre doadores é cerca de 20 a 100 vezes maior do que as descritas entre doadores nos EUA e Europa. Se a "janela imunológica" para a infecção por HTLV-I/II na população de doadores com infecção recente for tão longa como a evidenciada em receptores de componentes de sangue celulares, então o risco residual não deve ser subestimado.

No Brasil, segundo a Portaria Nº 158 de 04/02/2016 do Ministério da Saúde, o doador será testado para infecção por HTLV I/II mediante detecção de anticorpo contra o HTLV I/II. O teste para triagem mais utilizado é o ensaio imunoenzimático cujo período de "janela imunológica" é, em média, de 51 dias para o HTLV-I. Alternativamente, pode-se usar a aglutinação de partículas de látex. Os testes de triagem positivos são confirmados por Western blot ou imunoblot. Esses testes também permitem a diferenciação entre os vírus HTLV-I e HTLV-II em, aproximadamente, 95% dos casos. Caso não seja possível a discriminação viral por estes métodos, o único recurso disponível é a reação em cadeia da polimerase (PCR). A discriminação entre o HTLV-I e o HTLV-II é importante, pois a morbidade do HTLV-I é muito maior do que a do HTLV-II, cuja associação à doença é muito pouco frequente.

Citomegalovírus (CMV)

Vírus de DNA pertencente à família *Herpesviridae*, que permanece latente após a infecção primária, podendo haver reativação ou reinfecção, assintomática ou não.

Segundo o Ministério da Saúde, Portaria Nº 158 de 04/02/2016, está recomendada a triagem com exames laboratoriais de alta sensibilidade para CMV dos doadores nas seguintes situações: a) pacientes submetidos a transplante de células progenitoras e de órgãos, com sorologia negativa para CMV; b) recém-nascido de mães CMV-negativo ou com resultados sorológicos desconhecidos que tenha peso ao nascer inferior a 1.200 gramas; e c) transfusão intrauterina. Entretanto, em decorrência da sensibilidade subideal dos testes sorológicos atualmente disponíveis, há risco residual de transmissão transfusional do CMV mesmo quando a transfusão é oriunda de doadores com sorologia negativa para este vírus.

Esta mesma Portaria normatiza que componentes celulares depletados de leucócitos podem substituir a utilização de componentes soronegativos para CMV. Tal orientação pode ser justificada pelo fato de o CMV necessitar da presença de leucócitos residuais para ser transmitido por meio de transfusão (concentrado de hemácias ou de plaquetas).

Vírus do Nilo Ocidental e Outros Arbovírus

O vírus do Nilo Ocidental (WNV) é um flavivírus cuja forma de transmissão mais frequente é a picada do mosquito *Culex* infectado. Tal vírus também pode ser transmitido por meio de transfusão sanguínea (concentrado de hemácias, concentrado de plaquetas e plasma fresco congelado), sendo os primeiros casos de transmissão por esta via descritos em 2002. Entre 2002 e 2009 pelo menos 32 casos de WNV transmitidos por transfusão foram documentados nos EUA. Todos estes casos foram resultantes de doadores de sangue com IgM negativa para WNV.

Exclusão dos doadores de sangue sintomáticos tem valor limitado, já que a maioria dos casos desta doença é assintomática ou oligossintomática, não impedindo a doação. Desde 2003, a triagem dos doadores de sangue, nos EUA, é feita por meio da detecção do ácido nucleico do WNV. A sensibilidade do NAT para WNV diminui quando as amostras são testadas em *minipools* (16 doações) e aumenta quando as amostras são testadas individualmente. Estima-se que, entre 2003 e 2009, a triagem utilizando o NAT do WNV de *minipools* não descartou devidamente cerca de um terço à metade das doações que continham o ácido nucleico do WNV. A suspeita clínica desta doença deve ser levantada quando transplantados ou pessoas recentemente transfundidas desenvolvem abruptamente encefalite ou paralisia flácida.

Uma vez que o vírus Zika (ZKV) pode ser transmitido por meio de transfusão sanguínea de um doador infectado, uma orientação que pode ser feita é que os candidatos à doação de sangue, que viajaram para áreas onde há casos de infecção pelo ZKV, devem evitar a doação de sangue por um período de 28 dias após seu retorno. Candidatos à doação de sangue que foram infectados pelo ZKV, após diagnóstico clínico e/ou laboratorial, deverão ser considerados inaptos por um período de 30 dias após recuperação clínica completa. Candidatos à doação de sangue que tiveram contato sexual com pessoas (homens ou mulheres) que apresentaram diagnóstico de ZKV, nos últimos 90 dias, deverão ser considerados inaptos por um período de 30 dias após o último contato sexual. A Cruz Vermelha Americana implementou uma triagem de investigação do sangue doado para o RNA do ZKV por meio de amplificação mediada por transcrição (TMA). No final do estudo observou-se que a triagem de doações de sangue nos EUA para o ZKV, feita por meio da testagem individual por TMA, foi dispendiosa e teve baixo rendimento.

Em relação ao vírus Chikungunya (CHKV), pode ocorrer transmissão por via transfusional, todavia, tal transmissão será eventual se protocolos de triagem de candidatos à doação de sangue forem adotados. Candidatos à doação de sangue de região não endêmicas e que tenham-se deslocado para regiões endêmicas ou com epidemias confirmadas para CHKV, ou ainda, candidatos que sejam procedentes de regiões endêmicas ou com epidemias confirmadas de CHKV deverão ser considerados inaptos por 30 dias. Candidatos à doação de sangue que foram infectados pelo CHKV, após diagnóstico clínico e/ou laboratorial, deverão ser considerados inaptos por um período de 30 dias após recuperação clínica completa.

Foram relatados casos esporádicos de outros arbovírus (vírus da dengue, vírus da febre do carrapato Colorado, vírus da encefalite transmitida pelo carrapato) transmitidos por meio de transfusão sanguínea.

Outros Vírus

O risco de transmissão do Herpesvírus 8 (HHV-8), agente etiológico do sarcoma de Kaposi, está diretamente associado à presença de leucócitos no sangue a ser transfundido, logo, o uso de componentes de sangue com depleção leucocitária explica, parcialmente, o pequeno número de casos de HHV-8 transmitido por meio da transfusão nos EUA.

Parvovírus B19 pode ser transmitido por meio da transfusão de fatores de coagulação, com risco residual de transmissão, a despeito da inativação química e térmica do sangue.

Triagem específica para Epstein-Barr e outros herpesvírus não é realizada rotineiramente nos EUA, apesar do relato de casos esporádicos destes vírus através de transfusão.

INFECÇÕES TRANSFUSIONAIS CAUSADAS POR PROTOZOÁRIOS

Malária

É transmitida, em condições naturais, pela picada dos mosquitos (fêmeas) do gênero *Anopheles*. O homem pode ser infectado por protozoários intracelulares pertencentes a cinco espécies: *Plasmodium vivax*, *Plasmodium falciparum*, *Plasmodium ovale*, *Plasmodium malariae* e *Plasmodium knowlesi* (este último, restrito ao Sul e ao Sudeste da Ásia).

Menos frequentemente, a malária pode ser transmitida por meio de transfusão sanguínea. A transmissão da malária, por esta via, se dá, principalmente, pela transfusão de concentrados de hemácias ou sangue total. Há também relatos de casos de malária que ocorreram após transfusão de concentrados de leucócitos e crioprecipitados. Contudo, não há descrição de casos de malária associados à transfusão de plasma fresco congelado ou de hemoderivados (albumina, fatores de coagulação ou imunoglobulinas).

O período de incubação da malária transfusional varia conforme a espécie do plasmódio, o estado imunológico do hospedeiro e a quantidade de parasitas inoculados. Oscila, em média, de 7 a 28 dias, mas pode ser tão curto quanto um ou longo quanto 111 dias.

Apesar de raros, os casos de malária transfusional geralmente são muitos graves, com letalidade variando de acordo com a espécie do plasmódio, sendo que os casos associados ao *P. falciparum* apresentam maior morbiletalidade. Outros fatores que afetam a letalidade são: gravidade da doença de base do hospedeiro, idade do receptor e o tempo entre o início da doença e seu diagnóstico e tratamento. Nos EUA, entre 1963 e 1999, a letalidade encontrada entre os casos de malária transfusional chegou a 11% (10/93), sendo o *P. falciparum* o responsável pelo maior número de óbitos associados.

Nos EUA, o número médio de casos notificados de malária transfusional é de 3 ao ano, com incidência estimada de 0,25 casos por milhão de unidades de sangue transfundidas. Já na França, entre 1990 e 2006, o risco de ocorrência de malária transfusional foi de 7,5 casos para cada milhão de unidades de sangue transfundidas.

Nos países endêmicos, estima-se que a incidência exceda a 50 casos por milhão de unidades de sangue transfundidas. No Brasil, segundo dados do Sistema Nacional de Hemovigilância (SNH), entre 2002 e 2014, foram notificados quatro casos de malária transfusional, sendo o *P. vivax* o responsável por todos estes casos que apresentaram 100% de letalidade. Outro caso de malária transfusional, causado pelo *P. malariae*, ocorreu em São Paulo em 2011, mas não foi notificado ao SNH. Este pequeno número de casos de malária transfusional registrados é, provavelmente, resultante da subnotificação.

A presença de indivíduos que estão no período de incubação para malária e a existência de portadores assintomáticos da infecção pelo *Plasmodium* representam um grande desafio para hemoterapia no que se refere aos critérios de seleção dos doadores: a) o inóculo mínimo pode ser tão baixo que o indivíduo, no período de incubação, pode transmitir a doença facilmente; e b) os plasmódios podem persistir no sangue dos portadores assintomáticos por longos períodos de tempo, chegando a 53 anos no caso do *P. malariae*.

Toda a regulação sanitária brasileira para prevenção da malária transfusional é baseada na triagem clínica e epidemiológica dos doadores e na triagem laboratorial que utiliza testes laboratoriais de detecção direta dos *Plasmodium* spp. ou de seus antígenos. Segundo a Portaria Nº 158 de 04/02/2016 do Ministério da Saúde, nas áreas indenes, a triagem laboratorial não é obrigatória, mas a triagem clínica e epidemiológica torna-se inapto: a) o doador que tenha se deslocado para área endêmica há menos de 30 dias; e b) o doador proveniente de área endêmica há menos de 30 dias. Já nas áreas endêmicas, a mesma Portaria normatiza que são impedidos de doar sangue os indivíduos que: a) tiveram malária nos últimos 12 meses; b) tiveram quadro clínico suspeito de malária nos últimos 30 dias; c) residem em municípios com Incidência Parasitária Anual superior a 49,9 lâminas positivas por 1.000 habitantes (IPA > 49,9) há menos de 30 dias; d) se deslocaram para municípios com IPA > 49,9 nos últimos 30 dias; e e) tiveram malária por *P. malariae* (válido também para áreas indenes). Com base nestas normas e dependendo da localização do banco de sangue, é possível que a exclusão de todos os candidatos à doação que preencham algum dos critérios de inaptidão supracitados possa causar desabastecimento de sangue em algumas regiões.

Além disso, nas áreas endêmicas, todos os doadores devem ser submetidos a um teste de triagem que detecte o *Plasmodium* spp. ou seus antígenos. Tais testes possuem sérias limitações funcionais: a) alto percentual de resultados falso-negativos em condições de baixa parasitemia; e b) tempo longo de leitura da lâmina recomendado para liberação de resultado negativo (200 a 500 campos). O uso de NAT para o plasmódio, mais especificamente a reação em cadeia da polimerase aninhada (*Nested* PCR), poderia ser uma alternativa à gota espessa, em razão de sua alta sensibilidade. Porém, seu alto custo para execução pode limitar seu uso universal.

O tratamento da malária transfusional pelo *P. vivax* e *P. ovale* (este último, inexistente no Brasil) apresenta uma diferença importante em relação à malária naturalmente adquirida: é desnecessário o uso de um fármaco (primaquina) que atue sobre os hipnozoítas, pois a infecção não se dá por meio de esporozoítas, como ocorre na infecção natural.

Doença de Chagas

A doença de Chagas, ou tripanossomíase americana, causada pelo *Trypanosoma cruzi*, é uma antropozoonose cuja principal via de transmissão se dá por meio de triatomíneos infectados pertencentes aos gêneros *Triatoma, Panstrongylus e Rhodnius*.

Em 1952 foram relatados os dois primeiros casos comprovados de transmissão transfusional da doença de Chagas no Brasil. Desde então, vários casos foram relatados no Brasil, e no final da década de 1970, estimava-se que cerca de 20.000 casos novos por ano eram causados por via transfusional e havia vários serviços ou regiões com coeficientes de prevalência da infecção chagásica oscilando entre 3,91 e 10,43% de doadores e candidatos à doação. Em 1982, em torno de 6,5% dos candidatos à doação de sangue eram infectados por *T. cruzi*; em 1992, essa taxa caiu para 1%. Atualmente a transfusão sanguínea é considerada a segunda via de transmissão mais frequente da doença nos países com áreas endêmicas e a via principal nos países não endêmicos. Nos EUA e Canadá, foram documentados pelo menos 7 casos de transmissão da doença por via transfusional, enquanto na Espanha foram descritos pelo menos 3 casos por esta via.

A transmissão da doença de Chagas por transfusão depende de vários fatores: a) presença de parasitemia, mesmo que baixa, no momento da doação; b) volume de sangue transfundido; c) estado imunológico do doador; e d) soroprevalência da infecção pelo *T. cruzi* nos doadores de sangue que pode chegar até 15%, como ocorre na Bolívia.

Estima-se que o risco de transmitir o *T. cruzi* por meio de transfusão de uma unidade de sangue infectada seja de 10 a 25%. O *T. cruzi* permanece viável até 18 dias a 4°C e até 250 dias à temperatura ambiente, sendo passível de transmissão por meio de concentrado de hemácias, plasma fresco congelado, plaquetas etc. Entre os derivados de sangue, o concentrado de plaquetas é o que possui maior risco potencial de transmissão da doença.

No Brasil, segundo a Portaria Nº 158 de 04/02/2016 do Ministério da Saúde, o candidato à doação com antecedente epidemiológico de contato domiciliar com triatomíneo em área endêmica ou com diagnóstico clínico ou laboratorial da doença de Chagas deve ser excluído de forma permanente. Já os candidatos que tiveram contato em área não endêmica para doença deverão ser submetidos a teste sorológico pré-doação, pela detecção de anticorpos anti-*T. cruzi* por métodos de ensaio imunoenzimático ou quimioluminescência. Apesar de estas técnicas serem sensíveis, não são tão específicas, podendo ocorrer reações cruzadas com outro *Trypanosoma* spp. ou com *Leishmania* spp.

O uso de violeta de genciana (250 mL/litro) inativa os tripanossomas sem destruição celular, porém, sua toxicidade potencial associada e a cor roxa que o produto pode conferir à pele do receptor podem limitar seu uso. A eficácia da depleção de leucócitos, por meio de filtros de leucócitos, na eliminação do *T. cruzi*, é questionável.

Babesiose

É uma doença infecciosa emergente causada por protozoários intraeritrocitários transmitidos, principalmente, pela picada do carrapato do gênero *Ixodes*, menos frequentemente por transfusão sanguínea e raramente por via placentária.

Mais de 170 casos de babesiose transmitidos por via transfusional foram relatados na literatura médica. A grande maioria destes casos documentados ocorreu nos EUA, sendo a *Babesia microti* o agente etiológico predominante e a *B. duncani* responsável pelos casos residuais. Apesar de a maioria dos casos de babesiose transfusional ter ocorrido durante ou logo após o verão, nas áreas hiperendêmicas dos EUA (Nordeste e Meio-Oeste), casos da doença transmitidos por transfusão ocorreram em outras estações do ano e também em áreas não endêmicas.

Os sintomas da babesiose geralmente ocorrem após 1 a 9 semanas após a transfusão, mas em alguns casos, os mesmos podem surgir até 6 meses depois, principalmente em portadores de anemia falciforme. Os casos de babesiose transfusional tendem a ter maior gravidade se os receptores da transfusão forem neonatos, tiverem mais de 50 anos, forem asplênicos (anatômicos ou funcionais) ou imunodeprimidos. Estima-se que a letalidade associada à babesiose transfusional seja de até 20%.

A maioria dos casos de babesiose foi transmitida por concentrados de hemácias estocados em temperatura ambiente. A estocagem do concentrado de hemácias a 4°C sem criopreservação elimina rapidamente o parasita. Menos frequentemente, concentrados de plaquetas (não submetidos à aférese) foram implicados na transmissão da doença, uma vez que podiam conter hemácias parasitadas ou a *B. microti* livre no meio extracelular. A possível presença de formas extracelulares de *B. microti* sugere que qualquer componente do sangue não congelado possa transmiti-la por transfusão.

Atualmente não há qualquer intervenção que seja 100% eficaz para prevenir a transmissão de *Babesia* spp. por transfusão. A única intervenção universalmente utilizada nos bancos de sangue é perguntar ao doador se há histórico de babesiose. Tal estratégia, contudo, mostrou-se muito ineficiente, principalmente se levarmos em conta que grande parte dos doadores que são portadores de babesiose é assintomática e desconhece que está infectada por este parasita. O inquérito do doador por meio de avaliação de fatores de risco para babesiose (picada de carrapato, procedência do doador ou época do ano em que ocorreu a doação) não é recomendado como rotina, além de não possuir sensibilidade e especificidade suficientes que justifiquem sua aplicação universal. No Brasil, segundo a Portaria Nº 158 de 04/02/2016 do Ministério da Saúde, um diagnóstico prévio de babesiose torna o doador de sangue permanentemente inapto.

A triagem laboratorial dos doadores de sangue poderia ser feita por meio de um teste sorológico específico para doença. A imunofluorescência indireta seria o teste de escolha por possuir alta sensibilidade e especificidade, além da facilidade de reprodução, mas tal teste é subjetivo, além de não ser automatizado. A PCR detecta precocemente o DNA da *B. microti*, porém, quando a parasitemia está muito baixa e intermitente (geralmente após 2 meses do início da infecção), tal método tem dificuldade em detectar a infecção, podendo gerar um resultado falso-negativo.

Uma técnica de inativação fotoquímica da babesiose foi utilizada com sucesso, na Europa, em derivados de plasma e plaquetas. Entretanto, tal estratégia não é licenciada nos EUA, além de não ser atualmente aplicável para o sangue total e o concentrado de hemácias que são os reservatórios principais da *B. microti* transmitida por transfusão.

Tanto a depleção de leucócitos como a irradiação gama do sangue a ser transfundido foram ineficazes na prevenção da transmissão da babesiose para os receptores de sangue.

Leishmaniose

É transmitida aos humanos, principalmente, por meio de flebotomíneos infectados, mas pode ser transmitida, ocasionalmente, por transfusão. No início da década de 1990, após a operação militar americana "Tempestade no Deserto", vários casos de infecção por *Leishmania* spp. foram documentados após transfusão de sangue oriunda de soldados provenientes do Iraque. Nenhuma triagem específica para *Leishmania* spp. é, atualmente, recomendada aos doadores de sangue. No Brasil, segundo a Portaria Nº 158 de 04/02/2016 do Ministério da Saúde, um diagnóstico prévio de leishmaniose visceral (calazar) torna o doador de sangue permanentemente inapto.

Toxoplasmose

O *Toxoplasma gondii* é transmitido, principalmente, pela ingestão de alimentos contaminados por oocistos, mas também pode ser transmitido pela contaminação direta das feridas ou por via congênita. A transmissão desta doença por meio de transfusão sanguínea é bastante incomum, uma vez que o *T. gondii* raramente causa parasitemia prolongada e assintomática. A triagem sorológica específica para esta infecção não é justificada em razão da alta frequência de sorologia reagente para *T. gondii* na maioria da população, o que poderia ocasionar a exclusão de um grande número de doadores de sangue.

INFECÇÕES TRANSFUSIONAIS CAUSADAS POR BACTÉRIAS

Sífilis

A sífilis é causada pelo *Treponema pallidum* e suas principais vias de transmissão são a sexual e a congênita, sendo a transmissão por via transfusional relativamente incomum. Nos EUA, o último caso de sífilis transfusional foi relatado em 1966. As justificativas para esta redução expressiva na frequência de sífilis transmitida por transfusão incluem: a) triagem sorológica dos doadores de sangue para sífilis; b) inviabilidade do *T. pallidum* após 72 horas de estocagem a 4-8ºC e, possivelmente, também em ambiente de alta concentração de oxigênio existente no concentrado de plaquetas; e c) uso frequente de antibióticos entre os receptores de transfusão.

A despeito da diminuição da frequência de sífilis por via transfusional, no Brasil, pela Portaria Nº 158 de 04/02/2016 do Ministério da Saúde, recomenda-se que o sangue a ser transfundido seja testado para sífilis por intermédio da detecção de anticorpo antitreponêmico [tal como FTA-ABS (*Fluorescent Treponemal Antibody Absorption*)] ou não treponêmico [tal como VDRL (*Venereal Disease Research Laboratory*)]. Esta conduta pode ser justificada por vários motivos: a) baixo custo; b) uso de sangue e derivados não congelados; c) identificação de doadores de alto risco para outras infecções sexualmente transmitidas (como hepatite B e AIDS), reduzindo o risco de transmissão residual das mesmas; e d) identificação de pacientes com indicação de tratamento específico para sífilis.

Contaminação Bacteriana

Segundo o Food and Drug Administration (FDA), a contaminação bacteriana foi a causa mais frequente de letalidade associada à transfusão, depois das reações hemolíticas, respondendo por mais de 10% destas letalidades, no período de 1985 a 1999. Contaminação bacteriana pode ocorrer durante a doação, no processamento, na estocagem ou durante a própria transfusão. Uma vez que as plaquetas são estocadas em ar ambiente (20 a 24ºC), as mesmas têm um risco mais alto de proliferação bacteriana (0,04 a 10%) do que o concentrado de hemácias (0,002 a 1%), que por sua vez, é estocado a 4ºC. Estatísticas dos EUA mostraram que a frequência de bacteremia associada à transfusão foi de 1 em 100.000 unidades de plaquetas e 1 em 5 milhões de concentrados de hemácias. Já a frequência de óbito foi de um em 500.000 plaquetas transfundidas e 1 em 8 milhões de concentrados de hemácias transfundidos.

As bactérias mais comumente associadas à contaminação de concentrado de hemácias são, em ordem decrescente de frequência, *Yersinia enterocolitica*, *Pseudomonas fluorescens*, *Serratia marcescens* e *Serratia liquefaciens*. A contaminação bacteriana está diretamente associada à duração da estocagem, mas casos de sepse por *Yersinia* spp. foram descritos após 7 a 14 dias. Geralmente os doadores portadores de *Yersinia enterocolitica* são assintomáticos, porém, alguns deles referiram diarreia um mês antes da doação. Não há, atualmente, métodos de triagem laboratorial preconizados para reduzir o risco de contaminação bacteriana de concentrados de hemácias.

As bactérias mais frequentemente isoladas na contaminação das plaquetas são *Staphylococcus* spp e *Streptococcus* spp. Mesmo sendo menos frequentemente isoladas, as bactérias Gram-negativas (incluindo as enterobactérias) podem causar sepse pela produção de endotoxinas, com letalidade de até 26%. Em agosto de 2017, nos EUA, *Clostridium perfringens*, que raramente é associado à sepse após transfusão sanguínea, foi o responsável pelos óbitos de dois pacientes que receberam transfusão de plaquetas proveniente de um mesmo doador. O risco de contaminação bacteriana é maior quando as plaquetas são obtidas de múltiplos doadores. Desde 1985, o FDA recomenda que o tempo máximo aceitável para estocagem das plaquetas seja de 5 dias. Para reduzir ainda mais o risco de contaminação bacteriana, recomenda-se que as plaquetas sejam obtidas de um único doador, por meio de aférese. Estratégias adicionais que podem mitigar o risco de contaminação bacteriana das plaquetas incluem a inativação de patógenos, métodos de detecção rápida e triagem modificada de protocolos de cultura bacteriana.

Outras Infecções Bacterianas

Bactérias cujo vetor é o carrapato (*Anaplasma phagocytophilum*, *Rickettsia ricketsii* e *Ehrlichia* spp.) podem ser transmitidas, ocasionalmente, através de transfusão sanguínea (concentrado de hemácias e componentes celulares). Suspeita clínica de infecção por estas bactérias pode ser levantada em receptores de sangue que apresentem trombocitopenia ou anemia hemolítica após transfusão, principalmente se associada à febre. Como tais bactérias infectam leucócitos, técnicas de depleção leucocitária poderiam reduzir o risco de transmissão das mesmas por meio de transfusão; entretanto, um caso de transmissão transfusional de *Ehrlichia ewingii* foi descrito envolvendo uma unidade de plaquetas submetida àquele processo. A *Coxiella burnetti* (agente etiológico da febre Q) é outra bactéria que raramente pode ser transmitida por transfusão sanguínea. Também é proposto que a *Bartonella quintana* possa ser transmitida pela transfusão sanguínea, uma vez que bactérias não detectadas pelos métodos diagnósticos convencionais poderiam estar presentes nos eritrócitos dos doadores de sangue. A despeito da plausibilidade biológica, não há qualquer caso relatado na literatura médica de Doença de Lyme transmitida por transfusão sanguínea.

INFECÇÕES TRANSFUSIONAIS CAUSADAS POR PRÍONS

A forma clássica da doença de Creutzfeldt-Jacob (DCJ) nunca foi associada à transmissão por transfusão sanguínea. Todavia, a variante dessa doença (vDCJ), que normalmente é transmitida aos humanos pela ingestão de carne bovina contaminada com o príon da encefalopatia espongiforme bovina, foi transmitida por transfusão, sabidamente, em quatro ocasiões. A maior parte dos casos de vDCJ ocorreu no Reino Unido e acometeu, principalmente, jovens. Seu provável agente etiológico (PrP^{Sc}) pode ser isolado em tecido linfoide. A vDCJ foi descrita em quatro receptores de sangue transfundido, no Reino Unido, entre 2003 e 2007. Tais receptores tinham recebido transfusões sanguíneas entre 1996 e 1999, e os doadores de sangue, subsequentemente, foram diagnosticados com a vDCJ. Três destes receptores desenvolveram sintomas da vDCJ e outro, assintomático, teve o achado de PrP^{Sc} no tecido linfoide. Atualmente não há técnicas disponíveis que inativem os príons nos derivados de sangue.

No Brasil, segundo a Portaria Nº 158 de 04/02/2016 do Ministério da Saúde, para casos de encefalopatia espongiforme humana e suas variantes, causadoras da DCJ, será definitivamente excluído como doador o candidato que: a) tenha tido diagnóstico de DCJ ou qualquer outra forma de DCJ; b) tenha história familiar de encefalopatia espongiforme humana; c) tenha permanecido no Reino Unido e/ou na República da Irlanda por mais de três meses, de forma cumulativa, após 1980 até 31 de dezembro de 1996; d) tenha permanecido cinco anos ou mais, consecutivos ou intermitentes, na Europa após 1980 até os dias atuais; e) tenha recebido hormônio de crescimento ou outros medicamentos de origem hipofisária não recombinante; f) tenha feito uso de insulina bovina; g) tenha recebido transplante de córnea ou implante de material biológico à base de dura-máter; e h) tenha recebido transfusão de sangue ou componentes no Reino Unido após 1980.

CONTRIBUIÇÃO DOS AUTORES

JLD Gazineo desenhou o presente capítulo e elaborou a primeira versão. MPM Lessa procedeu à revisão crítica do texto.

BIBLIOGRAFIA

Brasil. Agência Nacional de Vigilância Sanitária - ANVISA. Critérios técnicos para triagem clínica de candidatos à doação de sangue para os vírus Zika e Chikungunya: nota técnica conjunta ANVISA/SAS/MS No 002/2016. [Acesso em 2018 ago 30]. Disponível em: http://portal.anvisa.gov.br/documents/33840/330709/Nota+T%C3%A9cnica+Conjunta+n%C2%BA+02+de+2016/d9bcff6c-7e65-485a-9a05-3a0e9fc7f55f.

Brasil. Ministério da Saúde. Portaria No 158 de 04 de fevereiro de 2016. Redefine o regulamento técnico de procedimentos hemoterápicos [portaria na internet]. Diário Oficial da União 05 fev 2016. [Acesso em 2018 ago 30]. Seção 1;(25):37. Disponível em: http://bvsms.saude.gov.br/bvs/saudelegis/gm/2016/prt0158_04_02_2016.html.

Brasil. Ministério da Saúde. Secretaria de Vigilância em Saúde. Departamento de DST, Aids e Hepatites Virais. Boletim Epidemiológico – Hepatites Virais. Ano III – no 1. Brasília: Ministério da Saúde; 2012.

Brasil. Ministério da Saúde. Secretaria de Vigilância em Saúde. Departamento de DST, Aids e Hepatites Virais. Guia de manejo clínico da infecção pelo HTLV. Brasília: Ministério da Saúde; 2014.

Dias ÍKR, Sobreira CLDS, Martins RMG et al. Zika virus: a review of the main aspects of this type of arbovirosis. Rev Soc Bras Med Trop 2018;51(3):261-9.

Freitas DRC de. Avaliação do risco de transmissão de malária por transfusão de sangue na área endêmica brasileira. Brasília. Tese [Doutorado em Medicina Tropical] - Universidade de Brasília; 2014.

Gazineo JLD, Lessa MPM. Infecções transfusionais. In: Siqueira RS, Gomes AP, Igreja RP, Huggins DW. Medicina tropical: abordagem atual das doenças infecciosas e parasitárias. Rio de Janeiro: Cultura Médica; 2001.

Goodnough LT1, Brecher ME, Kanter MH, AuBuchon JP. Transfusion medicine. First of two parts-blood transfusion. N Engl J Med. 1999;340(6):438-47.

Horth RZ, Jones JM, Kim JJ, Lopansri BK et al. Fatal Sepsis Associated with Bacterial Contamination of Platelets -Utah and California, August 2017. MMWR Morb Mortal Wkly Rep 2018;67(25):718-22.

Kuehnert MJ, Basavaraju SV. Transfusion - and transplantation - transmitted infections. In: Bennett JE, Dolin R, Blaser MJ (Eds.). Mandell, Douglas, and Bennett's Principles and Practice of Infectious Diseases, 8.ed. Philadelphia: Elsevier Saunders; 2015. p. 3351-60.

Leiby DA. Transfusion-Transmitted *Babesia* spp.: Bull's-Eye on Babesia microti. Clin Microbiol Rev. 2011;24(1):14-28.

Pereira BI, Nazareth C, Malcata L et al. [Transfusion-transmitted protozoal infections: what is the risk in non-endemic countries?]. Acta Med Port. 2011;24(Suppl 4):897-906.

Perkins HA, Busch MP. Transfusion-associated infections: 50 years of relentless challenges and remarkable progress. Transfusion 2010;50(10):2080-99.

Saá P, Proctor M, Foster G et al. Investigational Testing for Zika Virus among U.S. Blood Donors. N Engl J Med. 2018;378(19):1778-88.

MENINGOENCEFALITES

CAPÍTULO 22

Rodrigo Siqueira-Batista ▪ Andréia Patrícia Gomes
Lucas Borges Gomes Ferreira Pinto ▪ Leonardo Brandão Barreto

INTRODUÇÃO

As meningoencefalites combinam aspectos clínico-patológicos das meningites – inflamação dos folhetos **meníngeos** (dura-máter, aracnoide e pia-máter) – e das **encefalites** – processo inflamatório que envolve o parênquima cerebral, usualmente relacionado à evidências de disfunção neural. Em geral, são quadros que decorrem de infecções – ainda que estas não sejam as únicas causas –, amiúde produzidas por bactérias e vírus, mas, também, por fungos, protozoários e helmintos. Dada a potencial gravidade da condição mórbida e o significativo risco de evolução para o óbito, consideram-se as meningoencefalites como emergências infecciosas, em relação às quais devem ser adotadas medidas diagnósticas e terapêuticas com a maior brevidade possível. Ademais, a evolução dos quadros pode evoluir para o surgimento de graves complicações (Fig. 22-1), tais como abscessos cerebrais, empiemas e tromboses sépticas que afetam os vasos do sistema nervoso central (SNC).

Com base nesses preliminares apontamentos, o objetivo do presente capítulo é apresentar considerações acerca dos aspectos etiológicos, clínicos, diagnósticos, terapêuticos e profiláticos das meningoencefalites.

MENINGITE BACTERIANA AGUDA

Consiste no grupo mais frequente de infecções purulentas do SNC, sendo caracterizada como uma emergência médica, com necessidade imediata de diagnóstico e consequente intervenção terapêutica. Apesar de ocorrerem mais comumente na infância, podem acometer pacientes em diversas faixas etárias.

Etiologia e Epidemiologia

Grande parte dos casos de MBA ocorre nos primeiros anos de vida, com uma maior incidência nos meses frios, devido a maior ocorrência de aglomeração em ambientes fechados, o que favorece a transmissão dos patógenos, usualmente por gotículas (ver Capítulo 7). Diversos agentes são responsáveis por desencadear o quadro de MBA, variando em frequência de acordo com a faixa etária do paciente e a presença ou não de comorbidades. No Quadro 22-1 são apresentadas as principais situações clínicas e etiologias associadas.

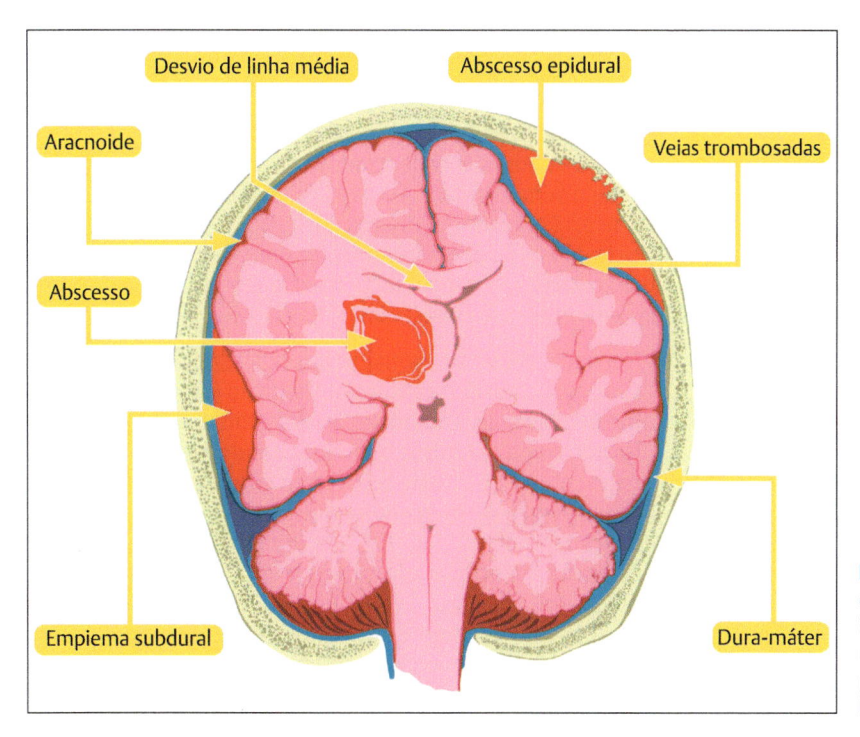

Fig. 22-1. Abscesso cerebral, empiema subdural e abscesso epidural, três condições supurativas intracranianas que podem sobrevir aos quadros de meningoencefalite bacteriana. (Ilustração elaborada pelos professores Ademir Nunes Ribeiro Júnior e Rodrigo Siqueira-Batista).

Quadro 22-1. Etiologia das Meningites Bacterianas Agudas

Situação clínica	Patógenos associados
Recém-natos	Enterobacteriaceae (principalmente Escherichia coli), Streptococcus agalactiae, Listeria monocytogenes e Staphylococcus aureus (se ocorrência de surtos hospitalares)
Primeiro mês ao segundo ano	S. agalactiae, Enterobacteriaceae (principalmente Escherichia coli), Haemophilus influenzae, Streptococcus pneumoniae e Neisseria meningitidis
2 a 50 anos	S. pneumoniae e N. meningitidis
A partir de 50 anos	S. pneumoniae, N. meningitidis, L. monocytogenes, e bacilos aeróbicos Gram-negativos
Fístula liquórica e fraturas de base de crânio	S. pneumoniae, H. influenzae e Streptococcus beta-hemolíticos do grupo A
Trauma craniano aberto	S. aureus, Staphylococcus coagulase-negativos, Enterobacteriaceae e P. aeruginosa
Pós-neurocirurgia	S. aureus, Staphylococcus coagulase-negativos, Enterobacteriaceae e P. aeruginosa
Sinus dermal	S. aureus e Enterobacteriaceae
Estrongiloidíase disseminada	Enterobacteriaceae

Fonte: Gomes et al. (2012); Hasbun et al. (2020).

Os principais microrganismos causadores da MBA incluem as bactérias *Neisseria meningitidis*, *Haemophilus influenzae* e *Streptococcus pneumoniae*. A doença por *N. meningitidis*, diplococo Gram-negativo à coloração pelo Gram, permanece como a mais frequente no Brasil, correspondendo a cerca de 30% dos casos notificados em crianças menores de 5 anos de idade. Pode ter comportamento endêmico e hiperendêmico, e associar-se a epidemias e surtos com consequências devastadoras. Os sorogrupos mais importantes relacionados com MBA por essa espécie são A, B, C, W135 e Y (ver Capítulo 61).

A incidência da MBA por *S. pneumoniae* vem declinando nos últimos anos, sobretudo após o advento da vacina pneumocócica conjugada e sua implantação no calendário vacinal infantil. É o patógeno mais prevalente em adultos, com marcante letalidade e potenciais sequelas após a infecção no SNC, especialmente em idosos.

Em relação ao *H. influenzae*, ocorreu também um marcante declínio na incidência de MBA por este patógeno (em algumas áreas de 90-95%) após a introdução da vacina contra o *H. influenzae* do tipo B. Esse microrganismo tem importância, principalmente, na faixa etária pediátrica (até o segundo ano de vida), pelo potencial de complicações graves e sequelas, como déficit auditivo e visual. Além disso, pode apresentar incidência aumentada em pacientes portadores de fístula liquórica.

Patogênese

A origem hematogênica sobrevém na maior parte dos casos de MBA, apresentando como sequência os seguintes eventos básicos:

- Colonização da nasofaringe.
- Penetração nas células da nasofaringe.
- Incursão pela corrente sanguínea.
- Bacteremia com sobrevida intravascular.
- Cruzamento da barreira hematoencefálica e penetração no liquor.
- Replicação no espaço subaracnóideo.

Dentre os eventos supracitados, os que se caracterizam como mais críticos na patogenia da MBA são a colonização da nasofaringe e a "travessia" da barreira hematoencefálica, uma vez que o patógeno, ao atingir o liquor, será capaz de desencadear processos inflamatórios no espaço subaracnóideo, ocasionando as seguintes consequências fisiopatológicas:

1. Aumento substantivo da permeabilidade da barreira hematoencefálica.
2. Edema cerebral.
3. Hipertensão intracraniana.
4. Redução do fluxo sanguíneo cerebral com hipóxia cortical difusa.
5. Alterações no liquor, tais como acidose, pleocitose neutrofílica, hipoglicorraquia e elevação da proteinorraquia.

A reação inflamatória desencadeada pelos processos acima descritos poderá ocasionar elevação exponencial da pressão intracraniana e consequente herniação cerebral como complicação, além de crises convulsivas, déficits neurológicos (disfunções envolvendo nervos cranianos e espinhais), coleções subdurais e abscessos (ver Fig. 22-1), além de diversas formas de encefalopatias.

Aspectos Clínicos

O quadro clássico de MBA é caracterizado por febre elevada, cefaleia intensa e de instalação aguda e vômitos. Vômitos "em jato", não precedidos por náuseas, nem sempre estarão presentes e serão mais encontrados em crianças. Nos casos que evoluem sem os sinais clássicos da doença – principalmente nas ocorrências em neonatos, lactentes e pacientes imunodeprimidos – é necessário um alto grau de suspeição clínica. Abaixo são expostas as particularidades do quadro de MBA em diferentes circunstâncias:

- Neonatos: febre (ocasionalmente, hipotermia, em casos graves e avançados), comprometimento do estado geral (choro inconsolável, irritabilidade, recusa alimentar, sonolência, torpor, coma), vômitos, abaulamento de fontanela. Ocasionalmente há quadro de sepse, com dificuldade em localizar seu foco no SNC. Nesta faixa etária, os clássicos sinais de irritação meníngea (Fig. 22-2) podem estar ausentes.
- Crianças maiores, adolescentes e adultos: é comum febre alta, cefaleia intensa e vômitos, além de alterações do nível de consciência (torpor, coma), hipotensão ou hipertensão arterial (esta última reacional à hipertensão intracraniana), bradicardia e alteração do ritmo respiratório. Ocasionalmente ao exame de fundoscopia, pode-se encontrar papiledema. Sinais de irritação meníngea – sinais de Kernig

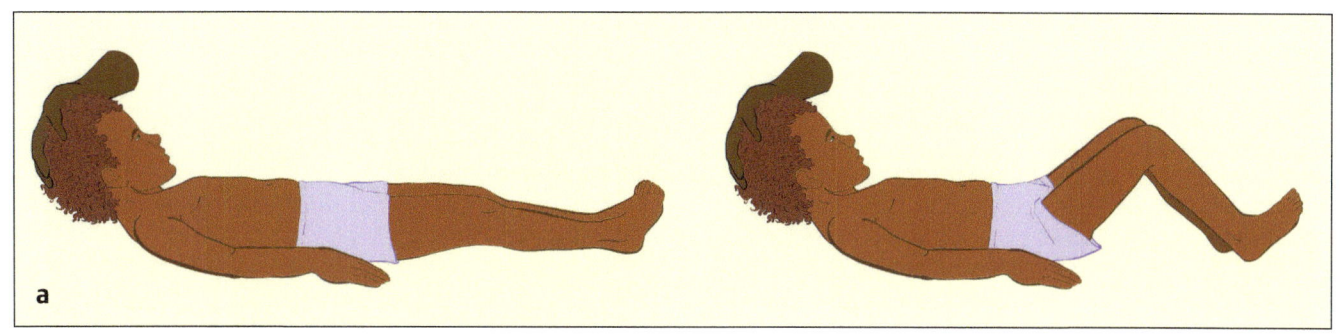

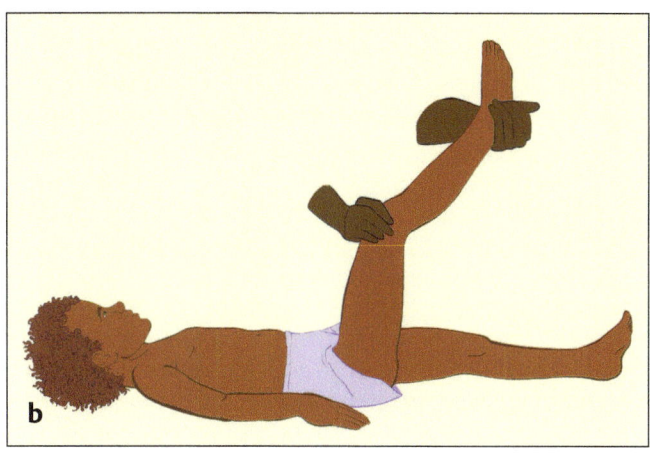

Fig. 22-2. Pesquisa dos sinais de irritação meníngea: em (a) Brudzinski; (b) Kernig. (Ilustração elaborada pelo Prof. Ademir Nunes Ribeiro Júnior.)

e Brudzinski – e de comprometimento radicular (sinal de Laseguè) costumam ser encontrados. Crises convulsivas e déficits neurológicos focais (paresias apendiculares e paralisias de nervos cranianos) podem estar presentes, sobretudo na meningite por *S. pneumoniae*.

- *N. meningitidis*: a MBA decorrente deste microrganismo costuma ocasionar uma significativa vasculite cutânea, exteriorizada como lesões purpúricas petequiais e equimóticas. Outros patógenos, como *H. influenzae* do biotipo *aegyptius*, também podem originar lesões cutâneas, sendo mais raramente encontradas em casos de MBA por *S. pneumoniae*. Deve ser destacado, igualmente, que as infecções por *N. meningitidis* ocasionalmente podem se exteriorizar como um quadro eminentemente séptico – a qual se denomina meningococcemia (ver Capítulo 61) –, extremamente grave, com febre, hipotensão arterial, vasculite e, em grande parte das vezes, com exame do liquor sem alterações (conferindo péssimo prognóstico, nesse caso).

Diagnóstico

A avaliação do líquido cefalorraquidiano coletado por meio da raquicentese é o exame diagnóstico mais importante em uma MBA (Quadro 22-2). Entretanto, a obtenção do liquor por meio desse procedimento é contraindicada em casos que sugiram a presença de grave hipertensão intracraniana (hipertensão arterial com bradicardia, alteração do ritmo respiratório, anisocoria), plaquetopenia (< 50.000/mm^3), choque e infecção no sítio de punção. Nestes casos é prudente iniciar o uso do antimicrobiano de modo empírico, com posterior realização da raquicentese, visto que jamais se deve postergar o início da terapia antibiótica na suspeita de meningite sob a justificativa de não realização do procedimento.

Na análise do liquor de enfermos com MBA é verificada celularidade muito aumentada (> 500 células/mm^3 – normal de 0-5 células/mm^3, 100% das quais caracterizadas como mononucleares), glicorraquia baixa (normal = 40-60 mg/dL ou 2/3 da glicemia) e hiperproteinorraquia (normal = 20-40 mg/dL). Além disso, solicita-se também a bacterioscopia com coloração diferencial pelo método de Gram, com a seguinte interpretação:

- Diplococos Gram-negativos: *N. meningitidis*.
- Cocobacilos Gram-negativos: *H. influenzae*.
- Diplococos Gram-positivos: *S. pneumoniae*.

Pode ser realizada a pesquisa de antígenos bacterianos no liquor pela técnica de látex, com alta sensibilidade (90-95%), bem como solicitada a cultura liquórica – diagnóstica em cerca de 70% dos casos. É importante, também, a coleta de amostras de sangue para hemocultura em todo paciente com suspeita de MBA antes do início da antibioticoterapia. Três amostras devem ser colhidas com intervalos de 15 minutos entre elas, exceto no paciente que se encontra em estado muito grave. Neste caso será realizada a coleta de duas amostras com intervalo de cinco minutos para que não se atrase o início da terapêutica antimicrobiana.

A indicação de utilização de métodos de imagem, como tomografia computadorizada de crânio (TC) e ressonância nuclear magnética do encéfalo (RM), se darão em algumas situações específicas, tais como:

- Presença de sinais focais.
- Dúvida em relação ao diagnóstico de MBA, por exemplo, caso haja suspeita de abscesso cerebral e/ou coleção intracraniana.

- Pacientes com história de otite média crônica e sinusite de repetição.
- Manutenção de coma ou crises convulsivas após 72 horas do início da terapêutica.
- Meningites de repetição.
- Quadro sugestivo de MBA em pacientes com diagnóstico inicial de endocardite infecciosa.
- Crianças com aumento do perímetro cefálico (se fontanela aberta, dar preferência à ultrassonografia transfontanela).
- Quando associada (ou com suspeita) à malformação congênita.
- Quadros de infecção do SNC em pacientes com Síndrome de Imunodeficiência Adquirida (SIDA/AIDS).

Diagnóstico Diferencial

Englobа as infecções do SNC por outros microrganismos, como meningoencefalites virais e meningoencefalite tuberculosa, além de outros processos que podem simular MBA, incluindo coleções intracranianas advindas de outras condições clínicas, sepse, sinusite, tétano, raiva, uso de fármacos (p. ex., metoclopramida) e acidentes vasculares encefálicos (p. ex., hemorragia subaracnóidea).

Tratamento

Por ser considerada uma emergência infecciosa, o tempo entre a suspeição diagnóstica de MBA e o início da antibioticoterapia não deve exceder 30 minutos. Ademais, em nenhuma circunstância poderão ser tolerados atrasos terapêuticos para obtenção de liquor, realização de exame de neuroimagem ou transferência do paciente para unidades de maior porte. **O início dos antibióticos não deve ser postergado em hipótese alguma!**

A Figura 22-3 apresenta um algoritmo para a conduta inicial dos pacientes com MBA.

Conforme já ressaltado, a terapêutica com antimicrobianos em pacientes com MBA deve ser iniciada precocemente. O Quadro 22-3 explicita os principais fármacos preconizados no tratamento da MBA, enquanto o Quadro 22-4 apresenta o tratamento indicado para cada agente específico.

Outras medidas importantes para reduzir complicações e otimizar o tratamento em pacientes com MBA são:

- Reposição volêmica em hipotensos, mas com parcimônia para evitar hiperidratação.
- Emprego de manitol a 20% ou solução fisiológica a 4,5% nos pacientes com sinais de hipertensão intracraniana.
- Corticosteroides (dexametasona 0,15 mg/kg, 6/6 horas) – indicado na meningite por *S. pneumoniae* em adultos, e em casos de meningite bacteriana em crianças, sobretudo na doença por *H. influenzae* – 10 a 15 minutos antes de iniciar o antimicrobiano, mantendo por quatro dias; há autores que recomendam o corticosteroides, também, em MBA na qual o agente etiológico não tenha sido identificado; na

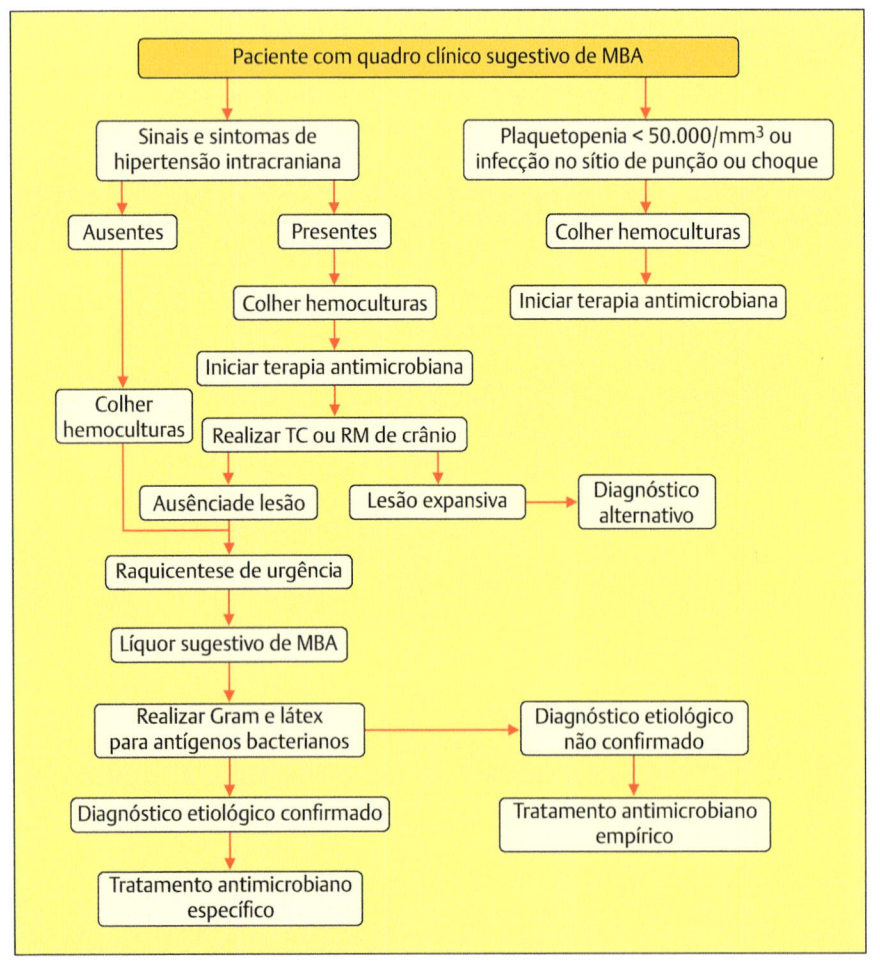

Fig. 22-3. Condução dos casos suspeitos de MBA. Ilustração elaborada pelos professores Ademinr Nunes Ribeiro Júnior e Rodrigo Siqueira-Batista. (Modificada de Siqueira-Batista et al., 2001.)

Quadro 22-2. Alterações Encontradas no Liquor de Enfermos com Meningoencefalites Bacterianas

Características	Meningite por outras bactérias	Meninge tuberculosa	Valores de referência
Aspecto	Turvo	Límpido ou ligeiramente turvo (opalescente)	Límpido
Cor	Branca-leitosa ou ligeiramente xantocrômica	Incolor ou xantocrômica	Incolor, cristalino ("água de rocha")
Cloretos	Diminuídos	Diminuídos	680-750 mEq/L
Glicose	Diminuída	Diminuída	45 a 100 mg/dL
Proteínas totais	Aumentadas	Aumentadas	15 a 50 mg/dL
Globulinas	Positiva (Gama-globulina)	Positiva (Alfa e gama-globulinas)	Negativa
Leucócitos	200 a milhares (neutrófilos)	25 a 500 (linfócitos)	0 a 5 /mm³

Fonte: Reproduzido de Brasil (2019).

moléstia por *N. meningitidis*, segue a controvérsia acerca do uso desses fármacos.
- Intubação orotraqueal (para pacientes em coma com Glasgow ≤ 8 e/ou para aqueles que necessitem de hiperventilação, como na hipertensão intracraniana).
- Difenil-hidantoína ou fenobarbital para o controle de crises convulsivas (usar benzodiazepínicos, como diazepam e midazolam, durante as crises).
- Manter cabeceira elevada a 30º.

Prevenção

As medidas profiláticas para a MBA incluem a quimioprofilaxia e a vacinação, conforme exposto a seguir:

- Quimioprofilaxia para *N. meningitidis* – indicada para contatos próximos de casos suspeitos, que incluem familiares e íntimos (creches, orfanatos, quartéis, escolas, e outros contatos de cerca de 4 horas/dia por mais de 5 dias) e profissionais de saúde diretamente expostos as secreções do paciente, por meio de procedimentos tais como intubação orotraqueal, aspiração de secreção respiratória e exame de fundo de olho. A realização dos procedimentos com o uso de equipamentos de proteção individual minimiza a possibilidade de infecção. Os esquemas quimioprofiláticos para MBA por *N. meningitidis* são apresentados no Quadro 22-5.
- Quimioprofilaxia para *H. influenzae* – indicada para contatos familiares quando existir outra criança suscetível (< 4 anos) ou quando há mais de um caso em creches, orfanatos, turmas de pré-primários, jardim e maternal (deverá ser feito para todas as crianças e adultos): usar rifampicina 20 mg/kg/dia (para crianças) ou 600 mg/dia (adultos), dose única diária, VO, por quatro dias.
- Vacina para *N. meningitidis* – indicada na rotina de imunização e em casos de surtos por sorogrupos A, B e C. A vacina conjugada contra o meningococo do sorogrupo C está disponível no calendário de vacinação infantil, devendo ser administradas em duas doses aos três e cinco meses de vida com reforço aos 12 meses de idade. Mais recentemente, em 2020, o Sistema Único de Saúde passou a disponibilizar a vacina conjugada ACWY, para ser aplicada em crianças de 11 e 12 anos, em dose única.
- Vacina para *H. influenzae* – compõe a vacina pentavalente, que é aplicada em toda a criança aos dois, quatro e seis meses.

- Vacina para *S. pneumoniae* – a vacina pneumocócica 10-valente conjugada está inclusa no calendário vacinal infantil sendo duas doses aos dois e quatro meses de vida, com reforço aos 12 meses de idade. Além disso, a vacina polissacarídica contra o *S. pneumoniae* 23-valente é indicada para toda população indígena acima de dois anos de idade em dose única, e para idosos a partir de 60 anos de idade com revacinação 5 anos após a primeira dose.

Além dessas medidas, deve-se lembrar de outras providências a serem tomadas na MBA por *N. meningitidis* e *H. influenzae*, de importância comprovada no acompanhamento da doença:

- Notificação compulsória em 24 horas.
- Precaução respiratória contra gotículas mantida por um período de 24 horas após a primeira dose de antibiótico.

NEUROSSÍFILIS

A sífilis – moléstia infecciosa causada pela bactéria *Treponema pallidum* – é transmitida predominantemente por via sexual – ou seja, trata-se de uma infecção sexualmente transmissível (IST) – e por transmissão mãe-filho. A enfermidade tem evolução crônica e potencialidade para acometer diferentes órgãos e sistemas. Classicamente, é classificada em primária (cancro duro), secundária (secundarismo luético) e terciária. Esta última, caracteristicamente, cursa com as alterações típicas da neurossífilis (ainda que distúrbios neurais sejam também descritos na sífilis secundária), muitas vezes com acometimento das meninges.

A neurossífilis, de uma perspectiva clínico-patológica, cursa com inflamação meníngea crônica e envolvimento do parênquima cerebral. As formas clínicas dependerão da área afetada no SNC, descrevendo-se classicamente os seguintes acometimentos: neurossífilis assintomática, sífilis meníngea, sífilis meningovascular – estas duas últimas com marcante envolvimento meníngeo – e sífilis parenquimatosa (paresia geral e tabes dorsalis). O diagnóstico é realizado através da realização do VDRL, do FTA-abs e da avaliação liquórica (para maiores informações, recomenda-se a consulta aos Capítulos 28 e 75). Para o tratamento da neurossífilis a penicilina G cristalina mantém-se como fármaco de escolha, nas doses de 18-24 milhões UI/dia (doses de 3-4 milhões UI, a cada quatro horas ou por infusão contínua), por via intravenosa, por 14 dias. A ceftriaxona, 2g/dia, por via intravenosa, por 10 a 14 dias, é a alternativa.

Quadro 22-3. Terapia da Meningite Bacteriana Aguda

Característica do paciente	Patógenos implicados	Fármaco de escolha	Terapia alternativa (em alérgicos a beta-lactâmicos)
Recém-natos	Enterobacteriaceae, Streptococcus agalactiae, Staphylococcus aureus* e Listeria monocytogenes	Ampicilina + cefotaxima	Aztreonam (para gram-negativos) + vancomicina (para S. agalactiae e S. aureus) + sulfametoxazol/trimetoprima (para L. monocytogenes)
Primeiro ao terceiro mês	Neisseria meningitidis, Streptococcus pneumoniae, Enterobacteriaceae, Haemophilus influenzae	Vancomicina + ceftriaxona (ou cefotaxima)	Vancomicina + aztreonam
Três meses a seis anos	N. meningitidis, H. influenzae e S. Pneumoniae	Vancomicina + ceftriaxona	Vancomicina + aztreonam
A partir de seis anos	N. meningitidis e S. Pneumoniae	Vancomicina + ceftriaxona ou Vancomicina + ceftriaxona + ampicilina (considerar a associação desta última no tratamento de idosos, dada a possibilidade de L. monocytogenes)	Vancomicina + aztreonam ou Vancomicina + aztreonam + sulfametoxazol/trimetoprima (considerar a associação deste último no tratamento de idosos, dada a possibilidade de L. monocytogenes)
Fístula liquórica e fraturas de base de crânio	S. pneumoniae e H. influenzae	Ceftriaxona + vancomicina	Vancomicina + aztreonam
Trauma craniano penetrante	S. aureus, S. epidermidis e P. aeruginosa	Vancomicina + cefepima (ou ceftazidima, ou meropenem)	Vancomicina + aztreonam
Pós-neurocirurgia	S. aureus, Enterobacteriaceae e P. aeruginosa	Vancomicina + cefepima (ou ceftazidima, ou meropenem)	Vancomicina + aztreonam
Sinus dermal	S. aureus e Enterobacteriaceae	Vancomicina + ceftriaxona	Vancomicina + aztreonam
Estrongiloidíase disseminada	Enterobacteriaceae	Ceftriaxona	Aztreonam

*Staphylococcus aureus está relacionado com a presença de surtos em Unidades de Terapia Intensiva Neonatais
Fonte: Gomes et al. (2012); Hasbun et al. (2020).

Quadro 22-4. Terapia Antibiótica Específica na MBA

Patógeno	Fármaco	Dose	Tempo de tratamento
Neisseria meningitidis	Penicilina cristalina	200-400.000 UI/kg/dia, 4/4 h	7 dias
Haemophilus influenzae	Ceftriaxona	100 mg/kg/dia, 12/12h	7 a 10 dias
Streptococcus pneumoniae	Ceftriaxona	100 mg/kg/dia, 12/12 h	14 dias
Enterobacteriaceae	Ceftriaxona	100 mg/kg/dia, 12/12 h	14 dias
Listeria monocytogenes	Ampicilina	100-300 mg/kg/dia, 6/6 h	21 dias
Staphylococcus aureus	Oxacilina ou vancomicina (se houver possibilidade de MRSA)	2 g, 4/4 h 15-20 mg/kg, 8/8 h	14 dias
Pseudomonas aeruginosa	Ceftazidima	150-200 mg/kg/dia, 8/8 h	21 dias

Fonte: Gomes et al. (2012); Hasbun et al. (2020).

MENINGOENCEFALITES VIRAIS

Para melhor compreensão das meningoencefalites virais, é indispensável conceituar a *síndrome de meningite asséptica*, termo introduzido inicialmente para referir-se a processos inflamatórios meníngeos que apresentam a rotina de cultura bacteriana negativa. Atualmente, é aplicado para caracterizar meningites acompanhadas de pleocitose celular mononuclear à análise citológica do liquor, que poderá ser causada por inúmeros agentes infecciosos, como vírus, *Mycoplasma* spp., *Rickettsia* spp., *Leptospira* spp., *Borrelia* spp., entre outros. Apenas as meningites de etiologia viral serão descritas nessa seção.

Epidemiologia e Etiologia

A despeito de alguns autores mencionarem que a incidência da meningoencefalite viral é próxima daquela descrita para a MBA, é difícil alcançar a determinação exata desse dado, visto que grande número dos casos não são notificados à vigilância epidemiológica. Uma grande pista diagnóstica presente nas meningites virais é o caráter sazonal que alguns vírus apresentam, como exemplo, os enterovírus e arbovírus no verão, o vírus da coriomeningite linfocítica (CML) no inverno, e o vírus da caxumba no inverno e na primavera. Entretanto, esse caráter sazonal não é conferido a todos os agentes, como por exemplo o da imunodeficiência humana (HIV) e o do herpes

Quadro 22-5. Esquema Quimioprofilático Indicado para Doença Meningocócica

Droga	Idade	Dose	Intervalo	Duração
Rifampicina	< 1 mês	5 mg/kg/dose	12/12 h	2 dias
	Crianças ≥ 1 mês e adultos	10 mg/kg/dose (máximo de 600 mg)		
Ceftriaxona	< 12 anos	125 mg: IM	Dose única	
	≥ 12 anos	250 mg: IM		
Ciprofloxacino	> 18 anos	500 mg: VO		

IM: intramuscular; VO: via oral.
Obs.: De acordo com o Guia de Vigilância em Saúde (2019) *"Todos os contatos próximos de um caso de doença meningocócica, independentemente do estado vacinal, deverão receber a quimioprofilaxia. É importante observar o cartão de vacina. As crianças e adolescentes que não são vacinados devem receber a quimioprofilaxia e atualizar o cartão vacinal conforme preconizado pelo PNI/MS"*.
Fonte: Reproduzido de Brasil (2019).

(HSP), os quais não seguem esse padrão. Por conta da predominância dos enterovírus e arbovírus nos casos de meningites virais, a maior incidência dessa condição mórbida é usualmente descrita no verão.

Os enterovírus (coxsackie, ecovírus e poliomielite não paralítica) ainda são responsáveis pelo maior número de casos de meningite asséptica (ver Capítulo 52). As arboviroses, doenças virais transmitidas por picadas de artrópodes, também são causas comuns de meningite asséptica, sendo relevantes o vírus do Nilo Ocidental, da encefalite da Califórnia, da encefalite de St. Louis, da febre do Colorado, das encefalites equinas do leste e oeste, além de outras arboviroses que costumam evoluir pra encefalites ou meningoencefalites (ver Capítulo 43). Sobre o HIV, é importante destacar a meningite asséptica que pode decorrer na fase aguda da doença, porém, a soroconversão só ocorre na convalescença.

A caxumba, os os herpesvírus q e 2 (HSV 1 e HSV 2), o vírus da CML, o citomegalovírus (CMV) e o adenovírus também podem atuar como causadores de meningite viral. Contudo, apesar da grande variedade de vírus causadores de meningite asséptica, cerca de um terço dos casos não tem um agente específico determinado.

Aspectos Clínicos

O quadro se caracteriza por início agudo com febre alta, 38ºC a 40ºC, mal-estar geral associados ou não a náuseas e vômitos, dor nas costas e pescoço, tosse e diarreia. A cefaleia é intensa e localiza-se na região frontal ou retro-orbitária, regularmente acompanhada de fotofobia e dor à movimentação ocular. Podem acontecer letargia, irritabilidade e sonolência; no entanto são raros os casos que envolvem estupor e coma. A rigidez de nuca costuma ser discreta – quando comparada com com a MBA – e os sinais de Kernig e Brudzinski geralmente estão ausentes. Alterações neurológicas leves, como parestesia em um dos membros, diplopia ou reflexos assimétricos podem ser observados. Além disso, exantemas típicos (varicela, rubéola) ou erupção maculopapular eritematosa não pruriginosa (enterovírus), se presentes, podem apontar para a provável etiologia para o caso.

Diagnóstico

A diferenciação clínica das meningites assépticas não é uma tarefa simples, considerando-se a quantidade de agentes etiológicos possíveis. Sem embrago, alguns detalhes coletados durante a história e o exame físico podem auxiliar no diagnóstico presuntivo. É interessante questionar sobre sintomas gastrointestinais ou respiratórios, bem como história pregressa de doenças infecciosas, imunizações, contatos com animais, viagens recentes. Ademais, as **coordenadas espaço-temporais** – localização geográfica e estação do ano - nas quais ocorreram o caso deverão ser igualmente observadas.

Os enterovírus, por exemplo, têm transmissão fecal-oral, e é frequente o acometimento de crianças em surtos familiares. A febre pode se apresentar acompanhada de exantema desde o seu início, persistindo por quatro a 10 dias. Além disso, pleurodinia e vesículas cinzas no palato mole e na fossa tonsilar são achados indicativos que sugerem infecção enteroviral.

Na infecção pelo vírus da caxumba, a meningite pode ser acompanhada de parotidite, orquite, ooforite ou pancreatite, sendo três vezes mais frequente no sexo masculino. A história pregressa de caxumba elimina o possível diagnóstico, visto que a imunidade adquirida a esse vírus é duradoura.

Achados Laboratoriais

O exame do líquido cefalorraquidiano é extremamente importante para o diagnóstico (Quadro 22-6). Contudo, na presença de indícios de hipertensão intracraniana, a raquicentese deve ser realizada posteriormente aos exames de imagem, como TC ou RM. A pleocitose linfocítica pode apresentar-se até 48 horas após o início do quadro e, de modo geral, não ultrapassa 1.000 células. Nesta fase, é comum haver um predomínio de células polimorfonucleares (em geral, nas primeiras 24 horas), principalmente em se tratando de infecção enteroviral. Há aumento da proteinorraquia, para 50 a 100 mg/dL, e a glicose geralmente está normal ou um pouco baixa, principalmente nas infecções por caxumba e CML. É notável salientar que a presença de valores baixos de glicorraquia, menores ou iguais a 25 mg/dL, levam a desconfiar de meningite fúngica, por *Listeria sp.* ou tuberculosa. A coloração pela tinta nanquim e pelo Gram é negativa.

A cultura do liquor é de baixo aproveitamento. Porém, outras culturas podem ser solicitadas, como coprocultura, para enterovírus e adenovírus; urinocultura, para caxumba e CMV; e lavados da orofaringe, para enterovírus, caxumba e adenovírus. O achado de enterovírus nas fezes não é diagnóstico, tendo em vista que mesmo após o término da doença sua eliminação é prolongada por semanas.

Quadro 22-6. Alterações encontradas no liquor de enfermos com meningoencefalites virais

Características	Meningite viral	Encefalite	Valores de referência
Aspecto	Límpido	Límpido	Límpido
Cor	Incolor ou opalescente	Incolor	Incolor, cristalino ("água de rocha")
Cloretos	Normal	Normal	680 a 750 mEq/L
Glicose			45 a 100 mEg/dL
Proteínas totais	Levemente ou positiva	Discretamente aumentadas	15 a 50 mg/dL
Globulinas	Negativa ou positiva	Aumento discreto (Gama-globulina)	Negativa
Leucócitos	5 a 500 linfócitos	1 a 100 linfócitos	0 a 5 mm^3

Fonte: Reproduzido de Brasil (2019).

A Reação em Cadeia de Polimerase (PCR) – (Ver Capítulo 2) é um ótimo exame para identificação dos vírus, dentre eles HSV, CMV, EBV (Epstein Barr Vírus) e VZV (vírus Varicela-zóster).

Grande parte das vezes, realiza-se o diagnóstico do agente por meio dos painéis de testes sorológicos para os principais vírus responsáveis por meningites virais, sendo evidenciada a infecção quando há aumento de quatro vezes no título entre os soros coletados na fase aguda e convalescente com intervalo de duas semanas. A eletroforese do liquor pode ser útil, pois nas infecções por enterovírus, arbovírus ou HSV não é verificado o achado de bandas oligoclonais.

Outros exames, embora inespecíficos, como hemograma, glicemia, prova de função hepática e amilase (encontra-se elevada na caxumba) são relevantes para o diagnóstico diferencial. Exames de imagem, como TC e RM, podem ser úteis para exclusão de outros diagnósticos; deve se destacar que nos casos de meningoencefalite por HSV, poderá ser observada lesão do lobo temporal.

Como diagnósticos diferenciais é importante pensar em leptospirose, febre Q, doença de Lyme, mononucleose infecciosa, meningite fúngica e tuberculosa.

Tratamento

O tratamento é sintomático e de suporte, utilizando como base os analgésicos e antitérmicos. Nas infecções por HSV, como em casos VZV em crianças, é indicado o uso do aciclovir. Aos pacientes pediátricos imunocomprometidos ou muito sintomáticos infectados com CMV, reserva-se o uso de ganciclovir. Naqueles enfermos com suspeita de meningoencefalite e que tenham quadro de difícil diferenciação, ante as possibilidades de MBA e meningoencefalite viral, a melhor conduta a ser adotada é a instituição de tratamento para ambas as etiologias possíveis, ou seja, antivirais e antimicrobianos combinados. Tal abordagem deverá ser revista tão logo haja definição da causa da moléstia enquanto se aguarda o resultado da cultura.

Vacinação

Em países com estratégias adequadas de vacinação, a incidência de caxumba, sarampo, rubéola e poliomielite tem diminuído, o que evidentemente impacta no risco de neuroinfecção para esses agentes etiológicos.

Prognóstico

O mais comum é a recuperação total do paciente, a qual ocorre dentro de uma a duas semanas. Contudo, alguns enfermos podem apresentar astenia, fadiga e cefaleia leve por meses. Tem sido relatada diminuição da capacidade de aprendizado e perda da audição em crianças após a ocorrência de meningoencefalites virais.

MENINGITES FÚNGICAS

Etiologia e Epidemiologia

As meningites causadas por fungos associam-se, frequentemente, às condições que ocasionam leucopenia, função ineficaz dos linfócitos T ou anticorpos insuficientes. A exemplo de condições clínicas que podem predispor ao surgimento de uma infecção fúngica pode-se citar a AIDS, os transplantes de órgãos (em terapia supressiva para rejeição), as neoplasias malignas (especialmente nos casos de tratamento com agentes citotóxicos), as colagenoses, o uso de fármacos (corticosteroides e imunossupressores de outra natureza), diabetes melito, uso de drogas intravenosas ilícitas e queimaduras graves. Apesar disso, pessoas não portadoras dessas condições também podem desenvolver meningites fúngicas, ainda que de forma muito menos comum.

Dados coletados durante a história podem ser de grande valor, como viagens para áreas nas quais as infecções fúngicas sejam consideradas endêmicas, elemento considerado muito importante para o diagnóstico de paracoccidioidomicose, histoplasmose e coccidioidomicose. No Brasil, a segunda infecção fúngica mais frequente é a criptococose. O agente etiológico dessa condição mórbida, *Cryptococcus neoformans*, é adquirido por via respiratória – o que também é descrito para outras enfermidades fúngicas –, ainda que se descreva, raramente, que infecções possam ser desencadeadas a partir da penetração pela pele e/ou mucosas.

Usualmente, os fungos que mais atingem o SNC são algumas espécies de *Candida* e *Aspergillus*, além do *Cryptococcus neoformans*. Todavia, a meningite raramente ocorre no contexto da candidíase e da aspergilose, sendo nessas infecções mais observados abcessos cerebrais e granulomas envolvendo o cérebro e as meninges. Coccidioidomicose (*Coccidoidis immitis* e *Coccidioides posadasii*), histoplasmose (*Histoplasma capsulatum*), mucormicose (*Rhizomucor*), blastomicose (*Blastomyces dermatitidis*), actinomicose (*Actinomyces*) e esporotricose (*Sporothrix sckenckii*) são muito menos habituais. A meningite criptocócica ainda é comumente observada, sobretudo nos enfermos com AIDS.

Patogenia

A principal via de acesso dos fungos ao sistema nervoso central é a corrente sanguínea, ou seja, há preeminência da disseminação hematogênica na patogênese das neuroinfecções fúngicas. Exceção à regra abrange os casos de mucormicose rinocerebral (ver Capítulo 93), os quais costumeiramente alcançam o encéfalo por contiguidade, a partir da ocorrência de sinusite crônica ou osteomielite dos ossos da base do crânio desencadeadas pelos patógenos; evolução similar pode ser descrita em casos de neuroaspergilose.

Aspectos Clínicos

A meningite por fungos desenvolve-se lentamente em um período de dias a semanas, ou seja, frequentemente apresenta caráter insidioso. O paciente pode queixar-se de cefaleia, febre, náuseas e vômitos inicialmente, além de nucalgia ou dorsalgia. Alterações da função mental são observadas em cerca de metade dos casos, e alguns apresentam, progressivamente, sinais de hipertensão intracraniana. Esse aumento da pressão é decorrente da hidrocefalia por oclusão do fluxo liquórico nos forames de Luschka e Magendie ou por obstrução inflamatória das granulações aracnóideas. Podem ser verificados, também, estados confusionais, perda da memória, desorientação, demência e ataxia cerebelar, não sendo comum a ocorrência de crises convulsivas. A condição de meningite basal é conferida às situações em que há comprometimento inflamatório ao redor do tronco encefálico; nesses casos, o acometimento de nervos cranianos é mais relevante, havendo perda auditiva e visual, diplopia, fraqueza muscular (masseter) e alterações sensitivas na orofaringe e na face.

Os clássicos sinais de Kernig e Brudzinski são pouco observados. Deve ser ressaltado que a presença de lesões expansivas intracranianas deve ser suspeitada nas situações em que ocorram sinais focais.

Diagnóstico

É necessário correlacionar os dados clínicos aos achados do exame do liquor para a adequada proposição da possibilidade diagnóstica. Pleocitose com predomínio linfocítico, hipoglicorraquia (em 75% dos pacientes) e aumento da proteinorraquia são sugestivos de meningite fúngica. Entretanto, os polimorfonucleares podem se sobre-elevar na candidíase e os eosinófilos costumam ser observados na coccidioidomicose. A pleocitose é variável, apresentando-se discretamente na criptococose, com até 15 células/mm^3, ou em níveis elevados, o que se observa amiúde na candidíase. Em casos associados a AIDS, pode haver redução ou ausência de leucócitos no liquor.

Para a identificação de *Cryptococcus*, *Histoplasma* e *Candida* é essencial a realização do exame direto do liquor. Essa técnica é de alta sensibilidade para a meningite criptocócica, identificando o microrganismo na maioria dos pacientes. O teste de aglutinação em látex para a constatação de antígenos no sangue e no liquor, bem como as culturas para fungos, são também utilizados para o diagnóstico. Os melhores rendimentos para estes testes, mais uma vez, são conferidos à meningite criptocócica, hipótese esta que pode ser excluída com alta confiabilidade caso o teste do látex apresente-se negativo.

Por fim, é viável solicitar a biópsia de tecidos para auxiliar a determinação da etiologia fúngica, na ocorrência de doença extraneural concomitante ao quadro. Exames laboratoriais, como hemograma e bioquímica, são inespecíficos, e imagens de TC e RM são úteis na presença de sinais focais.

No diagnóstico diferencial é importante considerar meningite tuberculosa, meningoencefalites virais, sarcoidose, leucoencefalopatia multifocal progressiva, linfomatose ou carcinomatose das meninges.

Tratamento

De acordo com o "Protocolo clínico e diretrizes terapêuticas para manejo da infecção pelo HIV em adultos", o tratamento da meningite criptocócica é divido em três fases. Na fase de indução, que dura no mínimo duas semanas, utiliza-se anfotericina B desoxicolato de 0,7 a 1,0 mg/kg/dia, junto com flucitosina 100 mg/kg/dia, e em caso de ausência da mesma, há a opção de substituí-la por fluconazol 800 mg/dia. Nas fases seguintes, de consolidação e manutenção, que juntas podem durar mais de 12 meses, opta-se pelo uso de fluconazol na dosagem de 400 a 800 mg/dia nas primeiras oito semanas, e 200 mg/dia na sequência. Em razão dos efeitos tóxicos da anfotericina B – sobretudo flebite, injúria ou insuficiência renal, hipocalemia e anemia –, deve-se adotar medidas preventivas durante seu uso, que incluem infusão de um litro de solução salina com uma ampola de KCl 19,1% antes da administração do medicamento, bem como dieta rica em potássio e suplementação com cloreto de potássio oral.

Para monitoramento com exames laboratoriais, solicita-se, antes do tratamento, um hemograma, que será repetido semanalmente, e dosagens séricas de creatinina, ureia, sódio e potássio, repetidas duas vezes por semana. Em casos nos quais a creatinina elevar-se mais do que duas vezes em relação ao valor basal, reconsiderar o uso da anfotericina B, sendo uma das alternativas viáveis a continuação do esquema com fluconazol 1.200 mg/dia. As formulações lipídicas da anfotericina B constituem uma ótima alternativa para pacientes portadores de insuficiência renal, pois são menos nefrotóxicas. É importante, por fim, sempre estar atento a presença de hipertensão intracraniana na meningoencefalite criptocócica, sendo a principal causa de morte nas duas primeiras semanas em vigência do tratamento. A anfotericina B, geralmente em suas formulações lipossomais, é o fármaco de escolha para o tratamento de mucormicose, candidíase, coccidioidomicose, histoplasmose e blastomicose, associada ou não a outros antifúngicos. Atualmente, tem-se usado o fluconazol para manejo inicial da meningite coccidioidal (*Coccidioides* spp.). O uso de voriconazol no tratamento da meningite por *Aspergillus* tem demonstrado desfechos com respostas favoráveis, apesar da alta letalidade desta entidade nosológica.

Profilaxia

Não é recomendada profilaxia primária para criptococose, mas é preconizada a utilização de fluconazol por tempo indeterminado, na dose de 200 mg/dia, para reduzir o risco de recidiva, sobretudo em pacientes com AIDS. Em casos recorrentes de histoplasmose em pacientes nessas condições, o uso de itraconazol na dose de 200 mg/dia também tem sido recomendado.

Prognóstico

Em casos de meningite criptocócica associada a altas taxas de antígenos no liquor, a letalidade é elevada. São extremamente graves, também, a meningite por *Candida* e por *Aspergillus*, para a qual o tratamento não é tão eficaz. A meningite por *Coccidioidis immitis* tem letalidade de 50% independentemente do tratamento adequado.

MENINGITE TUBERCULOSA

A meningoencefalite causada pelo *Mycobacterium tuberculosis* é uma enfermidade de evolução subaguda, capaz de acometer indivíduos sem alterações na imunidade, sendo a causa mais frequente de meningoencefalite subaguda e crônica em imunocompetentes no Brasil. A despeito da cobertura vacinal com a vacina BCG, da introdução da terapêutica antituberculosa e da diminuição do número de casos comprometendo o SNC, ainda se dispõe de grande interesse clínico acerca da doença, em razão da manutenção da alta taxa de letalidade e da possibilidade de sequelas neurológicas associadas ao quadro, nos sobreviventes.

O SNC pode ser acometido pela micobactéria na forma de meningoencefalite e de tuberculoma intracraniano. A primeira é mais frequente e habitualmente tem início insidioso – exceto na faixa etária pediátrica, na qual a evolução pode ser mais aguda – com apresentação clínica inespecífica com febre baixa, cefaleia intermitente, adinamia, astenia, mal-estar e anorexia por um intervalo de duas a três semanas. A meningoencefalite basal exsudativa é a forma de apresentação clínica mais usual, mormente em infantes com idade inferior a seis anos de idade. Sucedendo esse quadro, surgem os sintomas mais típicos, como cefaleia intensa e constante, sinais de irritação meníngea, alterações do comportamento, confusão mental e vômitos, sendo possível evoluir com comprometimento de cranianos – especialmente os nervos II, III, IV, VI e VII –, sinais de hipertensão intracraniana, convulsões e alterações da consciência como torpor e coma.

Para o diagnóstico, deve-se aliar a suspeição clínica ao exame liquórico. É importante ressaltar que se recomenda a realização de TC antes da raquiocentese, em razão da possibilidade de lesões com efeito de massa que propiciem a herniação de estruturas. As características físicas do liquor variam desde o aspecto claro a turvo, ou xantocrômico, hipertenso, e à citologia apresenta predomínio de mononucleares com celularidade entre 100 e 500 células/mL. Hiperproteinorraquia e glicorraquia baixas geralmente são constatadas. Apesar de a baciloscopia pelo método de Ziehl-Neelsen geralmente ser negativa e a cultura permitir o isolamento apenas em 15 a 40% dos casos, ambas devem realizadas, visando ao aumento da chance de confirmação diagnóstica.

No tuberculoma intracerebral é evidenciada uma massa que ocupa espaço, e tem seus sinais e sintomas variando de acordo com a localização, sendo a TC um excelente método para diagnóstico e localização da lesão. Para a confirmação etiológica realiza-se a biópsia estereotáxica, com pesquisa citológica, bacteriológica e cultura.

O acometimento do SNC é tratado com o esquema convencional de quatro drogas: rifampicina (RMP), isoniazida (INH), pirazinamida (PZA) e etambutol (EMB) por um período de 12 meses, o qual é prolongado em comparação com as outras formas de tuberculose. Os Quadros 22-7 e 22-8 apresentam as doses e o tempo de tratamento prescrito.

Além disso, para o tratamento da meningoencefalite tuberculosa, deve-se associar o uso de corticosteroide (observe o rodapé dos Quadros 22-7 e 22-8). Para as complicações associadas à etiologia, como aumento da pressão intracraniana e hidrocefalia, adotam-se as medidas indicadas para o trata-

Quadro 22-7. Esquema Básico para o Tratamento de Meningoencefalite Tuberculosa em Pacientes com Idade Superior a Dez Anos (idade ≥ 10 anos)

Esquema	Faixas de Peso	Unidade/dose	Duração
RHZE 150/75/400/275 mg (comprimidos em doses fixas combinadas)	20 a 35 kg	2 comp.	2 meses (fase interativa)
	36 a 50 kg	3 comp.	
	51 a 70 kg	4 comp.	
	Acima de 70 kg	5 comp.	
RH 300/150 mg ou 150/75 mg (comprimidos em doses fixas combinadas)	20 a 35 kg	▪ 1 comp. 300/150 mg ou ▪ 2 comp. 150/75 kg	10 meses (fase de manutenção)
	36 a 50 kg	▪ 1 comp. 300/150 mg + 1 comp. 150/75 mg ou ▪ 3 comp. 150/75 mg	
	51 a 70 kg	▪ 2 comp. 300/150 mg ou ▪ 4 comp. 150/75 mg	
	Acima de 70 kg	▪ 2 comp. 300/150 mg + 1 comp. 150/75 mg ou ▪ 5 comp. 150/75 mg	

Obs.: De acordo com o *Manual de Recomendações para o Controle da Tuberculose no Brasil* (2018): "Associar corticosteroide: Prednisona (1 a 2 mg/kg/dia) por quatro semanas ou, nos casos graves de TB meningoencefálica, dexametasona injetável (0,3 a 0,4 mg/kg/dia), por quatro a oito semanas, com redução gradual da dose nas quatro semanas subsequentes. Para evitar sequelas, recomenda-se aos pacientes que a fisioterapia, em casos de tuberculose meningoencefálica, seja iniciada o mais cedo possível".
Fonte: Reproduzido de Brasil (2018).

Quadro 22-8. Esquema Básico para o Tratamento de Meningoencefalite Tuberculosa em Pacientes com Idade Inferior a Dez Anos (idade < 10 anos)

Fases do tratamento	Fármacos	Peso do paciente						
		Até 20 kg	≥ 21 a 25 kg	≥ 26 a 30 kg	≥ 31 a 35 kg	≥ 36 a 39 kg	≥ 40 a 44 kg	≥ 45 kg
		mg/kg/dia	mg/dia	mg/dia	mg/dia	mg/dia	mg/dia	mg/dia
2 RHZ	Rifampicina	15 (10-20)	300	450	600	600	600	600
	Isoniazida	10 (7-15)	200	300	300	300	300	300
	Pirazinamida	35 (30-40)	750	1.000	1.000	1.500	1.500	2.000
10 RH	Rifampicina	10 (10-20)	300	500	500	600	600	600
	Isoniazida	10 (7-15)	200	300	300	300	300	300

Obs.: De acordo com o *Manual de Recomendações para o Controle da Tuberculose no Brasil* (2018): "Associar corticosteroide: Prednisona (1 a 2 mg/kg/dia) por quatro semanas ou, nos casos graves de TB meningoencefálica, dexametasona injetável (0,3 a 0,4 mg/kg/dia), por quatro a oito semanas, com redução gradual da dose nas quatro semanas subsequentes. Para evitar sequelas, recomenda-se aos pacientes que a fisioterapia, em casos de tuberculose meningoencefálica, seja iniciada o mais cedo possível".
Fonte: Reproduzido de Brasil (2018).

mento de tais condições, como derivação ventricular externa ou ventriculoperitoneal.

A moléstia ainda tem prognóstico reservado; de fato, apesar do tratamento adequado e do acompanhamento, pode resultar em sequelas como hidrocefalia, deficiências visuais e auditivas, atrasos no desenvolvimento psicomotor e déficits motores.

MENINGOENCEFALITES POR PROTOZOÁRIOS

Os protozoários são agentes patogênicos que podem, em algumas circunstâncias, acometer o SNC, produzindo quadros de meningoencefalites. Assim, protistas como *Trypanosoma cruzi* (causador da doença de Chagas – ver Capítulo 94), *Trypanosoma brucei* (causador da doença do sono – ver Capítulo 95) e *Naegleria fowleri* (causadora da meningoencefalite amebiana primária – ver Capítulo 100) devem ser considerados, como prováveis etiologias, em algumas situações clínicas particulares. Sugere-se a consulta aos capítulos específicos para a obtenção de maiores informações sobre as enfermidades.

MENINGOENCEFALITES POR HELMINTOS

As meningoencefalites podem ser, também, causadas por helmintos, principalmente os nematódeos *Angiostrongylus cantonensis* e *Gnathostoma* spp. e *Toxocara* spp. Recomenda-se a leitura dos Capítulos 108 e 109 para a consulta às moléstias provocadas por esses patógenos.

CONTRIBUIÇÃO DOS AUTORES

Os autores trabalharam igualmente na elaboração e revisão do capítulo.

BIBLIOGRAFIA

Brasil. Ministério da Saúde. Secretaria de Vigilância em Saúde. Departamento de Vigilância, Prevenção e Controle das Infecções Sexualmente Transmissíveis, do HIV/Aids e das Hepatites Virais. Protocolo Clínico e Diretrizes Terapêuticas' para Manejo da Infecção pelo HIV em Adultos. – Brasília: Ministério da Saúde, 2018.

Brasil. Ministério da Saúde. Secretaria de Vigilância em Saúde. Guia de Vigilância em Saúde: volume único [recurso eletrônico] / Ministério da Saúde, Secretaria de Vigilância em Saúde, Coordenação-Geral de Desenvolvimento da Epidemiologia em Serviços. 3. ed. Brasília: Ministério da Saúde; 2019.

Brasil. Ministério da Saúde. Secretaria de Vigilância em Saúde. Manual de Recomendações para o Controle da Tuberculose no Brasil / Ministério da Saúde, Secretaria de Vigilância em Saúde, Departamento de Vigilância das Doenças Transmissíveis. Brasília: Ministério da Saúde; 2018.

Gomes AP, Viana LEO, Pinto RCT, Paula SO, Bazzolli D, Rodrigues-Andrade W, et al. O sistema nervoso central e as doenças infecciosas: novas fronteiras. In: Esperidião Antonio, V. Neurociências: diálogos e interseções. Rio de Janeiro: Rubio; 2012. p. 255-303.

Hasbun R, Tunkel AR, Mitty J. Initial therapy and prognosis of bacterial meningitis in adults. UpToDate. 2020. (Acesso em 2020 Jun 30). Disponível em: http://www.uptodate.com/online.

Hasbun R, Tunkel AR, Mitty J. Treatment of bacterial meningitis caused by specific pathogens in adults. UpToDate. 2020. [Acesso em 2020 Jun 30]. Disponível em: http://www.uptodate.com/online.

Hasbun R, van de Beek D, Brouwer MC, Tunkel AR. Acute meningitis. In: Bennett JE, Dolin R, Blaser MJ (Eds.). Mandell, Douglas, and Bennett's Principles and Practice of Infectious Diseases. 9th ed. Philadelphia: Elsevier Saunders; 2020. p. 1183-1219.

Kupila L, Vuorinen T, Vainionpää R et al. Etiology of aseptic meningitis and encephalitis in an adult population. Neurology. 2006 Jan 10;66(1):75-80.

Sexton DJ, Tunkel AR, Mitty J. Dexamethasone to prevent neurologic complications of bacterial meningitis in adults. UpToDate. 2020. [Acesso em 2020 Jun 30]. Dis-ponível em: http://www.uptodate.com/online.

Siqueira-Batista R, Gomes AP, Gazineo JLD, Santana LA, Miguel PSB, Oliveira L, Geller M. Meningococcal disease: a clinical and epidemiological review. Asian Pacific J Trop Med 2017; 10:1019-1029.

Siqueira-Batista R, Gomes AP, Santos SS, Santana LA. Parasitologia: fundamentos e prática clínica. Rio de Janeiro: Guanabara Koogan; 2020.

Siqueira-Batista R, Gomes AP, Souza MAA, Santos SS, Almeida LC. Meningite bacteriana aguda: como diagnosticar e tratar. Ars Cvrandi 2001; 8:20-30.

ter Horst LL, Brouwer MC, van der Ende A, van de Beek D. Community-acquired bacterial meningitis in adults with cerebrospinal fluid. Clin Infect Dis. 2020 Jun 1;70(11): 2256-2261.

ENDOCARDITE INFECCIOSA

Andréia Patrícia Gomes ▪ Ibsen Barguine Junqueira Passos
Juliana Akeme Toitio ▪ Raquel Cristina Vilar Barroso ▪ Rodrigo Siqueira-Batista

INTRODUÇÃO

A Endocardite Infecciosa (EI), termo que substituiu o outrora utilizado Endocardite Bacteriana (que não contemplava outros agentes etiológicos como fungos, *Mycoplasma, Chlamydia e Rickettsia*), atualmente é definida como uma infecção da superfície endocárdica. A lesão característica da enfermidade é chamada de "vegetação" e é composta por plaquetas, fibrina, microrganismos e células inflamatórias em quantidades variáveis. Apesar de mais comumente envolver as valvas cardíacas, sejam elas nativas ou protéticas, a EI pode acometer outras áreas ou estruturas do coração, como defeitos septais, endocárdio mural (previamente lesionado por corpos estranhos ou jatos sanguíneos aberrantes), cordas tendíneas ou dispositivos intracardíacos. A infecção pode-se desenvolver, também, em sítios vasculares extracardíacos, como *shunts* arteriovenosos, arterioarteriais (Persistência do Canal Arterial) e coarctação da aorta, sendo, nesses casos, chamados de Endarterite Infecciosa, tendo curso clínico semelhante à EI.

O objetivo do presente capítulo é apresentar os aspectos epidemiológicos, etiológicos, clínicos, diagnósticos, terapêuticos e profiláticos da endocardite infecciosa, com destaque para os conceitos essenciais à prática do profissional da saúde.

MAGNITUDE DO PROBLEMA

A incidência precisa da EI é um dado difícil de ser determinado, pois, os critérios diagnósticos são variáveis. Ademais, os fatores de risco têm se modificado ao longo do tempo e entre diferentes regiões. Estima-se que aproximadamente 10.000 a 15.000 novos casos de EI sejam diagnosticados a cada ano nos Estados Unidos, tendo a sua incidência entre os anos 2000 e 2011 saltado de 11 para 15 por 100.000 indivíduos/ano. De maneira geral, a enfermidade é mais comum em homens, numa relação homem/mulher variando de 3:2 a 9:1. Nos últimos anos, o aumento da sobrevida dos idosos e a redução da incidência de febre reumática (fator predisponente da EI, dada a potencialidade para a lesão das valvas cardíacas) em jovens têm levado a uma elevação na faixa etária de incidência da EI, principalmente em adultos acima de 60 anos. Além do sexo masculino e idade acima de 60 anos, outros fatores de risco para EI podem ser apontados, como má higiene oral, uso de drogas intravenosas ilícitas, cardiopatias estruturais, doenças e próteses valvares, cardiopatias congênitas, presença de cateteres intravenosos e dispositivos intracardíacos e ocorrência de EI prévia.

Apesar dos avanços ocorridos nos últimos tempos quanto ao diagnóstico, ao tratamento e à profilaxia a EI permanece uma condição grave, com altas taxas de letalidade que, atualmente, variam entre 15 e 20% no ambiente intra-hospitalar, a até 30% se considerarmos o período até um ano após o diagnóstico e o tratamento. No Brasil, segundo dados do Datasus, entre 2011 e 2016 houve 10.332 óbitos por EI em suas várias formas). Desta feita, verifica-se que esta é uma condição mórbida grave e potencialmente fatal, e, para que se possa alcançar o sucesso em sua abordagem, são necessários alto índice de suspeição, diagnóstico precoce e instituição da terapêutica adequada o mais breve possível.

PATOGÊNESE

A EI é uma doença de fisiopatogenia complexa e multifatorial. Alterações endoteliais, hemodinâmicas, anatômicas e imunológicas do hospedeiro, assim como características do patógeno envolvido como adesividade, capacidade de proliferação, disseminação e poder antifagocitose são os principais fatores envolvidos na gênese da EI. O endotélio normal é relativamente resistente às infecções, por isso, geralmente, para que a EI se desenvolva, é preciso que haja algum tipo de lesão prévia da superfície endotelial. Além da presença de corpos estranhos (marca-passos, cateteres intravenosos, entre outros), que podem produzir lesão por trauma direto, praticamente todas as doenças cardíacas estruturais podem levar a essa lesão do endotélio cardíaco na medida em que podem originar jatos sanguíneos de alta velocidade e fluxo turbulento no lado de baixa pressão de *shunts* arteriovenosos.

Uma vez lesionado, o endotélio estimula a formação de um trombo "estéril", composto pela deposição de plaquetas e fibrina. Essa formação constitui uma vegetação chamada *Endocardite Trombótica não Bacteriana* (ETNB). As alterações cardíacas que mais comumente resultam em ETNB são insuficiência mitral, estenose aórtica, insuficiência aórtica, comunicações interventriculares e cardiopatias congênitas complexas. A ETNB também pode ser observada em pacientes com quadros consumptivos (Endocardite Marântica) e no Lúpus Eritematoso Sistêmico (Endocardite de Libman Sacks – Figura 23-1) e Síndrome do Anticorpo Antifosfolipídeo, provavelmente como resultado de um estado de hipercoagulabilidade. Na vigência de uma bacteremia ou fungemia, a ETBN pode ser colonizada pelos patógenos, dando início, então, à EI. O local mais frequente de formação de vegetação, por ser o mais co-

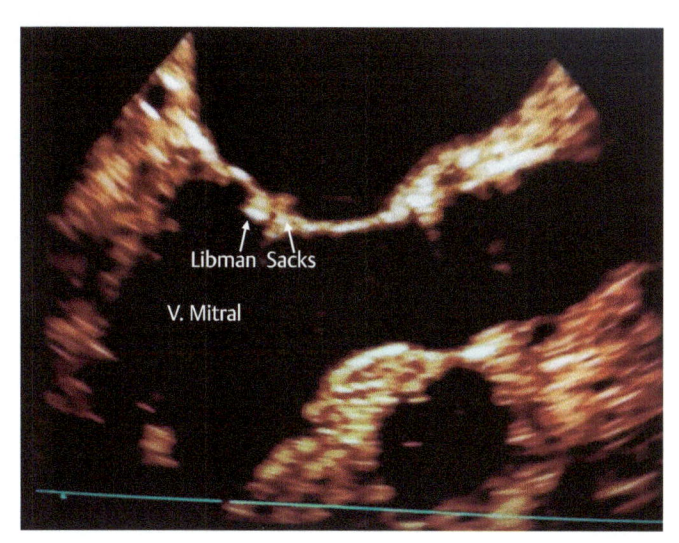

Fig. 23-1. Endocardite de Libman Sacks (ETNB) em paciente portador de LES. (Original da Profª. Juliana Akeme Toitio.)

Quadro 23-1. Agentes Implicados na Etiologia da Endocardite Infecciosa

Espécies	Frequência relativa (%)
Staphylococcus	
S. aureus	31
Coagulase negativa	11
Streptococcus	
Grupo viridans	17
S. gallolyticus (S. bovis)	6
Outros Streptococcus	6
Enterococcus spp.	10
HACEK	2
Fungos	2
Polimicrobiana	1
Culturas negativas	10
Outros	4

Abreviações: HACEK: *Haemophilus* spp., *Aggregatibacter* spp., *Cardiobacterium hominis*, *Eikenella corrodens*, e *Kingella* spp.
Dados de: Murdoch et al. (2009).

mumente lesionado, é a linha de fechamento de uma valva, geralmente na superfície atrial das valvas atrioventriculares ou na superfície ventricular das valvas ventriculoarteriais. As valvas mais acometidas pela EI são a valva mitral e a aórtica, nessa ordem, sendo o acometimento das valvas tricúspide e pulmonar mais comuns em usuário de drogas endovenosas ilícitas e na presença de cateter em veia profunda.

Interessante ressaltar que alguns microrganismos mais virulentos (como o *Staphylococcus aureus*) podem aderir ao endotélio valvar mesmo na ausência de lesões prévias, levando, então, à formação da ETBN ou até mesmo de vegetações já infectadas desde o início.

ASPECTOS ETIOLÓGICOS E CLASSIFICAÇÃO

Em tempos passados, a EI era classificada em aguda e subaguda com base somente na progressão usual da doença que, não tratada, evoluía para o óbito. Assim, a forma aguda da EI era aquela que levava a óbito em menos de 6 semanas, enquanto a subaguda aquela que evoluía para o êxito letal em tempo superior a 6 semanas.

Atualmente, a classificação deve levar em conta não apenas a instalação e o curso, mas também deve descrever o agente etiológico da enfermidade, o local acometido (valva nativa ou protética) e até algum fator de risco associado (usuário de droga intravenosa, paciente hospitalizado). De maneira geral, EI de instalação aguda é aquela associada à febre alta, toxemia sistêmica, leucocitose, destruição valvar e metástases, evoluindo rapidamente para óbito se não tratada, estando historicamente associada à infecção por *Staphylococcus aureus*, *Streptococcus pyogenes*, *Streptococcus pneumoniae* ou *Neisseria gonorrhoeae*; enquanto a EI subaguda possui curso clínico mais indolente com manifestações mais arrastadas que incluem febre baixa, sudorese noturna, perda ponderal, com disfunção cardíaca gradual e raras metástases, sendo classicamente associada à infecção por *Streptococcus* do grupo *viridans*, *Enterococcus faecalis* e *Streptococcus gallolyticus* (antigo *Streptococcus bovis*).

Embora praticamente todos os microrganismos de importância médica já tenham sido descritos como responsáveis pelo desenvolvimento da EI, na maioria das vezes ela é causada por um grupo restrito de agentes. Historicamente, os *Streptococcus* spp. eram os agentes mais prevalentes da EI. Atualmente, entretanto, considerando as distintas formas de EI, o agente mais frequentemente identificado como causador da enfermidade no mundo é o *S. aureus*, conforme pode ser observado no Quadro 23-1, apesar de o *Streptococcus* do grupo *viridans* ainda permanecer como o principal agente etiológico nos países em desenvolvimento.

Dentre os agentes classificados acima como "outros" e os responsáveis pela EI de cultura negativa, destacam-se germes raros ou de difícil crescimento em cultura, mas que têm certa importância em contextos específicos de ocorrência da EI (p. ex., em regiões onde esses germes são endêmicos), como os do gênero *Granulicatella* e *Abiotrophia* (bactérias com necessidades nutricionais especiais); *Bartonella hanselae* ou *Bartonella quintana* (devem ser lembradas na ocorrência de EI em moradores de rua); *Coxiella burnetti* (agente da febre Q); *Brucella* spp. (agente da brucelose – mais frequente em países do Oriente Médio) e *Tropheryma whippeli* (agente da doença de Whipple). Ademais, um resultado de hemocultura negativo pode se dar, simplesmente, pelo uso de antibióticos previamente à coleta, impedindo o crescimento até mesmo de germes comuns.

Essa frequência é verificada ao considerar de maneira geral a microbiologia da EI, no entanto, pode variar de acordo com o quadro clínico, a valva acometida (natural ou protética), além da presença ou não de fatores predisponentes (usuário de drogas injetáveis), conforme se discutirá em seguida.

EI em Valvas Nativas, Pacientes não Usuários de Drogas Intravenosas

Entre os casos de EI de valva nativa em pacientes não usuários de drogas intravenosas ilícitas, o *Staphylococcus aureus* é responsável por cerca de 38% do total, sendo que nesse caso a doença assume um curso agudo, com alta taxa de letalidade e deve ser encarada como uma urgência médica.

Os *Streptococcus* do grupo *viridans*, por sua vez, são responsáveis por cerca de 21% dos casos nesses pacientes, causando uma EI de curso mais indolente, subaguda. Esses germes são parte da microbiota normal da cavidade oral e, em casos de bacteremias transitórias, podem colonizar o endotélio cardíaco previamente lesionado; daí a importância da manutenção de uma boa higiene oral dos pacientes.

Os *Enterococcus* spp. (principalmente os *Enterococcus faecalis* e *Enterococcus faecium*), são parte da microbiota normal do trato gastrointestinal e da uretra anterior e respondem por cerca de 11% dos casos em questão, podendo causar EI tanto de curso agudo como subagudo (sendo esse último mais comum). Geralmente acometem homens idosos, com média de idade de 60 anos, após manipulação do trato geniturinário e mulheres jovens, com média de idade de 37 anos, após procedimentos obstétricos. São naturalmente resistentes a diversos antibióticos.

A doença pelo *Streptococcus gallolyticus* (antigo *S. bovis*) representa cerca de 7% dos casos nesse grupo, e está associado a lesões do tubo digestivo, como pólipos intestinais e tumores de cólon, por isso, caso seja diagnosticada uma EI por este patógeno, torna-se mandatória a investigação dessas enfermidades intestinais.

Os agentes do grupo HACEK (*Haemophilus* spp., *Aggregatibacter* spp. – antes conhecido como *Actinobacillus* –, *Cardiobacterium hominis*, *Eikenella corrodens*, e *Kingella* spp.) são germes Gram-negativos de crescimento lento e apenas meios específicos, o que faz com que, muitas vezes, não cresçam nas hemoculturas diagnósticas. São responsáveis por aproximadamente 2% dos casos desse grupo de pacientes e causam uma doença de curso clínico indolente.

Os fungos são agentes etiológicos raros de EI de valva nativa em não usuários de drogas intravenosas (cerca de 1% dos casos), porém, podem acometer pacientes imunossuprimidos ou que tenham recebido antibioticoterapia de largo espectro e, nesse caso, os agentes mais comuns são *Candida* spp. e *Aspergillus* spp. Podem formar grandes vegetações capazes de originar a êmbolos sépticos na circulação sistêmica e cursam com hemoculturas negativas. O prognóstico é reservado, quase sempre, necessitando de cirurgia, em razão da baixa eficácia dos antifúngicos disponíveis para o tratamento.

Outros microrganismos que podem ser citados como agentes da EI nesse grupo de pacientes são os *Staphylococcus* coagulase-negativos, responsáveis por cerca de 9% dos casos, e outros *Streptococcus* (que não os do grupo *viridans*), responsáveis por aproximadamente 7% dos casos.

EI em Usuários de Drogas Intravenosas

Entre esse grupo de pacientes, o *S. aureus* é o principal causador da EI, sendo responsável por aproximadamente 68% dos casos, seguido pelos *Streptoccocus* spp. que representam cerca de 13% e pelos *Enterococcus* spp., responsáveis por 5% do total. A doença polimicrobiana nesse grupo é mais comum que na população em geral, além de sofrer, também, do acometimento de EI por *Pseudomonas aeruginosa*, que é uma doença devastadora, biventricular, que afeta múltiplas válvulas e geralmente tem curso refratário à antibioticoterapia.

A EI nesse grupo de pacientes costuma apresentar uma evolução clínica mais aguda e, como a entrada do agente se dá, geralmente, pela introdução dos microrganismos presentes na pele ou na agulha no momento de aplicação da droga, a doença acomete mais frequentemente a valva tricúspide, seguida pela valva aórtica, a mitral e, por fim, múltiplas valvas.

EI em Valvas Protéticas

Nas EI em valvas proteicas, a frequência do agente etiológico varia de acordo com o tempo decorrido entre o procedimento de troca valvar e os primeiros sinais ou sintomas da doença. Por isso, para melhor caracterização, quando esse tempo é inferior a meses, classifica-se a EI como **precoce**; entre 2 e 12 meses como **intermediária**, e a partir de 12 meses como **tardia**.

Na EI de início precoce, a origem dos patógenos geralmente é nosocomial, por contaminação da prótese ou da cirurgia ou por alguma bacteremia no pós-operatório e, nesse caso, tanto o espectro dos organismos causadores quanto seu perfil de resistência, seguirão os encontrados na instituição de saúde. Os principais agentes são *Staphylococcus aureus* (30%) e *Staphylococcus* coagulase-negativos (principalmente o *Staphylococcus epidermidis)* (28%); seguidos, em ordem de frequência, pelos bacilos Gram-negativos (10%), pelos fungos (9%) e *Enterecoccus* spp. (8%). Digna de nota, nesse grupo, é a presença importante dos difteroides como agentes responsáveis por cerca de 4% dos casos, o que não se repete nos demais grupos.

Na EI de início intermediário os agentes causadores podem ter origem nosocomial, de evolução mais insidiosa, ou origem na comunidade. Os patógenos mais frequentemente encontrados são: *Staphylococcus* coagulase-negativos (36%); *S. aureus* e *Streptococcus* spp. (13% cada); *Enterococcus* spp. (11%); seguidos por fungos e bacilos Gram-negativos.

Por fim, na EI de início tardio, seu desenvolvimento resulta de bacteremias transitórias nos pacientes ambulatoriais; por isso, a frequência dos agentes causadores será semelhante à verificada na EI de valva nativa adquiridas na comunidade, com predominância de *Streptococcus* spp., *S. aureus*, *Staphylococcus* coagulase-negativos, *Enterococcus* spp. e membros do grupo HACEK, diminuindo a frequência das infecções fúngicas.

Interessante ressaltar que *Staphylococcus* coagulase-negativos causadores de EI precoce e intermediária (ou seja, até um ano após o procedimento), são quase que exclusivamente da espécie *S. epidermidis* e cerca de 84 a 87% deles são meticilina-resistentes; em contraste, cerca da metade dos *Staphylococcus* coagulase-negativos causadores de EI tardia (após um ano) não são da espécie *S. epidermidis* e apenas aproximadamente 20 a 30% são meticilina-resistentes.

ASPECTOS CLÍNICOS

O período entre o evento precipitante da EI e o aparecimento dos sintomas é – geralmente – curto, cerca de duas semanas, e o quadro clínico que surge pode ser bastante variável. Na doença subaguda, por organismos de baixa patogenicidade (cujos esteriotipos são *Streptococcus* do grupo *viridans* e *Enterococcus* spp.), o quadro é mais arrastado, com achados clínicos inespecíficos; enquanto na doença aguda, por organismos mais patogênicos (o principal representante é *S. aureus*), a infecção é rapidamente progressiva, com um quadro toxêmico grave e achados mais típicos.

As manifestações clínicas da EI podem estar relacionadas com os efeitos destrutivos locais do processo infeccioso, a embolização de fragmentos da vegetação, a infecção de outros sítios por causa da liberação de bactérias da vegetação, a deposição de imunocomplexos em sítios diversos, a produção de citocinas, entre outros.

A febre, apesar de inespecífica, é o principal achado na EI, estando presente em até mais de 90% dos casos; frequentemente é alta na doença aguda, chegando a ultrapassar os 39,4°C, e baixa e intermitente na doença subaguda, podendo vir associada, nesse caso, a calafrios, anorexia e perda de peso. Outras manifestações inespecíficas que podem ser encontradas são mialgia, artralgia, náuseas, vômitos e cefaleia.

A manifestação cardíaca mais frequente é o sopro, que pode ser novo ou apresentar-se como modificação de um sopro prévio. Os sopros de regurgitação são os mais frequentes e a ausência dessa manifestação pode estar relacionada com o acometimento agudo das valvas direitas ou do endocárdio mural.

Manifestações de ICC podem estar presentes, sobretudo nos pacientes com o quadro agudo, tendo como fatores desencadeantes a destruição valvar, miocardite, infarto do miocárdio decorrente de êmbolos para as artérias coronárias e abscessos miocárdicos.

As manifestações periféricas não são tão comuns, mas devem ser lembradas por serem bastante sugestivas de EI. Incluem as petéquias subconjuntivais, no palato, nas polpas digitais, e subungueais em forma de "lasca" (*splinter hemorrhages*); os nódulos de Osler, de localização subcutânea e coloração violácea, são dolorosos e encontrados nas pontas dos dedos das mãos e dos pés; as manchas de Janeway, que são máculas eritematosas indolores que ocorrem nas palmas das mãos e plantas dos pés, mais comuns na EI de curso agudo e que refletem microabscessos com infiltração neutrofílica dos capilares; e as manchas de Roth que são lesões hemorrágicas e exsudativas e não supurativas da retina, com centro pálido, podendo ocorrer também nas colagenoses e anemias graves.

A esplenomegalia chegou a estar presente em até 60% dos casos, especialmente em pacientes com um quadro subagudo, porém, sua ocorrência vem caindo nos últimos tempos após o advento dos antibióticos.

A embolia sistêmica pode se manifestar de diversas formas. O acometimento da artéria esplênica pode gerar infarto e abscesso esplênico causando dor súbita no hipocôndrio esquerdo. O acometimento de uma artéria renal ou um de seus ramos pode gerar um infarto renal levando à dor súbita no flanco correspondente. O acometimento da circulação mesentérica pode gerar um quadro agudo de dor abdominal e íleo paralítico. Já a embolização para a circulação coronariana pode ocorrer principalmente na EI de valva aórtica. O acometimento pulmonar também pode sobrevir e é muito mais comum na EI das valvas direitas e caracteriza-se por um infarto séptico, com surgimento de sintomas respiratórios e infiltrados bilaterais na radiografia de tórax (como o sopro é ausente em muitos casos de EI aguda das valvas direitas, o diagnóstico pode ser difícil de ser feito nesse caso). Artérias dos membros também podem ser acometidas por êmbolos, principalmente na EI por fungos.

Os sinais neurológicos são mais comuns nas infecções por *S. aureus* nas câmaras esquerdas. A embolização para o sistema nervoso central geralmente compromete a artéria cerebral média, o que origina as manifestações típicas de acidente vascular encefálico (AVE) em seu território (hemiplegia, alterações da sensibilidade, ataxia, afasia e rebaixamento do nível de consciência); a formação e a ruptura de aneurismas micóticos, por sua vez, podem provocar hemorragia subaracnóidea ou AVE hemorrágico intraparenquimatoso e, em alguns casos, a presença de cefaleia, paralisia de pares cranianos e distúrbios visuais prenunciam a ruptura iminente da lesão. A frequência desses achados em pacientes com EI está demonstrada no Quadro 23-2.

Quadro 23-2. Frequência de Aparecimento de Sinais na EI

Sinais	Frequência (%)
Febre	96
Sopro cardíaco	85
Mudança no sopro	20
Novo sopro	48
Evento embólico	17
Nódulos de Osler	3
Splinter	8
Manchas de Janeway	5
Manchas de Roth	2
Esplenomegalia	11
Hemorragia conjuntival	5

Dados de: Murdoch et al. (2009).

EXAMES COMPLEMENTARES

Na abordagem diagnóstica da EI, especial atenção deve ser dada à hemocultura e ao ecocardiograma, como será visto mais adiante, porém, outros exames complementares podem e devem ser solicitados na propedêutica dessa doença, pois apesar de inespecíficos, podem auxiliar no diagnóstico, na identificação de eventuais complicações, na definição de condutas e do seguimento após o tratamento, além de auxiliarem a determinar o seu prognóstico.

A seguir, serão analisados os principais exames úteis para a avaliação dos enfermos com EI:

- Hemograma: a maioria dos pacientes com EI rapidamente desenvolve anemia normocítica/normocrômica. A contagem de leucócitos pode estar normal ou discretamente elevada em pacientes com EI subaguda, embora a maioria das pessoas com endocardite por *S. aureus* apresente leucocitose. Velocidade de hemossedimentação (VHS) e níveis de proteína C reativa elevados estão usualmente presentes, mas quando analisados sozinhos, têm pouco valor diagnóstico.
- Fator reumatoide, complemento sérico e complexos imunes circulantes: níveis elevados de globulinas séricas, presença de crioglobulinas e complexos imunes circulantes,

hipocomplementemia e testes sorológicos não treponêmicos (VDRL) falso reativos para sífilis também costumam ocorrer, mas, igualmente, nenhum deles, isoladamente, tem valor diagnóstico. Contudo, níveis elevados de fator reumatoide (FR), podem, ocasionalmente, ser úteis no diagnóstico, principalmente quando a duração da doença é superior a 6 semanas, e quando presente em indivíduos sem doença reumatológica prévia conhecida, é considerado um dos seis diagnósticos menores de Duke.

- Avaliação da função renal: deve ser solicitada quando procede-se a admissão do doente, para que se possa registrar o valor basal inicial, para efeito de comparação posterior, com vistas à detecção de futuro comprometimento da função renal, seja por evolução da própria doença (como resultado de embolização para os rins ou deposição de complexos imunes) ou em decorrência dos medicamentos utilizados.
- Sedimento urinário (EAS): o EAS pode mostrar hematúria (microscópica ou macroscópica), proteinúria, ou piúria. A hematúria microscópica e proteinúria discreta ocorrem em muitos casos e geralmente sem outras complicações renais. Assim como a VHS, essas alterações não têm especificidade para a moléstia. Todavia, a presença de cilindros hemáticos e de complemento sérico baixo, podem ser indicadores de glomerulonefrite por imunocomplexos, caracterizando-se este achado como um critério *minor* de Duke para diagnóstico de EI.
- Eletrocardiograma (ECG): também deve fazer parte da avaliação inicial. Além de alterações sugestivas de isquemia ou infarto, o ECG pode mostrar a presença ou o aparecimento de bloqueio atrioventricular, importante indicador de extensão da infecção para o anel valvar e o sistema de condução adjacente. A presença de um novo prolongamento do intervalo P-R num paciente com endocardite (se não relacionado aos fármacos empregados no tratamento ou à cirurgia recente) é quase diagnóstica da presença de abscesso do anel valvar.
- Radiografia de tórax: útil na identificação de lesões inflamatórias parenquimatosas que podem ter sido a fonte da bacteremia ou representarem focos metastáticos. Tem grande importância no diagnóstico e no acompanhamento dos pacientes com suspeita de EI de câmaras direitas. Por exemplo, pacientes com endocardite de valva tricúspide geralmente apresentam evidências radiográficas de êmbolos sépticos pulmonares. Neste caso, podem existir poucos ou vários infiltrados pulmonares focais. Alguns desses infiltrados costumam revelar cavitação central (principalmente quando a etiologia é *S. aureus*). Além disso, também, pode ser útil em identificar condições cardíacas predisponentes ao desenvolvimento de EI, como presença de prótese valvar, calcificação valvar (raramente vista), sinais característicos de coarctação da aorta, tetralogia de Fallot, ou de lesões orovalvares. Também auxilia na determinação do grau de insuficiência cardíaca, pela avaliação da área cardíaca e sinais de congestão pulmonar.
- Ecocardiograma (ECO): o ECO, juntamente com a hemocultura, é um dos exames essenciais para o diagnóstico da EI. Alguns dos seus possíveis achados – vegetação, abscesso, deiscência de valva protética e nova insuficiência valvar – são considerados critérios maiores na classificação de Duke, conforme será visto adiante. O achado ecocardiográfico característico é a vegetação na superfície valvar, podendo, também, ser observada nas cordoalhas e nas paredes das câmaras cardíacas, nas próteses ou nos dispositivos intracardíacos. A imagem típica de vegetação é a de uma massa, de formato irregular, oscilante, habitualmente observada na face valvar de menor pressão (lado atrial das valvas atrioventriculares e ventricular das semilunares), como pode ser observado nas Figuras 23-2 a 23-5.

Ademais, o ECO não confirma somente a presença de vegetações em vigência de bacteremia, mas também fornece importantes informações fisiológicas acerca da função ventricular direita e esquerda, além de estimar a gravidade das obstruções ou regurgitações valvares. Também, é útil no acompanhamento dos pacientes, uma vez que permite diagnosticar complicações, como fechamento precoce da valva mitral em casos de insuficiência aórtica aguda (o que requer intervenção mais urgente), ruptura de cordoalha, abscesso miocárdico, e outros (Fig. 23-6). É importante

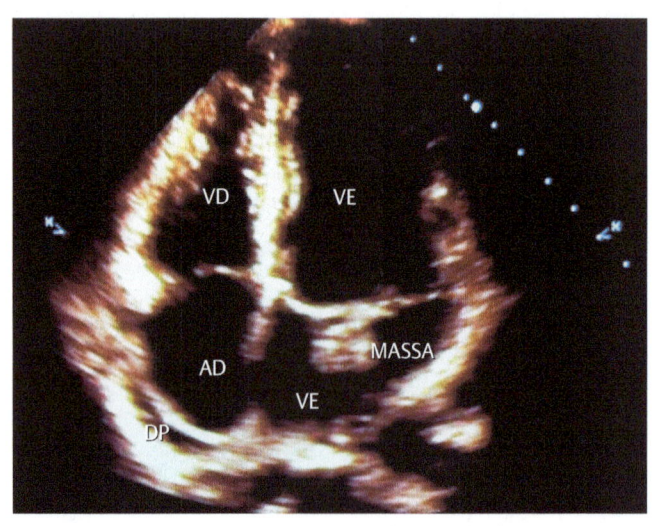

Fig. 23-2. Endocardite em face atrial da valva mitral. Observa-se, ainda, pequeno derrame pericárdico junto ao átrio direito, outra complicação comum associada ao processo infeccioso valvar. (Original da Prof[a]. Juliana Akeme Toitio.)

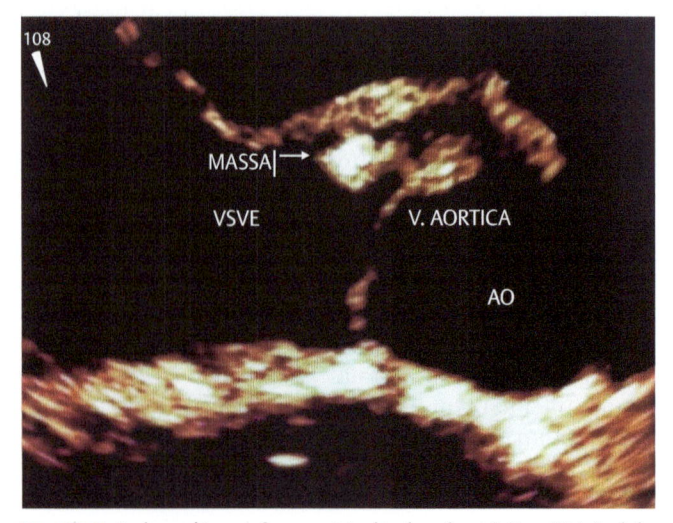

Fig. 23-3. Endocardite em face ventricular da valva aórtica. (Original da Prof[a]. Juliana Akeme Toitio.)

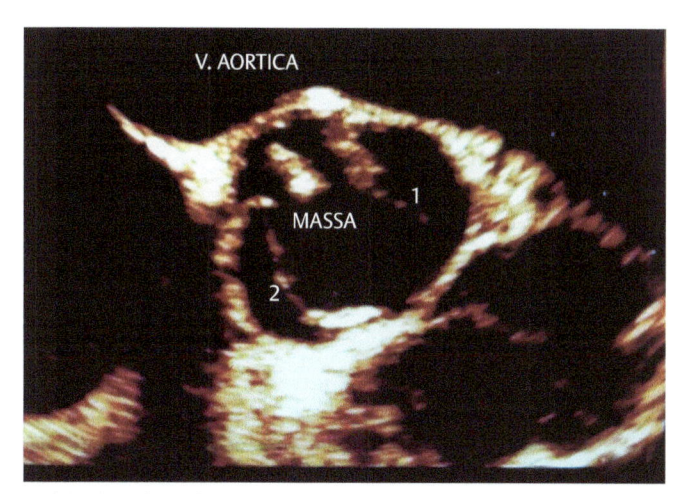

Fig. 23-4. Endocardite em valva aórtica bicúspide. (Original da Profª. Juliana Akeme Toitio.)

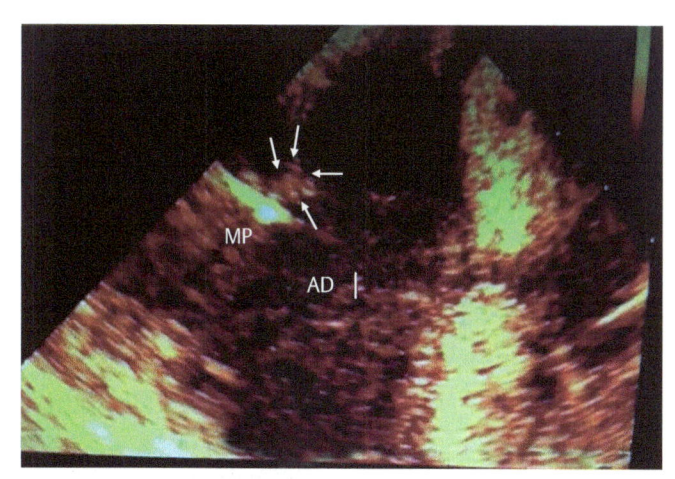

Fig. 23-5. Endocardite em cabo de marca-passo cardíaco. (Original da Profª. Juliana Akeme Toitio.)

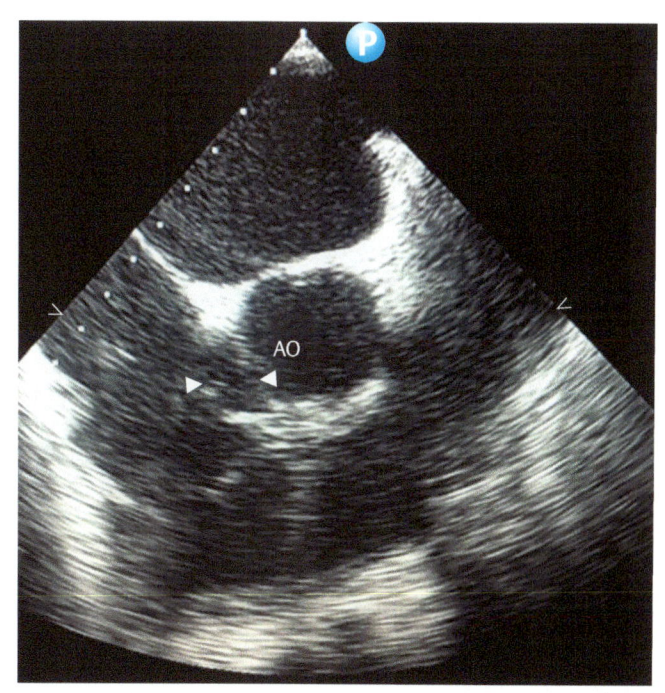

Fig. 23-6. Abcesso paravalvar aórtico. (Original da Profª. Juliana Akeme Toitio.)

lembrar que o ecocardiograma pode ser uma ferramenta de grande utilidade nos casos de EI com hemoculturas negativas ou em casos de bacteremia persistente em que a fonte permanece desconhecida apesar da correta investigação diagnóstica.

O ECO deve ser realizado o mais cedo possível em todo paciente suspeito de EI, porém, deve-se lembrar que quando o exame é realizado muito precocemente, a vegetação pode não ser identificada.

Em geral, o Ecocardiograma Transtorácico (ETT) é o primeiro a ser procedido. Tem uma sensibilidade de cerca de 75% e uma especificidade de cerca 100%. Caso o resultado seja negativo para achados compatíveis com EI, mas a suspeita clínica persista, o Ecocardiograma Transesofágico (ETE), com uma sensibilidade próxima a 100%, deve ser realizado. A excelente *performance* do ETE torna-o método de escolha no diagnóstico de EI em pacientes em que se tem uma visualização difícil com o ETT, em enfermos com possibilidade de EI de valva protética, pacientes com suspeita clínica intermediária ou alta de EI e naqueles com um alto risco de complicações relacionadas com a EI. O ETE apresenta, ainda, uma particular superioridade em relação ao ETT na detecção de vegetações pequenas, podendo detectar lesões de até 1 mm.

Mesmo que o diagnóstico já tenha sido fornecido pelo ETT, alguns autores recomendam que se faça também o ETE, uma vez que permite identificar mais precocemente complicações (como abscessos, fístulas e formações aneurismáticas), que por si só podem constituir-se em indicação cirúrgica. Além disso, o ETE, no pré-operatório, permite melhor planejamento do plano cirúrgico.

O *Doppler* também tem tido grande utilidade, pois permite a quantificação de lesão valvar e, dessa forma, tem substituído, em alguns casos, estudos hemodinâmicos e angiográficos pré-operatórios (Fig. 23-7).

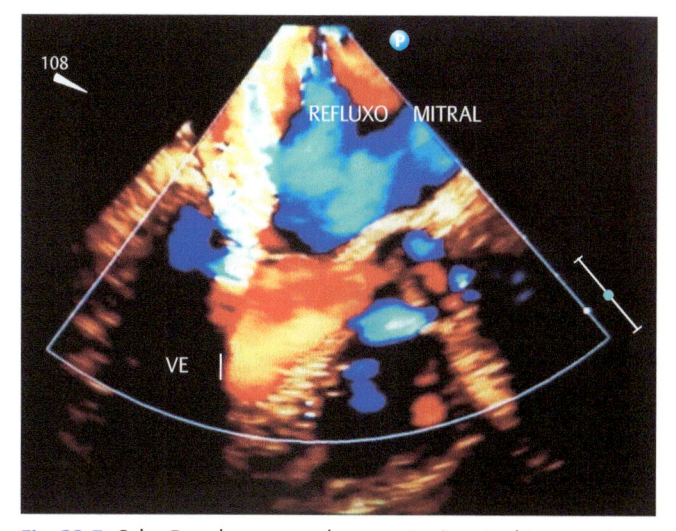

Fig. 23-7. Color-Doppler mostrando regurgitação mitral importante secundária à endocardite mitral. (Original da Profª. Juliana Akeme Toitio.)

- **Hemoculturas: são os testes mais importantes na confirmação da EI.** Permitem a identificação do agente etiológico, informação decisiva para a escolha do esquema antimicrobiano mais apropriado. As hemoculturas costumam ser positivas em mais de 95% dos casos, embora sua positividade em diferentes séries possa variar de 50-100%, dependendo das condições de coleta, do uso prévio de antibióticos e do processamento do material no laboratório de microbiologia. O diagnóstico bacteriológico da EI é facilitado pela relativa constância da bacteremia, típico dessa infecção. As bactérias são liberadas das vegetações de maneira relativamente constante, e não de forma esporádica, como acontece em outras fontes infecciosas. Desse modo, tal constância da bacteremia na EI permite que não se tenha uma preocupação com a cronologia de coleta das hemoculturas, nem que seja necessário esperar pelo pico febril para a obtenção do sangue para o exame. Também torna desnecessário um intervalo prolongado entre as mesmas. Ademais, as coletas em sítios venosos produzem praticamente os mesmos resultados que as coletadas em sítios arteriais. Para obtenção de melhor rendimento das hemoculturas, preconiza-se que sejam colhidas três amostras com um volume mínimo de 10 mL de sangue em cada, obtidas de locais de punção diversos. Em crianças, os volumes coletados podem ser menores, cerca de 1-3 mL, em virtude de maior bacteremia que ocorre nessa faixa etária. Na semeadura, deve ser mantida uma relação de 1:10 entre o sangue e o meio de cultura. Recomenda-se que cada amostra seja colhida com um intervalo suficientemente grande (15 minutos no mínimo) para que se possa caracterizar a bacteremia como contínua. Mais duas ou três amostras adicionais devem ser colhidas naqueles pacientes que fizeram uso de antibiótico nas duas semanas anteriores e nos que as hemoculturas se revelaram negativas após 24-48 horas. A interpretação de hemoculturas positivas pode ser dificultada quando crescem bactérias como *S. epidermidis*, difteroides e *Propionibacterium acne*, que podem representar contaminação da amostra no momento da coleta, uma vez que tais agentes fazem parte da microbiota normal da pele, além de poder ser responsáveis pela doença, principalmente nos casos de EI de valva protética recente. Nem todos os microrganismos têm a mesma propensão em causar EI. Por exemplo, *S. viridans* e *S. aureus* são agentes etiológicos mais prováveis de EI do que bastonetes Gram-negativos, como *E.scherichia coli* e *Proteus* spp. Essa distinção tem importância clínica, uma vez que os critérios de Duke (ver adiante) diferem em relação aos organismos isolados nas hemoculturas. Os agentes considerados como "causas prováveis" de EI quando isolados em duas ou mais amostras são: *S. aureus*, *S. viridans* e *Enterococcus* spp. (estes últimos nas infecções adquiridas na comunidade e não nosocomialmente).
- As condições em que a bacteremia ocorre também tem importância na probabilidade de um enfermo apresentar EI. Por exemplo, pacientes que se apresentam com bacteremia por *Enterococcus* spp. adquirida na comunidade são mais propensos a terem EI que indivíduos que desenvolvem bacteremia enterocócica enquanto hospitalizados por outra causa. Em geral, em pacientes com suspeita de bacteremia, o crescimento em hemoculturas de *Streptococcus* do grupo A, *S. pneumoniae*, *E. coli*, *Proteus* spp., *Haemophilus influenzae*, Bacteroidaceae, *S. aureus*, *Klebsiella* spp., *P. aeruginosa* e *Candida* spp., quase sempre tem importância clínica, enquanto o crescimento de *Streptococcus* do grupo *viridans* e os do grupo D, podem ou não ter significado clínico. Igualmente, difteroides, *Bacillus* spp. e *S. epidermidis*, para terem significado clínico, devem ser isolados em mais de uma amostra de hemocultura, e dentro de um contexto apropriado, como nos casos de doentes com prótese valvar. Quando se interpreta um resultado de hemocultura positivo num contexto de EI, observa-se que o isolamento persistente de *Streptococcus* do grupo *viridans* nas hemoculturas quase sempre indica EI. Já o isolamento de *E. coli*, raramente indica envolvimento valvar. Quando *H. influenzae* e *S. pneumoniae* são isolados, apesar de poderem estar associados à EI, geralmente representam infecção em outros focos.

No Quadro 23-3 apresentamos a frequência dos achados de alguns exames.

Quadro 23-3. Frequência de Ocorrência de Achados Laboratoriais Inespecíficos na EI

Achados laboratoriais	Frequência (%)
Anemia	70-90
Leucocitose	20-30
Hematúria microscópica	30-50
VHS elevada	60-90
Proteína C Reativa aumentada	> 90
Fator reumatoide	50
Imunocomplexos circulantes	65-100
Complemento sérico diminuído	5-40

Adaptado de Kaye (2012).

DIAGNÓSTICO

Em razão da gravidade, a ocorrência de EI deve ser fortemente suspeitada em todo paciente com um quadro febril e que apresente fatores de risco. Esses fatores de risco podem ser características próprias do paciente e do seu estilo de vida (como sexo masculino, idade acima de 60 anos, uso de drogas injetáveis ilícitas, uma reduzida higiene bucal ou infecções orais) e comorbidades existentes (como doença cardíaca estrutural, incluindo enfermidades valvares e congênitas, presença de próteses valvares, história prévia de EI, presença de dispositivo intravascular ou intracardíaco). Porém, dada a quantidade de fatores de risco existentes e a enorme variabilidade de suas manifestações clínicas, o que gera um número enorme de diagnósticos diferenciais tanto na doença de curso agudo quanto na de curso subagudo, fez-se necessária a criação de estratégias diagnósticas.

Com esse propósito, foi publicado em 1982, um critério para definição de casos conhecido como critérios de Beth Israel. Tal categorização, apesar de útil na época, apresentava algumas limitações, como não considerar achados ecocardiográficos e nem reconhecer o uso de drogas injetáveis ilícitas como condição predisponente da EI, levando a rejeição de diversos casos como definitivos, classificando-os apenas como prováveis. Assim, frente a essas limitações, foram propostos em 1994 os critérios de Duke, que foram modificados em 2000 passando a ser chamados de Critérios de Duke Modificados, os quais são, atualmente, largamente aceitos e utilizados para o diagnóstico de EI.

Esses critérios modificados de Duke estratificam os casos nas categorias "definitivo", "provável" e "rejeitado", levando em conta as manifestações clínicas, a hemocultura e os achados do ecocardiograma, conforme demonstrado nos Quadros 23-4 e 23-5.

TRATAMENTO

O tratamento da EI deve ter como objetivo erradicar todo o agente causador e resolver as complicações cardíacas e extracardíacas; sem embargo, algumas particularidades dessa enfermidade devem ser observadas. Como no interior das vegetações os germes ficam relativamente protegidos do sistema imune do paciente, o tratamento deve ser realizado com fármacos bactericidas (ver Capítulo 10); somado a isso, há maior dificuldade de penetração dos antimicrobianos nessas vegetações, além de a maioria das bactérias ali existentes não estarem se multiplicando, ou seja, estão em um estado de inatividade metabólica que diminui a eficiência do agente anti-infeccioso;; isso tudo faz com o tratamento deva ser realizado por um tempo maior que o habitual e com altas doses por via parenteral para que os fármacos alcancem concentrações séricas (geralmente muito acima da Concentração Inibitória Mínima) que permitam, por difusão, atingir o interior das vegetações.

De uma maneira geral, o tratamento antimicrobiano da EI deve ser direcionado ao agente etiológico isolado na hemocultura, a qual deve ser realizada em todos os casos suspeitos. No caso de indivíduos que se apresentem clinicamente estáveis, o resultado da hemocultura deve ser aguardado para o início direcionado da antibioticoterapia; entretanto, em pacientes que se apresentem agudamente enfermos com sinais e sintomas fortemente sugestivos de EI, constituindo uma emergência médica, faz-se necessário o início tempestivo de um tratamento antimicrobiano empírico, antes da disponibilização dos resultados da hemocultura, desde que já se tenha

Quadro 23-4. Critérios Clínicos de Duke para o Diagnóstico de EI

Diagnóstico Definitivo de EI

Critérios patológicos
- Microrganismos: demonstrados por cultura ou histopatologia numa vegetação, numa vegetação que tenha embolizado, ou num abscesso intracardíaco, **ou**
- Lesões patológicas: vegetação ou abscesso intracardíaco presente, confirmado por histopatologia, mostrando endocardite ativa.

Critérios clínicos
- 2 critérios maiores, **ou**
- 1 critério maior e 3 menores, **ou**
- 5 critérios menores

Diagnóstico Possível de EI

- 1 critério maior e 1 menor, **ou**
- 3 critérios menores

Diagnóstico Rejeitado de EI

- Outro diagnóstico alternativo confirmado para as manifestações que sugeriam EI, **ou**
- Resolução das manifestações sugestivas da EI com antibioticoterapia por 4 dias ou menos, **ou**
- Nenhuma evidência patológica de EI na cirurgia ou necropsia, após antibioticoterapia por 4 dias ou menos

Adaptado de Durack et al. (1994); modificado por Li et al. (2000).

Quadro 23-5. Definição dos Termos Utilizados nos Critérios de Duke para o Diagnóstico de EI

Critérios Maiores
1. Hemoculturas positivas para EI
   A) Microrganismos típicos consistentes com EI obtidos em 2 amostras separadas:
      - *Streptococcus viridans, Streptococcus gallolyticus (Streptococcus bovis)*, ou grupo HACEK, ou
      - *Staphylococcus aureus* ou *Enterococcus* spp. adquiridos na comunidade, na ausência de um foco primário, ou
   B) Microrganismos consistentes com EI obtidos de hemoculturas persistentemente positivas, definidas como:
      - 2 ou mais culturas positivas colhidas com intervalo superior a 12 horas, ou
      - todas as 3, ou a maioria de 4 ou mais amostras separadas, sendo a primeira e a última amostras colhidas num intervalo de pelo menos 1 hora
2. Evidência de envolvimento endocárdico
   A) Ecocardiograma positivo para EI, definido como:
      - Massa intracardíaca oscilante, sobre uma valva ou estrutura de suporte, no trajeto de jatos regurgitantes, ou em materiais implantados na ausência de uma explicação anatômica alternativa, ou
      - Abscessos, ou
      - Valva protética apresentando deiscência parcial que não existia previamente, ou
   B) Regurgitação valvar que não existia previamente (piora ou mudança no padrão do sopro preexistente não é suficiente)

Critérios Menores
1. Predisposição: condição cardíaca predisponente, ou uso de drogas injetáveis
2. Febre: temperatura ≥ 38°C
3. Fenômenos vasculares: grandes êmbolos arteriais, infartos sépticos pulmonares, aneurismas micóticos, hemorragia intracraniana, hemorragias conjuntivais e lesões de Janeway
4. Fenômenos imunológicos: glomerulonefrite, nodos de Osler, manchas de Roth e Fator Reumatoide (FR)
5. Evidência microbiológica: hemoculturas positivas, mas não satisfazendo os "critérios maiores", mencionados acima[#] ou evidências sorológicas de infecção ativa com organismos consistentes com EI

[*] Incluindo cepas nutricionalmente exigentes (espécies *Abiotrophia*).
[#] Excluindo culturas únicas positivas para *Staphylococcus* coagulase-negativa e outros organismos que não causam EI.
Adaptado de Durack et al. (2000).

Quadro 23-6. Terapia Empírica Preconizada na Endocardite Infecciosa

Condição	Tratamento empírico preconizado
EI de Valvas nativas adquirida na comunidade ou EI tardia (> 12 meses) de Valvas Protéticas	1. Ampicilina 12 g/dia IV em 4-6 doses + Oxacilina 12 g/dia IV em 4-6 doses + Gentamicina 3 mg/kg/dia IV ou IM em 1 dose 2. Nos alérgicos a β-lactâmicos: Vancomicina 30-60 mg/kg/dia IV em 2-3 doses, não excedendo 2 g/dia + Gentamicina 3 mg/kg/dia IV ou IM em 1 dose
EI recente de Valvas Protéticas (< 12 meses) ou EI associada a cuidados de saúde (nosocomial e não nosocomial)	Vancomicina 30 mg/kg/dia IV em 2 doses, não excedendo 2 g/dia + Gentamicina 3 mg/kg IV ou IM em 1 dose + Rifampicina* 900-1.200 mg IV ou oral dividida em 2-3 doses

* Rifampicina só é recomendada para EI de valvas protéticas e, segundo alguns especialistas, deve ser iniciada 3 a 5 dias após o início da vancomicina e gentamicina.
Adaptado de Habib et al. (2015).

sido efetuada a coleta de três amostras de sangue para cultura num intervalo mínimo de 30 minutos entre elas. Nesse caso, torna-se fundamental a obtenção de uma história clínica e exames detalhados, bem como o conhecimento dos principais agentes etiológicos mais prováveis de acordo com a evolução do quadro e fatores de risco.

Os Quadros 23-6 e 23-7 resumem os esquemas terapêuticos preconizados para o tratamento empírico e para aqueles cujo agente é conhecido.

Os esquemas de tratamento para EI geralmente recomendam a internação do paciente e o uso de antibioticoterapia parenteral por um período de cerca de seis semanas ou mais, dada sua potencial gravidade e alto risco de complicações. Longos períodos de internação, porém, podem ser geralmente associados a maiores riscos de complicação. Nesse sentido, um estudo recente, publicado no *The New England Journal of Medicine*, em agosto de 2018, comparou o tratamento parenteral tradicional da EI com um tratamento parcialmente por via oral, feito em pacientes que iniciaram a terapia convencional e, após estabilização do quadro, por volta do 17º dia de tratamento, foram submetidos à alteração para o esquema oral e, quando possível, para o regime ambulatorial. A conclusão desse estudo, após análises estatísticas dos dados encontrados, foi de que o tratamento por via oral não foi inferior ao tratamento parenteral tradicional.

Quadro 23-7. Tratamento da EI cujo Agente Etiológico é Conhecido

Patógeno	Antibiótico e dose*	Comentários
EI em valvas nativas		
Streptococcus do grupo *viridans* e *Streptococcus gallolyticus* (*S. bovis*) sensíveis à penicilina	Penicilina G cristalina 12-18 milhões U/24 h IV em infusão contínua ou dividida em 6 doses, por **4 semanas** **ou** Ceftriaxona 2 g 1×/dia IV, por **4 semanas** Penicilina G cristalina 12-18 milhões U/24 h IV em infusão contínua ou dividido em 6 doses, por **2 semanas** **ou** Ceftriaxona 2 g 1×/dia IV ou IM por **2 semanas** + Gentamicina 3 mg/kg IV ou IM em dose única diária ou em doses iguais de 8/8 h, por **2 semanas** Vancomicina 30 mg/kg/dia IV divididos em 2 doses, não ultrapassando 2 g/dia (a não ser que os níveis séricos sejam monitorados para manter um intervalo de concentração de 10-15 µg/mL), por **4 semanas**	Preferido na maioria dos pacientes com mais de 65 anos e naqueles com alterações do VIII par craniano ou da função renal Vancomicina é recomendada para os pacientes alérgicos a β-lactâmicos A dose de vancomicina deve ser infundida em pelo menos 1 hora para reduzir o risco de ocorrência da Síndrome do Homem Vermelho
Streptococcus do grupo *viridans* e *Streptococcus gallolyticus* (*S. bovis*) relativamente resistentes à penicilina	Penicilina G cristalina 24 milhões U/24 h IV em infusão contínua ou dividido em 4-6 doses, por **4 semanas** + Gentamicina 3 mg/kg IV ou IM em dose única diária ou dividida de 8/8 h, por **2 semanas** Vancomicina 30 mg/kg/dia IV divididos em 2 doses, não ultrapassando 2 g/dia, por **4 semanas**	Cefazolina ou outras cefalosporinas de primeira geração podem substituir a penicilina naqueles pacientes cuja hipersensibilidade à penicilina não seja do tipo imediato ou *rash* bolhoso

(Continua)

Quadro 23-7. *(Cont.)* Tratamento da EI cujo Agente Etiológico é Conhecido

Patógeno	Antibiótico e dose*	Comentários
Enterococcus spp. susceptíveis à penicilina e gentamicina	Penicilina G cristalina 18-30 milhões U/24 h IV em infusão contínua ou dividido em 6 doses, por **4-6 semanas** + Gentamicina 3 mg/kg ou IV de 8/8 h, por **4-6 semanas** Ampicilina 12 g/24 h IV dividido em 6 doses, por **4-6 semanas** + Gentamicina 3 mg/kg IV de 8/8 h, por **4-6 semanas** Vancomicina 30 mg/kg/dia IV divididos em 2 doses, não ultrapassando 2 g/dia, por **6 semanas** + Gentamicina 3 mg/kg IV de 8/8 h, por **6 semanas**	Terapia por 4 semanas é recomendada para pacientes com duração dos sintomas < 3 meses Terapia por 6 semanas, é recomendada para aqueles pacientes com sintomas de duração > 3 meses Vancomicina é recomendada para pacientes alérgicos a β-lactâmicos; as cefalosporinas não são uma alternativa aceitável aos pacientes alérgicos à penicilina
Enterococcus spp. sensíveis à penicilina, estreptomicina e vancomicina e resistente à gentamicina	Penicilina G cristalina 18-30 milhões U/24 h IV em infusão contínua ou dividido em 6 doses, por **4-6 semanas** + Estreptomicina 15 mg/kg/dia IV ou IM em 2 doses, por 4 a 6 semanas Ampicilina 12 g/24 h IV dividido em 6 doses, por **4-6 semanas** + Estreptomicina 15 mg/kg/dia IV ou IM em 2 doses, por 4 a 6 semanas vancomicina 30 mg/kg/dia IV divididos em 2 doses, não ultrapassando 2 g/dia, por **6 semanas** + Estreptomicina 15 mg/kg/dia IV ou IM em 2 doses, por 4 a 6 semanas	
Enterococcus spp. resistentes à penicilina, susceptível à vancomicina e aminoglicosídeo	Ampicilina-sulbactam 12 g/24 h IV em 6 doses diárias por 6 semanas + Gentamicina 3 mg/kg/dia IV de 8/8 h, por **6 semanas** Vancomicina 30 mg/kg/dia IV divididos em 2 doses, não ultrapassando 2 g/dia, por **6 semanas** + Gentamicina 3 mg/kg/dia IV de 8/8 h, por **6 semanas**	Os esquemas 1 e 2 podem ser usados para cepas produtoras de β-lactamase Para aquelas cepas com resistência intrínseca à penicilina, apenas o esquema 2 pode ser utilizado
Enterococcus spp. resistentes à penicilina, vancomicina e aminoglicosídeo	Linezolida 1.200 mg/dia IV ou VO em duas doses diárias por mais de r semanas Daptomicina 10-12 mg/kg/dia	
Microrganismos do grupo HACEK (*H. parainfluenzae*, *H. aphrophilus*, *A. actinomycetemcomitans*, *C. hominis*, *E. corrodens* e *K. kingae*)	Ceftriaxona 2 g dose única diária IV ou IM, por **4 semanas** Ampicilina-sulbactam 12 g/24 h IV dividido em 6 doses, por **4 semanas** Ciprofloxacino 1.000 mg/24 h VO ou 800 mg/24 h, IV divididos em 2 doses diárias por 4 semanas	
Staphylococcus spp. sensíveis à oxacilina	Oxacilina 12 g/24 h IV divididos em 4 a 6 doses diárias por **6 semanas**, com opcional de Gentamicina 3 mg/kg IV de 8/8 h, por **3-5 dias** Cefazolina 6 g/24 h IV divididos em 6 doses diárias **6 semanas** (ou outra cefalosporina de 1ª geração em doses equivalentes), com opcional de gentamicina 3 mg/kg IV de 8/8 h, por **3-5 dias**	Esquema recomendado para pacientes não alérgicos aos β-lactâmicos; o benefício dos aminoglicosídeos neste esquema ainda não foi estabelecido Cefalosporinas são usadas como alternativas em caso de alérgicos à penicilina, exceto em pacientes com hipersensibilidade do tipo imediato (reação anafilactoide)
Staphylococcus spp. resistentes à oxacilina	Vancomicina 30 mg/kg/dia IV divididos em 2 doses, não ultrapassando 2 g/dia, por **6 semanas** Daptomicina acima de 8 mg/kg/dia	

Quadro 23-7. *(Cont.)* Tratamento da EI cujo Agente Etiológico é Conhecido

Patógeno	Antibiótico e dose*	Comentários
EI em valvas protéticas		
Streptococcus do grupo *viridans* e *Streptococcus gallolyticus (S. bovis)* susceptíveis à penicilina	Penicilina G cristalina 24 milhões UI/24 h IV em infusão contínua ou em 4 a 6 doses diárias por 6 semanas **ou** Ceftriaxona 2 g/24 h IV ou IM em dose única diária **Com ou sem** Gentamicina 3 mg/kg/dia IV ou IM em dose única diária Vancomicina 30 mg/kg/dia IV divididos em 2 doses, não ultrapassando 2 g/dia, por **6 semanas**	Penicilina ou ceftriaxona, junto à gentamicina, não demonstrou maiores taxas de cura comparadas à monoterapia com penicilina ou ceftriaxona em pacientes com cepas altamente susceptíveis Gentamicina não deve ser administrada em pacientes com *clearence* de creatinina < 30 mL/min Vancomicina é alternativa para alérgicos a penicilinas ou ceftriaxona
Streptococcus do grupo *viridans* e *Streptococcus gallolyticus (S. bovis)* relativamente resistentes ou resistentes à penicilina	1. Penicilina G cristalina 24 milhões UI/24 h IV em infusão contínua ou em 4 a 6 doses diárias por 6 semanas **ou** Ceftriaxona 2 g/24 h IV ou IM em dose única diária + Gentamicina 3 mg/kg/dia IV ou IM em dose única diária 2. Vancomicina 30 mg/kg/dia IV divididos em 2 doses, não ultrapassando 2 g/dia, por **6 semanas**	Vancomicina é alternativa para alérgicos a penicilinas ou ceftriaxona
Staphylococcus spp. susceptíveis à meticilina	Oxacilina 12 g/24 h IV dividida em 6 doses iguais por ≥ **6 semanas** + Rifampicina 900 mg/24 h IV ou VO dividida em 3 doses iguais por ≥ **6 semanas** + Gentamicina 3 mg/kg/24 h IV ou IM dividida em 2 ou 3 doses iguais por **2 semanas**	Cefalosporinas de 1ª geração ou vancomicina devem ser usados em pacientes alérgicos aos β-lactâmicos Cefalosporinas devem ser evitadas em pacientes com hipersensibilidade do tipo imediato
Staphylococcus spp. susceptíveis à meticilina	Vancomicina 30 mg/kg/dia IV divididos em 2 doses, não ultrapassando 2 g/dia, por ≥ **6 semanas** + Rifampicina 900 mg/24 h IV ou VO dividida em 3 doses iguais por ≥ **6 semanas** + Gentamicina 3 mg/kg/24 h IV ou IM dividida em 2 ou 3 doses iguais por **2 semanas**	Rifampicina aumenta a quantidade de varfarina necessária para terapia antitrombótica
Microrganismos do grupo HACEK (*H. parainfluenzae, H. aphrophilus, A. actinomycetemcomitans, C. hominis, E. corrodens* e *K. kingae*)	Seguir os mesmos esquemas terapêuticos preconizados para o tratamento de EI de valva nativa por esses microrganismos	
Enterococcus spp.	Seguir os mesmos esquemas terapêuticos preconizados para o tratamento de EI de valva nativa por esses microrganismos	

As dosagens antibióticas são para pacientes com função renal normal.
Adaptado de Karchmer, et al. (2019).

Apesar da conclusão desse estudo, é óbvio, porém, que por se tratar de um trabalho extremamente recente e dadas as limitações indicadas no próprio estudo (foram consideradas apenas as EI do lado esquerdo do coração, poucos agentes etiológicos envolvidos, dentre outros), mais investigações nesse sentido devem ser realizadas antes que essa alternativa de tratamento via oral possa ser incluída nas recomendações das principais associações e sociedades médicas do mundo. Não deixa de ser, porém, uma importante iniciativa rumo a um futuro tratamento mais confortável para o paciente e com menores riscos de complicações em decorrência de internações hospitalares prolongadas.

INDICAÇÕES CIRÚRGICAS

A adoção da intervenção cirúrgica para tratamento da EI costuma ser necessária em até, aproximadamente, 50% dos pacientes com EI de lado esquerdo do coração (Figs. 23-8 e 23-9), seja de valva nativa ou de valva protética, caracterizando-se como um importante componente da terapia neste último caso.

Por sua importância, a necessidade da cirurgia e o momento de sua realização devem ser determinados por uma equipe multidisciplinar (clínicos, infectologistas, cardiologistas, cirurgiões cardíacos, entre outros), e devem levar em conta não apenas as características inerentes ao paciente, como idade e comorbidades, mas também devem considerar o agente

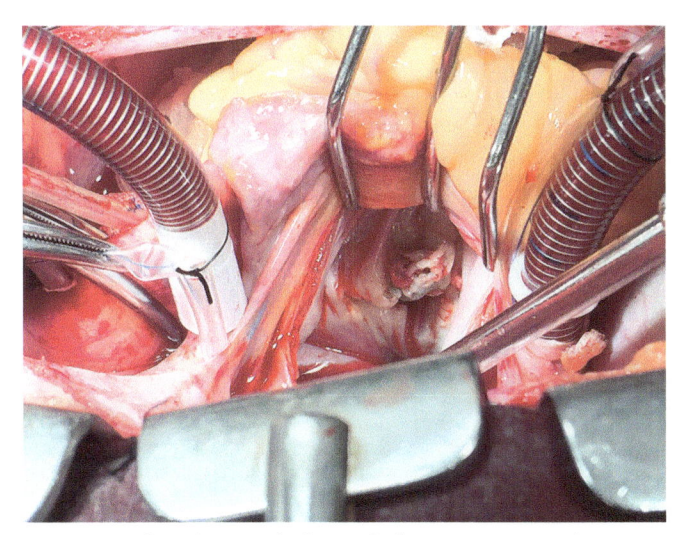

Fig. 23-8. Endocardite mitral, observada durante cirurgia cardíaca. (Original da Profª. Raquel Cristina Villar Barroso.)

etiológico, o tamanho da vegetação, presença de abscessos e insuficiência cardíaca, dentre outros.

As indicações para a realização da intervenção cirúrgica são principalmente para: (1) evitar a progressão de eventual insuficiência cardíaca (principal indicação); (2) minimizar o risco de dano estrutural por uma infecção não controlada e (3) prevenir um evento embólico. Seus objetivos devem ser a erradicação da infecção e a reconstrução da anatomia cardíaca, seja por valvoplastia ou troca valvar.

Dessa forma, são recomendações para uma intervenção cirúrgica no tratamento da EI: pacientes que apresentem Insuficiência Cardíaca resultante de uma disfunção em valva natural ou protética (principal indicação de cirurgia) ou que apresentem deiscência em valva protética; pacientes com EI complicada por bloqueio cardíaco, abscessos ou lesões destrutivas (a exemplo de uma fístula); em caso de bacteremia persistente mesmo após tratamento antimicrobiano apropriado; pacientes com EI causada por patógenos de difícil tratamento, incluindo fungos e organismos multirresistentes a antimicrobianos, como *Pseudomonas aeruginosa* e *Enterococcus* spp. resistentes à vancomicina, dentre outros; pacientes que apresentem eventos embólicos sistêmicos recorrentes e vegetações persistentes ou aumentadas apesar da terapia antimicrobiana adequada; presença de vegetação móvel e com mais de 10 mm (principalmente em valvas mitral ou aórtica), especialmente se houver história anterior de evento embólico ou disfunção valvar significativa; pacientes com EI recorrente em valvas protéticas.

Deve-se ressaltar que, apesar das recomendações apresentadas, a decisão pela realização ou não da intervenção cirúrgica deve sempre ser baseada nos riscos e benefícios para cada paciente de modo individualizado.

O momento de realização da cirurgia também deve ser individualizado de acordo com as condições do enfermo (alguns casos, como, por exemplo, uma EI causando regurgitação aguda e severa em valva aórtica ou mitral, são verdadeiras emergências médicas), mas apesar de algumas controvérsias, considera-se que, uma vez indicada a cirurgia, não há vantagens para o paciente em se protelar a sua realização, devendo assim, ser realizada tão mais precocemente quanto as condições do serviço e do paciente permitam, independentemente do tempo de terapia antimicrobiana já realizada. Alguns doentes com indicação de intervenção cirúrgica cardíaca que também apresentam complicações neurológicas devem ter uma abordagem mais cuidadosa, pois, ainda que, geralmente, um evento neurológico não seja indicação para atraso na cirurgia cardíaca, em caso de hemorragias intracranianas, essa intervenção deve ser postergada por pelo menos um mês.

PREVENÇÃO

A patogênese da EI, como visto anteriormente, requer a ocorrência de algumas condições: formação de trombos numa superfície endotelial anormal, a infecção desse trombo por microrganismos oriundos de uma bacteremia temporária e a proliferação desses germes formando uma vegetação na superfície endotelial. Assim, uma vez que a ocorrência de uma bacteremia é essencial ao desenvolvimento da EI, seria natural considerar que a prevenção desses episódios, durante procedimentos invasivos, poderia prever a ocorrência da EI. Acontece, porém, que modelos experimentais e estudos diversos não conseguiram estabelecer a eficácia dessa prática na diminuição do risco de EI, o que pode ser, em parte, explicado pelo fato de que a maioria dos casos de bacteremia que induzem a EI não são ocasionados por procedimentos médicos invasivos, mas sim por atividades rotineiras diárias (como escovar os dentes e utilizar fio dental).

Diante dessas constatações, a recomendação de profilaxia antibiótica para EI antes de procedimentos médicos invasivos passou a ser restringida pelas principais associações e sociedades médicas do mundo, apesar de ainda haver algumas divergências na literatura conforme comentado em seguida.

Diretrizes Brasileiras

As diretrizes brasileiras assinalam que a profilaxia de EI deve ser realizada antes de procedimentos na boca, no trato respiratório, gastrointestinais e geniturinários para os pacientes com valvopatia portadores de prótese valvar ou cirurgia

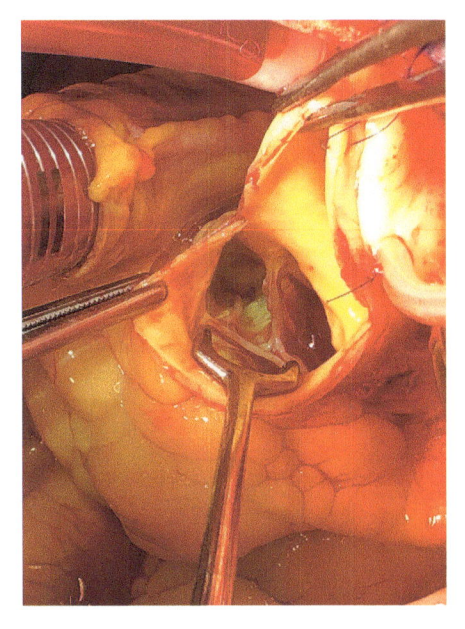

Fig. 23-9. Endocardite aórtica observada durante cirurgia cardíaca. (Original da Profª. Raquel Cristina Villar Barroso.)

conservadora valvar com presença de material sintético; naqueles com antecedente de EI e para os portadores de valvopatias com risco importante de EI (incluem valvopatia reumática, prolapso de valva mitral com insuficiência valvar e valvopatia aórtica degenerativa ou de origem bicúspide). Os Quadros 23-8 a 23-12 resumem essas recomendações.

Quadro 23-8. Profilaxia Antibiótica da Endocardite Infecciosa em Valvopatas

Classe de recomendação	Indicação	Nível de evidência
Classe I	Pacientes com risco elevado para EI grave e que serão submetidos a procedimentos odontológicos de alta probabilidade de bacteremia significativa	C
Classe IIa	Pacientes com valvopatia ou cardiopatia congênita sem risco elevado de EI grave e que serão submetidos a procedimentos odontológicos de alta probabilidade de bacteremia significativa	C
Classe IIa	Pacientes com risco elevado para EI grave e que serão submetidos a procedimentos geniturinários ou gastrointestinais associados à lesão de mucosa	C
Classe IIa	Pacientes com risco elevado para EI grave e que serão submetidos a procedimentos esofágicos ou do trato respiratório associado à lesão de mucosa	C
Classe IIb	Pacientes com valvopatia ou cardiopatia congênita sem risco elevado de EI grave e que serão submetidos a procedimentos odontológicos sem alta probabilidade de bacteremia significativa	C
Classe IIb	Pacientes com valvopatia ou cardiopatia congênita sem risco elevado de EI grave e que serão submetidos a procedimentos genitourinários ou gastrointestinais associados a lesão de mucosa	C
Classe IIb	Pacientes com valvopatia ou cardiopatia congênita sem risco elevado de EI grave e que serão submetidos a procedimentos esofágicos ou do trato respiratório associado à lesão de mucosa	C
Classe III	Pacientes com CIA isolada, com CIV ou PCA corrigidas e sem fluxo residual, com PVM sem regurgitação, após cirurgia de revascularização miocárdica ou após colocação de *stents*, com sopros cardíacos inocentes, portadores de marca-passo ou CDI, com doença de Kawasaki ou FR sem disfunção valvar, que serão submetidos a procedimentos odontológicos, do trato respiratório, geniturinário ou gastrointestinal	C
Classe III	Pacientes submetidos a procedimentos que não envolvam risco de bacteremia	C

EI: Endocardite infecciosa; CIA: Comunicação interatrial; CIV: Comunicação interventricular; PCA: Persistência do canal arterial; PVM: Prolapso da valva mitral; CDI: Cardiodesfibrilador implantável; FR: Febre reumática.
Fonte: SBC (2009).

Quadro 23-9. Pacientes/Situações com Risco de Endocardite Infecciosa Grave

- Prótese cardíaca valvar
- Valvopatia corrigida com material protético
- Antecedente de endocardite infecciosa
- Valvopatia adquirida em paciente transplantado cardíaco
- Cardiopatia congênita cianogênica não corrigida
- Cardiopatia congênita cianogênica corrigida que evolui com lesão residual
- Cardiopatia congênita corrigida com material protético

Fonte: SBC (2009).

Quadro 23-10. Probabilidade de Bacteremia em Procedimentos Dentários

Com alta probabilidade de bacteremia significativa	Sem alta probabilidade de bacteremia significativa
Procedimentos que envolvem a manipulação de tecido gengival, região periodontal ou perfuração da mucosa oral	- Anestesia local em tecido não infectado - Radiografia odontológica - Colocação ou remoção de aparelhos ortodônticos - Ajuste de aparelhos ortodônticos - Colocação de peças em aparelhos ortodônticos - Queda natural de dente de leite - Sangramento oriundo de trauma da mucosa oral ou lábios

Fonte: SBC (2009).

Quadro 23-11. Esquemas de Profilaxia para Endocardite Infecciosa antes de Procedimentos Dentários

Via de administração	Medicação	Dose única 30 a 60 minutos antes do procedimento	
		Criança	Adulto
Oral	Amoxicilina	50 mg/kg	2 g
Oral (alergia à penicilina)	Clindamicina	20 mg/kg	600 mg
	Cefalexina	50 mg/kg	2 g
	Azitromicina ou claritromicina	15 mg/kg	500 mg
Parenteral (IV ou IM)	Ampicilina	50 mg/kg	2 g
	Cefazolina ou ceftriaxona	50 mg/kg	1 g
Parenteral (IV ou IM) (alergia à penicilina)	Clindamicina	20 mg/kg	600 mg
	Cefazolina ou ceftriaxona	50 mg/kg	1 g

Adaptado de Wilson *et al.*, 2007.

Quadro 23-12. Esquemas de Profilaxia para Endocardite Infecciosa antes de Procedimentos do Trato Gastrointestinal e Trato Geniturinário

Via de administração	Medicação	Dose única 30 minutos antes do procedimento	
		Criança	Adulto
Parenteral (IV)	Ampicilina* + Gentamicina	50 mg/kg 1,5 mg/kg	2 g
Parenteral (IV) - alergia à penicilina	Vancomicina + Gentamicina	20 mg/kg 1,5 mg/kg	1 g

*Obs: Fazer reforço com 1 g 6 horas após o procedimento.
Fonte: Tarasoutchi et al. (2011).

Diretrizes Estrangeiras

Pelos já citados motivos de falta de evidências de eficácia e, considerando o uso racional de antimicrobianos e o risco ao paciente de reações adversas com seu uso, a maioria das diretrizes estrangeiras recentes restringiu drasticamente as recomendações de profilaxia contra EI. A última Diretriz Europeia recomenda profilaxia apenas para procedimentos dentários em que ocorra manipulação de tecido gengival ou da região periapical dos dentes, ou quando a mucosa é perfurada; e apenas em pacientes com alto risco de desenvolver EI (Quadro 23-13). Assim, tal diretiva exclui também a profilaxia para procedimentos do trato gastrointestinal e geniturinário quando não há sinais de infecção ativa. Digno de nota, nesse assunto, é o posicionamento do *National Institute for Health and Care Excellence (NICE)*, do Reino Unido, que recomenda a não realização de profilaxia para a EI em qualquer situação. As diretrizes recomendam ainda que todos os pacientes (em especial aqueles com risco intermediário e alto de desenvolver EI) devam ser orientados sobre uma adequada higiene cutânea e oral a fim de reduzir os episódios de bacteremia (Quadro 23-14).

Quadro 23-13. Condições Associadas a Alto Risco de EI em que se Indica Profilaxia

- Valvas cardíacas protéticas ou material protético usado para reparo valvar cardíaco
- Endocardite infecciosa prévia
- Cardiopatia congênita cianótica não operada (incluindo aqueles que receberam procedimentos menores, paliativos, como a confecção de *shunts* cirúrgicos e condutos)
- Período de 6 meses após a correção cirúrgica COMPLETA, com material protético ou dispositivo intracardíaco de cardiopatia congênita
- Cardiopatia congênita reparada com defeitos residuais próximos a material exógeno, como próteses intracardíacas
- Receptor de transplante cardíaco que desenvolva valvopatia

Adaptado de Wilson et al. (2007).

Quadro 23-14. Medidas de Prevenção Não Específicas a serem Seguidas pelos Pacientes de Risco Intermediário e Alto para EI (Aplicável à População em Geral)

- Higiene oral e cutânea rigorosos. Controle odontológico deve ser realizado 2 vezes ao ano para os pacientes de alto risco e anualmente para os demais
- Desinfecção de feridas
- Erradicação ou redução da colonização bacteriana crônica: pele e urina
- Curativos antibióticos para qualquer foco de infecção bacteriana
- Evitar automedicação (uso de antimicrobianos sem prescrição)
- Medidas rigorosas de prevenção de infecção para qualquer procedimento de risco
- Desencorajar realização de tatuagens e *piercings*

Limitar uso de cateteres de infusão e procedimentos invasivos, quando possível. Preferir cateteres periféricos aos centrais e trocá-los a cada 3-4 dias. Aderência rigorosa aos cuidados com manuseio dos cateteres
Fonte: SBC (2009).

CONTRIBUIÇÃO DOS AUTORES

Os autores trabalharam igualmente na elaboração e revisão do capítulo.

BIBLIOGRAFIA

Baddour LM, Wilson WR, Bayer AS et al. Infective Endocarditis in Adults: Diagnosis, Antimicrobial Therapy, and Management of Complications: A Scientific Statement for Healthcare Professionals From the American Heart Association. Circulation 2015;132:1435.

Cahill TJ, Prendergast BD. Infective endocarditis. Lancet 2016; 387:882

Centre for Clinical Practice at NICE (UK). Prophylaxis Against Infective Endocarditis: Antimicrobial Prophylaxis Against Infective Endocarditis in Adults and Children Undergoing Interventional Procedures [Internet]. London: National Institute for Health and Clinical Excellence (UK), 2008 Mar.

Habib G, Lancellotti P, Antunes MJ et al. 2015 ESC Guidelines for the management of infective endocarditis: The Task Force for the Management of Infective Endocarditis of the European Society of Cardiology (ESC). Endorsed by: European Association for Cardio-Thoracic Surgery (EACTS), the European Association of Nuclear Medicine (EANM). Eur Heart J 2015;36:3075.

Iversen K, Ihlemann N, Gill SU et al. Partial Oral versus Intravenous Antibiotic Treatment of Endocarditis. N Engl J Med 2018.

Karchmer AW, Chu VH. Antimicrobial therapy of prosthetic valve endocarditis. UpToDate. Sep 03, 2019. [Acesso em 2 jul 2020]. Disponível em: www.uptodate.com ©2020.

Kaye D. Endocardite infecciosa. In: Fauci AS, Braunwald E, Isselbacher KJ, Wilson JD, Martin JB, Kasper DL, Houser SL, Longo DL. Harrison Medicina Interna, 18. ed. Rio de Janeiro: Guanabara Koogan, 2012.

Li JS, Sexton DJ, Mick N et al. Proposed modifications to the Duke criteria for the diagnosis of infective endocarditis. Clin Infect Dis 2000;30:633-8.

Mar 29, 2019. [Acesso em 2 jul 2020]. Disponível em: www.uptodate.com ©2020.

Miro JM, Anguera I, Cabell CH et al. Staphylococcus aureus native valve infective endocarditis: report of 566 episodes from the International Collaboration on Endocarditis Merged Database. Clin Infect Dis. 2005;41:507-14.

Murdoch DR, Corey GR, Hoen B et al. Clinical presentation, etiology, and outcome of infective endocarditis in the 21st century: the International Collaboration on Endocarditis-Prospective Cohort Study. Arch Intern Med 2009;169:463.

Sexton DJ, Chu VH. Antimicrobial prophylaxis for the prevention of bacterial endocarditis. UpToDate. Sep 26, 2019. [Acesso em 2 jul 2020.] Disponível em: www.uptodate.com ©2020.

Sexton DJ, Chu VH. Antimicrobial therapy of left-sided native valve endocarditis. UpToDate. Sep 09, 2019. [Acesso em 2 jul 2020]. Disponível em: www.uptodate.com ©2020.

Sexton DJ, Chu VH. Clinical manifestations and evaluation of adults with suspected leftsided native valve endocarditis. UpToDate. Jun 02, 2020. [Acesso em 2 jul 2020]. Disponível em: www.uptodate.com ©2020.

Sexton DJ, Chu VH. Epidemiology, risk factors, and microbiology of infective endocarditis. UpToDate. Jul 25, 2019. [Acesso em 2 jul 2020]. Disponível em: www.uptodate.com ©2020.

Sexton DJ, Chu VH. Right-sided native valve infective endocarditis. UpToDate Oct 21, 2019. [Acesso em 2 jul 2020.] Disponível em: www.uptodate.com ©2020.

SBC. Sociedade Brasileira de Cardiologia. Diretrizes Brasileiras para o Diagnóstico, Tratamento e Prevenção da Febre Reumática. Arq Bras Cardiol 2009; 93(3 supl.4): 1-18.

Spelman D. Complications and outcome of infective endocarditis. UpToDate.

Tarasoutchi F, Montera MW, Grinberg M et al. Diretriz Brasileira de Valvopatias - SBC 2011/I Diretriz Interamericana de Valvopatias - SIAC 2011. Arq Bras Cardiol 2011;97(5 supl. 1):1-67.

Tarasoutchi F, Montera MW, Ramos AIO et al. Atualização das Diretrizes Brasileiras de Valvopatias: Abordagem das Lesões Anatomicamente Importantes. Arq Bras Cardiol 2017;109(6Supl.2):1-34.

Téllez A, Ambrosioni J, Llopis J et al. Epidemiology, Clinical Features, and Outcome of Infective Endocarditis due to Abiotrophia Species and Granulicatella Species: Report of 76 Cases, 2000-2015. Clin Infect Dis 2018;66:104.

Wilson W, Taubert KA, Gewitz M et al. Prevention of infective endocarditis: guidelines from the American Heart Association: a guideline from the American Heart Association Rheumatic Fever, Endocarditis, and Kawasaki Disease Committee, Council on Cardiovascular Disease in the Young, and the Council on Clinical Cardiology, Council on Cardiovascular Surgery and Anesthesia, and the Quality of Care and Outcomes Research Interdisciplinary Working Group. Circulation 2007;116:1736.

INFECÇÕES DAS VIAS AÉREAS SUPERIORES

CAPÍTULO 24

Andréia Patrícia Gomes • Gabriella Luísa da Costa Albuquerque • Henrique Ribeiro Mansur Barbosa
Bruno Sérgio Cruz da Silva • Francisco Xavier Palheta Neto • Mario Castro Alvarez-Perez

INTRODUÇÃO

As infecções de vias aéreas superiores (IVAS) apresentam alta incidência e, em algumas situações, importante gravidade, contexto que pode se constituir em potencial risco à vida do indivíduo. Por conseguinte, são consideradas relevantes condições nosológicas na prática médica.

Os possíveis agentes etiológicos são diversos, podendo-se observar a ocorrência de infecções por vírus, bactérias, fungos, protozoários e helmintos (Quadro 24-1). Na dependência da interação *Homo sapiens*/patógeno, podem se apresentar como quadros agudos, subagudos e crônicos. Em relação às manifestações clínicas, sabe-se que as IVAS cursam com grande espectro de apresentação e dependem, principalmente, da(s) região(ões) anatômica(s) acometida(s), podendo assim sobrevir rinossinusites, laringites, faringoamigdalites, otites e mastoidites.

O diagnóstico e o tratamento devem ser precoces, para que seja possível, assim, a redução (1) das manifestações apresentados pelos pacientes, (2) do risco de contágio e (3) de complicações. Dessa forma, o presente capítulo tem o objetivo de revisar a etiologia, clínica, o diagnóstico e as medidas terapêuticas das IVAS.

RINOSSINUSITES

Os processos infecciosos e/ou inflamatórios que acometem as mucosas nasais e as cavidades paranasais são denominados rinossinusites. Em relação à duração, podem ser agudas (restritas até doze semanas) ou crônicas (excedem doze semanas). Tanto nas sinusites agudas quanto nas crônicas é comum que mais de uma cavidade seja acometida, principalmente, quando se refere às denominadas anteriores (maxilar, frontal e etmoide anterior). Quanto à etiologia, podem ser:

- *Agudas:* vírus (rinovírus, vírus da *influenza* e da *parainfluenza*) e algumas bactérias (*Streptococcus pneumoniae, Haemophilus influenzae, Moraxella catarrhalis, Staphylococcus aureus, Streptococcus pyogenes* e mais raramente anaeróbios, quando associados à infecção dentária).
- *Crônicas:* se dão principalmente por bactérias (*S. aureus, S. epidermidis, H. influezae, Pseudomonas aeruginosa* e Enterobacteriaceae) e, mais raramente por fungos (*Aspergillus* spp. e *Pseudallescheria boydii*).
- *Nosocomiais:* também são provocadas com mais frequência por bactérias (*P. aeruginosa, Klebsiella pneumoniae, Enterobacter* spp., *Proteus mirabilis, Escherichia coli* e *S. aureus*) e, raramente, por fungos.

- *Nos imunodeficientes ou naqueles com fibrose cística:* destacam-se *P. aeruginosa, S. aureus* e fungos como *Aspergillus* spp., *Pseudallescheria boydii* e zigomicetos.

Em pacientes diabéticos mal controlados ou em enfermos imunossuprimidos existe risco de infecção fúngica invasiva, potencialmente grave e de evolução rápida. Os patógenos mais comuns nestes casos são espécies de zigomicetos (*Rhi-

Quadro 24-1. Principais Patógenos Implicados no Desenvolvimento de IVAS

Grupo de agentes	Principais gêneros e espécies
Vírus	- Citomegalovírus - Enterovírus - Epstein-Barr - Influenza - Parainfluenza - Rinovírus - Vírus sincicial respiratório - Coronavírus (incluindo SARS-CoV-2)
Bactérias	- Anaeróbios - *Borrelia vincenti* (*Treponema vincentii*) - *Corynebacterium diphteriae* - Enterobacteriaceae - *Fusobacterium* spp. - *Mycoplasma* spp. - *Haemophilus influenzae* - *Moraxella catarrhalis* - *Mycobacterium leprae* - *Mycobacterium tuberculosis* - *Prevotella* spp. - *Pseudomonas aeruginosa* - *Staphylococcus aureus* - *Streptococcus pneumoniae* - *Streptococcus pyogenes* - *Treponema pallidum* - *Veilonella* spp.
Fungos	- *Aspergillus* spp. - *Candida* spp. - *Mucor* spp. - *Paracoccidioides brasiliensis* - *Pseudallescheria boydii* - *Rhizomucor* spp. - *Rhizopus* spp.
Protozoários	- *Leishmania* spp. - *Rhinosporidium seeberi*
Helmintos	- *Lagochilascaris minor*

Fonte: elaborado pelos autores a partir das refereências dos capítulos.

zopus, Mucor, Rhizomucor) e *Aspergillus* spp. Mais raramente, são também observados: *Mycobacterium leprae, Leishmania* ssp., *Rinosporidium seeberi, Actinomyces* e *Klebisiella ozenae*.

Rinossinusite Aguda

A rinossinusite aguda é definida – clinicamente – por inflamação da mucosa nasal e dos seios parasais, caracterizada por dois ou mais sintomas, um dos quis obstrução/congestão nasal ou secreção nasal (rinorreia anterior ou posterior); ou outro pode ser dor/pressão facial/cefaleia ou distúrbios do olfato. Na criança a tosse pode ser levada em consideração. Além disso, podem ser verificados outras manifestações associadas, tais como odinofagia, tosse, febre, disfonia, mal-estar, plenitude auricular e astenia.

Os sintomas devem ser de início súbito e durar até 12 semanas. É considerada recorrente se o paciente apresentar quatro ou mais episódios por ano com intervalos livres de sintomas entre eles. Ademais, achados como polipose nasal ou secreção mucopurulenta no meato médio ou edema e obstrução do meato médio, na endoscopia nasal, também contribuem para o diagnóstico.

Sabe-se que a maioria dos casos é de etiologia viral (mais de 95%). É considerada uma infecção aguda pós viral se houver piora dos sintomas depois do quinto dia de evolução ou persistência das queixas após o décimo dia. Sugere etiologia bacteriana a presença de pelos menos três dos seguintes critérios: dor facial caracteristicamente unilateral; elevação da proteína C reativa (PCR) e da velocidade de hemossedimentação (VHS); febre com temperatura superior a 38,0 °C; secreção nasal ou pus na cavidade nasal predominantemente unilateral ou *double sickening* (piora relativamente súbita dos sintomas após um período de aparente melhora do processo infeccioso). Ressalta-se que o diagnóstico é clínico, levando em consideração os critérios propostos anteriormente, sem a necessidade de exames complementares para firmá-lo. Associa-se às manifestações clínicas, o exame físico que pode ser feito por meio da rinoscopia (anterior e posterior), oroscopia, otoscopia e palpação do pescoço e da face. Possíveis achados são: edema e hiperemia da mucosa nasal; secreção nasal e/ou pós nasal; dor à palpação; hiperemia da orofaringe. Se persistir a dúvida, pode-se realizar exames complementares. A radiografia simples de seios da face, apesar de muito difundida, tem baixas sensibilidade e especificidade, apresentando muitos falsos positivos e negativos. A endoscopia nasal é muito útil e pode definir o diagnóstico, além de ter valor preditivo negativo muito satisfatório. Já a tomografia computadorizada de seios paranasais (TC de SPN) fica reservada para os casos em que houver suspeita de complicações, quadro refratário ou recorrente, cronicidade ou necessidade de abordagem cirúrgica. Nos contextos de infeção viral, o tratamento é sintomático podendo ser feito com antipiréricos, analgésicos, irrigação com solução salina. Esta última deverá ser ponderada em casos de suspeita de COVID-19, já que se observou a maior possibilidade de replicação viral quando de seu uso.

Em relação aos casos de etiologia bacteriana, também são utilizados sintomáticos de forma similar ao descrito nos casos virais, no entanto a terapia antimicrobiana deve ser instituída no momento do diagnóstico para aqueles pacientes sem condições de acompanhamento adequado ou em situações que apontem para doença mais severa, como febre muito alta, elevação de marcadores inflamatórios ou dor muito intensa. Vale ressaltar que o uso de antibiótico não está associado à diminuição do risco de complicações das rinossinusites. A primeira escolha é a amoxicilina ou amoxicilina/clavulanato. Em pacientes alérgicos à penicilina sugere-se o uso de macrolídeos (preferencialmente claritromicina, pela melhor penetração nos seios paranasais), doxiciclina ou quinolonas respiratórias. Em pacientes sem passado de reação anafilática após uso de penicilina, é possível prescrever cefalosporinas de segunda ou terceira geração, se falha do tratamento clássico. Ainda não existem estudos que definam o tempo ideal de tratamento com antimicrobianos. Em geral, a duração do tratamento varia de sete a dez dias para a maioria dos antimicrobianos. A terapêutica, segundo a etiologia, pode ser observada no Quadro 24-2.

As complicações ocorrem com maior frequência entre as crianças, mas podem acometer adultos, também. As principais são: a osteomielite dos ossos do crânio, abcessos cerebrais, tromboflebite do seio cavernoso, meningite e àquelas que envolvem as regiões oculrbitárias (celulite orbitária e periorbitária, abscesso subperiosteal, abscesso orbitário e dacriocistite supurada).

Rinossinusite Crônica

É caracterizada pela duração dos sintomas por mais de doze semanas, sendo necessária a presença de dois ou mais dos critérios descritos a seguir para o seu diagnóstico: obstrução ou congestão nasal; rinorreia anterior ou posterior (sendo obrigatória a presença de pelos menos um dos sintomas descritos até aqui); dor ou pressão facial e redução ou perda do olfato.

Nesses casos a presença de secreção nasal – de coloração amarelada, esverdeada ou até amarronzada, com ou sem odor ruim (dada a eventual participação de germes anaeróbios) – é um achado importante. Além disso, observa-se dor com características e localizações variadas; gotejamento pós nasal; odinofagia e tosse crônica associada ou não a rouquidão. A suspeição desse quadro é clínica com base na anamnese e no exame físico otorrinolaringológico. Caso o paciente já tenha sido submetido à antibioticoterapia adequada sem melhora, a endoscopia nasal e a tomografia computadorizada devem ser solicitadas, entre outros motivos, para avaliar a presença de pólipos, verificar possíveis diagnósticos diferenciais e buscar fatores anatômicos que justifiquem cronicidade ou recorrência. Já a ressonância magnética é reservada para os casos em que não se pode utilizar a radiação (como por exemplo, gravidez), reações alérgicas ao contraste, suspeição de infecção fúngica, presença de complicações ou, principalmente, no diagnóstico diferencial de neoplasias.

Existe uma vasta gama de possibilidades terapêuticas e a escolha é individualizada de acordo com as características de cada paciente e de cada enfermidade. Trata-se de um verdadeiro desafio para o especialista, conseguir definir o(s) fator(es) que justificam a perpetuação do quadro infeccioso e abordá-lo(s) adequadamente. O profissional assistente deve levar em consideração, além de prováveis patógenos, fatores anatômicos, sistêmicos e ambientais. Dentre os possíveis tratamentos podem ser citados: antibioticoterapia (principalmente como tentativa inicial e para tratar agudizações), irrigação nasal com soro fisiológico, irrigação com soro mais

Quadro 24-2. Tratamento das Infecções das Vias Aéreas Superiores

Quadro Clínico	Patógenos implicados	Fármaco de escolha	Terapia alternativa	Tempo de tratamento
Anginas	Virais: adenovírus, enterovírus, Epstein-Barr	Sintomáticos	—	—
	Bacterianas Streptococcus pyogenes, H. influenzae, S. aureus e M. catarrhalis.	Amoxicilina Penicilina V oral	Cefalosporinas de 1ª, 2ª e 3ª geração Azitromicina	10 dias
	Fusoespiralar ou de Plaut-Vincent: associação de Borrelia vincenti (Treponema vincentii) com Fusobacterium spp.	Penicilina G cristalina Penicilina G procaína Amoxicilina	Amoxicilina/ácido clavulânico	
	Diftérica: Corynebacterium diphteriae	Penicilina ou eritromicina (+ soroterapia específica)	Clindamicina Tetraciclina	
	Angina de Ludwig: S. aureus e Prevotella melaninogenica	Penicilina G cristalina + metronidazol Amoxicilina/ácido clavulânico	Ampicilina/sulbactam Clindamicina	3-4 semanas
	Sifilítica: Treponema pallidum subespécie pallidum	Penicilina G benzatina	Azitromicina Doxiciclina Tetraciclina Eritromicina Ceftriaxona	Dose única (ou uma dose/semana, por 2-3 semanas)
	Doença de Lemierre (ou sepse pós-angina): Fusobacterium necroforum e outros anaeróbios	Penicilina G Clindamicina	Amoxicilina/ácido clavulânico Ceftriaxona	4 semanas
Noma (estomatite ulcerativa necrosante ou cancro oris)	F. necroforum, Prevotella intermedia, Peptococcus spp., Peptotreptococcus spp., Veilonella spp., S. aureus e Streptococcus spp.	Amoxicilina/ácido clavulânico Piperacilina / tazobactam	Ampicilina / sulbactam Cefalotina + metronidazol	3-4 semanas
Rinossinusites agudas	Vírus: rinovírus, vírus da influenza e vírs da parainfluenza.	Sintomáticos (analgésicos, antipiréticos, irrigação nasal com solução salina e glicocorticoides intranais)	Sintomáticos	—
	Bactérias: S. pneumoniae, H. influenzae, M. catarrhalis, S. aureus, Streptococcus pyogenes; anaeróbios	Amoxicilina Amoxicilina/clavulanato	Macrolídeos Doxiciclina Quinolonas "respiratórias" Cefalosporinas de 2ª ou 3ª geração.	5-7 dias
	Hospitalar: P. aeruginosa, K. pneumoniae, Enterobacter sp, Proteus mirabilis, Escherichia coli; eventualmente fungos.	Ciprofloxacino Ceftazidima	Levofloxacino Gatifloxacino Aztreonam	14-21 dias
Rinossinusites crônicas	S. aureus, S. epidermidis, H. influezae, Enterobacteriaceae e Pseudomonas aeruginosa	Aminoglicosídeos Fluorquinolonas Amoxaciclina/ácido clavulânico	Gatifloxacino Moxifloxacino	3-6 semanas
Mucormicose	Mucor spp., Rhizomucor spp., Rhizopus spp. e Lichtheimia	Anfotericina B + cirurgia	Posoconazol	Variável

(Continua.)

Quadro 24-2. *(Cont.)* Tratamento das Infecções das Vias Aéreas Superiores

Quadro Clínico	Patógenos implicados	Fármaco de escolha	Terapia alternativa	Tempo de tratamento
Laringites	Catarral aguda: vírus, *H. influenzae* e *Streptococcus* spp.	Axetil-cefuroxima Cefaclor Ceftriaxona	Amoxicilina/ácido clavulânico Azitromicina Claritromicina Levofloxicino Moxifloxacino Gatifloxacino	10-14 dias
	De Plaut-Vincent: associação de *Borrelia vincenti* (*Treponema vincentii*) com *Fusobacterium* spp.	Penicilina G cristalina Penicilina G procaína Amoxicilina	Amoxicilina / ác/ clavulânico	10-14 dias
	Crupe: vírus parainfluenza, influenza, vírus sincicial respiratório, adenovírus e rinovírus	Nebulização para umidificação das vias aéreas, e emprego de corticosteróides e adrenalina	–	Variável
Epiglotites	Vírus, *H. influenzae*, *Streptococcus* spp. e *S. aureus*	Cefuroxima Ceftriaxona	Amoxicilina/ácido clavulânico Azitromicina Claritromicina Levofloxicino Gatifloxacino	10-14 dias
Otites	Otite externa difusa aguda: *P. aeuriginosa*, *S. aureus* e *S. epidermidis*.	Ofloxacino tópico Ciprofloxacino tópico	Gentamicina Tobramicina Polimixina B + neomicina	7 dias
	A otite externa fúngica: *Candida* spp., *Aspergillus niger*.	Clotrimazol 1%	Miconazol	10-14 dias
	Otite externa maligna: *S. aureus*, *P. aeruginosa*, *Klebsiella*, *Proteus Mirabilis*, *Aspergillus* e *Candida* spp.	Oxacilina + ceftazidima Oxacilina + cefepima	Vancomicina + ciprofloxacino	6 semanas
	Otite média aguda: *S. pneumoniae*, *H. influenzae* não tipável e *M. cattarrhalis*	Amoxicilina/ácido clavulânico	Cefpodoxima Ceftriaxona Doxiciclina Azitromicina Claritromicina	5 a 10 dias
	Otite média crônica: *S. pneumoniae*, *H. influenzae*, *M. cattarrhalis*, *S. aureus* e Enterobacteriaceae	Amoxicilina/ácido clavulânico Axetil-cefuroxima	Azitromicina claritromicina	2-4 semanas
Influeza	Vírus influeza	Fosfato de oseltamivir	Zanamivir	5 dias
Lagoquilascaríase	*Lagochilascaris minor*	Cambendazol + levamisol	Albendazol	Variável

Fonte: elaborado pelos autores a partir de diferentes referências do capítulo.

xilitol, cursos de corticoterapia, uso de imunomoduladores, imunobiologicos, dessensibilização aspirínica e cirurgia.

A rinossinusite fúngica é dividida em três classes principais: rinossinusite fúngica alérgica que é considerada uma reação imunomediada de hipersensibilidade aos antígenos presentes no fungo. Provoca formação de pólipos nasais e mucina alérgica. O tratamento é cirúrgico associado a corticoterapia oral prolongada e tópica. A bola fúngica também pode acometer pacientes imunocompetentes. Se trata de uma coleção não invasiva de *debris* fúngicos em alguma cavidade paranasal. O *Aspergillus* é o agente mais comum nestes casos e o tratamento é cirúrgico, sendo necessária a completa remoção da bola fúngica e a adequada abertura do seio envolvido.

Já a rinossinusite fúngica invasiva pode ter prognóstico mais reservado. Trata-se de um quadro angioinvasivo que leva a necrose tecidual e tem potencial de acometer sistema nervoso central, órbita e palato. Esta apresentação é quase exclusiva de pacientes imunodeprimidos, principalmete diabéticos mal controlados, portadores de neoplasia hematológica e pacientes em quimioterapia com neutropenia grave (menos de 500 neutrófilos/mm^3). O diagnóstico é estabelecido por endoscopia nasal que revela áreas de necrose na mucosa nasal, principalmente concha média e septo nasal. Os patógenos mais comumente envolvidos são os agentes da mucormicose (ver adiante), principalmente em diabéticos, e espécies de *Aspergillus*. O tratamento envolve cirurgia para remoção mecânica de toda a área macroscopicamente afetada, além de antifúngico intravenoso. É essencial tratar o fator predisponente como, por exemplo, controlar a hiperglicemia e/ou a neutropenia, visando reconstituir a capacidade imunológica.

MUCORMICOSE RINOCEREBRAL

É uma infecção fúngica aguda e de rápido desenvolvimento, sendo agentes etiológicos responsáveis os fungos dos gêneros (ver Capítulo 93): *Mucor* spp., *Rhizomucor* spp., *Absidia* spp., *Lichtheimia* spp. e *Rhizopus* spp. (correspondem a 70% dos casos). São abundantes no solo e podem ser encontrados em matéria orgânica em decomposição como pão, feno e vegetação. Substratos de carboidratos promovem crescimento rápido de hifas e esporangiósporos assexuados, ajudando sua disseminação eficiente no meio ambiente. A infecção se dá através da inalação dos esporos do fungo, mas também pode ocorrer pela ingestão desses esporos ou inoculação cutânea.

Sabe-se que a condição mórbida ocorre com mais frequência naqueles pacientes com comorbidades e, também, nos contextos de imunossupressão, tais como: diabetes mellitus (a cetoacidose diabética pode vir antes ou depois dessa enfermidade, de acordo com as pesquisas, a disponibilidade aumentada do íon Fe^+ proporcionada pela cetoacidose diabética é a principal hipótese fisiológica para a predisposição desse grupo, já que nos pacientes em cetoacidose, o pH ácido promove a dissociação do Fe^+ de sua proteína transportadora (transferrina), aumentando a fração livre a ser incorporada à célula fúngica, desnutrição, doenças linfoproliferativas, tumores sólidos, transplantes, tratamentos com quelantes de ferro, queimaduras com grande área corporal acometida e uso de quimioterápicos e corticosteroides.

A evolução é muito rápida e trata-se de enfermidade que apresenta significativa gravidade pelo fato do fungo invadir, por meio da produção de suas hifas, os vasos sanguíneos promovendo trombose, que gera isquemia e subsequente necrose tecidual, consequentemente, a invasão dos vasos sanguíneos permite a disseminação das hifas fúngicas para outros órgãos, gerando o seu efeito sistêmico. As regiões mais acometidas são nariz, seios paranasais e regiões do pescoço. Existem seis formas de apresentação clínica, sendo elas: rinocerebral, pulmonar, cutânea, gastrintestinal, do sistema nervoso central e disseminada. A rinocerebral (mais comum, mais de 75% dos casos da literatura) afeta principalmente portadores de diabetes mellitus mal controlada, pode gerar sequelas neurológicas tardias e, é observada presença de celulite na face ou sinusite juntamente com ulceração ou áreas necróticas em septo nasal ou palato. Isto porque as hifas invadem os seios paranasais e o palato a partir da cavidade oronasal. Dos seios, especialmente os etmoidais, a infecção se dissemina e envolve a região retro-orbital ou o sistema nervoso central. Epistaxe, cefaleia unilateral intensa, alteração do nível de consciência e sintomas oculares como lacrimejamento, irritação ou anestesia periorbital são sintomas comuns. Esta pode ser uma das doenças fúngicas mais rapidamente fatal se não for diagnosticada a tempo. A forma pulmonar tem presença de cavitações ou infiltrados que não respondem ao tratamento inicial; seu diagnóstico em vida raramente é realizado, em razão da natureza aguda da doença, da falta de suspeição diagnóstica e da necessidade de amostra tecidual para se estabelecer o diagnóstico. Por fim, a gastrointestinal (a mais rara de todas as formas da moléstia) tem evolução com dor abdominal associada à perfuração e sinais de peritonite.

O diagnóstico é feito com TC de crânio e dos seios da face, técnica especialmente útil para melhor definição da destruição óssea e do envolvimento de partes moles, juntamente com avaliação histopatológica e alta suspeita clínica. Recomenda-se que a TC seja feita semanalmente para controle, dada a velocidade da evolução dos quadros. Após isso, é necessária a instituição do tratamento de forma imediata na tentativa de melhorar-se o prognóstico, mas a letalidade mantém-se próxima a 50%.

As medidas terapêuticas devem ser associadas para a eficácia do tratamento. Resultados satisfatórios no tratamento desta agressiva infecção dependem do diagnóstico precoce. Assim, é essencial que seja feito: desbridamento cirúrgico com margens limpas (pilar mais importante), correção da doença de base que desencadeou o quadro e uso terapia antifúngica sistêmica precoce. A primeira escolha é a anfotericina B (1 a 1,5mg/kg/dia em única dose diária, podendo-se atingir dois a três gramas, ao final de duas semanas). Pode-se usar o posaconazol e o deferasirox, quelante de ferro. O uso da oxigenoterapia hiperbárica tem efeito fungistático e ajuda na recuperação da vascularização local, mas seu uso nessas situações ainda está sob investigação. As complicações intracranianas mais frequentes são o abcesso epidural e subdural (ver Capítulo 22) e trombose do seio cavernoso.

HANSENÍASE

Esse é um diagnóstico pouco cogitado pelo médico, mas em algumas situações, pacientes com hanseníase (ver Capítulo 78) pode ter manifestações nasais mais significativas. Trata-se de uma doença granulomatosa causada pelo *Mycobacterium leprae* ou bacilo de *Hansen*, pertencente à família *Mycobacteriaceae*, microrganismo intracelular obrigatório que se adapta muito bem a células de *Schwann* e aos macrófagos.

Admite-se que a sua inoculação ocorra pela mucosa nasal, por meio de contato direto prolongado por perdigotos. Alguns poucos autores admitem transmissão por meio de soluções de continuidade, como nódulos feridos na pele, leite materno, assim como cortes e rachaduras da pele dos doentes. O período de incubação varia de dois a cinco anos, em média, chegando até mesmo a 10 ou 20 anos.

O acometimento da nasofaringe surgirá em praticamente todos os doentes na forma virchowiana, podendo surgir na forma dimorfa e, raramente, na tuberculóide. Na primeira, o paciente se queixa dos sintomas nasais muito antes de observar qualquer lesão na pele, dado que deve ser valorizado na avaliação do paciente. A mucosa nasal é afetada em aproximadamente 95% dos casos, inicialmente na porção anteroinferior do septo, manifestando-se como palidez e espessamento da mucosa nasal devido ao processo infiltrativo celular, que se reflete em congestão nasal, formação de crostas e eliminação de secreção serosanguinolenta. Posteriormente, com o avanço da doença, ocorre o aparecimento de nódulos acinzentados ou róseos, pouco elevados, visíveis na superfície da mucosa nasal e que tendem a ulcerar, ocorrendo diminuição da perfusão local e posteriormente pericondrite e infecções secundárias. Isso provoca destruição de extensão variável do septo nasal, em especial da sua porção cartilaginosa.

A progressiva necrose do septo nasal produz alargamento da pirâmide nasal e flacidez do nariz, que culmina com seu afundamento e colabamento e faz com que as narinas fiquem expostas assumindo um aspecto de "nariz em binóculo" (Fig. 24-1). Na fase mais avançada, a mucosa nasal sofre atrofia, fibrosa e se retrai elevando a ponta do nariz. A face adjacente apresenta infiltrações nodulosas que caracterizam a fácies leonina, em conjunto com a queda dos supercílios e da barba, espessamento e proeminência dos lábios e deformações das bochechas e do mento.

Algumas vezes a sensibilidade pode estar alterada. As lesões do nervo olfatório são raramente diagnosticadas porque os pacientes não costumam se queixar de anosmia, embora aproximadamente 40% dos pacientes com lesão nasal apresentem este achado. As terminações parassimpáticas que inervam as glândulas mucosas são destruídas pelos bacilos, determinando a diminuição ou a abolição da secreção que lubrificaria o epitélio, provocando, aliado a diminuição do reflexo lacrimonasal, ressecamento ainda mais intenso da mucosa. Na fase tardia, o bulbo olfatório pode ser destruído.

As lesões nasais podem causar inflamação persistente e rinorreia repleta de bacilos. Essa secreção não é apenas material mucoide, mas um exsudato inflamatório composto por um grande número de macrófagos que fagocitaram os patógenos. Dessa maneira, pode propiciar a disseminação do *M. leprae* para comunicantes por inalação de gotículas de secreção, além de possibilitar o diagnóstico da doença por baciloscopia da secreção mucosa ou do raspado nasal pelo método de coloração de Ziehl-Neelsen. As manifestações mais importantes e que levam à procura dos serviços médicos são a obstrução nasal crônica, a sensação de corpo estranho, rinorreia e a epistaxe.

O tratamento local das lesões nasais é constituído por: boa higiene nasal com solução fisiológica isotônica ou hipertônica; neste caso, deve-se orientar o paciente para que realize lavagem das narinas diversas vezes ao dia e não assoe o nariz com força; uso de aerossóis nasais oleosos para remover as crostas soltas – vaselina ou outra substância emoliente, massageando externamente, várias vezes ao dia, repetindo a lavagem e o emoliente todos os dias até remover todas as crostas; aplicar pomada à base de antibiótico e repetir o procedimento até a cicatrização

O tratamento sistêmico, tomando por base a estratégia para a eliminação da hanseníase proposta pela OMS, é a poliquimioterapia (ver Capítulo 78). Tal esquema propicia a cura dos doentes, reduzindo o reservatório de infecção e, consequentemente, interrompendo sua transmissão.

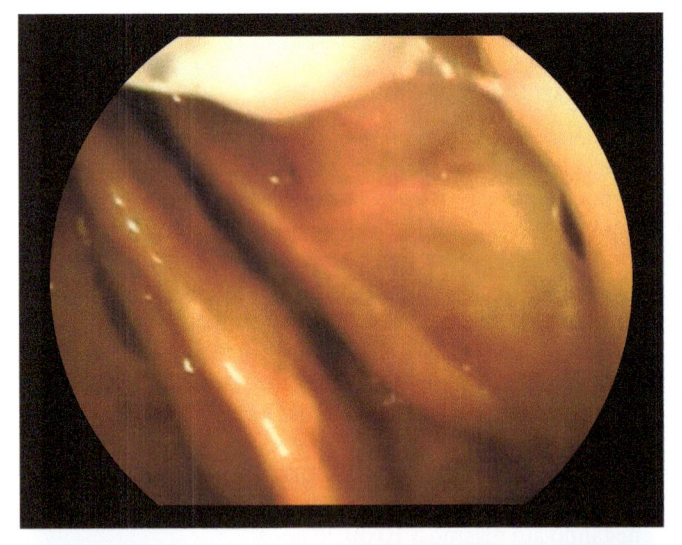

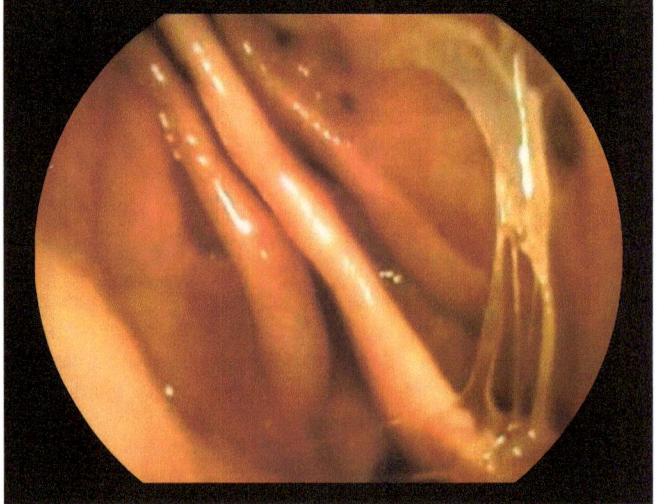

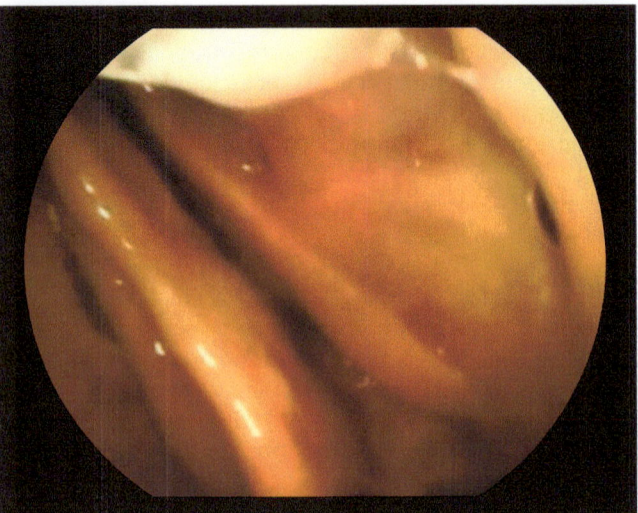

Fig. 24-1. Acometimento nasal por hanseníase: destruição do septo nasal e aumento da viscosidade do muco nasal. (Caso do Prof. Francisco X. Palheta- Neto.)

RINOSPORIDIOSE

Trata-se de uma condição típica de domínios tropicais, endêmica ao sul do subcontinente indiano e com casos relativamente isolados na América do Sul. A entidade nosológica provoca um processo inflamatório granulomatoso, crônico e caracteriza-se por lesões polipoides nas membranas mucosas. Sua localização é variável, predominando em fossas nasais (70% dos casos) e olhos (10%) e, mais raramente em pele, vísceras, cavidade oral, reto, genitália, laringe, nasofaringe e uretra. O agente causador dessa enfermidade é *Rhinosporidium seeberi*, um protozoário aquático. Embora este patógeno viva no solo, a água é essencial para a transmissão; graças a isso, a doença é comumente relacionada a práticas aquáticas. Possíveis reservatórios incluem os bovinos, os equinos e os muares.

A lesão aparece após um traumatismo da mucosa em que ocorre inflamação e penetração do *R. seeberi* em plano profundo. Existem quatro formas possíveis de apresentação clínica: ocular, cutânea, disseminada (mais rara) e nasal. Essa última caracteriza-se por lesões de aspecto polipóide, friáveis, sangrantes, sésseis ou pediculadas, de crescimento lento e superfície rósea-avermelhada, semeada de pontos branco-acinzentados, às vezes papilomatosas e verrucosas e não dolorosas. Apresenta-se, clinicamente, com coriza, rinorreia mucoide profusa e obstrução nasal unilateral ou bilateral progressiva, descarga pós nasal, sensação de corpo estranho nasal, prurido, tosse, epistaxe principalmente ao assoar o nariz e crises esternutatórias. Pode expandir-se para as cavidades paranasais, faringe, laringe, traqueia, saco lacrimal e conjuntiva ocular. Na faringe e na laringe podem determinar sintomas obstrutivos, como disfagia e dispneia. Na rinoscopia nota-se massa avermelhada de aspecto polipoide.

O diagnóstico baseia-se no exame clínico e nos exames complementares (endoscopia nasal, radiografia simples, tomografia computadorizada e/ou ressonância nuclear magnética das cavidades paranasais), os quais são importantes na avaliação da extensão do processo e na programação terapêutica. Em relação ao diagnóstico definitivo, ele é firmado a partir de exame microscópico do material histológico/citológico dos exudatos ou lesões teciduais (Fig. 24-2), nos quais se identifica o patógeno em diversos estágios.

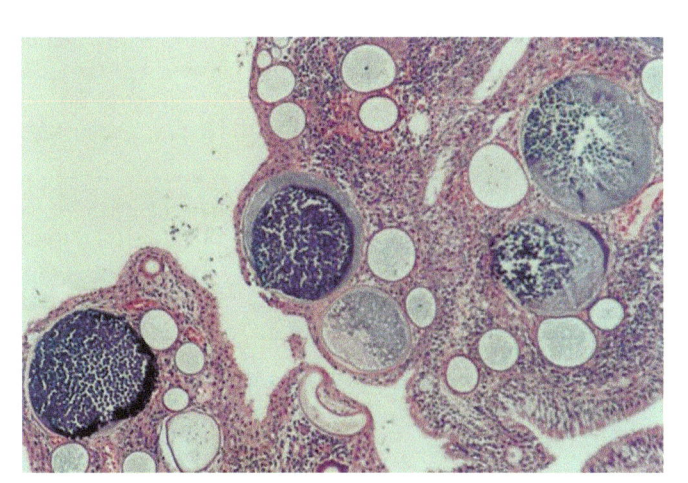

Fig. 24-2. Rinosporidiose. Observe a presença de microcistos vazios ou repletos de estruturas esporuladas, revestidos por membrana hialina homogênea e linear. Presença de infiltrado inflamatório linfoplasmocitário. (Reproduzida de Pezzin-Palheta et al., 2007.)

Faz-se diagnóstico diferencial com corpo estranho, hipertrofia e degeneração polipoide dos cornetos nasais, tumores nasais ou de *cavum*, angioma, leishmaniose tegumentar americana, escleroma, angiofibroma juvenil, pólipo antrocoanal, condiloma acuminado e polipose inflamatória crônica.

O tratamento de escolha é a exérese cirúrgica, com ampla excisão e eletrocoagulação da base da lesão. Observa-se a recorrência nos casos de simples excisão variando em torno de 10%. O prognóstico é excelente, exceto nas situações em que há disseminação da enfermidade.

FARINGOAMIGDALITES

As tonsilas faríngeas, palatinas e linguais, juntamente com os grânulos linfóides laterais ou parafaríngeos e o tecido linfático peri-tubário, formam o anel linfático de Waldeyer. As faringoamigdalites, também conhecidas como anginas, são situações em que há inflamação e/ou infecção da mucosa faríngea, podendo ser a infecção local ou manifestação de doença sistêmica.

São raras até a criança completar um ano de vida e tem aumento progressivo após os dois anos de idade. Em sua maioria são causadas por vírus (70 a 95%). No entanto, alguns sinais e sintomas podem sugerir a origem bacteriana, tais como: início abrupto de odinofagia; febre alta (> 38,5°C); exsudato nas tonsilas e na faringe; *rash* escarlatiniforme; idade entre 3 a 15 anos; edema de tonsilas; petéquias palatais; dor abdominal como apresentação isolada; nódulos linfáticos assimétricos, associados a sinais flogísticos, e com tamanho superior a um centímetro.

O padrão-ouro para o diagnóstico é a cultura da orofaringe com sensibilidade e especificidade próximas a 90%. Vale ressaltar que devido aos custos elevados e a demora para a obtenção de resultados (48 a 72 horas), muitas vezes esse exame não é utilizado na rotina da prática clínica. Nesse capítulo serão comentados os seguintes tipos de anginas: (1) eritematosas, (2) eritemato-pultácea, (3) gangrenosa, (4) herpangina, (5) fusoespiralar ou de Plaut-Vincent, (6) pseudomembranosa (ou difteróide), (7) diftérica, (8) monocítica (ganglionar de Pfeiffer – mononucleose infecciosa), (9) agranulocítica e (10) sifilítica, bem como a (11) estomatite ulcerativa necrosante.

Angina Eritematosa

A sua etiologia principal são os vírus, principalmente, influenza adenovírus e parainfluenza, mas pode ser causada também por bactérias, dentre as quais *Mycoplasma pneumoniae* e *Chlamydophila* spp., principalmente em pacientes de 9 a 19 anos. O quadro clínico dura três a sete dias, tendo início súbito. É comum verificar, no exame físico, a presença de mucosa faríngea com congestão e edema, principalmente na área das tonsilas palatinas, além de, em algumas situações, presença de depósito de conteúdo esbranquiçado sobre essas tonsilas facilmente retiráveis. Isso a torna clinicamente indistinguível da angina eritemato-pultácea. O tratamento é baseado somente em hidratação e sintomáticos, podendo-se lançar mão de analgésicos, antipiréticos, anestésicos tópicos e gargarejos com antissépticos. A evolução costuma ser favorável e raramente apresenta complicações.

Angina Eritemato-Pultácea

Classicamente, as anginas bacterianas se comportam como quadros exsudativos, pultáceos com formação de placas purulentas na orofaringe. O agente etiológico principal é o coco gram-positivo *Streptococcus pyogenes* (ver Capítulo 54). Os agentes virais, no entanto, podem também ser causadores de anginas que evoluem com pus, ocasionalmente. Clinicamente, ao exame físico, é observado exsudato esbranquiçado ou purulento nas tonsilas, não aderente às criptas. Sabe-se que a etiologia estreptocócica acomete, principalmente, indivíduos com idade entre três e 12 anos, sendo, portanto, mais comum na infância.

O tratamento tem como objetivo a redução de sintomas e a prevenção de complicações (principalmente das supurativas e, também, das não supurativas, como a febre reumática e a glomerulonefrite difusa aguda). Deve ser indicado para qualquer paciente com faringotonsilite sintomática e que tenham cultura ou teste rápido para *S. pyogenes* positivos. Vale ressaltar que se houver forte suspeita clínica é razoável indicar o tratamento até a possível realização desses exames. As medidas terapêuticas são baseadas no uso dos antimicrobianos, sendo de escolha a penicilina V oral ou a amoxicilina, por dez dias, tanto em adultos quanto em crianças. Naqueles com alergia à penicilina, a indicação varia de acordo com tipo de reação apresentada. Se reação leve não mediada por IgE, prefere-se as cefalosporinas de primeira geração, como a cefalexina. Se forem leves, mas mediadas por IgE, usam-se as cefalosporinas de segunda ou terceira geração, podendo-se citar: cefuroxima ou cefpodoxima. Aqueles com reações graves (angioedema grave e/ou anafilaxia) devem ser tratados com macrolídeos, podendo ser utilizada a azitromicina.

Angina Gangrenosa (Necrosante)

É uma condição rara que cursa com início abrupto de febre alta, salivação excessiva com sangue, hálito fétido, intenso comprometimento do estado geral e muito ingurgitamento do linfonodo cervical. No exame da orofaringe, vêm-se placas com gangrena de cor acinzentada, delimitadas na periferia e apresentando eliminação de tecidos esfacelados. Os agentes desencadeadores dessa condição são *Streptococcus* spp., *S. aureus* e *Fusobacterium necroforum*. O prognóstico é reservado, sendo descritas complicações (mediastinite, tromboflebite da veia jugular ipsilateral e sepse pós angina (doença de Lemierre) e morte devido a disfunção orgânica múltipla.

Herpangina

É causada pelo *coxsackie* vírus, ocorrendo tipicamente na infância. Sua duração é em torno de 10 a 14 dias e se apresenta com inapetência, odinofagia, febre alta e queda do estado geral. Já no exame físico são muito comuns as lesões vesiculosas na faringe, nas tonsilas, no palato mole e na úvula (poupando a língua), as quais podem romper e gerar ulcerações. O tratamento é baseado em sintomáticos.

Angina Fusoespiralar ou de Plaut-Vincent

Essa condição resulta da ação de duas bactérias, *Borrelia vincenti (Treponema vincentii)* e *Fusobacterium* spp. Em relação às manifestações clínicas é comum disfagia dolorosa unilateral sem febre. Ao exame físico, é vista ulceração de apenas uma das tonsilas recoberta por uma pseudomembrana associada à necrose e eliminação de exsudato de odor fétido. Corrobora para o diagnóstico a característica unilateral da doença juntamente com as lesões gengivais concomitantes (se localizando, mais frequentemente no capucho gengival do último molar). O tratamento se dá com o uso de penicilina G (pode ser por via intramuscular com a benzatina ou a procaína; ou por via intravenosa com a cristalina) ou amoxicilina.

Angina Pseudomembranosa (ou Difteroide)

O principal patógeno é o *Streptococcus* spp. No exame físico, observa-se febre com mucosa faríngea muito congesta de cor vermelho-vinhosa associada a placas brancas mais ou menos aderentes às amígdalas e que também pode atingir palato mole e úvula. É indicado fazer o diagnóstico diferencial com difteria através do exame bacteriológico.

Difteria

A difteria (ver Capítulo 57) é causada pelas cepas produtoras de toxina do *Corynebacterium diphtheriae,* um bastonete aeróbio gram-positivo. A forma de contágio é através de gotículas respiratórias e/ou por meio de contato direto com secreções respiratórias ou exsudato de lesões cutâneas, além da possibilidade de ocorrer mediada por fômites. O homem é o único reservatório conhecido desse agente.

No que se refere aos sintomas respiratórios localizados, a incubação é em torno de quatro a seis dias; os sintomas sistêmicos têm incubação mais longa (miocardite, próximo de dez a quatorze dias e manifestações do sistema nervoso central, em torno de três a sete semanas).

As formas clínicas são:

- *Difteria nasal*: é mais comum nos lactentes. Observa-se secreção serossanguinolenta (na maioria das vezes unilateral) levando a lesões no lábio superior e nas bordas nasais. É rara a visualização de sinais que indiquem a presença da ação da toxina;

- *Difteria faríngea*: é o tipo mais comum e diferentemente da nasal, nessa forma é possível ver sinais da ação da toxina envolvida. Caracteriza-se pelo início súbito com a presença de prostração, adenopatia cervical, febre baixa e surgimento de uma membrana branca que evolui para cor acinzentada. Essa membrana pode atingir as tonsilas palatinas uni ou bilateralmente, podendo invadir nasofaringe, orofaringe, úvula e pilares;

- *Difteria laríngea* e *traqueobrônquica*: sua ocorrência se dá pela extensão da membrana faríngea, podendo atingir também laringe, traqueia e brônquios. Por esse motivo, pode gerar insuficiência respiratória aguda. Na clínica são vistos rouquidão, tosse, estridor e edema.

- *Difteria em outros locais*: possível ocorrência na vagina, ouvido, pele e conjuntiva.

Sabe-se que somente a suspeição clínica de difteria autoriza o médico a iniciar o tratamento. No entanto, o diagnóstico é confirmado por meio do exame de cultura em que se isola o agente. As amostras podem ser obtidas nas lesões existentes na oro e nasofaringe, na pele, nas conjuntivas ou na genitália.

O tratamento tem como objetivo a neutralização da toxina com o uso do soro antidiftérico (SAD) e a eliminação da bactéria através do uso de antibióticos. Ele deve ser feito sempre com o paciente internado, seguindo-se as precauções respiratória e de contato. No que se refere ao soro, este pode ser administrado por via intramuscular, mas é preferencial seu uso por via endovenosa. Deve-se realizar previamente teste de sensibilidade (0,1 mL de 1:1000 diluído em solução salina) na região intradérmica ou no saco conjuntival. Se o teste for positivo (reação maior que 10 mm de eritema em 20 minutos ou conjuntivite) é indicado a realização de dessensibilização.

As doses de soro não estão ligadas a idade ou peso, mas sim a gravidade do quadro. As dosagens estão descritas no Quadro 24-3.

Associado ao soro, deve-se utilizar a penicilina (200.000 UI/kg/dia, 4/4 h, por via intravenosa) ou a eritromicina (30-40 mg/kg/dia, 6/6 h, via oral) com duração de 14 dias. A cura é confirmada por meio de três culturas de swabs com intervalo de 24 horas entre elas, devendo ser consecutivas e negativas. Ademais, outras medidas podem ser utilizadas, tais como: o corticosteroide (dexametasona 0,5mg/kg via intravenosa uma vez ao dia, se houver presença de laringite exuberante); a carnitina (100 mg/kg, 1 mL/kg do xarope a 10% divididas em três doses ao dia por quatro dias) com o objetivo de reduzir a ocorrência de miocardite e amenizar as formas graves; ventilação mecânica pode ser usada se surgimento de polineurite.

As complicações sistêmicas são descritas e podem ser cardíacas (insuficiência cardíaca, arritmia e distúrbios da condução após uma a duas semanas de evolução) e neurológicas (pode-se citar paralisia do nervo oculomotor, do véu palatino e da faringe posterior). Mais raramente – e muito associadas à existência de comorbidades prévias – pode ocorrer hepatite, endocardite, osteomielite e meningite.

Angina Monocítica (ou Febre Ganglionar de Pfeiffer – Mononucleose Infecciosa)

A mononucleose infecciosa é provocada pelo vírus Epstein-Barr (ver Capítulo 41). Outros possíveis patógenos causadores de síndrome de mononucleose são citomegalovirus, *Toxoplasma gondii*, adenovírus e vírus da hepatite B, e, portanto, são diagnósticos diferenciais no âmbito da síndrome febril associada à linfoadenomegalia generalizada (ver Capítulo 18).

O EBV infecta linfócitos B e tem período de incubação de 2 a 7 semanas. O paciente apresenta classicamente febre alta (com temperatura irregular) associada à intensa cefaleia, astenia e mal-estar. No exame físico são observadas esplenomegalia, linfadenopatia cervical, axilar e inguinal acentuada, além de angina eritematosa com exsudato fibrinoso. Ao diagnóstico, a presença de linfocitose maior que 50%, com 10% de linfócitos atípicos com ou sem monocitose e neutropenia, sugere a doença, mas a confirmação é realizada a partir do Monoteste, reação de Paul-Bunnel-Davidsohn e, principalmente, sorologia com pesquisa de anticorpos contra antígenos específicos (anti-VCA – *viral capside antigen*; e anti-EBNA – *Epstein-Barr nuclear antigen*). Vale lembrar que a sorologia se torna positiva, IgG e IgM, entre 10 e 20 dias após o início dos sintomas. Um aspecto interessante, nos pacientes com mononuclese infecciosa, é o desenvolvimento de exantema após a administração inadvertida de ampicilina ou derivados da penicilina em 69 a 100% dos casos. Tal fato costuma contribuir na suspeição diagnóstica. O tratamento faz-se com sintomáticos. Febre e faringite duram por volta de 2 semanas. Adenopatia, mal estar e hepatoesplenomegalia podem durar até 6 semanas para regressão completa.

Angina Agranulocítica

A neutropenia ocorre, principalmente, em duas situações. A primeira delas é devido aos efeitos adversos de fármacos, podendo-se citar os agentes alquilantes, fenilbutazona, clorpromazina, sulfonamidas, cloranfenicol e outros mais. A segunda decorre de condições da medula óssea, como a leucemia, anemia aplásica, linfomas e as próprias infecções. Assim, esses pacientes podem ter diversas infecções, sendo aquelas da cavidade oral, um importante sinal de alerta para ocorrência dessa condição.

A angina agrunulocítica representa, pois, uma importante enfermidade nesses pacientes. É caracterizada por lesões – nas gengivas, assoalho da boca, mucosa jugal e faringe – do tipo úlceras profundas que podem ser recobertas por membrana acinzentada ou escurecida que propicia o crescimento de bactérias e fungos. O tratamento tem dois pilares, sendo eles a correção da doença que gerou a neutropenia e a instituição da antibioticoterapia. O esquema antimicrobiano deve ser capaz de erradicar bactérias gram-negativas (inclusive a *Pseudomonas aeuruginosa*) e germes da cavidade oral (*Streptococcus* spp., *Peptostreptococcus* spp., *Peptococcus* spp. e *Eikenella corrodens*, entre outros). Assim, os esquemas (1) amicacina + ticarcilina/ácido clavulânico ou (2) ampicilina/sulbactam + amicacina ou (3) pipracilina/tazobactam + amicacina podem ser usados.

Angina Sifilítica

A sífilis (ver Capítulo 75) pode gerar manifestações na cavidade oral durante as fases primária, secundária, terciária e na sua forma congênita. Na primária, o cancro aparece, onde se deu a inoculação do *Treponema pallidum* dando origem a uma lesão única indolor, consistente ou ulcerada com bordas elevadas. Pode ser nos lábios, palato, língua, mucosa jugal e orofaringe. Na secundária, tem-se enantema escarlatiniforme e congestão intensa e vinhosa em áreas da borda livre do véu palatino. Pode ser visto também, placas mucosas em tonsilas, mucosa oral, véu palatino e pilares amigdalianos respeitando os limites da parede posterior da faringe. A goma sifilítica característica da fase terciária também pode acometer a mucosa do trato aerodigestivo. A sífilis congênita precoce pode causar

Quadro 24-3. Tratamento da Difteria Segundo Forma Clínica

Forma clínica	Dosagem e via de administração
Leve (forma cutânea, nasal ou tonsilar)	20.000 a 40.000 UI, via endovenosa
Laringotonsilar ou mista	40.000 a 60.000 UI, via endovenosa
Graves ou com apresentação tardia (quatro dias de doença)	80.000 a 100.000 UI, via endovenosa

Fonte: Brasil (2019).

Quadro 24-4. Tratamento da Sífilis de Acordo Com a Fase Clínica

Fase clínica	Tratamento	Alternativa terapêutica
Sífilis recente com menos de 2 anos de evolução, podendo ser primária, secundária ou latente.	Penicilina benzatina (2,4 milhões UI (1,2 milhões em cada glúteo), IM em dose única).	Doxiciclina (100 mg, VO, de 12/12 horas por 15 dias) Observação: Contraindicado em gestantes.
Sífilis tardia com mais de 2 anos de evolução, podendo ser latente, latente desconhecida ou terciária.	Penicilina benzatina (2,4 milhões UI, semanal (1,2 milhões em cada glúteo), IM por três semanas). A dose acumulada é de 7,2 milhões UI	Doxiciclina (100 mg, VO, de 12/12 horas por 30 dias) Observação: Contraindicado em gestantes.
Neurossífilis	Penicilina G cristalina (18 a 24 milhões (cada dose: 3 a 4 milhões UI), EV, a cada 4 horas ou em infusão contínua por 14 dias).	Ceftriaxona (2g, IV uma vez a duas por dia, 10 a 14 dias).

*EV: endovenosa; IM: intramuscular; VO: via oral.
Adaptado: Brasil (2019).

secreção nasal mucopurulenta ou sanguinolenta persistente entre tantas manifestações em todo o organismo. Na sífilis congênita tardia pode ocorrer algumas alterações otorrinolaringológicas como nariz em selas maxilares hipodesenvolvidos, dentes de Hutchinson, molares em amora, fissuras periorais, bossa frontal e perda auditiva neurosensorial.

O diagnóstico é confirmado após o exame direto (microscopia campo escuro e pesquisa direta com material corado) ou testes imunológicos do tipo não treponêmicos (VDRL) e treponêmicos (FTA-ABS). O tratamento é descrito no Quadro 24-4.

Noma (Estomatite Ulcerativa Necrosante ou Cancro Oris)

É causada por grande variedade de agentes etiológicos, sendo eles: *F. necroforum*, *Fusobacterium nucleatum*, *B. vincenti*, *Prevotella intermedia*, *Prevotella melaninogenica*, *Veilonella* spp., *Peptococcus* spp., *Peptostreptococcus*, *Streptococcus* spp. e *Staphylococcus aureus*. Mais comum em pacientes debilitados, sobretudo crianças desnutridas. Clinicamente evolui com lesão oral ou facial dolorosa que gera rapidamente uma necrose adjacente; pode haver, também, trismo. É uma condição grave com potencial risco de sequelas (deformidade na face) e óbito (até 90% de letalidade). O tratamento deve ser realizado em ambiente hospitalar com associação entre desbridamento cirúrgico e uso antibioticoterapia. Prefere-se aqueles fármacos de amplo espectro, como ampicilina/sulbactam, ticarcilina/ácido clavulânico e piperacilina/tazobactam; nos alérgicos, a opção é o cefalotina + metronidazol.

LARINGITES

As laringites são processos inflamatórios da laringe que podem causar desde um incômodo leve associado à disfonia, até obstrução das vias aéreas superiores, principalmente nas crianças. Podem ser desencadeadas por trauma ou irritativos locais como fumaça ou refluxo faringolaríngeo; quadros auto imunes ou doenças sistêmicas não infecciosas como sarcoidose, artrite reumatoide, policondrite, entre outras; e quadros infecciosos diversos agudos ou crônicos. No presente capítulo, serão abordados tão somente as alterações infecciosas mais comuns.

Laringite Catarral Aguda

Costumeiramente associada à uma infecção viral ou bacteriana nasossinusal e/ou faríngea, esse quadro é antecedido por algumas condições (fatores predisponentes), tais como as mudanças no clima, abuso vocal, uso de tabaco, álcool, ingestão de líquidos gelados e inalação de substâncias irritantes, refluxo faringolaríngeo. Os patógenos envolvidos são *H. influenzae*, *Moraxellla catarrhalis* e *Streptococcus* spp. Nesses casos ocorre dor na região da laringe, tosse com expectoração e rouquidão. Na videolaringoscopia, é possível constatar presença de hiperemia e congestão da mucosa laríngea com exsudato. O tratamento inicial se baseia no repouso da voz, afastamento das situações desencadeantes e nebulização com soro fisiológico. Os antimicrobianos podem ser usados, sendo amoxicilina/ácido clavulânico ou cefalosporinas de 2ª geração (axetil cefuroxima ou cefaclor) os preferidos. Nos casos mais graves, é indicado o uso de corticosteroides sistêmicos.

Laringite Fusoespiralar

Essa enfermidade ocorre após a angina de Plaut-Vicent. Clinicamente apresenta-se com disfagia, dificuldade respiratória e disfonia. No exame físico (laringoscopia) é vista laringite ultramembranosa com úlcera supra-glótica e placas difteroides. Ainda pode ser encontrado pericondrite laringo traqueal com estenose cicatricial. As medidas terapêuticas incluem repouso vocal e antibioticoterapia com preferência para amoxicilina, penicilina G procaína ou cristalina, a serem escolhidas de acordo com a gravidade dos casos.

Laringotraqueobronquite Viral ou Crupe

Vírus *parainfluenza*, *influenza*, vírus sincicial respiratório, adenovírus e rinovírus são os principais agentes etiológicos envolvidos e acometem com mais frequência crianças com idade entre seis meses a seis anos. Mais comum no outono e no inverno e em regiões de maior poluição. Em geral tem evolução benigna. É um quadro de laringotraqueíte que se manifesta com tosse rouca (também chamada de "tosse de cachorro"), dificuldade respiratória variável e estridor inspiratório ou bifásico nos quadros mais graves. A endoscopia laríngea com ótica flexível não é essencial, sendo somente realizada nos casos de estridor mais intenso e alterações do choro. O tratamento é feito com nebulização com adrenalina, além de corticosteroides, a depender da gravidade do caso.

Epiglotite Aguda

Trata-se de um quadro de infecção bacteriana aguda acometendo as estruturas da supraglote, principalmente epiglote e pregas ariepiglóticas. Clinicamente, verifica-se presença de febre (na maioria das vezes alta), odinofagia importante, sialorreia, estridor inspiratório e dispneia, mas nesses casos não necessariamente existem alterações vocais. Qualquer avaliação complementar deve ser feita apenas após garantir suporte ventilatório adequado. A evolução pode ser rápida e, por vezes, dramática. No exame endoscópico nota-se a epiglote volumosa, com presença de congestão e edema. Os primeiros cuidados envolvem corticoterapia por via intravenosa, preferencialmente dexametasona, e nebulização com adrenalina. Manter o paciente monitorizado com oximetria. Caso seja necessária ventilação mecânica, a intubação deve ser realizada pelo profissional mais experiente da unidade de saúde. O tratamento é feito no hospital com antimicrobianos parenterais, especialmente cefuroxima e ceftriaxona. O principal patógeno causador era, classicamente, *H. influenzae*. Felizmente, a rotina de vacinação para *H. influenzae* tipo B diminuiu consideravelmente a incidência deste tipo de infecção, principalmente em crianças. Hoje em dia nota-se, entretanto, um aumento na proporção de infecções nos adultos e um aumento dos quadros causados por germes como *Streptococcus* spp., *S. ausreus e Klebsiella pneumoniae, Pseudomonas aeruginosa* e *Neisseria meningitidis*.

Laringites específicas

Existem várias outras causas possíveis de laringite, dentre elas: as bactérias (*Mycobacterium* spp. e *Treponema pallidum*), os fungos (*Aspergillus, Candida* spp., *Paracoccidioides brasiliensis* e *Paracoccidioides lutzii*) e os protozoários (*Leishmania* spp. e *Rhinosporidium seeberi*). Nessas situações, o tratamento deve ser específico para cada caso.

OTITES

São as doenças da orelha externa.

Otites Externas

É a inflamação do canal auditivo externo, sendo mais frequente em locais de clima quente e durante o verão. Os principais fatores predisponentes são: trauma do conduto (uso inadequado e excessivo de cotonetes); exposição à água ou ambientes muito úmidos (por exemplo, sauna, sudorese excessiva, banhos de mar ou piscina); dispositivos que obstruem o canal auditivo (utilização de fone de ouvido ou aparelho auditivo); condições dermatológicas, (como a dermatite alérgica, rolha de cerume ou ausência de cerume); corpo estranho, conduto longo e/ou estreito. A principal etiologia é a bacteriana, sendo a *Pseudomonas aeruginosa, Staphylococcus aureus* e *Staphylococcus epidermidis* os patógenos mais importantes. A infecção fúngica – otomicose – por *Aspergillus niger* e *Candida* spp., pode ocorrer em até 25% dos casos, isoladamente ou associada à infecção bacteriana ou à dermatite, sendo mais comum após o tratamento com antimicrobianos. Sabe-se que a doença polimicrobiana também é prevalente representando cerca de um terço dessas infecções.

O diagnóstico é baseado na história clínica e no exame físico. O paciente refere sintomas de dor e prurido de início súbito, além de plenitude aural e otorreia. No exame físico podemos encontrar dor à palpação do *tragus*, adenopatia regional, edema e hiperemia do conduto e pavilhão, secreção purulenta no conduto e hiperemia da membrana timpânica. As culturas são reservadas para os casos mais graves, estando autorizado o início do tratamento de forma empírica. Especialmente nos casos fúngicos, a dor e o edema do canal auditivo são menos intensas e a inflamação é localizada com mais frequência na porção medial do canal.

A doença pode ser classificada em (1) leve (pequeno desconforto e prurido com leve edema no canal); (2) moderada (dor e prurido de grau intermediário juntamente com canal parcialmente obstruído) e (3) grave (dor intensa e obstrução total do canal). No que se refere ao tratamento, deve-se realizar limpeza do canal externo para a remoção de partículas e melhora da penetração de medicamentos e da cicatrização, além de orientar o paciente para não manipular o ouvido e para se proteger contra a entrada de umidade no conduto auditivo. Associar soluções tópicas de antibióticos com ou sem glicocorticoides. Devem ser usados por 7 a 10 dias e ter ação, principalmente, contra *S. aureus e P. aeruginosa*, tendo como opções: fluoroquinolonas (oflaxacino e ciprofloxacino), aminoglicosídeos (tobramicina e gentamicina) e associação de polimixina B e neomicina. As formas tópicas disponíveis de corticosteroides são hidrocortisona, dexametasona betametasona e fluocinolona acetonida. Por fim, para o controle da dor pode ser empregado os anti-inflamatórios não esteroidais. Nos casos fúngicos, substitui-se o antibiótico por um antifúngico como o clotrimazol 1% por 10 a 14 dias. Deve-se considerar associar antibióticos orais em quadros refratários ou com disseminação além do conduto, em pacientes diabéticos, imunossuprimidos ou com história de radioterapia na região do ouvido acometido.

Otite Externa Necrotizante (ou Maligna)

É uma condição grave causada quase exclusivamente por *P. aeruginosa* em pacientes imunodeprimidos, principalmente, naqueles com diabetes mellitus não controlado, idosos e pessoas com AIDS. Vale ressaltar que, raramente, *Staphylococcus aureus, Klebsiella pneumoniae, Proteus mirabilis, Aspergillus* spp. e *Candida* spp. também podem ser os agentes causadores. Tem alta letalidade e, nos pacientes curados, na maioria das vezes, existem sequelas relacionadas ao acometimento de pares cranianos, principalmente a paralisia facial. Inicialmente os sintomas são semelhantes aqueles encontrados em uma otite externa difusa aguda, porém, refratária aos tratamentos habituais. Desta maneira, o quadro se arrasta e o paciente evolui com dor lancinante e envolvimento de pares cranianos. Os pontos principais para o diagnóstico são: otalgia persistente por mais de um mês; otorreia purulenta persistente associada a tecido de granulação; diabetes mellitus e/ou idade avançada ou outro estado de imunossupressão; envolvimento de pares cranianos. Pode-se lançar mão de exames de imagem com tomografia computadorizada e ressonância magnética para avaliar a extensão da doença. Cintilografia com Gálio, PCR e VHS ajudam na monitorização do enfermo. O tratamento deve ser sempre em regime hospitalar e baseado na antibioticoterapia. O esquema de escolha é a ceftazidima (cefalosporinas de 3ª geração com ação para *P. areuginosa*) ou a cefepima (cefalosporina de 4ª geração) juntamente com a oxacilina para cobertura do *S. aureus*, em média por seis semanas. Uma opção para aqueles que apresentem alergia aos β-lactâmicos, é a vancomicina associada ao ciprofloxacino.

Otite Média Aguda

É definida como um processo infeccioso agudo com presença de fluidos no ouvido médio, juntamente com inflamação da mucosa local. Ocorre, principalmente, quando há prejuízo na drenagem dessas secreções pela trompa de Eustáquio. Atinge com mais frequência as crianças, sendo a maioria dos casos entre seis meses a 24 meses.

Suspeita-se que 50% das infecções sejam virais e 50% bacterianas. Os principais patógenos envolvidos na infecção bacteriana são *S. pneumoniae*, *H. influenzae* não tipável e *M. cattarrhalis*. Em relação às manifestações clínicas, o quadro é geralmente unilateral, com a presença de otalgia de intensidade variável, juntamente com diminuição da audição. Se ocorrer rompimento da membrana timpânica, a otorreia pode ser verificada. No exame físico, a otoscopia confirma o diagnóstico, já que se verifica o abaulamento da membrana timpânica devido à presença de secreção purulenta no ouvido médio, além de redução da sua mobilidade ao aplicar pressão, podendo ser acompanhada ou não de eritema e opacificação. A otite média aguda se manifesta, predominantemente, após ou durante uma infecção de vias aéreas superiores viral ou bacteriana. Deste modo, sua prevalência é maior nos meses mais frios. Outros fatores de risco são: frequentar creche; genética; pais fumantes; posição na alimentação (hábito de comer/mamar deitado); curta duração do aleitamento; fissura palatina e outras malformações craniofaciais; imunodeficiências; idade precoce da primeira otite. Rinite alérgica permanece controversa.

Em relação ao tratamento, devem ser indicados analgésicos para o controle da dor associado ou não aos antimicrobianos. Prefere-se, como primeira linha, a amoxicilina na dose de 80-90mg/kg/dia (capaz de tratar o *Streptococcus pneumoniae* de elevada concentração inibitória mínima) ou amoxicilina associada ao ácido clavulânico, por dez dias. Nos alérgicos às penicilinas que toleram o uso de cefalosporinas, pode-se usar cefpodoxima, cefuroxima ou ceftriaxona, mas, se tais fármacos não puderem ser usados, opta-se pela doxiciclina, azitromicina ou claritromicina. Nos casos em que ocorrer o rompimento da membrana timpânica é recomendado o uso de antibióticos tópicos que não apresentem ototoxicidade por sete a dez dias. Crianças entre seis meses e dois anos, com otite unilateral, sem critérios de gravidade, e crianças maiores de dois anos, mesmo com otite bilateral, mas sem critérios de gravidade, podem ser tratadas conservadoramente apenas com analgesia e orientações, caso exista possibilidade de acompanhamento adequado e acesso à rede de saúde. Os critérios de gravidade são: dor moderada a grave; febre maior que 39°C; toxemia. Os seguintes pacientes devem receber antibioticoterapia: crianças com menos de seis meses, portadores de anormalidades craniofaciais, síndromes genéticas, imunodeficiências, cirurgia otológica prévia ou implante coclear ou pacientes com os sinais de gravidade já citados. Dentre as principais complicações descritas temos a mastoidite, a pneumonia, a meningite e a supuração intracraniana.

Otite Média Crônica

É um processo inflamatório crônico que atinge a fenda auditiva perpetuando assim, a perfuração da membrana timpânica. Caracteriza-se pela otorreia por mais de seis semanas ou quando é recorrente e/ou infecção da mastoide na presença de perfuração da membrana. Os agentes etiológicos que mais frequentemente causam esta condição são bacilos gram-negativos (*Pseudomonas aeruginosa, Klebsiella pneumoniae, Proteus mirabilis* e *Escherichia coli), S. aureus* e anaeróbios. O principal sintoma queixado pelo paciente é a presença de otorreia, mas também podem ser vistos perfuração da membrana, inflamação da mucosa e perda auditiva por condução. A antibioticoterapia deve ser feita nas agudizações, utilizando-se gotas otológicas associadas ou não ao antibiótico oral. O paciente deve manter proteção contra a entrada de umidade e não manipular o ouvido. A tomografia computadorizada é o exame de eleição para avaliar a extensão da doença, principalmente em casos de otite média crônica colesteatomatosa. É recomendado manter o uso dos medicamentos por cerca de duas a quatro semanas, além disso o paciente deve ser encaminhado para o otorrinolaringologista para avaliação especializada. O objetivo do tratamento é manter o ouvido seco e livre de inflamação, limitando o acometimento gradativo das estruturas do ouvido e tecidos vizinhos e diminuindo a progressão da perda auditiva. A maioria das infecções crônicas podem demandar tratamento cirúrgico em níveis variados.

INFLUENZA

A infecção pelo vírus da influenza (ver Capítulo 49) pode ocorrer em qualquer época do ano, mas, sabe-se que as taxas de acometimento são bem maiores no inverno e no outono. Crianças, idosos, gestantes e portadores de comorbidades apresentam maiores riscos de complicações. No quadro clínico, é observada a presença de febre no início da doença com declínio em torno do terceiro dia. Além disso, o diagnóstico clínico é caracterizado pela ocorrência da febre associada ao sinal de comprometimento das vias aéreas superiores (odinofagia, rinorreia, difonia e tosse) e pelo menos um sinal de comprometimento sistêmico (mialgia, dor de cabeça, calafrios e sensação de mal-estar).

A síndrome gripal é definida com a presença de febre súbita associada à tosse ou dor de garganta, ausência de outro diagnóstico específico e pelo menos um dos sintomas citados, sendo eles: cefaleia, mialgia ou artralgia. Nesse contexto, todos os pacientes com síndrome gripal que apresentem fatores de risco para complicações devem ser tratados com antiviral específico, mas naqueles que não apresentem esses riscos a indicação do medicamento depende do julgamento clínico. A escolha para o tratamento é o fosfato de oseltamivir, mas se houver intolerância gastrointestinal grave ou resistência pode-se usar o zanamivir. Ambos devem ser usados por cinco dias. As principais complicações são pneumonia bacteriana, sinusite, otite, desidratação, pneumonia primária pelo próprio vírus influenza e piora das doenças de base. Vale ressaltar que existe vacina contra esse vírus e esta é disponibilizada pelo Ministério da Saúde a alguns grupos específicos previamente definidos.

COVID-19

O agente etiológico causador dessa condição é o SARS-CoV-2, um vírus da família dos coronavírus humanos (ver Capítulo 48). É responsável pela pandemia decretada pela OMS (Organização Mundial da Saúde) no início do mês de março de 2020, causando inúmeras mortes em todo o mundo. A transmissão ocorre através de gotículas respiratórias, contato pessoa a pessoa ou por aerossóis. Os sintomas surgem após um período de incubação em torno de cinco dias e inicialmente são inespecíficos se apresentando com febre, tosse, fadiga, cefaleia, dor de garganta e rinorreia. Além disso, grande variedade de sintomas pode ser observada, mas o sistema respiratório permanece sendo o mais afetado. Os sintomas neurológicos também são importantes, destacando-se a presença de hiposmia/anosmia, ageusia e encefalite.

Os mecanismos específicos pelos quais a COVID-19 é capaz de gerar amplo espectro clínico ainda não são totalmente esclarecidos. Em relação à anosmia, sabe-se que ela pode indicar a infecção por esse vírus, estando recomendado o isolamento na presença desse sintoma. O diagnóstico pode ser feito pela técnica RT-PCR com material de *swab* nasal, faríngeo e do escarro, idealmente realizados três a sete dias após o início dos sintomas. No que se refere ao tratamento, ainda não existe um antiviral específico com capacidade de eliminar esse vírus, sendo que os sintomáticos são empregados para os casos mais leves.

LAGOQUILASCARÍASE

Causada pelo helminto *Lagochilascaris minor*, natural de carnívoros silvestres, que encontra no homem um hospedeiro definitivo acidental, é considerada uma antropozoonose restrita à América. Ao que tudo indica, por um tropismo ainda pouco esclarecido, o verme encista-se nos músculos e vísceras destes carnívoros, infectando o homem a partir da ingestão de larvas L3, que restam presentes nesta carne, quando mal preparada.

Clinicamente, ocorrem lesões nodulares – especialmente na região cervical, na mastoide e na orelha média – que fistulizam e podem evoluir com úlceras e abscessos que drenam secreção purulenta ou serosanguinolenta, além da possibilidade de eliminação de vermes por orifícios naturais ou através das lesões. Outros quadros também têm sido descritos, como sinusite, hipoacusia, zumbido, amigdalite, manifestações neurológicas (síndrome convulsiva, síndrome cerebelar, paralisia facial periférica ou de outros pares cranianos) e manifestações respiratórias (tosse, expectoração e dispneia, podendo evoluir até a insuficiência respiratória). Tem caráter crônico, sendo típica a alternância entre períodos de remissão e recidiva.

O diagnóstico é firmado pela visualização do verme adulto ou pela presença de ovos e larvas nas secreções colhidas em áreas de lesão. Nos casos dos ovos de *L. minor*, podem ser encontrados, também, nas fezes dos pacientes, quando as lesões se abrem para a luz do trato digestivo. O hemograma é de pequena valia, sendo observada desde leucocitose até leucopenia; eosinofilia, ou ainda aneosinofilia. Exames radiológicos podem também ser utilizados. O tratamento é feito com o uso de levamisol com cambendazol ou albendazol. As recidivas são, entretanto, frequentes, após meses de aparente cura clínica, mesmo empregando-se doses mais altas desses medicamentos. Com efeito, aconselha-se um esquema de manutenção, com cambendazol (novas séries a cada seis meses), ou levamisol (a cada seis meses), ou ainda a dietilcarbamazina, em curso prolongado, de seis meses a um ano.

CONTRIBUIÇÃO DOS AUTORES

Os autores trabalharam igualmente na elaboração e revisão do capítulo.

BIBLIOGRAFIA

Anselmo-Lima WT, Sakano. Rinossinusites: evidências e experiências. Braz J Otorhinolaryngol 2015;1-49.

Arsovic N, Radivojevic N, Jesic S, Babac S, Cvorovic L, Dudvarski Z. Malignant Otitis Externa: causes for various treatment responses. J Intern Ad Otol 2020;98-103.

Baratti-Mayer D, Pittet B, Montandon D. Gesnoma (Geneva Study group on Noma): une recherché médicale de pointe à but humanitaire. Ann Chir Plast Esthét 2004;302-305.

Brasil. Ministério da Saúde. Guia de Vigilância em Saúde; 2019. [acesso em 23 jun 2020]. Disponível em: https://portalarquivos2.saude.gov.br/images/pdf/2019/junho/25/guia-vigilancia-saude-volume-unico-3ed.pdf.

Brasil. Ministério da Saúde. Protocolo de tratamento de Influenza; 2017 [acesso em 23 jun 2020]. Disponível em: https://bvsms.saude.gov.br/bvs/publicacoes/protocolo_tratamento_influenza_2017.pdf.

Brasil. Ministério da Saúde. Protocolo clínico e diretrizes terapêuticas para atenção integral as pessoas com infecções sexualmente transmissíveis (IST). 2019 [acesso em 23 jun 2020]. Disponível em: ww. saude.gov/bvs.

Butowt R, Bilinska, K. SARS-CoV-2: olfaction, brain infection, and the urgent need for clinical samples allowing earlier virus detection. Acs Chemical Neuroscience 2020;11(9):1200-1203.

Gomes AP, Siqueira-Batista R, Simões BM, Galvão-Alves J. Infecções das vias aéreas superiores. In: Galvão-Alves J, organizadores. Emergências clínicas. Rio de Janeiro: Rubio; 2007.

Hamilos D, Holbrook E. Chronic rhinosinusitis: Clinical manifestations, pathophysiology, and diagnosis. UpToDate. Oct 05, 2018.

Limb C, Lustig L, Durand ML. Acute otitis media in adults. UpToDate Jan 14; 2020.

Mistes KD, Messner AH. Ear, Nose, and Throat. Pediatric Board Study Guide 2019;611-642.

Mtibaa, L, Halwani C, Tbini M, Boufares S, Souid H, Sassi RB et al. Successful treatment of rhino-facial mucormycosis in a diabetic patient. Med Mycol Case Report 2020;27:64-67.

Nery JAC. Aspectos clínicos, epidemiológicos e terapêuticos relacionados aos diferentes tipos de reação na lepra. Tese de doutorado. Rio de Janeiro: Universidade Federal do Rio de Janeiro; 2000.

OMS. Organização Mundial da Saúde. Folha informativa - COVID 19. 2020 [acesso em 23 jun 2020]. Disponível em: https://www.paho.org/bra/index.php?option=com_content&view=article&id=6101:covid19&Itemid=875.

Palheta-Neto FX, Leão RNQ, Neto HF, Tomita S, Lima MAMT, Pezzin-Palheta AC. Contribuição ao estudo da lagoquilascaríase humana. Rev Bras Otorrinolaringol 2002;68(1):101-105.

Patel ZM, Hwang PH. Acute sinusitis and rhinosinusitis in adults: Clinical manifestations and diagnosis. 2020 [acesso em 23 jun 2020]. Disponível em: https://www.uptodate.com/contents/acute-sinusitis-and-rhinosinusitis-in-adults-clinical-manifestations-and-diagnosis.

Patel Z, Hwang, P. Uncomplicated acute sinusitis and rhinosinusitis in adults: Treatment. UpToDate May 14;2019.

Pelton S, Tahtinen P. Acute otitis media in children: Epidemiology, microbiology, and complications. UpToDate. Mar 16;2020.

Pezzin-Palheta AC, Palheta FXN, Moura WJQ, Resque JE, Lobato MF. Rinosporidiose nasal: uma doença tropical incomum? Rev Bras Otorrinolaringol 2007;73(2):1-5.

Siqueira-Batista R, Gomes AP, Santos SS, Santana LA. Parasitologia: fundamentos e prática clínica. 1 ed. Rio de Janeiro: Guanabara Koogan; 2020.

Szaleniec J, Gibala A, Pobiega M, Parasion S, Skladzien J, Strek P et al. Exacerbations of Chronic Rhinosinusitis—Microbiology and Perspectives of Phage Therapy. Antibiotics. 5 out 2019.

CAPÍTULO 25
PNEUMONIAS E OUTRAS INFECÇÕES PLEUROPULMONARES

Rodrigo Siqueira-Batista ▪ Andréia Patrícia Gomes ▪ João Vitor Lima Bueno
Matheus Moura Novelli ▪ Mario Castro Alvarez-Perez

INTRODUÇÃO

Pneumonia é conceituada como qualquer processo inflamatório nas vias aéreas distais, nos alvéolos e nos septos alveolares. Esta inflamação tem, na maioria das vezes, origem infecciosa, mas pode ser causada, também, por agentes químicos ou físicos, bem como pelo sistema imune, embora, nesse contexto (inflamação devida a essas últimas etiologias), melhor se aplique o termo pneumonite. No presente capítulo utilizar-se-á o termo pneumonia para referência ao processo inflamatório das vias aéreas distais decorrente de infecção por microrganismos. A revisão da patogenia, da clínica, do diagnóstico, do tratamento e da prevenção dessa condição mórbida é o escopo do texto.

PATOGENIA

O trato respiratório inferior não é estéril como se pensava até recentemente, mas colonizado pelos mesmos microrganismos presentes nas vias aéreas superiores, em menor concentração. Diversos mecanismos da imunidade inata e adquirida atuam evitando a proliferação destes germes (ver Capítulo 1) e, consequentemente, o desenvolvimento de doença (Quadro 25-1). A infecção pulmonar pode ser entendida, portanto, como um desbalanço entre fatores agressores – virulência dos patógenos e quantidade de inóculo – e mecanismos de resposta do hospedeiro – resistência.

Distúrbios que interferem nestes mecanismos protetores são predisponentes e agravantes de infecções respiratórias. O Quadro 25-2 cita algumas destas condições.

A etiopatogenia mais comumente implicada na chegada de microrganismos nas vias aéreas inferiores (VAI) são as microaspirações; entretanto, tal acesso pode se dar, também, por inalação, macroaspiração, disseminação hematogênica e por contiguidade.

Quadro 25-1. Mecanismos de Resposta do Hospedeiro contra Pneumonias

- Reflexo da tosse
- Reflexo da deglutição
- Aparelho mucociliar
- Imunoglobulinas (IgA, IgE e IgG)
- Sistema complemento
- Proteinases e substâncias que favorecem fagocitose e ativação de células imunes, presentes nos fluidos alveolares
- Macrófagos alveolares
- Neutrófilos

Fonte: Elaborado a partir de Corrêa et al. (2018); ATS/IDSA (2019); Daly; Ellison III (2020).

Quadro 25-2. Condições Predisponentes e Agravantes de Pneumonia

Situações que favorecem macroaspirações de microrganismos
- Idade avançada
- Disfagia
- Redução do nível de consciência (epilepsia, traumatismo craniencefálico, acidente vascular encefálico, abuso de álcool e outras drogas)

Situações que cursam com diminuição da imunidade
- Idade avançada
- Neoplasias
- Transplante de órgãos
- Diabetes melito
- Corticoterapia de longa data
- Uso de imunossupressores
- Infecção pelo HIV/AIDS
- Infecção pelo vírus *influenza*
- Deficiências do complemento
- Hipogamaglobulinemia
- Doenças pulmonares estruturais (doença pulmonar obstrutiva crônica e bronquiectasia)
- Distúrbios metabólicos (uremia, distúrbios do equilíbrio acidobásico)
- Desnutrição
- Insuficiência renal crônica
- Alcoolismo
- Cirrose hepática

Situações que cursam com maior exposição a microrganismos
- Residência na rua
- Privação de liberdade (p. ex., presídios)
- Procedimentos invasivos do trato respiratório (intubação orotraqueal, por exemplo)

Situações que favorecem à colonização das vias aéreas por microrganismos não habituais e com maior virulência
- Doença pulmonar obstrutiva crônica
- Fibrose cística
- Diabetes melito
- Idade avançada
- Alcoolismo

Fonte: Elaborado a partir de Corrêa et al. (2018); ATS/IDSA (2019); Daly; Ellison III (2020).

ETIOLOGIA

Diversos patógenos podem causar infecção das VAI. Os possíveis agentes etiológicos implicados nos casos de pneumonia guardam relação com as condições e comorbidades do hospedeiro e com a exposição a determinados meios (Quadro 25-3).

Quadro 25-3. Condições e Fatores de Risco para Pneumonia por Patógenos Específicos

Alcoolismo	*Streptococcus pneumoniae* Anaeróbios *Klebsiella pneumoniae* *Acinetobacter* spp. *Mycobacterium tuberculosis*
Doença pulmonar obstrutiva crônica e tabagismo	*Streptococcus pneumoniae* *Haemophilus influenzae* *Pseudomonas aeruginosa* *Legionella* spp *Moraxella catarrhalis* *Chlamydia pneumoniae*
Infecção pelo HIV/AIDS	*Streptococcus pneumoniae* *Haemophilus influenzae* *Mycobacterium tuberculosis* *Pneumocystis jirovecii* *Cryptococcus neoformans* *Histoplasma capsulatum* *Aspergillus* spp. Micobactérias atípicas *Pseudomonas aeruginosa* *Haemophilus influenzae*
Doenças pulmonares estruturais (bronquiectasias, fibrose cística)	*Pseudomonas aeruginosa* *Burkholderia cepacia* *Staphylococcus aureus* *Haemophilus influenzae*
Uso de drogas intravenosas ilícitas	*Staphylococcus aureus* Anaeróbios *Mycobacterium tuberculosis* *Streptococcus pneumoniae*
Infecção por vírus *influenza*	*Influenza* (próprio vírus) *Streptococcus pneumoniae* *Staphylococcus aureus* *Haemophilus Influenzae*
Redução do nível de consciência, com risco de aspiração	Bactérias gram-negativas Anaeróbios
Dentes em mau estado de conservação	Anaeróbios
Neutropenia	*Pseudomonas aeruginosa* *Moraxella catarrhalis* *Staphylococcus aureus* *Aspergillus* spp. *Pneumocystis jirovecii* *Histoplasma capsulatum* *Coccidioides* spp. *Blastomyces dermatitidis*

Fonte: Elaborado a partir de Corrêa et al. (2018); ATS/IDSA (2019); Daly; Ellison III (2020).

PNEUMONIAS BACTERIANAS

As pneumonias podem ser distinguidas, do ponto de vista anatômico e radiográfico, em (1) broncopneumonias e (2) pneumonias lobares (Fig. 25-1). Ademais, são também classificadas, de acordo com o ambiente onde se deu a infecção das VAI do paciente, em pneumonia adquirida na comunidade (PAC) e pneumonia hospitalar ou nosocomial (PN). Dentro do grupo da PN, há um subgrupo particular, o da pneumonia associada à ventilação mecânica (PAV). Antigas diretrizes de pneumonia nosocomial consideravam ainda outra categoria, a pneumonia associada a cuidados de saúde (PACS), terminologia cunhada para caracterizar um tipo particular de pneumonia, aquela que afeta pacientes não internados, mas tratados em instituições como lares de idosos e centros de hemodiálise ou mesmo aqueles submetidos à internação hospitalar nos últimos três meses. Esta última categoria foi inicialmente criada tendo como base que tais indivíduos estariam supostamente sob risco aumentado de infecções por germes multirresistentes. No entanto, estudos mais recentes mostraram que os agentes etiológicos das PACS são os mesmos da PAC e que as condições particulares destes enfermos são mais determinantes para predizer os agentes etiológicos envolvidos do que a institucionalização por si mesma. Além disso, tais estudos documentaram que estes pacientes estavam sendo submetidos a tratamentos antimicrobianos de amplo espectro sem que produzissem impactos significativos na redução de sua morbimortalidade.

Outra classificação dos quadros de pneumonia, desta vez tendo em vista o *status* imune do hospedeiro, é aquela que divide os casos em pneumonia no imunocompetente e pneumonia no imunodeprimido. Esta última ainda pode ser mais bem especificada como sendo decorrente de infecção pelo HIV, tratamento de neoplasias, transplante de medula óssea, transplante de órgãos sólidos, uso de fármacos imunossupressores ou associada a distúrbios congênitos.

Pneumonia Adquirida na Comunidade (PAC)

Pneumonia adquirida na comunidade é definida como a infecção aguda do parênquima pulmonar que se manifesta, clinicamente, estando o paciente na comunidade ou dentro das primeiras 48 horas de internação hospitalar.

As PAC são doenças muito relevantes na prática médica, quer seja pela incidência – representam a causa mais comum de hospitalização por doença no Brasil –, quer seja pela morbimortalidade – é a principal causa de morte por doença infecciosa em nosso país. Dados epidemiológicos evidenciam que as PAC acometem, principalmente, o sexo masculino e extremos de idade (abaixo de 5 ou acima de 65 anos) e que há variação sazonal, com aumento de incidência nas estações frias.

Diagnóstico Clínico

Não existem sinais ou sintomas patognomônicos de pneumonia. O quadro é, em geral, caracterizado por surgimento agudo de tosse com produção de escarro, dor torácica tipo pleurítica, dispneia e sinais de condensação do parênquima ao exame semiológico do tórax. Entretanto, nem sempre estes sinais e sintomas, que são os mais específicos, estão presentes. Por outro lado, a ausência de qualquer alteração dos sinais vitais (FR > 20 irpm, FC > 100 bpm ou temperatura axilar > 35,8°C)

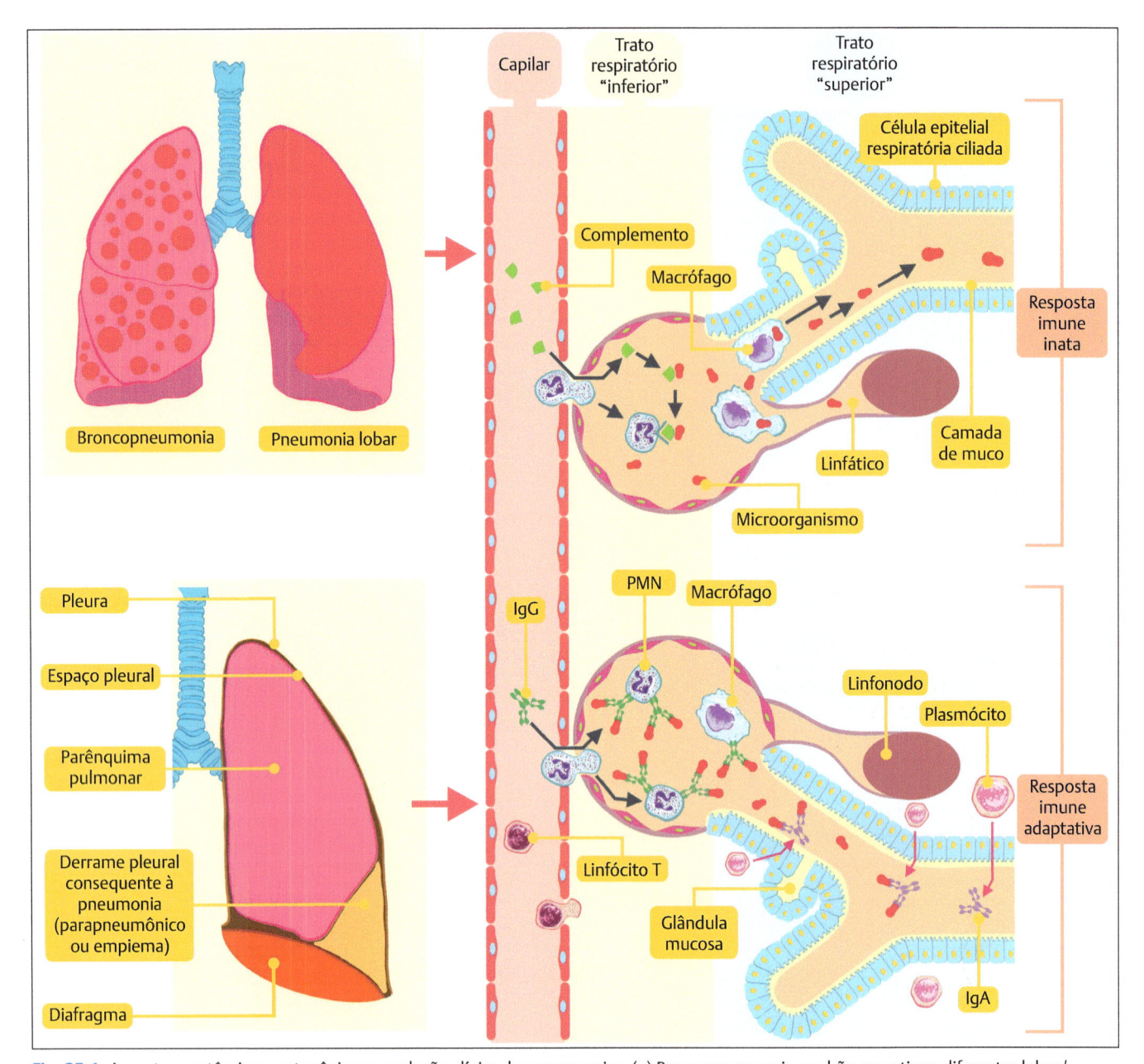

Fig. 25-1. Aspectos anatômicos, patogênicos e evolução clínica das pneumonias. (a) Broncopneumonia, padrão que atinge diferentes lobos/regiões de um mesmo pulmão (ou de ambos os pulmões), e pneumonia lobar, usualmente com o envolvimento de um lobo (na totalidade ou em parte). (b) Resposta imune – inata (acima) e adaptativa (abaixo) – do *Homo sapiens* aos microrganismos, no contexto da pneumonia. (c) Derrame pleural, complicação que poderá sobrevir na evolução da pneumonia; é importante diferenciar o derrame pleural parapneumônico e o empiema pleural. (Ilustração elaborada pelos professores Ademir Nunes Ribeiro Júnior e Rodrigo Siqueira-Batista.)

só ocorre em 1% das PAC. Outros sintomas inespecíficos que podem ser encontrados incluem fadiga, sudorese, cefaleia, náuseas, mialgias, cefaleia e dor abdominal.

Ao exame físico, o sinal sugestivo de pneumonia mais importante é a presença de estertores crepitantes à ausculta pulmonar. Este achado associado à presença de sopro tubário, aumento do frêmito toracovocal, submacicez à percussão, broncofonia ou pectoriloquia fônica/afônica permite o diagnóstico de uma síndrome de condensação alveolar. Por outro lado, a diminuição do frêmito toracovocal, submacicez à percussão e egofonia são sinais que, se encontrados, sugerem a existência de derrame pleural, importante condição que pode estar associada (derrame parapneumônico).

A suspeita diagnóstica deve ser feita diante de um paciente que evolui, de forma aguda, com tosse e pelo menos uma das seguintes manifestações: (1) expectoração, dor torácica ou dispneia; (2) comprometimento sistêmico (febre, taquicardia, sudorese, calafrios, prostração, anorexia, redução do nível de consciência); ou (3) achados compatíveis ao exame físico (estertores crepitantes, síndrome de condensação pulmonar).

Também é necessário suspeitar de pneumonia diante de um idoso ou paciente debilitado que, mesmo na ausência de sinais e sintomas clássicos, apresenta, de forma aguda, queda do estado geral, diminuição do nível de consciência ou taquipneia. Isso se deve ao fato de a sintomatologia da pneumonia

Quadro 25-4. Germes Típicos e Atípicos

Germes "típicos"	Germes "atípicos"
- *Streptococcus pneumoniae* - *Haemophilus influenzae* - *Staphylococcus aureus* - *Moraxella catarrhalis* - Anaeróbios - Aeróbios Gram-negativos	- *Legionella* spp. - *Mycoplasma pneumoniae* - *Chlamydophila pneumoniae* - *Chlamydia psittacci*

Fonte: Elaborado a partir de Corrêa et al. (2018); ATS/IDSA (2019); Daly; Ellison III (2020).

estar relacionada com a resposta imunológica do hospedeiro, que geralmente está comprometida nos idosos.

Pneumonia Típica X Pneumonia Atípica

A pneumonia pode, em alguns casos, ter evolução mais arrastada, com sintomatologia mais leve e acometimento mais difuso à radiografia de tórax. Por esse padrão variante em relação ao habitual, estes casos eram chamados de pneumonias atípicas, sendo associados à infecção por determinados germes. No entanto, os termos pneumonia típica e pneumonia atípica caíram em desuso depois que estudos mostraram que não há correlação fidedigna entre a evolução do quadro clínico e o agente etiológico. Além disso, não havia uma delimitação clara que permitisse classificar com exatidão a pneumonia como típica e atípica. Todavia, alguns autores ainda utilizam os termos "típicos" e "atípicos" como forma de classificar os microrganismos causadores de PAC. Os germes "típicos" são aqueles corados pelo método Gram, que crescem nos meios de cultura convencionais e que respondem aos antibióticos β-lactâmicos; estas características estão ausentes nos germes atípicos (Quadro 25-4).

Diagnóstico Complementar

Exames de Imagem

O principal exame complementar para diagnóstico da pneumonia é a telerradiografia de tórax (Figs. 25-2 a 25-7), a qual deve ser solicitada nas incidências anteroposterior e lateral (perfil). Diante de uma clínica compatível, a radiografia permite fechar o diagnóstico de pneumonia, além de permitir o reconhecimento da presença de complicações e diagnósticos alternativos. O achado radiográfico mais sugestivo de pneumonia é a existência de um ou mais focos de infiltração ou opacidade alveolar, acompanhados ou não de broncogramas aéreos. Alguns achados radiológicos sugerem etiologias específicas (Quadro 25-5); todavia, é importante ressaltar que não se pode fazer o diagnóstico etiológico apenas pelo aspecto da radiografia de tórax.

Os germes atípicos, à exceção da *Legionella* spp., costumeiramente causam pneumonia com padrão radiológico intersticial ou broncopneumônico, enquanto os germes típicos têm como principal manifestação radiológica a pneumonia lobar.

A tomografia computadorizada de tórax deve ser realizada quando houver dúvidas quanto à presença de infiltrados, para caracterização de possíveis complicações e quando há a suspeita de neoplasia associada à pneumonia (obstrução endobrônquica).

Exames Inespecíficos

Exames laboratoriais inespecíficos podem ser solicitados, como hemograma, dosagens de ureia, creatinina, proteína C reativa e aminotransferases. O hemograma pode revelar leucocitose e desvio para esquerda, sobretudo nas pneumonias por germes típicos. Eventualmente, porém, o hemograma

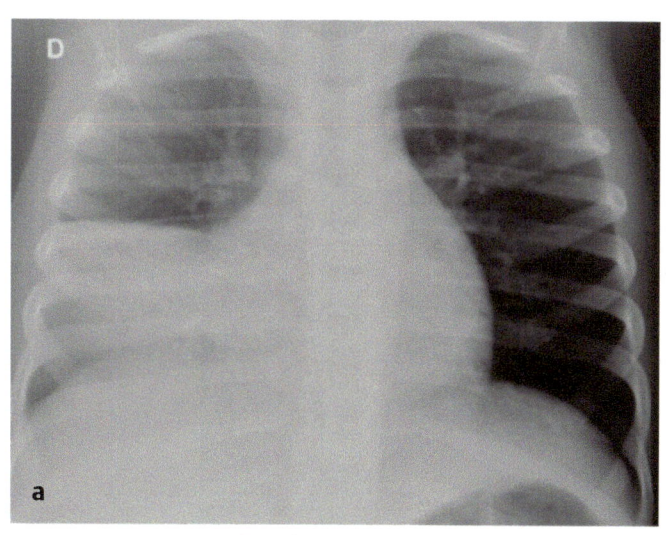

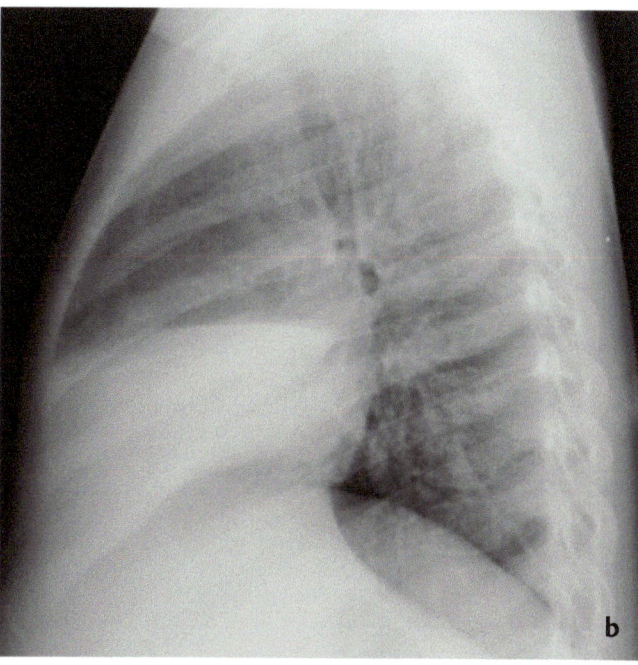

Fig. 25-2. Pneumonia. (a,b) Radiografias de tórax de paciente feminino de 6 anos de idade em incidências PA e Perfil: observa-se opacidade irregular com padrão de consolidação em lobo pulmonar médio. (Imagens gentilmente cedidas pelo Prof. João Eliton Bonin.)

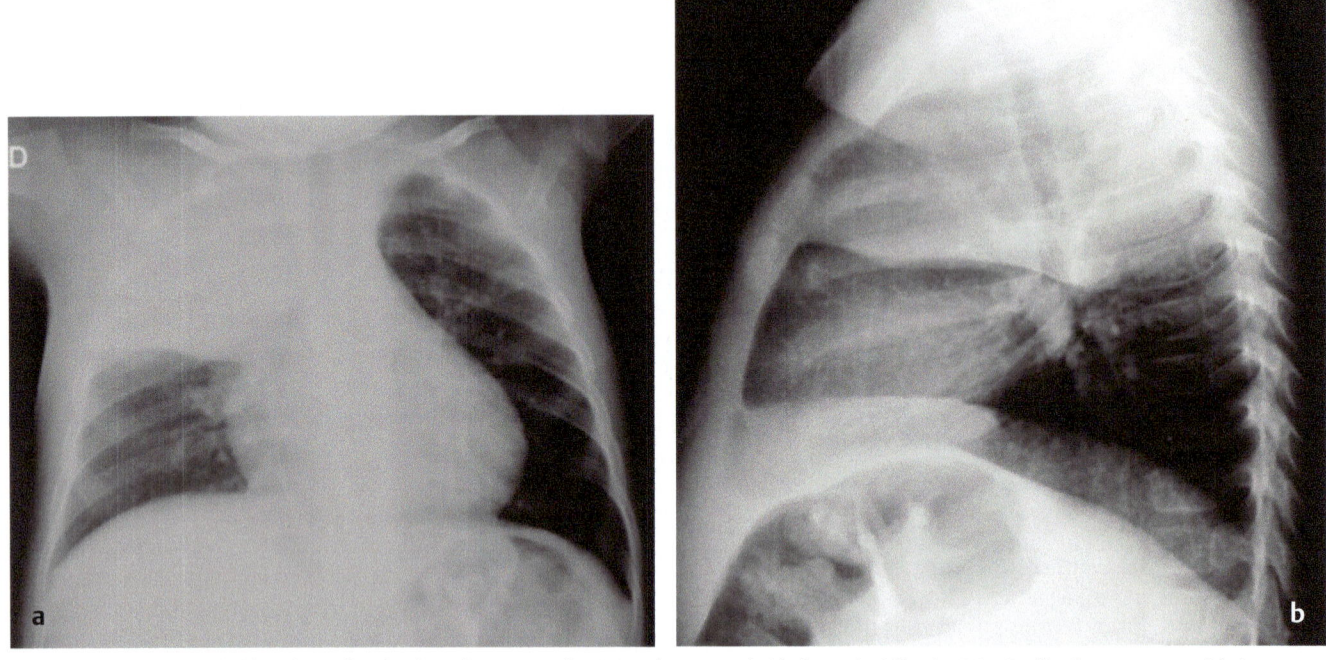

Fig. 25-3. Pneumonia. (a,b) Radiografias de tórax de paciente feminino de 4 anos de idade em incidências PA e Perfil: observa-se opacidade irregular com padrão de consolidação em lobo superior do pulmão direito. (Imagens gentilmente cedidas pelo Prof. João Eliton Bonin.)

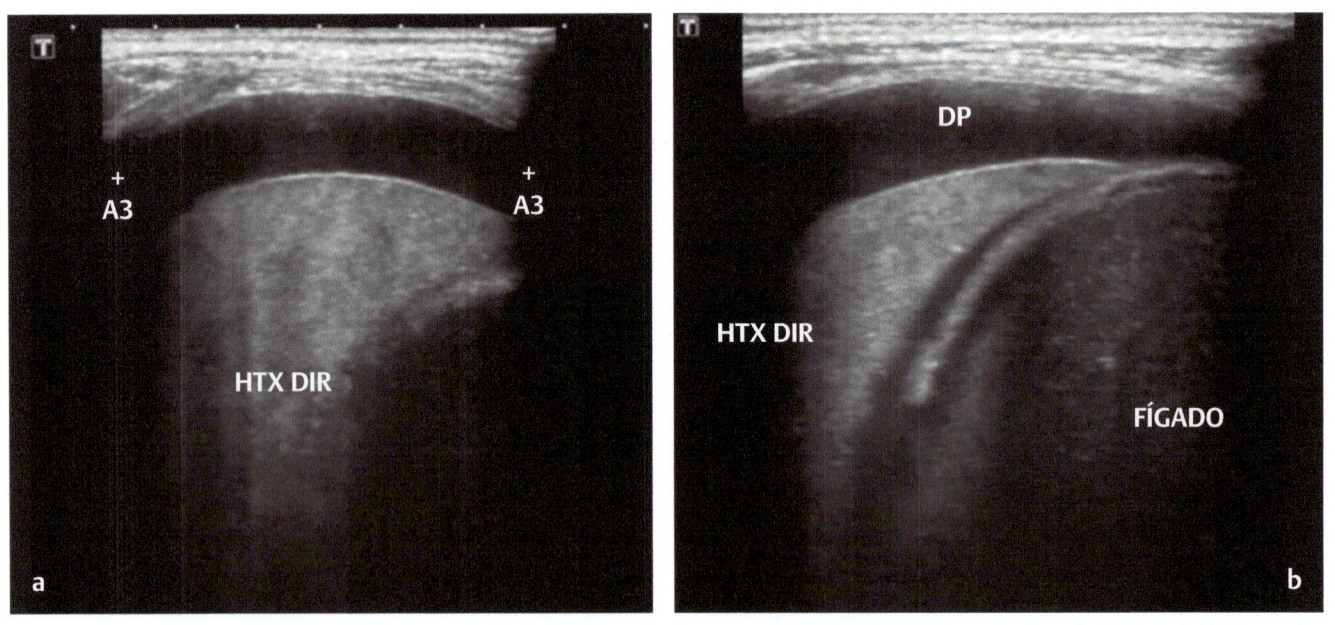

Fig. 25-4. Pneumonia. (a,b) Imagens de ultrassonografia do hemitórax direito com sonda linear de paciente masculino de 10 anos de idade: observam-se derrame pleural (DP) e consolidação em lobo pulmonar inferior, com aspecto de hepatização pulmonar. (Imagens gentilmente cedidas pelo Prof. João Eliton Bonin.)

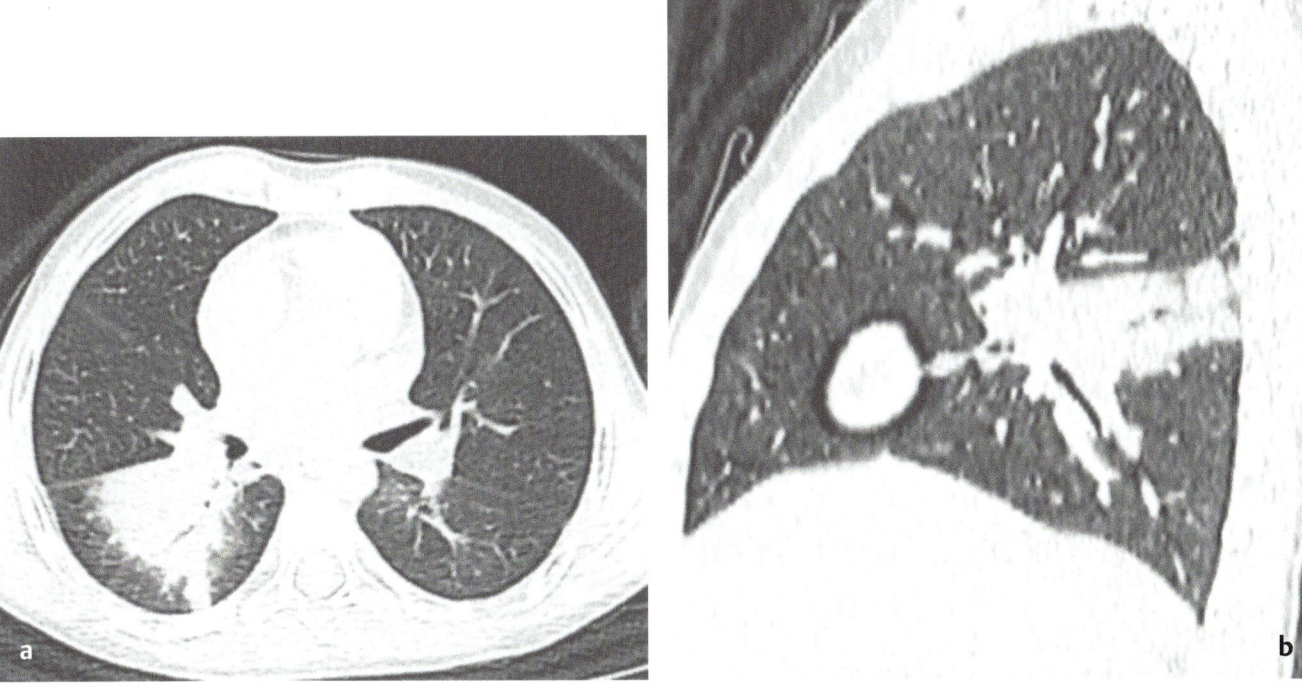

CAPÍTULO 25 ▪ PNEUMONIAS E OUTRAS INFECÇÕES PLEUROPULMONARES

Fig. 25-5. Pneumonia. (a,b) Imagens de tomografia computadorizada do tórax com filtro para pulmão – eixos axial e sagital – de paciente feminino de 15 anos de idade: observa-se opacidade irregular com padrão de consolidação em segmento superior do lobo inferior do pulmão direito. (Imagens gentilmente cedidas pelo Prof. João Eliton Bonin.)

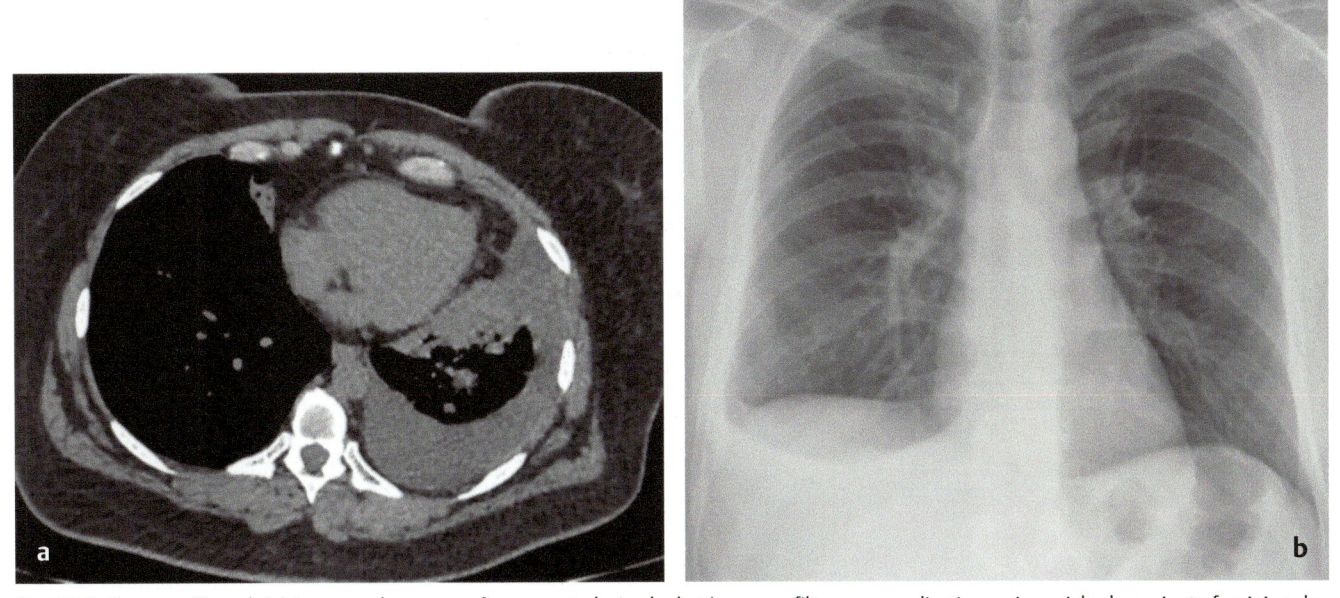

Fig. 25-6. Derrame Pleural. (a) Imagem de tomografia computadorizada do tórax com filtro para mediastino – eixo axial - de paciente feminino de 51 anos de idade: observa-se derrame pleural de pequeno volume em hemitórax esquerdo. (b) Radiografia de tórax em incidência PA de paciente masculino de 43 anos de idade: nota-se obliteração do seio costofrênico direito, compatível com derrame pleural. (Imagens gentilmente cedidas pelo Prof. João Eliton Bonin.)

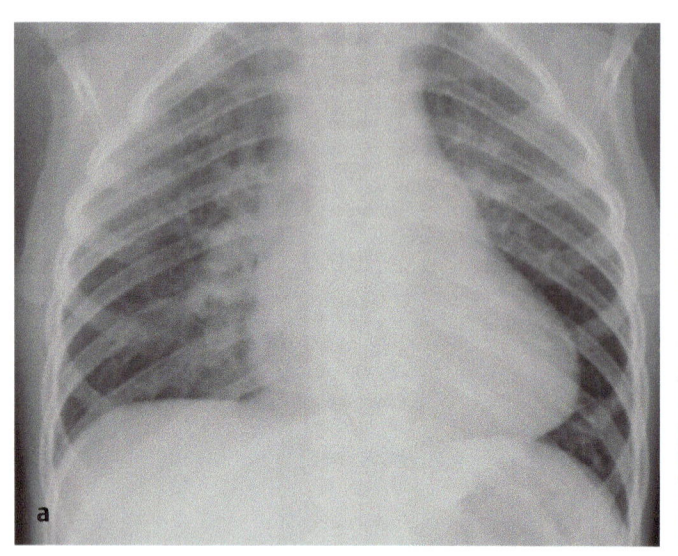

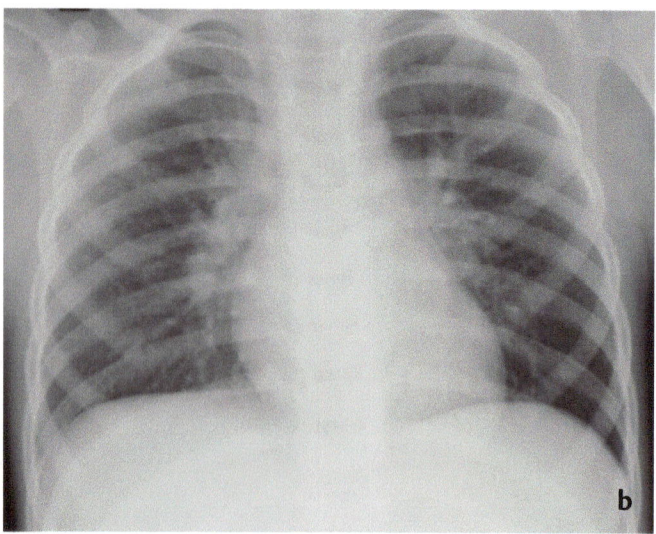

Fig. 25-7. Pneumonia com Padrão de Infiltrado Intersticial. (**a**) Radiografia de tórax de paciente masculino de 5 anos de idade em incidência PA: observa-se espessamento peribroncovascular nas porções centrais de ambos os pulmões, com predomínio à direita. (**b**) Radiografia de tórax de paciente masculino de 3 anos de idade em incidência PA: observa-se espessamento peribroncovascular nas porções centrais de ambos os pulmões, com predomínio peri-hilar. (Imagens gentilmente cedidas pelo Prof. João Eliton Bonin.)

Quadro 25-5. Achados Radiológicos que Sugerem Etiologias Específicas

Achado radiológico	Patógeno provável
Pneumonia lobar	*Streptococcus pneumoniae*
Pneumatoceles (cistos formados por rompimento de bronquíolos)	*Staphylococcus aureus*
Pneumonia redonda ou pseudotumoral	Crianças com *Streptococcus pneumoniae*
Pneumonia do lobo pesado (acometimento do lobo superior que causa abaulamento da cissura)	*Klebsiella pneumoniae* e *Streptococcus pneumoniae*
Cavitações	Anaeróbios, *Klebsiella pneumoniae*, *Streptococcus pneumoniae* e *Pseudomonas aeruginosa*
Derrame pleural	*Streptococcus pneumoniae*, *Streptococcus pyogenes*, *Staphylococcus aureus*

Fonte: Elaborado a partir de Nambu et al. (2014); Corrêa et al. (2018); ATS/IDSA (2019); Daly; Ellison III (2020).

pode apresentar leucopenia, que é um sinal de gravidade da doença.

A saturação periférica de oxigênio deve ser observada rotineiramente por meio de oximetria de pulso; valores abaixo de 90%, em ar ambiente, indicam a realização de gasometria arterial.

Exames para Diagnóstico Etiológico

Exames microbiológicos podem ser utilizados para guiar o tratamento antimicrobiano. No entanto, a solicitação destes exames é controversa. As recomendações de consenso da Sociedade Torácica Americana (ATS) e da Sociedade Americana de Doenças Infecciosas (IDSA) podem ser conferidas no Quadro 25-6.

Não há recomendações, a princípio, para a realização de testes etiológicos para as PAC tratadas ambulatorialmente.

A hemocultura é um exame que permite estabelecer o diagnóstico etiológico específico e realizar o estudo do perfil de resistência do patógeno. É indicada para todo paciente internado com PAC, tendo elevada especificidade, mas baixa sensibilidade, sobretudo se procedida depois de iniciado o tratamento antimicrobiano.

O exame do escarro deve ser solicitado para os enfermos com indicação de internação hospitalar. O material geralmente é enviado para bacterioscopia pelo método de Gram e para e cultura, mas podem ser solicitadas a pesquisa de BAAR e a coloração para fungos, na dependência da hipótese diagnóstica em tela. As limitações do exame são a dificuldade de se obter uma amostra representativa das VAI – por risco de contaminação por germes da orofaringe – e a baixa positividade, sobretudo se realizado após iniciada a terapêutica antimicrobiana. O resultado é muito útil quando identifica espécies que normalmente não colonizam as vias aéreas superiores e que, quando encontradas, traduzem a existência de doença, como *Mycobacterium tuberculosis*, *Mycoplasma pneumoniae* e *Chlamydophila pneumoniae*. À bacterioscopia, a presença de germes com formas variadas ao Gram sugere infecção por anaeróbios. O *Streptococcus pneumoniae* e o *Haemophilus*, por conta do crescimento fastigioso, apresentam muitos resultados falso-negativos à cultura.

Outro exame que merece destaque é a broncofibroscopia. A vantagem em relação ao exame do escarro é que o material a ser examinado é colhido diretamente das VAI, o que minimiza o risco de infecção. Duas maneiras de coleta podem ser utilizadas: lavagem broncoalveolar e escovado com cateter protegido. O material pode ser enviado para cultura, bacterioscopia pelos métodos de Gram e Ziehl-Neelsen e, também, para a investigação de fungos. A terapia antimicrobiana tam-

Quadro 25-6. Diferenças nas Recomendações da ATS/IDSA (American Thoracic Society/Infectious Diseases Society of America), De 2007 e 2019, para Condução das Pneumonias Adquiridas na Comunidade (PAC)

Parâmetro	Recomendação ATS/IDSA 2007	Recomendação ATS/IDSA 2019
Realização de hemoculturas	Indicada principalmente para enfermos que apresentassem quadro grave	Indicada para enfermos com quadros graves, bem como para os pacientes internados que serão tratados empiricamente para *Pseudomonas aeruginosa* e *Staphylococcus aureus* meticilino-resistente
Realização de cultura de escarro	Indicada principalmente para enfermos que apresentassem quadro grave	Indicada para enfermos com quadros graves, bem como para os pacientes internados que serão tratados empiricamente para *Pseudomonas aeruginosa* e *Staphylococcus aureus* meticilino-resistente
Uso de procalcitonina	Não abordado	Não recomendado para determinar a necessidade de terapia antimicrobiana inicial
Macrolídeos (empregados em monoterapia)	Para pacientes ambulatoriais (recomendação forte)	Para pacientes ambulatoriais (considerar os níveis de resistência)
Terapia empírica padrão	beta-lactâmico / macrolídeo ou beta-lactâmico / fluoroquinolona	Ambos podem ser empregados, mas, há evidências mais fortes em favor da combinação beta-lactâmico/macrolídeo
Uso de corticosteroides	Não definido	Não recomendado o uso, exceto em enfermos que evoluam com choque séptico refratário
Radiografia de tórax de seguimento	Não abordado	Não recomendada a realização

Fonte: Adaptado de ATS/IDSA (2019).

bém interfere nos resultados das amostras colhidas por este método, reduzindo a sensibilidade do exame.

A pesquisa de antígeno urinário pode ser feita para *S. pneumoniae* e *Legionella* spp. Esta modalidade é rápida e mais sensível e específica que os testes que utilizam o escarro. Além disso, tem a vantagem que o uso de antimicrobianos não interfere no resultado.

Conduta na PAC: Local de Tratamento

A primeira decisão a ser tomada diante de um paciente com suspeita de PAC é definir o local de tratamento, isto é, se será necessária a internação hospitalar (e em que tipo de unidade – aberta ou fechada). Para isso é necessária uma avaliação objetiva da gravidade da doença. Dentre os métodos de avaliação, existem dois escores muito utilizados: PSI (Índice de Gravidade da Pneumonia; em inglês "*Pneumonia Severity Index*") e o CURB-65 (confusão mental, dosagem sérica de ureia, frequência respiratória, pressão arterial sistêmica e idade). O PSI (Quadro 25-7) é um instrumento que abrange 20 variáveis (elementos demográficos, existência de comorbidades, alterações do exame físico, modificações laboratoriais, achados radiológicos e) cuja pontuação permite a estratificação do paciente em cinco classes, sendo as classes de I a III consideradas de baixo risco e as classes IV e V de alto risco. O escore é capaz de estimar a letalidade em 30 dias, além de orientar quanto ao local de tratamento.

O escore CURB-65 (Fig. 25-8), é um modelo mais simples e também capaz de predizer o risco de evolução para o óbito dos pacientes com PAC. Este escore, sugerido pela Sociedade Britânica do Tórax, leva em consideração as seguintes variáveis:

- C = confusão mental (redução do nível de consciência).
- U = dosagem sérica da ureia > 50 mg/dL.
- R = frequência respiratória ≥ 30 irpm.
- B = pressão arterial (B, do inglês *blood pressure*) sistólica < 90 mmHg ou diastólica ≤ 60 mmHg.
- 65 = idade igual ou superior a 65 anos.

A presença de cada variável acima acrescenta um ponto ao escore. Pontuação no CURB-65 de até 1 indica que o paciente é provável candidato ao tratamento ambulatorial. Se a pontuação for 2, deve ser considerado um curso breve de tratamento intra-hospitalar (complementado o tratamento em nível ambulatorial), enquanto pontuações iguais ou acima de 3 permitem a classificação da PAC como grave, sendo que, se o resultado for de 4 ou 5 pontos, deve-se avaliar internação em unidade de tratamento intensivo (UTI). A simplicidade deste escore é acompanhada de importantes limitações; por esta razão, seu uso para definição do local de tratamento deve ser complementado pela avaliação de comorbidades e condições socioeconômicas do paciente, saturação periférica de oxigênio (SaO_2) e achados encontrados na radiografia de tórax; SaO_2 < 90%, presença de comorbidades descompensadas e acometimento multilobar são indicações de tratamento hospitalar.

As atuais recomendações da ATS/IDSA (American Thoracic Society / Infectious Diseases Society of America), publicadas em 2019, propõem que se utilize o PSI em detrimento do CURB-65 para a avaliação da gravidade. Todavia, apesar de validado por diversos estudos, o PSI é um instrumento de difícil aplicabilidade, o que restringe seu uso na prática.

Além do CURB-65 e do PSI, um escore que pode ser utilizada para avaliar a necessidade de tratamento em UTI é o índice de gravidade proposto pelas sociedades ATS e IDSA. Essa ferramenta leva em consideração a presença de critérios maiores e menores, havendo recomendação de que o paciente seja tratado na UTI na presença de um critério maior ou três menores (Quadro 25-8).

Quadro 25-7. Escore de Pontos Utilizado no Índice de Gravidade da Pneumonia (em inglês, *Pneumonia Severity Index – PSI*)

Dados Utilizados no PSI			
Fatores Demográficos	**Escore**	**Achados laboratoriais e radiológicos**	**Escore**
Idade, anos		pH < 7,35	+30
Homens	N	Ureia > 65 mg/L	+20
Mulheres	n – 10	Sódio < 130 mEq/L	+20
Procedência de asilos	+10	Glicose > 250 mg/L	+10
		Hematócrito < 30%	+10
		PO_2 < 60 mmHg	+10
		Derrame Pleural	+10
Comorbidades		**Exame Físico**	
Neoplasia	+30	Alteração do estado mental	+20
Doença hepática	+20	Frequência respiratória > 30 ciclos/min	+20
Insuficiência cardíaca congestiva	+10	Pressão arterial sisólica < 90 mmHg	+20
Doença cerebrovascular	+10	Temperatura < 35º ou > 40ºC	+15
Doença renal	+10	Frequência cardíaca ≥ 125 bpm	+10

Estratificação de Risco Segundo o PSI			
Classe	**Pontos**	**Mortalidade (%)**	**Local Sugerido de Tratamento**
I	–	0,1	Ambulatório
II	≤ 70	0,6	Ambulatório
III	71-90	2,8	Ambulatório ou internação breve
IV	91-130	8,2	Internação
V	> 130	29,2	Internação

Adaptado de Corrêa et al. (2018).

Quadro 25-8. Critérios de Gravidade da ATS/IDSA

Critérios maiores
▪ Choque séptico e necessidade de uso de vasopressores ▪ Necessidade de ventilação mecânica
Critérios menores
▪ Alteração do nível de consciência ▪ Hipotensão arterial que requer suporte hídrico ▪ Temperatura < 36°C ▪ Frequência respiratória ≥ 30 irpm ▪ PaO_2/FiO_2 ≤ 250 ▪ Dosagem sérica de ureia > 50 mg/dL ou nitrogênio ureico > 20 mg/dL ▪ Leucopenia < 4.000/mm³ ▪ Plaquetas < 100.000/mm³ ▪ Infiltrado multilobar à radiografia de tórax

Nota: PaO_2, pressão parcial de oxigênio no sangue arterial; FiO_2, fração inspiratória de oxigênio
Fontes: Elaborado a partir de Mendell et al. (2007); Corrêa et al. (2018); ATS/IDSA (2019); Daly; Ellison III (2020).

Conduta na PAC: Terapia Antimicrobiana Empírica

A maioria dos casos de pneumonia não é etiologicamente elucidada. À guisa de exemplo, pode ser citado o estudo conduzido por Bahlis e colaboradores (2018), no qual o agente envolvido foi isolado em cerca de 17% dos casos, com destaque para o *Streptococcus pneumoniae*. Por esse motivo se impõe a necessidade de tratamento da PAC de forma empírica, visando os principais agentes etiológicos encontrados em cada situação (Quadros 25-9 e 25-10).

Na PAC leve, a antibioticoterapia tem tempo de tratamento de 5 a 7 dias. Há uma tendência atual de se encurtar o tempo de tratamento, podendo ser suspenso o medicamento se o paciente estiver afebril por no mínimo 72 horas. Quando a resposta clínica é lenta, o tempo de tratamento pode ser maior.

O paciente deve ser reavaliado diariamente; se não houver melhora clínica em 72 horas, deve-se considerar se a seleção de antimicrobianos foi adequada, se o paciente apresenta infecção por agentes pouco usuais (p. ex., fungos e *M.*

CAPÍTULO 25 ▪ PNEUMONIAS E OUTRAS INFECÇÕES PLEUROPULMONARES

Quadro 25-9. Abordagem Terapêutica Inicial dos Pacientes Ambulatoriais com Pneumonia Adquirida na Comunidade

	Tratamento Padrão
Ausência de comorbidades ou de fatores de risco para *Staphylococcus aureus* resistente à meticilina ou *Pseudomonas aeruginosa*[1]	Amoxicilina ou doxiciclina ou macrolídeo (se resistência local ao Streptococcus pneumoniae é < 25%)[3]
Presença de comorbidades[2]	Terapia combinada de amoxicilina/clavulanato ou cefalosporina **E** macrolídeo ou doxiciclina[4] **OU** monoterapia com fluoroquinolona respiratória[5]

[1]Fatores de risco: isolamento prévio de *S. aureus* resistente à meticilina ou de *P. aeruginosa* ou hospitalização recente e prescrição de antibióticos parenterais (nos últimos 90 dias).
[2]Comorbidades: considerar doenças crônicas cardíacas (insuficiência cardíaca congestiva, entre outros), pulmonares, hepáticas ou renais; Diabetes Mellitus; Alcoolismo; Câncer; ou asplenia.
[3]Amoxicilina 1g, via oral, três vezes ao dia; ou doxiciclina 100mg via oral, duas vezes ao dia; ou azitromicina 500mg via oral, no primeiro dia, e 250mg ao dia, nos dias subsequentes; ou claritromicina 500mg, via oral, duas vezes ao dia.
[4]Amoxicilina/clavulanato 500mg/125mg, via oral, três vezes ao dia; ou amoxicilina/clavulanato 875mg/125mg, via oral, duas vezes ao dia; ou cefpodoxima 200mg, via oral, duas vezes ao dia; ou cefuroxima 500mg, via oral, duas vezes ao dia; E azitromicina 500mg, via oral, no primeiro dia, e 250mg ao dia, nos dias subsequentes; ou claritromicina 500mg, via oral, duas vezes ao dia; ou doxiciclina 100mg, via oral, duas vezes ao dia.
[5]Levofloxacino 750mg, vio oral, uma vez ao dia; ou moxifloxacino 400mg, via oral, uma vez ao dia.
Fonte: ATS/IDSA (2019).

Quadro 25-10. Abordagem Terapêutica Inicial dos Pacientes Hospitalizados com Pneumonia Adquirida na Comunidade por Nível de Gravidade e Risco de Resistência aos Medicamentos

Tipo do paciente	Tratamento Padrão	Precaução prévia para *Staphylococcus aureus* resistência à meticilina	Precaução prévia para *Pseudomonas aeruginosa*	Hospitalização recente e uso de antibióticos parenterais e fatores de risco locais validados para *Staphylococcus aureus* resistência à meticilina	Hospitalização recente e uso de antibióticos parenterais e fatores de risco locais validados para *Pseudomonas aeruginosa*
Paciente hospitalizado com pneumonia não-grave[1]	β-lactâmico + macrolídeo[2] ou fluoroquinolona respiratória[3]	Adicione cobertura para *Staphylococcus aureus* resistente à meticilina[4] e obtenha culturas/PCR nasal para permitir exclusão ou confirmação da necessidade de terapia contínua	Adicione cobertura para *Pseudomonas aeruginosa*[5] e obtenha culturas para permitir exclusão ou confirmação da necessidade de terapia contínua	Obter culturas, porém reter cobertura para *Staphylococcus aureus* resistente à meticilina[4] a menos que os resultados sejam positivos. Se o PCR nasal rápido estiver disponível, reter cobertura adicional empírica contra *Staphylococcus aureus* resistente à meticilina[4] se o teste rápido for negativo ou adicionar se o PCR for negativo, e obter culturas.	Obter culturas, porém iniciar cobertura para *Pseudomonas aeruginosa* apenas se os resultados das culturas forem positivos.
Paciente hospitalizado com pneumonia grave[1]	β-lactâmico + macrolídeo[2] ou β-lactâmico + fluoroquinolona respiratória[3]	Adicione cobertura para *Staphylococcus aureus* resistente à meticilina[4] e obtenha culturas/PCR nasal para permitir exclusão ou confirmação da necessidade de terapia contínua	Adicione cobertura para *Pseudomonas aeruginosa*[5] e obtenha culturas para permitir exclusão ou confirmação da necessidade de terapia contínua	Adicione cobertura para *Staphylococcus aureus* resistente à meticilina[4] e obtenha PCR nasal e culturas para permitir exclusão ou confirmação da necessidade de terapia contínua	Adicione cobertura para *Pseudomonas aeruginosa*[5] e obtenha culturas para permitir exclusão ou confirmação da necessidade de terapia contínua

[1]Como definido pelos critérios de gravidade na diretriz de pneumonia adquirida na comunidade da ATS/IDSA (2007).
[2]Ampicilina + sulbactam 1,5-3 g, a cada 6 horas; ou cefotaxima 1-2 g, a cada 8 horas; ceftriaxona 1-2 g, diariamente; ou ceftarolina 600 mg, a cada 12 horas; E azitromicina 500 mg, uma vez ao dia; ou claritromicina 500 mg, duas vezes ao dia.
[3]Levofloxacino 750 mg, via oral, uma vez ao dia; ou moxifloxacino 400 mg, via oral, uma vez ao dia.
[4]De acordo com a diretriz de Pneumonia Adquirida no Hospital / Pneumonia Associada à Ventilação Mecânica (HAP/VAP) da ATS/IDSA, de 2016: vancomicina (15 mg/kg a cada 12 horas, ajustado conforme os níveis) ou linezolida (600 mg a cada 12 horas).
[5]De acordo com a diretriz de HAP/VAP da ATS/IDSA, de 2016: piperacilina-tazobactam (4,5 g a cada 6 horas), cefepima (2 g a cada 8 horas), ceftazidima (2 g a cada 8 horas), imipenem (500 mg a cada 6 horas), meropenem (1g a cada 8 horas), ou aztreonam (2 g a cada 8 horas). Não inclui cobertura para germes da família *Enterobacteriaceae* produtoras de β-lactamase de espectro ampliado, que deve ser considerado apenas com base no paciente ou em dados microbiológicos locais.
Fonte: ATS/IDSA (2019).

tuberculosis) – não cobertos pelo esquema terapêutico –, se há complicações da PAC (p. ex., abcesso e empiema pleural – ver Fig. 25-1) ou se a causa do quadro seria, na verdade, uma doença não infecciosa (p. ex., tromboembolismo pulmonar, pneumonite não infecciosa), devendo ser procedido o diagnóstico diferencial.

Outra questão relativa ao acompanhamento dos pacientes tratados de PAC diz respeito à necessidade de controle radiológico. Não é indicada repetição de radiografia de tórax em pacientes que evoluem bem, pois a melhora radiológica sucede – em semanas – a melhora clínica. O controle radiológico é indicado apenas para os pacientes que não melhoram (pela possibilidade, como assinalado acima, de complicações), para os tabagistas acima de 50 anos (para rastreio de câncer de pulmão associado) e se houver suspeita de diagnósticos alternativos.

PAC: Tratamento Adjuvante

Oxigenoterapia é indicada nos enfermos hipoxêmicos, podendo ser necessária, nos pacientes com insuficiência respiratória aguda, a instituição de ventilação mecânica não invasiva (VNI) e, até mesmo, de intubação orotraqueal e a ventilação invasiva. Deve-se repor volume nos pacientes hipotensos e considerar a possibilidade da presença de sepse, contexto em que o paciente deve ser tratado conforme exposto no Capítulo 19. Além disso, podem ser usados antitérmicos se a febre estiver alta, mas não há indicação para uso de expectorantes ou mucolíticos. De acordo com as atuais recomendações da ATS/IDSA (American Thoracic Society/Infectious Diseases Society of America), não há dados que sustentem os eventuais benefícios dos corticosteroides em enfermos com PAC sem critérios de gravidade; em relação aos pacientes graves, os subsídios científicos são ainda limitados.

Pneumonia Nosocomial e Pneumonia Associada à Ventilação Mecânica

A pneumonia nosocomial (PN) é aquela que ocorre depois de 48 horas da internação hospitalar. A patogênese é semelhante à da PAC, tendo como principal causa a microaspiração de germes da orofaringe. Uma diferença fundamental é que o paciente internado pode ter sua microbiota substituída por germes com maior potencial de virulência e diferente padrão de suscetibilidade aos antimicrobianos.

A pneumonia nosocomial responde pela segunda infecção hospitalar mais frequente, sendo a primeira na UTI. É um grande desafio para os clínicos, uma vez que a condição prévia do paciente pode dificultar o diagnóstico, posto que, geralmente, coexistem comorbidades importantes. Além disso, o perfil de resistência aos antibacterianos pelos agentes etiológicos implicados limita as possibilidades terapêuticas.

A PN pode ser dividida em precoce, quando se manifesta até o quarto dia de admissão no hospital, e tardia, quando se manifesta a partir do 5º dia de internação. Diferentes patógenos geralmente estão implicados em cada uma destas situações (Quadro 25-11), sendo que os agentes da pneumonia tardia tendem a ter um padrão de multirresistência aos antimicrobianos, enquanto os agentes da PN precoce geralmente são os mesmos da PAC.

Os principais microrganismos envolvidos nas pneumonias hospitalares variam em cada hospital e até mesmo em suas diferentes unidades. Por isso, é muito importante conhecer os agentes mais frequentes em cada local, bem como os padrões de suscetibilidade antimicrobiana, para o que o trabalho da Comissão de Controle de Infecção Hospitalar (CCIH) é essencial (ver Capítulo 31).

O principal fator de risco para a ocorrência de PN é a ventilação mecânica. Outros fatores de risco estão listados no Quadro 25-12.

Um subgrupo da PN é a pneumonia associada à ventilação mecânica (PAV), definida como a pneumonia que se instala após 48 horas da intubação orotraqueal. A PAV também é dividida em precoce (até o 4º dia de intubação) e tardia (após o 5º dia do procedimento).

O diagnóstico de PN é suspeitado quando o paciente desenvolve um novo infiltrado ou apresenta piora de infiltrado preexistente à radiografia do tórax, acompanhado de alterações clínicas e laboratoriais compatíveis com infecção pulmonar, como febre, tosse, expectoração purulenta e leucocitose (no hemograma). Para confirmar a hipótese, os critérios

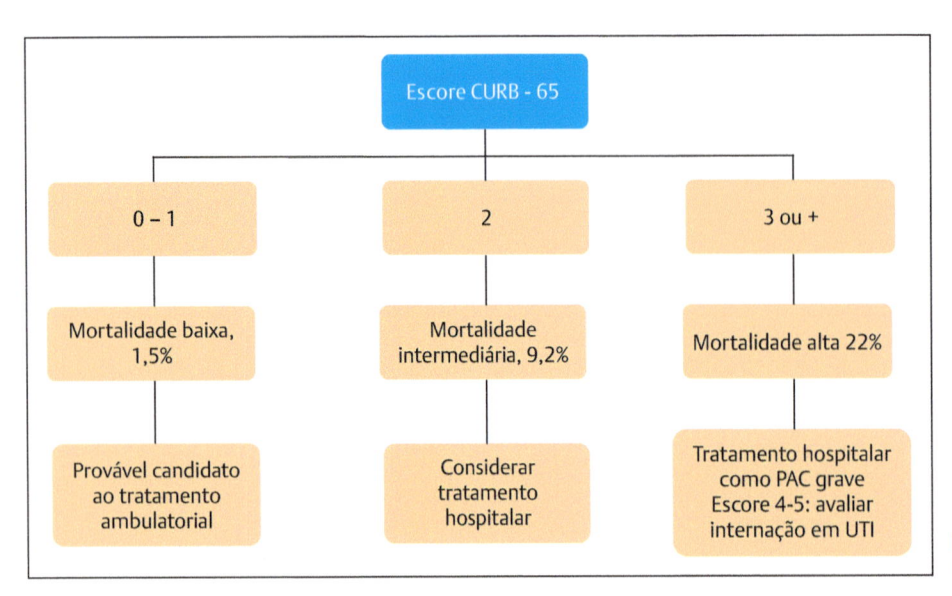

Fig. 25-8. Escore de avaliação CURB-65. (Adaptado de Corrêa et al., 2018.)

Escore CURB - 65
- 0 – 1: Mortalidade baixa, 1,5% — Provável candidato ao tratamento ambulatorial
- 2: Mortalidade intermediária, 9,2% — Considerar tratamento hospitalar
- 3 ou +: Mortalidade alta 22% — Tratamento hospitalar como PAC grave. Escore 4-5: avaliar internação em UTI

Quadro 25-11. Agentes Etiológicos mais Importantes das Pneumonias Nosocomiais

Pneumonia nosocomial precoce	Pneumonia nosocomial tardia
- *Streptococcus pneumoniae* - *Haemophilus influenzae* - *Staphylococcus aureus* sensível à meticilina - Enterobacteriaceae	- *Pseudomonas aeruginosa* - *Klebsiella pneumoniae* - *Acinetobacter* spp. - *Staphylococcus aureus* resistente à meticilina

Fonte: Adaptado de Schwartzmann et al. (2010), com a complementação das seguintes bibliografias: Corrêa et al. (2018); ATS/IDSA (2019); Daly; Ellison III (2020).

Quadro 25-12. Fatores de Risco para PN
- Idade avançada
- Doenças pulmonares crônicas
- Diminuição do nível de consciência
- Aspiração de conteúdos para as vias áereas inferiores
- Cirurgias, especialmente no tórax e abdome superior
- Medicamentos que interferem no pH gástrico
- Uso de opioides, relaxantes musculares, glicocorticoides ou medicamentos que interferem no pH gástrico
- Trauma
- Imobilidade
- Presença de cateteres venosos centrais
- Desnutrição, doença renal crônica, anemia

Fonte: Adaptado de Klompas (2018).

diagnósticos da PN, uma vez presente o infiltrado pulmonar (surgimento ou agravamento) à radiografia, são os seguintes: (1) febre acima ou igual a 38°C; (2) leucocitose > 10.000/mm³ ou leucopenia < 4.000/mm³; (3) piora da purulência do escarro ou da secreção traqueal; e (4) queda da relação PaO_2/FiO_2. O diagnóstico de PN é afirmado se pelo menos dois desses critérios estiverem presentes.

As hemoculturas têm um papel muito importante na PN, uma vez que ajudam a guiar a terapêutica. Embora a sensibilidade seja baixa, quando positivas, tendem a ser fator de mau prognóstico.

É preciso considerar que outros exames complementares, como a broncoscopia e o aspirado endotraqueal, podem ajudar na investigação diagnóstica e na caracterização da etiologia da PN. Em verdade, diante da suspeita de PN/PAV, é aconselhável a obtenção de amostras de secreção das vias aéreas para confirmação diagnóstica e definição do agente etiológico. As amostras podem ser colhidas por métodos invasivos, especialmente por meio de broncofibroscopia, ou não invasivos, como aspirado endotraqueal, devendo ser submetidas a culturas quantitativas, para permitir a diferenciação entre colonização e infecção.

Por fim, embora o método de excelência para o diagnóstico de PN seja a biópsia pulmonar, esse exame é pouco realizado em razão das frequentes complicações associadas.

Tratamento da PN e PAV

A terapia antimicrobiana tem maior índice de sucesso quando identificado o agente etiológico e seu perfil de resistência. No entanto, a literatura documenta que a antibioticoterapia instituída de maneira empírica e precoce reduz a morbimortalidade dos pacientes com PN, devendo ser iniciada assim que coletadas as amostras de secreção das vias aéreas e de sangue para hemocultura. Esquemas empíricos foram propostos pela Sociedade Brasileira de Pneumologia e Tisiologia (SBPT) como meio de nortear o tratamento das PN, mas a sociedade não recomenda a simples adoção de tais esquemas, destacando a importância de se conhecerem os agentes etiológicos mais implicados e o perfil de resistência em cada local. Em termos práticos, a SBPT divide o tratamento empírico da PN/PAV em dois grupos: pacientes com PN precoce, sem fatores de risco para germes multirresistentes; e pacientes com PN tardia ou com fatores de risco para germes multirresistentes (Quadro 25-13). Nos pacientes do 1° grupo, a monoterapia é considerada o esquema adequado, enquanto no 2° a terapia deve ser composta por combinação de antibióticos. Quando recebidos os resultados da identificação do agente causal e dos testes de susceptibilidade, é possível reduzir (descalonar) o espectro antimicrobiano ou adotar um regime específico. Quando é elevada a prevalência de *S. aureus* resistente à meticilina no hospital ou UTI, deve-se usar terapia tripla, adicionando vancomicina (15 mg/kg, 12/12 h) ou linezolida (600 mg, 12/12 h) aos outros dois antimicrobianos empregados no tratamento de PN tardia ou precoce em pacientes com fatores de risco para germes multirresistentes. Mais recentemente, a ATS e a IDSA publicaram o documento *Management of adults with hospital-acquired and ventilator-associated pneumonia* (2016), cujas orientações terapêuticas são apresentadas nos Quadros 25-14 e 25-15.

Algumas condutas podem ser tomadas para a prevenção de PN. Estas incluem: aplicação de critérios rigorosos para a realização de intubação orotraqueal; diminuição do tempo de sedação; redução, nos pacientes intubados, do acúmulo de secreções acima do balonete do tubo endotraqueal; e manutenção da cabeceira do leito elevada de 30 a 45°.

ABSCESSO PULMONAR

Abscesso pulmonar é conceituado como a necrose de origem infecciosa do parênquima pulmonar, resultando na formação de coleção purulenta. Os principais fatores de risco são má

Quadro 25-13. Antibioticoterapia Empírica na PN e PAV

PN precoce em pacientes sem fatores de risco para germes multirresistentes
- Ceftriaxona 2 g/dia
- Levofloxacino 750 mg/dia
- Moxifloxacino 400 mg/dia
- Ampicilina-sulbactan 3 g/dia
- Ertapenem 1 g/dia

PN tardia ou precoce em pacientes com fatores de risco para germes multirresistentes

β-lactâmico anti-*Pseudomonas* (cefepima 2 g 8/8 h ou ceftazidima 2 g 8/8 h ou piperacilina-tazobactam 4,5 g 6/6 h ou imipenem 500 mg 6/6 h ou meropenem 1 g 8/8 h ou aztreonam 2 g 8/8 h) + quinolona anti-*Pseudomonas* (levofloxacino 750 mg 1×/dia ou ciprofloxacino 400 mg 8/8 h) ou aminoglicosídeo (amicacina 20 mg/kg/dia)

Nota: são fatores de risco para PN/PAV por germes multirresistentes: uso de antimicrobianos nos últimos 15 dias, realização recente de neurocirurgia, permanência em ventilação mecânica prolongada, diagnóstico de SARA e uso de corticoides
Fontes: Diretrizes brasileiras para tratamento das pneumonias adquiridas no hospital e das associadas à ventilação mecânica - 2007; Klompas (2018).

Quadro 25-14. Opções Sugeridas para o Tratamento Empírico da Pneumonia Adquirida no Hospital (Exceto a Pneumonia Associada à Ventilação Mecânica)

Sem alto risco de letalidade[1] e sem fatores que aumentam a probabilidade de *Staphylococcus aureus* resistência à meticilina[2,3]	Sem alto risco de letalidade[1] mas com fatores que aumentam a probabilidade de *Staphylococcus aureus* resistência à meticilina[2,3]	Alto risco de letalidade ou recebimento de antibióticos intravenosos nos últimos 90 dias[1,3]
Um dos seguintes:	Um dos seguintes:	Dois dos seguintes: evitar dois β-lactâmicos
Piperacilina-tazobactam[4] 4,5 g, via intravenosa, 6/6 h	Piperacilina-tazobactam[4] 4,5 g, via intravenosa, 6/6 h	Piperacilina-tazobactam[4] 4,5 g, via intravenosa, 6/6 h
OU	OU	OU
Cefepima[4] 2 g, via intravenosa, 8/8 h	Cefepima[4] ou ceftazidima[4] 2 g, via intravenosa, 8/8 h	Cefepima[4] ou ceftazidima[4] 2 g, via intravenosa, 8/8 h
OU	OU	OU
Levofloxacino 750 mg, via intravenosa, uma vez ao dia	Levofloxacino 750 mg, via intravenosa, uma vez ao dia Ciprofloxacino 400 mg, via intravenosa, 8/8 h	levofloxacino 750 mg, via intravenosa, uma vez ao dia ciprofloxacino 400 mg, via intravenosa, 8/8 h
OU	OU	OU
Imipenem[4] 500 mg, via intravenosa, 6/6 h Meropenem[4] 1g, via intravenosa, 8/8 h	Imipenem[4] 500 mg, via intravenosa, 6/6 h Meropenem[4] 1 g, via intravenosa, 8/8 h	imipenem[4] 500 mg, via intravenosa, 6/6h meropenem[4] 1 g, via intravenosa, 8/8 h
	OU	OU
	Aztreonam[5] 2 g, via intravenosa, 8/8 h	amicacina 15-20 mg/kg, via intravenosa, uma vez ao dia gentamicina 5-7 mg/kg, via intravenosa, uma vez ao dia tobramicina 5-7 mg/kg, via intravenosa, uma vez ao dia
		OU
		aztreonam[5] 2g, via intravenosa, 8/8 h
	Mais: Vancomicina 15 mg/kg, via intravenosa, 8/8-12/12h com objetivo de atingir o nível mínimo de 15-20 mg/mL (considerando dose de ataque de 25-30 mg/kg uma vez em caso de doença grave)	Mais: Vancomicina 15 mg/kg, via intravenosa, 8/8-12/12 h com objetivo de atingir o nível mínimo de 15-20 mg/mL (considerando dose de ataque de 25-30 mg/kg uma vez em caso de doença grave)
	OU	OU
	Linezolida 600 mg, via intravenosa, 12/12 h	Linezolida 600 mg, via intravenosa, 12/12 h
		Se a cobertura para MRSA não for usada, inclua cobertura para MSSA. Opções incluem: piperacilina-tazobactam, cefepima, levofloxacino, imipenem, meropenem; oxacilina, nafcilina e cefazolina são preferidos para tratamento de MSSA comprovada, mas normalmente não seria usado em regime empírico para pneumonia adquirida no hospital.
	Se o paciente tiver alergia grave à penicilina e o aztreonam for usado ao invés de qualquer antibiótico à base de β-lactâmicos, inclua cobertura para *Staphylococcus aureus* sensível à meticilina.	

[1] Fatores de risco para letalidade incluem (i) a necessidade de suporte ventilatório devido à pneumonia e (ii) o choque séptico.
[2] As indicações de cobertura para *Staphylococcus aureus* resistente à meticilina incluem: tratamento com antibióticos, por via intravenosa, nos últimos 90 dias e tratamento em uma unidade onde a prevalência deste patógeno entre isolados por *S. aureus* não é conhecido ou é > 20%. A detecção prévia de *S. aureus* resistente à meticilina, em triagens por culturas ou não, pode aumentar a participação desse patógeno. O limiar de 20% foi escolhido para equilibrar a necessidade de antibioticoterapia inicial eficaz e os riscos do uso excessivo de antibióticos; portanto, unidades individuais podem optar por ajustar o limite de acordo com os valores e preferências locais.
[3] Se o paciente possui fatores que aumentam a probabilidade de infecção por gram-negativo, dois agentes anti-*Pseudomonas* são recomendados. Se o paciente possui enfermidade pulmonar estrutural aumentando o risco de infecção por gram-negativo (bronquiectasias ou fibrose cística), dois agentes anti-*Pseudomonas* são recomendados; ademais, a investigação de uma amostra respiratória de alta qualidade, pelo método de Gram, com numerosos e predominantes bacilos gram-negativos fornecem um melhor suporte para o diagnóstico de pneumonia por gram-negativo, incluindo microrganismos fermentadores e não-fermentadores de glicose.
[4] Para os β-lactâmicos, infusões contínuas de antimicrobianos poderão ser instituídas.
[5] Na ausência de outras opções, é aceitável o uso de aztreonam como agente adjuvante com outro β-lactâmico, pois possuem diferentes alvos na parede celular bacteriana.
Fonte: adaptado a partir de ATS/IDSA (2016).

Quadro 25-15. Opções Sugeridas para o Tratamento Empírico da Suspeita de Pneumonia Associada à Ventilação Mecânica, em Unidades nas Quais a Cobertura Empírica Dirigida ao *Staphylococcus Aureus* Resistente à Meticilina e a Cobertura Dupla Anti-*Pseudomonas*/Gram-Negativos São Apropriadas

Antibióticos para Gram-positivos com atividade para *Staphylococcus aureus* resistente à meticilina	Antibióticos para Gram-negativos com atividade anti-*Pseudomonas*: agentes β-Lactâmicos	Antimicrobianos para Gram-negativos com atividade anti-*Pseudomonas*: Agentes não β-Lactâmicos
Glicopeptídeos[1] • Vancomicina 15 mg/kg, via intravenosa, 8/8 h ou 12/12 h (considere a dose de ataque de 25-30 mg/kg uma vez para doença grave)	**Penicilinas antipseudomonas**[2] • Piperacilina-tazobactam 4,5 g, via intravenosa, 6/6 h[2]	**Fluoroquinolonas** • Ciprofloxacino 400 mg, via intravenosa, 8/8 h • Levofloxacino 750 mg, via intravenosa, uma vez ao dia
OU	OU	OU
Oxazolidinonas • Linezolida 600 mg, via intravenosa, 12/12 h	**Cefalosporina**[2] • Cefepima 2 g, via intravenosa, 8/8 h • Ceftazidima 2 g, via intravenosa, 8/8 h	**Aminoglicosídeos**[1,3] • Amicacina 15-20 mg/kg, via intravenosa, uma vez ao dia • Gentamicina 5-7 mg/kg, via intravenosa, uma vez ao dia • Tobramicina 5-7 mg/kg, via intravenosa, uma vez ao dia
	OU	OU
	Carbapenemas[2] • Imipenem 500 mg, via intravenosa, 6/6 h[4] • Meropenem 1 g, via intravenosa, 8/8 h	**Polimixinas**[1,5] • Colistina, por via intravenosa • Polimixina B, por via intravenosa
	OU	
	Monobactâmicos[6] • Aztreonam 2 g, via intravenosa, 8/8 h	

Nota: Deverá ser escolhida uma opção para gram-positivo da coluna A, uma opção de Gram-Negativo da coluna B e uma opção de Gram-Negativo da coluna C. Note que as doses iniciais sugeridas nessa tabela podem precisar de modificações para pacientes com disfunções hepáticas ou renais.
[1] Ajuste das doses ou dos intervalos de fármacos, em observância ao *clearence* de creatinina, poderão ser necessários.
[2] Para os β-lactâmicos, infusões contínuas de antimicrobianos poderão ser instituídas.
[3] Regimes empregando aminoglicosídeos foram associados, em meta-análises, a menores taxas de resposta clínica, contudo sem diferença na letalidade.
[4] Dada a possibilidade de convulsões relacionadas ao uso de imipenem, poderá ser necessária a diminuição da dose em enfermos com peso < 70 kg, para prevenir tal efeito adverso.
[5] Polimixinas devem ser empregadas apenas em situações nas quais há alta prevalência de resistência a múltiplas drogas; sugere-se a consulta à Comissão de Controle de Infecção Hospitalar para a prescrição do fármaco (escolha da dose, monitoramento dos efeitos adversos, entre outros aspectos relevantes).
[6] Na ausência de outras opções, é aceitável o uso de aztreonam como agente adjuvante com outro agente à base de β-lactâmicos, pois possuem diferentes alvos na parede celular bacteriana.
Fonte: adaptado a partir de ATS/IDSA (2016).

higiene bucal, condições que reduzem o nível de consciência (como epilepsia e abuso de álcool) e disfagia.

A etiologia dos abscessos pulmonares, na maioria das vezes, é polimicrobiana, tendo como principais agentes os germes anaeróbios que colonizam a cavidade oral. Os anaeróbios mais comuns são dos gêneros *Peptostreptococcus*, *Prevotella*, *Bacteroides* (usualmente não *Bacteroides fragilis*) e *Fusobacterium*. Dentre os germes aeróbios, deve-se dar destaque ao *Streptococcus anginosus* e *Staphylococcus aureus*, além da *Klebsiella pneumoniae* e outros gram-negativos.

A maioria dos abscessos se deve à complicação de uma pneumonite aspirativa. Nestes casos, os abscessos tendem a se localizar no pulmão deste lado – dada a natureza mais retificada do brônquio fonte direito –, nos segmentos superiores dos lobos inferiores e nos segmentos posteriores dos lobos superiores. O abscesso pulmonar também pode ser pós-pneumônico, ter origem hematogênica ou ser decorrente obstrução endobrônquica.

O abscesso pós-pneumônico é uma forma de complicação da pneumonia. O tratamento precoce das pneumonias reduziu muito sua incidência; todavia, em alguns casos, a necrose pode ser rapidamente progressiva, como nas infeções graves por *S. aureus*. Quando há origem hematogênica, os pulmões são atingidos por êmbolos sépticos, o que causa abscessos múltiplos. Esta condição pode ser uma complicação de endocardite infecciosa da valva tricúspide, devendo a mesma ser sempre investigada. Abscesso por obstrução pode ocorrer em caso de tumores e de corpos estranhos, que facilitam a infecção por germes anaeróbios.

O quadro clínico do abscesso pulmonar costuma ter evolução indolente e ser caracterizado por febre alta com calafrios, sudorese, dor torácica pleurítica e tosse seca ou produtiva. O escarro pode ter características de material pútrido, sobretudo nas infecções por anaeróbios, podendo o paciente se queixar de disgeusia (sabor amargo na boca) e halitose. Ao exame físico, devem ser avaliados os sinais vitais, o aparelho respiratório e a cavidade oral, esta última quanto às condições de higiene e estado de conservação dos dentes.

A telerradiografia de tórax é, na maioria das vezes, suficiente para demonstrar a presença de imagem cavitária, de paredes lisas e com nível hidroaéreo, o que permite a confirmação diagnóstica. A tomografia computadorizada (TC) pode ajudar quando há dúvida diagnóstica, sobretudo, na diferenciação com coleção pleural e tuberculose pulmonar. A TC permite, ainda, a melhor visualização de massas que podem estar associadas.

Para o diagnóstico etiológico, podem ser realizados exames do escarro, broncoscopia e hemoculturas. A bacterioscopia e a cultura do escarro têm valor limitado em razão da eventual contaminação por germes da orofaringe e da pequena positividade quando o paciente já está em uso de antimicrobianos. Outra opção é colher o material diretamente das vias aéreas distais, por broncofibroscopia com lavado broncoalveolar ou com cateter protegido, o que reduz o risco de contaminação; bacterioscopia pelos métodos de Gram e de Ziehl-Neelsen, assim como cultura do material, devem ser realizadas. As hemoculturas têm baixíssima sensibilidade, mas podem ajudar por sua alta especificidade (isolamento do patógeno verdadeiramente responsável pelo quadro).

Em função das limitações para o estabelecimento de um diagnóstico etiológico específico, a terapia, na maioria das vezes, é empírica, tendo como alvo os anaeróbios estritos e facultativos. Pode ser utilizada uma combinação de agente β-lactâmico (penicilina ou cefalosporina) com inibidor de β-lactamase ou empregar-se uma carbapenema (ver Capítulo 10). A primeira opção é a combinação ampicilina-sulbactam intravenosa, na dose de 3 g a cada 6 horas.

Quando um patógeno específico é identificado, o regime deve ser adaptado para sua cobertura; para tanto, cultura e antibiograma são importantes. Todavia, os antibióticos que agem contra anaeróbios só devem ser suspensos se houver indícios de que o organismo identificado é o único responsável pelo abscesso, uma vez que os anaeróbios dificilmente são isolados e, muitas vezes, estão associados a outros microrganismos nos abscessos pulmonares.

A antibioticoterapia deve ser mantida até a melhora clínica e diferença significativa do aspecto do abscesso na radiografia de tórax. O progresso radiológico pode levar de semanas a meses de tratamento, de forma que o uso de antimicrobiano por via oral, em regime ambulatorial, se faz muitas vezes necessário. A primeira opção é o uso de amoxicilina/clavulanato, sendo uma alternativa o uso de moxifloxacino.

EMPIEMA PLEURAL

Empiema pleural é o nome dado ao processo infeccioso localizado no espaço pleural, caracterizado pela presença de bactérias e pus na cavidade. De forma geral, ocorre como complicação de pneumonias, mas pode, também, ter outras causas, como inoculação direta por toracotomia, trauma ou ruptura de esôfago, ou disseminação hematogênica.

Cerca de 40% das pneumonias bacterianas são acompanhadas por acúmulo de líquido pleural que, neste contexto, recebe o nome de derrame parapneumônico. Trata-se de um processo reacional, com acúmulo local de um exsudato, usualmente de pequena monta e que se resolve com o próprio tratamento da pneumonia. Entretanto, pode acontecer de bactérias invadirem o líquido e causarem empiema, condição que apresenta maior morbimortalidade e necessita de manejo específico.

As manifestações clínicas do paciente com pneumonia e empiema pleural não guardam muitas diferenças em relação àquela do paciente com pneumonia não complicada. Febre persistente após o início da antibioticoterapia e relato de dor pleurítica intensa parecem ser sintomas mais sugestivos da presença de empiema pleural, embora não haja alta especificidade. Ao exame físico, diminuição do frêmito toracovocal e do murmúrio vesicular podem ajudar, levantando a suspeita da existência de derrame pleural, que pode representar um empiema.

Em função das limitações que os sintomas e os dados do exame clínico têm para o reconhecimento do quadro, os exames de imagem e a drenagem do líquido pleural tornam-se fundamentais para o diagnóstico do empiema. A radiografia de tórax em incidência posteroanterior (PA) pode evidenciar a presença de opacidade numa das bases pulmonares, obliterando o seio costofrênico, o que sugere acúmulo inespecífico de líquido no espaço pleural. Radiografia na incidência de Hjelm-Laurell ou ultrassonografia (USG) local podem confirmar que o achado à radiografia em PA se trata de um líquido pleural. Neste contexto, a USG tem maior sensibilidade e a vantagem de ser capaz de diferenciar se o líquido está livre ou loculado. Na dúvida, uma TC de tórax pode ser solicitada.

Diante da hipótese de empiema pleural, uma toracocentese diagnóstica deve ser sempre realizada para guiar o manejo e confirmar se o derrame pleural se trata mesmo de empiema. O líquido deve ter seus parâmetros bioquímicos, citológicos e microbiológicos analisados. A análise bioquímica permite a classificação do líquido drenado como transudato ou exsudato, de acordo com os critérios de Light (Quadro 25-16), sendo o empiema pleural uma importante causa de exsudato com pH < 7,2, achado que confirma a hipótese diagnóstica. Além disso, outras características bioquímicas do líquido pleural que sugerem que o mesmo se deve a uma infecção bacteriana

Quadro 25-16. Critérios de Light para Diferenciação entre Transudatos e Exsudatos

Parâmetro	Transudato	Exsudato
Proteína no líquido pleural	< 3 g/dL	> 3 g/dL
Relação proteína pleural/proteína sérica	< 0,5	> 0,5
LDH no líquido pleural	< 200 UI/L	> 200 UI/L
Relação LDH pleural/LDH sérica	< 0,6	> 0,6
Etiologias mais frequentes	Insuficiência cardíaca Cirrose hepática Síndrome nefrótica Hipoalbuminemia Ascite e realização de diálise peritoneal Tromboembolismo pulmonar	Empiema pleural Tuberculose pleural Neoplasias Colagenoses Traumatismo torácico

Nota: a presença de pelo menos um dos critérios de exsudato é suficiente para sua caracterização, enquanto para a caracterização de transudato são necessários os três critérios
Fonte: Adaptado de Genofre et al. (2006), com a complementação das seguintes bibliografias: Heffner (2018); Corrêa et al. (2018); ATS/IDSA (2019); Daly; Ellison III (2020).

são uma concentração de glicose < 60 mg/dL e de procalcitonina > 0,18 mg/mL.

O empiema costuma ter o mesmo agente etiológico da pneumonia, quando associado. Os principais germes implicados são os anaeróbios, predominantemente *Fusobacterium nucleatum*, *Prevotella* spp., *Peptostreptococcus* spp. e *Bacteroides melaninogenicus*. Outros germes prevalentes são o *Streptococcus milleri*, *Staphylococcus aureus* e *Enterobacteriaceae*. No contexto de infecção subsequente a quadro de *influenza*, merecem destaque o *S. aureus*, *S. pneumoniae* e *S. pyogenes*.

Para avaliação microbiológica, deve ser feita bacterioscopia pelos métodos de Gram e de Ziehl-Neelsen, além de cultura para anaeróbios, aeróbios, fungos e bacilo de Koch.

O tratamento do empiema agudo é feito com antibioticoterapia, que será selecionada conforme a etiologia mais provável, e drenagem do espaço pleural. Instilação local de trombolíticos como a estreptoquinase, guiada por videotoracoscopia, está indicada na presença de loculações, permitindo que sejam desfeitas as lojas, o que otimiza a drenagem da coleção purulenta. Nos casos de empiema crônico, o tratamento pode envolver a pleurostomia (drenagem aberta).

PNEUMONIAS POR MICOBACTÉRIAS

Os patógenos do gênero *Mycobacterium* são bactérias em forma de bastão, aeróbios, imóveis, álcool-ácido resistentes (que se coram pelo método de Ziehl-Neelsen) e fracamente gram-positivos, que possuem uma parede celular complexa rica em lipídios. Cabe destaque para o *Mycobacterium tuberculosis* e para as micobactérias não-tuberculosas, as quais serão abordadas nos capítulos específicos (Capítulos 79 e 80, respectivamente).

PNEUMONIAS VIRAIS

Os vírus são importantes agentes causadores de infecções respiratórias altas (ver Capítulo 24) e baixas, incluindo as pneumonias. Nos adultos, os agentes mais importantes incluem o adenovírus, o vírus influenza (A e B), o metapneumovírus, o rinovírus e o vírus sincicial respiratório, e, com menor frequência, o citomegalovírus, os enterovírus, os hantavírus, o herpesvírus 6, o vírus Epstein-Barr, o vírus parainfluenza e o vírus varicela-zoster. Nas crianças, destacam-se o bocavírus, o vírus influenza (A e B), o metapneumovírus, o vírus parainfluenza, o rinovírus e o vírus sincicial respiratório. Estes agentes serão abordados, especialmente, nos capítulos 47 e 49. No atual contexto, deve ser destacada a infecção pelo novo coronavírus, SARS-CoV-2, agente etiológico da COVID-19, enfermidade que será abordada, de forma mais detalhada, no Capítulo 48.

Em relação aos patógenos citados, cabe destaque ao vírus influenza (ver Capítulo 49) – vírus RNA pertencente à família *Ortomixiviridae*, o qual se subdivide em três tipos antigenicamente diferentes: A, B e C –, tanto pela incidência, quanto pelo amplo espectro clínico (de quadros brandos a situações de marcante gravidade), reconhecendo-se dois diagnósticos sindrômicos de maios relevância, de acordo com o *Protocolo de tratamento de Influenza* (Brasil, 2018):

"*Síndrome gripal (SG): indivíduo que apresente febre de início súbito, mesmo que referida, acompanhada de tosse ou dor de garganta e pelo menos um dos seguintes sintomas: cefaleia, mialgia ou artralgia, na ausência de outro diagnóstico específico. Em crianças com menos de 2 anos de idade, considera-se também como caso de síndrome gripal: febre de início súbito (mesmo que referida) e sintomas respiratórios (tosse, coriza e obstrução nasal), na ausência de outro diagnóstico específico*" (Brasil, 2018, p. 13).

"*Síndrome respiratória aguda grave (SRAG): indivíduo de qualquer idade, com síndrome gripal (conforme definição anterior) e que apresente dispneia ou os seguintes sinais de gravidade:*

- Saturação de SpO_2 <95% em ar ambiente.
- Sinais de desconforto respiratório ou aumento da frequência respiratória avaliada de acordo com a idade.
- Piora nas condições clínicas de doença de base.
- Hipotensão em relação à pressão arterial habitual do paciente.
Ou
- *Indivíduo de qualquer idade com quadro de insuficiência respiratória aguda, durante período sazonal.*

Em crianças: além dos itens anteriores, observar os batimentos de asa de nariz, cianose, tiragem intercostal, desidratação e inapetência" (Brasil, 2018, p. 13).

O tratamento da influenza é realizado com o fosfato de oseltamivir (Ver Capítulo 11 e Capítulo 49), observadas as indicações apresentadas no Quadro 25-17 e os esquemas terapêuticos descritos nos Quadros 25-18 e 25-19 (todas as informações concordes às orientações do Ministério da Saúde – Brasil, 2018; Brasil, 2019a).

A influenza pode ser prevenida com aplicação de uma vacina inativada, disponível no Sistema Único de Saúde (SUS), a qual pode ser administrada antes da ocorrência de exposição ao vírus (deve ser observada a sazonalidade da enfermidade).

PNEUMONIAS POR FUNGOS

Os fungos são patógenos implicados nas infecções respiratórias, tanto nos quadros agudos quando crônicos. Destacam-se, também, como causa de enfermidade pulmonar em pacientes imunocompetentes e em enfermos imunodeprimidos. As principais pneumopatias fúngicas são sumarizadas no Quadro 25-20 e, posteriormente, discutidas nos capítulos específicos (Capítulos 34, 84, 85, 86, 87, 88 e 91).

PNEUMOPATIAS POR PROTOZOÁRIOS

Os protozoários são agentes unicelulares capazes de produzir diferentes moléstias parasitárias de grande importância, em termos individuais e de saúde pública. Em algumas situações, as protozooses podem cursar com acometimento pulmonar, conforme apresentado no Quadro 25-21. A abordagem pormenorizada dos agentes infecciosos presentemente comentados será objeto dos capítulos 98, 99 e 101.

PNEUMOPATIAS POR HELMINTOS

Os helmintos são metazoários pertencentes aos filos *Platyhelminthes* (vermes achatados – trematódeos e cestoides) e Nematoda (vermes cilíndricos – nematoides), que podem existir em diferentes ambientes, tanto em vida livre – espaços aquáticos e/ou terrestres – quanto em vida parasitária (em distintos organismos, tais como animais e plantas). São patógenos com ciclos biológicos bastante complexos e que, no organismo humano, podem acometer díspares órgãos e sistemas, incluindo os pulmões. A abordagem das helmintíases ocorrerá em capítulos específicos (Capítulos 106, 107, 108, 109, 110 e 111), mas, uma súmula dos principais quadros pulmonares é apresentada no Quadro 25-22.

Quadro 25-17. Devem ser tratados imediatamente com fosfato de oseltamivir os enfermos com

Síndrome Respiratória Aguda Grave (SRAG)	Todos os indivíduos
Síndrome Gripal	Indivíduos considerados com condições de risco para complicações: • gestantes em qualquer idade gestacional, puérperas até duas semanas após o parto (incluindo as que tiveram aborto ou perda fetal); • adultos ≥ 60 anos; crianças < 5 anos (sendo que o maior risco de hospitalização e em menores de dois anos, especialmente nos menores de seis meses, que apresentam maior taxa de mortalidade); • população indígena aldeada; indivíduos menores de 19 anos de idade em uso prolongado de ácido acetilsalicílico (risco de síndrome de Reye); • indivíduos que apresentem: pneumopatias (incluindo asma); pacientes com tuberculose de todas as formas (há evidencias de maior complicação e possibilidade de reativação); cardiovasculopatias (excluindo hipertensão arterial sistêmica); nefropatias; hepatopatias; doenças hematológicas (incluindo anemia falciforme); distúrbios metabólicos (incluindo diabetes *mellitus*); transtornos neurológicos e do desenvolvimento que podem comprometer a função respiratória ou aumentar o risco de aspiração (disfunção cognitiva, lesão medular, epilepsia, paralisia cerebral, síndrome de Down, acidente vascular cerebral, ou doenças neuromusculares); imunossupressão associada a medicamentos, neoplasias, HIV/AIDS ou outros; obesidade (especialmente aqueles com índice de massa corporal ≥ 40kg/m2 em adultos).
Indivíduos sem condições de risco para complicações e se o critério médico considerar necessário.	
Indivíduos de qualquer idade com quadro de insuficiência respiratória aguda durante o período sazonal.	

Fonte: elaborado a partir de Brasil (2018) e Brasil (2019a).

Quadro 25-18. Oseltamivir: tratamento, posologia e administração

Droga	Faixa Etária		Posologia
Fosfato de oseltamivir	Adulto		75 mg 12/12h, 5 dias
	Criança maior de 1 anos de idade	≤ 15 kg	30 mg 12/12h, 5 dias
		> 15 kg a 23 kg	45 mg 12/12h, 5 dias
		> 23 kg a 40 kg	60 mg 12/12h, 5 dias
		> 40 kg	75 mg 12/12h, 5 dias
	Criança menor de 1 ano de idade	0 a 8 meses	3 mg/kg, 12/12h, 5 dias
		9 a 11 meses	3,5 mg/kg, 12/12h, 5 dias
Zanamivir	Adulto		10 mg: duas inalações de 5 mg, 12/12h, 5 dias
	Criança	≥ 7 anos	10 mg: duas inalações de 5 mg, 12/12h, 5 dias

Fonte: GSK/Roche e CDC adaptado (2011; [2017]). Reproduzido de Brasil (2018).

Quadro 25-19. Oseltamivir: doses para tratamento nos recém-nascidos

Condição Clínica	Posologia
Recém-nascido prematuros	1 mg/kg/dose, 12/12h, 5 dias
Recém-nascido com 37 a < 38 semanas de idade gestacional	1 mg/kg/dose, 12/12h, 5 dias
Recém-nascido com 38 a 40 semanas de idade gestacional	1,5 mg/kg/dose, 12/12h, 5 dias
Recém-nascido com idade gestacional maior que 40 semanas	1,5 mg/kg/dose, 12/12h, 5 dias

Fonte: Elaborado a partir de Brasil (2018).

Quadro 25-20. Principais fungos implicados em doenças pulmonares

Doença	Agente Etiológico	Clínica (Acometimento Pulmonar)	Diagnóstico	Tratamento
Aspergilose	Gênero *Aspergillus*: *A. flavus*, *A. fumigatus* e *A. niger* são os principais	O fungo pode desencadear algumas formas se adoecimento importantes na prática clínica (ver Capítulo 91): ■ aspergilose broncopulmonar alérgica ■ aspergiloma (geralmente ocorrem em enfermos que apresentam cavidades pulmonares prévias, por exemplo, de origem tuberculosa) ■ aspergilose pulmonar invasiva	Materiais biológicos, como escarro e lavado broncoalveolar, podem ser obtidos, com o fito de realizar os seguintes métodos: ■ exame micológico (observação microscópica) ■ cultura ■ exame histopatológico	■ Itraconazol ■ Voriconazol (considerado, por alguns autores, o fármaco de escolha) ■ Prednisona associada ao itraconazol (para a aspergilose broncopulmonar alérgica) ■ Anfotericina B (para quadros graves)
Blastomicose	*Blastomyces dermatitidis* e *Blastomyces gilchristii*	A pneumonia é considerada a manifestação mais comum da moléstia (ver Capítulo 87). A apresentação clínica é bastante pleomórfica, abrangendo desde quadros assintomáticos até insuficiência respiratória aguda; formas crônicas podem ocorrer.	Podem ser realizados no escarro ou no lavado broncoalveolar: ■ pesquisa direta do fungo ■ cultura ■ exame histopatológico A pesquisa de antígeno urinário pode ser realizada	■ Itraconazol ■ Anfotericina B (nos quadros graves)
Coccidioidomicose	*Coccidioides immitis* e *Coccidioides posadasii*	A doença (ver Capítulo 85) provoca quadros respiratórios, por vezes graves, caracterizados por febre, tosse e dor pleurítica. Infiltrados alveolares, linfadenomegalias hilares e derrames pleurais podem ocorrer. Lesões pulmonares cavitárias também são descritas.	Amostras biológicas podem ser obtidas – escarro e lavado broncoalveolar, por exemplo – para realização dos seguintes métodos de pesquisa do fungo: ■ observação microscópica ■ cultura ■ exame histopatológico Testes sorológicos (imunodifusão dupla em gel de ágar e fixação do complemento) podem ser realizados	■ Fluconazol ■ Itraconazol ■ Anfotericina B (nos quadros graves)
Criptococose	*Cryptococcus neoformans*	Muitas vezes a infecção pulmonar é assintomática. Quando ocorrem sinais e sintomas em quadros respiratórios, febre baixa, tosse produtiva e dor torácica (atípica) costumam estar presentes (ver Capítulo 88).	Podem ser realizados no escarro ou no lavado broncoalveolar: ■ pesquisa direta do fungo ■ cultura ■ exame histopatológico A detecção de antígeno capsular criptocócico é também usual na prática clínica	■ Fluconazol ■ Itraconazol (formas pulmonares, apenas) ■ Flucitosina ■ Anfotericina B (nos quadros graves)

(Continua.)

Quadro 25-20. (Cont.) Principais fungos implicados em doenças pulmonares

Doença	Agente Etiológico	Clínica (Acometimento Pulmonar)	Diagnóstico	Tratamento
Histoplasmose	*Histoplasma capsulatum*	A moléstia (ver Capítulo 86) pode produzir quadros pulmonares em doentes imunocompetentes ou em enfermos imunocomprometidos (nestes últimos, cursa muitas vezes com quadros graves, por vezes fatais)	Distintas amostras biológicas podem ser obtidas – escarro, lavado broncoalveolar, aspirado de medula óssea, entre outros – para realização dos seguintes métodos de pesquisa do fungo: • observação microscópica (geralmente é mais difícil, dadas as dimensões diminutas dos patógenos) • cultura • exame histopatológico Testes sorológicos (imunodifusão dupla em gel de ágar e fixação do complemento) e pesquisa de antígenos podem ser realizados	• Itraconazol • Anfotericina B (nas formas graves)
Paracoccidioidomicose (PCM)	*Paracoccidioides brasiliensis* e *Paracoccidioides lutzii*	A enfermidade acomete os pulmões em suas diferentes formas clínicas (ver Capítulo 84): • forma juvenil (aguda/subaguda): mais raramente • forma crônica (do adulto): na qual o envolvimento pulmonar costuma ocorrer em 90% dos enfermos • forma residual ou sequelas: causadas por lesões cicatriciais, as quais produzem alterações anatômicas e distúrbios funcionais em diferentes órgãos, marcadamente nos pulmões A tosse, muitas vezes produtiva, costuma ser um achado comum nos doentes com PCM	Diferentes materiais biológicos podem ser obtidos – escarro, lavado broncoalveolar, aspirado de linfonodos, entre outros – para realização dos seguintes métodos de pesquisa do fungo • exame micológico (observação microscópica) • cultura • exame histopatológico A sorologia (imunodifusão dupla em gel de ágar – IDD ou contra-imunoeletroforese) também pode ser realizada	• Itraconazol • Sulfametoxazol/trimetoprima • Anfotericina B (nas formas graves)
Pneumocistose	*Pneumocystis jirovecii*	A moléstia (ver Capítulo 34) ocorre amiúde em enfermos imunodeprimidos, marcadamente aqueles com Síndrome da Imunodeficiência Adquirida (AIDS). Apresenta-se, costumeiramente, como pneumonia subaguda, caracterizada por febre, tosse (não produtiva) e dispneia. Durante a evolução poderá sobrevir quadro de marcante insuficiência respiratória	Materiais: escarro, lavado broncoalveolar e, em alguns casos, fragmento de tecido obtido por biópsia pulmonar Podem ser realizadas as seguintes investigações: • microscopia (corada pelo método de Giemsa ou metenamina-prata) • imunofluorescência com anticorpos monoclonais • reação em cadeia da polimerase (PCR).	• Sulfametoxazol/trimetoprima • Pentamidina • Clindamicina + primaquina • Dapsona + trimetoprima • Atovaquona

Fontes: Bennett et al., (2020); Brasil (2019a) Shikanai-Yasuda, et al. (2018); Tavares e Marinho (2015).

Quadro 25-21. Principais protozoários implicados em doenças pulmonares

Doença	Agente Etiológico	Clínica (Acometimento Pulmonar)	Diagnóstico	Tratamento
Amebíase	*Entamoeba histolytica*	A enfermidade (ver Capítulo 101) pode comprometer os pulmões em alguns casos Derrame pleural de etiologia amebiana pode ocorrer, especialmente se a condição mórbida desenvolver-se por contiguidade a partir de abscesso hepático	Presença de trofozoítos ou cistos do protistta nas fezes (métodos diversos, como Faust, hematoxilina férrica, entre outros) podem ser empregados. Exames sorológicos: • ELISA • hemaglutinação indireta • imunofluorescência • reação em cadeia da polimerase (PCR)	• Metronidazol • Tinidazol
Malária	*Plasmodium falciparum*	Edema pulmonar no contexto da malária grave, falcípara, pode ocorrer (ver Capítulo 98)	Deve ser coletado sangue para realização de exame microscópico, corado pelo Giemsa: • gota espessa • distensão sanguínea O *ParaSight* e a reação em cadeia da polimerase (PCR) podem ser empregados	Consultar: Guia de Tratamento da Malária no Brasil (2019)
Toxoplasmose	*Toxoplasma gondii*	O envolvimento pulmonar na toxoplasmose é descrito em algumas circunstâncias (ver Capítulo 99) Em doentes imunocompetentes as manifestações pulmonares são pouco comuns. Em enfermos Em imunocomprometidos e em neonatos, pode-se sobrevir quadro de pneumonite intersticial	Os métodos sorológicos são os mais utilizados, eles detectam os anticorpos contra o protista, no soro: • ELISA (IgA, IgE, IgG e IgM) • imunoaglutinação • teste de avidez) Métodos parasitológicos de investigação podem, também, ser utilizados	• Sulfadiazina + pirimetamina + **á**cido folínico • Clindamicina + pirimetamina + **á**cido folínico • Espiramicina + pirimetamina + **á**cido folínico

Fontes: Bennett et al. (2020); Brasil (2019a); Brasil (2019b); Siqueira-Batista et al. (2020); Tavares e Marinho (2015).

Quadro 25-22. Principais helmintos implicados em doenças pulmonares

Doença	Agente Etiológico	Clínica (Acometimento Pulmonar)	Diagnóstico	Tratamento
Ancilostomíase	Ancylostoma duodenale e Necator americanus	A moléstia (ver Capítulo 107) pode cursar com pneumonite transitória discreta, eventualmente com a manifestação de síndrome de Löffler (correlato clínico do ciclo de Loss)	Detecção de ovos nas fezes (técnicas de Faust ou de Willis) Anemia ferropriva deve ser investigada nos pacientes	▪ Albendazol; ▪ Mebendazol. ▪ Pamoato de pirantel; ▪ Nitazoxanida. Atenção deve ser dada à abordagem diagnóstica e clínica da anemia, condição que poderá estar presente.
Ascaridíase	Ascaris lumbricoides	A moléstia (ver Capítulo 107), à semelhança do que ocorre com a ancilostomíase, pode cursar com pneumonite transitória discreta, eventualmente com a manifestação de síndrome de Löffler (correlato clínico do ciclo de Loss)	Detecção de ovos nas fezes (técnicas de Lutz, de Kato-Katz ou de Hoffman, Pons e Janer)	▪ Albendazol; ▪ Ivermectina; ▪ Levamisol; ▪ Mebendazol. ▪ Pamoato de pirantel; ▪ Piperazina; ▪ Nitazoxanida.
Eosinofilia Pulmonar Tropical	Wuchereria bancrofti e gênero Brugia	A condição, relacionada às filarioses linfáticas (ver Capítulo 106), é caracterizada por quadros asmatiformes agudos, com tosse paroxística noturna, sibilos, anorexia e perda ponderal	Pesquisa de microfilárias no sangue periférico (coloração pelo método de Giemsa) Pesquisa de antígenos filariais (por imunocromatografia e ELISA) e reação em cadeia da polimerase (PCR) podem também ser empregadas	▪ Dietilcarbamazina (DEC) + albendazol; ▪ Ivermectina + albendazol.
Equinococose (hidatidose humana)	Gênero Echinococcus	O pulmão é o segundo órgão mais acometido na hidatidose (ver Capítulo 108), descrevendo-se a ocorrência de cistos no parênquima do órgão	Exame parasitológico (identificação do parasito no material analisado) e testes sorológicos (imunoeletroforese, ELISA, imunofluorescência indireta e Western blotting) podem ser empregados.	▪ Cirurgia; ▪ Albendazol ou mebendazol podem ser utilizados em casos selecionados.
Esquistossomose	Gênero Schistosoma	As esquistossomoses humanas (ver Capítulo 110) podem cursar com envolvimento pulmonar nos quadros agudos (broncopneumonia) e crônicos (formas vasculares pulmonares, as quais evoluem usualmente com hipertensão arterial pulmonar)	Detecção de ovos nas fezes, a partir do 40º dia da infecção (método de Kato-Katz ou de Hoffman, Pons e Janer) Métodos imunológicos (ELISA), pesquisa de antígenos e reação em cadeia de polimerase (PCR) podem ser empregados, em alguns casos.	▪ Praziquantel; ▪ Oxaminiquina (somente para Schistosoma mansoni).

(Continua.)

Quadro 25-22. Principais helmintos implicados em doenças pulmonares

Doença	Agente Etiológico	Clínica (Acometimento Pulmonar)	Diagnóstico	Tratamento
Estrongiloidíase	*Strongyloides stercoralis*	A moléstia (ver Capítulo 107), à semelhança do que ocorre com a ancilostomíase, pode cursar com pneumonite transitória discreta, eventualmente com a manifestação de síndrome de Löffler (correlato clínico do ciclo de Loss) Quadros graves podem sobrevir em imunodeprimidos (mormente naqueles enfermos que utilizam corticosteroides)	Detecção de ovos nas fezes (método de Baermann-Moraes). Podem ser encontradas formas larvares do helminto em amostras de escarro, lavado broncoalveolar ou em outros fluidos biológicos)	• Albendazol • Ivermectina • Tiabendazol
Paragonimíase	Gênero *Paragonimus*	A doença (ver Capítulo 111) cursa com quadro de febre, tosse produtiva (com escarro amarronzado e, por vezes, franca hemoptise) e emagrecimento. A tuberculose (ver Capítulo 79) é considerada um importante diagnóstico diferencial	• Detecção dos ovos do helminto no escarro. ELISA, Western blotting e fixação de complemento podem ser realizados	• Praziquantel • Triclabendazol
Toxocaríase (larva migrans visceral)	Gênero *Toxocara*	O envolvimento pulmonar na doença (ver Capítulo 108) cursa com febre, tosse e sibilos	• ELISA; • Teste de avidez (IgG)	• Albendazol • Dietilcarbamazina (DEC) • Ivermectina • Mebendazol • Tiabendazol

Fontes: Bennett et al., (2020); Brasil (2019a); Siqueira-Batista et al. (2020); Tavares e Marinho (2015).

CONSIDERAÇÕES FINAIS

As pneumopatias infecciosas – por bactérias, vírus, fungos, protozoários e helmintos – são quadros comuns na prática clínica, por vezes com evolução extremamente grave. Cabe ao profissional de saúde a aquisição de competências – para o diagnóstico, o tratamento e a profilaxia (quando houver disponível) –, as quais são essenciais à adoção de adequadas ações de cuidado aos enfermos.

AGRADECIMENTO

Os autores do capítulo são gratos ao Prof. João Eliton Bonin pela gentil cessão das figuras 25-2 a 25-7.

CONTRIBUIÇÃO DOS AUTORES

R Siqueira-Batista desenhou o presente capítulo e recebeu a colaboração de AP Gomes, de JVL Bueno, de MM Novelli e de MC Alvarez-Perez para a elaboração da primeira versão do texto. Todos os autores revisaram o manuscrito, aprovando sua versão final.

BIBLIOGRAFIA

ATS/IDSA. American Thoracic Society/Infectious Diseases Society of America. Management of adults with hospital-acquired and ventilator-associated pneumonia. 2016. Clinical Practice Guidelines by the Infectious Diseases Society of America and the American Thoracic Society. [Acesso em 01 jul 2020]. Disponível em: https://www.idsociety.org/practice-guideline/hap_vap/.

ATS/IDSA. American Thoracic Society/Infectious Diseases Society of America. Diagnosis and treatment of adults with community-acquired pneumonia. 2019. An Official Clinical Practice Guideline of the American Thoracic Society and Infectious Diseases Society of America. [Acesso em 30 jun 2020]. Disponível em: https://www.idsociety.org/practice-guideline/community-acquired-pneumonia-cap-in-adults/.

Bahlis LF, et al. Perfil clínico, epidemiológico e etiológico de pacientes internados com pneumonia adquirida na comunidade em um hospital público do interior do Brasil. J Bras Pneumol 2018;44(4):261-66.

Bartlett JG. Diagnostic approach to community-acquired pneumonia in adults. UpToDate 2018. [Acesso em 07 set 2018].

Brasil. Ministério da Saúde. Guia de Tratamento da Malária no Brasil. 2019b. [Acesso em 01 dez 2019]. Disponível em: http://portalarquivos2.saude.gov.br/images/pdf/2019/dezembro/13/guia-tratamento-malaria-preliminar-2019.pdf.

Brasil. Ministério da Saúde. Secretaria de Vigilância em Saúde. Guia de Vigilância em Saúde: volume único [recurso eletrônico]/Ministério da Saúde, Secretaria de Vigilância em Saúde, Coordenação-Geral de Desenvolvimento da Epidemiologia em Serviços. 3. ed. Brasília: Ministério da Saúde; 2019a.

Brasil. Ministério da Saúde. Secretaria de Vigilância em Saúde. Protocolo de tratamento de Influenza: 2017 [recurso eletrônico]/Ministério da Saúde, Secretaria de Vigilância em Saúde, Departamento de Vigilância das Doenças Transmissíveis. Brasília: Ministério da Saúde; 2018.

Corrêa RA et al. Recomendações para o manejo da pneumonia adquirida na comunidade 2018. J Bras Pneumol 2018; 44(5):405-424.

Cupertino MC, et al. COVID-19 in Brazil: epidemiological update and perspectives. Asian Pacific J Trop Med 2020; 13: 193-196.

Daly JS, Ellison RT III. Acute pneumonia. In: Bennett JE, Dolin R, Blaser MJ, (Eds.). Mandell, Douglas and Bennett's Priciples and Practice of Infectious Diseases, 9th ed. Philadelphia, PA: Churchill Livingstone Elsevier, 2020.

Genofre E, Chibante AMS, Macedo AG. Derrame pleural de origem indeterminada. J Bras Pneumol 2006;32(Suppl 4):S204-10.

Heffner JE. Diagnostic evaluation of a pleural effusion in adults: initial testing. UpToDate. 2018. Acesso: 07/09/2018

Klompas M. Nosocomial pneumonia. In: Bennett JE, Dolin R, Blaser MJ, (Eds.). Mandell, Douglas and Bennett's Priciples and Practice of Infectious Diseases, 9th ed. Philadelphia, PA: Churchill Livingstone Elsevier, 2020.

Klompas M. Risk factors and prevention of hospital-acquired and ventilator-associated pneumonia in adults. UpToDate. 2018. Acesso em 07/09/2018.

Strange C. Management and prognosis of parapneumonic pleural effusion and empyema in adults. Updated: Jan 14, 2020.

Mendell LA, Wunderink RG, Anzueto A, et al. Infectious Diseases Society of America/American Thoracic Society Consensus Guidelines on the Manegement of Community-Acquired Pneumonia in Adults. Clin Infect Dis 2007;44:27-63.

Nambu A, Ozawa K, Kobayashi N, Tago M. Imaging of community-acquired pneumonia: Roles of imaging examinations, imaging diagnosis of specific pathogens and discrimination from noninfectious diseases. W J Radiol 2014;6(10):779-93.

Parta M. Pleural effusion and empyema. In: Mandell GL, Bennett JE RD (Eds.). Mandell, Douglas, and Bennett's Principles and Practice of Infectious Diseases. 9th ed. Philadelphia, PA; Churchill Livingstone Elsevier; 2020.

Schwartzmann PV, Volpe GJ, Vilar FC, Moriguti JC. Pneumonia comunitária e pneumonia hospitalar em adultos. Medicina (Ribeirão Preto) 2010;43(3):238-48.

Shikanai-Yasuda M, et al. II Consenso Brasileiro em Paracoccidioidomicose 2017. Epidemiol Serv Saúde [online] 2018;27:e0500001.

Siqueira-Batista R, Gomes AP, Santos SS, Santana LA. Parasitologia: fundamentos e prática clínica. Rio de Janeiro: Guanabara Koogan; 2020.

Strange C. Management and prognosis of parapneumonic pleural effusion and empyema in adults. [Acesso em 14 jun 2020]. UpToDate 2020.

Tavares W, Marinho LAC. Rotinas de diagnóstico e tratamento das doenças infecciosas e parasitárias. São Paulo: Atheneu; 2015.

TJ Marie, TM File. Epidemiology, pathogenesis, and microbiology of community-acquired pneumonia in adults. [Acesso em 30 jun 2020]. UpToDate. 2020.

TM File. Treatment of community-acquired pneumonia in adults who require hospitalization. [Acesso em 30 jun 2020]. UpToDate. 2020.

Waetge D. Pneumonias e supurações pulmonares. In: Schecter M, Marangoni D. Doenças infecciosas e parasitárias. 2. ed. Rio de Janeiro: Guanabara Koogan; 1998.

INFECÇÃO DO TRATO URINÁRIO

CAPÍTULO 26

Luiz Alberto Santana ▪ Thalyta Cássia de Freitas Martins ▪ Bransildes Barcellos Terra
Graziela Almeida Cupertino ▪ Marianna Salgado da Silveira
Ademir Nunes Ribeiro Júnior ▪ Márcio Luiz Fortuna Esmeraldo

INTRODUÇÃO

As infecções do trato urinário (ITU) incluem cistite (infecção da bexiga/trato urinário inferior) e pielonefrite (infecção do rim / trato urinário superior). O microrganismo mais frequentemente encontrado nas ITUs é a *Escherichia coli*. Em ITU recorrentes, principalmente quando complicadas por fatores como uropatia obstrutiva, urolitíases (Fig. 26-1) ou anomalias congênitas, por exemplo; aumenta a frequência de bactérias como *Proteus mirabilis*, *Pseudomonas aeruginosa*, *Klebsiella pneumoniae*, *Enterobacter* spp., *E. coli* resistente a antibióticos, *Enterococcus* e *Staphylococcus* spp. Em ITUs complicadas é comum serem isolados mais de um patógeno em culturas de urina.

Define-se como ITU não complicada aquela cujo processo infeccioso ocorre em um trato urinário estrutural e funcionalmente normal. É considerada ITU complicada a infecção que possivelmente se estendeu além da bexiga e que ocorre na presença de fatores predisponentes para infecção persistente ou recidivante, tais como corpos estranhos e obstruções (cálculos, cateteres internos ou outros dispositivos de drenagem); imunossupressão; insuficiência renal; transplante renal; disfunções neuromusculares do trato urinário inferior (DNTUI) entre outras. A ITU que ocorre em mulheres grávidas, crianças, pacientes hospitalizados ou que se encontram em estabelecimentos associados à saúde pode ser considerada complicada. Há discordâncias na literatura com relação ao conceito de ITU complicada. Para alguns autores, enfermos que apresentam alguma anormalidade urológica subjacente (como nefrolitíase, estenoses, cateteres ou desvio urinário) ou condições de imunocomprometimento (como neutropenia ou infecção avançada pelo HIV, diabetes mellitus mal controlado, gestação e transplante renal) não devem ser diagnosticados automaticamente com um quadro de ITU complicada se não apresentarem sintomas de trato urinário superior ou infecção sistêmica. Contudo, tais indivíduos necessitam de acompanhamento frequente, com atenção redobrada para sinais e sintomas que sugerem infecção extensa. Vale ressaltar, que grande parte dos pacientes que apresentam anormalidades urológicas significativas costumam manifestar quadro de ITU complicada antes mesmo de manifestar sinais e sintomas que sugerem cistite simples.

A ITU complicada é caracterizada com qualquer um dos seguintes sinais e sintomas: febre (temperatura axilar: maior que 37,7° C), sinais ou sintomas de doença sistêmica (incluindo calafrios, fadiga ou mal-estar), dores no flanco, sensibilidade aumentado do ângulo costovertebral nas manobras do exame físico, dor pélvica ou perineal em homens com exame prostático digital doloroso, o que pode sugerir a presença de prostatite. Não se deve considerar – previamente – que homens tenham ITU aguda complicada na ausência de sintomas e sinais relevantes para infecção do trato superior ou sistêmica. No entanto, a possibilidade de envolvimento prostáti-

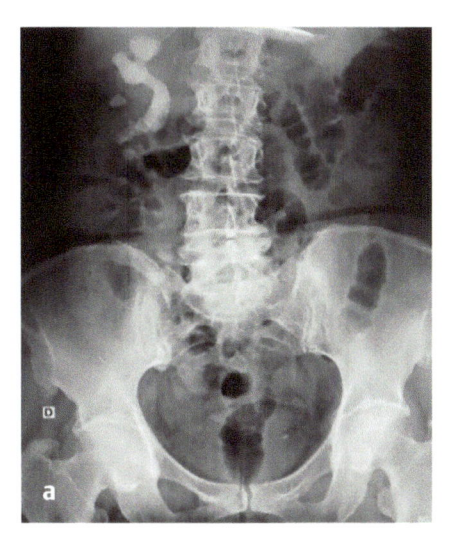

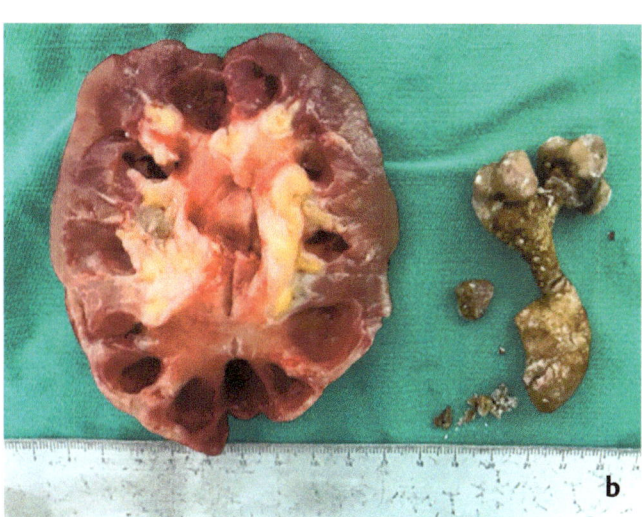

Fig. 26-1. Pielonefrite associada a cálculo coraliforme. (**a**) Raio-X e (**b**) peça cirúrgica. (Arquivo pessoal do Prof. Bransildes Barcellos Terra.)

co deve sempre ser considerada nesta população, aspecto a ser incorporado na abordagem da cistite simples aparente em homens.

O termo *cistite* é utilizado para descrever uma síndrome caracterizada por sintomas urinários do trato inferior, incluindo: urgência miccional, polaciúria, disúria e, ocasionalmente, dor suprapúbica. Entretanto é preciso lembrar que esses sintomas podem estar relacionados a quadros de uretrites causados, por exemplo, por *Neisseria gonhorroeae e Clamydia trachomatis* (ver Capítulo 28).

A palavra **pielonefrite aguda** descreve a infecção específica do parênquima e da pelve renal, sendo habitualmente caracterizada por necrose de supuração (Fig. 26-2). Habitualmente se apresenta como síndrome clínica caracterizada por sinais e sintomas sistêmicos de infecção: febre, mal estar, mialgia, sudorese e hiporexia associado a sintomas urinários do trato urinário inferior. No entanto, é preciso ter em mente que esses sintomas podem ocorrer na ausência de infecção, como por exemplo, em presença de infarto renal ou cálculo renal.

O termo **pielonefrite crônica** é motivo de controvérsia na literatura. Para alguns, pielonefrite crônica é um vocábulo a ser utilizado para alterações patológicas nos rins causadas apenas por infecção, onde o parênquima renal sofre um processo de degeneração crônica evoluindo para atrofia da cortical e medular renal (Fig. 26-3). No entanto é preciso lembrar que alterações patológicas idênticas são encontradas em outras doenças renais como obstrução crônica do trato urinário, nefropatia medicamentosa, nefropatia hipocalêmica, doença vascular e nefropatia por ácido úrico. A necrose papilar proveniente de processos infecciosos é complicação aguda da pielonefrite e, habitualmente, ocorre na presença de diabetes mellitus, obstrução do trato urinário, doença falciforme ou abuso de analgésicos, embora possa ocorrer na ausência de infecção e algumas dessas condições.

ITU recidivante é definida como aquela na qual a cultura se apresenta com microrganismo infectante que estava presente antes do início de uma terapia adequada. Define-se como reinfecção a ocorrência de um processo infeccioso cujo microrganismo é diferente do organismo presente em cultura previa, ou seja; uma nova infecção. É preciso ter em mente que a reinfecção pode acontecer com o mesmo microrganismo. Infecção crônica significa persistência do mesmo organismo por meses ou anos, apresentando recaídas com necessidade de tratamento.

Bacteriúria é a palavra utilizada para designar presença de "bactérias na urina". A presença de bactérias na urina da bexiga pode ser averiguada através da quantificação em coleta de urina eliminada ou através de cateterismo uretral. A presença de ≥ 100.000 UFC/mL deve-se considerar a ocorrência de uma ITU na presença de sinais e sintomas já citados, e que, com ≤ 100.000 UFC/mL, a infecção é improvável. O termo bacteriúria assintomática (BAS) é utilizado para definir o isolamento de bactérias em uma amostra de urina coletada adequadamente em indivíduos que não apresentam sinais ou sintomas de infecção do trato urinário. A BAS é relativamente comum e deve-se ressaltar que nestes casos, a maioria dos pacientes não apresentará consequências adversas e que não há benefícios com a antibioticoterapia. Com raras exceções, pacientes não grávidas não devem ser rastreadas ou tratadas para bacteriúria assintomática.

EPIDEMIOLOGIA E ETIOLOGIA

Em torno de 90% das ITUs não complicadas são causadas por uma única espécie bacteriana. Existe diferença entre a microbiota bacteriana na urina de pacientes com um episódio inicial de ITU em relação a microbiota de pacientes com recorrências frequentes de ITU. *Escherichia coli* é o organismo infectante mais frequente nas infecções iniciais. Os sorogrupos de *E. coli* – 01, 02, 04, 06, 07, 08, 075, 0150, 018ab – são causadores de alta proporção de infecções. Os sorotipos O, K e H estão relacionados à gravidade do processo infeccioso principalmente nos quadros de pielonefrites.

Outros uropatógenos (ver Quadro 26-1) que podem estar presentes nessas situações são da família das *Enterobacteriaceae* (como *Klebsiella* spp. *e Proteus mirabilis*), *Pseudomonas aeruginosa*, *Enterococcus* e *Staphylococcus* spp. – *Staphylococcus aureus* sensível à meticilina (MSSA) e *S. aureus* resistente à meticilina (MRSA). A prevalência de patógenos específicos depende parcialmente do hospedeiro. Como exemplos, a *Pseudomonas aeruginosa* é mais comum em pacientes com exposições ou instrumentação de cuidados de saúde. *Staphylococcus saprophyticus* é uma causa ocasional de pielonefrite em mulheres jovens e previamente saudáveis.

Uma taxa crescente de resistência dos uropatógenos aos antimicrobianos tem sido relatada globalmente. Nos Estados Unidos, um estudo documentou aumento de três vezes na prevalência de *Enterobacteriaceae* (ver Capítulo 65) produtoras de beta-lactamase de espectro estendido (ESBL) entre pacientes hospitalizados com ITUs. Hospitais e instalações de cuidados de saúde são determinantes no que diz respeito a microbiota bacteriana na ITU. *Proteus mirabilis*, *Klebsiella* spp., *Enterobacter* spp. e *Pseudomonas aeruginosa*, assim como *Staphylococcus* spp. e *Enterococcus* spp., são frequentemente isolados em urina de pacientes internados. *Corynebacterium urealyticum* foi reconhecido como um importante patógeno causador de ITUs em ambiente hospitalar.

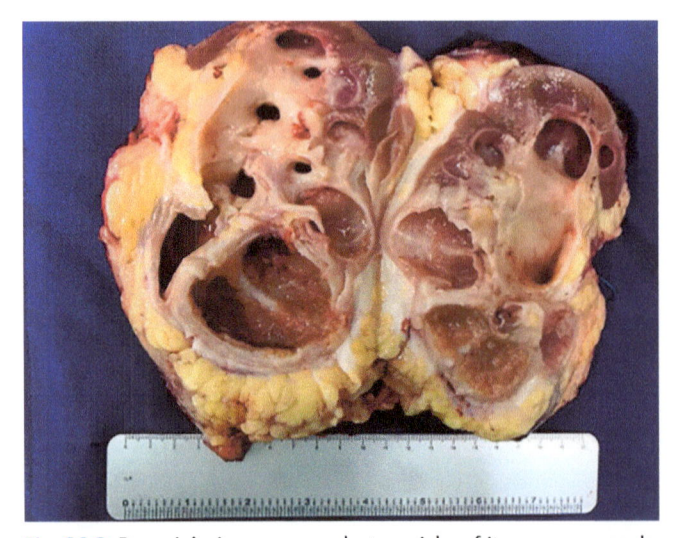

Fig. 26-2. Peça cirúrgica correspondente a pielonefrite com necrose de supuração. (Arquivo pessoal do Prof. Bransildes Barcellos Terra.)

CAPÍTULO 26 ■ INFECÇÃO DO TRATO URINÁRIO 297

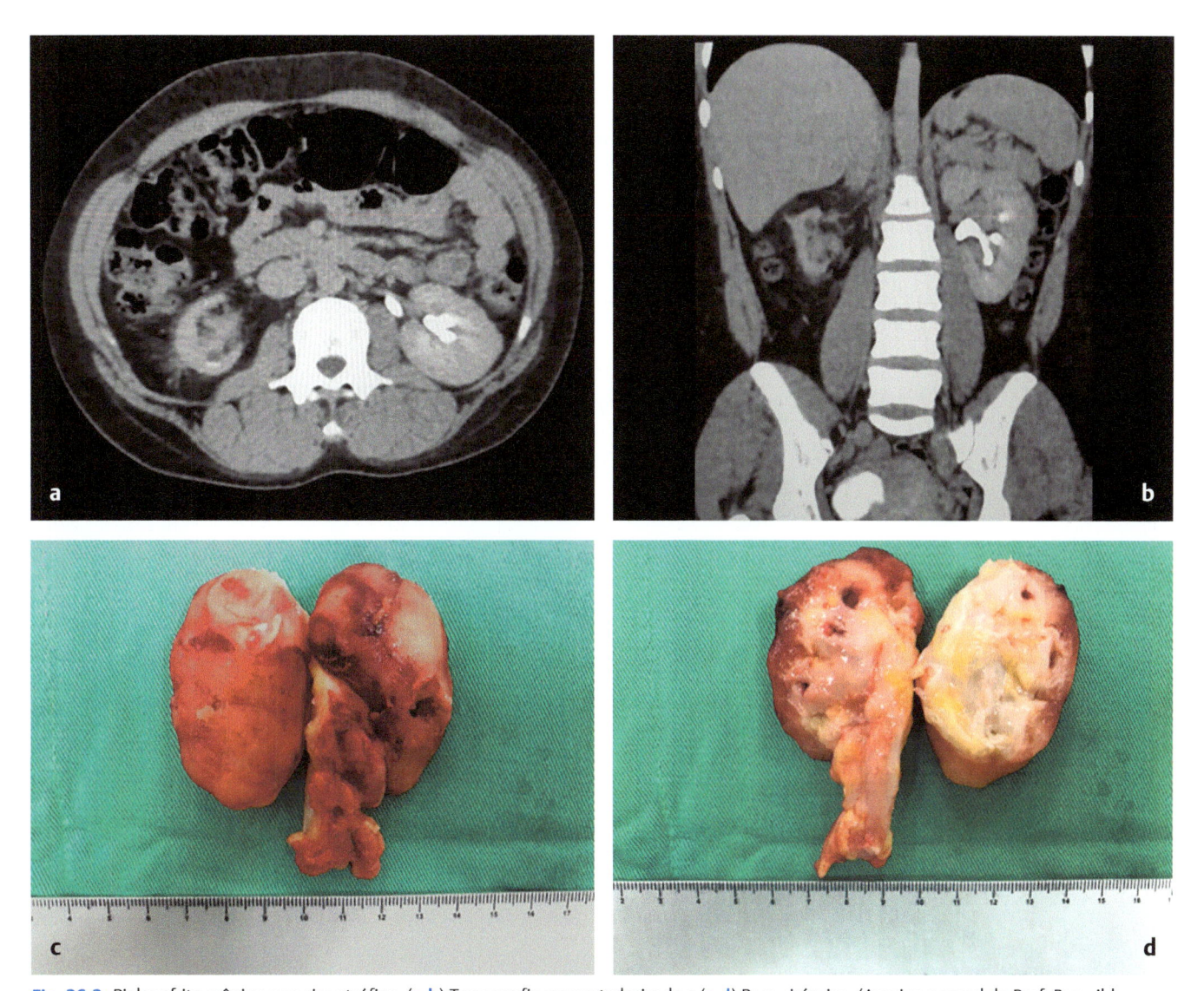

Fig. 26-3. Pielonefrite crônica com rim atrófico. (a-b) Tomografia computadorizada e (c-d) Peça cirúrgica. (Arquivo pessoal do Prof. Bransildes Barcellos Terra.)

Quadro 26-1. Etiologia das infecções do trato urinário

Considerações sobre o caso clínico	Patógenos implicados
ITU assintomática	Mulheres adultas: *Escherichia coli*, Enterobacteriaceae (*Klebsiella pneumoniae* e *Proteus mirabilis*); *Staphylococcus saprophyticus* outros gram-positivos
	Gravidez: *Escherichia coli*; *Klebsiella pneumoniae*; *Enterobacter*; *Proteus mirabilis*; organismos gram positivos incluindo, *Streptococcus* do grupo B
	Homens adultos: *Escherichia coli*; Enterobacteriaceae (*Klebsiella pneumoniae, Proteus mirabilis*)
	Crianças: *Escherichia coli*; gram-negativos (*Klebsiella* spp. *Proteus* spp. *Enterobacter e Citrobacter*); gram-positivos (*Staphylococcus saprophyticus, Enterococcus* e raramente *Staphylococcus aureus*)
	Idosos: Enterobacteriaceae, *Enterococcus* spp.
	Imunossuprimidos e transplantados: Enterobacteriaceae

(Continua.)

Quadro 26-1. *(Cont.)* Etiologia das infecções do trato urinário

Considerações sobre o caso clínico	Patógenos implicados
Infecção sintomática do trato urinário baixo	Mulheres adultas: *Escherichia coli*, Enterobacteriaceae (*Klebsiella pneumoniae* e *Proteus mirabilis*); *Staphylococcus saprophyticus* outros gram positivos
	Gravidez: *Escherichia coli*; *Klebsiella pneumoniae*; *Enterobacter*; *Proteus mirabilis*; organismos gram positivos, incluindo, *Streptococcus* do grupo B
	Homens adultos: *Escherichia coli*; Enterobacteriaceae (*Klebsiella pneumoniae*, *Proteus mirabilis*)
	Crianças: *Escherichia coli*; gram-negativos (*Klebsiella* spp. *Proteus* spp. *Enterobacter* e *Citrobacter*); gram-positivos (*Staphylococcus saprophyticus*, *Enterococcus* e raramente *Staphylococcus aureus*
	Idosos: *Escherichia coli*, *Enterococcus* (homens), outros gram-negativos
	Pielonefrite enfisematosa: Enterobacteriaceae, *Pseudomonas aeruginosa* e anaeróbios (*Clostridium* spp.); descrita mais amiúde em diabéticos
Pielonefrite Aguda	Adultos: *Escherichia coli*; Enterobacteriaceae (*Klebsiella* spp. e *Proteus* spp.); *Pseudomonas aeruginosa*; *Enterococcus* spp.; *Staphylococcus* spp.
	Crianças: Enterobacteriaceae
	Gravidez: *Escherichia coli*; *Klebsiella pneumoniae*; *Enterobacter*; *Proteus mirabilis*; organismos gram positivos incluindo, *Streptococcus* do grupo B
Pielonefrite Crônica	Homens/mulheres[1]: Enterobacteriaceae
Abscesso perinefrético e intra-renal	Comunitários: Enterobacteriaceae, *Staphylococcus aureus* (se infecção de outros sítios)
Prostatite Aguda	Comunitária: Enterobacteriaceae, *Enterococcus* spp.
	Hospitalar: *Escherichia coli*, *Staphylococcus saprophyticus*, *Enterococcus* spp., outros gram-negativos
Prostatite Crônica	*Escherichia coli*, *Enterococcus* spp. e outros gram-negativos
ITU no paciente cateterizado	Tempo de cateter < 30 dias (cistite): Enterobacteriaceae
	Tempo de cateter < 30 dias (pielonefrite): Enterobacteriaceae
	Tempo de cateter > 30 dias: Enterobacteriaceae, *Proteus mirabilis*. e *Providencia* spp.
ITU hospitalar	Todos os pacientes: Enterobacteriaceae produtoras de beta-lactamase de espectro estendido; *Proteus mirabilis*, *Klebsiella pneumoniae*; *Enterobacter*; *Pseudomonas aeruginosa*; *Enterococcus*; *Staphylococcus* spp.; *Corynebacterium urealyticum*
ITU fúngica	Todos os pacientes: *Candida* spp.

Considerar *Enterococcus* spp. em homens idosos.
Fonte: Adaptado de Geller et al. (2008) e complementado com os trabalhos de vários autores.

A virulência bacteriana é fator crítico na apresentação clínica dos quadros de ITU. Os principais fatores de virulência reconhecidos são o aumento da adesão às células vaginais e uroepiteliais, resistência à atividade bactericida sérica, maior quantidade de antígeno K nas cápsulas (K1, K5, K12), presença de aerobactina, tipo de fator necrosante citotóxico, produção de hemolisina (hly) e receptor de siderófaro (iroN). Foram descritas algumas toxinas bacterianas capazes de inibir a produção de citocinas por células epiteliais da bexiga, as quais apresentam propriedades protetoras contra infecções. O polissacarídeo capsular atua de maneira significativa proporcionando capacidade de sobrevivência bacteriana no trato urinário ao inibir efeitos líticos do complemento e dos fagócitos. São identificados alguns genes determinantes de fatores de urovirulência nos uropatógenos denominados ilhas de patogenicidade. Uropatógenos usualmente apresentam propriedades adesivas às células do trato urinário e isto influencia o nível anatômico de ocorrência da infecção. Assim, existem bactérias com maior capacidade de adesão às células vaginais e periuretrais ou a porção mais alta do trato urinário. A *E. coli* uropatogênica apresenta estruturas denominadas "pili" ou fimbrias em sua membrana externa que atuam de forma significativa em sua capacidade de adesão. No entanto é preciso lembrar que um grande número de cepas uropatogênicas é capaz de aderir na ausência de fimbrias. As fimbrias P recebem este nome por se ligarem a receptor P constituinte do complexo antigênico P do grupo sanguíneo presente nos eritrócitos humanos e nas células uroepiteliais. Frequentemente, os uropatógenos apresentam fimbrias P que são capazes de aumentar sua virulência e sua permanência no trato intestinal assim como sua capacidade de colonizar o trato urinário e produzir infecção ascendente. Ao atingirem o trato urinário as cepas bacterianas que apresentam fimbrias P aderem e persistem e podem invadir o rim e induzir bacteremia. Fimbrias P estão associadas à gravidade da doença aguda e cerca de 90% ou mais de cepas causadoras de pielonefrite apresentam este tipo de fimbria. As fimbrias tipo 1 são ligadas a proteínas manosiladas e são fundamentais para o estabelecimento da cistite. Estudos de ITUs em crianças sugerem, fortemente, que fímbrias do tipo 1 contribuem para a virulência do patógeno. Estudos demonstraram que fimbrias P e fimbrias tipo 1 apresentam regulação inversa, ou seja, a expressão de fimbrias P regula negativamente a expressão de fimbrias tipo 1, o que explica como bactérias invasoras se adaptam a diferentes condições prevalecentes no trato urogenital humano. Foram descritas, além das fímbrias do tipo P e 1, outras adesinas com propriedades de adesão presentes na *E. coli*. Dentre elas destacam-se: adesina S, tipo 1c, G, Dr fimbrias, M e X.

Existem outras características das bactérias que podem ser importantes como facilitadores de infecção do trato urinário superior. De fato, patógenos que apresentam mobilidade podem ascender no ureter contra o fluxo de urina e algumas toxinas de bacilos gram-negativos demonstraram capacidade de diminuir o peristaltismo ureteral o que poderia contribuir para a resposta inflamatória do parênquima renal.

Na maioria das vezes o trato urinário normal resiste à colonização bacteriana de forma eficiente através da imunidade inata e da imunidade adaptativa – humoral e celular (ver Capítulo 1) –, embora o papel desta última esfera não seja bem entendido nestes casos. A defesa do trato urinário contra bactérias depende quase que totalmente da imunidade inata. Disfunção, mesmo que leve, desse sistema pode contribuir significativamente para aumentar o processo inflamatório e causar destruição dos tecidos, especialmente nos rins. A resposta imune inata ativa-se diante dos diferentes patógenos. Nesse âmbito, o TLR4 constitui fator fundamental na resposta aos uropatógenos gram-negativos. O TLR4 pode ser ativado pela presença de bactérias na urina, ou por polissacarídeo ou pela adesão bacteriana. Este fato estimula a produção local de quimiocinas, como CXCL8, o que atrai neutrófilos e células inflamatórias. Liberação sistêmica da interleucina-1β e IL-6 podem ocasionar febre e ativar resposta da fase aguda. A interleucina 8 liberada na mucosa recruta células polimorfonucleares levando a piúria contribuindo para erradicar a bacteriúria. É fato conhecido que a intensidade dessa resposta é fator importante para determinar se a infecção irá se resolver ou evoluir como bacteriuria assintomática ou sintomática. Há também expressão de CXCR1 e CXCR2 pelas células epiteliais. Algumas moléculas produzidas por células epiteliais ou polimorfonucleares PMNs, que atuam como efetores da resposta imune inata são capazes de inibir uma gama de microrganismos, dentre estas estão as α-defensinas (HD5) no rim e no ureter superior, β-defensinas (HBD) nos néfrons e ductos coletores, catelicidina e hepcidina.

O trato urinário apresenta em sua superfície epitelial uma camada fina constituída por urina e líquidos secretados pelas células epiteliais. Estas secreções epiteliais apresentam propriedades antimicrobianas, as quais podem contribuir para a eliminação de bactérias. A glicoproteína Tamm-Horsfal secretada por células da alça ascendente de Henle é capaz de ativar células dendríticas e complemento e apresenta função imunorreguladora na ITU através de mecanismo dependente do TLR4.

ASPECTOS CLÍNICOS

O espectro clínico da ITU abrange tanto a cistite, com características complicadoras, quanto a pielonefrite. Nem todos os pacientes com ITU aguda apresentam sintomas claros localizados no trato urinário. Como exemplo, enfermos com lesão medular e bexiga neurogênica podem apresentar disreflexia autonômica e aumento da espasticidade.

Cistite

Os sinais e sintomas de cistite incluem disúria, frequência e urgência urinárias, dor suprapúbica e hematúria. É quadro bastante comum em mulheres jovens e sexualmente ativas, ainda que possa ocorrer em qualquer faixa etária.

Pielonefrite

Sinais e sintomas de pielonefrite classicamente incluem febre, calafrios, dor no flanco, sensibilidade do ângulo costovertebral e náusea/vômito. Os sintomas da cistite geralmente estão presentes, mas não universalmente. Sintomas atípicos também foram descritos, com alguns pacientes com queixa de dor no epigástrio ou no abdome inferior.

ITU em Mulheres

Entre mulheres jovens sexualmente ativas, se os sintomas não determinarem um diagnóstico de ITU, pode ser necessário um exame pélvico para avaliar o movimento cervical ou a sensibilidade uterina, o que seria sugestivo de doença inflamatória pélvica.

ITU em Homens

Para os indivíduos do sexo masculino, o espectro clínico da ITU inclui prostatite, que deve ser considerada em homens com sintomas de cistite recorrentes ou acompanhados de dor pélvica ou perineal. Entre os homens com sintomas de dor pélvica ou perineal, justifica-se exame de toque retal cauteloso para avaliar uma próstata sensível ou edemaciada que sugira prostatite aguda.

ITU em Idosos

Pacientes idosos ou debilitados podem apresentar sinais ou sintomas mais generalizados de infecção (por exemplo, febre e calafrios) sem manifestações claras localizadas no trato urinário. Muitas vezes, suspeita-se de ITU em doentes idosos ou debilitados que apresentam sinais ou sintomas inespecíficos, como quedas, alteração no estado funcional e alteração no estado mental. No entanto, evidências crescentes indicam que esses não são preditores confiáveis de bacteriúria ou ITU e sugerem que o tratamento para ITU nesse cenário não está associado a melhores resultados. Quando esses sinais ou sintomas inespecíficos são acompanhados por manifestações de infecção sistêmica ou pielonefrite, a avaliação da ITU aguda complicada com estudos de urina, além de uma investigação geral infecciosa, é apropriada.

ITU Aguda Complicada

Os pacientes com ITU aguda complicada também podem apresentar bacteremia, sepse e choque séptico (ver Capítulo 19), disfunção de múltiplos órgãos, choque e/ou insuficiência renal aguda. É mais provável que isso ocorra em pacientes idosos, pacientes com obstrução do trato urinário, portadores de diabetes mellitus, pacientes que foram submetidos a instrumentação recente do trato urinário ou outras anormalidades do trato urinário. A pielonefrite aguda também pode ser complicada pela progressão da infecção do trato urinário superior para abscesso renal corticomedular (Fig. 26-4), abscesso perinéfrico, pielonefrite enfisematosa ou necrose papilar. Os fatores de risco para essas complicações incluem obstrução do trato urinário e diabetes mellitus (particularmente para pielonefrite enfisematosa e necrose papilar). A pielonefrite xantogranulomatosa (Fig. 26-5) é uma variante rara da pielonefrite, na qual há destruição maciça do rim. A maioria dos casos ocorre no cenário de obstrução devido a cálculos renais infectados. Os pacientes acometidos podem apresentar semanas a meses de sinais e sintomas insidiosos e inespecíficos, como mal-estar, fadiga, náusea ou dor abdominal.

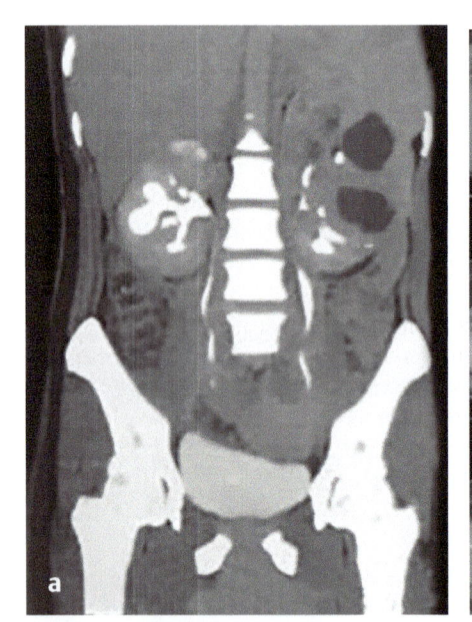

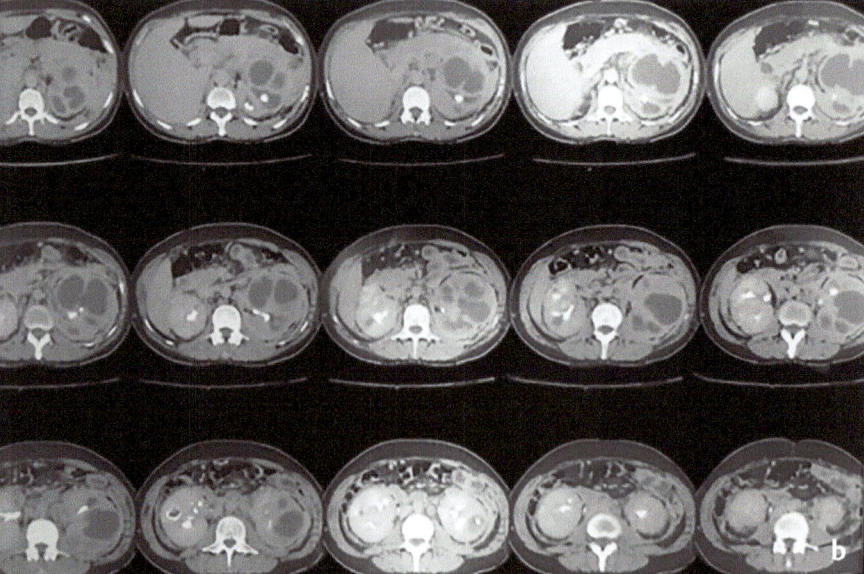

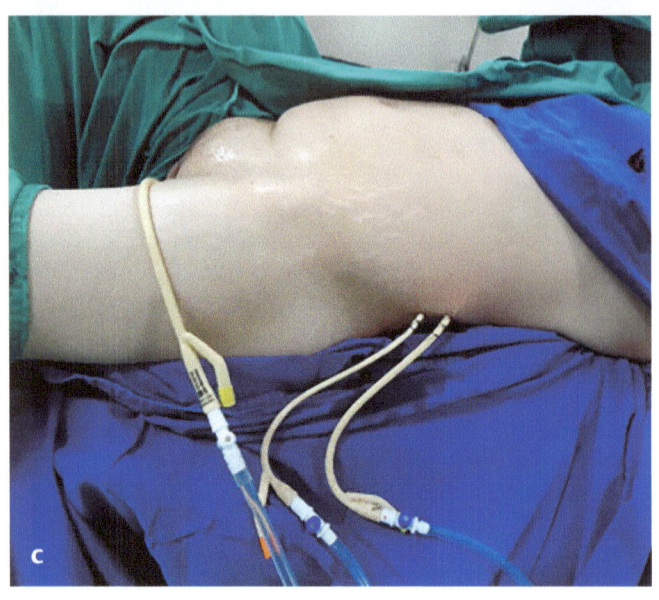

Fig. 26-4. Abscesso renal corticomedular. (a-b) Tomografia computadorizada e (c) paciente no bloco cirúrgico. (Arquivo pessoal do Prof. Bransildes Barcellos Terra.)

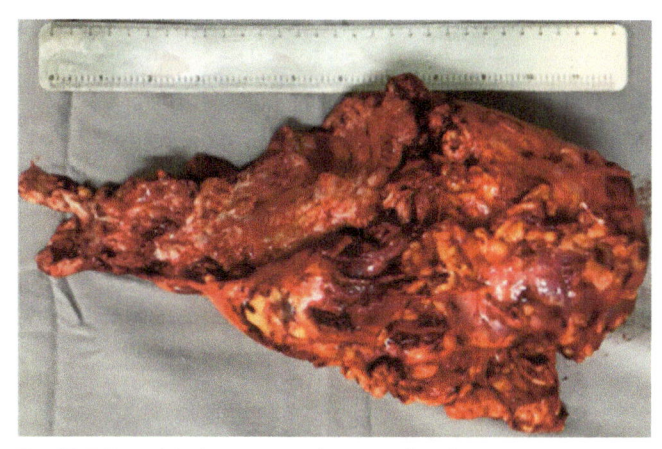

Fig. 26-5. Peça cirúrgica correspondente a pielonefrite xantogranulomatosa. (Arquivo pessoal do Prof. Bransildes Barcellos Terra.)

ABORDAGEM DO PACIENTE

Suspeita-se de infecção aguda complicada do trato urinário (ITU) em enfermos com disúria, frequência ou urgência urinária ou dor supra púbica que também apresentem febre, calafrios, dor no flanco, dor pélvica ou perineal (em homens). Especificamente, deve-se suspeitar de pielonefrite aguda em doentes com febre e dor no flanco, mesmo na ausência de sintomas típicos de cistite. A ITU aguda complicada também é frequentemente suspeitada em pacientes com febre ou sepse de origem não localizada. A avaliação inclui exames complementares para avaliar outras doenças. O exame físico deve avaliar o ângulo costovertebral, a sensibilidade abdominal e suprapúbica.

DIAGNÓSTICO

Em exames laboratoriais como o EAS (Urina rotina I), na infecção do trato urinário, observa-se leucocitúria ou piúria em 94% dos quadros. Para os enfermos com sintomas inespecíficos e sem achado de piúria ao EAS deve-se pensar em outras possibilidades diagnósticas. No caso de infecção por *Mycobacterium tuberculosis*, usualmente ocorrerá piúria estéril, uma vez que os métodos de urocultura realizados não são dirigidos ao crescimento de micobactérias. Os casos em que ambos achados laboratoriais estão ausentes é possível que ainda assim haja infecção, caso seja detectada obstrução do sistema coletor ou não exista comunicação entre infecção e sistema coletor, como nos casos de pielonefrite de disseminação hematogênica. Achados como hematúria e proteinúria podem estar presentes e é preciso ressaltar que também são encontrados em glomerulopatias: glomerulonefrite difusa aguda (GNDA) e síndrome nefrótica (doença de Berger), entre outras.

A análise da urina pelo método de Gram é outra ferramenta bastante útil na elucidação diagnóstica; de fato, por meio de coloração específica, torna-se possível a observação microscópica e a identificação da presença e da provável espécie de bactéria, conforme sua característica morfotintorial. Se disponível, a coloração de Gram na urina também pode ser útil para diminuir a lista de possíveis organismos causadores e informar a seleção antimicrobiana empírica. Tal exame proporciona a instituição de terapêutica adequada, especialmente nos quadros de maior gravidade que urgem por tratamento efetivo. A sensibilidade do Gram está diretamente relacionada a intensidade da infecção; com efeito, nos casos em que se encontram mais de cinco bactérias por campo de imersão a sensibilidade aumenta de 90% para 99% (uma bactéria por campo de imersão possui correlação com crescimento de 10^5 UFC/mL de urina na cultura.

O crescimento de bactérias na cultura de urina confirma o diagnóstico de ITU. Deve ser destacado que os testes de sensibilidade aos antimicrobianos são essenciais para garantir o tratamento adequado, especialmente nos contextos nos quais há suspeita de resistência (p. ex., na ITU de origem hospitalar). Problemas relacionados à coleta e teste de urina, bem como à interpretação das contagens de colônias de cultura de urina podem ser encontrados.

Exames de sangue, como bioquímica geral e hemograma, geralmente não são necessários, a menos que o paciente seja hospitalizado ou apresente sinais e sintomas de acometimento sistêmico. As hemoculturas são necessárias para aqueles que apresentam ITU alta (pielonefrite), sepse e/ou choque séptico.

Na maioria dos pacientes com ITU aguda e complicada não se justificam estudos de imagem para a abordagem diagnóstica e a instituição do tratamento. Métodos de imagem são geralmente reservados para aqueles que estão gravemente doentes, apresentam sintomas clínicos persistentes apesar de 48 a 72 horas de terapia antimicrobiana apropriada ou que tem suspeita de obstrução do trato urinário. Tais exames são também apropriados para doentes que apresentam sintomas recorrentes poucas semanas após o tratamento. O principal objetivo destes métodos é avaliar um processo que pode atrasar a resposta à terapia ou justificar alguma intervenção, como cálculo ou obstrução, ou diagnosticar uma complicação da infecção, como um abscesso renal ou perinéfrico. Imagens devem ser obtidas – urgentemente – em pacientes com sepse ou choque séptico para identificar qualquer evidência de obstrução ou abscesso que exija controle urgente da fonte. A urotomografia é geralmente o estudo de escolha para detectar fatores anatômicos ou fisiológicos associados à ITU aguda complicada; é mais sensível que a urografia excretora ou que a ultrassonografia renal para identificação de anormalidades renais predisponentes ou causadas por infecção e para delinear a extensão da doença. A tomografia sem contraste tornou-se o estudo radiográfico padrão para demonstrar cálculos, infecções formadoras de gás e obstrução. É necessário contraste para demonstrar alterações na perfusão renal e os sinais clássicos de pielonefrite, assim como complicações oriundas do processo infeccioso. Os achados tomográficos da pielonefrite incluem lesões hipodensas localizadas devido a isquemia induzida por acentuada infiltração neutrofílica e edema (Fig. 26-6). A TC pode ser normal em doentes com infecção leve. O ultrassom renal é apropriado em pacientes para os quais a exposição ao contraste ou radiação é indesejável.

O diagnóstico de ITU aguda complicada deve ser considerado nos seguintes cenários clínicos: Sintomas de cistite (disúria, urgência urinária e/ou frequência urinária) com febre ou outros sinais ou sintomas de doença sistêmica, como calafrios ou alterações agudas do estado mental. Nesses casos, a piúria e a bacteriúria (especialmente aquela demonstrada

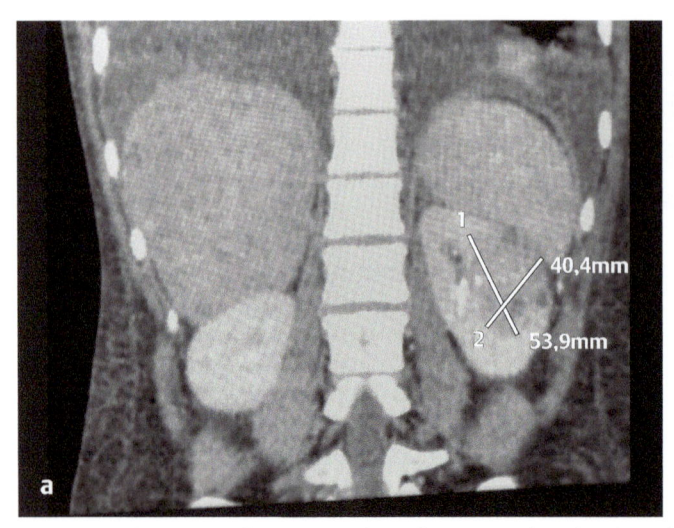

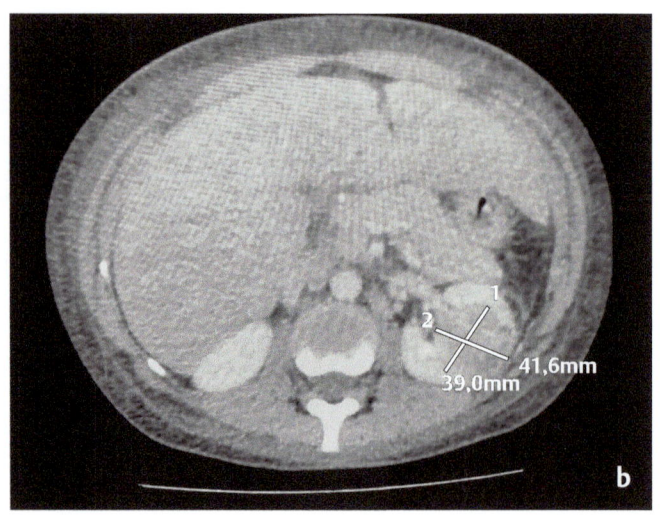

Fig. 26-6. (a,b) Tomografias computadorizadas mostrando Pielonefrite clássica. (Arquivo pessoal do Prof. Bransildes Barcellos Terra.)

pelo método de Gram) apoiam o diagnóstico. Febre e sintomas típicos da cistite geralmente estão presentes, mas sua ausência não exclui o diagnóstico; febre com sinais clínicos de sepse sem sintomas urinários na presença de piúria e bacteriúria podem ser atribuídas à ITU se outras causas forem descartadas. É necessária uma avaliação clínica cuidadosa. O diagnóstico de ITU aguda complicada é improvável se a piúria estiver ausente.

TRATAMENTO

A terapia antimicrobiana empírica (Quadro 26-2) deve ser iniciada prontamente, levando-se em consideração a presença de fatores de risco para a resistência a antimicrobianos pelo provável patógeno causador da infecção, principalmente o uso de antimicrobiano prévio.

A decisão de internar pacientes com ITU aguda complicada deve ser individualizada. Tal definição geralmente é clara quando os enfermos estão sépticos ou gravemente doentes ou em gestantes com quadro sugestivo ou confirmado de pielonefrite aguda. Caso contrário, as indicações gerais para o tratamento hospitalar incluem febre alta persistente (> 38,4 °C), idade maior que 65 anos, confusão mental, dispneia, hipotensão arterial sistêmica, debilidade acentuada ou incapacidade de manter hidratação oral ou tomar medicamentos orais.

Na cistite aguda simples em mulheres, em situações onde é pouco provável a presença de agente bacteriano resistente a antibióticos, pode-se utilizar nitrofurantoína monohidratada, sulfametoxazol/trimetoprima ou fosfomicina como agentes de primeira linha antimicrobiana. Caso haja algum fator que impeça o uso destes fármacos, beta-lactâmicos orais constituem boas opções e, se beta-lactâmicos não puderem ser utilizados, uma fluoroquinolona é razoável. Dentre os beta-lactâmicos podem ser utilizados amoxicilina-clavulanato, cefpodoxima, cefdinir e cefadroxila. Dentre as fluoroquinolonas podem ser utilizados ciprofloxacino e levofloxacino ou ofloxacino ou norfloxacino. Alguns estudos demonstraram que as fluoroquinolonas são mais eficazes que os beta-lactâmicos no tratamento da cistite aguda. Para aquelas pacientes que possuem, pelo menos, um fator de risco para uma infecção por germe gram-negativo resistente o tratamento empírico poderá ser realizado com nitrofurantoína monohidratada, fosfomicina ou, se disponível, pivmecilinam.

Em homens a cistite não é comum. Habitualmente, a literatura considera a cistite em homens como ITU complicada. Todavia, um homem saudável que não apresenta bexiga neurogênica com sintomas sugestivos de cistite e sem sinais de infecção fora da bexiga pode ser considerado como tendo cistite simples. Nestas situações pode ser considerada a utilização de nitrofurantoína monohidratada ou sulfametoxazol/trimetoprima ou fosfomicina. É necessário ter em mente que nitrofurantoína, fosfomicina e os beta-lactâmicos não atingem concentrações teciduais confiáveis na próstata e podem falhar em tratar de forma adequada uma possível prostatite subclínica. Para homens que apresentam sintomas mais graves de cistite ou se houver provável envolvimento da próstata no processo infeccioso deve-se utilizar ciprofloxacino ou levofloxacino de forma empírica. Fluoroquinolonas podem ser administradas por cinco dias e outros agentes por sete dias. É preciso lembrar que não existe experiência suficiente com a utilização de fosfomicina em dose única em homens com cistite simples.

Sabe-se que a bacteriúria assintomática durante a gravidez está relacionada a risco aumentado de pielonefrite e a resultados adversos como parto prematuro e bebês com baixo peso. O tratamento antimicrobiano reduz o risco de desenvolvimento destas complicações e a antibioticoterapia deve ser adaptada a resultados de cultura e a culturas de acompanhamento no sentido de confirmar a esterilização da urina. Podem ser utilizados amoxicilina/clavulanato ou cefpodoxima ou fosfomicina e como opção terapêutica, pode-se usar nitrofurantoína – no segundo e terceiro semestre.

A abordagem da terapia antimicrobiana empírica para pacientes com ITU associada ao uso de cateter depende em parte da apresentação clínica desta infecção e tais situações são consistentes com ITU aguda e complicada e devem ser conduzidas como tal.

Em relação aos agentes microbianos envolvidos na ITU não complicada – em crianças maiores que dois anos de idade e em adolescentes – sabe-se que a *E. coli* possui a maior prevalência, seguida de outros gram-negativos entéricos, porém,

Quadro 26-2. Tratamento das infecções do trato urinário

Considerações sobre o caso clínico	Patógenos implicados	Fármaco de escolha com sua respectiva posologia	Terapia alternativa com suas respectivas posologias	Tempo de tratamento
ITU assintomática	Mulheres adultas: *E. coli*, *S. saprophyticus*, outros gram-negativos	–	–	Não tratar
	Gravidez: *E. coli*, e outras Enterobacterias (*Klebsiella pneumoniae* e *Proteus mirabilis*), organismos gram-positivos, incluindo *Streptococcus* do grupo B	• Cefpodoxime (100 mg por via oral a cada 12 h) • Amoxicilina-clavulanato (500 mg por via oral a cada 8 h ou 875 mg por via oral a cada 12 h) • Fosfomicina (3g diluídos em água – DU)	• Nitrofurantoína (100 mg a cada 12 h – segundo e terceiro trimestre)	5 a 7 dias
	Homens adultos: *Enterobacteriaceae*	–	–	Não tratar
	Crianças: *E. coli*, outros gram-negativos	–	–	Não tratar
	Idosos: *Enterobacteriaceae*, *Enterococcus* spp.	–	–	Não tratar
	Imunossuprimidos e transplantados: *Enterobacteriaceae*	• Norfloxacino • Ofloxacino	• Ampicilina • Amoxicilina • Sulfametoxazol/trimetoprima	Tratar somente em transplante renal por 7 dias
Infecção sintomática do trato urinário baixo	Mulheres adultas: *Escherichia coli*, outras espécies de *Enterobacteriaceae* (como *Klebsiella pneumoniae* e *Proteus mirabilis*) e *Staphilococcus saprophyticus*	• Nitrofurantoína (100 mg a cada 12 h) • Trimetoprim-sulfametoxazol (160/800 mg a cada 12 h) • Fosfomicina (3g diluídos em água – DU) • Pivmecillinam (400 mg por via oral duas vezes ao dia)	• Amoxicilina/clavulanato (500 mg a cada 12 h) • Cefpodoxime (100 mg duas vezes ao dia) • Cefdinir (300 mg duas vezes ao dia) • Cefadroxil (500 mg duas vezes ao dia) • Ciprofloxacino (250 mg a cada 12 h) • Levofloxacino (250 mg por dia)	3 a 7 dias
	Gravidez: *Escherichia coli*, e outras *Enterobacter* (*Klebsiella pneumoniae* e *Proteus mirabilis*) E organismos gram-positivos, incluindo *Streptococcus* do grupo B	• Cefpodoxime (100 mg por via oral a cada 12 h) • Amoxicilina-clavulanato (500 mg por via oral a cada 8 h ou 875 mg por via oral a cada 12 h) • Fosfomicina (3g diluídos em água – DU)	• Nitrofurantoína (100 mg por via oral a cada 12 h) – (segundo e terceiro trimestre)	3 a 7 dias
	Homens adultos: *Escherichia coli* e outras *Enterobacteriaceae* como *Klebsiella pneumoniae* e *Proteus mirabilis*	• Nitrofurantoína (100 mg, via oral a cada 12 h) • Trimetoprim-sulfametoxazol (160/800 mg, via oral, a cada 12 h) • Fosfomicina (3g diluídos em água – DU)	• Amoxicilina/clavulanato (500 mg a cada 12 h) • Ciprofloxacino (500 mg a cada 12h ou 1000 mg a cada 24 h) • Levofloxacino (750 mg a cada 24 h)	5 a 7 dias
	Crianças maiores que 2 anos e adolescentes: *Escherichia coli* e outros gram-negativos entéricos *Staphylococcus saprophyticus*	• Cefuroxima (15 mg/kg duas vezes por dia) • Cefprozil (15 mg/kg duas vezes por dia) • Cefdinir (14 mg/g uma vez por dia) • Cefixime (4 mg kg duas vezes por dia) • Cefpodoxime (5 mg/kg duas vezes por dia) • Ceftibuten (9 mg/kg uma vez por dia)	• Sulfametoxazol/trimetoprima (SMX-TMP) (4 a 6 mg de trimetoprima/kg duas vezes por dia) • Amoxicilina/clavulanato (22,5 mg de amoxicilina/kg duas vezes por dia) • Nitrofurantoína (1,25 a 1,75 mg/kg quatro vezes por dia)	5 dias

(Continua.)

Quadro 26-2. *(Cont.)* Tratamento das infecções do trato urinário

Considerações sobre o caso clínico	Patógenos implicados	Fármaco de escolha com sua respectiva posologia	Terapia alternativa com suas respectivas posologias	Tempo de tratamento
Infecção sintomática do trato urinário baixo	Idosos: *E. coli*, *Enterococcus* spp. (homens), outros gram-negativos	▪ Norfloxacino ▪ Amoxicilina ▪ Ofloxacino	▪ Ampicilina ▪ Sulfametoxazol/trimetoprima	7 dias
	Pielonefrite enfisemantosa: *Enterobacteriaceae*, *Pseudomonas aeruginosa* e anaeróbios (*Clostridium* spp.); descrita mais amiúde em diabéticos	▪ Ciprofloxacino + metronidazol	▪ Cefepima + metronidazol ▪ Ceftazidime + metronidazol	14 a 21 dias
Pielonefrite Aguda	Adultos: *Escherichia coli*, *Enterobacteriaceae* (*Klebsiella pneumoniae* e *Proteus mirabilis*), *Pseudomonas* spp., *Enterococos* e *Staphylococcus* spp. (*Staphylococcus aureus* sensível à meticilina [MSSA] e *S. aureus* resistente à meticilina [MRSA])	▪ Ceftriaxona (1 grama IV uma vez ao dia) **OU** Piperacilina-tazobactam (3,375 gramas IV a cada seis horas) ▪ Ciprofloxacino (500 mg duas vezes ao dia ou 1.000 mg de liberação prolongada uma vez ao dia) ▪ Levofloxacino (750 mg uma vez ao dia) ▪ Carbapenema antipseudomona (imipenem 500 mg IV a cada 6 h, meropenem 1 grama IV a cada 8 h, ou doripenem 500 mg IV a cada 8 h)	▪ Ofloxacino ▪ Norfloxacino ▪ Amoxicilina (500 mg por via oral a cada 8 h ou 875 mg duas vezes ao dia)	5 a 14 dias
	Crianças maiores que 2 anos e adolescentes: *Enterococcus*	▪ Amoxicilina (13,3 mg/kg três vezes ao dia)	▪ Nitrofurantoína (1,25 a 1,75 mg/kg quatro vezes por dia)	7 a 14 dias
	Gravidez: *E. coli*, e outras *Enterobacteriaceae* (*Klebsiella pneumoniae* e *Proteus mirabilis*)	▪ Cefazolina IV ▪ Ceftriaxona (IM 1 g a cada 24 h)	▪ Aztreonam (1 g a cada 8 h) ▪ Sulfametoxazol/trimetoprima VO (não usar no primeiro e no terceiro trimestre)	14 dias
Pielonefrite Crônica	Homens/mulheres: *Enterobacteriaceae*	▪ Norfloxacino ▪ Amoxicilina	▪ Ampicilina ▪ Sulfametoxazol/trimetoprima	6 semanas
Abscesso perinefrético e intra-renal	Comunitários: *Enterobacteriaceae*, *S. aureus* (se infecção de outros sítios)	▪ Ofloxacino ▪ Pefloxacino ▪ Gentamicina (associar oxacilina se houver infecção de outros sítios)	▪ Ceftriaxona (associar oxacilina se infecção de outros sítios) ▪ Aztreonam	30 dias drenagem cirúrgica
Prostatite Aguda	Comunitária: *Enterobacteriaceae*, *Enterococcus* spp.	▪ Norfloxacino ▪ Amoxicilina	▪ Ampicilina ▪ Sulfametoxazol/trimetoprima	30 dias
	Hospitalar: *E. coli*, *S. aureus*, *Enterococcus* spp., outros gram-negativos	▪ Oxacilina + ofloxacino ▪ Ofloxacino + ampicilina	▪ Vancomicina + cefepima	30 dias
Prostatite Crônica	*E. coli*, *Enterococcus* spp. e outros gram-negativos	▪ Norfloxacino ▪ Ofloxacino	▪ Sulfametoxazol/trimetoprima	4-12 semanas
ITU no paciente cateterizado	Tempo de cateter < 30 dias (cistite): *Enterobacteriaceae*	▪ Norfloxacino ▪ Ampicilina ▪ Amoxicilina	▪ Nitrofurantoína ▪ Sulfametoxazol/trimetoprima	7 dias
	Tempo de cateter < 30 dias (pielonefrite): *Enterobacteriaceae*	▪ Ofloxacino ▪ Gentamicina	▪ Ceftriaxona[4] ▪ Cefotaxima[4]	14 dias

(Continua.)

Quadro 26-2. *(Cont.)* Tratamento das infecções do trato urinário

Considerações sobre o caso clínico	Patógenos implicados	Fármaco de escolha com sua respectiva posologia	Terapia alternativa com suas respectivas posologias	Tempo de tratamento
ITU no paciente cateterizado	Tempo de cateter > 30 dias: Enterobacteriaceae, Proteus spp. e Providencia spp.	• Norfloxacino • Ofloxacino	• Sulfametoxazol/trimetoprima	Se assintomático, triar e tratar se Proteus spp. e Providencia spp. Sintomáticos, utilizar o mesmo tempo de tratamento em cistite e pielonefrite comuns.
ITU hospitalar	Todos os pacientes: Enterobacteriaceae, P. aeruginosa, Enterococcus spp.	• Ciprofloxacino • Aztreonam • Amicacina	• Cefepima • Imipenem • Ceftazidima • Piperacilina/tazobactam	14 dias
ITU fúngica	Todos os pacientes: Candida spp.	• Anfotericina B (vesical ou intravenosa) • Fluconazol (intravenoso)	• Fluconazol (via oral)	Tratamento não é obrigatório. Analisar situação clínica

[1]ITU baixa deve ser tratada por via oral, a não ser que haja algum problema associado como náuseas ou vômitos. ITU alta deve Ter tratamento por via intravenosa, por seu potencial de gravidade, pelo menos no início, podendo ser substituído posteriormente pela via oral.
[2]Quando houver utilização de beta-lactâmicos, o tempo de tratamento deve ser aumentado para cinco dias a sete dias.
[4] Se idoso e possibilidade de *Enterococcus* spp., deve-se adicionar ampicilina.
[5] Considerar *Enterococcus* spp. em homens idosos.
[6] Considerar a possibilidade de *S. aureus* MRSA e o uso de vancomicina. Se idoso, considerar *Enterococcus* spp. e adição de ampicilina, se opção de uso for cefalosporina.
[7]No caso de suspeição de *Enterococcus* spp. deve-se associar ampicilina ou se possibilidade de resistência, vancomicina.
Fonte: Adaptado de Geller et al. (2008) e complementado com os trabalhos de vários autores.

em adolescentes sexualmente ativos, é comum a infecção ser causada por *S. saprophyticus*. Se optado pela antibioticoterapia empírica, ela deve ser ministrada de acordo com características clínicas do paciente, sua idade, padrões de resistência local e coloração de Gram na urina, se sua realização for possível. Quando a terapia empírica for realizada, as primeiras opções terapêuticas consistem em cefuroxima, cefprozil, cefdinir, cefixima e cefpodoxima, e na presença de *S. saprophyticus* a medicação apropriada é a nitrofurantoína. Já, nos menores de dois anos, mesmo podendo ocorrer cistite não complicada, o diagnóstico é difícil de ser realizado, pois, é complexo diferenciar ITU superior e inferior nessa idade, então, na maioria das vezes, é presumido que elas possuem ITU superior.

Para o tratamento empírico da ITU complicada deve-se considerar a gravidade da doença, fatores de risco para patógenos resistentes a antimicrobianos e fatores específicos do hospedeiro. Cultura de urina e teste de sensibilidade antimicrobiana devem ser realizados em todos estes pacientes. Para enfermos com ITU aguda complicada que estão graves ou que pioram apesar de uma terapia prévia estabelecida ou com suspeita de obstrução do trato urinário sugere-se carbapenema anti-*Pseudomonas*, meropenem ou doripenem os quais atuam sobre organismos produtores de beta-lactamase de espectro estendido (ESBL) e, bem como vancomicina, para cobrir *S. aureus* resistente à meticilina (MRSA). Daptomicina e linezolida são alternativas à vancomicina. Combinações avançadas de cefalosporina ou carbapenema com inibidores de beta-lactamase (como ceftazidima-avibactam e meropenem-vaborbactam), plazomicina e fosfomicina parenteral também apresentam atividade contra algumas enterobacteriaceas produtoras de ESBL e isolados de *P. aeruginosa* multirresistentes e mostraram-se eficazes na ITU aguda complicada. Justifica-se cobertura tão ampla nesses pacientes pelo alto risco de resultados adversos. A terapia deve ser individualizada e em locais onde a prevalência de organismos multirresistentes é baixa pode-se utilizar esquema antibiótico com espectro mais estreito.

Para pacientes internados por ITU aguda complicada, mas que não estão gravemente doentes e não têm suspeita de obstrução do trato urinário pode ser utilizada ceftriaxona ou piperacilina-tazobactam. Fluoroquinolonas (ciprofloxacino ou levofloxacino) também são boas alternativas caso o paciente não apresente urocultura com patógeno resistente a fluoroquinolonas nos três meses anteriores. Se houver suspeita de espécies de *Enterococcus* spp. ou *Staphylococcus* spp., piperacilina-tazobactam é preferida por ter atividade contra esses organismos. Se houver suspeita de patógenos gram-positivos resistentes é necessário adicionar vancomicina (para MRSA), linezolida ou daptomicina (para *Enterococcus* resistente à vancomicina [VRE]). Se houver probabilidade de presença de *P. aeruginosa* pode-se utilizar piperacilina-tazobactam, em dose mais alta, ou uma fluoroquinolona. Outros agentes anti-*Pseudomonas* que podem ser utilizados são cefepima e ceftazidima. A fosfomicina parenteral também é eficaz para ITU complicada por ter atividade contra certos organismos. Para enfermos ambulatoriais, fluoroquinolonas podem ser utilizadas na seleção do esquema terapêutico sendo ciprofloxacino ou levofloxacino os agentes mais comuns.

Para doentes ambulatoriais com ITU aguda complicada e sem fatores de risco para infecção por um organismo gram-negativo multirresistente podem ser utilizados esquemas com quinolonas como ciprofloxacino ou levofloxacino. As fluoroquinolonas são administradas por cinco a sete dias. Se houver contraindicações ao uso de fluoroquinolonas recomenda-se uma dose única de um agente parenteral de ação prolongada, seguido de um agente oral não fluoroquinolona. A ceftriaxona é o agente de escolha para terapia parenteral de ação prolongada devido à sua segurança, eficácia e espectro antimicrobiano. O ertapenem é uma alternativa para pacientes com alergia que impede o uso de ceftriaxona ou resistência esperada à ceftriaxona e os aminoglicosídeos. Gentamicina ou tobramicina ficam reservados para pacientes que não podem utilizar nenhum destes dois medicamentos. Após a dose parenteral pode-se utilizar amoxicilina/clavulanato ou cefpodoxima ou cefdinir ou cefadroxila. Uma vez disponíveis, os resultados dos testes de cultura e suscetibilidade devem orientar a seleção da terapia definitiva.

PROFILAXIA

As ITUs são extremamente frequentes, ocorrendo em todas as faixas etárias e inclusive. Diversas são as medidas preventivas que podem ser realizadas para se evitar as infecções urinárias, que além, de alterar a qualidade de vida, podem gerar complicações graves.

A ingestão abundante de líquido (2 a 3 litros, diariamente) ajuda a expelir as bactérias da uretra e da bexiga, evitando o aumento da população de microrganismos, e consequentemente, a infecção urinária. Ademais, a limpeza cuidadosa perineal, de modo anteroposterior, é essencial para se evitar que as bactérias intestinais entrem em contato com a bexiga.

Pode-se observar um aumento da infecção urinária em mulheres que usam meia calça de material sintético por longos períodos e em pessoas que utilizam roupas sintéticas e apertadas. Com efeito, é necessário orientar acerca do uso de vestimentas confortáveis e, preferencialmente, de roupas de algodão, favorecendo a ventilação. Ademais, em relação ao uso de absorvente íntimo por mulheres, é de extrema importância trocá-los com bastante frequência, pois, a presença de umidade e sangue aumenta o risco de proliferação bacteriana.

Cuidados na relação sexual e na contracepção devem ser tomados, pois, mulheres sexualmente ativas que usam espermicidas – particularmente, em conjunto com diafragmas – estão propensas a um aumento do risco de infecções urinárias recorrentes. Ainda nesse contexto, mesmo não havendo muitos estudos, alguns autores destacam que a micção pós-coito pode diminuir a probabilidade de infecção, pois, auxilia na remoção de possíveis bactérias que se aderem ao trato geniturinário durante a relação sexual.

Alterações hormonais ocasionadas pela menopausa – hipoestrogenismo – determinam modificação da microbiota vaginal, tornando parte importante na patogênese da infecção urinária em mulheres pós-menopausa. Dessa forma, o uso do estrogênio vaginal para essas mulheres que possuem cistite recorrente – três ou mais episódios de ITU por ano ou mais de dois episódios em um intervalo de 6 meses – pode ser um grande aliado, reduzindo a incidência dessa enfermidade.

Existem, também, abordagens profiláticas alternativas – consumo de cranberry, amora e de extrato de *E. coli* –, as quais têm sido propostas, em virtude do aumento da resistência bacteriana aos antibióticos. Essas medidas têm benefício incerto, mas, há indícios de queda consistente para hospitalizações e menor utilização antimicrobianos. Em relação ao uso de probióticos, como profilaxia, também, não há demonstração concreta de que eles reduzem o risco de cistite. No entanto, sabe-se que os probióticos possuem grande potencial de proteger contra a colonização vaginal por uropatógenos, através de uma variedade de mecanismos, incluindo, bloqueio da fixação do microrganismo, produção de peróxido de hidrogênio, manutenção de um pH baixo e indução de respostas anti-inflamatórias a citocinas em células epiteliais. Há, ainda, algumas estratégias de prevenção que não possuem, ainda, eficiência comprovada, porém, podem ser utilizadas como estratégia poupadora de antimicrobianos, com por exemplo, o uso de sais e de D-manose (açúcar natural).

Por fim, existe, a profilaxia com antibióticos, usado em baixas doses, de modo contínuo, pós coito ou *self-start* (início precoce do antibiótico após mínimos sintomas). Consistindo em um método efetivo na prevenção de infecções urinárias não complicadas recorrentes. A escolha do antimicrobiano utilizado deve basear-se no perfil de suscetibilidade dos patógenos causadores da infecção.

CONTRIBUIÇÃO DOS AUTORES

Os autores trabalharam igualmente na elaboração e revisão do capítulo.

BIBLIOGRAFIA

Foxman B. Urinary tract infection syndromes: occurrence, recurrence, bacteriology, risk factors, and disease burden. Infect Dis Clin North Am 2014; 28:1.

Geller M, Siqueira-Batista R, Barboza Gama CR, Scaramussa G, Varella RB, Guimarães O, Oliveira LB. Manifestações clínicas das infecções do trato urinário: recorrência e profilaxia. J Bras Med 2008; 95: 24-30.

Gharbi M, Drysdale JH, Lishman H, et al. Antibiotic management of urinary tract infection in elderly patients in primary care and its association with bloodstream infections and all cause mortality: population based cohort study. BMJ 2019; 364:l525.

Golan Y. Empiric therapy for hospital-acquired, Gram-negative complicated intra-abdominal infection and complicated urinary tract infections: a systematic literature review of current and emerging treatment options. BMC Infect Dis 2015; 15:313.

Hooton TM. Clinical practice. Uncomplicated urinary tract infection. N Engl J Med 2012; 366:1028.

Popejoy MW, Paterson DL, Cloutier D, et al. Efficacy of ceftolozane/tazobactam against urinary tract and intra-abdominal infections caused by ESBL-producing Escherichia coli and Klebsiella pneumoniae: a pooled analysis of Phase 3 clinical trials. J Antimicrob Chemother 2017; 72:268.

Sobel JD, Brown P. Urinary tract infections. In: Bennett JE, Dolin R, Blaser MJ (Eds.). Mandell, Douglas, and Bennett's Principles and Practice of Infectious Diseases. 9th ed. Philadelphia: Elsevier Saunders; 2020.

Wagenlehner FME, Cloutier DJ, Komirenko AS, et al. Once-Daily Plazomicin for Complicated Urinary Tract Infections. N Engl J Med 2019; 380:729.

Walker E, Lyman A, Gupta K, et al. Clinical Management of an Increasing Threat: Outpatient Urinary Tract Infections Due to Multidrug-Resistant Uropathogens. Clin Infect Dis 2016; 63:960.

INFECÇÕES EM GINECOLOGIA

Izabela Bartholomeu Noguéres Terra ▪ Jéssica Gomes Muniz
Stefania Salvador Pereira Montenegro ▪ Thiany Silva Oliveira

INTRODUÇÃO

Inúmeros patógenos podem provocar infecções no trato genital feminino, ocasionando diversas condições clínicas. No presente capítulo serão discutidas a vaginose bacteriana e a doença inflamatória pélvica, que são as principais infecções ginecológicas em mulheres em idade fértil, com ênfase em suas etiologias, epidemiologia, aspectos clínicos, diagnóstico e tratamento. As infecções sexualmente transmissíveis são abordadas no Capítulo 28.

VAGINOSE BACTERIANA

A vaginose bacteriana (VB) é a infecção ginecológica mais prevalente em mulheres e é a causa mais comum de corrimento vaginal fétido, caracteristicamente relatado como "odor de peixe podre". A infecção está relacionada a um desequilíbrio da microbiota normal da vagina, porém a fisiopatologia da doença ainda não é bem esclarecida e, por isso, ainda há controvérsias no tratamento e classificação, já que a VB não é considerada uma infecção sexualmente transmissível (IST).

Em decorrência desse desequilíbrio, a mulher que apresenta VB tem um risco aumentado de infecção por outros patógenos responsáveis por ISTs, como clamídia, gonorreia, herpes vírus simples e HIV. Além disso, em gestantes, pode ser responsável por complicações no parto e periparto, como prematuridade, ruptura prematura de membranas, abortamento espontâneo e corioamnionite, principalmente se a infecção ocorrer nos últimos trimestres gestacionais. As complicações ginecológicas mais comuns observadas em mulheres com VB incluem vaginite, doença inflamatória pélvica (DIP) não associada à *N. gonorrhoeae* ou *Chlamydia trachomatis* e infecções pélvicas pós-cirúrgica (Fig. 27-1)

Etiologia

O surgimento da doença é decorrente da diminuição dos lactobacilos da microbiota vaginal, conferindo assim um pH básico à vagina, predispondo o crescimento de bactérias anaeróbicas como a *Gardnerella vaginalis, Atopobium vaginae, Mobiluncus* spp., *Mobiluncus curtesii, Bacteroides* spp., *Provotella* spp., *Mycoplasma hominis, Ureaplasma urealyticum* e *Streptococcus agalactie* (grupo B).

Epidemiologia

A vaginose bacteriana é a infecção mais comum em mulheres com idade reprodutiva, podendo atingir uma prevalência de até 70%. Alguns fatores se mostraram predisponentes da VB,

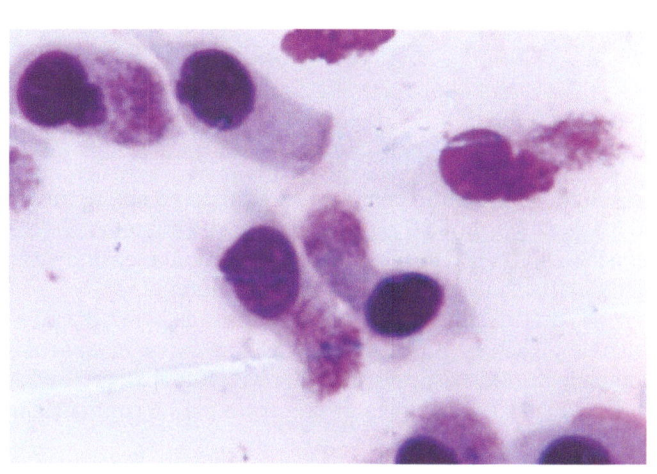

Fig. 27-1. Fotomicrografia de esfregaço conjuntival. Presença de inclusões intracitoplasmáticas, localizadas no citoplasma das células epiteliais da conjuntiva. Diagnóstico: tracoma causado por *Chlamydia trachomatis*. (Fonte: Centers for Diseases Control and Prevention (CDC). Reproduzida com permissão, conforme anúncio público no site do CDC.)

sendo eles, o uso de ducha vaginal, múltiplos parceiros sexuais, início precoce da atividade sexual, terapia antimicrobiana recente, tabagismo e uso de DIU.

Mulheres em uso de contraceptivo oral combinado (ACO) apresentam menores taxas de VB, sugerindo um papel protetor do estrogênio da manutenção do equilíbrio da microbiota vaginal.

Aspectos Clínicos

A vaginose bacteriana pode ser, muitas vezes, assintomática. Porém quando há sintomas, o principal é o corrimento vaginal fétido, com "odor de peixe podre", que se intensifica após a relação sexual e a menstruação. O corrimento pode apresentar coloração branca ou acinzentada e pode ou não estar associado a disúria, dispareunia, irritação e prurido vaginal. Por outro lado, a vagina não se encontra eritematosa e, ao exame, o colo do útero pode apresentar secreção ou nenhuma anormalidade.

Diagnóstico

O diagnóstico padrão-ouro da vaginose bacteriana é a visualização dos patógenos corados pelo Método de Gram da secreção vaginal. Os patógenos e os lactobacilos visualizados e quantificados são analisados pelo escore do sistema de Nugent para diagnóstico conforme o Quadro 27-1. A interpretação do

Quadro 27-1. Sistema Nugent de Diagnóstico de Vaginose Bacteriana

Escore	Lactobacilos	Bactéria identificada	Bacilos curvos	Quantificação
0	4+	0	0	Ausência de bactérias
1	3+	1+	1+/2+	< 1 bactéria/campo
2	2+	2+	3+/4+	1 a 5 bactérias/campo
3	1+	3+	-	6 a 30 bactérias/campo
4	0	4+	-	≥ 30 bactérias/campo

Fonte: Brasil (2019).

resultado é de acordo com a pontuação do escore, sendo de 0 a 3 negativo, de 4 a 6 alguma alteração da microbiota, e ≥ 7 positivo para VB. O sistema Nugent possui uma sensibilidade e especificidade de 89% e 83%, respectivamente.

Na prática clínica, a forma mais utilizada para o diagnóstico de VB são os critérios de Amsel, que apresentam sensibilidade de 70% e especificidade de 94%. Pelo menos três dos quatro critérios devem estar presentes para a confirmação diagnóstica:

1. Corrimento vaginal homogêneo.
2. pH vaginal > 4,5.
4. Presença de clue cells à microscopia.
4. Teste de Whiff positivo (liberação de odor após adição de KOH 10%).

Outro método diagnóstico é o esfregaço vaginal com coloração Gram (Hay/Ison) no qual observa-se o aumento da presença da *Gardnerella vaginalis*, morfótipos de *Mobiluncus* spp. e redução ou ausência de lactobacilos.

Para fins de diagnóstico e tratamento adequados, é importante realizar o diagnóstico diferencial com outras causas de corrimento vaginal, que também podem ocorrer de forma simultânea à VB, como candidíase, cervicite, clamídia, gonorreia, herpes simples vírus e tricomoníase.

Tratamento

O tratamento da VB é recomendado apenas para pacientes com infecção sintomática, exceto em casos de gestantes ou mulheres que serão submetidas à procedimentos ginecológicos invasivos. O esquema terapêutico mais utilizado é o metronidazol 500 mg VO de 12 em 12 horas por 7 dias ou metronidazol gel intravaginal a 0,75% aplicado uma vez ao dia por 5 dias, sendo seguro seu uso durante a gravidez. O uso da clindamicina creme intravaginal a 2% aplicado uma vez ao dia por 7 dias também é uma opção e no caso de gestantes com VB sintomática, recomenda-se a administração de clindamicina até a 22ª semana de gestação para evitar parto prematuro e outras complicações obstétricas. A recorrência da infecção ocorre em torno de 50% dos casos, mas em mulheres com VB recidivante deve-se pensar em vaginose por *Atopium vaginae* resistente ao metronidazol, nesse caso deve ser utilizado a clindamicina ou cefalosporinas. A falha terapêutica do tratamento preconizado pode, na maioria das vezes, ser explicada pela não utilização de preservativos, duchas vaginais, DIU, resposta imune ineficaz ou resistência bacteriana.

Alguns esquemas terapêuticos alternativos incluem a clindamicina 300 mg VO de 12 em 12 horas por 7 dias ou tinidazol oral 2 g uma vez ao dia por 2 dias ou 1 g ao dia por 5 dias. Alguns estudos demonstraram diminuição da recorrência da VB com a utilização de probióticos com *Lactobacillus rhamnosus, Lactobacillus acidophilus, Streptococcus thermophilis* e *Lactobacillus bulgaricus* associados à terapia antimicrobiana, tendo papel importante no restabelecimento da microbiota – composta por *Lactobacillus* – na vagina.

É importante orientar que, no caso do tratamento por via oral, a paciente deve ingerir a medicação junto com a alimentação, principalmente no uso do metronidazol, para evitar os efeitos colaterais gastrointestinais. Além disso, durante o tratamento, é recomendado que a mulher se abstenha de relações sexuais. Porém, apesar da controverso, como a VB não é considerada uma infecção sexualmente transmissível, não há indicação de tratamento do parceiro, pois o tratamento dos parceiros do sexo masculino não beneficia as mulheres com quadros recorrentes.

Em casos de VB recorrente, o regime terapêutico a ser adotado pode ser o metronidazol 500 mg VO a cada 12 horas por 7 a 14 dias ou metronidazol gel intravaginal 2 vezes por semana durante 4 a 6 meses.

DOENÇA INFLAMATÓRIA PÉLVICA

A doença inflamatória pélvica (DIP) é definida pela contaminação do trato genital superior feminino ocasionada pela ascensão de bactérias através do canal cervico-vaginal através da via canalicular seja de forma espontânea ou devido à manipulação durante procedimentos ginecológicos. A doença pode comprometer endométrio, tubas, anexos uterinos e estruturas contíguas, como peritônio e paramétrio. Essa infecção é capaz de causar danos inflamatórios, gerar cicatrizes e aderências que podem levar a obstrução das tubas uterina e, portanto, representa uma causa importante de infertilidade, sendo uma das principais complicações de infecções sexualmente transmissíveis.

Etiologia

A maioria dos patógenos envolvidos na DIP estão relacionados à ISTs ou vaginose bacteriana, sendo a *Clamydia trachomatis* e a *Neisseria gonorrhoeae* os mais comum, seguidos de *Herpes simplex vírus, Trichomonas vaginalis, Peptococcus, Peptoestreptococcus, Bacterioides, E. coli, Streptococcus agalactiae, Campylobacter* spp., *Haemophilus influenzae, Streptococcus pneumoniae, Staphylococcus aureus, Mycoplasma genitalium, Ureaplasma* e citomegalovírus. Porém, independente do patógeno inicial, a DIP é, na maioria das vezes, polimicrobiana, pois, a infecção facilita a multiplicação de outros patógenos no epitélio cervical. As tubas uterinas também podem ser afetadas por extensão direta da doença inflamatória gastrointestinal, especialmente se houver rotura de abscesso.

Epidemiologia

Apesar da melhor compreensão dos aspectos etiológicos e patogênicos da DIP e do aprimoramento das ferramentas diagnósticas, essa condição ainda constitui um risco para a saúde, tanto nos países desenvolvidos quanto nos países em desenvolvimento. Além disso, a incidência da DIP está em ascensão devido ao aumento das ISTs.

A DIP é mais comumente associada a mulheres jovens, entre 15 a 25 anos, com baixas condições socioeconômicas, início precoce da atividade sexual, múltiplos parceiros, uso de duchas vaginais, vaginites e vaginoses recorrentes, uso de drogas, história pregressa ou atual de IST, história pregressa de salpingite e uso de DIU. Em 15% dos casos as infecções se instalam devido a procedimentos que facilitam a ascensão de microorganismos, como biópsias endometriais, curetagem uterina, inserção de DIU e histerossalpingografia. Portanto, políticas de saúde pública relacioandas à sexualidade que incluam acesso a informações, aos métodos de proteção para a prática sexual e aos serviços de saúde de qualidade representam importantes medidas para a redução da incidência da DIP.

Os métodos contraceptivos de barreira e os anticoncepcionais orais sugerem proteção para a DIP.

Aspectos Clínicos

A DIP manifesta-se, habitualmente, de forma subaguda e oligossintomática com sintomas inespecíficos, sendo a dor pélvica, em intensidade variável, uma das principais queixas. Além disso, podem estar presentes sangramento uterino anormal em pequena quantidade (*spotting*), corrimento vaginal, febre, calafrios, cefaleia, anorexia, nauseas e vômitos, disúria, dispareunia e, durante o exame físico, dor à mobilização do colo uterino. Os sintomas normalmente surgem durante ou após o período menstrual devido à perda das barreiras endocervicais.

Geralmente, a primeira manifestação é a endometrite, seguida da infecção das tubas, ascensão para outras estruturas da pelve e, se não tratada, pode atingir o peritônio e promover a síndrome de Fitz-Hugh-Curtis, que consiste em uma peri-hepatite com infecção do espaço infradiafragmático e cápsula hepática.

O exame físico pode revelar presença de massa abdominal e evidencia dor à descompressão súbita ou defesa muscular. No exame especular do colo uterino, é possível observar corrimento mucopurulento, meato uretral externo congesto, obstrução dos ductos de Bartholin que podem drenar secreção purulenta sob pressão, canal endocervical friável e edemaciado. A palpação bimanual do fórnix vaginal pode desencadear dor bilateral que aumenta com a movimentação do colo do útero.

Diagnóstico

O diagnóstico padrão-ouro para DIP é a laparoscopia. Porém, existem critérios clínicos e laboratoriais (Quadro 27-2) que são utilizados e, nesse caso, são necessários para confirmação diagnóstica:

- Três critérios maiores + um critério menor ou
- Pelo menos um critério elaborado.

A ultrassonografia transvaginal e pélvica é um exame de imagem que pode ser utilizado para diagnóstico das complicações da DIP, sendo um método acessível e não invasivo, que pode evidenciar a presença de abcesso tubo-ovariano, cistos ovarianos e torção de ovário.

Quadro 27-2. Critérios Diagnósticos de DIP

Critérios maiores
- Dor em região hipogástrica
- Dor à palpação dos anexos
- Dor à mobilização do colo do útero

Critérios menores
- Temperatura axilar > 37,5° C ou Temperatura retal > 38,3° C
- Secreção vaginal ou endocervical anormal
- Lâmina de material da endocérvice com > 5 leucócitos/campo
- Massa pélvica
- Leucocitose em sangue periférico
- Infecção cervical por gonococo, micoplasmas ou clamídia confirmada laboratorialmente

Critérios elaborados
- Endometrite confirmada por exame histopatológico
- Estudo de imagem evidenciando abcesso tubo-ovariano ou abcesso em fundo de saco de Douglas

Fonte: Brasil (2009).

Em relação aos diagnósticos diferenciais, tem-se a gravidez ectópica, apendicite aguda, infecção do trato urinário, ureterolitíase, endometriose, lesão traumática, diverticulite, torção de tumor cístico de ovário ou de mioma uterino, cisto ovariano roto, entre outras causas de dor pélvica. Dessa forma, a avaliação laboratorial na DIP deve incluir dosagem de β-HCG, exame de urina tipo 1 e urocultura, microscopia de corrimento vaginal ou cervical, testes de amplificação de ácido nucleico (NAATs) para *C. trachomatis, N. gonorrhoeae* e *M. genitalium* e sorologias de infecções sexualmente transmissíveis. Além disso, hemograma e VHS podem auxiliar no diagnóstico.

Tratamento

O tratamento adequado e imediato da DIP é imprescindível para evitar complicações e deve ser orientado de acordo com a apresentação do quadro. Em mulheres que apresentam sintomas leves e não possuem sinais de pelviperitonite, deve ser indicado o tratamento ambulatorial e o tratamento hospitalar deve ser realizado (Quadro 27-3) em caso de:

- Abcesso tubo-ovariano ou peritonite.
- Gravidez.
- Intolerância à terapêutica por via oral ou incapacidade de seguimento ambulatorial.
- Mau estado geral, náuseas, vômitos e febre.
- Tratamento por via oral que não melhora o quadro após 72 horas.
- HIV positivo ou imunossuprimido.
- Uso de DIU.
- Possível necessidade de intervenção cirúrgica.

As orientações em relação à terapêutica devem incluir a abstinência sexual até desaparecimento dos sintomas, suspensão do consumo de bebidas alcoólicas durante o uso e até 24 horas após o tratamento com metronidazol pelo risco de efeito dissulfiran símile (antabuse) e a contraindicação do uso da doxiciclina em gestantes. Além disso, a via intravenosa

Quadro 27-3. Regime Antimicrobiano para a Doença Inflamatória Pélvica

Tratamento	1ª opção	2ª opção	3ª opção
Ambulatorial	Ceftriaxona 500 mg IM DU + Doxiciclina 100 mg 01 comp. VO de 12/12 h por 14 dias + Metronidazol 250 mg 02 comps. VO de 12/12 h por 14 dias*	Cefotaxima 500 mg IM DU + Doxiciclina 100 mg 01 comprimido VO de 12/12 horas por 14 dias + Metronidazol 250 mg 02 comps. VO de 12/12 h por 14 dias*	-
Hospitalar	Ceftriaxona 1 g IV 1×/dia por 14 dias + Doxiciclina 100 mg 01 comp. VO de 12/12 h por 14 dias + Metronidazol 400 mg IV de 12/12 h por 14 dias*	Clindamicina 900 mg IV de 8/8 h por 14 dias + Gentamicina IM ou IM 3 a 5 mg/kg/dia por 14 dias	Ampicilina/sulbactam 3 g IV de 6/6 h por 14 dias + Doxiciclina 100 mg 01 comp. VO de 12/12 h por 14 dias

*O metronidazol deve ser adicionado, principalmente, se houver história de procedimentos ginecológicos/obstétricos invasivos recentes ou se houver suspeita de infecção por *tricomonas*.
Fonte: elaborado pelas autoras a partir de diferentes referências bibliográficas.

deve ser utilizada somente até 24 horas após o término dos sintomas, devendo o tratamento ser continuado por via oral por até 14 dias.

Em relação ao tratamento dos parceiros sexuais, deve ser realizado com ceftriaxona 500 mg IM DU + azitromicina 1 g VO DU em todos que tiveram relações até dois meses antes do início do quadro.

O tratamento cirúrgico é indicado nos quadros de peritonite generalizada, abscesso pélvico e abscesso tubo-ovariano que não responde à terapia antimicrobial.

Complicações Agudas

As complicações agudas da DIP estão relacionadas ao tratamento inadequado ou tardio do quadro, permitindo a ascensão dos microrganismos causadores da doença para outras estruturas da pelve. A peri-hepatite infecciosa, também conhecida como síndrome de Fitz-Hugh-Curtis (FHC) é resultante da infecção da cápsula anterior do fígado e do espaço infra-diafragmático com formação de aderências em "corda de violino". Nesse caso, há dor em hipocôndrio direito com enzimas hepáticas levemente elevadas ou normais. Em casos mais graves pode ocorrer peritonite pélvica ou peritonite generalizada, assim como sepse, levando à artrite ou miocardite.

Abscesso Tubo-Ovariano

Outra complicação frequente da DIP é o abscesso tubo-ovariano. Geralmente, a alteração se manifesta de forma unilateral e pode acometer estruturas adjacentes, como o cólon e a bexiga. A progressão do abscesso resulta em um enfraquecimento estrutural que pode levar à ruptura e à peritonite potencialmente fatal. Os microorganismos responsáveis mais comuns são *E. coli, Bacteroides* spp., *Peptostreptococcus* spp. e *Streptococcus* spp. aeróbicos. Ao exame ultrassonográfico, perde-se a distinção tecidual entre o ovário e a tuba uterina acometida. Além disso, pode-se encontrar massas anexiais císticas complexas ou de fundo de saco com paredes espessas e irregulares, áreas de ecogenicidade mista, septações e alterações inflamatórias adjacentes.

O tratamento do abscesso tubo-ovariano é realizado com antibióticos de amplo espectro, que possuem cobertura para microrganismos anaeróbios, e são tipicamente administrados por via endovenosa após internação hospitalar. Os regimes antimicrobianos utilizados no tratamento dos abscesso tubo-ovariano (Quadro 27-4) são semelhantes aos regimes utilizados no tratamento da DIP, mas há algumas considerações adicionais, como penetração na parede do abscesso e dados específicos para o manejo da TOA. O CDC recomenda

Quadro 27-4. Regimes Antimicrobianos Hospitalares para o Abscesso Tubo-Ovariano

1ª opção	2ª opção	3ª opção
Cefotetan 2 g IV de 12/12 h por 14 dias + Doxiciclina 100 mg VO ou IV de 12/12 h por 14 dias	Clindamicina 900 mg IV de 8/8 h por 14 dias + Gentamicina 3-5 mg/kg IV de 24/24 h por 14 dias	Levofloxacino 500 mg IV de 24/24 h por 14 dias + Metronidazol 500 mg IV de 8/8/h por 14 dias
Cefoxitina 2 g IV de 6/6 h por 14 dias + Doxiciclina 100 mg VO ou IV de 12/12 h por 14 dias	Ampicilina 2 g de 6/6 h por 14 dias + Clindamicina 900 mg IV de 8/8 h por 14 dias + Gentamicina 3-5 mg/kg IV de 24/24 h por 14 dias Ampicilina/sulbactam 3 g de 6/6 h por 14 dias + Doxiciclina 100 mg VO ou IV de 12/12 h por 14 dias	Imipenem/cilastatina 500 mg IV de 6/6 h por 14 dias

Fonte: Brasil (2019).

Quadro 27-5. Regimes Antimicrobianos Ambulatoriais para o Abscesso Tubo-Ovariano

1ª opção	2ª opção	3ª opção
Cefoxitina 2 g IV de 6/6 h por 14 dias + Doxiciclina 100 mg VO ou IV de 12/12 h por 14 dias	Ampicilina 2 g de 6/6 h por 14 dias + Clindamicina 900 mg IV de 8/8 h por 14 dias + Gentamicina 3-5 mg/kg IV de 24/24 h por 14 dias	Imipenem/cilastatina 500 mg IV de 6/6 h por 14 dias
-	Ampicilina/sulbactam 3 g de 6/6 h por 14 dias + Doxiciclina 100 mg VO ou IV de 12/12 h por 14 dias	-
Levofloxacino 500 mg de 24/24 h + Metronidazol 500 mg de 12/12 h	Clindamicina 450 mg de 6/6 h + Doxiciclina 100 mg de 12/12 h	-
Ofloxacino 500 mg de 24/24 h + Metronidazol 500 mg de 12/12 h	Metronidazol 500 mg de 12/12 h + Doxiciclina 100 mg de 12/12 h	-

Fonte: Brasil (2019).

um período de observação pós-tratamento intra-hospitalar de no mínimo 24 horas, preferencialmente entre 48-72 horas.

O tratamento ambulatorial e a administração de antibióticos orais para completar o curso da terapia só podem ser considerados para certos pacientes (Quadro 27-5). Os candidatos ao tratamento ambulatorial necessitam preencher os seguintes critérios:

- Apresentar melhora clínica substancial (afebril por um período superior à 24-48 horas, hemograma normal, melhora da dor abdominal, entre outros achados).
- Tolerar medicação oral.
- Capaz de dar continuação ao acompanhamento médico.

Pacientes que não respondam ao tratamento ou que apresentem uma piora do quadro 48-72 horas após a administração inicial dos antibióticos requerem drenagem do abscesso guiada por exame de imagem ou tratamento cirúrgico. Os procedimentos invasivos também são indicados nos casos de ruptura do abscesso, suspeita de sepse ou pós-menopausa. A drenagem em conjunto com a antibioticoterapia pode ser considerada como tratamento inicial para abscessos com tamanho ≥ 8 cm. Casos refratários à essas medidas iniciais ou que não demonstram melhora devem ser submetidos à laparotomia ou laparoscopia exploratória. Abscessos tubo-ovarianos rompidos devem ser submetidos à cirurgia de emergência.

Complicações Crônicas

As complicações crônicas da DIP ocorrem em até 20% das mulheres jovens, mesmo com tratamento em tempo hábil, tendo destaque a dor pélvica crônica, a infertilidade e um maior risco de gravidez ectópica.

Todas as complicações estão relacionadas à formação de aderências no processo fisiopatológico da DIP. O dano inflamatório causa obstrução das tubas uterinas por perda das células epiteliais ciliares e, de acordo com o grau dessa obstrução, pode levar a infertilidade ou risco aumentado de gravidez ectópica.

CONTRIBUIÇÃO DOS AUTORES

Os autores trabalharam igualmente na elaboração e revisão do capítulo.

BIBLIOGRAFIA

Bagnall P, Rizzolo D. Bacterial vaginosis: A practical review [online]. J Am Academy Phys Assist 2017;30(12) [acesso em 20 junho 2020]. Disponível em: https://journals.lww.com/jaapa/Fulltext/2017/12000/Bacterial_vaginosis__A_practical_review.3.aspx

Brasil. Ministério da Saúde, Secretaria de Vigilância em Saúde, Departamento de Doenças de Condições Crônicas e Infecções Sexualmente Transmissíveis. Protocolo Clínico e Diretrizes Terapêuticas para Atenção Integral às Pessoas com Infecções Sexualmente Transmissíveis (IST). Brasília: Ministério da Saúde; 2019.

Carvalho NS, Carvalho BF, Linsingen RV, Takimura M. Doença inflamatória pélvica. São Paulo: Federação Brasileira das Associações de Ginecologia e Obstetrícia (FEBRASGO); 2018.

Gonçalves AK, Eleutério JJ, Costa AP, Giraldo PC. Cervicites e uretrites. São Paulo: Federação Brasileira das Associações de Ginecologia e Obstetrícia (FEBRASGO); 2018.

Hoffman BL, Schorge JO, Bradshaw KD, Halvorson LM, Schaffer JI, Corton MM. Williams GYNECOLOGY. 3th ed. New York: Mc Graw Education; 2016.

Jennings LK, Krywko DM. Pelvic Inflammatory Disease (PID) [online]. NCBI Bookshelf, 2019. [acesso em 21 junho 2020]. Disponível em: https://www.ncbi.nlm.nih.gov/books/NBK499959/?report=printable

Kairys N, Garg M. Bacterial Vaginosis [online]. NCBI Bookshelf, 2020 [acesso em 20 junho 2020]. Disponível em: https://www.ncbi.nlm.nih.gov/books/NBK459216/?report=printable

Linhares IM, Amaral RL, Robial R, Eleutério JJ. Vaginites e vaginoses. São Paulo: Federação Brasileira das Associações de Ginecologia e Obstetrícia (FEBRASGO); 2018.

Risser WL, Risser JM, Risser AL. Current perspectives in the USA on the diagnosis and treatment of the pelvic inflammatory disease in adolescents [online]. Adolescent Health, Medicine and Therapeutics, 2017;8[acesso em 21 junho 2020]. Disponível em: http://dx.doi.org/10.2147/AHMT.S115535

Shaw RW, Luesley D, Monga A. Gynaecology. 4. ed. London: Elsevier; 2011.

Konar H. Textbook of Gynecology – including Contraception. 7. ed. New Delhi: Jaypee Brothers Medical Publishers; 2013.

INFECÇÕES SEXUALMENTE TRANSMISSÍVEIS

João Paulo Costa Travassos ▪ Marcos Davi Gomes de Sousa
Leonardo José Lora Barraza ▪ José Augusto da Costa Nery

INTRODUÇÃO

As Infecções Sexualmente Transmissíveis (IST) compõem um grupo de condições patológicas de etiologia infecciosa e transmitidas, essencialmente, por contato sexual. São causadas por diferentes agentes etiológicos (vírus, bactérias, fungos e protozoários), o que determina grande variedade de apresentações clínicas. Podem ser organizadas nas seguintes formas sindrômicas: síndromes de úlcera genital, síndromes de corrimento uretral e síndromes de corrimento vaginal - além de Doença Inflamatória Pélvica (DIP).

Algumas infecções são altamente incidentes ou prevalentes em nosso meio, configurando importante causa de morbidade biopsicossocial. Sequelas físicas graves, complicações na gestação e até mesmo neoplasias malignas podem ser consequências de IST – além de estarem universalmente associadas a novas infecções pelo HIV. Algumas IST podem ocorrer por transmissão vertical e sanguínea, o que impõe dificuldade no seu controle e demanda grande investimento em estratégias de profilaxia. Reitera-se a necessidade imperiosa de oferecer aos usuários rastreamento para outras HIV, sífilis e hepatites virais B e C, quando da abordagem das IST tratadas neste capítulo. O Ministério da Saúde disponibiliza o diagnóstico por meio de testes rápidos. Neste capítulo abordaremos as principais IST determinantes, em nosso meio, de úlcera genital e corrimento uretral. Outras enfermidades que podem ocorrer como IST, desde ectoparasitoses (p. ex., fitiríase e pediculose) até hepatites virais, serão, por motivos didáticos, abordadas em capítulos mais oportunos.

GONORREIA

Conceito

Gonorreia é uma doença infecciosa bacteriana do trato urogenital transmitida, quase que exclusivamente, por contato sexual ou perinatal. Possui manifestações clínicas variadas, que vão desde infecção assintomática até manifestações agudas exuberantes – como epididimite aguda no homem ou salpingite na mulher.

Etiologia

A *Neisseria gonorrhoeae* é um diplococo gram-negativo e anaeróbio facultativo. Lipopolissacarídeos presentes na membrana celular apresentam ação citotóxica, responsável por inflamação local e toxicidade sistêmica.

Epidemiologia

A gonorreia é uma das IST de maior incidência no mundo. No ano de 2012, a OMS estimou em 78,3 milhões o número de casos novos de gonorreia em adultos no mundo todo. No Brasil, os resultados de uma simulação do Ministério da Saúde indicaram uma incidência estimada de 9.285.000 novos casos por ano na população de 15 a 49 anos. A maioria dos casos é descrita em homens, já que 70% das mulheres sofrem infecção assintomática. A gonorreia está associada a baixos níveis socioeconômico e educacional.

Imunologia e Patogênese

A *N. gonorrhoeae* acomete, principalmente, as membranas mucosas do trato genital inferior e, menos frequentemente, as do reto, orofaringe e conjuntiva. A bactéria, primariamente, infecta o epitélio colunar, com resposta inflamatória vigorosa levando à descamação do epitélio, desenvolvimento de microabcessos e formação de exsudato. Infiltrado mononuclear e linfocítico pode persistir nos tecidos por várias semanas, mesmo após a negativação das culturas e ausência do patógeno nos cortes histológicos.

Aspectos Clínicos

As manifestações clínicas variam de infecção assintomática até manifestações agudas. Após contato sexual com parceiro infectado e período de incubação curto (de 2 a 5 dias), ocorre o início dos sintomas que, geralmente, são restritos ao aparelho urogenital – raramente com manifestações sistêmicas. Clinicamente, a gonorreia apresenta-se de forma distinta no homem e na mulher.

A gonorreia masculina não complicada é representada por um processo inflamatório da uretra anterior. Inicia-se com prurido discreto junto ao meato uretral e fossa navicular, associado a eritema localizado. Posteriormente, surge corrimento uretral inicialmente claro e que, progressivamente, torna-se purulento (Fig. 28-1). Acompanha disúria e polaciúria. Um pequeno percentual de homens pode permanecer assintomático. A epididimite aguda constitui a complicação mais comum da uretrite gonocócica. Dependendo da extensão do processo inflamatório, podem ocorrer outras manifestações como edema peniano, balanopostite, prostatite e orquite.

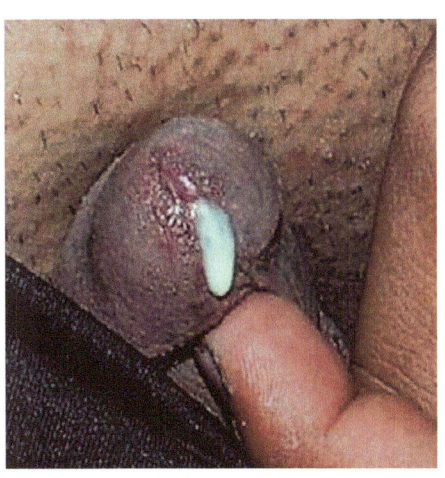

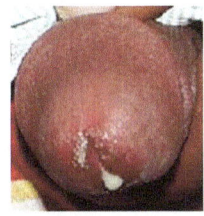

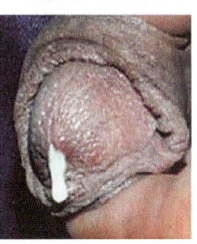

Fig. 28-1. Corrimento uretral da gonorreia. (Documentação fotográfica dos autores.)

Na mulher, o sítio primário de infecção é a endocérvice. Entretanto, o patógeno é, frequentemente, encontrado na uretra, no reto e, ocasionalmente, nas glândulas de Skene e Bartholin. A evolução da doença nas mulheres é pouco conhecida por ser, geralmente, assintomática. Quando sintomática, observa-se cervicite, com exsudato mucopurulento, uretrite, disúria e sangramento vaginal. Dor abdominal ou pélvica geralmente associa-se à salpingite. Alterações tubárias podem ocorrer como complicação da infecção pelo gonococo, representando cerca de 10% dos casos de distúrbios tubários associados à infertilidade.

Cerca de 40% das mulheres com gonorreia não complicada apresentam culturas retais positivas para *N. gonorrhoeae*, caracterizando a gonorreia anorretal. Proporção semelhante é observada nos casos acometendo homens que fazem sexo com homens (HSM). A maioria dos casos permanece assintomática, mas, algumas vezes, proctite aguda com dor, prurido, tenesmo, descarga purulenta e sangramento retal pode ocorrer.

Diagnóstico Diferencial
Deve-se diferenciar as uretrites gonocócicas das não gonocócicas, que contemplam infecções por clamídia, ureaplasma, micoplasma, tricomonas e vaginose bacteriana (Fig. 28-2).

Acometimento sistêmico, quando presente, deve ser diferenciado de outras causas de artrite, meningite e endocardite.

Abordagem Diagnóstica
O diagnóstico laboratorial da gonorreia depende da identificação da *N. gonorrhoeae*. O isolamento por cultura possui sensibilidade de 95% e representa o padrão-ouro para o diagnóstico, devendo, sempre que possível, ser utilizado. Na coloração de Gram, pode-se pesquisar a visualização das células infectadas. Técnicas de biologia molecular (captura híbrida e PCR) nem sempre estão disponíveis.

Tratamento
No Brasil, o Ministério da Saúde recomenda o esquema de tratamento apresentado no Quadro 28-1.

A rede nacional de vigilância para monitorar a resistência antimicrobiana da *N. gonorrhoeae*, o Projeto SenGono, constatou alta resistência desse patógeno à penicilina, à tetraciclina e ao ciprofloxacino; emergência de resistência à azitromicina; e total sensibilidade (de acordo com os critérios do CLSI) às cefalosporinas de terceira geração (ceftriaxona, cefixima).

Diante disso, recomendamos evitar o uso do ciprofloxacino em nosso meio quando houver suspeita de infecção gonocócica.

Todos os pacientes com gonorreia devem ser tratados, simultaneamente, para *Chlamydia trachomatis*. O tratamento deve ser realizado, também, na(s)parceria(as) sexual(is).

CANCROIDE
Conceito e Etiologia
Cancroide, cancro mole ou, na linguagem popular brasileira, cavalo, é uma IST causada pelo *Haemophilus ducreyi*, um bacilo Gram-negativo altamente infectante. É adquirido durante o intercurso sexual por meio de pequenas soluções de continuidade na pele e mucosa.

Epidemiologia
Em países em desenvolvimento e regiões tropicais, a doença ainda se impõe como IST de grande incidência, principalmente na África Subsaariana, no Sudoeste Asiático e na América Latina. Alguns países relatam queda dramática nos casos de cancroide nos últimos anos, que vêm dando lugar ao Vírus

Quadro 28-1. Esquema de Tratamento da Gonorreia

Infecção anogenital não complicada (uretra, colo do útero e reto)	**Primeira opção** Ceftriaxona 500 mg, IM, dose única MAIS Azitromicina 1 g, VO, em dose única Se o paciente tem alergia grave às cefalosporinas: indicar Azitromicina 2 g, VO, dose única **Segunda opção** Cefotaxima 1.000 mg, IM, dose única, MAIS Azitromicina 1 g, VO, em dose única
Infecção gonocócica não complicada da faringe	Ceftriaxona 500 mg, IM, dose única MAIS Azitromicina 1 g, VO, em dose única
Infecção gonocócica disseminada	Ceftriaxona 1 g IM ou IV 12/12 h Manter até 24-48 h após a melhora, quando o tratamento pode ser trocado para ciprofloxacino 500 mg 12/12 h para completar 7 dias de tratamento
Conjuntivite gonocócica no adulto	Ceftriaxona 1 g, IM, dose única

Fonte: Brasil (2019).

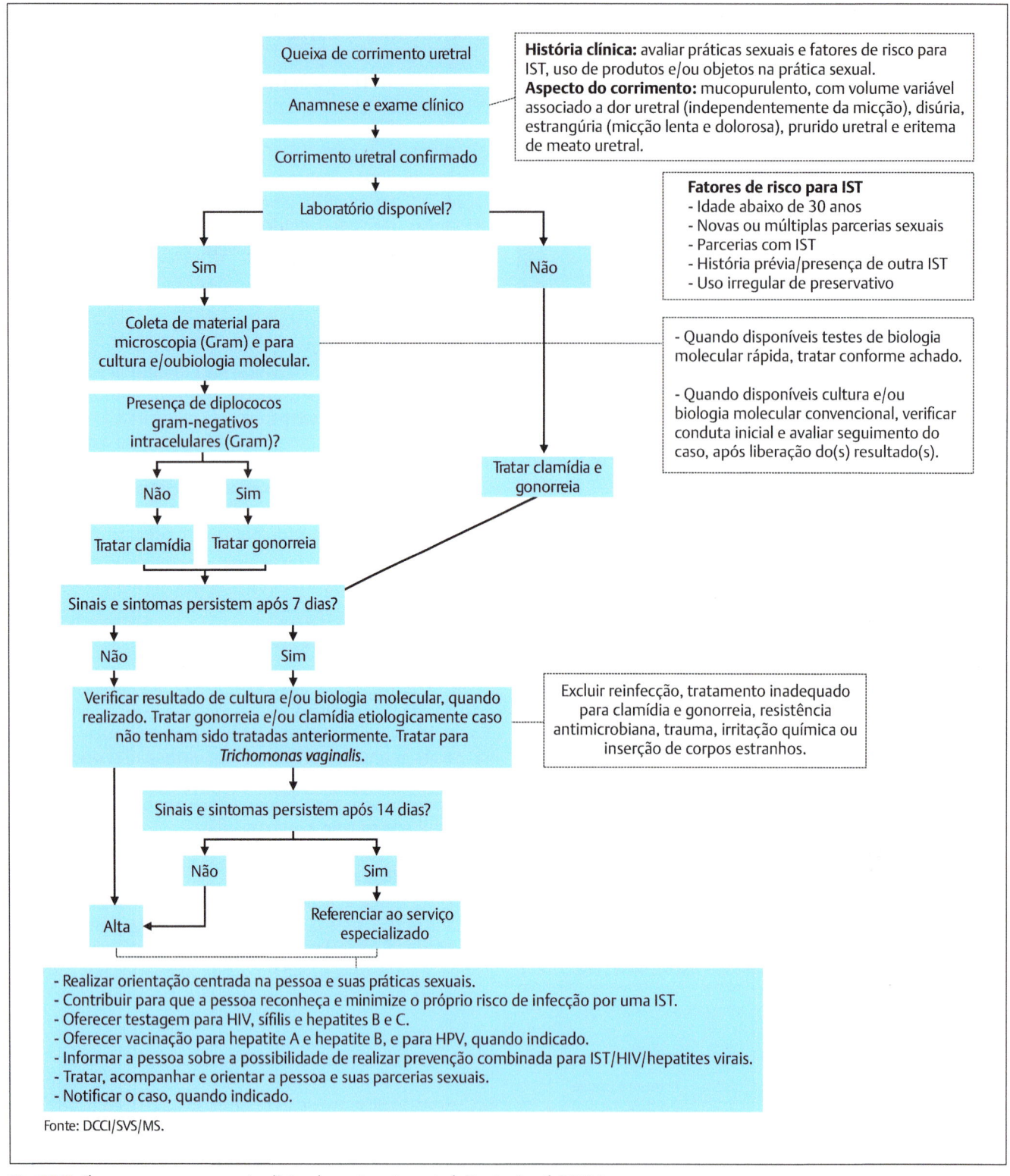

PARTE III ▪ SÍNDROMES CLÍNICAS DE ORIGEM COMUNITÁRIA E INFECÇÕES NOS SERVIÇOS DE SAÚDE

```
Queixa de corrimento uretral
          ↓
Anamnese e exame clínico
          ↓
Corrimento uretral confirmado
          ↓
Laboratório disponível?
     ↙         ↘
   Sim          Não
    ↓            ↓
Coleta de material para
microscopia (Gram) e para
cultura e/ou biologia molecular.
    ↓
Presença de diplococos
gram-negativos
intracelulares (Gram)?
   ↙    ↘
  Não   Sim
   ↓     ↓
Tratar  Tratar         Tratar clamídia e
clamídia gonorreia     gonorreia
    ↓
Sinais e sintomas persistem após 7 dias?
   ↙    ↘
  Não   Sim
         ↓
Verificar resultado de cultura e/ou biologia molecular, quando
realizado. Tratar gonorreia e/ou clamídia etiologicamente caso
não tenham sido tratadas anteriormente. Tratar para
Trichomonas vaginalis.
         ↓
Sinais e sintomas persistem após 14 dias?
   ↙    ↘
  Não   Sim
   ↓     ↓
  Alta  Referenciar ao serviço
        especializado
```

História clínica: avaliar práticas sexuais e fatores de risco para IST, uso de produtos e/ou objetos na prática sexual.
Aspecto do corrimento: mucopurulento, com volume variável associado a dor uretral (independentemente da micção), disúria, estrangúria (micção lenta e dolorosa), prurido uretral e eritema de meato uretral.

Fatores de risco para IST
- Idade abaixo de 30 anos
- Novas ou múltiplas parcerias sexuais
- Parcerias com IST
- História prévia/presença de outra IST
- Uso irregular de preservativo

- Quando disponíveis testes de biologia molecular rápida, tratar conforme achado.

- Quando disponíveis cultura e/ou biologia molecular convencional, verificar conduta inicial e avaliar seguimento do caso, após liberação do(s) resultado(s).

Excluir reinfecção, tratamento inadequado para clamídia e gonorreia, resistência antimicrobiana, trauma, irritação química ou inserção de corpos estranhos.

- Realizar orientação centrada na pessoa e suas práticas sexuais.
- Contribuir para que a pessoa reconheça e minimize o próprio risco de infecção por uma IST.
- Oferecer testagem para HIV, sífilis e hepatites B e C.
- Oferecer vacinação para hepatite A e hepatite B, e para HPV, quando indicado.
- Informar a pessoa sobre a possibilidade de realizar prevenção combinada para IST/HIV/hepatites virais.
- Tratar, acompanhar e orientar a pessoa e suas parcerias sexuais.
- Notificar o caso, quando indicado.

Fonte: DCCI/SVS/MS.

Fig. 28-2. Fluxograma para o manejo clínico de corrimento uretral. (Fonte: Brasil, 2019.)

Herpes Simplex como principal causa de úlcera genital infecciosa. A abordagem sindrômica das IST, associada ao uso precoce e profilático de antibióticos, parece justificar os achados epidemiológicos.

Já em países desenvolvidos, é cada vez menor o número de casos de úlcera genital atribuídos ao *H. ducreyi*. Entretanto, estudos recentes utilizando tecnologia PCR Multiplex mostram que a real incidência da doença é, provavelmente, subestimada, em decorrência de erro no diagnóstico, subnotificação ou pela grande dificuldade de isolamento laboratorial do microrganismo em culturas.

O cancroide é mais diagnosticado em homens heterossexuais e mulheres profissionais do sexo, normalmente se apresentando em contextos de subgrupos populacionais em localidades de atividade sexual comercial e, ocasionalmente, em surtos.

Imunologia e Patogênese

A patogênese do cancro mole não é completamente esclarecida. Após entrada do microrganismo pela pele, a infecção inicia-se por ancoramento da bactéria à matriz extracelular do hospedeiro e posterior aderência às células epiteliais. Uma citotoxina secretada pelo *H. ducreyi* será, então, responsável por dano celular, o que levará à ulceração do epitélio infectado. Em cortes histológicos, evidencia-se infiltrado mononuclear intersticial e perivascular na derme. Atribui-se, inclusive, à presença abundante de linfócitos T CD4+ nesse infiltrado, o risco aumentado de transmissão do HIV entre pacientes com Cancroide.

Aspectos Clínicos

Após período de incubação que varia de 1 a 35 dias (média de 4 a 10 dias), a doença se inicia com o surgimento de pápula eritematosa que evoluiu como pústula e, ao sofrer erosão, leva à formação da úlcera genital. A lesão ulcerada é tipicamente dolorosa, com bordas amolecidas, bem definidas e, por vezes, solapadas sobre base eritematosa. Mede cerca de 1 a 2 cm de diâmetro e possui fundo "sujo" - com presença de exsudato purulento amarelo-acinzentado de odor fétido, que, se raspado, revela a friabilidade da lesão. As úlceras são autoinoculáveis e costumam ser múltiplas (lesões de projeção simétrica – "Sinal do Espelho"). Em homens, os sítios mais acometidos são prepúcio, sulco balanoprepucial e glande (principalmente na coroa). Já em mulheres costuma acometer lábios e introito vaginal e região perianal. Lesões em canal cervical podem passar despercebidas. Linfadenite inguinal dolorosa surge, principalmente, em homens, manifestando-se em até 50% dos casos. Os linfonodos acometidos são, geralmente, unilaterais e podem evoluir, por liquefação, para bubões flutuantes extremamente dolorosos, geralmente surgindo cerca de 10 dias após surgimento da lesão inicial. Em pacientes infectados pelo HIV, as úlceras podem ter apresentação e localização atípicas e, geralmente, tendem a ser mais numerosas, maiores e exuberantes. Em alguns casos há concomitância com sífilis primária e a lesão apresentada recebe o nome de cancro misto de Rollet (Fig. 28-3).

Diagnóstico Diferencial

O diagnóstico diferencial do cancroide deve ser feito com outras causas de úlcera genital. Sífilis, herpes, linfogranuloma venéreo e donovanose, além de infecção aguda pelo HIV são as IST a serem consideradas. Cabe lembrar que doenças não sexualmente transmissíveis, como síndrome de Behçet, farmacodermias, ulceração genital aguda de Lipschütz e doença de Crohn são causas de úlcera genital frequentemente negligenciadas – mesmo considerando a infrequência dos casos quando comparados às IST.

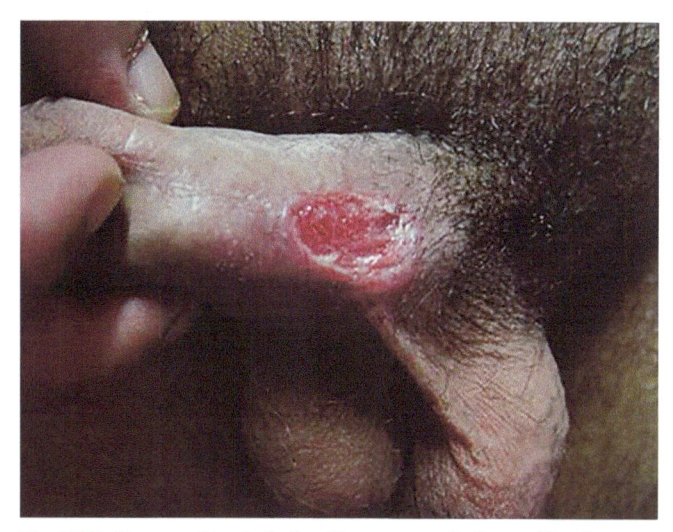

Fig. 28-3. Cancro misto de Rollet. (Documentação fotográfica dos autores.)

Abordagem Diagnóstica

O diagnóstico clínico de cancroide deve ser considerado provável quando temos a presença de quatro critérios: (1) uma ou mais úlceras dolorosas; (2) microscopia de campo escuro do material lesional OU testes sorológicos negativos para *Treponema pallidum* (realizados após 7 dias do início dos sintomas); (3) apresentação clínica sugestiva de cancroide; (4) exsudato da lesão com teste negativo para HSV.

Os métodos de detecção para o *H. ducreyi* são, geralmente, indisponíveis ou impraticáveis e, na maioria dos casos, será feito diagnóstico clínico presuntivo – principalmente considerando a facilidade do tratamento a ser prescrito. Se realizada a coloração de Gram, os bacilos frequentemente serão visualizados, dispondo-se em característicos feixes paralelos, com aspecto de "cardume de peixes". Entretanto, o método tem baixa sensibilidade. A cultura possui sensibilidade de 75%, mas requer meio de crescimento especializado e laboratório experiente, sendo o cultivo difícil. O método de detecção via PCR Multiplex possui excelentes sensibilidade e especificidade (> 95%) mas, geralmente, está restrito para circunstâncias de pesquisa por conta do alto custo e da falta de padronização do método em *kits* comerciais.

Tratamento

O tratamento do cancroide constitui no emprego de antibióticos e, se indicado, drenagem de linfoadenopatia supurativa. As drogas de primeira linha são: azitromicina 1 g, via oral, em dose única, ou ceftriaxona 250 mg (opção em gestantes), intramuscular, também em dose única. Outras drogas eficazes são eritromicina e ciprofloxacino (este último contraindicado em gestantes). Linfonodos supurados com flutuação devem ser drenados, preferencialmente, por aspiração percutânea com agulha calibrosa, por vezes sendo necessárias múltiplas sessões até o esvaziamento total. Se não tratados, podem complicar com fistulização (por orifício único), ulceração após ruptura espontânea e cicatrização desfigurante.

Pacientes diagnosticados com cancroide devem ser tratados empiricamente para sífilis, em razão da coinfecção frequente. Testes diagnósticos para sífilis (p. ex., VDRL) podem ser falso-negativos na doença muito precoce e não devem ser valorizados para fins diagnósticos, mas para acompanhamento de resposta terapêutica. A melhora clínica é esperada em 48 a 72 horas após o início do tratamento – exceto pela linfadenite, que pode ter resolução mais lenta (principalmente se supurativa). Em pacientes HIV soropositivos, os esquemas de tratamento são os mesmos, mas, em razão do risco aumentado de falha terapêutica, os pacientes devem ser acompanhados e monitorados cautelosamente.

Profilaxia e Controle

A profilaxia do cancroide é realizada da mesma forma que as outras IST, sendo o uso de preservativo a principal forma de prevenção, associada a hábitos de higiene, educação sexual e em saúde, combate à prostituição e, possivelmente, circuncisão em homens. História de múltiplos parceiros e contato com profissionais do sexo pressupõem maior risco para a doença. É importante a prescrição de tratamento e profilaxia antimicrobiana adequados e acompanhamento para controle clínico de cura – principalmente em HIV soropositivos. Parceiros sexuais com contato mantido por até 10 dias antes do início dos sintomas devem ser convocados, examinados e tratados – sendo sintomáticos ou não. Todo paciente com suspeita diagnóstica para cancroide deve ser investigado e testado para outras IST, especialmente sífilis, HSV, HIV e gonorreia.

DONOVANOSE

Conceito

A donovanose é uma doença crônica, também chamada de granuloma venéreo, granuloma inguinal ou úlcera serpiginosa. Acomete, preferencialmente, pele e mucosas de regiões genital, perianal e inguinal. É descrita como IST, mas, por ser frequentemente documentada em crianças e indivíduos sem atividade sexual, leva ao questionamento sobre outros mecanismos de transmissão.

Etiologia

Seu agente etiológico é a bactéria *Klebsiella granulomatis*, um saprófita do intestino de características oportunistas - dependendo da susceptibilidade individual. É um pequeno cocobacilo gram-negativo, pleomórfico, geralmente encapsulado que se encontra dentro do citoplasma de macrófagos, sendo assim denominados corpúsculos de Donovan. Apresentam uma condensação de cromatina que se cora rapidamente nas extremidades, assumindo o característico aspecto de "alfinete de fralda".

Epidemiologia

É doença pouco frequente, sendo encontrada em algumas regiões de climas tropicais e subtropicais. Acomete, igualmente, homens e mulheres na faixa etária entre 20 a 40 anos de idade. Homens com prepúcio longo e fechado possuem maior risco para a doença, principalmente pela maior dificuldade de higiene.

Aspectos Clínicos

Após período de incubação bastante variável, entre 3 e 90 dias, o quadro clínico inicia-se com pápula, nódulo ou pústula, que logo se transforma na lesão principal: uma úlcera indolor, de bordas planas ou hipertróficas, bem delimitadas, com fundo granular, inicialmente com aspecto vermelho vivo e sangramento fácil, com exsudato seropurulento e de odor fétido. Por ser autoinoculável, podem ser múltiplas - com disposição descrita "em beijo". As lesões podem confluir, levando a grandes úlceras. Sua evolução é lenta e progressiva, podendo formar lesões ulcerovegetantes. Não há presença de adenopatia e, portanto, as granulações subcutâneas que podem ser encontradas em região inguinal são denominadas de pseudo bubão. A presença de linfonodomegalia sugere infecção bacteriana secundária ou coinfecção com outra IST.

Na mulher, pode-se observar a forma elefantiásica, com ou sem estiomeno, quando há predomínio de obstrução linfática. Doença prolongada pode levar ao acometimento de colo uterino, útero, trompas, bexiga e ovários. Durante a gravidez, a doença costuma ser mais grave e prolongada.

Infecção secundária das lesões ulceradas pode levar a severas complicações como amputação de pênis, sinéquia de pênis e escroto, parafimose e estenose de uretra. O comprometimento extragenital ocorre em 3 a 6% dos casos, ocorrendo, preferencialmente, na orofaringe – explicada por autoinoculação, disseminação linfática ou hematogênica. As formas sistêmicas são raras, com manifestações osteoarticulares, hepáticas, esplênicas e pulmonares. Sintomas inespecíficos, com queda do estado geral, anemia, perda de peso e toxemia estão presentes nas formas sistêmicas.

Diagnóstico Diferencial

O diagnóstico diferencial da donovanose deve contemplar cancro mole, carcinoma de células escamosas, condiloma acuminado, leishmaniose tegumentar americana, paracoccidioidomicose, amebíase cutânea, sífilis secundária e tuberculose cutânea.

Abordagem Diagnóstica

O diagnóstico pode ser feito, clinicamente, e a confirmação da doença é realizada por meio da demonstração da bactéria nas lesões. O *exame direto* pode ser feito no esfregaço da biópsia ou por curetagem das bordas da lesão. Podem-se identificar os corpúsculos de Donovan com as colorações pelos métodos de Wright, Giemsa ou Leishman. O *exame histopatológico*, com biópsia da borda da úlcera, deve ser realizado sempre que possível - principalmente se o exame direto for negativo ou houver suspeita de malignidade da lesão. A biópsia é feita na borda da úlcera. A *cultura* raramente é utilizada, principalmente pelo alto custo. Os meios mais empregados são saco vitelino de embrião de pinto ou artificiais de gema embrionada.

Quadro 28-2. Esquemas de Tratamento da Donovanose

Primeira opção
Doxiciclina[1] 100 mg, 1 comprimido, VO, 2 vezes ao dia, por pelo menos 21 dias ou até o desaparecimento completo das lesões

Segunda opção
Azitromicina 1 g, VO, 1 vez por semana, por pelo menos 3 semanas, ou até a cicatrização das lesões OU
Ciprofloxacino[2] 500 mg 1 e ½ comprimido, VO, 2 vezes ao dia, por pelo menos 21 dias ou até cicatrização das lesões (dose total 750 mg) OU
Sulfametoxazol-Trimetoprim (400/80 mg), 2 comprimidos, VO, 2 vezes ao dia, por, no mínimo, 3 semanas ou até a cicatrização das lesões

[1] Doxiciclina está contraindicada para gestantes e lactentes.
[2] Ciprofloxacino está contraindicado para gestantes, lactentes e crianças.
Fonte: Brasil (2019).

Tratamento

A terapêutica antimicrobiana é altamente eficaz e há resposta clínica já ao fim da primeira semana de tratamento. A duração da antibioticoterapia deverá ser de 3 a 5 semanas, ou seja, até a cura clínica. Se as lesões forem muito extensas, a medicação deve ser mantida por mais 7 dias após a cicatrização. Nos esfregaços, os corpúsculos de Donovan não são mais observados após 5 a 10 dias de tratamento. O tratamento, segundo o Ministério da Saúde, é realizado segundo os esquemas apresentados no Quadro 28-2.

As gestantes devem ser tratadas com estearato de eritromicina 500 mg, via oral, de 6/6 horas, até a cura clínica e desaparecimento da lesão. Os parceiros sexuais não precisam ser tratados por conta da baixa infectividade da doença, mas aqueles que tiveram contato até 60 dias antes do início dos sinais e sintomas devem ser avaliados. Pacientes infectados pelo HIV podem ser tratados segundo os mesmos esquemas citados anteriormente, mas por período mais prolongado e com monitoramento cauteloso.

Além da antibioticoterapia, muitas vezes é necessária a correção cirúrgica de sequelas de obstrução linfática e/ou destruição tecidual extensa. Abordagem cirúrgica só deverá ser realizada após tratamento clínico completo, pois a manipulação das lesões pode favorecer disseminação hematogênica da doença.

HERPES GENITAL

Conceito

O herpes genital é uma IST crônica, de alta prevalência na população mundial, causada pelo Vírus *Herpes Simplex* (HSV) ou herpesvírus *hominis*. É caracterizada por períodos intercalados de latência e reativação viral, com grande espectro clínico que varia desde infecção assintomática até doença complicada com comprometimento sistêmico.

Etiologia

O Vírus *Herpes Simplex* Tipo 1 (HSV-1) e o Vírus *Herpes Simplex* Tipo 2 (HSV-2) são vírus de DNA pertencentes à família *Herpesviridae*, subgrupo alfa-herpes. A transmissão do HSV ocorre, majoritariamente, por via sexual, podendo, inclusive, ocorrer em períodos de doença subclínica - sem lesão cutânea aparente. A transmissão vertical do vírus também pode ocorrer, com significativa morbimortalidade fetal.

Epidemiologia

Tradicionalmente, atribui-se a grande maioria dos casos de herpes genital ao HSV-2. Entretanto, estudos recentes mostram proporção cada vez maior de doença genital pelo HSV-1. São fatores de risco para herpes genital pelo HSV-1: sexo feminino, adulto jovem, relato de múltiplos parceiros e homens que fazem sexo com homens (HSH).

Aspectos Clínicos

Pode-se compreender a doença pelo HSV em três distintas formas. Diz-se *infecção primária* quando a mesma ocorre em indivíduo sem contato prévio com nenhum tipo de HSV. Já a *infecção não primária* ocorre em pacientes já com exposição prévia e, portanto, soropositivos para HSV-1 ou HSV-2, sendo o novo HSV infectante de tipo diferente do anterior. A terceira forma é caracterizada pela reativação viral após período de latência – *herpes recorrente* – com nova lesão cutaneomucosa gerada por HSV de tipo correspondente a anticorpos preexistentes no soro.

As lesões típicas da primoinfecção herpética são vesículas agrupadas em característico arranjo sobre base eritematosa, que se rompem levando a exulcerações múltiplas, com frequente linfoadenomegalia inguinal dolorosa (Fig. 28-4). O tempo de incubação médio após exposição é de 4 dias. Os sintomas costumam ser mais graves em mulheres e quadro sistêmico – com febre, cefaleia, mialgia e mal-estar – pode ocorrer. Disúria – pelo contato da urina com as lesões rotas e inflamadas - é queixa comum em mulheres. Viremia na infecção primária é esperada e uma minoria dos casos pode cursar com complicações sistêmicas. A meningite recorrente de Mollaret, caracterizada por episódios recorrentes de meningite asséptica, pode seguir infecção pelo HSV-2. Já a síndrome de Elsberg caracteriza-se por retenção urinária aguda em decorrência de radiculomielite sacral consequente à primoinfecção herpética severa. Os sintomas tendem a regredir em até 3 semanas.

O herpes genital não primário geralmente cursa com sintomas mais brandos, presumivelmente por causa da proteção

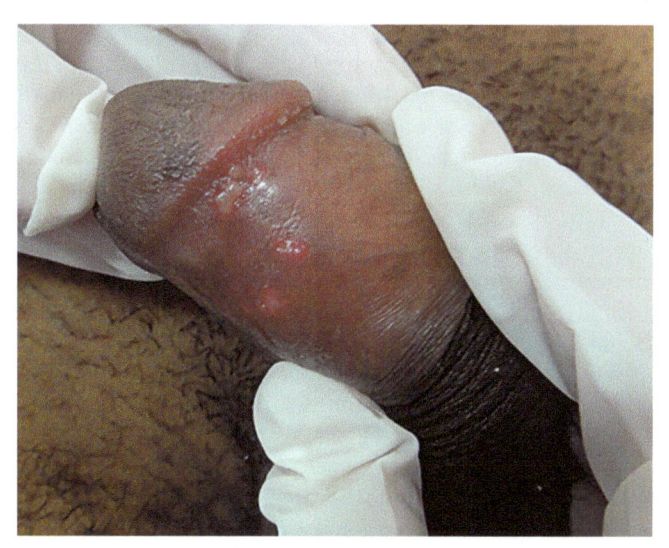

Fig. 28-4. Herpes genital. (Documentação fotográfica dos autores.)

cruzada conferida por anticorpos para HSV de tipo diferente. Já na infecção recorrente, lesões cutâneas costumam ser mais discretas e precedidas por parestesia, irritação ou prurido local. Apresentação atípica pode ocorrer, principalmente em mulheres, com irritação vulvar e fissuras. A duração dos sintomas tende a ser, também, menor que na primoinfecção.

Diagnóstico Diferencial

O diagnóstico diferencial do herpes genital deve ser feito com outras causas de úlcera genital – as mesmas já descritas para cancroide.

Abordagem Diagnóstica

A confirmação diagnóstica da infecção pelo HSV é mandatória, seja por cultura viral, PCR, fluorescência direta ou testes sorológicos. A cultura viral do fluido vesicular pode se positivar após 5 dias de incubação e possui sensibilidade de até 50%, preferencialmente realizada no herpes primário e em fases precoces de doença recorrente sintomática. Métodos de detecção por PCR são mais sensíveis e possuem grande utilidade na detecção de disseminação viral assintomática e no exame do liquor. Sorologias específicas para HSV-1 e HSV-2 serão positivas, persistindo indefinidamente após algumas semanas após infecção e sendo úteis para (1) pesquisar causas de úlcera genital pretéritas não diagnosticadas, (2) diagnóstico de doença de apresentação atípica, (3) determinar a suscetibilidade de parceiro sexual em indivíduos infectados, (4) identificar gestantes em disseminação viral assintomática, que acarretaria em possível transmissão vertical e (5) estimar o risco de recorrência. Citologia de Tzanck pode ser realizada e mostrará efeitos citopáticos virais (células gigantes multinucleadas) no tecido examinado – mas possui baixas sensibilidade e especificidade.

Tratamento

O pilar no tratamento do herpes genital constitui o emprego de antivirais – além de analgesia e cuidados locais das lesões. A primoinfecção, se não tratada, pode levar à doença longa e debilitante. O emprego de antivirais visa à diminuição no tempo e na severidade da doença, além da redução no tempo de disseminação viral durante a crise. As drogas disponíveis para tratamento do herpes genital são o aciclovir, o valaciclovir e o fanciclovir – todos igualmente eficazes. Tanto o valaciclovir quanto o fanciclovir possuem maior biodisponibilidade via oral e meia-vida mais longa, facilitando a posologia e promovendo maior aderência ao tratamento instituído.

A terapia antiviral deve ser iniciada para todo paciente que se apresente com lesões cutâneas ativas ou dor e, preferencialmente, em até 72 horas após surgimento dos sintomas. O tratamento antiviral tópico (p. ex., aciclovir creme ou pomada) mostra poucos benefícios e, por isso, não deve ser empregado. Banhos de assento podem ser úteis como adjuvantes no tratamento de mulheres com disúria.

O tratamento do herpes genital primário deve ser realizado segundo os seguintes regimes recomendados: (1) Aciclovir 400 mg, via oral, 3 vezes ao dia, por 7 a 10 dias; (2) Valaciclovir 1 g, via oral, 2 vezes ao dia, por 7 a 10 dias; (3) Fanciclovir 250 mg, via oral, 3 vezes ao dia, por 7 a 10 dias. Um esquema alternativo com Aciclovir 200 mg, via oral, 5 vezes ao dia é também descrito e igualmente eficaz.

Herpes genital disseminado ou complicado com sintomas sistêmicos graves (meningite asséptica, encefalite, mielite transversa, hepatite e pneumonite) deve ser tratado com terapia parenteral, sendo empregado Aciclovir, via intravenosa, na dose de 5 a 10 mg/kg, de 8/8 horas, até melhora clínica considerável, quando o tratamento deve ser trocado para via oral e mantido por, no mínimo, 10 dias. Pacientes com síndrome de Elsberg e retenção urinária deverão ser avaliados quanto à necessidade de cateterização vesical de demora, que deve ser mantida sempre pelo menor tempo possível – até recuperação de autonomia vesical.

Profilaxia e Controle

O caráter crônico da doença, com recorrência frequente, somado à facilidade de transmissão precoce por via sexual (incluindo períodos sem lesão ativa), implica na necessidade de estratégias de controle da infecção e redução da morbidade. Na terapia supressiva crônica, é utilizada droga antiviral em uso contínuo, com o objetivo de reduzir a frequência e a severidade das recidivas, bem como reduzir a chance de transmissão para um parceiro possivelmente não infectado. Por outro lado, a terapia episódica, com administração de medicação antiviral a cada crise, pode ser preferível em pacientes com baixas taxas de recorrência, doença leve ou em pacientes resistentes ao uso de medicação diária ou que optem pelo uso de preservativo como método de contenção – ou em indivíduos sem atividade sexual. A decisão da estratégia deve ser individualizada, e tanto fatores financeiros quanto psicológicos devem ser incluídos na discussão. Entretanto, terapia supressiva crônica deve ser, a grosso modo, oferecida a todo paciente com seis ou mais episódios por ano, principalmente em razão do impacto positivo na qualidade de vida que será proporcionado.

A terapia supressiva crônica pode ser feita segundo os seguintes esquemas: (1) Aciclovir, 400 mg, 2×/dia; (2) Valaciclovir 500 mg, 1×/dia OU 1 g, 1×/dia; (2) Fanciclovir 250, 2×/dia.

Antivirais são, geralmente, muito bem tolerados, com baixa toxicidade e perfil de efeitos adversos favorável, mesmo a longo prazo. Como a história natural da doença é de diminuição no número de recorrências, pode ser suspensa a terapia uma vez ao ano no intuito de avaliar o número de crises. Em pacientes portadores de HIV, as dosagens utilizadas devem ser o dobro das usuais. Há relato de resistência aos antivirais em pacientes HIV soropositivos após longa terapia supressiva crônica. Tratamento com Foscarnet pode ser uma opção nos casos de resistência.

A terapia episódica do herpes genital recorrente deve ser iniciada imediatamente após o início dos sintomas (em até 24 horas) e, idealmente, já nos pródromos de parestesia e irritação local. O paciente deve, de preferência, já portar a medicação prescrita e ser orientado a iniciar corretamente a medicação. Podem ser prescritos os seguintes regimes recomendados: (1) Aciclovir: 800 mg, 3×/dia, durante 2 dias OU 800 mg, 2×/dia, durante 5 dias; (2) Valaciclovir 500 mg, 2×/dia, durante 3 dias OU 1 g, 1×/dia, durante 5 dias; (3) Fanciclovir 1 g, 2×/dia, durante 1 único dia OU 125 mg, 2×/dia, durante 5 dias.

LINFOGRANULOMA VENÉREO

Conceito

O Linfogranuloma Venéreo (LV), linfogranuloma inguinal ou doença de Nicolas-Favre é uma doença de transmissão sexual, inicialmente localizada e, posteriormente, sistêmica, causada pela *Chlamydia trachomatis*.

Etiologia

Os diferentes subtipos da bactéria causam processos patológicos distintos. Além do linfogranuloma venéreo, causado pelos subtipos L1, L2, L3, variante L2b. (Coletivamente chamados LGV Biovar.) A infecção pela *C. trachomatis* pode levar ao tracoma (sorotipos A, B, Ba, C) e infecções genitais e em neonatos (D, E, F, G, H, I, J, K). É uma bactéria imóvel, com ciclo de desenvolvimento bifásico e replicação dentro de vacúolos na célula hospedeira, formando inclusões citoplasmáticas características. Apresenta restrições metabólicas, sendo incapaz de sintetizar ATP e necessitando de fonte externa de energia. Dessa forma, é um patógeno essencialmente intracelular.

Epidemiologia

É endêmica nas regiões tropicais, especialmente na África e na América do Sul, sendo mais encontrada em adultos jovens do sexo masculino.

Aspectos Clínicos

A evolução do linfogranuloma venéreo ocorre em três fases. A *fase primária (ou de inoculação)* inicia-se por pápula, pústula ou exulceração indolor, que desaparece sem deixar cicatrizes. Muitas vezes não é notada pelo paciente e, raramente, é observada pelo profissional de saúde. No homem, localiza-se, comumente, no sulco coronal, frênulo e prepúcio. Na mulher, costuma estar presente na parede vaginal posterior, colo uterino, fúrcula vaginal e outros segmentos vulvares. Já na *fase secundária (ou de disseminação linfática regional)*, ocorre, no homem, linfoadenopatia inguinal e, o chamado *bubão*, desenvolve-se entre 1 a seis semanas após a lesão inicial, geralmente sendo unilateral (em 70% dos casos) e constitui o principal motivo da consulta (Fig. 28-5). Acometimento de linfonodos localizados acima e abaixo do ligamento de Poupart levam à formação de pequena depressão sobre o bubão – o "Sinal da Canaleta". Já na mulher, a localização da adenopatia depende do local da lesão e da inoculação. Na *fase terciária (ou de sequelas)*, o comprometimento ganglionar evolui com supuração e fistulização por orifícios múltiplos (em "bico de regador" ou "escumadeira"), que correspondem a linfonodos individualizados parcialmente fundidos numa grande massa. A lesão da região anal pode levar à proctite e à proctocolite hemorrágica. O contato orogenital pode causar glossite ulcerativa difusa, com linfoadenopatias regionais. Pode ser acompanhado de sintomas sistêmicos. Os bubões que se tornarem flutuantes podem ser aspirados com agulha calibrosa, não devendo ser incisados cirurgicamente. A obstrução linfática crônica leva à elefantíase genital que, na mulher, é denominada estiomene. Ademais, podem ocorrer fístulas retais, vaginais, vesicais e estenose retal.

Recomenda-se a pesquisa de *C. trachomatis* em praticantes de sexo anal que apresentam úlceras anorretais. Mulheres e com prática de coito anal ou HSH receptivos podem apresentar proctocolites como manifestação inicial.

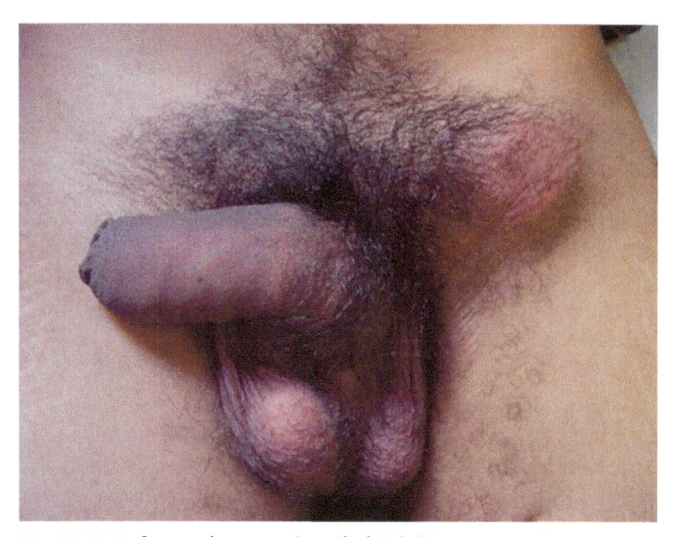

Fig. 28-5. Linfogranuloma venéreo (bubão). (Documentação fotográfica dos autores.)

Diagnóstico Diferencial

Os diagnósticos diferenciais variam de acordo com o estágio da doença. Podem ser considerados: cancro mole, donovanose, filariose, herpes genital, linfoma, metástases, micoses profundas, sífilis e tuberculose cutânea.

Abordagem Diagnóstica

O diagnóstico é fundamentalmente clínico, mas pode ser confirmado por exame bacteriológico direto, cultura ou por testes imunológicos. A coloração pelo Giemsa ou iodo permite a visualização de corpúsculos intracelulares no exsudato das lesões. O uso de anticorpos anti-*Chlamydia* marcados com fluoresceína (imunofluorescência) é um teste específico e rápido. O cultivo em células de McCoy, com visualização por imunofluorescência, pode ser confirmatório. A histopatologia mostra reação inflamatória com a presença de abscessos estelares. Os testes sorológicos como ELISA, reação de fixação do complemento e microimunofluorescência permitem identificar os diferentes sorotipos da infecção presente e passada, sendo métodos mais sensíveis e específicos para o diagnóstico.

Tratamento

São propostos os seguintes esquemas terapêuticos (Quadro 28-3).

Quadro 28-3. Esquemas Terapêuticos do Linfogranuloma Venéreo

Primeira opção
Doxiciclina 100 mg, VO, 12/12 h, por 21 dias
Segunda opção
Azitromicina 500 mg, 1 g, VO, por 21 dias (preferencial nas gestantes)

Fonte: Brasil (2019).

Parceiros sexuais devem ser convocados e tratados. Se sintomáticos, o tratamento instituído deve ser igual ao do caso-índice. Se assintomáticos, recomenda-se um dos esquemas a seguir: (1) Azitromicina 500 mg, 2 comprimidos, via oral, em dose única, OU (2) Doxiciclina 100 mg, 1 comprimido, via oral, 2 vezes ao dia, durante 7 dias. Tratamento prolongado pode ser necessário, sendo o mesmo mantido até melhora sintomática e resolução dos sintomas. Os bubões podem persistir a despeito de melhora clínica e sua aspiração deve ser considerada. Casos que evoluírem com sequelas desfigurantes devem ser tratados cirurgicamente.

Profilaxia e Controle
O uso de preservativos ou outros métodos de barreira para sexo oral, vaginal e anal previnem a infecção por *C. trachomatis*. Acessórios sexuais devem ser limpos antes de sua utilização e devem ser de uso individual.

INFECÇÃO ANOGENITAL PELO HPV – CONDILOMA ACUMINADO

Conceito
Denomina-se verruga anogenital ou condiloma acuminado uma das manifestações da IST pelo Papilomavírus Humano (HPV). Grande parte das infecções pelo HPV é autolimitada, assintomática ou passa despercebida. Ademais, a maioria da população sexualmente ativa será infectada pelo vírus em algum momento da vida. Entretanto, é nas transformações neoplásicas relacionadas com o HPV que encontramos os maiores problemas e desafios para as autoridades públicas de saúde.

Etiologia
Os HPV compõem uma família de vírus de DNA altamente infecciosos e transmitidos, majoritariamente, por contato direto durante o ato sexual. Existem descritos mais de 100 tipos distintos de HPV, dos quais mais de 40 possuem tropismo pelo epitélio anogenital. Indivíduos com condiloma acuminado possuem risco aumentado para câncer anogenital e de cabeça e pescoço, sendo os HPV tipo 16 e 18 os mais oncogênicos – estando comumente associados ao desenvolvimento de Carcinoma de Células Escamosas. Já os tipos 6 e 11 possuem baixo potencial oncogênico e estão relacionados com doença branda e autolimitada. Tipos de HPV de potencial intermediário são capazes de levar à displasia de alto grau persistente, mas raramente progridem para estágios invasivos.

Epidemiologia
O condiloma acuminado é uma das mais frequentes IST no mundo. Mulheres são mais afetadas do que homens, numa proporção de 2:1. São fatores de risco para infecção pelo HPV: sexo feminino, maior atividade sexual e maior número de parceiros, imunossupressão (especialmente na infecção pelo HIV), compartilhamento de fômites, história prévia de outras IST e herpes oral.

Aspectos Clínicos
Após um período de incubação de 3 semanas a 8 meses, a lesão inicial manifesta-se como pápula superficial, normocrômica a levemente eritematosas, evoluindo até estrutura papiliforme e verrucosa. Variações hipo ou hipercrômicas, por vezes violáceas, são comuns. Em homens, prefere acometer a haste do pênis ou região balanoprepucial (Fig. 28-6). Já em mulheres pode ocorrer na vulva, na vagina e toda região perineal. Acometimento perianal é comum, podendo ser decorrentes tanto de relação sexual anal quanto por extensão de lesões do períneo. Verrugas pequenas ou pouco numerosas são, geralmente, assintomáticas. Lesões maiores podem ser pruriginosas, friáveis ou dolorosas – dependendo da localização. Condilomas podem crescer até tornaram-se grandes massas exofíticas, podendo levar a dispareunia, dor e dificuldade para defecar, sangramentos e, em mulheres, corrimento vaginal. A maioria dos quadros é transitória, durando por até 2 anos se não tratados.

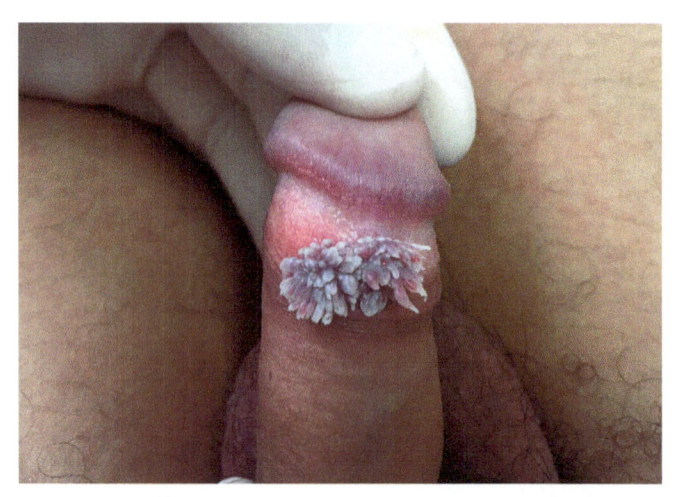

Fig. 28-6. Condiloma acuminado. (Documentação fotográfica dos autores.)

Diagnóstico Diferencial
Os diagnósticos diferenciais do condiloma acuminado devem incluir: condiloma plano (observado na sífilis secundária), papulose bowenoide, molusco contagioso, acrocórdone, micropapilomatose vulvar, carúnculas himenais, plicomas anais e carcinoma de células escamosas.

Abordagem Diagnóstica
O diagnóstico de condiloma acuminado é, essencialmente, clínico, a partir da inspeção local. Anuscopia, se disponível, deve ser realizada. Em mulheres, o exame especular deve sempre ser empregado, tanto para diagnóstico de outras lesões quanto para realização do exame preventivo (Papanicolaou). Com aplicação de ácido acético a 5%, as lesões tornam-se esbranquiçadas, podendo, o método, ser empregado para facilitar a visualização. Se indicado, deve-se prosseguir à colposcopia ou sigmoidoscopia. Biópsia da lesão deve ser considerada apenas em casos de diagnóstico duvidoso, falha terapêutica, imunossupressão, recidivas frequentes, crescimento muito acelerado, lesões maiores que 1 cm ou confluentes e características atípicas como pigmentação, ulceração, endurecimento e aderência a planos teciduais subjacentes.

Tratamento
Existem várias modalidades terapêuticas a serem empregadas no tratamento do condiloma acuminado. A abordagem deve

ser individualizada, considerando localização, número e extensão das lesões, assim como comprometimento e nível de esclarecimento do paciente e, em mulheres, se há gravidez. Resultados de eficácia são variados e recorrência é comum em todos os métodos.

A solução de ácido tricloroacético a 90% (TCA ou ATA) é muito utilizada e está amplamente disponível em nosso meio. O TCA é um agente altamente cáustico que destrói fisicamente os condilomas por coagulação proteica, sendo necessárias várias sessões de aplicação – que podem ser feitas em consultório. Seu uso é permitido em lesões internas de mucosa vaginal e mulheres grávidas. Vaselina sólida pode ser aplicada na região perilesional para preservação do tecido sadio circunjacente.

Outras opções terapêuticas comumente empregadas são: crioterapia com nitrogênio líquido (levando à citólise térmica das lesões); excisão cirúrgica com eletrocauterização e terapias tópicas com imiquimode ou podofilotoxina para autoadministração domiciliar.

Outros tratamentos descritos são: aplicação intralesional de 5-fluorouracil/adrenalina; solução de podofilina para aplicação em consultório (com potencial absorção sistêmica, neurotoxicidade e teratogenicidade); interferon alfa (sistêmico ou intralesional), sinecatequina tópica (fitoterápico derivado do chá verde), gel de cidofovir a 1% tópico e coagulação por infravermelho.

Profilaxia e Controle

Vacinação é um método eficaz na prevenção da infecção pelo HPV. Atualmente, no Brasil, o Ministério da Saúde disponibiliza a vacina quadrivalente (HPV tipo 6, 11, 16 e 18) para faixa etária determinada. Vacinas eneavalentes já são produzidas, oferecendo cobertura para cinco tipos adicionais (31, 33, 45, 52 e 58). Não há recomendações para o uso de vacinação para tratar condiloma acuminado ou prevenir sua recorrência. Assim como em qualquer IST, o uso de preservativos e educação sexual são fundamentais para redução na transmissão do HPV.

CONTRIBUIÇÃO DOS AUTORES

Os autores trabalharam igualmente na elaboração e revisão do capítulo.

BIBLIOGRAFIA

Azulay RD, Azulay DR. Dermatologia. 7. ed. Rio de Janeiro; Guanabara Koogan, 2017.

Belda Jr W, Shiratsu R, Pinto V. Abordagem nas doenças sexualmente transmissíveis. *An Bras Dermatol* [Internet]. 2009 [cited 2015 Aug 25]; 84(2):151-9.

Brasil. Ministério da Saúde. Secretaria de Vigilância em Saúde. Protocolo Clínico e Diretrizes Terapêuticas para Atenção Integral às Pessoas com Infecções Sexualmente Transmissíveis (IST)/Ministério da Saúde, Secretaria de Vigilância em Saúde, Departamento de Doenças de Condições Crônicas e Infecções Sexualmente Transmissíveis. – Brasília : Ministério da Saúde, 2019.

Brown TJ, Yen-Moore A, Tyring SK. An overview of sexually transmitted diseases. Part I. *J Am Acad Dermatol* 1999;41:661-7.

Centers for Disease Control and Prevention. *Sexually Transmitted Disease Surveillance* 2013. Atlanta, GA, 2014.

DA Lewis. Chancroid: clinical manifestations, diagnosis, and management (Tropical medicine series). *Sex Transm Infect* 2003;79:68-71.

Nery JAC, Perissé ARS, Amaro Filho SM, Côrtes Junior JCS. Doenças sexualmente transmissíveis. In: Coura JR. *Dinâmica das doenças infecciosas e parasitárias*, 2.ed. Rio de Janeiro: Guanabara Koogan, 2013. p. 1598-609.

Passos MRL. *Doenças sexualmente transmissíveis*, 4.ed. Rio de Janeiro: Cultura Médica, 1995. 552 p.

Pedros ERP, Pereira ACG. Doenças sexualmente transmissíveis. In: Pedroso ERP, Rocha MOC. *Série Medicina Interna: Doenças Infecciosas*. Rio de Janeiro: Rubio, 2015.

Protocolo Clínico e Diretrizes Terapêuticas para Atenção Integral às Pessoas com Infecções Sexualmente Transmissíveis (IST). Ministério da Saúde, Secretaria de Vigilância em Saúde, Departamento de Doenças de Condições Crônicas e Infecções Sexualmente Transmissíveis. Brasília: Ministério da Saúde, 2019. 248 p.

Unemo M, De Vries H *et al*. Sexually transmitted infections: challenges ahead. *Lancet Infect Dis* 2017;17(8):e235-e279.

Workowski KA, Bolan GA, Centers for Disease Control and Prevention. Sexually transmitted diseases treatment guidelines, 2015. *MMWR Recomm Rep*. 2015 June 5;64(RR-03):1-137.

DIARREIAS INFECCIOSAS

Ranieri Leonardo de Andrade Santos • Maria Alexandra de Carvalho Meireles
Randyston Brenno Feitosa • Renata Soares Paolinelli Botinha Macedo

INTRODUÇÃO

As diarreias infecciosas têm como etiologia microrganismos patogênicos e apresentam síndrome clínica semelhante, cuja principal característica é a mudança da consistência das fezes (que se tornam mais amolecidas ou liquefeitas) e o aumento do número de evacuações, contabilizando no mínimo três episódios por dia. São sinônimos de diarreia infecciosa: gastroenterite aguda (GEA) e gastroenterocolite aguda (GECA). Quando, além de amolecidas, as fezes apresentam sangue, muco e/ou pus emprega-se o termo de disenteria. Uma *curiosidade*: no Brasil, podemos encontrar termos populares para diarreia como "desinteria", "desando", "desarranjo", "destempero", entre outros.

A persistência do quadro pode ocasionar desidratação, distúrbios hidroeletrolíticos e óbito, principalmente quando em associação com a desnutrição. Por estes fatores, a diarreia infecciosa constitui-se importante causa de morte em menores de cinco anos, tendo sido considerada no passado como a principal causa de óbito infantil.

A transmissão pode ser de forma direta, de pessoa para pessoa, de animais para o ser humano ou indireta através da ingestão de água, alimentos ou contato com superfícies/ objetos contaminados.

Com base nesses aspectos, o objetivo do presente capítulo é apresentar os principais elementos etiológicos, parogênicos, clínicos, diagnósticos, terapêuticos e profiláticos das diarreias infecciosas.

CLASSIFICAÇÃO

As diarreias podem ser classificadas quando ao seu mecanismo e quanto ao tempo de duração dos sintomas, sendo classificada em:

- Quanto ao mecanismo:
  - Osmótica: Presença de moléculas que exercem força osmótica e aumentam a retenção hídrica no lúmen intestinal.
  - Secretória: Presença de fluidos isotônicos no lúmen intestinal.
  - Exsudativa: Inflamação do trato gastrointestinal com secreção de substâncias como pus, soro e muco.
- Quanto ao tempo de duração:
  - Aguda: diarreias com curso de evolução em até 14 dias.
  - Persistente: duração da diarreia entre 15 e 29 dias.
  - Crônica: duração igual ou superior a 30 dias.

EPIDEMIOLOGIA E PATOGÊNESE

Os agentes etiológicos são diversos: bactérias, vírus, protozoários e até mesmo toxinas. Os seres humanos e alguns outros mamíferos, aves, solo, água e alimentos podem ser reservatórios desses agentes causadores de GECA.

ASPECTOS CLÍNICOS

O quadro clínico varia de acordo com o agente etiológico, no entanto, de uma forma geral, consiste no aumento do número de evacuações (no mínimo três em 24 horas), com alteração no aspecto das fezes, que geralmente apresentam-se pastosas ou líquidas, podendo haver ainda a presença de muco, pus ou sangue.

Podem estar presentes dor abdominal, náuseas, vômitos e, eventualmente, febre. Sintomas sistêmicos como astenia e hiporexia podem também ser relatados.

As principais complicações estão relacionadas à desidratação e desequilíbrios hidroeletrolíticos. Quando não adequadamente tratados podem determinar choque hipovolêmico e óbito. Crianças com quadro diarreico crônico podem apresentar desnutrição e atraso do crescimento.

Atualmente sabe-se que a presença de desidratação em paciente de qualquer faixa etária é preditor de complicação e gravidade.

ETIOLOGIA

Vários agentes podem ser responsáveis por desencadear uma síndrome diarreica. O período de incubação, as principais características associadas, o tipo de transmissão e o tratamento varia e depende de cada agente etiológico. Apesar do tratamento ser, na maioria das vezes, empírico, o conhecimento acerca das principais características de cada agente patogênico (Quadro 29-1) pode nortear o profissional no momento do diagnóstico.

DIARREIAS CAUSADAS POR VÍRUS

Adenovírus Entérico

As crianças são as mais acometidas. A transmissão é fecal-oral e intra-hospitalar. A diarreia é aquosa e comumente associada a vômitos e febre. O período de incubação é de aproximadamente uma semana e a duração é de até 12 dias.

Quadro 29-1. Principais etiologias das diarreias infecciosas

Agente etiológico	Grupo etário dos casos	Modo de transmissão e principais fontes	Reservatório
Vírus			
Astrovírus	Crianças e idosos	Fecal-oral, alimentos, água	Provavelmente humanos
Calicivírus	Todos	Fecal-oral, alimentos, água, nosocomial	Provavelmente humanos
Adenovírus entérico	Crianças	Fecal-oral, nosocomial	Provavelmente humanos
Norwalk	Todos	Fecal-oral, alimentos, água, pessoa-pessoa	Humanos
Rotavírus grupo A	Crianças	Fecal-oral, nosocomial alimentos, água, pessoa-pessoa	Humanos
Rotavírus grupo B	Todos	Fecal-oral, água, pessoa-pessoa	Humanos
Rotavírus grupo C	Todos	Fecal-oral	Humanos
Bactérias			
Bacillus cereus	Todos	Alimentos	Ambiente e alimentos
Staphylococcus aureus	Todos	Alimentos	Humanos e animais
Campylobacter spp.	Todos	Fecal-oral, alimentos, água, animais domésticos	Aves, bovinos e ambiente
Escherichia coli enterotoxigênica (ETEC)	Todos	Fecal-oral, alimentos, água, pessoa a pessoa	Humanos
E. coli enteropatogênica	Crianças	Fecal-oral, alimentos, água, pessoa a pessoa	Humanos
E. coli enteroinvasiva	Adultos	Fecal-oral, alimentos, água, pessoa a pessoa	Humanos
E. coli êntero-hemorrágica	Todos	Fecal-oral, alimentos, pessoa a pessoa	Humanos
Salmonella spp. (não tifoide)	Todos, principalmente crianças	Fecal-oral, alimentos, água	Aves, mamíferos domésticos e silvestres, bem como répteis
Shigella spp.	Todos, principalmente crianças	Fecal-oral, alimentos, água, pessoa a pessoa	Primatas
Yersinia enterocolitica	Todos	Fecal-oral, alimentos, água, pessoa a pessoa, animais domésticos	Suínos
Vibrio cholerae	Todos, principalmente adultos	Fecal-oral, alimentos, água	Ambiente
Protozoários			
Balantidium coli	Indefinido	Fecal-oral, alimentos, água	Primatas, roedores e suínos
Cryptosporidium	Crianças e adultos com AIDS	Fecal-oral, alimentos, água, pessoa a pessoa, animais de estimação	Humanos, bovinos, outros animais domésticos
Entamoeba histolytica	Todos, principalmente adultos	Fecal-oral, alimentos, água	Humanos
Giardia lamblia	Todos, principalmente crianças	Fecal-oral, alimentos, água	Humanos, animais selvagens e domésticos
Cystoisospora belli	Adultos com AIDS	Fecal-oral	Humanos

Fonte: Adptado de Brasil (2019).

Astrovírus

Acomete crianças e idosos, através de uma transmissão fecal-oral ou por contato com alimentos e água infectada. A diarreia é aquosa, com vômitos, frequentemente associada à febre. O período de incubação é longo e pode durar até duas semanas. Os sintomas persistem por uma a duas semanas.

Calicivírus

Distribuição uniforme entre faixas etárias, sendo transmitido através do contágio fecal-oral, por ingestão de água ou alimentos contaminados e em ambiente nosocomial. Diarreia aquosa, podendo estar associada à febre. Os vômitos são mais comuns nas crianças. A incubação e a duração da doença são de um a três dias.

Norwalk

Distribui-se por todas as faixas etárias com transmissão semelhante a outras diarreias virais, com aspecto aquoso e associado a vômitos. Raramente acompanhada de febre. Incubação e duração de oito horas a dois dias.

Rotavírus

O grupo A é mais comum em crianças, os grupos B e C podem atingir a todas as faixas etárias. A transmissão é fecal-oral, de pessoa para pessoa ou através da ingestão de alimentos contaminados. A transmissão nosocomial é comum nas crianças. Diarreia aquosa com a presença de febre, podendo ser acompanhada de vômitos. O período de incubação é de um a três dias e pode durar até uma semana. O diagnóstico específico pode ser feito através de RT-PCR.

SARS-CoV-2 e COVID-19

Recentemente descrita na China, em dezembro de 2019, a infecção pelo novo coronavírus – SARS-CoV-2 – tem sido relacuionada à ocorrência de sinais e sintomas gastrintestinais, inclusive de diarreia. O profissional de saúde deve ficar atento a essa possibilidade, especialmente por conta do reisco de transmissão do agente infeccioso.

DIARREIAS CAUSADAS POR BACTÉRIAS

Bacillus cereus

A diarreia causada pelo *B. cereus* tem distribuição uniforme em todas as faixas etárias, apresenta como característica um quadro clínico de curta evolução, em geral não estendendo-se por mais de 24 horas.

O período de incubação é curto, entre uma a seis horas após a ingestão de alimento contaminado o paciente inicia a sintomatologia. Vômitos são muito frequentes e raramente cursa com febre.

Campylobacter spp.

Bactérias do gênero *Campylobacter* podem ser causa de diarreia em todas as faixas etárias, sendo o *Campylobacter jejuni* a espécie mais comumente envolvida. Sua transmissão ocorre por via fecal-oral, através de água e alimentos contaminados. Animais próximos da moradia como gado e aves, podem atuar como fontes de transmissão.

O quadro clínico compreende náuseas, vômitos, febre, dor abdominal e disenteria, com duração habitualmente inferior a sete dias. A infecção do íleo terminal e ceco pode mimetizar apendicite aguda, sendo este um importante diagnóstico diferencial.

Complicações como hemorragia digestiva, megacólon tóxico, pancreatite, síndrome de Reiter e Síndrome de Guillain-Barre podem ocorrer.

Escherichia coli

O quadro clínico determinado pela infecção por *E. coli* varia fundamentalmente de acordo com a cepa bacteriana envolvida. Incluem desde infecções leves até manifestações graves, culminando com o óbito. As cepas envolvidas no desenvolvimento da gastroenterocolite aguda são:

- *E. coli enterohemorrágica*: pode ser vista em todas as faixas etárias, tem transmissão fecal-oral, inter-humana ou através da ingestão de alimentos contaminados como carnes mal cozidas. O subtipo O157:H7 é produtor de toxinas, podendo ocasionar Síndrome Hemolítico-Urêmica em 6-8% dos casos. Está relacionada à altas taxas de hospitalização e fatalidade. No início do quadro o paciente cursa com diarreia aquosa que pode evoluir com o aparecimento de sangue nas fezes. Não apresenta febre geralmente, mas pode cursar com vômitos. O período de incubação varia entre três a cinco dias e a doença pode durar de uma a duas semanas.
- *E. coli enteroinvasiva:* atinge adultos, é transmitida de forma fecal-oral ou por ingestão de água e alimentos contaminados. Pode apresentar-se como disenteria e comumente há febre. Os vômitos podem estar presentes. O período de incubação é de um a dois dias e a duração de uma a duas semanas.
- *E. coli enteropatogênica*: muito comum na faixa etária pediátrica. A transmissão também é fecal-oral, através de alimentos contaminados ou inter-humana. As fezes têm aspecto aquoso e em grande quantidade. As crianças podem apresentar febre e vômitos. O período de incubação é de dois a sete dias e a doença dura em torno uma a três semanas.
- *E. coli enterotoxigênica*: atinge grupos etários diversos. A transmissão assemelha-se à das demais cepas. As fezes têm aspecto aquoso e em grande quantidade. O tempo de incubação é curto, de 12 horas a três dias e a duração é em torno de três a cinco dias.
- *E. coli enteroagregativa*: a peculiaridade desta cepa é desenvolvimento de quadro de diarreia persistente em crianças.

Salmonella spp. (Não Tifoide)

Atinge todos as faixas etárias, com predomínio em crianças. Com transmissão fecal-oral e através de alimentos contaminados como carne, leite e ovos, tem como característica fezes pastosas e aquosas, podendo conter raias de sangue.

A febre é muito comum e os sintomas gastrointestinais geralmente estão presentes. A incubação varia de oito horas a dois dias e a duração é em torno de cinco a sete dias.

Shigella spp.

Todos os grupos podem ser atingidos, principalmente as crianças. Crianças que frequentam creches parecem ter uma incidência maior da doença. A transmissão é semelhante àquela que ocorre na doença determinada por salmonela. O quadro mais comum é a disenteria com vômitos e febre.

O período de incubação varia de um a sete dias e duração de até uma semana.

Staphylococcus aureus

Pode determinar gastroenterite aguda em qualquer faixa etária. É transmitida através da ingestão de alimentos contaminados. A diarreia é pouco comum, diferentemente dos vômitos, estes muito frequentes. Não cursa com febre. Os sintomas se iniciam de uma a seis horas após a ingestão do alimento contaminado, com resolução habitualmente em até 24 horas.

Vibrio cholerae
Mais comum em adultos, embora também possa acometer crianças. Com transmissão fecal-oral e através de alimentos contaminados, tem como característica diarreia profusa, com aspecto de "água de arroz". Os pacientes não cursam com febre, vômitos são muito frequentes. A incubação pode ser de até uma semana e com duração de, no máximo, cinco dias. Quadro que pode levar a desidratação grave em curto período de tempo.

Yersinia enterocolitica
Todas as faixas etárias são susceptíveis. Transmitida através da ingestão de alimentos ou água contaminada. A diarreia é associada a presença de muco e algumas vezes de sangue. A febre é comum podendo ou não ser acompanhada de vômitos. A duração é de uma a três semanas.

A infecção pode causar adenite mesentérica e ileíte, mimetizando Doença de Crohn. Sintomas extraintestinais como artrite migratória, Síndrome de Reiter e eritema nodoso podem ocorrer.

DIARREIAS CAUSADAS POR PROTOZOÁRIOS

Balantidium coli
A balantidíase é consequente à infecção por protozoário cosmopolita que tem como principais hospedeiros o porco e o ser humano. Transmissão fecal-oral, por contato direto com alimentos ou água contaminada por fezes de indivíduos ou animais contendo cistos do Balantidium.

A balantidíase pode levar a uma ampla variedade de apresentações clínicas, desde indivíduos assintomáticos para a doença (que se tornam hospedeiros e possíveis transmissores) até quadros fulminantes, caracterizados por colite ulcerativa ou perfurativa com quadros sépticos e óbito. Mais comumente determina diarreia, dor abdominal, náuseas, vômitos, meteorismo e febre.

Cryptosporidium
Comum em adultos portadores de AIDS e na faixa etária pediátrica. A transmissão é por contato com alimentos contaminados, fecal-oral e através de animais de estimação. Diarreia abundante e aquosa, pode cursar com câimbra e as vezes com febre. Geralmente de curso crônico, com período de incubação de uma a duas semanas e duração de 3 a 4 semanas.

Entamoeba histolytica
Comum em todas as faixas etárias, transmissão semelhante à diarreia por Cryptosporidium, eventualmente cursa com muco e sangue e dor abdominal em cólica. A febre tem incidência variável. O período de incubação é de duas a quatro semanas e tem curso crônico, podendo perdurar por até quatro meses. A Figura 29-1 mostra o trofozoíto de Entamoeba histolytica, uma das parasitoses mais comuns em humanos.

Giardia lamblia
Todas as faixas etárias são acometidas, principalmente as crianças. Transmitida de forma fecal-oral e pela ingestão de alimentos contaminados. Diarreia intensa e de grande volume, com fezes claras, podendo ter aspecto de esteatorreia.

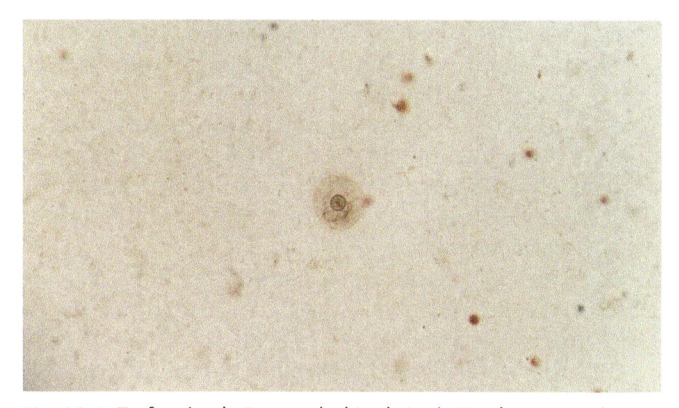

Fig. 29-1. Trofozoíto de Entamoeba histolytica (400× de aumento). (Acervo do Laboratório de Agentes Patogênicos da Universidade Federal de Viçosa.)

Febre é incomum, sendo a distensão abdominal, aerocolia e a eructação frequentes. Período de incubação de três a 25 dias e com duração da infecção de até anos.

Cystoisospora belli
Comum em pacientes com AIDS. Diarreia intensa e de grande quantidade. Período de incubação de dois a 15 dias e duração de duas a três semanas.

DIARREIAS CAUSADAS POR HELMINTOS
Os helmintos – cestódeos, trematódeos e nematódeos – são importantes causas de diarreia infecciosa, na prática clínica. Destacam-se, nesse âmbito, os quadros provocados por helmintos dos gêneros Ancylostoma, Ascaris, Capillaria, Dibothriocephalus, Dipylidium, Enterobius, Fasciolopsis, Heterophyes, Hymenolepis, Necator, Schistosoma, Strongyloides, Taenia, Trichostrongylus e Trichuris, entre outros. Dada a diversidade dos quadros e a multiplicidade dos agentes etiológicos, recomenda-se a consulta aos Capítulos 107, 110, 111 e 112, para o aprofundamento dos respectivos assuntos.

DIAGNÓSTICO
O diagnóstico é clínico na maioria das vezes e deve ser baseado, segundo as recomendações da última Diretriz de Diarreias Infecciosas da IDSA (Infectious Diseases Society of America), em uma entrevista detalhada, levando em consideração aspectos como faixa etária do paciente, duração do quadro, uso de medicamentos, viagens nacionais/internacionais e exposições ambientais recentes, a presença de sintomas semelhantes em pessoas próximas, frequência e aspecto das evacuações, fatores de melhora/piora e sintomas associados.

O consumo de frutos do mar e mariscos, alimentos não pasteurizados, proteínas animais mal cozidas, uso prévio de antimicrobianos, situação institucionalizada e prática sexual sem preservativo também devem ser investigadas.

Para o diagnóstico etiológico é necessária a avaliação laboratorial com exames parasitológicos e cultura das fezes. A coprocultura é o padrão para o diagnóstico de diarreias por enterobactérias.

As últimas diretrizes da Sociedade Americana de Doenças Infecciosas, recomenda a investigação em pacientes com diarreia associada a febre, muco/sangue nas fezes, dor/irritação peritoneal e sinais de sepse. Esses pacientes devem ser testados principalmente para infecção por *Salmonella, Shigella, Campylobacter, Clostridioides difficile* e *E. coli*.

Pacientes com diarreia e dor abdominal localizada no quadrante inferior direito, com exame físico sugestivo de apendicite aguda, mas com histórico epidemiológico compatível com diarreia de origem infecciosa, devem ser investigados para infecção por *Yersinia*.

Pacientes com diarreia associada a sangue nas fezes, sem febre, devem ser investigados para *E. coli*. Testes para a identificação de toxinas, em especial shigatoxinas, são importantes.

Portadores de infecção pelo HIV devem ser pesquisados para a presença de *Cryptosporidium* e *Cystoisospora* (*Isospora belli*). Além disso, agentes como *Cyclospora, Microsporidia* e *Mycobacterium avium* também devem ser alistados.

Além da propedêutica fecal, pode-se considerar a realização de hemocultura nos seguintes casos:

- Pacientes com menos de três meses de idade.
- Sepse.
- Suspeita de febre tifoide.
- Sintomas sistêmicos importantes.
- Risco de anemia hemolítica.
- Viajantes para áreas endêmicas de febre tifoide ou paratifoide com quadro clínico sugestivo.

DIAGNÓSTICO DIFERENCIAL

Os diagnósticos diferenciais incluem: doença inflamatória intestinal, câncer colorretal, diverticulite aguda, colite isquêmica, síndrome do intestino irritável, colite induzida por drogas, enterite e colite induzidas por radioterapia, doença do enxerto *vs* hospedeiro, apendicite aguda.

TRATAMENTO

A parte primordial do tratamento é a adequada reposição volêmica e correção de possíveis distúrbios hidroeletrolíticos. Os antibióticos não são sempre indicados, mas têm efeito na duração da doença e em tipos mais graves e por cepas mais toxêmicas.

Na maioria dos casos a hidratação com soro de reidratação oral (SRO) é suficientemente eficaz para resolver a depleção de volume. Os casos mais graves necessitarão de correção volêmica por via endovenosa.

A terapia com antibióticos raramente é prescrita na diarreia aquosa em adultos. Na diarreia em viajantes, no entanto, o uso dos antimicrobianos reduz a duração dos sintomas e acelera a recuperação dos casos.

As disenterias, em oposição as diarreias aquosas nos adultos, quase sempre devem ser tratadas com antibioticoterapia com cobertura para enterobactérias. Se suspeita clínica de infecção por *Shigella* spp., pode-se empregar a ampicilina, sulfametoxazol/trimetoprim, ciprofloxacino (considerar resistência antimicrobiana crescente nos últimos anos) e azitromicina.

Diarreia com presença de sangue e ausência de febre pode sugerir infecção por *E. coli* enterohemorrágica e o uso de antimicrobianos está associado a uma maior letalidade nesses casos, devido a evolução mais frequente para síndrome hemolítico-urêmica (SHU). Deste modo, *não se deve prescrever antimicrobianos para enfermos que apresentem diarreia com sangue e que não tenham febre*, dada a possibilidade de evolução para SHU.

Atualmente na diarreia do viajante de apresentação leve podem ser empregados agentes antimotilidade e rifaximina (200 mg de 8/8 h). Para os casos moderados e graves as fluoroquinolonas e azitromicina são drogas de eleição (sempre considerar a resistência antimicrobiana local).

Nos casos em que há a confirmação por diarreia amebiana, através da visualização de trofozoítos no exame de parasitológico de fezes, pode-se utilizar o metronidazol (500-750 mg) de 8/8 h por 7 a 10 dias.

PREVENÇÃO

As diarreias infecciosas podem ser prevenidas através da adoção de medidas como a higienização das mãos, uso de água potável, descarte no local adequado de lixo e saneamento básico. Um aspecto importante diz respeito ao controle das geo-helmintíases, conforme demonstrado na Figura 29-2.

Deve ser destacado que a amamentação de crianças até os seis meses de idade tem um importante impacto na redução da letalidade desse grupo.

DIARREIA DO VIAJANTE

A diarreia do viajante, dada sua impotância na prática clínica, será aborada em tópico a parte. Trata-se da condição mórbida mais comum entre viajantes que deixam países desenvolvidos para visitar regiões com recursos limitados em saúde e saneamento. Estima-se que entre 40-60% destes viajantes desenvolvem esta condição. Pode ser causada por diferentes patógenos e a forma mais comum de contágio é através da ingestão de água e alimentos infectados.

O histórico de viagem recente, com a presença de sintomas e sinais como febre de foco indeterminado, dor abdominal, diarreia e focos extra intestinais de infecção são importantes na suspeição de diagnóstica de diarreia do viajante.

É definida como diarreia do viajante, a síndrome diarreica iniciada durante a viagem ou até 10 dias após o retorno do paciente a partir países ou regiões com recursos sanitários limitados.

Deve ser classificada em leve, moderada e grave:

- *Leve:* diarreia tolerável sem interferência nas atividades planejadas.
- *Moderada:* diarreia com prejuízo das atividades planejadas pelo paciente.
- Grave: diarreia incapacitante que impede a realização das atividades planejadas.

Etiologia bacteriana ocorre em 90% dos casos. A bactéria *E. coli* (especialmente *E. coli* enterotoxigênica) é o patógeno mais comum (responsável por 30 a 60% de todos os casos de diarreia do viajante). Patógenos virais como norovírus, rotavírus, astrovírus e adenovírus entéricos são responsáveis por até 10% dos casos. Protozoários são causas menos comuns e devem ser elencados como agentes etiológicos quando diarreia persistente.

Testes laboratoriais são habitualmente desnecessários, sendo reservados para as seguintes condições: toxemia, febre alta persistente, necessidade de hospitalização, fezes sanguinolentas, dor abdominal em cólica de forte intensidade,

```
                    ┌─────────────────────────────┐
                    │ Controle das geo-hemintíases │
                    └─────────────────────────────┘
                                  │
        ┌─────────────────────────┼─────────────────────────┐
        │                         │                         │
┌───────────────┐    ┌─────────────────────────┐    ┌──────────────┐
│  Educação     │    │ Análise de situação     │    │ Saneamento   │
│  em saúde     │    │ epidemiológica          │    │ ambiental    │
│               │    │ (escolares)             │    │              │
└───────────────┘    └─────────────────────────┘    └──────────────┘
                                  │
        ┌─────────────────────────┼─────────────────────────┐
        ▼                         ▼                         ▼
┌──────────────────┐    ┌──────────────────┐    ┌──────────────────┐
│ Percentual de    │    │ Percentual de    │    │ Percentual de    │
│ positividade     │    │ positividade     │    │ positividade     │
│ <20%             │    │ 20 a 50%         │    │ >50%             │
│ (baixo risco)    │    │ (risco moderado) │    │ (alto risco)     │
└──────────────────┘    └──────────────────┘    └──────────────────┘
        │                         │                         │
        ▼                         ▼                         ▼
┌──────────────────┐    ┌──────────────────┐    ┌──────────────────┐
│ Tratar somente os│    │ Tratar coletiva- │    │ Tratar coletiva- │
│ casos positivos[a]│   │ mente a locali-  │    │ mente a locali-  │
│                  │    │ dade uma vez     │    │ dade duas vezes  │
│                  │    │ ao ano           │    │ ao ano           │
└──────────────────┘    └──────────────────┘    └──────────────────┘
```

[a] Caso positivo é todo indivíduo que apresente ovos de *A. lumbricoides*, *T. trichiura* ou ancilostomídeos em amostras de fezes.
Fonte: OMS (2011).

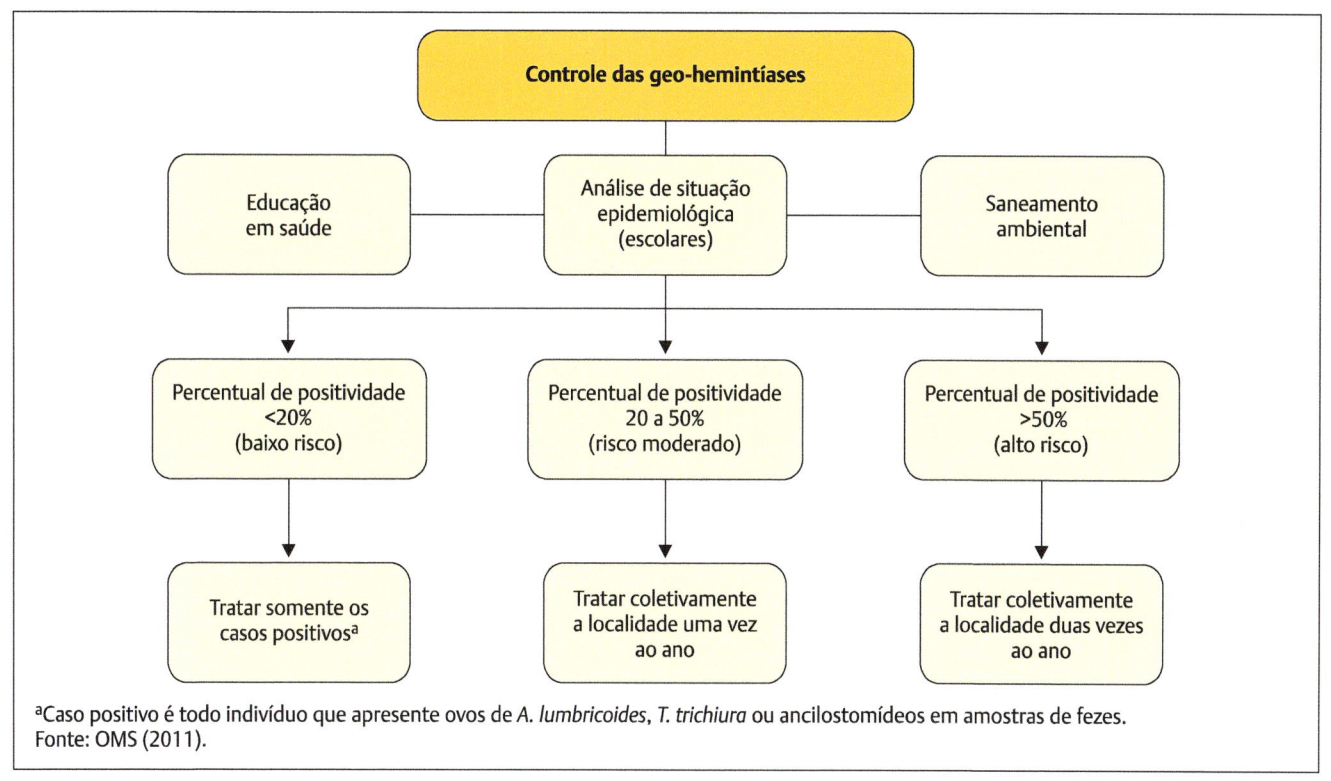

Fig. 29-2. Estratégia de controle das geo-helmintíases. Observação: [a] Caso positivo é todo indivíduo que apresente ovos de *A. lumbricoides*, *T. trichiura* ou ancilostomídeos em amostras de fezes. (Fonte: OMS, 2011; Reproduzida de Brasil, 2019.)

imunossupressão e diarreia persistente sem resposta ao tratamento empírico.

Os objetivos do tratamento são hidratação, diminuição da gravidade e da duração do quadro diarreico, prevenção do cancelamento de atividades planejadas durante a viagem e reestabelecimento do status funcional. Soluções de reidratação oral são peça fundamental para correção de desequilíbrios hídricos e eletrolíticos. Agentes antissecretórios e antimotilidade podem ser empregados em casos selecionados (casos leves e moderados) para diminuir a frequência evacuatória. A loperamida deve ser evitada caso febre alta, dor abdominal em cólica de forte intensidade e disenteria pelo risco de evolução para megacólon tóxico e perfuração.

O emprego de antimicrobianos está relacionado à diminuição do tempo de evolução e da gravidade do quadro e deve reservado para os casos moderados e graves. A escolha deve envolver fatores como resistência antimicrobiana e perfil de segurança das drogas. Fluoroquinolonas são eficazes no tratamento de largo espectro de patógenos bacterianos entéricos. Azitromicina pode ser empregada, alternativamente. Rifaximina, antimicrobiano não-absorvível que atinge elevadas concentrações na luz intestinal com largo espectro de ação, pode ser empregada para pacientes com idade superior a 12 anos que apresentam diarreia do viajante não complicada.

CONTRIBUIÇÃO DOS AUTORES

Todos os autores contribuíram em todas as etapas de elaboração do presente capítulo.

BIBLIOGRAFIA

Ashkenazi S, Schwartz E, O'Ryan M. Travelers' diarrhea in children: What have we learnt? Pediatr Infect Dis J 2016; 35(6): 698700.

Azer SA, Tuma F. Infectious Colitis. [Updated 2020 Feb 21]. In: StatPearls [Internet]. Treasure Island (FL): StatPearls Publishing; 2020 Jan. Available from: https://www.ncbi.nlm.nih.gov/books/NBK544325/

Barrett J, Brown M. Travellers' diarrhoea. BMJ 2016;353:i1937.

Brasil. Ministério da Saúde. Secretaria de Vigilância em Saúde. Guia de Vigilância em Saúde: volume único [recurso eletrônico] / Ministério da Saúde, Secretaria de Vigilância em Saúde, Coordenação-Geral de Desenvolvimento da Epidemiologia em Serviços. 3. ed. – Brasília: Ministério da Saúde, 2019.

Duplessis CA, Gutierrez RL, Porter CK. Review: Chronic and persistent diarrhea with a focus in the returning traveler. Trop Dis Travel Med Vaccines 2017;3:9.

Dupont HL. Approach to the patient with infectious colitis. Current Opinion in Gastroenterology. 2012 Jan;28(1):39-46.

Farthing M, Salam MA, Lindberg G, et al. Acute diarrhea in adults and children: a global perspective. *J Clin Gastroenterol*. 2013;47(1):12-20.

Gouveia MAC, Lins MTC, Silva GAP. Acute diarrhea with blood: diagnosis and drug treatment. J Pediatr 2020; 96(supl. 1):20-28.

Lääveri T, Sterne J, Rombo L, Kantele A. Systematic review of loperamide: No proof of antibiotics being superior to loperamide in treatment of mild/moderate travellers' diarrhea. Travel Med Infect Dis 2016; 14(4): 299-312.

Larocque R, Harris JB. Travelers' diarrhea: Microbiology, epidemiology, and prevention. [acesso em 30 out 2018]. Available at: https://www.uptodate.com/contents/travelers-diarrhea-microbiology-epidemiology-andprevention.

Larocque R, Harris JB. Causes of acute infectious diarrhea and other foodborne illnesses in resource-rich settings. UpToDate, 2020.

Larocque R, Harris JB. Travelers' diarrhea: Clinical manifestations, diagnosis, and treatment. UpToDate, 2020.

Larocque R, Pietroni M. Approach to the adult with acute diarrhea in resource-limited countries. UpToDate, 2020.

Layer P, Andresen V. Review article: Rifaximin, a minimally absorbed oral antibacterial, for the treatment of travellers' diarrhoea. Aliment Pharmacol Ther 2010;31(11):1155-64.

Lemos AS. COVID-19: guia prático de infectologia. São Paulo: Manole, 2020.

Leung AK, Darling P, Auclair C. Oral rehydration therapy- A review. J R Soc Health 1987;107(2).

Leung AK, Kellner JD, Davies HD. Rotavirus gastroenteritis. Adv Ther 2005; 22(5):476-87.

Mantzaris GJ. Endoscopic diagnosis of infectious colitis. Ann Gastroenterol 2007;20(1):71-4.

Mead PS, Stutsker L, Dietz V, McCaig LF, Bresee JS, Shapiro C, Griffin PM, Tauxe RV. Food-related illness and death in the United States. Emerg Infect Dis 1999;5(5):607-25.

Papaconstantinou HT, Thomas JS. Bacterial colitis. Clin Colon Rectal Surg. 2007;20:18-27.

Riddle MS, Connor BA, Beeching NJ, DuPont HL, Hamer DH, Kozarsky P, et al. Guidelines for the prevention and treatment of travelers' diarrhea: A graded expert panel report. J Travel Med 2017;24:S57-74.

Schuster FL, Ramirez-Avila L. Current world status of Balantidium coli. Clin Microbiol Rev 2008;21(4):626-638.

Shah N, DuPont HL, Ramsey DJ. Global etiology of travelers' diarrhea: systematic review from 1973 to the present. Am J Trop Med Hyg 2009; 80(4):609-14.

Shane AL, et. al. Infectious Diseases Society of America. Clinical practice guidelines for the diagnosis and management of infectious diarrhea. Clin Infec Dis 2017;65(12):45-8015.

Simons MP, Pike BL, Hulseberg CE, Prouty MG, Swierczewski BE. Norovirus: New developments and implications for travelers' diarrhea. Trop Dis Travel Med Vaccines 2016;2:1.

INFECÇÕES OSTEOARTICULARES

CAPÍTULO 30

Andréia Patrícia Gomes ▪ Carolina Machado Poleze
Diogo de Assunção Mesquita ▪ Gustavo Ferreira Ribeiro ▪ Marco Antônio Naslausky Mibielli

INTRODUÇÃO

A artrite infecciosa e a osteomielite aguda são doenças inflamatórias que afetam articulações e tecido ósseo, respectivamente. São afecções com prognóstico reservado quando não manejadas e tratadas corretamente, deixando sequelas incapacitantes como desgaste permanente de articulações, déficit de crescimento, além de morte quando associado a sepse. Ambas as condições têm etiologia bacteriana, em sua maioria.

Esse capítulo tem como objetivo revisar os aspectos importantes da artrite infecciosa e da osteomielite, contemplando os aspectos clínicos, diagnóstico e o tratamento precoce.

ARTRITE INFECCIOSA

Artrite infecciosa (AI) – ou artrite séptica (AS) – é definida como infecção osteoarticular que tem como agentes etiológicos bactérias, vírus e fungos. É uma morbidade com curso doloroso e usualmente unilateral. A infecção das articulações pode ocorrer através da disseminação hematogênica ou contígua – ambas quando há processo infeccioso pré-existente –, direta e pós-operatória.

Epidemiologia

A AI é mais prevalente em crianças, sendo a articulação do quadril a mais acometida, seguida pela articulação do joelho, ombro e cotovelo. Todas as faixas etárias podem desenvolver essa condição, porém crianças entre 0 a 5 anos de vida estão mais predispostas. Crianças pré-escolares e escolares apresentam maior comprometimento das articulações do joelho podendo estar relacionadas a maior atividade física. Há uma maior incidência no sexo masculino.

Etiologia

Os agentes etiológicos mais comuns variam conforme a idade do paciente ou condições predisponentes. *Staphylococcus aureus* é o germe mais prevalente em qualquer faixa etária. Assim a artrite séptica pode ser dividida em seis grupos, para que se possa direcionar o diagnóstico etiológico e auxiliar no início do tratamento, conforme comentado em seguida.

Recém-Nascidos

Os agentes etiológicos envolvidos na AS de recém-nascidos são *Streptococcus agalactiae* e *Enterobacteriaceae*. A transmissão vertical de *Neisseria gonorrhoeae* pode ocorrer, levando ao quadro de artrite gonocócica. A infecção multifocal representa a maioria das formas de apresentação, estando associada ou não a sepse de origem músculo-esquelética. O neonato com artrite séptica pode apresentar poucos sinais clínicos o que dificultará o diagnóstico. O achado mais consistente é uma perda de movimento espontâneo da extremidade e o posicionamento do quadril em flexão, abdução e leve rotação lateral. A febre tende estar ausente. É considerada uma urgência indicando-se a drenagem aberta e evitando-se o dano cartilaginoso pela ação das enzimas produzidas pelas bactérias e pelos leucócitos.

Crianças entre Um Mês e Cinco Anos de Idade

Os microrganismos mais prevalentes nessa faixa etária são *Haemophilus influenzae* tipo B, *Staphylococcus aureus*, *Streptococcus pyogenes* e *Streptococcus pneumoniae*. Pode manifestar-se inicialmente com irritabilidade, apreensão, anorexia, perda ponderal, espasmo muscular, taquicardia, anemia e pseudoparalisia do membro envolvido. A localização do processo infeccioso na articulação nem sempre é aparente.

Crianças entre Cinco e 15 Anos

Os principais patógenos envolvidos na AS dessa faixa etária são *S. aureus* e *Streptococcus* spp. A maioria dos casos se apresenta clinicamente como monoarticular, atingindo as grandes articulações, estando associados sintomas e sinais como febre, dor aguda, calor, rubor e edema na articulação envolvida, além de redução da mobilidade.

Adolescentes e Adultos Sexualmente Ativos (entre 15 e 40 Anos)

Em indivíduos sexualmente ativos a *N. gonorrhoeae* é o patógeno mais frequente, seguido por *S. aureus*. Apresenta-se como poliartrite migratória, tenossinovite ou monoartrite purulenta associada a eritema local na metade dos casos. É mais comum em mulheres jovens durante a gestação, não sendo os sinais de uretrite obrigatórios.

Adultos mais Idosos (> 40 Anos)

Em adultos com mais de 40 anos, *S. aureus* é o patógeno predominante. O quadro clínico apresenta febre baixa e alterações articulares, em especial, o joelho. É frequentemente associada a outras doenças, como o diabetes *mellitus*.

Outras Formas Importantes

Em imunodeprimidos, diabéticos, doentes crônicos e pacientes com artrite reumatoide os principais agentes etiológicos são *S. aureus* e *Enterobacteriaceae*. As bactérias *S. aureus, P. aeruginosa e Enterobacteriaceae* são patógenos que causam AI em usuários de drogas injetáveis ilícitas. As infecções de prótese são causadas por *S. epidermidis, S. aureus, Enterobacteriaceae e P. aeruginosa*.

Diagnóstico

A característica morfotinturial do agente etiológico, à coloração diferencial de Gram, e o isolamento em cultura, a partir de amostra de líquido sinovial, colhido antes do início do antimicrobiano, orientam a terapêutica. A última é o padrão-ouro do diagnóstico e também permite a realização do antibiograma, possibilitando ajustes terapêuticos posteriores. A coloração pelo Gram habitualmente fornece resultado imediato, caso o agente etiológico seja bacteriano, além da contagem de leucócitos ser elevada com predomínio de polimorfonucleares. É também interessante em pacientes graves ou com resposta sistêmica associada à infecção a realização da coleta de três amostras de hemoculturas associada à realização do teste de sensibilidade a antimicrobianos. Em indivíduos que receberam tratamento antimicrobiano antes da coleta de amostra do líquido sinovial, o resultado pode ser falso-negativo, bem como nas infecções por microrganismos atípicos como *Mycoplasma* spp., *Chlamydia* spp., *N. gonorrhoeae* e *Borrelia burgdorferi*. Na suspeita de infecção por estes microrganismos, o teste de reação em cadeia da polimerase (PCR) do líquido sinovial é recomendado (Quadro 30-1).

Os marcadores inflamatórios elevados – proteína C reativa (PCR) e velocidade de sedimentação eritrocitária (VHS) – e leucocitose são inespecíficos, mas se associados à história clínica sugestiva de AS, juntamente com valores de leucócitos maiores podem aumentar a sensibilidade diagnóstica.

O exame de imagem indicado para diagnóstico é a radiografia simples cujas alterações sugestivas de AS são alargamento do espaço articular, deslocamento periarticular do coxim adiposo, perda da linha cortical branca e mais raramente lesões erosivas. A ultrassonografia, tomografia computadorizada e ressonância magnética permitem a identificação de inflamação e/ou derrames articulares no início do quadro infeccioso, além de serem úteis na avaliação de articulações mais profundas ou de difícil acesso como o quadril (Fig. 30-1).

Tratamento

O tratamento da AI consiste na associação de antimicrobianos (quando a etiologia é bacteriana), preferencialmente por via endovenosa (ver Capítulo 10), e artrocentese com drenagem, irrigação e limpeza articular diária. Deve-se evitar a irrigação contínua da articulação de modo a não retirar o líquido sinovial que é o agente nutridor da cartilagem hialina. O início do antibiótico deve ser o mais precoce possível após a coleta do material para análise. A escolha do medicamento deve se basear na epidemiologia, fatores de risco, idade e apresentação clínica, somados ao resultado do Gram. Não existem estudos

Quadro 30-1. Diferenças descritas na análise do líquido sinovial – padrões normal, inflamatório e séptico

	Normal	Inflamatório	Séptico
Transparência	Claro	Translúcido	Apaco
Cor	Clara	Amarela	Branca
Leucócitos	< 200 (mm^3)	200-50.000 (mm^3)	> 50.000 (mm^3)
PMN´s	< 25%	25-50%	> 75%
Col. Gram	Negativo	Negativo	30-40% pós

Fonte: Mibielli et al. (2015a).

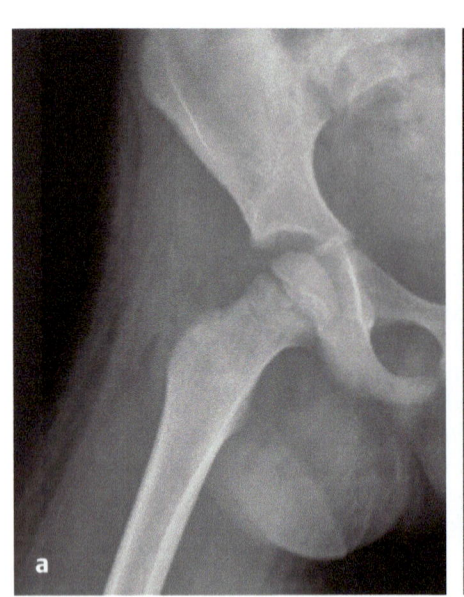

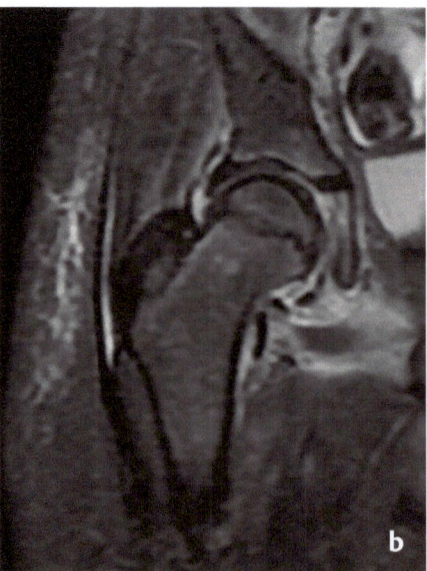

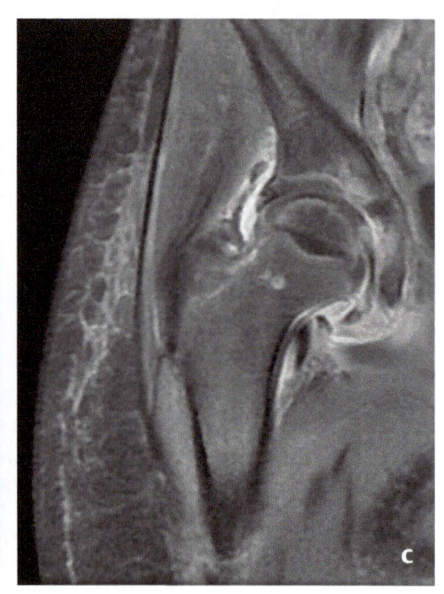

Fig. 30-1. Artrite Séptica. Paciente feminino de 4 anos de idade. (**a**) Radiografia do quadril direito em incidência AP: observa-se aumento nas partes moles regionais à cabeça femoral. (**b,c**) Ressonância magnética do quadril direito em sequências Coronal T2FS e Coronal T1FS pós-contraste: observam-se aumento e densificação nos planos mioadiposos regionais ao quadril, com pequeno derrame articular e sinais de sinovite. (Imagens gentilmente cedidas por Prof. João Eliton Bonin.)

randomizados que indiquem benefícios da imobilização da articulação acometida, entretanto, há evidências de que cargas pesadas pioram a AI. São necessários mais estudos para que seja definido o tempo de retomada das atividades diárias, bem como realização de fisioterapia.

O tratamento de escolha em recém-nascidos é feito com ceftriaxona ou cefotaxima; a última é preferencial pelos efeitos indesejáveis da primeira, podendo sobrevir icterícia ou *kernicterus* nesssa faixa etária; podem ser utilizadas associadas, também, ampicilina e gentamicina. Em crianças entre um mês e cinco anos de idade, o tratamento de escolha deve ser cefalosporina de 3ª geração sem atividade contra *P. aeruginosa* associada à oxacilina. Na faixa etária de cinco a quinze anos, a primeira escolha é oxacilina e o tratamento alternativo, com cefalosporina de 1ª geração ou com cefuroxima (cefalosporina de 2ª geração). Em adolescentes e adultos sexualmente ativos o tratamento é feito preferencialmente com cefalosporina de 3ª geração ceftriaxona, associada à oxacilina. Nos indivíduos acima de 40 anos o tratamento de escolha é a oxacilina e o alternativo é uma cefalosporina de 1ª geração. Em imunodeprimidos, diabéticos, doentes crônicos e pacientes com artrite reumatoide os principais agentes etiológicos são *S. aureus* e *Enterobacteriaceae*. O tratamento deve ser feito com oxacilina mais ceftriaxona. Alternativamente, usa-se cefalosporina de 4ª geração (cefepima), imipenem, meropenem ou fluoroquinolonas mais oxacilina. Já em usuários de drogas ilícitas, o tratamento de escolha é a oxacilina associada à ceftazidima. Alternativamente, pode-se usar oxacilina mais cefalosporina de 4ª geração ou aztreonam, ciprofloxacino ou carbapenemas. As infecções de prótese são causadas por *S. epidermidis, S. aureus, Enterobacteriaceae* e *P. aeruginosa*. O tratamento de escolha é a vancomicina ou teicoplanina mais cefalosporina de 3ª geração com atividade contra *P. aeruginosa*. O tratamento alternativo pode ser feito com vancomicina ou teicoplanina mais ciprofloxacino, ou aztreonam, ou cefalosporina de 4ª geração. O uso de antibióticos intra-articulares deve ser desencorajado, visto que pode expor o paciente a resposta inflamatória, além de não agregar benefício terapêutico.

Complicações

As principais complicações são ortopédicas podendo ocorrer encurtamento de membros quando a infecção atinge a cartilagem de crescimento, alteração do ângulo da articulação quando a infecção atinge apenas um lado da cartilagem de crescimento, deformidades nas articulações decorrente da lesão da cartilagem articular, artrose secundária, anquilose, fraturas patológicas e infecção crônica.

Prevenção

O tratamento precoce é a principal forma de se evitar sequelas. Uso de preservativos está indicado para a profilaxia das artrites gonocócicas. A antibioticoprofilaxia cirúrgica correta associada a uma adequada técnica cirúrgica, reduzirão as complicações, principalmente na colocação de materiais de dispositivos internos e próteses. No caso de colocação de dispositivos internos os critérios de eleição de pacientes eletivos seguem os protocolos dos últimos consensos de prevenção de infecções pelo *Consenso Internacional em Infecções Musculo Esqueléticas*.

OSTEOMIELITE

A osteomielite é definida como uma inflamação do osso causada por um organismo infectante. A infecção pode ser limitada a uma única porção do osso ou pode envolver várias regiões, como medula, córtex, periósteo e tecidos moles circundantes. A infecção geralmente ocorre devido a um único organismo, mas podem ocorrer infecções polimicrobianas, principalmente associadas a casos de pé diabético. A infecção inicia-se nos vasos venosos sinusóides metafisários por via hematogênica de um foco a distância. A região metafisária é uma região de circulação término terminal, cujo novelos vasculares levam a uma circulação lenta capilar proporcionando a saída da bactéria para o tecido ósseo. A infecção se espalha via canais de Volkman ou pelo sistema ósseo harvesiano se dirigindo até o espaço sub periostal. A elevação do periósteo pode resultar na formação de abscesso. Em casos mais graves, caminhará para o infarto da cortical óssea, deixando a formação de um sequestro (osso morto infectado) e, por consequência evoluirá para osteomielite crônica.

A osteomielite pode ser classificada como aguda, subaguda ou crônica, dependendo da duração dos sintomas. O mecanismo de infecção pode ser exógeno ou hematogênico. A osteomielite exógena é causada por fraturas expostas, cirurgia ou disseminação contígua do tecido local infectado. A forma hematogênica resulta de bacteremia. A osteomielite também pode ser classificada como piogênica ou não-piogênica com base na resposta do hospedeiro à doença. Existem importantes fatores predisponentes associados a infecções que podem evoluir com osteomielite (Quadro 30-2).

OSTEOMIELITE AGUDA

Conceito

A osteomielite hematogênica aguda (OHA) é uma inflamação no tecido ósseo que pode também acometer placas corticais e tecidos periósteos. É uma condição patológica mais prevalente em crianças, na primeira década de vida, especialmente na faixa etária de dois a cinco anos do sexo masculino; porém

Quadro 30-2. Fatores predisponentes da osteomielite

Condição	Patógeno
Varicela recente	*Streptococcus pyogenes* e *S. aureus*
Trauma (infecção aguda ou celulite)	*S. aureus*
Otite média	*H. influenzae* e *Streptococcus pneumoniae*
Anemia falciforme	*Salmonella spp.*
Anormalidades de trato urinário	*Escherichia coli* e *S. aureus*
Imunodeficiências	*Pseudomonas aeruginosa*
Prematuridade	*Streptococcus spp.* e *Enterobacteriaceae*
Cateter venoso central e cateter de hemodiálise	*S. aureus*

Fonte: Elaborado a partir de Mibielli (2015b); Funk; Copley (2017); Lalani; Schmitt (2019).

pode ocorrer em jovens, adultos e idosos. Comorbidades como trombose venosa profunda, pneumonia, embolia pulmonar, empiema pleural, endocardite, choque séptico, desnutrição ou mesmo deficiências do sistema imunológico podem estar associadas à osteomielite aguda. Em muitos casos, a causa exata da doença não pode ser identificada. A osteomielite hematogênica aguda é o tipo mais comum de infecção óssea, cuja incidência diminuiu drasticamente nas últimas décadas. Um padrão de vida mais alto e melhor higiene provavelmente contribuíram para esta tendência.

Epidemiologia

De acordo com Funk & Copley (2017) a osteomielite tem agentes etiológicos variantes conforme a idade do paciente ou condições predisponentes. É uma enfermidade do osso em crescimento e portanto uma doença da criança. Ocorre mais em meninos numa proporção de 3:1 com as meninas e numa incidência de 1/5.000 crianças menores de 13 anos de idade e metade delas abaixo dos 5 anos. O local de envolvimento da OHA no esqueleto gira em torno de 91% dos ossos longos sendo os do membro inferior mais afetados. Assim a osteomielite pode ser dividida em quatro grupos, para que se possa direcionar o diagnóstico etiológico e auxiliar no início do tratamento:

- *Crianças com 18 meses a 3 anos:* os principais agentes etiológicos são *S. aureus, Kingella kingae, S. pneumoniae, Neisseria meningitidis* e *H. influenzae* tipo B (para aqueles que não são imunizados).
- *Crianças com 3 a 12 anos: S. aureus* e *Streptococcus* beta-hemolítico do grupo A são os patógenos que acometem essa faixa etária com maior frequência.
- *Crianças acima de 12 anos e demais faixas etárias*: as bactérias *S. aureus, Streptococcus* beta-hemolítico do grupo A e *Neisseria gonorrhoeae* são os patógenos que acometem essa faixa etária com maior frequência. Em indivíduos sexualmente ativos, a *N. gonorrhoeae* é o agente etiológico mais frequente.
- *Outras formas importantes*: nas infecções nosocomiais *S. aureus, Streptococcus* spp., *Enterobacteriaceae* e *Candida* spp. são os microrganismos envolvidos na osteomielite, enquanto nas infecções comunitárias *S. aureus, S. pyogenes, Escherichia coli* e *Klebsiella pneumoniae* são mais prevalentes.

Diagnóstico

Exames de imagem associados com história clínica e exame físico compatível com osteomielite predizem o diagnóstico. A radiografia convencional demonstra alterações ósseas, reação periosteal local, envolvimento profundo de tecidos moles e identifica fraturas. O sinal de edema de tecidos moles é o primeiro a ser observado nesse exame de imagem e as demais alterações podem aparecer na radiografia simples cerca de 10 a 21 dias após início da infecção. Alternativamente, ultrassonografia, tomografia computadorizada (TC) e ressonância nuclear magnética (RM) são exames de imagem mais avançados que contribuem para o diagnóstico da osteomielite. A ultrassonografia permite avaliar alterações precoces como edema profundo de tecidos moles, o músculo psoas e abscessos subperiósteos, além de derrame de quadril e possível artrite séptica. Apesar de ser um excelente exame para avaliação óssea, o uso da TC é limitado em crianças devido a exposição à radiação e limitações da avaliação da extensão anatômica e espacial do tecido inflamado. A RM é padrão ouro na caracterização de tecidos moles e principalmente na avaliação do edema ósseo mostrando-se superior à TC em sensibilidade e especificidade, além de identificar inflamação da medula. Apesar de seus benefícios, a RM tem alto custo e sua escolha deve ser corretamente indicada. A cintilografia óssea apresenta alta sensibilidade e baixa especificidade podendo levar a resultados falsos positivos fazendo com que seu uso na prática seja limitado.

A hemocultura e a cultura de material extraído por biópsia de tecido ósseo orientam a escolha do antimicrobiano para o tratamento. A identificação de microrganismos em material provindo de cultura do osso estabelece de forma definitiva o diagnóstico da osteomielite. Os marcadores inflamatórios como PCR, VHS, interleucina-6 e contagem de leucócitos são úteis na avaliação de processos infecciosos e eficácia do tratamento.

Tratamento

As principais modalidades terapêuticas da osteomielite são o uso de antimicrobianos e abordagem cirúrgica. Com o advento dos antimicrobianos, a osteomielite tem se tornado cada vez mais rara, entretanto, a resistência a alguns antibióticos tem sido um desafio no tratamento.

Medidas profiláticas são padronizadas principalmente em cirurgias ortopédicas de osteossíntese das fraturas com administração de antibióticos meia hora antes do procedimento, estendendo até 24 horas após o término da cirurgia. De acordo com o último Consenso Internacional em Infecções Musculoesqueléticas realizado na Universidade Thomas Jefferson, Filadelfia, EUA em 2018 com a participação de vários representantes de vários países do mundo, inclusive do Brasil, diante de fatores pré operatórios tais como lesões cutâneas, má higiene bucal, infecção urinária, infecção próximo ao sítio cirúrgico e fatores de risco modificáveis por exemplo como o índice de massa corporal elevada, tabagismo e alcoolismo a antibioticoprofilaxia apresenta níveis de evidência moderado e forte na prevenção das infecções periprotéticas. Os antibióticos indicados para profilaxias são as penicilinas ou cefalosporinas de primeira e segunda geração.

O tratamento, na maioria das vezes, é longo, o que exige maior grau de comprometimento entre médico e paciente, além de gerar custos consideráveis de assistência à saúde. Apesar dos avanços quimioterápicos e cirúrgicos, ainda é uma condição difícil de tratar e não há nenhum protocolo universalmente aceito para isso.

O tratamento da osteomielite aguda deve ser individualizado através da história clínica, epidemiológica e idade. O tratamento empírico deve ser realizado com vancomicina associada à piperacicilina/tazobactam ou cefepima. Após a identificação do agente etiológico, deve-se ajustar a terapêutica (Quadro 30-3).

Diagnóstico Diferencial

As infecções de tecidos moles, artropatia de Charcot, osteonecrose, gota, fraturas, bursite, tumor ósseo, crise vaso-oclusiva na doença falciforme, e a síndrome complexa de dor

Quadro 30-3. Tratamento antimicrobiano da osteomielite aguda

Terapia patógeno-específica	Antibiótico
Staphylococcus spp. sensível à meticilina	▪ Escolha: oxacilina ▪ Alternativas: cefazolina, ceftriaxona ou flucloxacilina
Staphylococcus spp. resistente à meticilina	▪ Escolha: vancomicina ▪ Alternativa: daptomicina ou teicoplanina
Enterobacteriaceae	▪ Escolha: ciprofloxacino ou levofloxacino ou ceftriaxona ou cefepima ▪ Alternativa: ertapenem ou meropenem
Enterococcus spp.	▪ Escolha: ampicilina ou penicilina G cristalina associada à gentamicina ▪ Altrenativa: vancomicina ou daptomicina ou teicoplanina
Streptococcus sensíveis à penicilina	▪ Escolha: penicilina G cristalina ▪ Alternativa: ampicilina ou ceftriaxona ou vancomicina
Cutibacterium acnes	▪ Escolha: penicilina G cristalina ▪ Alternativa: ceftriaxona
Kingella kingae	▪ Escolha: penicilina ▪ Alternativa: cefazolina ou cefotaxima ou ceftriaxona
Haemophilus influenzae tipo B	▪ Escolha: cefotaxima ou ceftriaxona ▪ Alternativa: cefuroxima

Fonte: Elaborado a partir de Mibielli (2015b); Funk; Copley (2017); Lalani; Schmitt (2019).

regional são alguns dos diagnósticos diferenciais. Ademais, as condições que podem ser confundidas com osteomielite em radiografias simples incluem artrite séptica, sarcoma de Ewing, osteossarcoma, artrite juvenil, doença de Gaucher e fraturas por estresse.

Prevenção

A prevenção de infecções depende de fatores relacionados ao hospedeiro e ao cirurgião como controle das doenças crônicas (diabetes mellitus, AIDS, desnutrição, insuficiência renal e hepática, doença vascular periférica, linfedema crônico e tabagismo), fixação precoce de fraturas, tratamento adequado de fraturas expostas, redução do tempo de internação hospitalar e antibioticoprofilaxia pré-operatória.

OSTEOMIELITE AGUDA E CRÔNICA SECUNDÁRIA A FOCOS DE INFECÇÃO CONTÍGUOS OU INSUFICIÊNCIA VASCULAR

Conceito

A osteomielite pode ser classificada de acordo com o mecanismo de infecção (via hematogênica e não hematogênica) e pela duração da doença (aguda e crônica). A osteomielite aguda apresenta sintomas que duram de dias a semanas, enquanto a doença crônica pode durar por meses a anos além de apresentar pedaços de ossos necrosados separados do tecido ósseo viável (sequestro).

A classificação de Waldvogel, baseada na via pela qual o microrganismo atinge o osso, tenta distinguir entre a osteomielite pós-traumática e a originada por contiguidade do tecido mole infectado. A osteomielite aguda (e crônica) em adultos é frequentemente secundária a um foco contíguo de infecção, infecções pós-operatórias e pós-traumáticas, sendo importante observar se existe ou não insuficiência vascular associada, já que o principal problema é a persistência prolongada de microrganismos patogênicos.

Etiologia e Epidemiologia

A osteomielite em jovens e adultos frequentemente tem origem pela via não hematogênica, através de traumas, procedimentos cirúrgicos e pós-operatório. Em pacientes idosos, o mecanismo de infecção normalmente ocorre por contiguidade de tecidos e/ou articulações previamente infectadas adjacentes ao osso, como no pé diabético e nas úlceras de decúbito. Outros fatores de risco são dispositivos ortopédicos, doença vascular periférica e neuropatia periférica. Em crianças as localizações mais frequentes da osteomielite hematogênica são os ossos longos, fêmur e tíbia, enquanto no adulto o sítio mais comum é a coluna vertebral.

As infecções causadas pela via não hematogênica podem ser mono ou polimicrobianas. Os principais agente etiológicos são *S. aureus, Staphylococcus* coagulase-negativos e bacilos negativos anaeróbios. *Corynebacterium* spp. e *Mycobacterium* spp. e fungos também são patógenos implicados na osteomielite.

Aspectos Clínicos

Na osteomielite aguda os sinais e sintomas se apresentam gradualmente durante dias. A dor intensa é o sintoma mais relatado e pode ocorrer em repouso ou em movimento. Há presença de sinais flogísticos locais (calor, rubor, aumento de volume do local afetado), além de sinais e sintomas sistêmicos como febre e rigidez podem ocorrer.

Os sinais e sintomas na osteomielite crônica são mais arrastados e podem ocorrer de maneira intermitente. Dor, eritema e edema local são frequentes. Geralmente não há febre associada.

Diagnóstico

Pela avaliação radiológica, pode-se comparar os achados com exames prévios, nos casos de doença crônica, observando-se alterações como osteólise, periostite e sequestro. O achado de um trato sinusal na radiografia é patognomônico de osteomielite crônica. Alterações e extensão da doença devem ser analisadas pela tomografia computadorizada ou pela ressonância magnética (Figura 30-2). Na osteomielite aguda, testes laboratoriais como marcadores inflamatórios e presença de leucocitose podem indicar processo infeccioso. Entretanto, na osteomielite crônica os leucócitos podem não evidenciar aumento e os marcadores inflamatórios podem se elevar ou se manterem em níveis normais.

Tratamento

A seleção de antimicrobianos para estas infecções deve ser, em última análise, específica e baseada em dados de cultura e de sensibilidade obtidos de espécimes colhidos a partir de biópsia óssea. Contudo, geralmente é indicado inicialmente o tratamento empírico (Quadro 30-4).

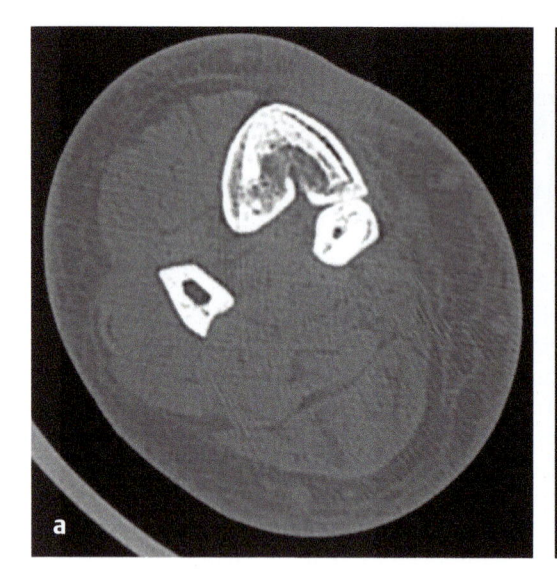

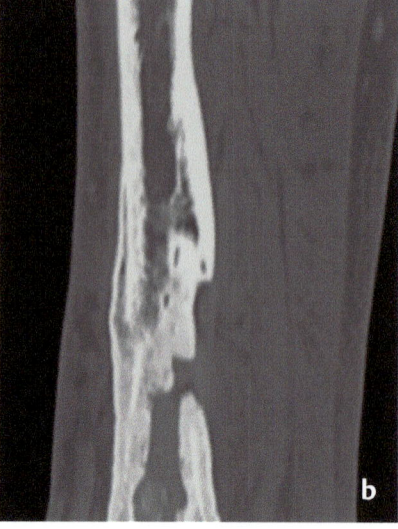

Fig. 30-2. Osteomielite Crônica. Paciente feminino de 47 anos de idade. (a,b) Tomografia da perna direita em sequência axial e reconstrução sagital em filtro ósseo: alterações da morfologia e textura do terço distal da tíbia caracterizadas por espessamento cortical, associado a reação periosteal sólida e a áreas líticas/escleróticas de permeio com trajetos fistulosos evidenciados, determinando comunicação entre o osso medular às partes moles circundantes. (Imagens gentilmente cedidas pelo João Eliton Bonin.)

Quadro 30-4. Tratamento da osteomielite secundária a foco de infecção contíguo ou insuficiência vascular

Grupo	Patógenos	Tratamento
Adultos	S. aureus, Enterobacteriaceae, P. aeruginosa, bactérias anaeróbias.	• Escolha: vancomicina associada à piperacilina/tazobactam • Alternativo: ticarcilina/clavulanato de potássio com ou sem aminoglicosídeo; ou imipenem/ciclastatina ou ciprofloxacino associado à vancomicina

Fonte: Elaborado a partir de Mibielli (2015b); Funk; Copley (2017); Lalani; Schmitt (2019).

O desbridamento cirúrgico adequado e a erradicação do foco infeccioso é extremamente importante, já que o objetivo principal é o de preservar a integridade funcional do membro. Geralmente a eficácia do tratamento observada na osteomielite crônica é inferior quando comparada com a osteomielite aguda. Nos casos das infecções peri protéticas ou de outros dispositivos internos, a remoção das próteses deve ser realizada devido a formação do biofilme nos materiais implantados. Essa remoção pode ser realizada em um tempo com colocação de novo implante ou em dois tempos após a cura da infecção. Esta decisão é muito controvertida e dependerá de experiência do cirurgião e do grau de infecção.

INFECÇÕES FÚNGICAS OSTEOARTICULARES

O potencial de patógenos micóticos de causar infecções invasivas é grande, principalmente em indivíduos imunodeficientes e quando não fazem parte da microbiota natural do indivíduo. Vários estudos publicados atribuem as espécies de *Candida* como o principal agente causador de fungemia, seguida por *Aspergillus* spp. Além desses, *Acremonium* spp., *Drechslera* spp., *Fusarium* spp., *Phialemonium* spp. e *Nattrassia* spp. também são citados como agentes de infecções osteoarticulares. Os principais sítios de infecção observados são corpo vertebral e espaço intervertebral.

Diagnóstico

O diagnóstico de infecções fúngicas osteoarticulares habitualmente é mais tardio devido curso indolente da doença. As alterações clínicas são atípicas sendo que a metade dos casos não apresentam alterações de temperatura e não há elevação leucocitária como ocorrem em infecções bacterianas. O exame físico e exames de imagem também são inespecíficos.

Tratamento

Figueiredo *et al.* propõem o tratamento com drogas antifúngicas associadas à drenagem de abscesso, discectomia e debridamento de todo tecido infectado, artrodese com um sistema de estabilização e auto-enxertia óssea. A droga de escolha é a anfotericina B em curto período, seguida por administração oral de composto azólico por longo período.

TUBERCULOSE OSTEOARTICULAR

A tuberculose (TB) ainda é um problema de saúde pública global, principalmente nos países emergentes. A tuberculose osteo-articular (TOA) representa 2 a 5% dos casos totais de TB e 9 a 20% da TB extrapulmonar.

Etiologia e Epidemiologia

Causada pelo *Mycobacterium tuberculosis*. Surge após disseminação hematogênica de uma lesão primária pulmonar e pode ocorrer próximo da doença primária ou anos após como uma forma de reativação da doença. A TOA pode afetar ambos os sexos e todos os grupos etários, entretanto foi predominante no sexo feminino e em jovens adultos em estudos publicados. Fatores como condições socioeconômicas precárias, desnutrição, estados de imunodeficiência (diabetes mellitus, infecção pelo HIV, terapia com corticosteroides) são preditores da doença. Ossos longos nas crianças e esqueleto axial nos adultos são as localizações mais frequentemente comprometidas na osteomielite tuberculosa.

Aspectos Clínicos

A TOA apresenta-se de forma lenta e insidiosa com sinais e sintomas inespecíficos como dor, edema rigidez articular, podendo evoluir com fistulização cutânea e abscessos frios. Habitualmente, é uma afecção monoarticular, entretanto até 20% dos casos são multifocais. Dos sítios acometidos na TOA, na forma de osteomielite, a TB vertebral (mal de Pott) é o mais frequente. Na forma de artrite, os sítios mais comuns são quadril, joelho, tornozelo, articulação sacroilíaca e ombro. O acometimento de punhos, dedos, cotovelos e esternoclavicular é raro. A doença tem evolução insidiosa e por isso há atraso diagnóstico, causando prognóstico ruim com lesões ósseas de caráter destrutivo.

Diagnóstico

É realizado pela identificação do bacilo álcool-ácido resistente na coloração de Ziehl-Neelsen no líquido sinovial, secreções purulentas ou material colhido a partir de biópsia. A biópsia de osso ou linfonodos regionais podem mostrar a necrose caseosa com as células gigantes, entretanto a TOA é paucibacilar, sendo difícil a visualização do germe. Assim, é indicada a realização de cultura em meio próprio para o diagnóstico da tuberculose. O exame de imagem de escolha é a TC, pois permite análise das lesões ósseas como osteólise, osteosclerose, periostose e sua extensão e abscessos de tecidos moles.

Tratamento

De acordo com o *Manual de Normas para o Controle da Tuberculose do Ministério da Saúde – 2019*, deve ser realizado um tratamento em duas fases. Para pacientes com mais de 45 kg na primeira fase, rifampicina 600 mg/dia, isoniazida 400 mg/dia e pirazinamida 2000 mg/dia por dois meses e a segunda fase, rifampicina 600 mg/dia e isoniazida 400 mg/dia por dez meses.

Quando diagnosticado e instituído tratamento precoce é possível que haja reconstituição óssea integral. Em contrapartida, o atraso no diagnóstico e terapêutica pode definir um mau prognóstico, causando sequelas. A sequela mais comum da TOA é a destruição óssea e cartilaginosa sem neo formação com evolução para a anquilose articular. As cirurgias restauradoras como correção das deformidades da coluna e dos membros inferiores e as artrodeses para alívio da dor são opções nesses casos. O tratamento da TOA pode ser visto no Quadro 30-5.

Quadro 30-5. Tratamento da tuberculose osteoarticular: Esquema 1 – 2RIP/10RI

Fases do tratamento	Drogas	Peso do paciente			
		≤ 20 kg a ≤ 35 kg	> 20 a ≤ 45	≥ 35 kg	≥ 45 kg
		mg/kd/dia	mg/dia	mg/dia	mg/dia
1ª fase	RMP	10	300	450	600
	INH	10	200	300	400
	PZA	35	1.000	1.500	2.000
2ª fase	RMP	10	300	450	600
	INH	10	200	300	400

Fonte: Brasil (2019).

Profilaxia

Deve-se realizar a vacinação com BCG, quimioprofilaxia e diminuição das fontes de infecção com tratamento apropriado dos pacientes com tuberculose ativa.

AGRADECIMENTO

Os autores do capítulo são gratos ao Dr. João Eliton Bonin (Santa Casa de Montes Claros e Hospital Universitário Clemente Faria, UNIMONTES) pela gentil cessão das Figuras 30-1 e 30-2.

CONTRIBUIÇÃO DOS AUTORES

AP Gomes desenhou o presente capítulo e recebeu a colaboração de CM Poleze, DA Mesquita, GF Ribeiro e de MAN Mibielli para a elaboração da primeira versão do texto. Todos os autores revisaram o manuscrito, aprovando sua versão final.

BIBLIOGRAFIA

Arthritis Foundation. Infectious arthritis. [acesso em 26 jun 2020]. Disponível em: https://www.arthritis.org/diseases/infectiousarthritis#:~:text=Infectious%20arthritis%2C%20also%20called%20septic,open%20wounds%20or%20an%20injection.

Brasil. Ministério da Saúde. Secretaria de Vigilância em Saúde. Departamento de Vigilância das Doenças Transmissíveis. Manual de Recomendações para o Controle da Tuberculose no Brasil / Ministério da Saúde, Secretaria de Vigilância em Saúde, Departamento de Vigilância das Doenças Transmissíveis. – Brasília: Ministério da Saúde, 2019.

Castellazzi L, Mantero M, Esposito S. Update on the management of pediatric acute osteomyelitis and septic arthritis. Int J Mol Sci. 2016;17(6):855.

Figueiredo GC, Figueiredo ECQ, Tavares-Neto J. Aspectos Clínicos e Terapêuticos da Osteomielite Vertebral por Fungos – Análise Secundária de Dados. Rev Bras Reumatol 2007;47(1):34-41.

Funk SS, Copley LAB. Acute Hematogenous Osteomyelitis in Children: Pathogenesis, Diagnosis, and Treatment. Orthop Clin North Am 2017;48(2):199-208.

Gbané-Koné M, Koné S, Ouali B, et al. Osteo Articular Tuberculosis (Pott Disease Excluded): About 120 Cases in Abidjan. Pan Afr Med J. 2015;12(21):279.

Hassan AS, Rao A, Manadan AM, Block JA. Peripheral Bacterial Septic Arthritis: Review of Diagnosis and Management. J Clin Rheumatol. 2017;23(8):435-442.

Kotzias Neto A, Oliveira MA, Stipp WN. Avaliação do tratamento da artrite séptica do quadril. Rev Bras Ortop. 2011;46(Suppl 4):14-20.

Krogstad P. Hematogenous osteomyelitis in children: Management. UpToDate. Fev 2019.

Lalani T, Schmitt SK. Osteomyelitis in adults: Clinical manifestations and diagnosis. UpToDate. Mar 2019.

Mibielli MAN. Artrite Séptica. In: Tavares W, Marinho LAC. Rotinas de Diagnóstico e Tratamento das Doenças Infecciosas e Parasitárias. 4. ed. São Paulo; Ed. Atheneu; 2015a. p.123-126.

Mibielli MAN. Osteomielite. In: Tavares W, Marinho LAC. Rotinas de Diagnóstico e Tratamento das Doenças Infecciosas e Parasitárias. 4. ed. São Paulo: Ed. Atheneu; 2015b. p.852-857.

Osmon DR, Tande AJ. Osteomyelitis in adults: Treatment. UpToDate. May 2019.

Parvizi J, Geherke T. Anais do Segundo Consenso Internacional em Infecções Muscucoesqueléticas. Date Trace Pub Comp. Maryland; 2018.

Staheli LT. Infecções. In: Ortopedia Pediátrica na Prática: Artmed; 2008. p. 353-371.

PREVENÇÃO E CONTROLE DAS INFECÇÕES ASSOCIADAS AOS CUIDADOS EM SAÚDE

Joelma de Rezende Fernandes ■ Raquel Coelho de Oliveira

INTRODUÇÃO

Escrever um capítulo sobre um tema como este, tão árido e ao mesmo tempo tão amplo, é mais do que um desafio; trata-se de compartilhar conhecimentos que nos foram passados que refletem nosso grau de compreensão, associados aos nossos estudos e até um pouco do que possuímos como filosofia de vida. Obviamente não temos a pretensão de possuir a certeza de que correspondem à verdade dos fatos. Acreditamos que estejam próximos dela, com base na realidade das vivências da maioria dos leitores deste livro; profissionais de saúde que vivem em um país subdesenvolvido, onde não nos parece existir uma política de saúde preventiva, educativa, e até curativa que atenda à demanda da saúde da população.

Não poderemos apresentar a história do controle de infecção hospitalar como um aglomerado de informações desarticuladas que surgiram espontaneamente, junto com todos os personagens destes cenários, uma vez que estão inseridos num contexto de construção de conceitos. Não se trata de um apêndice da história da saúde-doença.

Desta forma, precisamos entender como se deu a evolução da percepção acerca da necessidade do atendimento à saúde. Observando as interações entre as épocas diferentes e filtrando as primeiras descobertas, seus efeitos e impacto nas demais áreas, dentro do contexto de saúde, parece-nos um bom início.

Parte significativa dos problemas de saúde enfrentados pela espécie humana tem relação com sua vida em comunidades e, obviamente, a doença tem relação com este processo. Sempre houve interesse em conhecer, prevenir e curar as doenças, mesmo quando estas são vistas como punição divina, contra a humanidade. Inicialmente, os médicos faziam a classificação das doenças pelos seus sintomas, e não por suas causas, e mesmo assim se observou o caráter de transmissibilidade das doenças, o que era diretamente associado à ira divina contra toda uma população. Com a interação dos homens, seus hábitos de vida, o meio ambiente e as doenças de caráter transmissível, apesar da demora em ser comprovada, estabelece-se a diminuição do poder divino e controle sobre a vida dos homens.

ASPECTOS HISTÓRICOS DAS INFECÇÕES RELACIONADAS COM A ASSISTÊNCIA À SAÚDE

A história da infecção relacionada com a assistência em saúde nos hospitais é de extrema relevância, sendo marcada por fatos que mudaram a sociedade. Os esforços e o conhecimento de profissionais da saúde que, por meio de observação, pesquisa e dedicação contribuem para a construção desta história e também faz parte do desenvolvimento da medicina, desde a criação de hospitais, dos primeiros procedimentos, à descoberta dos microrganismos e, posteriormente, dos antibióticos, e ainda, mais tarde, a microbiologia e a epidemiologia.

Nesse cenário, torna-se importante ressaltarmos figuras heroicas, descobertas e inovações.

Paolo Bagellardo escreveu o primeiro livro sobre higiene e pediatria que foi publicado em 1472, que trazia as primeiras ilustrações que se referiam à hanseníase.

Francastorius, médico italiano de Verona, em seu livro De Contagione, escrito na Idade Média, que se iniciou com as suspeitas de que alguma coisa "sólida" pudesse transmitir doenças de um indivíduo a outro. Descreve doenças epidêmicas e faz referências ao contágio de doenças. Declara que as doenças surgiam em decorrência de microrganismos que podiam ser transmitidos de pessoa a pessoa, segundo informações colhidas dos marinheiros que testemunhavam a propagação das doenças nas expedições, na era Colombiana. Assim, o autor, segundo Fontana (2006) *"defende a teoria de que certas doenças se transmitiam através de corpúsculos que ele denominou de semente da moléstia (seminária prima) e que essas sementes transitavam de um corpo a outro através do contato direto ou através de roupas e objetos. Descreve o mecanismo de transmissão das doenças infecciosas, de três modos: a) por contato direto, pelo simples contato como na escabiose, tuberculose e hanseníase; b) por contato indireto, pelos fômites como roupas e objetos e por transmissão à distância; c) sem contato direto e sem fômites, como na peste e na varíola. Esse mesmo pesquisador descreveu a sífilis desde a lesão inicial e o secundarismo até a fase terciária da doença. Usava o guaiacol e o mercúrio como terapêutica para a doença".*

O Hospital Hôtel Dieu, em Paris, França, que foi fundado no século VII, chegou a ter cerca de 2.000 leitos no século XVIII. Nestes leitos eram mantidos cerca de 5.000 pacientes. Quando havia epidemias, um mesmo leito poderia estar ocupado com até sete pacientes ao mesmo tempo. Neste mesmo hospital, uma epidemia de febre puerperal, doença comum naquela época, em 1746, morreram 19 de cada 20 parturientes.

Nas salas cirúrgicas se encontravam, ao mesmo tempo, os pacientes que estavam sendo operados, os pacientes que já haviam sido, e os que aguardavam ainda o procedimento cirúrgico. Na ocasião, foi nomeado pelo rei Luís XVI em 1777, uma comissão de peritos para fazer uma análise situacional. Feito isto, a comissão propôs medidas de controle louváveis, que se traduziram, efetivamente, nos primórdios do que temos hoje em processos bem mais elaborados. Algumas destas medidas daquela época foram: a obrigação que a sala cirúrgica fosse específica para o ato cirúrgico, que esta fosse construída de modo que a cirurgia pudesse ser observada de fora, a fim de evitar um grande número de pessoas dentro do ambiente cirúrgico; que houvesse locais específicos e adequados ao preparo dos pacientes pré- e pós-operatórios, foram instituídas também medidas de higiene física dos pacientes e do ambiente hospitalar. Devemos ressaltar a importância destes conceitos, que constituem as bases de todo o controle de infecção, atualmente, no mundo inteiro.

James Simpson, professor de cirurgia da Universidade de Edimburgo, Escócia, em meados do século XIX, observou que a taxa de letalidade, após uma amputação, ocorria com maior frequência em pacientes internados. Ele comparou a mortalidade por supuração em 2.000 amputados em casa com os amputados no hospital e constatou que as amputações feitas no hospital infectavam quatro vezes mais.

Oliver Wendel Holmes, médico americano, na Universidade de Harvard, descobriu, em 1843, que a febre puerperal era contagiosa e transmitida de um médico para o outro por meio das mãos, afirmando que esta não era um infortúnio, mas um crime.

Ignaz Philipp Semmelweis, médico húngaro, após formar-se médico, tornou-se assistente do Dr. Johann Klein na primeira clínica obstétrica do Hospital de Viena, e lá obteve maior notabilidade por seus achados diagnósticos, instituindo no ato de lavar as mãos a principal medida que até os dias de hoje resulta em conduta eficaz para a prevenção das IRAS. Em 1847, publicou trabalho que viria confirmar a transmissibilidade de doença intra-hospitalar, demonstrando que a taxa de febre puerperal era maior entre parturientes que eram assistidas por médicos, comparada com as assistidas pelas parteiras. Semmelweis defendia a lavagem das mãos e antissepsia, inferindo a infecção cruzada mesmo sem a descoberta dos microrganismos. Suas medidas ficariam imortalizadas como a institucionalização, em 15 de maio de 1847, da lavagem das mãos com substância clorada, pelos médicos e pessoal de enfermagem, entre cada paciente a ser examinada. Realizou a primeira publicação de observação experimental sobre a febre puerperal, demonstrando em seus estudos relação entre a contaminação das mãos do médico com "partículas cadavéricas" e a transmissão da febre puerperal.

Semmelweis dedicou-se, de forma integral, à busca do entendimento e relação entre esses dados tão distintos nestas unidades de características extremamente semelhantes, dentro de um mesmo hospital. Sua maior dificuldade e o maior desafio de sua vida era entender por que os valores das taxas eram tão diferentes. O que ele esperava na verdade, era que as taxas, os valores traduzissem a realidade dos que acontecia por trás do fenômeno que assustava tanto a população; em especial a feminina gestante, e seus familiares. Assim sendo, iniciou um trabalho de observação, o que podemos considerar atualmente como o primeiro estudo observacional da história, acerca da febre puerperal. Iniciou o trabalho com uma minuciosa observação do que acontecia nas duas unidades. As condições ambientais, a disposição e organização das pacientes, suas diferenças sociais e econômicas. Fez também necropsias e levantamento bibliográfico do pouco material científico que havia disponível naquele período, a fim de avaliar possíveis teorias e algumas hipóteses e propostas anteriores, e ainda assim, não conseguia encontrar nada que fosse uma explicação cabível, ou embasada minimamente em alguma razão. Ele realizou de forma pioneira um trabalho epidemiológico, em sua abordagem completa acerca da febre puerperal. Coube a ele a identificação do problema, da causa, proposta de medidas de controle, auditoria, acompanhamento e controle do cumprimento destas medidas, principalmente pelos estudantes de medicina, e posterior avaliação dos resultados.

Na verdade, a resposta só veio com a morte de um colega médico que durante uma necropsia, teve uma lesão no braço provocada pelo bisturi de um estudante, e a partir daí, desenvolveu uma doença que em muito se assemelhava à desenvolvida pelas puérperas, inclusive nos achados da necropsia. Desta forma, Semmelweis concluiu, então, que a lâmina do bisturi havia introduzido, na lesão do braço do colega médico, partículas de decomposição de material cadavérico, que, no caso das pacientes, estariam sendo levadas pelas mãos dos médicos e de seus alunos, uma vez que as examinavam após fazerem as necropsias. Parecia aí, então, ter-se descoberto a verdadeira razão para as diferenças entre as unidades das parteiras e dos médicos. Na segunda unidade, a das parteiras, não se dissecavam cadáveres. Eis então a hipótese mais provável, que de fato foi a diferença, que explicava a discrepância nas taxas de mortalidade entre as duas unidades. Isso posto, Semmelweis fez a análise histórica dos valores, e verificou que a mortalidade aumentou com o início das necropsias, e diminuiu no período em que havia o seu afastamento da maternidade para descanso, período em que também diminuíam as necropsias. Foi então que ele propôs algumas medidas de controle, a saber: isolamento das parturientes que adquiriam a febre puerperal; higienização das mãos com água clorada após as necropsias, e entre os exames nas pacientes; além de ferver os instrumentais e utensílios. Desta forma a taxa de mortalidade caiu de 18,27% no mês anterior à implementação destas medidas, para 3,04%, em média, a partir do mês posterior.

No ano posterior, a média de mortalidade na primeira clínica foi de 1,27%; inferior à da segunda, que foi 1,33%. Na verdade, houve um ponto que fragilizou este processo, que foi o não envolvimento e aderência dos profissionais de saúde, que se revoltavam diante de suas medidas de controle cada vez mais severas.

Ambos, Holmes e Semmelweis, em dois continentes diferentes, duas vozes que ecoavam a importância de um mesmo gesto simples, como poderoso antídoto contra as infecções relacionadas com a assistência à saúde.

Florence Nigthingale é outra figura ilustre, a precursora da enfermagem moderna, implantou medidas de higiene e limpeza no hospital em que assistia os feridos na Guerra da Crimeia (1854). Florence e mais 38 enfermeiras foram designadas para o hospital de base de Scutari, em Constantinopla, atual Istambul, ficando responsáveis por 1.500 pacientes. O hospital apresentava péssimas condições: não existiam sanitários, os leitos e roupas de camas eram insuficientes, não havia bacia, sabão ou toalhas, as pessoas comiam com as mãos, sendo a taxa de mortalidade de 42%. Florence, então, abriu cozinhas, lavanderias, melhorou as condições sanitárias, reduzindo a taxa de mortalidade para 2,2%.

Podemos dizer que antes de Florence, os hospitais funcionavam como casas de repouso, onde a morte coexistia desveladamente com a vida, insetos e roedores disputavam alimentos com pacientes. Após sua intervenção, passou a produzir-se saúde nos hospitais, tendo a melhoria da qualidade de vida como uma busca constante. Florence solicitava, ainda, que as enfermeiras mantivessem um sistema de relato dos óbitos hospitalares com o objetivo de avaliar o serviço. Essa atitude, provavelmente, constituiu-se na primeira referência à vigilância epidemiológica, tão usada nos Programas de Controle de Infecção Hospitalar.

Florence Nigthingale tinha em seu trabalho, como um princípio básico de um hospital, *não causar dano ao paciente*. Esse conceito é muito mais antigo, quando sabemos que os primeiros hospitais já traziam para as pessoas o medo de contrair doenças no seu interior, e de falecer por conta dessas doenças ou complicações delas. Dessa forma, pregou a necessidade de ambientes assépticos e muito limpos, bem como explicitou a transmissão da infecção especialmente por contato com substâncias orgânicas. Em vista disso, organizou treinamento para as enfermeiras sobre limpeza e desinfecção e orientou a construção de hospitais de maneira a possibilitar maior separação entre os pacientes.

O fim do século XIX e o início do XX foram marcados pelo advento da microbiologia como ciência de apoio no combate das infecções relacionadas com a assistência à saúde. O cirurgião inglês Lorde Joseph Lister (1860) publicou seu trabalho *"The antiseptic principal in the practice of surgery"*, sugerindo a utilização do fenol como primeiro agente químico desinfetante na antissepsia de feridas e na execução de procedimentos cirúrgicos. Sobre esse autor, pode ser comentado que (FONTANA, 2006):

> *"Lister demonstra uma técnica para manter as incisões cirúrgicas livres de contaminação pelos microrganismos, pois naquela época as infecções cirúrgicas eram frequentes. Acreditava, inicialmente, que a infecção poderia ser ocasionada pela penetração do ar nocivo nas feridas, dizendo que "as propriedades sépticas da atmosfera" eram devidas a gérmens em suspensão no ar e depositadas nas superfícies. Utilizou, para isso, ácido carbólico ou fênico, que era usado para desinfetar latrinas, estábulos e esgotos, a partir da observação de que o ácido fênico diminuía o odor de esgoto e que o gado daquela cidade adoecia menos. Começou a testá-lo em animais e humanos, obtendo sucesso após aplicá-lo, em 1865, em um menino de 11 anos com fratura grave na perna. Passou a pulverizar o ar da sala cirúrgica com ácido fênico e, posteriormente, passou a utilizar ácido carbólico para desinfecção do instrumental, insistindo nessa técnica".*

Anos mais tarde, os investigadores Louis Pasteur e Charles Chamberland (que desenvolveu a autoclave, em 1883) evidenciaram que a esterilização pelo calor era superior a outras modalidades. Desse modo, sucederam-se descobertas significativas no campo das doenças infecciosas e parasitárias, entre as quais destacou-se a descoberta de *Neisseria meningitidis*, em 1879, pelo pesquisador Albert Neisser. Neste período, Armauer Hansen descobriu o bacilo da lepra, Pasteur identificou os gêneros *Streptococcus* e *Staphylococcus*, Karl Joseph Eberth descobriu o agente do tifo, Koch descreveu o *Mycobacterium tuberculosis* e o *Vibrio cholerae*. Albert Frankel identificou o *Clostridium tetani*, e Theodor Escherich identificou *Escherichia coli*. Richard Pfeiffer identificou o bacilo da gripe ou *influenza* e em 1892, William Welch descobriu o agente etiológico implicado na gangrena gasosa.

O cirurgião americano Willian Stewart Hasteadt trouxe a contribuição para a prevenção das infecções com a invenção da luva cirúrgica, criada a partir da constatação de que os desinfetantes eram irritantes para as mãos.

Outra importante mudança ocorreu com os cirurgiões que começaram a evitar conversas desnecessárias nas salas cirúrgicas, sendo estas fisicamente separadas com vidros, antissépticos e rígidas rotinas e normas que foram instituídas a fim de evitar infecções relacionadas com a assistência em saúde.

A descoberta dos antimicrobianos foi um evento igualmente essencial. Assim (Veja a referência Alexander Fleming e a descoberta da penicilina), "Alexander Fleming, Oficial médico inglês, voltou da Primeira Guerra Mundial com um sonho: pesquisar uma forma de reduzir o sofrimento dos soldados que tinham suas feridas infectadas, impondo dor e, por tantas vezes, um processo ainda mais acelerado em direção à morte. Em 1928, Londres, de volta ao St. Mary's Hospital, dedicou-se a estudar a bactéria *Staphylococcus aureus*, responsável pelos abscessos em feridas abertas provocadas por armas de fogo. Estudou tão intensamente que, um dia, exausto, resolveu se dar de presente alguns dias de férias. Saiu, deixando os recipientes de vidro do laboratório, com as culturas da bactéria, sem supervisão. Esse desleixo fez com que, ao retornar, encontrasse um dos vidros sem tampa e com a cultura exposta e contaminada com o mofo da própria atmosfera. Estava prestes a jogar todo o material fora quando, ao olhar no interior do vidro, percebeu que onde tinha se formado bolor, não havia *Staphylococcus* em atividade. Concluiu que o mofo, oriundo do fungo *Penicillium*, agia secretando uma substância que destruía a bactéria. Ainda que por acaso, estava criado o primeiro antibiótico da história da humanidade – a penicilina – que é para tantos cientistas uma das mais vitais descobertas da história humana. Para eles, a medicina só se tornou ciência verdadeira a partir dos antibióticos. Antes deles, era um bom exercício para o diagnóstico das enfermidades infecciosas. Quanto ao tratamento e à cura, só a interpretação religiosa podia compreender ou ajudar".

Na década de 1940, a penicilina foi empregada, no Reino Unido, no primeiro enfermo humano: um policial, vítima de grave infecção envolvendo a corrente sanguínea. O mundo passava a conhecer e desfrutar de um fármaco absolutamente vital à vida e à saúde humana.

O ancestral do Centers for Disease Control (CDC) foi um órgão do governo americano criado em 1942 para controlar a malária no sul do país; logo a entidade passou a combater outras doenças infectocontagiosas, centralizando as notificações compulsórias de doenças, realizadas desde 1925.

Formada por um grupo de epidemiologistas, a equipe era responsável por identificar e controlar a cadeia epidemiológica de agravos que fossem notificados. Várias atividades foram desenvolvidas pelo grupo, como: a investigação de epidemia de raiva transmitida por morcegos, a descoberta de vacina contra a poliomielite, participação no programa de erradicação da varíola, entre outros. A necessidade de uma subdivisão desta equipe para infecções relacionadas com a assistência à saúde veio com a pandemia de estafilococos resistentes à penicilina.

Duas conferências nacionais foram realizadas nos Estados Unidos, em 1958, recomendando que os hospitais realizassem desinfecção e monitoramento de contaminação ambiental, detecção e tratamento dos membros da equipe portadores nasais de estafilococos, adoção de rigorosa técnica asséptica, e notificação voluntária à comissão de controle de infecção hospitalar (CCIH) pela equipe de atendimento dos casos de infecção pelo estafilococo.

O CDC optou por implantar, em 1968, um treinamento destinado a médicos e enfermeiros para que assumissem a atividade de busca ativa dos casos de infecção relacionada com a assistência à saúde e tornou-se um centro de referência, organizando eventos científicos locais e regionais, manuais e cursos de treinamentos.

Em 1972, foi fundada a *Association for Practitioners in Infection Control* (APIC), e o CDC uniu, voluntariamente, 70 hospitais, fundando o *National Nosocomial Infection Surveillance* (NNIS) com o objetivo de criar um banco nacional de dados sobre vigilância das infecções hospitalares.

No Brasil, nos anos 1970, tiveram início as primeiras comissões de controle de infecção relacionada com a assistência à saúde, porém, foi a década de 1980 a mais importante para o controle da infecção hospitalar, pois começou a ocorrer uma conscientização sobre o tema, sendo criadas várias comissões de controle de infecção hospitalar (CCIH).

O Ministério da Saúde (MS) criou, em 31 de janeiro de 1983, um grupo de trabalho que gerou a Portaria MS 196/83 de 24 de junho, que recomendava aos hospitais a criação de CCIH e dava orientações práticas sobre suas atividades. Novas portarias do MS foram instituídas, como a 930/92, sendo posteriormente revogada e assinada a atual, Portaria 2616 de 12 de maio de 1998.

De acordo com a portaria 2616/98, as ações da CCIH estão fundamentadas na vigilância epidemiológica, possibilitando a definição de diretrizes de prevenção e controle de infecções por meio de recomendações feitas aos profissionais de saúde.

A portaria define infecção hospitalar como "aquela adquirida após a admissão do paciente e que se manifeste durante a internação ou após a alta, quando puder ser relacionada com a internação ou procedimentos hospitalares".

As infecções relacionadas com a assistência à saúde (IRAS) representam complicações associadas à assistência à saúde e constituem a principal causa de morbidade e mortalidade hospitalar, aumentando o tempo de internação dos pacientes e, com isso, elevam os custos dos hospitais e reduzem a rotatividade de seus leitos.

Os procedimentos cada vez mais invasivos, o uso indiscriminado e a resistência aos antimicrobianos são fatores que apontam as infecções hospitalares como um grave problema de saúde pública.

Dentro deste panorama, sem dúvida, o controle da infecção hospitalar ou infecção relacionada com a assistência à saúde é um desafio, um tema de extrema importância, configurando um indicador de qualidade da assistência.

A seguir, vamos compartilhar os critérios nacionais diagnósticos das IRAS (Infecções Relacionadas com a Assistência à Saúde) definidos pela ANVISA (Agência Nacional de Vigilância Sanitária). Esclarecemos que estes critérios compõem o diagnóstico epidemiológico, que é utilizado pela CCIH/SCIH (Comissão de Controle de Infecção Hospitalar/Serviço de Controle de Infecção Hospitalar) para cálculo dos indicadores de infecção hospitalar, que são as expressões numéricas que orientam o estabelecimento individual e coletivo de medidas para prevenção e intervenção dos eventos adversos infecciosos e seus riscos ao paciente. Esperamos, desta forma, contribuir, por meio de adequada identificação do evento, o conhecimento da magnitude, a severidade, a dimensão e o potencial de disseminação e consequências do mesmo, para o norteamento e, consequentemente, melhor condução, desde a identificação até o tratamento, e as medidas de controle e de prevenção das iras, focando no objetivo principal que é a segurança do paciente, ou seja, promover uma assistência segura, e livre de riscos e dano; ou ao menos, que estes sejam o mínimos possíveis.

HIGIENIZAÇÃO DAS MÃOS

A Higiene de Mãos (HM) é uma medida simples e reconhecida mundialmente como de irrefutável relevância no bloqueio da transmissão cruzada e das Infecções Relacionadas com a Assistência à Saúde (IRAS). Por esta razão é considerada um dos pilares da prevenção e controle das IRAS, e do controle da disseminação e transmissão de microrganismos multirresistentes causadores de síndromes infecciosas graves no ambiente hospitalar. Importante ressaltar que a HM como medida isolada, tem pouco impacto na redução das taxas de IRAS, porem, em conjunto com as demais medidas de prevenção e controle, ela se torna imprescindível, pois sem ela, observamos que não há redução das taxas de IRAS; mesmo aplicando todas as demais estratégias.

As evidências científicas ainda demonstram que a adesão a este procedimento, de forma rotineira e habitual, é bastante baixa, razão esta que sinaliza acerca da imprescindível necessidade de estimulação desta prática, objetivando a higienização das mãos de forma adequada e em TODAS as oportunidades/indicações para tal prática.

Esta sensibilização/conscientização aos Profissionais Assistenciais de Saúde (PAS) é de extrema importância, devendo ser vista aos olhos dos Gestores dos Estabelecimentos de Saúde (EAS) e Comissão de Controle de Infecções Hospitalares (CCIH), como a única forma de se reduzir a ocorrência de episódios de IRAS, assim como a gravidade destes, reduzindo, consequentemente, a pressão seletiva que induz a Resistência Microbiana, os gastos com insumos e medicações para tratamento destas IRAS, tempo de permanência e otimizando a oferta de leitos para a população. Sendo assim, as CCIHs tem buscado as mais variadas estratégias,como forma de educação continuada em Higienização das Mãos, com o objetivo tornar estas capacitações atrativas para toda a comunidade hospitalar, e otimizar a adesão dos Profissionais de Saúde.

Conceitos
- *Contaminação:* presença transitória de microrganismo(s) em superfícies sem invasão tecidual ou relação de parasitismo. Pode ocorrer tanto com objetos inanimados como em hospedeiros. Por exemplo: microbiota transitória da mão.
- *Colonização:* crescimento e multiplicação de um (ou mais) microrganismo(s) em superfícies epiteliais do hospedeiro, sem expressão clínica ou imunológica. Por exemplo: microbiota humana normal.

- *Infecção:* danos decorrentes da invasão, multiplicação ou ação de produtos tóxicos de agentes infecciosos no hospedeiro, ocorrendo interação imunológica. A presença de sinais e sintomas caracteriza a doença ou a síndrome infecciosa.
- *Limpeza:* remoção da sujidade visível, e dos microrganismos que colonizam as camadas mais superficiais da pele.
- *Antissepsia:* remoção de microrganismos que colonizam as mãos, por meio da utilização de preparações à base de álcool.
- *Antissepsia cirúrgica:* remoção de microrganismos que colonizam as mãos, por meio da utilização de água com sabão antisséptico associada à fricção mecânica, no preparo das mãos para procedimento asséptico/cirúrgico. Atualmente já existem preparações alcoólicas específicas para este fim.
- *Microbiota transitória:* coloniza a camada superficial da epiderme, e sobrevive por um período curto de tempo, sendo facilmente removida pela higienização simples das mãos com água e sabonete líquido, além da fricção mecânica. É composta por bactérias, fungos e vírus que podem ser potencialmente patogênicos, e ficam presentes nas mãos do Profissionais de Saúde. É adquirida pelo contato com pacientes (colonizados ou infectados) e com o ambiente; e é responsável pela transmissão e disseminação de patógenos responsáveis pelas IRAS e surtos de microrganismos multirresistentes.
- *Microbiota residente:* está aderida às camadas mais profundas da pele, é mais resistente à remoção com água e sabonete. Estes microrganismos possuem menor probabilidade de causar infecções veiculadas por contato.

Ítens Envolvidos na Prática de Higiene das Mãos
- Água.
- Pias, lavatórios e lavabos cirúrgicos.
- Dispensadores com sabonete líquido.
- Papel toalha.
- Dispensadores com sabão líquido com antisséptico (clorexidina degermante, PVPI degermante). É **PROIBIDO** o uso de quaisquer sabões ou sabonetes em barra nos estabelecimentos assistenciais de saúde.
- Dispensadores com PBA (Preparações à base de álcool) a 70%.

A Higiene Simples das Mãos pode ser feita com água e sabão líquido, ou com PBA. Entendemos que o álcool tem se mostrado mais eficaz, mais rápido e capaz de causar menos danos à barreira cutânea, tais como microlesões, ressecamento e/ou fissuras na pele. Sendo assim, em nossa prática, temos indicado o uso de PBA de forma rotineira, em maior número de vezes do que o uso de água e sabão líquido, que por indicação, deve ser realizado basicamente em caso de presença de sujidade visível nas mãos.

Quando Fazer
Os cinco Momentos para Higiene das Mãos preconizados pela ANVISA são:

- Antes de contato com o paciente.
- Antes da realização de procedimento asséptico.
- Após risco de exposição a fluidos corporais.
- Após contato com o paciente.
- Após contato com as áreas próximas ao paciente.

Quando Higienizar as Mãos com Água e Sabonete Líquido
- **Este procedimento deve ter a duração de 40 a 60 segundos.**
- Quando estiverem visivelmente sujas ou contaminadas com sangue ou outros fluidos corporais.
- Antes e ir depois de ir ao banheiro.
- Antes e depois das refeições.
- Antes de preparar alimentos.
- Após várias aplicações consecutivas de produto alcoólico.

Quando Higienizar as Mãos com Preparações Alcóolicas
- **Este procedimento deve ter a duração de 20 a 30 segundos.**
- Quando não apresentarem sujidade visível.
- Antes e após o contato com o paciente.
- Antes de realizar qualquer procedimento assistencial, principalmente envolvendo dispositivos invasivos (cateteres, sondas...).
- Antes e após contato com pacientes em precauções de contato.
- Nos casos de surtos por microrganismos multirresistentes.
- Após retirada do capote e luvas, e antes de sair do quarto/enfermaria de pacientes com precauções de contato.
- Antes de calçar as luvas e depois de retirá-las.
- Após risco de exposição a fluidos corporais.
- Ao mudar de um sítio corporal para outro, durante o cuidado ao paciente.
- Após o contato com objetos tanto no entorno do paciente como em outros locais; por exemplo, fluxômetros e artigos para nebulização, mesa de cabeceira do paciente, grades, cabeceira e pés do leito, maçanetas de portas, torneiras e válvula de descarga do banheiro, telefones (ramal e celular), prontuários, pranchetas, pastas, canetas, bancada/mesa de prescrições e preparo de medicações, campainha de chamada da Enfermagem.
- Após tossir, espirrar ou tocar o nariz ou a boca.
- Após manipular os cabelos (que devem ser mantidos presos).

Importante salientar que desde 2014 há evidências na literatura sobre a utilização de Preparações à Base de Álcool para antissepsia cirúrgica. Segundo Graf *et al.*, Antissepsia cirúrgica das mãos com preparações alcóolicas: custo-efetividade, adesão de profissionais e benefícios ecológicos no cenário de saúde, " Pode-se observar que o custo total da técnica com solução alcoólica é inferior ao custo da técnica com clorexidina, resultado que mostra economia de recursos financeiros de aproximadamente 46% sempre que o produto for empregado dentro das recomendações da Organização Mundial de Saúde (OMS) - aproximadamente 15 mL por profissional de saúde." O Estudo citado também demonstra como conclusão que "a fricção pré cirúrgica com a soluções alcóolicas apresenta eficácia comprovadamente superior à escovação com clorexidina, na remoção da microbiota da pele com amplo espectro de ação contra bactérias Gram positivas, Gram negativas, micobactérias além de fungos e vírus."

Quando Higienizar as Mãos com Água e Sabão Antisséptico

- **Este procedimento deve ter a duração de 40 a 60 segundos.**
- Antes da realização de qualquer procedimento asséptico (inserção de cateter vascular central, cateter vesical de demora, punções, drenagem de cavidades, instalação de diálise, pequenas suturas, endoscopias e outros).
- Nos casos de surtos por microrganismos multirresistentes.
- Em Unidades de Terapia Intensiva de adultos, pediátrica e neonatal.
- Preparo da pele – antissepsia cirúrgica (degermação cirúrgica – deve ser realizada por toda a equipe.) Este procedimento deve ter duração de 40 a 60 segundos.
- Preparo da pele – campo cirúrgico.

É importante ressaltar que o uso de adornos nas mãos e punhos compromete, significativamente, a qualidade e a segurança do procedimento de higienização das mãos.

Outros Aspectos Importantes da Higienização das Mãos

- Manter as unhas curtas e limpas.
- Não usar unhas postiças ou artificiais.
- Não usar ou aplicar qualquer produto que produza relevos nas superfícies das unhas.
- Manter a integridade da barreira cutânea, pela utilização de hidratantes, sempre que necessário, fora do expediente de trabalho.

INFECÇÃO DO SÍTIO CIRÚRGICO

A Infecção do Sítio Cirúrgico (ISC) ainda é uma das principais infecções relacionadas à assistência à saúde no Brasil, e ainda representa um dos importantes riscos à segurança dos pacientes, ocupando o terceiro lugar entre todas as demais em serviços de saúde, e estima-se que estas podem ser evitadas em até 60% dos casos, seguindo-se as recomendações contidas na publicação Medidas de Prevenção de Infecção Relacionada com a Assistência à Saúde, ANVISA, 2017. A ISC é responsável por 14 a 16% das infecções encontradas em pacientes que se encontram internados em hospitais. Segundo a publicação citada, "dados recentes publicados em 2014, pela Sociedade Americana de Doenças Infecciosas (IDSA), revelam que nos Estados Unidos da América (EUA), a ISC compromete 2 a 5% dos pacientes submetidos aos procedimentos cirúrgicos, e que entre 160.000 a 300.00 episódios de ISC ocorram a cada ano no país".

É importante ressaltar que as ISC associadas a cirurgias com implantes merecem destaque, inclusive em razão de sua maior complexidade, pois apesar de ocorrerem em pequeno número, quando acontecem os eventos, trazem grandes prejuízos a todos os envolvidos, em especial aos pacientes, por conta de dores, necessidade de reabordagens cirúrgicas e uma grande e real possibilidade da perda do implante. Consequentemente, isso compromete a qualidade de vida do paciente, com perda substancial envolvendo diversos fatores, como limitações de movimentação, sintomas emocionais ligados à tristeza, desmotivação para a vida, desânimo, entre outros; sem falar no aumento significativo dos custos hospitalares (tratamento, diárias de internação) e consequente diminuição da oferta de leitos para a comunidade, além de, em alguns casos, a morte do paciente. Outro aspecto relevante a ser considerado é que, em nosso país, este tipo de cirurgia tende a crescer em função do aumento da expectativa de vida (envelhecimento), que leva a um número maior de indicações para cirurgias com próteses, além da melhora substancial na qualidade de vida das pessoas que são submetidas a estes procedimentos. As definições e critérios para identificação dos casos de ISC, as definições de procedimento cirúrgico, infecção e indicadores são o esteio do direcionamento para nortear o trabalho das Comissões de Controle de Infecção Hospitalar (CCIH), tanto para fazer diagnósticos situacionais, como pelos indicadores, promover ações para a vigilância das infecções de forma sistematizada e instituir medidas de prevenção e controle da ocorrência destas infecções. Para as definições e critérios, utilizaremos os da ANVISA, que estão descritos no volume 2, série Segurança do Paciente em Serviços de Saúde, Medidas de Prevenção de Infecção Relacionada com a Assistência à Saúde, ANVISA, 2017.

Definições

- Cirurgia em paciente internado em serviço de saúde: paciente submetido a um procedimento dentro do centro cirúrgico, que consiste em pelo menos uma incisão em regime de internação superior a 24 horas, e que excluam desbridamentos cirúrgicos, drenagens, episiotomia e biópsias que não envolvam vísceras ou cavidades.
- Cirurgia ambulatorial: paciente submetido a um procedimento cirúrgico em regime ambulatorial (hospital-dia) ou com permanência no serviço de saúde com tempo inferior a 24 horas, e que tenha pelo menos uma incisão, excluindo-se procedimentos de desbridamento cirúrgico, drenagens e biópsias que não envolvam vísceras ou cavidades.
- Cirurgia endovascular: paciente submetido a procedimento terapêutico realizado por acesso percutâneo via endovascular, com inserção de prótese, excetuando-se *stents*.
- Cirurgia endoscópica com penetração de cavidade: paciente submetido a procedimento terapêutico por via endoscópica com manipulação de cavidade ou víscera, por meio da mucosa. Estão incluídas aqui cirurgias transvaginais e cirurgias transnasais.
- Implantes: a Resolução da Diretoria Colegiada/ANVISA N° 185 de 22 de outubro de 2013 incluiu os implantes e próteses na família de produtos médicos e definiu os implantáveis como sendo:

> *"Qualquer produto médico projetado para ser totalmente introduzido no corpo humano ou para substituir uma superfície epitelial ou ocular, por meio de intervenção cirúrgica, e destinado a permanecer no local após a intervenção. Também é considerado um produto médico implantável qualquer produto médico destinado a ser parcialmente introduzido no corpo humano através de intervenção cirúrgica, e permanecer após esta intervenção por longo prazo."*

Para fins de vigilância epidemiológica das ISC, "considera-se implante todo corpo estranho implantável não derivado de tecido humano (p. ex., válvula cardíaca protética, transplante vascular não humano, coração mecânico ou implante ortopédico etc.), exceto drenos cirúrgicos".

Critérios Diagnósticos de Infecção de Sítio Cirúrgico

São infecções associadas aos procedimentos cirúrgicos, contendo ou não colocação de implantes, em paciente internados e ambulatoriais, sendo classificadas conforme os planos acometidos ilustrados na Figura 31-1.

As infecções cirúrgicas podem ser classificadas em INFECÇÃO DE SÍTIO CIRÚRGICO INCISIONAL SUPERFICIAL – IS; INFECÇÃO DE SÍTIO CIRÚRGICO INCISIONAL PROFUNDA – IP; e INFECÇÃO DE SÍTIO CIRÚRGICO ÓRGÃO/CAVIDADE – OC. Também é importante citar que, atualmente, existem critérios diagnósticos de infecções do sítio cirúrgico para cirurgias endovasculares, para infecção cardiovascular, endocardite associada a marca-passo, infecção de sítio cirúrgico após implante mamário, infecção em neurocirurgia, infecções ortopédicas e infecções do trato reprodutivo. Para cada um desses níveis de classificação e tipos de infecções relacionadas com os procedimentos específicos há critérios que não valem a pena ser descritos aqui, uma vez que são de pouca utilização para o clínico e mesmo para o cirurgião, e se traduzem em ferramentas para classificação adequada do sítio de infecção a ser notificado pela CCIH/SCIH.

O cálculo de taxa de incidência deve ser feito por procedimento e, para fins de notificação, é feito pela CCIH/SCIH. A fórmula utilizada para o cálculo é:

$$\text{Tx de ISC} = \frac{n^\circ \text{ de ISC em procedimento X (no período)}}{n^\circ \text{ de procedimento X (no período)}} \times 100$$

No Quadro 31-1 está a relação dos sítios específicos de infecção órgão/cavidade, usando a nomenclatura definida pela Agência Nacional de Vigilância Sanitária (ANVISA):

Quadro 31-1. Sítios Específicos de ISC/OC

Descrição	Sigla
Sistema osteoarticular	
Osteomielite	OSSO
Disco intervertebral	DISC
Articulação ou bolsa	ARTI
Infecção associada à prótese articular	IPA
Sistema nervoso central	
Meningite ou ventriculite	MEN
Intracraniana, abscesso cerebral ou dura-máter	IC
Abscesso medular sem meningite	AMED
Sistema cardiovascular	
Miocardite ou pericardite	CARD
Endocardite	ENDO
Mediastinite	MED
Infecção arterial ou venosa	VASC
Olho, ouvido, nariz, garganta e boca	
Olhos (exceto conjuntivite)	OLHO
Ouvido, mastoide	OVDO
Sinusite	SINU
Trato respiratório superior	TRSU
Cavidade oral (boca, língua ou gengivas)	ORAL
Trato gastrointestinal	
Trato gastrointestinal	TGI
Intra-abdominal, não especificada em outro local	IAB
Trato respiratório inferior, exceto pneumonia	
Outras infecções do trato respiratório inferior	PULM
Sistema reprodutor	
Endometrite	EDMT
Cúpula vaginal	CUPV
Outras infecções do aparelho reprodutor masculino ou feminino	OREP
Trato urinário, exceto infecção urinária	
Outras infecções do trato urinário	OITU
Pele e partes moles	
Abscesso mamário ou mastite	MAMA

Fonte: Brasil, Anvisa (2017).

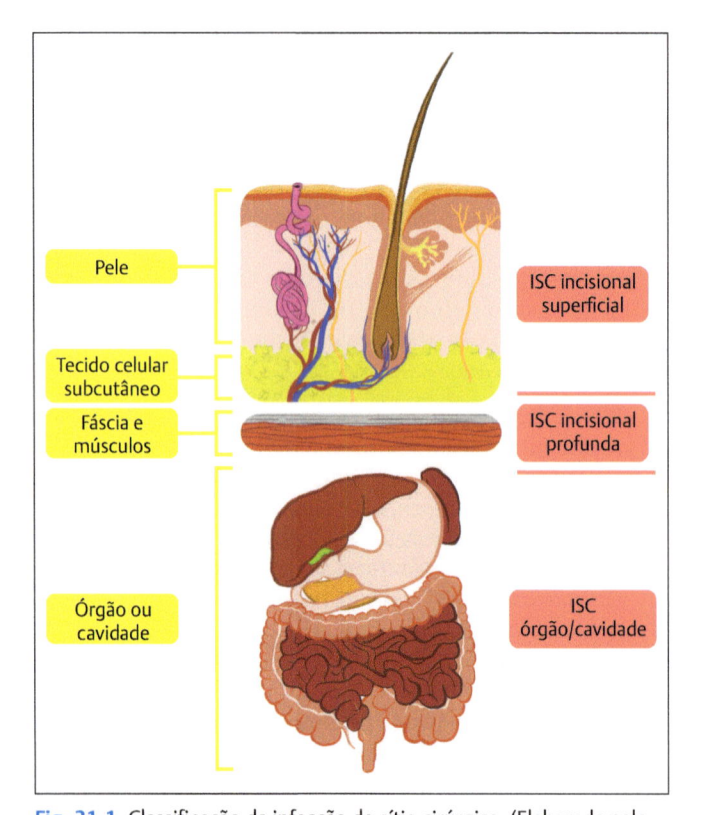

Fig. 31-1. Classificação da infecção do sítio cirúrgico. (Elaborada pelo Prof. Ademir Nunes Ribeiro Júnior.)

Medidas de Prevenção de Infecção do Sítio Cirúrgico

1. Cuidados com o ambiente e a estrutura (esterilização de todos os materiais, limpeza do ambiente etc.).
2. Avaliação de fatores de risco do paciente (obesidade, diabetes, tabagismo, e uso de esteroides ou outros imunossupressores).
3. Busca de focos infecciosos no pré-operatório.
4. Descolonização de pacientes portadores de *Staphylococcus aureus* (investigar MRSA).
5. Tricotomia pré-operatória – não deve ser feita de rotina, somente em caso de necessidade, e com tricotomizadores. Não usar lâminas ou cremes depilatórios.
6. Banho pré-operatório com sabonete comum. Usar clorexidina apenas em cirurgias de grande porte e com implantes.
7. Tempo de internação pré-operatória. Para cirurgias eletivas, internar no dia ou na noite anterior ao dia do procedimento.
8. Antissepsia cirúrgica das mãos e antebraços da equipe cirúrgica. Deve ser feita com antissépticos (clorexidina ou PVPI degermante), respeitando o tempo de acordo com o recomendado para cada solução. Pode ser feita, também, com Produtos à Base de Álcool (PBA).
9. Antibioticoprofilaxia cirúrgica: seguir as orientações da CCIH, respeitando a relação entre a droga utilizada e o sítio a ser operado. É importante ressaltar, também, que o antibiótico profilático deve ser utilizado em até 1 hora antes do procedimento cirúrgico proposto.
10. SEMPRE usar a Lista de Verificação de Segurança Cirúrgica, a fim de reduzir a ocorrência de danos ao paciente.
11. Realizar a preparação da pele do paciente com preparações que contenham álcool, sejam altamente bactericidas, possuam ação rápida e persistente (preparações alcoólicas com clorexidina).
12. Utilizar sempre a paramentação adequada.
13. Circulação de pessoal. Manter as portas da sala fechadas.
14. Controle metabólico (controle de glicemia no pré- e no pós-operatório imediato).
15. Também é importante manter o controle da normotermia.
16. Manter a adequada oxigenação tecidual durante o período intraoperatório.
17. Irrigação da ferida operatória antes do fechamento.
18. Sutura com fio recoberto com Triclosan.
19. Avaliação dos curativos, em especial para as cirúrgicas, manter o curativo ocluído por 24 horas após a cirurgia.

INFECÇÃO DA CORRENTE SANGUÍNEA

Quando se fala em infecções da corrente sanguínea (ICS), não há como tentar isolar um único fator. As ICS apresentam critérios diagnósticos diferentes, assim como condutas terapêuticas, manejo, prognóstico e medidas de prevenção. Apenas na questão do tratamento, alguns fatores têm fundamental importância; a saber: sinais sistêmicos de infecção, presença ou ausência de foco primário de origem, presença ou não de hemocultura positiva, presença de algum acesso vascular, tipo de acesso, possibilidade de remoção deste e a presença de sinais locais de infecção. As infecções da corrente sanguínea associadas a cateteres centrais estão associadas a desfechos desfavoráveis em saúde. A mortalidade atribuível a esta síndrome, segundo relatado na publicação Critérios Diagnósticos de Infecção Relacionada com a Assistência à Saúde – Série Segurança do Paciente – Vol. 2, Capítulo 2 – ANVISA, pode ultrapassar os 10% nos EUA; e em Países em desenvolvimento, pode chegar a 17%. Estes dados são da coorte do *International Nosocomial Infection Control Consortium* (INICC). No Brasil, o estudo *Brazilian SCOPE (Surveillance and Control of Pathogens of Epidemiological Importance)* revelou 40% de mortalidade entre pacientes com ICS.

É importante ressaltar que a etiologia tem impacto na diferença entre os valores destas taxas. No Brasil, bactérias Gram-negativas (*Klebsiella Pneumoniae* e *Acinetobacter* spp.) ocupam o terceiro e quarto lugares, respectivamente, entre as principais causas deste tipo de infecção. Nos EUA, isso não acontece, pois as bactérias Gram-negativas não se encontram entre os quatro principais patógenos causadores das ICS. Além disso, hoje contamos com o evento resistência aos antibióticos, e em nosso País, 40% de *Klebsiella* spp. já apresentam resistência aos carbapenemas. Para *Acinetobacter* spp., esse padrão já é encontrado em quase 80% dos pacientes.

Ressaltamos, também, que entre as infecções associadas aos cuidados de saúde, a ICS é a que tem o maior potencial preventivo. A literatura aponta algo em torno de que 65 a 70% dos casos poderiam ser prevenidos desde que fossem seguidas as orientações descritas em diversas publicações e "*Guides*" internacionais, assim como as descritas pela ANVISA, que estão em consonância com as internacionais. Outro aspecto de relevância é a criação e aplicação dos "*bundles*" de prevenção e boas práticas de inserção dos cateteres, fixação, estabilização e manutenção destes. Reconhecidamente, a adequada vigilância epidemiológica feita pela CCIH tem seu papel no sentido de coletar os dados e informações que se transformam em indicadores, possibilitando o monitoramento das infecções e a comparação entre instituições semelhantes, tanto nacionais como internacionais.

Desde 2010, a ANVISA tornou a notificação das ICS obrigatória, desde que o hospital possuísse mais de 10 leitos de Unidade de Terapia Intensiva (UTI). Atualmente, todos os hospitais que possuem leitos de UTI fazem esta notificação.

O indicador nacional a ser notificado é "Infecção Primária da Corrente Sanguínea" (IPCS), e a notificação que deve ser realizada é a "Infecção Primária da Corrente Sanguínea Laboratorialmente Confirmada" (IPCSL) para pacientes com mais de 28 dias (fora do período neonatal), conforme determinação da ANVISA. Isto quer dizer que o critério diagnóstico fundamental para esta notificação é a existência de hemocultura positiva (presença de microrganismos em hemocultura). Como atualização, em agosto de 2017, a ANVISA incluiu, pela primeira vez, o conceito de **IPCSL confirmada associada a dano de barreira mucosa**. Alguns tipos de quimioterapia e a da Doença do Enxerto Contra o Hospedeiro (DECH) podem propiciar a ocorrência de mucosite associada a estas situações, facilitando a translocação bacteriana, levando à ICS. Embora esta ocorrência necessite ser inclusa nas taxas de IPCS laboratorialmente confirmadas, é necessário cuidado em relação à vigilância; que deve ser realizada separadamente nestas situações, objetivando identificar qual a proporção destas IPCS poderia ter sido, de fato, prevenida, pela aplicação das medidas de prevenção e boas práticas relacionadas com os cuidados com os dispositivos vasculares. Foi incluída, também, uma separação entre IPCS, que é um diagnóstico epidemiológico (semelhante ao *Central Line Associated Bloodstream Infection* – CLABSI no NHSN- CDC), e o diagnóstico de Infecção da Corrente Sanguínea Relacionada com Cateter, que é um diagnóstico clínico. O Quadro 31-2 descreve os critérios criados pela ANVISA para definição de **IPCS Laboratorial Associada a Cateter Central**.

Não vamos detalhar os critérios para IPCS laboratorialmente confirmada associada a dano de barreira mucosa, pois é uma situação bastante específica e limitada a alguns tipos de pacientes, conforme já citado anteriormente.

É de extrema relevância esclarecer aqui as diferenças entre IPCS laboratorialmente confirmada e Infecção da Corrente Sanguínea Relacionada com Cateter (ICSRC). No Quadro 31-3 estão listadas as diferenças, segundo os critérios da ANVISA.

Cálculo de Indicadores

Não vamos detalhar todos os indicadores aqui. Apenas citar o principal deles, que é o Indicador de IPCS laboratorialmente confirmada:

$$\frac{\text{n}^\circ \text{ absoluto de IPCS laboratorialmente confirmada}}{\text{n}^\circ \text{ de Pacientes com cateter-dia no período}} \times 1000$$

Medidas de Prevenção de Infecções da Corrente Sanguínea

1. Higiene das mãos antes e após a inserção dos cateteres, assim como para a manipulação.
2. Observar e aplicar a melhor seleção do tipo de cateter, de acordo com o sítio de inserção.
3. Preparo de pele adequado: usar álcool: solução de clorexidina a 0,5%. Não tocar o sítio de inserção após a antissepsia. Para cada nova tentativa de punção, outro cateter deve ser utilizado.
4. Utilizar barreira máxima de proteção para a inserção dos cateteres centrais.
5. Utilizar um *Checklist* para acompanhamento da inserção, e posterior auditoria da manutenção.
6. Quando um cateter for inserido em situações de emergência, ou duvidosas quanto aos cuidados com limpeza e antissepsia, deve ser trocado tão logo quanto possível, não ultrapassando 48 horas.
7. Estabilização adequada: o objetivo é preservar a integridade do cateter e prevenir o deslocamento do dispositivo e sua perda. Deve ser feita com técnica asséptica, e não

Quadro 31-2. Critérios Criados pela ANVISA para Definição de IPCS Laboratorial Associada a Cateter Central

Critério 1	Paciente acima de 28 dias com agente patogênico identificado em uma ou mais hemoculturas com uma ou mais hemoculturas E O microrganismo identificado não está relacionado com outro foco infeccioso
Critério 2	Paciente > 1 ano apresenta um dos seguintes sinais e sintomas: • Febre (> 38ºC) • Calafrios • Hipotensão (pressão sistólica ≤ a 90 mmHg) E Duas ou mais hemoculturas coletadas em momentos distintos no mesmo dia ou no máximo no dia seguinte, positiva para agentes contaminantes da pele: *Corynebacterium* spp. (exclui *C. diphtheriae*) *Propionibacterium* spp., *Staphylococcus* coagulase negativa, *Streptococcus* do grupo *viridans*, *Aerococcus* spp., e *Micrococcus* spp. E O microrganismo isolado não está relacionado com nenhum outro foco infeccioso
Critério 3	Para crianças > 28 dias e ≤ 1 ano e apresenta pelo menos um dos seguintes sinais ou sintomas: • Febre (> 38ºC) • Hipotermia (< 36ºC) • Apneia • Bradicardia E Duas ou mais hemoculturas, coletadas em momentos distintos no mesmo dia ou no máximo no dia seguinte, positivas para agentes contaminantes da pele: *Corynebacterium* spp. (exclui *C. diphtheriae*) *Propionibacterium* spp., *Staphylococcus* coagulase negativa, *Streptococcus* do grupo *viridans*, *Aerococcus* spp., e *Micrococcus* spp. E O microrganismo isolado não está relacionado com nenhum outro foco infeccioso

Fonte: Brasil, Anvisa (2017).

Quadro 31-3. Diferenças entre IPCS Laboratorialmente Confirmada e ICSRC Segundo os Critérios da ANVISA

Critério	IPCS Laboratorialmente Confirmada	ICSRC
Propósito da definição	Vigilância - estabelecimento de taxas para comparações	Diagnóstico clínico, decisões terapêuticas como esquema de tratamento, remoção ou não do dispositivo e exames complementares
Hemoculturas necessárias	Qualquer uma disponível: pode ser com métodos manuais, de automação com vigilância continuada de crescimento ou quantitativos (centrifugação e lise)	Se não houver remoção do cateter, o diagnóstico só poderá ser firmado caso estejam disponíveis hemoculturas de automação com vigilância continuada de crescimento ou quantitativos (centrifugação e lise)
Remoção do cateter	Não é necessário ao diagnóstico	Se houver indicação clínica de rápida remoção do dispositivo (instabilidade hemodinâmica ou infecção em sítio de inserção) ou não houver disponibilidade de hemoculturas com automação com vigilância continuada de crescimento ou de hemoculturas quantitativas (centrifugação e lise)
Principal vantagem	Pode ser facilmente aplicada em quase todos os centros. Não necessita de remoção do cateter nem de técnicas mais avançadas, como hemoculturas de automação ou hemoculturas quantitativas. Boa sensibilidade	Melhor acurácia diagnóstica. Boa sensibilidade e especificidade
Principal desvantagem	Muito inclusiva. Falta de especificidade. Difícil diferenciar infecção primária de secundária, principalmente em pacientes predispostos a infecções em outros focos (p. ex., pacientes com dano em membrana mucosa induzida por quimioterapia)	Requer remoção do cateter ou disponibilidade de técnicas mais avançadas, como hemoculturas de automação ou hemoculturas quantitativas. Diagnóstico mais caro e complexo

Fonte: Brasil, Anvisa (2017).

devem ser usadas fitas adesivas não estéreis, e nem suturas, para estabilizar cateteres periféricos.
8. Usar as coberturas que proporcionem proteção do sítio de punção, e diminuir a possibilidade de infecção, além de fixar o dispositivo no local correto.
9. Realizar *Flushing* e aspiração para verificar o retorno do sangue antes de cada infusão.
10. Cuidado com o sítio de inserção: Avaliar diariamente quanto à presença de hiperemia, edema, presença de secreção ou qualquer outro sinal sugestivo de infecção.
11. Avaliar diariamente quanto à necessidade da manutenção dos cateteres, e retirá-los o mais breve possível.

INFECÇÃO DO TRATO RESPIRATÓRIO
Pneumonia
As Pneumonias relacionadas com Ventilação Mecânica (PAV) representam um problema de magnitude relevante em boa parte dos hospitais no Brasil, pois estão associadas a altos custos de tratamento, redução da oferta de leitos à comunidade, além da significativa letalidade (ver Capítulo 25). Além disso, enfrentamos dificuldades para encontrar o padrão ouro para diagnóstico epidemiológico das pneumonias em relação aos critérios diagnósticos, apesar de muitos debates entre profissionais controladores de infecção, tanto no Brasil como fora dele. Na realidade, segundo a ANVISA, na publicação "Medidas de Prevenção de Infecção Relacionada com a Assistência à Saúde", Série Segurança do Paciente, Vol. 2, ANVISA, 2017, a dificuldade reside em insuficientes sensibilidade e especificidade dos critérios diagnósticos. Nos últimos anos, esta questão teve maior importância em razão da discussão sobre o impacto da implementação das medidas de prevenção específicas, frente a este agravo.

Dados do Estado de São Paulo, de 2015, mostraram que a média da densidade de incidência de pneumonia associada à ventilação mecânica – PAV, foi de 9,87 casos por 1.000 dias de uso de ventilador em UTI adulto, sendo diferente para **UTIs de hospital de ensino, com 13,40 casos por 1.000 ventiladores-dia** e UTIs de hospitais privados com 6,56 casos de PAV sendo que 41,17% dos pacientes da UTI adulto utilizavam VM.

As taxas de pneumonia associadas à ventilação mecânica – PAV, podem variar de acordo com a população de pacientes e os métodos diagnósticos disponíveis. Mas vários estudos demonstram que a incidência desta infecção aumenta com a duração da VM e apontam taxas de ataque de aproximadamente 3% por dia durante os primeiros 5 dias de ventilação e, depois, 2% para cada dia subsequente.

A mortalidade global nos episódios de pneumonia associada à VM varia de 20 a 60%, refletindo, em grande parte, à severidade da doença de base destes pacientes, a falência de órgãos e especificidades da população estudada e do agente etiológico envolvido. Estimativas da mortalidade atribuída a esta infecção variam nos diferentes estudos, mas aproximadamente 33% dos pacientes com PAV morrem em decorrência direta desta infecção.

Para os critérios nacionais atuais, três itens são os principais para a detecção da pneumonia associada à ventilação mecânica, a saber: radiografia de tórax (obrigatório), sinais e sintomas (também obrigatório) e exames laboratoriais. É importante ressaltar que ainda se discute a subjetividade e complexidade desta abordagem. Por esta razão o CDC, com seu grupo de trabalho, revisou este algoritmo e, como resultado, surgiu uma nova nomenclatura (Eventos Associados à Ventilação Mecânica – VAE) e foram propostos novos critérios para pacientes adultos, juntamente com o composto dos componentes: alteração do padrão respiratório (PEEP e FiO2) e exames laboratoriais (identificação do patógeno). Estes novos critérios estão sendo aplicados pelos hospitais americanos participantes do NHSN, desde 2013; porém, ainda assim disponibiliza uma atualização dos critérios com base em radiografias de tórax, sinais e sintomas e exames laboratoriais, tanto para as PAVs (Pneumonias Associadas à Ventilação Mecânica) quanto para as Pneumonias Não Associadas à Ventilação Mecânica (PNAVs).

Ainda segundo a Agência Nacional de Vigilância Sanitária (ANVISA), é importante ressaltar que o Grupo de Trabalho da ANVISA, em 2016, após reunião para discussão da possibilidade de revisão dos critérios diagnósticos de PAV utilizados no Brasil, e considerando-se a nova nomenclatura e os novos critérios propostos pelo CDC para hospitais americanos, optou por não seguir as mudanças ainda, em nosso país. Considerou-se a necessidade de avaliação se estas mudanças forem factíveis a serem usadas pelos hospitais brasileiros. Foi proposto, então, que a ANVISA, apoiada pelo GT e em conjunto com as Coordenações Estaduais de Controle de Infecção realize um projeto piloto de aplicação destes novos critérios propostos pelo CDC (VAE), por um grupo de hospitais previamente selecionados, comparando-os com os critérios atuais propostos pela referida Agência, a fim de avaliar a aplicabilidade e a viabilidade daquele critério nos hospitais brasileiros, além, também, de identificar necessidades de ajustes para a realidade brasileira.

Definições

Abordaremos algumas apenas, que consideramos relevantes à prática clínica:

- *Pneumonia:* infecção pulmonar identificada pela utilização de uma combinação de critérios: imagem radiológica, clínicos e laboratorial.
- *Pneumonia Associada à Ventilação Mecânica (PAV):* pneumonia em paciente em uso de ventilação mecânica (VM) por período superior a dois dias de calendário (sendo que o D1 é o dia de início da VM) e que na data da infecção o paciente estava em VM, ou o ventilador mecânico havia sido removido no dia anterior.

No Quadro 31-4 vamos demonstrar algumas considerações a partir do documento "Critérios Diagnósticos de Infecção Relacionada com a Assistência à Saúde", Série Segurança do Paciente – Volume 2 – ANVISA – 2017.

Existem, também, critérios estabelecidos para pneumonia associada à assistência à saúde associada ou não à ventilação mecânica em crianças, critérios diagnósticos de traqueobronquite, e do trato respiratório superior; faringite, laringite, epiglotite e sinusite, porém, não abordaremos aqui, pois são critérios mais específicos direcionados a fins diagnóstico epidemiológico e notificações de infecções relacionadas com a assistência à saúde.

Quadro 31-4. Critérios Diagnósticos de Pneumonia Relacionada com Assistência à Saúde Associada ou não à Ventilação Mecânica

Pneumonia definida clinicamente	Paciente com doença cardíaca ou pulmonar de base com **DUAS** ou mais radiografias de tórax seriadas com um dos seguintes achados, persistentes, novos ou progressivos: - Infiltrado - Opacificação - Cavitação E pelo menos **UM** dos sinais e sintomas: - Febre (temperatura: >38ºC), sem outra causa associada - Leucopenia (< 4.000 cel/mm³) ou leucocitose (> 12.000 cel/mm³) - Alteração do nível de consciência, sem outra causa aparente, em pacientes ≥ 70 anos E pelo menos **DOIS** dos sinais e sintomas: - Surgimento de secreção purulenta ou mudança das características da secreção ou aumento da secreção respiratória ou aumento da necessidade de aspiração - Piora da troca gasosa (dessaturação, como por exemplo, PaO$_2$/FiO$_2$ < 240 ou aumento da oferta de oxigênio ou aumento dos parâmetros ventilatórios) - Ausculta com roncos ou estertores - Início ou piora da tosse ou dispneia ou taquipneia
Pneumonia microbiologicamente definida	Paciente **COM** doença cardíaca ou pulmonar de base com **DUAS** ou mais radiografias de tórax seriadas com um dos seguintes achados, persistentes, novos ou progressivos: - Infiltrado - Opacificação - Cavitação E pelo menos **UM** dos seguintes sinais e sintomas: - Febre (temperatura > 38ºC), sem outra causa associada - Leucopenia (< 4.000 cel/mm³) ou leucocitose (> 12.000 cel/mm³) - Alteração do nível de consciência, sem outra causa aparente, em pacientes ≥ 70 anos E pelo menos **UM** dos seguintes sinais e sintomas: - Surgimento de secreção purulenta ou mudança das características da secreção ou aumento da secreção respiratória ou aumento da necessidade de aspiração - Piora da troca gasosa (dessaturação, como por exemplo, PaO$_2$/FiO$_2$ < 240) ou aumento da oferta de oxigênio ou aumento dos parâmetros ventilatórios) - Ausculta com roncos ou estertores - Início ou piora da tosse ou dispneia ou taquipneia

(Continua)

Quadro 31-4. *(Cont.)* Critérios Diagnósticos de Pneumonia Relacionada com Assistência à Saúde Associada ou não à Ventilação Mecânica

Pneumonia microbiologicamente definida	Pelo menos **UM** dos resultados a seguir:
	- Hemocultura positiva, sem outro foco de infecção
	- Cultura positiva do líquido pleural
	- Cultura quantitativa positiva de secreção pulmonar obtida por procedimento com menor potencial de contaminação (p. ex., lavado broncoalveolar e escovado protegido)
	- Na bacterioscopia do lavado broncoalveolar, achado de ≥ 5% leucócitos e macrófagos contendo microrganismos (presença de bactérias intracelulares)
	- Cultura positiva de tecido pulmonar
	- Exame histopatológico mostrando pelo menos uma das seguintes evidências de pneumonia:
	  • Formação de abscesso ou foco de consolidação com infiltrado de polimorfonucleares nos bronquíolos e alvéolos
	  • Evidência de invasão de parênquima pulmonar por hifas ou pseudo-hifas
	- Vírus, *Bordetella*, *Legionella*, *Chlamydophila* ou *Mycoplasma* identificados a partir de cultura de secreção ou tecido pulmonar ou identificados por teste microbiológico realizado para fins de diagnóstico clínico ou tratamento
	- Aumento de 4 vezes nos valores de IgG na sorologia para patógeno (exemplo: *influenza*, Chlamydophila)
	- Aumento de 4 vezes nos valores de IgG na sorologia para *Legionella pneumophila* sorogrupo I titulada ≥ 1:128 na fase aguda e convalescença por imunofluorescência indireta
	- Detecção de antígeno de *Legionella pneumophila* sorogrupo I em urina

Pneumonia em pacientes imunodeprimidos	Paciente **COM** doença cardíaca ou pulmonar de base com **DUAS** ou mais radiografias de tórax seriadas com um dos seguintes achados, persistentes, novos ou progressivos:
	- Infiltrado
	- Opacificação
	- Cavitação
	- Pneumocele, em crianças com menos de 1 ano de idade
	E pelo menos **UM** dos seguintes sinais e sintomas:
	- Febre (temperatura: > 38ºC), sem outra causa associada
	- Alteração do nível de consciência, sem outra causa aparente, em pacientes com ≥70 anos
	- Surgimento de secreção purulenta ou mudança das características da secreção ou aumento da secreção ou aumento da necessidade de aspiração
	- Início ou piora da tosse ou dispneia ou taquipneia
	- Ausculta de roncos ou estertores
	- Piora da troca gasosa (dessaturação, como por exemplo, $PaO_2/FiO_2 < 240$) ou aumento da oferta de oxigênio ou aumento dos parâmetros ventilatórios)
	- Hemoptise
	- Dor pleurítica
	E pelo menos **UM** dos resultados abaixo:
	- Hemocultura positiva, sem outro foco de infecção
	- Cultura positiva do líquido pleural
	- Cultura quantitativa positiva de secreção pulmonar obtida por procedimento com menor potencial de contaminação (lavado broncoalveolar e escovado protegido)
	- Na bacterioscopia do lavado broncoalveolar, achado ≥ 5% leucócitos e macrófagos contendo microrganismos (presença de bactérias intracelulares)
	- Cultura positiva de tecido pulmonar
	- Exame histopatológico mostrando pelo menos uma das seguintes evidências de pneumonia:
	  • Formação de abscesso ou foco de consolidação com infiltrado de polimorfonucleares nos bronquíolos e alvéolos
	  • Evidência de invasão de parênquima pulmonar por hifas ou pseudo-hifas
	- Vírus, *Bordetella*, *Legionella*, *Chlamydophila* ou *Mycoplasma* identificados a partir de cultura de secreção ou tecido pulmonar ou identificados por teste microbiológico realizado para fins de diagnóstico clínico ou tratamento
	- Aumento de 4 vezes nos valores de IgG na sorologia para patógeno (exemplo: *influenza*, *Chlamydophila*)
	- Aumento de 4 vezes nos valores de IgG na sorologia para *Legionella pneumophila* sorogrupo I titulada > 1:128 na fase aguda e convalescença por imunofluorescência indireta
	- Detecção de antígeno de *Legionella pneumophila* sorogrupo I em urina
	- Identificação de *Candida* spp. em amostra de sangue e de secreção respiratória (escarro, aspirado endotraqueal, lavado broncoalveolar ou escovado protegido)
	- Evidência de fungo em amostra obtida por procedimento com menor potencial de contaminação (p. ex., lavado broncoalveolar ou escovado protegido) de uma das seguintes:
	  • Exame de microscopia direta
	  • Cultura positiva de fungo
	  • Teste diagnóstico laboratorial (não cultura)

Fonte: Brasil, Anvisa (2017).

Cálculo de indicadores
Densidade de Incidência de Pneumonia Associada à Ventilação Mecânica (PAV)

$$\text{DI de PAV} = \frac{\dfrac{n° \text{ de casos novos de PAV}}{n° \text{ período de vigilância}} \times 1.000}{n° \text{ pacientes em VM-dia no período de vigilância}}$$

Medidas de Prevenção

Algumas medidas são recomendadas para a redução da incidência de PAVs, em especial nos locais onde é feita a vigilância sistemática desta infecção e suas taxas têm valores significativos, com impacto na mortalidade, e implicância direta nos custos hospitalares. Há estudos mostrando que com a aplicação de medidas de prevenção, há redução da ocorrência de pneumonias, tanto as PAVs como as PNAVs (Pneumonias não associadas à ventilação mecânica). Abaixo relacionamos algumas das **medidas gerais**:

1. Higiene das mãos com produtos à base de álcool de forma rotineira. Se houver sujidade visível, utilizar água e sabão.
2. Padronização da implantação e manutenção dos dispositivos incisivos.
3. Vigilância epidemiológica das PAVs nas UTIs.
4. Treinamento da equipe multiprofissional.
5. Visita multidisciplinar à beira do leito.

As medidas específicas fortemente recomendadas são:

1. Manter os pacientes com cabeceira elevada entre 30 e 45°.
2. A sedação deve ser avaliada e adequada diariamente, assim como o teste de respiração espontânea.
3. De forma rotineira, aspirar a secreção subglótica.
4. Realizar a higiene oral com antissépticos (clorexidina oral).
5. O uso de bloqueadores neuromusculares deve ser criterioso.
6. Dar preferência, sempre que possível, à ventilação mecânica não invasiva.
7. Observar os cuidados com o circuito do ventilador.
8. Indicação e cuidados com os umidificadores.
9. Indicação e cuidados com o sistema de aspiração.
10. Evitar extubação acidental (não programada) e reintubação.
11. Realizar o monitoramento da pressão do *Cuff*.
12. Optar (preferencialmente) por intubação orotraqueal.
13. Cuidados com inaladores e nebulizadores (em relação à água utilizada e manipulação destes dispositivos).
14. Garantir que a sonda enteral esteja na posição gástrica ou pós-pilórica.
15. Cuidados adequados ao processamento dos artigos envolvidos na assistência respiratória.

INFECÇÃO DO TRATO URINÁRIO

As infecções do trato urinário (ver Capítulo 26) adquiridas no hospital representam a causa mais comum (até 45%) de Infecções Relacionadas com a Assistência à Saúde (IRAS). São responsáveis por 30 a 45% das IRAS em pacientes adultos, com densidade de incidência de 3,1-7,4/1000 cateteres-dia. Em torno de 16-25% dos pacientes internados em um hospital serão submetidos a um cateterismo vesical, de demora ou de alívio, em algum momento da internação e, muitas das vezes, com indicação clínica equivocada ou até mesmo sem ciência médica. A situação se agrava a partir do momento em que muitos pacientes permanecem com o dispositivo além do tempo necessário, ocasionando aumento no risco de infecções, aumento dos custos hospitalares e danos ao sistema de saúde como um todo.

Segundo a ANVISA, há uma relação direta entre o tempo de permanência do cateter vesical e a ocorrência de colonização e infecção, tanto bacteriana como fúngica, e intraluminal ou extraluminal (neste caso o biofilme), sendo esta a mais comum, e a virulência é determinada pela adesão ao eptélio urinário, além da colonização perineal, intestinal e do cateter. A seguir à instalação do cateter, inicia-se o processo de crescimento bacteriano, seguindo a proporção de 5-10%/dia e, ao final de um mês, estará presente em todos os pacientes. Alguns pacientes apresentam bacteriúria clinicamente significativa, mas é transitória, desaparecendo com a retirada do cateter; entretanto, há casos de ocorrência de sepse, inclusive apresentando alta letalidade (em alguns casos específicos relacionados com o hospedeiro).

Em relação à etiologia das ITUs, habitualmente no início, os agentes envolvidos pertencem à microbiota do paciente, porém, posteriormente, sob influência do uso de antimicrobianos, seleção bacteriana, colonização local, presença de fungos e dos cuidados com o cateter, pode acontecer a mudança da microbiota, com prevalência de ocorrência das bactérias Gram-negativas (enterobactérias e não fermentadores), mas Gram-positivos também têm importância epidemiológica, em especial as do gênero *Enterococcus*.

Obviamente isso tem impacto financeiro na ordem de U$ 675,00 dólares, por cada episódio de ITU, até um valor de U$ 2.800,00 dólares nos casos que evoluam com bacteremia. Isso também impacta no aumento do tempo pós-operatório para 2,4 dias em média, para pacientes cirúrgicos.

Em relação entre o uso de cateter vesical, e infecção de trato urinário, observamos que a implantação de medidas de prevenção simples, tanto em nosso país, como em outros, é frágil. Há uma possível explicação para isto, uma vez que há percepção equivocada acerca desta síndrome, em relação a um caráter menos agressivo quanto à morbidade, mortalidade, além do impacto econômico, quando comparada a outras infecções relacionadas com a assistência à saúde.

Entre os fatores de risco de maior impacto, estão a inserção e a permanência do Cateter Vesical de Demora (CVD), sendo responsável pela maioria das infecções relacionadas com as vias urinárias (cerca de 95%), tendo entre 10 a 15% como causa, a realização de procedimentos cirúrgicos e diagnósticos das vias urinárias. Destas, 1 a 2% evoluem com sepse de origem urinária. A infecção do trato urinário – ITU é uma das causas prevalentes das infecções relacionadas com a assistência à saúde, de grande potencial preventivo, visto que a maioria está associada à cateterização vesical. Pelos atuais critérios da ANVISA, as ITUs assintomáticas não serão mais consideradas, uma vez que não são focos de vigilância e não são objetos de notificação. Ainda segundo a referida Agência, geralmente as bacteriúrias não devem ser tratadas, exceto em situações especiais em que o médico assistente considere relevante; e as infecções associadas a outros procedimentos urológicos não serão consideradas ITUs, porque serão atribuídas a outros sítios.

Quadro 31-5. Critérios Diagnósticos de Infecção do Trato Urinário Relacionada com a Assistência à Saúde (ITU-RAS)

ITU-RAS	Deve preencher **UM** dos seguintes critérios: - Qualquer infecção do trato urinário relacionada com procedimento urológico - ITU não relacionada com procedimento urológico, diagnosticada durante ou a partir de 2 dias após a admissão em serviço de saúde e para a qual não são observadas quaisquer evidências clínicas **E** Não estava em seu período de incubação no momento da admissão
ITU-RAS associada a cateter vesical de demora (ITU-AC)	Paciente com ITU-RAS e que apresenta os seguintes critérios: - Apresenta pelo menos **UM** dos seguintes sinais e sintomas*1, sem outras causas reconhecidas: - Febre (Temperatura: > 38ºC) - Dor suprapúbica ou lombar **E** - Possui cultura de urina positiva - 1 com até duas espécies microbianas - 2 com ≥ 105 UFC/mL. No caso de *Candida* spp., considerar qualquer crescimento

ITU-RAS não associada a cateter vesical de demora (ITU-NAC)	Paciente com ITU-RAS e que preencha os seguintes critérios:
	- O paciente tem pelo menos **UM** dos seguintes sinais ou sintomas, sem outras causas reconhecidas:
	  - Febre (Temperatura: > 38ºC)
	  - Urgência urinária
	  - Aumento da frequência urinária
	  - Disúria
	  - Dor suprapúbica ou lombar
	  - Em crianças com mais de 1 ano, considerar o aparecimento de incontinência urinária naquelas que já tinham controle esfincteriano
	  - Cultura de urina positiva com até duas espécies microbianas com ≥ 105 UFC/mL. No caso de *Candida* spp., considerar qualquer crescimento

Outras infecções do sistema urinário	Devem preencher pelo menos **UM** dos seguintes critérios: - Isolamento de microrganismo de cultura de secreção ou fluido (exceto urina) ou tecido dos seguintes sítios acometidos: rim, ureter, bexiga, uretra e tecidos adjacentes ao espaço retroperitoneal e espaço perinefrético - Presença de abscesso ou outra evidência de infecção vista em exame direto durante cirurgia ou em exame histopatológico em um dos sítios: rim, ureter, bexiga, uretra e tecidos adjacentes ao espaço retroperitoneal e espaço perinefrético Pelo menos **UM** dos seguintes: - Febre (Temperatura: > 38ºC) - Dor ou hipersensibilidade localizada em um dos sítios listados Associada a pelo menos UM dos seguintes: - Drenagem purulenta do sítio acometido: rim, ureter, bexiga, uretra e tecidos adjacentes ao espaço retroperitoneal e espaço perinefrético - Presença no sangue de microrganismo compatível com o sítio de infecção

Fonte: Brasil, Anvisa (2017).

No Quadro 31-5 disponibilizamos os Critérios Diagnósticos de Infecção do Trato Urinário, da ANVISA, conforme publicação já citada.

Definições

1. *Infecção do Trato Urinário Relacionada com a Assistência à Saúde – ITU-RA:* qualquer infecção do trato urinário associada a procedimento urológico, podendo ser associada ou não a cateter vesical de demora.
2. *ITU assintomática:* ITU em paciente com ou sem cateter vesical de demora que não apresente sinais ou sintomas e com identificação de cultura de urina positiva.
3. *ITU sintomática:* ITU em paciente com ou sem cateter vesical de demora que apresente sinais ou sintomas e com identificação de cultura de urina positiva.
4. *ITU Relacionada com a Assistência à Saúde Associada a Cateter Vesical (ITU-AC):* qualquer infecção sintomática de trato urinário em paciente que esteja em uso de cateter vesical de demora instalado por um período maior que dois dias calendário (considerando D1 o dia da instalação do cateter) e que, na data da infecção, o paciente se encontrava com o cateter instalado ou este havia sido removido no dia anterior.
5. *ITU Relacionada com a Assistência à Saúde Não Associada a Cateter Vesical (ITU-NAC):* qualquer infecção sintomática de trato urinário em paciente que não esteja em uso de cateter vesical de demora, na data da infecção ou na condição que o cateter tenha sido removido, no mínimo, há mais de um dia calendário antes da data da infecção.
6. *Outras Infecções do Sistema Urinário (Outras ISU):* ITU não relacionada com procedimento urológico (cirúrgico ou não), diagnosticada após a admissão em serviço de saúde, e que não esteja em seu período de incubação no momento da admissão. São as infecções do rim, ureter, bexiga, uretra, tecidos adjacentes aos espaços retroperitoneal e perinefrético.
7. *Cateter vesical de demora:* considera-se aquele que entra pelo orifício da uretra e lá permanece. Excluem-se: cateter duplo J, cistostomia, punção suprapúbica e cateterização intermitente.

Indicadores

$$\text{DI de ITU-AC} = \frac{\text{n}^\circ \text{ de casos novos de ITU-AC no período de vigilância}}{\text{n}^\circ \text{ pacientes em CVD-dia no período de vigilância}} \times 1.000$$

DI = Densidade de Incidência

Medidas de Prevenção

1. Evitar inserção de sonda vesical de demora: inserir cateter vesical somente em situações com indicação precisa; reavaliar diariamente a necessidade de manutenção; e retirar o mais rápido possível; realizar protocolos de inserção, com reforço da importância da técnica asséptica; garantir que o procedimento seja realizado por profissionais habilitados para tal.
2. Lembrar sempre das alternativas à cateterização: cateter vesical intermitente, condom e técnica asséptica para inserção do cateter urinário.
3. Manutenção do cateter vesical: treinar, em parceria com a CCIH, a equipe de saúde na inserção, cuidados e manutenção do cateter urinário, com relação à prevenção de ITU-AC; observar os cuidados na manutenção do cateter com vistas à prevenção de ITU-AC; manter o sistema de drenagem fechado e estéril; se houver desconexão, quebra da técnica asséptica ou vazamento, trocar todo o sistema; manter o fluxo de urina desobstruído; manter a bolsa coletora sempre abaixo do nível da bexiga; esvaziar a bolsa coletora regularmente; não realizar irrigação vesical com antimicrobianos nem usar antissépticos tópicos ou antibióticos tópicos aplicados ao cateter, meato uretral, ou uretra.
4. Garantir a equipe treinada e recursos que garantam a vigilância do uso do cateter e suas complicações.

CONTRIBUIÇÃO DOS AUTORES

Os autores trabalharam igualmente na elaboração e revisão do capítulo.

BIBLIOGRAFIA

Andrade GM. Infecção hospitalar: mitos e verdades, velhos hábitos, novas atitudes. *Brasília Méd* 2002;39(1/4):57-9.

ATS/IDSA. American Thoracic Society / Infectious Diseases Society of America. Management of adults with hospital-acquired and ventilator-associated pneumonia. 2016. Clinical Practice Guidelines by the Infectious Diseases Society of America and the American Thoracic Society. Disponível em :https://www.idsociety.org/practice-guideline/hap_vap/. Acesso em 01/07/2020.

ATS/IDSA. American Thoracic Society / Infectious Diseases Society of America. Diagnosis and treatment of adults with community-acquired pneumonia. 2019. An Official Clinical Practice Guideline of the American Thoracic Society and Infectious Diseases Society of America. Disponível em: https://www.idsociety.org/practice-guideline/community-acquired-pneumonia-cap-in-adults/. Acesso em 30/06/2020.Brasil. Ministério da Saúde. Secretaria de Vigilância em Saúde. Guia de Vigilância em Saúde : volume único [recurso eletrônico] / Ministério da Saúde, Secretaria de Vigilância em Saúde, Coordenação-Geral de Desenvolvimento da Epidemiologia em Serviços. – 3ª. ed. – Brasília : Ministério da Saúde, 2019a. Brasil. Agência Nacional de Vigilância Sanitária. Segurança do Paciente e Qualidade em Serviços de Saúde - Critérios Diagnósticos de Infecção Relacionada à Assistência à Saúde. Volume 2 - Brasília. 2017.

Brasil. Agência Nacional de Vigilância Sanitária. Segurança do Paciente e Qualidade em Serviços de Saúde – Medidas de Prevenção de Infecção Relacionada à Assistência à Saúde. Volume 4 - Brasília. 2017.

Brasil. Ministério da Saúde. Secretaria de Vigilância em Saúde. Guia de Vigilância em Saúde : volume único [recurso eletrônico] / Ministério da Saúde, Secretaria de Vigilância em Saúde, Coordenação-Geral de Desenvolvimento da Epidemiologia em Serviços. Brasília : Ministério da Saúde, 2023.

Brasil. Ministério da Saúde. Portaria número 2616, de 12 de maio de 1998. Resolve expedir na forma de anexos I, II, III, IV e V, diretrizes e normas para a prevenção e o controle de infecções hospitalares, ficando revogada a Portaria 930. Diário Oficial da União, Brasília (DF).

Brasil. Ministério da Saúde. Secretaria de Vigilância em Saúde. Guia de Vigilância em Saúde : volume único [recurso eletrônico] / Ministério da Saúde, Secretaria de Vigilância em Saúde, Coordenação-Geral de Desenvolvimento da Epidemiologia em Serviços. – 3ª. ed. – Brasília : Ministério da Saúde, 2019a.

Coura JR. *Dinâmica das doenças infecciosas e parasitárias.* Rio de Janeiro: Guanabara Koogan, 2013.

Fernandes AT, Fernandes MOV, Ribeiro Filho N. *A infecção hospitalar e suas interfaces na área da saúde.* São Paulo (SP): Atheneu, 2000.

Fontana RT. As infecções hospitalares e a evolução histórica das infecções. *Rev Bras Enferm* 2006;59(5):703-6.

Klompas M. Nosocomial pneumonia. In: Bennett JE, Dolin R, Blaser MJ, (Eds.). Mandell, Douglas and Bennett's Priciples and Practice of Infectious Diseases, 9th ed. Philadelphia, PA: Churchill Livingstone Elsevier, 2020.

Nossa capa: Alexander Fleming e a descoberta da penicilina. *J Bras Patol Med Lab.* 2009;45(5): I-I.

Starling CEF, Fialho AS, Alves Junior AA *et al.* Impacto das infecções hospitalares na lucratividade de hospitais privados brasileiros. *Prática Hospitalar* 2004;6(34):77-80.

Tavares W, Marinho LAC. Rotinas de diagnóstico e tratamento das doenças infecciosas e parasitárias. São Paulo: Atheneu, 2015.

Parte IV

SÍNDROME DA IMUNODEFICIÊNCIA ADQUIRIDA E OUTRAS INFECÇÕES POR RETROVÍRUS

SÍNDROME DA IMUNODEFICIÊNCIA ADQUIRIDA: PARTE I – HISTÓRICO, EPIDEMIOLOGIA, PATOGÊNESE E DIAGNÓSTICO DA INFECÇÃO PELO HIV

CAPÍTULO 32

Andreia Patrícia Gomes ■ Luiz Gustavo Santos Cota
Isabella Larissa Severo Rocha ■ Jorge Luiz Dutra Gazineo ■ Rodrigo Siqueira-Batista

O conteúdo deste capítulo (págs. 351 a 362), encontra-se disponível on-line.

Para acessá-lo, aponte a câmera do seu smartphone ou tablet para a imagem acima.

SÍNDROME DA IMUNODEFICIÊNCIA ADQUIRIDA: PARTE II – INFECÇÃO AGUDA PELO HIV E SITUAÇÕES CLÍNICAS RELACIONADAS COM A AIDS

Luiz Alberto Santana ▪ Rebeca Rolim Menezes ▪ Igor Rodrigues Mendes
Rosilene Silva Araújo ▪ Ademir Nunes Ribeiro Júnior ▪ Leonardo Brandão Barreto

O conteúdo deste capítulo (págs. 363 a 372), encontra-se disponível on-line.

Para acessá-lo, aponte a câmera do seu smartphone ou tablet para a imagem acima.

SÍNDROME DA IMUNODEFICIÊNCIA ADQUIRIDA: PARTE III – MANIFESTAÇÕES CLÍNICAS, DIAGNÓSTICO, TRATAMENTO E PROFILAXIA DAS INFECÇÕES OPORTUNISTAS

CAPÍTULO 34

Andréia Patrícia Gomes ▪ Marcia Farsura de Oliveira
Rebeca Rolim Menezes ▪ Jorge Luiz Dutra Gazineo ▪ Rodrigo Siqueira-Batista

O conteúdo deste capítulo (págs. 373 a 389), encontra-se disponível on-line.

Para acessá-lo, aponte a câmera do seu smartphone ou tablet para a imagem acima.

CAPÍTULO 35
SÍNDROME DA IMUNODEFICIÊNCIA ADQUIRIDA: PARTE IV – MANIFESTAÇÕES CLÍNICAS, DIAGNÓSTICO E TRATAMENTO DAS NEOPLASIAS NA AIDS

Luiz Alberto Santana ▪ Rosilene Silva Araújo
Igor Rodrigues Mendes ▪ Pedro Henrique Soares Nogueira ▪ Leonardo Brandão Barreto

O conteúdo deste capítulo (págs. 390 a 394), encontra-se disponível on-line.

Para acessá-lo, aponte a câmera do seu smartphone ou tablet para a imagem acima.

SÍNDROME DA IMUNODEFICIÊNCIA ADQUIRIDA: PARTE V – SÍNDROME DE RECONSTITUIÇÃO IMUNE ASSOCIADA AO HIV

Leonardo Paiva de Sousa ■ Juliana Netto

O conteúdo deste capítulo (págs. 395 a 400), encontra-se disponível on-line.

Para acessá-lo, aponte a câmera do seu smartphone ou tablet para a imagem acima.

INFECÇÕES HUMANAS CAUSADAS POR VÍRUS LINFOTRÓPICOS HUMANOS

CAPÍTULO 37

Mauro Geller ▪ Alessandra de Aguiar Loureiro dos Santos
Paulo Sérgio Balbino Miguel ▪ Márcia Gonçalves Ribeiro ▪ Oscar Roberto Guimarães
Daniel Cohen Goldemberg ▪ Carlos Pereira Nunes

O conteúdo deste capítulo (págs. 401 a 406), encontra-se disponível on-line.

Para acessá-lo, aponte a câmera do seu smartphone ou tablet para a imagem acima.

Parte V DOENÇAS VIRAIS

INFECÇÕES POR HERPES SIMPLES

CAPÍTULO 38

Brenda Silveira Valles Moreira ▪ Marli do Carmo Cupertino ▪ Rebeca Garcia
Roberto Sousa Dias ▪ Ademir Nunes Ribeiro Júnior ▪ Luiz Alberto Santana

O conteúdo deste capítulo (págs. 409 a 418), encontra-se disponível on-line.

Para acessá-lo, aponte a câmera do seu smartphone ou tablet para a imagem acima.

INFECÇÕES POR CITOMEGALOVÍRUS

CAPÍTULO 39

Nelson Luís de Maria Moreira ▪ Igor Rodrigues Mendes ▪ Nicássia Moro Roce
Brenda Silveira Valles Moreira ▪ Luiz Alberto Santana

O conteúdo deste capítulo (págs. 419 a 426), encontra-se disponível on-line.

Para acessá-lo, aponte a câmera do seu smartphone ou tablet para a imagem acima.

INFECÇÕES POR VARICELA-ZÓSTER

Rodrigo Siqueira-Batista ■ Brenda Silveira Valles Moreira
Andréia Patrícia Gomes ■ Ana Cláudia Lyon de Moura

O conteúdo deste capítulo (págs. 427 a 436), encontra-se disponível on-line.

Para acessá-lo, aponte a câmera do seu smartphone ou tablet para a imagem acima.

INFECÇÕES POR VÍRUS EPSTEIN-BARR

Luiz Guilherme Darrigo Junior ■ Emiliana Ribeiro Darrigo

O conteúdo deste capítulo (págs. 437 a 442), encontra-se disponível on-line.

Para acessá-lo, aponte a câmera do seu smartphone ou tablet para a imagem acima.

INFECÇÕES POR PARVOVÍRUS

CAPÍTULO 42

Raquel Lunardi Rocha ▪ Regina Lunardi Rocha

O conteúdo deste capítulo (págs. 443 a 446), encontra-se disponível on-line.

Para acessá-lo, aponte a câmera do seu smartphone ou tablet para a imagem acima.

ARBOVIROSES

Roberto Sousa Dias ▪ Franciele Martins Santos ▪ Mary-Hellen Fabres Klein
Raphael Contelli Klein ▪ Cynthia Canedo da Silva
Sérgio Oliveira de Paula ▪ Rodrigo Siqueira-Batista

O conteúdo deste capítulo (págs. 447 a 458), encontra-se disponível on-line.

Para acessá-lo, aponte a câmera do seu smartphone ou tablet para a imagem acima.

DENGUE

Ana Flávia Costa da Silveira Oliveira ▪ André Silva de Oliveira ▪ Roberto Sousa Dias
Cynthia Canedo da Silva ▪ Andréia Patrícia Gomes ▪ Sérgio Oliveira de Paula

O conteúdo deste capítulo (págs. 459 a 468), encontra-se disponível on-line.

Para acessá-lo, aponte a câmera do seu smartphone ou tablet para a imagem acima.

FEBRE AMARELA

Silvia Hees Carvalho ▪ Tania Maria Marcial ▪ Alexandre Braga de Miranda
Marli do Carmo Cupertino ▪ Rodrigo Siqueira-Batista ▪ Manoel Otávio da Costa Rocha

O conteúdo deste capítulo (págs. 469 a 478), encontra-se disponível on-line.

Para acessá-lo, aponte a câmera do seu smartphone ou tablet para a imagem acima.

HEPATITES VIRAIS

CAPÍTULO 46

Rodrigo Siqueira-Batista ▪ Alessandro Lisboa da Silva ▪ Andréia Patrícia Gomes
Alcimar de Melo Rosa ▪ Ademir Nunes Ribeiro Júnior

O conteúdo deste capítulo (págs. 479 a 491), encontra-se disponível on-line.

Para acessá-lo, aponte a câmera do seu smartphone ou tablet para a imagem acima.

CAPÍTULO 47

INFECÇÕES POR VÍRUS RESPIRATÓRIOS

Sandro Javier Bedoya Pacheco ■ Thiago Moreno Lopes e Souza ■ Cássia Righy Shinotsuka

O conteúdo deste capítulo (págs. 492 a 502), encontra-se disponível on-line.

Para acessá-lo, aponte a câmera do seu smartphone ou tablet para a imagem acima.

INFECÇÕES POR CORONAVÍRUS

CAPÍTULO 48

Igor Rodrigues Mendes ▪ Marli do Carmo Cupertino ▪ Andréia Patrícia Gomes
Luciene Muniz Braga ▪ Ademir Nunes Ribeiro Júnior ▪ Rodrigo Siqueira-Batista

O conteúdo deste capítulo (págs. 503 a 522), encontra-se disponível on-line.

Para acessá-lo, aponte a câmera do seu smartphone ou tablet para a imagem acima.

INFLUENZA

Sandro Javier Bedoya Pacheco ▪ Thiago Moreno Lopes e Souza ▪ Cássia Righy Shinotsuka

O conteúdo deste capítulo (págs. 523 a 532), encontra-se disponível on-line.

Para acessá-lo, aponte a câmera do seu smartphone ou tablet para a imagem acima.

INFECÇÕES POR ROBOVÍRUS

CAPÍTULO 50

Michelle Dias de Oliveira Teixeira ▪ Juliana Morais de Castro Monteiro
Mariana Fonseca Xisto ▪ Roberto Sousa Dias ▪ Cynthia Canedo da Silva
Andréia Patrícia Gomes ▪ Sérgio Oliveira de Paula

O conteúdo deste capítulo (págs. 533 a 538), encontra-se disponível on-line.

Para acessá-lo, aponte a câmera do seu smartphone ou tablet para a imagem acima.

RAIVA HUMANA

CAPÍTULO 51

Plínio Duarte Mendes ■ Marina de Souza Maciel ■ Elizabeth Regina Comini Frota

O conteúdo deste capítulo (págs. 539 a 546), encontra-se disponível on-line.

Para acessá-lo, aponte a câmera do seu smartphone ou tablet para a imagem acima.

POLIOMIELITE

Marina de Souza Maciel ▪ Plínio Duarte Mendes ▪ Elizabeth Regina Comini Frota

O conteúdo deste capítulo (págs. 547 a 550), encontra-se disponível on-line.

Para acessá-lo, aponte a câmera do seu smartphone ou tablet para a imagem acima.

Parte VI DOENÇAS BACTERIANAS

INFECÇÕES PELO GÊNERO *STAPHYLOCOCCUS*

CAPÍTULO 53

Andreia Patrícia Gomes ▪ Renato Miyadahira ▪ Luciene Muniz Braga ▪ Rodrigo Siqueira-Batista

O conteúdo deste capítulo (págs. 553 a 562), encontra-se disponível on-line.

Para acessá-lo, aponte a câmera do seu smartphone ou tablet para a imagem acima.

INFECÇÕES PELO GÊNERO *STREPTOCOCCUS*

CAPÍTULO 54

Érica Toledo de Mendonça ▪ Luiz Alberto Santana ▪ Denise Cristina Rodrigues
Ademir Nunes Ribeiro Júnior ▪ Paulo Sérgio Balbino Miguel

O conteúdo deste capítulo (págs. 563 a 572), encontra-se disponível on-line.

Para acessá-lo, aponte a câmera do seu smartphone ou tablet para a imagem acima.

INFECÇÕES PNEUMOCÓCICAS

CAPÍTULO 55

Renata Cristina Teixeira Pinto Viana
Luiz Eduardo de Oliveira Viana ▪ Luiz Gustavo Teixeira Pinto

O conteúdo deste capítulo (págs. 573 a 579), encontra-se disponível on-line.

Para acessá-lo, aponte a câmera do seu smartphone ou tablet para a imagem acima.

INFECÇÃO PELO GÊNERO *ENTEROCOCCUS*

Luciene Muniz Braga ▪ Pedro Miguel dos Santos Dinis Parreira ▪ Andréia Patrícia Gomes

O conteúdo deste capítulo (págs. 580 a 585), encontra-se disponível on-line.

Para acessá-lo, aponte a câmera do seu smartphone ou tablet para a imagem acima.

DIFTERIA E OUTRAS INFECÇÕES CAUSADAS PELO GÊNERO *CORYNEBACTERIUM*

CAPÍTULO 57

Lilian Kuhnert Campos

O conteúdo deste capítulo (págs. 586 a 592), encontra-se disponível on-line.

Para acessá-lo, aponte a câmera do seu smartphone ou tablet para a imagem acima.

INFECÇÕES PELO GÊNERO *LISTERIA*

CAPÍTULO 58

Márcia Carolina Vergílio Mendes de Moraes Tezoto ▪ Marcelo Nagem Valério de Oliveira

O conteúdo deste capítulo (págs. 593 a 595), encontra-se disponível on-line.

Para acessá-lo, aponte a câmera do seu smartphone ou tablet para a imagem acima.

INFECÇÕES PELO GÊNERO *BACILLUS*

Augusto Righetti V. F. de Araújo ▪ Andréia Patrícia Gomes ▪ Guilherme Kelles Juste
Paulo Sérgio Balbino Miguel ▪ Mario Castro Alvarez Perez

O conteúdo deste capítulo (págs. 596 a 602), encontra-se disponível on-line.

Para acessá-lo, aponte a câmera do seu smartphone ou tablet para a imagem acima.

INFECÇÕES PELOS GÊNEROS *CLOSTRIDIUM E CLOTRIDIOIDES*

CAPÍTULO 60

Andréia Patrícia Gomes ▪ Tiago Augusto da Silva Moura ▪ Lívia Tavares Colombo
Cristian de Freitas Guimarães ▪ Leonardo Brandão Barreto

O conteúdo deste capítulo (págs. 603 a 615), encontra-se disponível on-line.

Para acessá-lo, aponte a câmera do seu smartphone ou tablet para a imagem acima.

CAPÍTULO 61

INFECÇÕES PELO GÊNERO *NEISSERIA*

Jorge Luiz Dutra Gazineo ▪ Andréia Patrícia Gomes ▪ Taciana de Souza Bayão
Paulo Sérgio Balbino Miguel ▪ Mauro Geller ▪ Rodrigo Siqueira-Batista

O conteúdo deste capítulo (págs. 616 a 626), encontra-se disponível on-line.

Para acessá-lo, aponte a câmera do seu smartphone ou tablet para a imagem acima.

INFECÇÕES PELOS GÊNEROS *HAEMOPHILUS* E *MORAXELLA*

CAPÍTULO 62

Jorge Luiz Dutra Gazineo

O conteúdo deste capítulo (págs. 627 a 635), encontra-se disponível on-line.

Para acessá-lo, aponte a câmera do seu smartphone ou tablet para a imagem acima.

FEBRE TIFOIDE

Vanderson Esperidião Antônio ▪ Julio César Delvaux ▪ Júlia Coimbra da Silveira
Sávio Lana Siqueira

O conteúdo deste capítulo (págs. 636 a 639), encontra-se disponível on-line.

Para acessá-lo, aponte a câmera do seu smartphone ou tablet para a imagem acima.

INFECÇÕES PELO GÊNERO *SHIGELLA*

CAPÍTULO 64

Iracema Forni Vieira

O conteúdo deste capítulo (págs. 640 a 644), encontra-se disponível on-line.

Para acessá-lo, aponte a câmera do seu smartphone ou tablet para a imagem acima.

INFECÇÕES PELOS GÊNEROS ESCHERICHIA E KLEBSIELLA

Eunice Ferreira da Silva ▪ Andréia Patrícia Gomes ▪ Rovilson Lara ▪ Luciene Muniz Braga

O conteúdo deste capítulo (págs. 645 a 651), encontra-se disponível on-line.

Para acessá-lo, aponte a câmera do seu smartphone ou tablet para a imagem acima.

CÓLERA E OUTRAS INFECÇÕES PELO GÊNERO *VIBRIO*

CAPÍTULO 66

Alessandro Lisboa da Silva ▪ Cristiano Valério Ribeiro
Danilo Lacerda Camargo ▪ Paulo Sérgio Balbino Miguel

O conteúdo deste capítulo (págs. 652 a 657), encontra-se disponível on-line.

Para acessá-lo, aponte a câmera do seu smartphone ou tablet para a imagem acima.

INFECÇÕES CAUSADAS PELO GÊNERO *CAMPYLOBACTER*

CAPÍTULO 67

Paulo Sérgio Balbino Miguel ▪ Andréia Patrícia Gomes
Adriano Simões Barbosa Castro ▪ Luciene Muniz Braga

O conteúdo deste capítulo (págs. 658 a 663), encontra-se disponível on-line.

Para acessá-lo, aponte a câmera do seu smartphone ou tablet para a imagem acima.

CAPÍTULO 68

INFECÇÕES PELO GÊNERO *LEGIONELLA*

Eunice Ferreira da Silva ▪ Henrique Amaral Binato
Andréia Patrícia Gomes ▪ Ademir Nunes Ribeiro Júnior

O conteúdo deste capítulo (págs. 664 a 667), encontra-se disponível on-line.

Para acessá-lo, aponte a câmera do seu smartphone ou tablet para a imagem acima.

CAPÍTULO 69

INFECÇÕES PELO GÊNERO *PSEUDOMONAS*

Tássia Ribeiro do Vale Pedreira ■ Virgínia Antunes de Andrade Zambelli

O conteúdo deste capítulo (págs. 668 a 675), encontra-se disponível on-line.

Para acessá-lo, aponte a câmera do seu smartphone ou tablet para a imagem acima.

INFECÇÕES CAUSADAS PELOS GÊNEROS *ACINETOBACTER*, *BURKHOLDERIA* E *STENOTROPHOMONAS*

CAPÍTULO 70

Paulo Sérgio Balbino Miguel • Adriano Simões Barbosa Castro
Gérsica Ferreira Camilo • Henrique Amaral Binato

O conteúdo deste capítulo (págs. 676 a 682), encontra-se disponível on-line.

Para acessá-lo, aponte a câmera do seu smartphone ou tablet para a imagem acima.

BRUCELOSE E TULAREMIA

Luiz Alberto Santana • Luiz Eduardo Gonçalves Ferreira • Igor Rodrigues Mendes
Diana Marques Gazola • Oswaldo Jesus Rodrigues da Motta • Paulo Sérgio Balbino Miguel

O conteúdo deste capítulo (págs. 683 a 687), encontra-se disponível on-line.

Para acessá-lo, aponte a câmera do seu smartphone ou tablet para a imagem acima.

CAPÍTULO 72
PESTE E OUTRAS INFECÇÕES PELO GÊNERO *YERSINIA*

Sávio Silva Santos ▪ Luiz Alberto Santana ▪ Oswaldo Jesus Rodrigues da Motta
Paulo Sérgio Balbino Miguel

O conteúdo deste capítulo (págs. 688 a 692), encontra-se disponível on-line.

Para acessá-lo, aponte a câmera do seu smartphone ou tablet para a imagem acima.

INFECÇÕES PELO GÊNERO *BARTONELLA*

Antônio Carlos de Oliveira Freitas ■ Fernanda Gregory de Andrade Moreira
Paulo Roberto de Aguiar ■ Luciano Freitas Fernandes

O conteúdo deste capítulo (págs. 693 a 698), encontra-se disponível on-line.

Para acessá-lo, aponte a câmera do seu smartphone ou tablet para a imagem acima.

INFECÇÕES PELOS GÊNEROS *CHLAMYDIA, CHAMYDOPHILA* E *MYCOPLASMA*

Flávia Maciel Porto

O conteúdo deste capítulo (págs. 699 a 706), encontra-se disponível on-line.

Para acessá-lo, aponte a câmera do seu smartphone ou tablet para a imagem acima.

SÍFILIS E TREPONEMATOSES NÃO SIFILÍTICAS

CAPÍTULO 75

Luiz Alberto Santana ▪ Izabella Soares de Oliveira
Marli do Carmo Cupertino ▪ Ana Cláudia Lyon de Moura

O conteúdo deste capítulo (págs. 707 a 718), encontra-se disponível on-line.

Para acessá-lo, aponte a câmera do seu smartphone ou tablet para a imagem acima.

BORRELIOSE DE LYME E OUTRAS INFECÇÕES PELO GÊNERO *BORRELIA*

Francisco de Assis Pinto Cabral Júnior Rabello ▪ Andréia Patrícia Gomes
Klaisy Christina Pettan-Brewer ▪ Gabriella Bastos Clemente ▪ Alvaro A. Faccini-Martinez

O conteúdo deste capítulo (págs. 719 a 729), encontra-se disponível on-line.

Para acessá-lo, aponte a câmera do seu smartphone ou tablet para a imagem acima.

CAPÍTULO 77

LEPTOSPIROSE

Sávio Silva Santos ▪ Julia de Oliveira Fonseca ▪ Andréia Patrícia Gomes
Renato Jorge Palmeira de Medeiros ▪ Rodrigo Siqueira-Batista

O conteúdo deste capítulo (págs. 730 a 735), encontra-se disponível on-line.

Para acessá-lo, aponte a câmera do seu smartphone ou tablet para a imagem acima.

CAPÍTULO 78

HANSENÍASE

Ana Cláudia Lyon de Moura ■ Bianca Pereira de Assis Trindade
Roberto D'Elia Monteiro Leite ■ Andréia Patrícia Gomes

O conteúdo deste capítulo (págs. 736 a 746), encontra-se disponível on-line.

Para acessá-lo, aponte a câmera do seu smartphone ou tablet para a imagem acima.

TUBERCULOSE

CAPÍTULO 79

Luiz Gustavo Teixeira Pinto ▪ Mariana Capoani
Renata Cristina Teixeira Pinto Viana

O conteúdo deste capítulo (págs. 747 a 760), encontra-se disponível on-line.

Para acessá-lo, aponte a câmera do seu smartphone ou tablet para a imagem acima.

INFECÇÕES POR MICOBACTÉRIAS NÃO TUBERCULOSAS

Renata Cristina Teixeira Pinto Viana ■ Luiz Eduardo de Oliveira Viana
Luiz Gustavo Teixeira Pinto

O conteúdo deste capítulo (págs. 761 a 767), encontra-se disponível on-line.

Para acessá-lo, aponte a câmera do seu smartphone ou tablet para a imagem acima.

RIQUETSIOSES

Rodrigo Siqueira-Batista ▪ Jorge Luiz Dutra Gazineo
Andréia Patrícia Gomes ▪ Luiz Alberto Santana

O conteúdo deste capítulo (págs. 768 a 778), encontra-se disponível on-line.

Para acessá-lo, aponte a câmera do seu smartphone ou tablet para a imagem acima.

ACTINOMICOSE

Cícero Dutra Campos • Mario Castro Alvarez Perez • Luiz Alberto Santana

O conteúdo deste capítulo (págs. 779 a 783), encontra-se disponível on-line.

Para acessá-lo, aponte a câmera do seu smartphone ou tablet para a imagem acima.

NOCARDIOSE

Michelle Godoy Canazza Damian • Alisson Augusto da Silva Gomes • João Eliton Bonin
Kelen Rabelo Santana Bonin • Paulo Sérgio Balbino Miguel

O conteúdo deste capítulo (págs. 784 a 790), encontra-se disponível on-line.

Para acessá-lo, aponte a câmera do seu smartphone ou tablet para a imagem acima.

Parte VII DOENÇAS FÚNGICAS

PARACOCCIDIOIDOMICOSE

Rodrigo Siqueira-Batista ▪ Amanda Medeiros Rodrigues ▪ Luiz Eduardo Gonçalves Ferreira ▪ Henrique Amaral Binato ▪ Francisco Xavier Palheta Neto

O conteúdo deste capítulo (págs. 793 a 799), encontra-se disponível on-line.

Para acessá-lo, aponte a câmera do seu smartphone ou tablet para a imagem acima.

COCCIDIODOMICOSE

João Eliton Bonin ▪ Kelen Rabelo Santana Bonin ▪ Kênia Rabelo Santana de Faria

O conteúdo deste capítulo (págs. 800 a 804), encontra-se disponível on-line.

Para acessá-lo, aponte a câmera do seu smartphone ou tablet para a imagem acima.

HISTOPLASMOSE

Andréia Patrícia Gomes ▪ Amanda Medeiros Rodrigues ▪ Henrique Amaral Binato
Emília Pio da Silva ▪ Mario Castro Alvarez Perez

O conteúdo deste capítulo (págs. 805 a 809), encontra-se disponível on-line.

Para acessá-lo, aponte a câmera do seu smartphone ou tablet para a imagem acima.

CAPÍTULO 87

BLASTOMICOSE

João Eliton Bonin ■ Kelen Rabelo Santana Bonin
Michelle Godoy Canazza Damian ■ Alisson Augusto da Silva Gomes

O conteúdo deste capítulo (págs. 810 a 813), encontra-se disponível on-line.

Para acessá-lo, aponte a câmera do seu smartphone ou tablet para a imagem acima.

CRIPTOCOCOSE

Ângelo Alves de Moura • Rafael Marques de Mesquita • Ricardo Pereira Igreja

O conteúdo deste capítulo (págs. 814 a 816), encontra-se disponível on-line.

Para acessá-lo, aponte a câmera do seu smartphone ou tablet para a imagem acima.

MICOSES SUPERFICIAIS

CAPÍTULO 89

Andréia Patrícia Gomes ▪ Jaqueline Machado da Fonseca ▪ Paulo Sérgio Balbino Miguel
Francisca Brandão Martins e Mafra ▪ Ana Cláudia Lyon de Moura

O conteúdo deste capítulo (págs. 817 a 824), encontra-se disponível on-line.

Para acessá-lo, aponte a câmera do seu smartphone ou tablet para a imagem acima.

CANDIDÍASE

CAPÍTULO 90

Lilian Fernandes Arial Ayres ▪ Camila Mendes dos Passos ▪ Mariana Véo Nery de Jesus
Paulo Sérgio Balbino Miguel ▪ Bruno David Henriques

O conteúdo deste capítulo (págs. 825 a 831), encontra-se disponível on-line.

Para acessá-lo, aponte a câmera do seu smartphone ou tablet para a imagem acima.

ASPERGILOSE

João Eliton Bonin ■ Kelen Rabelo Santana Bonin ■ Michelle Godoy Canazza Damian
Alisson Augusto da Silva Gomes ■ Marcelo Simão Ferreira

O conteúdo deste capítulo (págs. 832 a 840), encontra-se disponível on-line.

Para acessá-lo, aponte a câmera do seu smartphone ou tablet para a imagem acima.

ESPOROTRICOSE

Daniela Silva Amorim Moreira

O conteúdo deste capítulo (págs. 841 a 843), encontra-se disponível on-line.

Para acessá-lo, aponte a câmera do seu smartphone ou tablet para a imagem acima.

MUCORMICOSE

Francisco Xavier Palheta Neto ▪ Angélica Cristina Pezzin Palheta ▪ Jéssica Ramos Tavares
Manoel da Silva Filho ▪ Paulo Sérgio Balbino Miguel

O conteúdo deste capítulo (págs. 844 a 850), encontra-se disponível on-line.

Para acessá-lo, aponte a câmera do seu smartphone ou tablet para a imagem acima.

Parte VIII DOENÇAS POR PROTOZOÁRIOS

DOENÇA DE CHAGAS

Manoel Otávio da Costa Rocha ▪ Giovane Rodrigo de Sousa ▪ Fernando Antônio Botoni
Maria do Carmo Pereira Nunes ▪ Antônio Luiz Pinho Ribeiro

O conteúdo deste capítulo (págs. 853 a 864), encontra-se disponível on-line.

Para acessá-lo, aponte a câmera do seu smartphone ou tablet para a imagem acima.

ENFERMIDADES HUMANAS PELO GÊNERO *TRYPANOSOMA*: DOENÇA DO SONO E TRIPANOSSOMÍASES HUMANAS ATÍPICAS

CAPÍTULO 95

Rodrigo Siqueira-Batista ■ Marli do Carmo Cupertino
Elizária Cardoso dos Santos ■ Márcio Silveira da Fonseca

O conteúdo deste capítulo (págs. 865 a 877), encontra-se disponível on-line.

Para acessá-lo, aponte a câmera do seu smartphone ou tablet para a imagem acima.

CAPÍTULO 96
LEISHMANIOSE VISCERAL

Regina Lunardi Rocha ▪ Raquel Lunardi Rocha

O conteúdo deste capítulo (págs. 878 a 884), encontra-se disponível on-line.

Para acessá-lo, aponte a câmera do seu smartphone ou tablet para a imagem acima.

LEISHMANIOSE TEGUMENTAR

CAPÍTULO 97

Andréia Patrícia Gomes ▪ Bruna Soares de Souza Lima Rodrigues
Paulo Sérgio Balbino Miguel ▪ Ademir Nunes Ribeiro Júnior

O conteúdo deste capítulo (págs. 885 a 891), encontra-se disponível on-line.

Para acessá-lo, aponte a câmera do seu smartphone ou tablet para a imagem acima.

CAPÍTULO 98

MALÁRIA

Andréia Patrícia Gomes • Anielle de Pina-Costa • Isabel Theresa Holanda-Freitas
Ademir Nunes Ribeiro Júnior • Leonardo Lanes Leite Silvestre • Rodrigo Siqueira-Batista

O conteúdo deste capítulo (págs. 892 a 913), encontra-se disponível on-line.

Para acessá-lo, aponte a câmera do seu smartphone ou tablet para a imagem acima.

TOXOPLASMOSE

Valéria Carvalho Costa • Paulo Sérgio Balbino Miguel

O conteúdo deste capítulo (págs. 914 a 918), encontra-se disponível on-line.

Para acessá-lo, aponte a câmera do seu smartphone ou tablet para a imagem acima.

AMEBAS DE VIDA LIVRE

CAPÍTULO 100

Fernanda da Silva Boroni ▪ Paulo Sérgio Balbino Miguel ▪ Lindisley Ferreira Gomides
Leonardo Brandão Barreto ▪ Rodrigo Siqueira-Batista

O conteúdo deste capítulo (págs. 919 a 922), encontra-se disponível on-line.

Para acessá-lo, aponte a câmera do seu smartphone ou tablet para a imagem acima.

AMEBÍASE E INFECÇÕES PELO GÊNERO URBANORUM

CAPÍTULO 101

Paulo Sérgio Balbino Miguel ▪ Pollyanna Álvaro Spósito ▪ Ademir Nunes Ribeiro Júnior
Oswaldo Jesus Rodrigues da Motta ▪ Luiz Alberto Santana ▪ Teresa Maria Baptista Fernandes

O conteúdo deste capítulo (págs. 923 a 928), encontra-se disponível on-line.

Para acessá-lo, aponte a câmera do seu smartphone ou tablet para a imagem acima.

GIARDÍASE

Tiago Ricardo Moreira ▪ Vanderson Esperidião Antonio ▪ Luiz Alberto Santana
Paulo Sérgio Balbino Miguel ▪ Mario Castro Alvarez Perez

O conteúdo deste capítulo (págs. 929 a 933), encontra-se disponível on-line.

Para acessá-lo, aponte a câmera do seu smartphone ou tablet para a imagem acima.

CRIPTOSPORIDÍASE

Pedro Paulo do Prado Junior ▪ Mara Rubia Maciel Cardoso do Prado ▪ Luiz Alberto Santana

O conteúdo deste capítulo (págs. 934 a 938), encontra-se disponível on-line.

Para acessá-lo, aponte a câmera do seu smartphone ou tablet para a imagem acima.

ISOSPORÍASE (CISTOISOSPORÍASE)

Mara Rubia Maciel Cardoso do Prado ▪ Pedro Paulo do Prado Junior ▪ Luiz Alberto Santana

O conteúdo deste capítulo (págs. 939 a 942), encontra-se disponível on-line.

Para acessá-lo, aponte a câmera do seu smartphone ou tablet para a imagem acima.

BABESIOSES HUMANAS

Paula Dias Bevilacqua ▪ Clayton Israel Nogueira
Paulo Sérgio Balbino Miguel ▪ Mário Castro Alvarez-Perez

O conteúdo deste capítulo (págs. 943 a 948), encontra-se disponível on-line.

Para acessá-lo, aponte a câmera do seu smartphone ou tablet para a imagem acima.

Parte IX   DOENÇAS POR HELMINTOS

FILARIOSES

Rodrigo Siqueira-Batista ▪ Brenda Silveira Valles Moreira ▪ Izabella Soares de Oliveira
Natalia Duarte Stoduto ▪ Ademir Nunes Ribeiro Júnior ▪ Márcio Silveira da Fonseca

O conteúdo deste capítulo (págs. 951 a 963), encontra-se disponível on-line.

Para acessá-lo, aponte a câmera do seu smartphone ou tablet para a imagem acima.

CAPÍTULO 107

INFECÇÕES POR NEMATÓDEOS INTESTINAIS

Clayton Israel Nogueira ▪ Luiz Alberto Santana ▪ Bruna Soares de Souza Lima Rodrigues
Ademir Nunes Ribeiro Júnior ▪ Paulo Sérgio Balbino Miguel ▪ Teresa Maria Baptista Fernandes

O conteúdo deste capítulo (págs. 964 a 976), encontra-se disponível on-line.

Para acessá-lo, aponte a câmera do seu smartphone ou tablet para a imagem acima.

INFECÇÕES POR NEMATÓDEOS TECIDUAIS

Francisco Xavier Palheta Neto ▪ Angélica Cristina Pezzin Palheta ▪ Guilherme Silva Machado
Fabrício Leocádio Rodrigues de Souza ▪ Ademir Nunes Ribeiro Júnior
Oswaldo Jesus Rodrigues da Motta

O conteúdo deste capítulo (págs. 977 a 985), encontra-se disponível on-line.

Para acessá-lo, aponte a câmera do seu smartphone ou tablet para a imagem acima.

LARVA MIGRANS CUTÂNEA E VISCERAL

Daniela Silva Alvim Moreira ■ Nelson Luiz de Maria Moreira

O conteúdo deste capítulo (págs. 986 a 989), encontra-se disponível on-line.

Para acessá-lo, aponte a câmera do seu smartphone ou tablet para a imagem acima.

ESQUISTOSSOMOSES HUMANAS

Alberto Novaes Ramos Jr. ■ Marta Guimarães Cavalcanti ■ Adriana Valéria Assunção Ramos
Marta Cristhiany Cunha Pinheiro ■ Fernando Schemelzer de Moraes Bezerra

O conteúdo deste capítulo (págs. 990 a 1002), encontra-se disponível on-line.

Para acessá-lo, aponte a câmera do seu smartphone ou tablet para a imagem acima.

INFECÇÕES POR TREMATÓDEOS PULMONARES, BILIARES E INTESTINAIS

Paulo Sérgio Balbino Miguel ▪ Jader Lúcio Pinheiro Sant'Ana ▪ Teresa Maria Baptista Fernandes
Oswaldo Jesus Rodrigues da Motta ▪ Luiz Alberto Santana

O conteúdo deste capítulo (págs. 1003 a 1015), encontra-se disponível on-line.

Para acessá-lo, aponte a câmera do seu smartphone ou tablet para a imagem acima.

CAPÍTULO 112

TENÍASES, CISTICERCOSE E OUTRAS DOENÇAS HUMANAS POR CESTÓDEOS

Clayton Israel Nogueira ▪ Fernanda da Silva Boroni ▪ Andréia Patrícia Gomes
Mario Castro Alvarez-Perez ▪ Bruno David Henriques ▪ Teresa Maria Baptista Fernandes

O conteúdo deste capítulo (págs. 1016 a 1024), encontra-se disponível on-line.

Para acessá-lo, aponte a câmera do seu smartphone ou tablet para a imagem acima.

Parte X ECTOPARASITOSES E ACIDENTES POR ANIMAIS

ESCABIOSE

CAPÍTULO 113

Sandra de Oliveira Pereira ▪ Thiany Silva Oliveira ▪ Bruno Sérgio Cruz da Silva
Carolina Henrique da Silva ▪ Luiz Alberto Santana

O conteúdo deste capítulo (págs. 1027 a 1030), encontra-se disponível on-line.

Para acessá-lo, aponte a câmera do seu smartphone ou tablet para a imagem acima.

PEDICULOSE

CAPÍTULO 114

Sandra de Oliveira Pereira ▪ Lorena Souza e Silva ▪ Iram Borges de Moraes Rocha Filho
Adriano Simões Barbosa Castro ▪ Pedro Henrique Bastos Puppim ▪ Luiz Alberto Santana

O conteúdo deste capítulo (págs. 1031 a 1036), encontra-se disponível on-line.

Para acessá-lo, aponte a câmera do seu smartphone ou tablet para a imagem acima.

MIÍASES HUMANAS

Luiz Alberto Santana ▪ Sandra de Oliveira Pereira ▪ Paulo Sérgio Balbino Miguel
Renata Maria Colodette ▪ Gustavo de Paula Campos ▪ Ana Clara Miranda Gomes
Tiago Ricardo Moreira

CAPÍTULO 115

O conteúdo deste capítulo (págs. 1037 a 1042), encontra-se disponível on-line.

Para acessá-lo, aponte a câmera do seu smartphone ou tablet para a imagem acima.

TUNGÍASE

Jader Lúcio Pinheiro Sant'Ana ▪ Lúcia Meirelles Lobão Protti
Rômulo de Paula ▪ Luiz Alberto Santana

O conteúdo deste capítulo (págs. 1043 a 1045), encontra-se disponível on-line.

Para acessá-lo, aponte a câmera do seu smartphone ou tablet para a imagem acima.

CAPÍTULO 117
ACIDENTES POR RÉPTEIS: SERPENTES E LAGARTOS

Rodrigo Siqueira-Batista ▪ Isabel Theresa Holanda-Freitas ▪ Nayara Rodrigues Carvalho
Jorge Luiz Dutra Gazineo ▪ Ademir Nunes Ribeiro Júnior ▪ Sávio Silva Santos ▪ Renato Neves Feio

O conteúdo deste capítulo (págs. 1046 a 1056), encontra-se disponível on-line.

Para acessá-lo, aponte a câmera do seu smartphone ou tablet para a imagem acima.

ACIDENTES POR ARANHAS

Jader Lúcio Pinheiro Sant'Ana ▪ Lindisley Ferreira Gomides ▪ Pedro Henrique Soares Nogueira
Bruna Soares de Souza Lima Rodrigues ▪ Renato Neves Feio ▪ Luiz Alberto Santana

O conteúdo deste capítulo (págs. 1057 a 1063), encontra-se disponível on-line.

Para acessá-lo, aponte a câmera do seu smartphone ou tablet para a imagem acima.

CAPÍTULO 119
ACIDENTES POR ESCORPIÕES

Jader Lúcio Pinheiro Sant'Ana ▪ Lindisley Ferreira Gomides ▪ Ademir Nunes Ribeiro Júnior
Raquel Roque Rodrigues ▪ Arthur Fernandes Barbosa Parrela
Luiz Alberto Santana ▪ Tânia Toledo de Oliveira

O conteúdo deste capítulo (págs. 1064 a 1070), encontra-se disponível on-line.

Para acessá-lo, aponte a câmera do seu smartphone ou tablet para a imagem acima.

ACIDENTES POR ANFÍBIOS, PEIXES E INVERTEBRADOS

CAPÍTULO 120

Rodrigo Siqueira-Batista ▪ Nayara Rodrigues Carvalho ▪ Elizária Cardoso dos Santos
Jorge Luiz Dutra Gazineo ▪ Matheus Moura Novelli ▪ Carolina Henrique da Silva
Clodoaldo Lopes de Assis ▪ Oswaldo Monteiro Del Cima
Salvatore Siciliano ▪ Renato Neves Feio

O conteúdo deste capítulo (págs. 1071 a 1086), encontra-se disponível on-line.

Para acessá-lo, aponte a câmera do seu smartphone ou tablet para a imagem acima.

ÍNDICE REMISSIVO

Entradas acompanhadas por um *f* ou *q* em itálico indicam figuras e quadros, respectivamente.

3TC (Lamivudina)
  antirretroviral, 127
    ITR, 127
  mecanismo de ação, 120

A
AB (Angiomatose Bacilar)
  por *Bartonella*, 698
ABC (Abacavir)
  antirretroviral, 126
    ITR, 126
Abdominal(is)
  actinomicose, 782
  infecções, 650, 652
    por *E. coli*, 650
    por *K. pneumoniae*, 652
Abelha(s)
  acidente com, 1079
  da família *Apidae*, 1078*f*
    prática pela, 45
Abordagem do Enfermo
  com doenças infecciosas, 1-86
    aspectos essenciais à, 1-86
      biossegurança, 63-80
      bioterrorismo, 82-86
      diagnóstico, 16-26, 28-31
        por biologia molecular, 16-26
        por métodos imunológicos, 28-31
      imunobiológicos, 32-41
      pelo conceito da *One Health*, 43-48
        relações entre patógenos, 3-15
        e *homo sapiens*, 3-15
      zoonoses, 50-62
  Abordagem "*One Health*"
    e as doenças infecciosas 43-48
      histórico, 43
      importância da, 47
      no Brasil, 45
      OHI, 44
ABPA (Aspergilose Broncopulmonar Alérgica), 835
  na TC, 838*f*
    de tórax. 838*f*
  tratamento, 841
Absceso(s)
  na meningoencefalite, 233*f*
    bacteriana, 233*f*
      cerebral, 233*f*
      epidural, 233*f*
    paravalvar, 249*f*
      aórtico, 249*f*
  por *S. aureus*, 562, 563*f*

extra-axial, 563*f*
viscerais, 562
pulmonar, 283
renal, 300*f*
  corticomedular, 300*f*
tubo-ovariano, 310, 311*q*
  regime antimicrobiano para, 310*q*, 311*q*
    ambulatorial, 311*q*
    hospitalar, 310*q*
Acanthamoeba spp.
  doenças por, 921
    ciclo biológico de, 922*f*
    diagnóstico, 921
    prevenção, 922
    tratamento, 922
Ação(ões) Bioterrorista(s)
  patógenos úteis em, 83*q*, 85*q*-86*q*
    classificação dos, 83*q*
  PEP em, 85*q*-86*q*
Acaríase(s)
  importância médica, 53
Acaridismo, 1082
Achado(s) Clínico(s)
  na síndrome de mononucleose, 191, 193
    essenciais, 191
      febre, 191
      linfadenomegalia, 191, 193*f*
    relacionados, 193
      acometimento, 196
        cardíaco, 196
        neurológico, 196
      dacrioadenite, 195
      esplenomegalia, 194*f*, 195*f*
      exantema, 193
      faringotonsilite, 194
      hepatoesplenomegalia, 194, 196*f*
      hepatomegalia, 195*f*
      icterícia, 194
      outras manifestações, 196
      rash cutâneo, 193
      sinal, 195
        de Hoagland, 195
        de Romaña, 195
      uveíte, 196
Aciclovir
  mecanismo de ação, 118
Acidente(s)
  por animais, 60, 1025-1084
    anfíbios, 1071-1084
    aranhas, 1057-1063
    escorpiões, 1064-1070

invertebrados, 1071-1084
peixes, 1071-1084
répteis, 1046-1055
  lagartos, 1046-1055
  serpentes, 1046-1055
por mordeduras, 60
  importância médica, 60
Acinetobacter
  infecções por, 678-684
    aspectos clínicos, 679
    conceito, 678
    controle, 679
    diagnóstico, 679
    epidemiologia, 678
    etiologia, 678
    imunologia, 678
    patogênese, 678
    profilaxia, 679
    prognóstico, 679
    tratamento, 679
Acometimento
  na brucelose, 686
    cardiovascular, 686
    dermatológico, 686
    do SNC, 686
    gastrointestinal, 686
    genitourinário, 686
    hematológico, 686
    oftálmico, 686
    osteoarticular, 686
    respiratório, 686
  na síndrome, 196
    de mononucleose, 196
      cardíaco, 196
      neurológico, 196
Actinomicose, 781-784
  abordagem diagnóstica, 783
  aspectos clínicos, 782
    abdominal, 782
    cervicofacial, 782
    do SNC, 783
    doença disseminada, 783
    oral, 782
    pélvica, 783
    torácica, 782
  controle, 784
  diagnóstico diferencial, 783
  epidemiologia, 781
  etiologia, 781
  imunologia, 782
  patogênese, 782
  profilaxia, 784

tratamento, 783
Actinomyces israelii, 781f
ADE (*Antibody-Dependent Enhancement*/
 Aumento Dependente de Anticorpo), 453
  modelo de, 460f
   pelo DENV, 460f
Adefovir
 mecanismo de ação, 119
Adelphobates castaneoticos
 acidente com, 1072f
  em seres humanos, 1072f
Adenovírus
 doenças por, 188
  na síndrome, 188
   de mononucleose, 188
  entérico, 322
   diarreia por, 322
    infecciosa, 322
Adolescente(s)
 vacinação de, 38
Adulto(s)
 vacinação de, 38
Aerossol(is)
 doenças transmitidas por, 68
  cuidados pré-exposição, 68
 transmissão por, 71q-72q
  enfermidades de, 71q-72q
   medidas pós-exposição, 71q-72q
Afecção(ões)
 relacionadas com a AIDS, 366, 367
  colorretais, 367
  hepatobiliares, 366
   esteatose hepática, 366
Agarose
 gel de, 18f
  eletroforese em, 18f
Agente(s)
 etiológicos, 201, 506f
  da COVID-19, 507f
  da MERS-CoV, 506f
 na sepse, 201
 no choque séptico, 201
Agente(s) Infeccioso(s)
 implicados em doenças humanas, 9
  RI aos, 9
   algas, 13
   bactérias, 11
   fungos, 12
   helmintos, 14
   príons, 10
   protozoários, 13
   vírus, 9
Aglutinação
 teste de, 28
  no diagnóstico, 28
   de doenças infecciosas, 28
AI (Artrite Infecciosa)
 complicações, 331
 diagnóstico, 330
  análise do líquido sinovial, 330q
   diferenças descritas, 330q
 epidemiologia, 329
 etiologia, 329
  adolescentes, 329
  adultos, 329
   mais idosos, 329
   sexualmente ativos, 329

crianças, 329
 entre cinco e 15 anos, 329
 entre um mês e cinco anos, 329
 outras formas importantes, 330
 recém-nascido, 329
prevenção, 331
séptica, 330f
tratamento, 330
AI (Aspergilose Invasiva)
 diagnóstico de, 836q
 paciente neutropênico com, 837f
  TC de tórax de, 837f
 pulmonar, 837f
  TC de tórax na, 837f
 tratamento, 839
AIDS (Síndrome de Imunodeficiência
 Adquirida), 351-405
 infecção(ões), 353-388
  oportunistas, 373-388
   diagnóstico, 373-388
   manifestações clínicas, 373-388
   profilaxia, 373-388
   tratamento, 373-388
  pelo HIV, 353-372
   aguda, 363-372
   diagnóstico, 353-362
   epidemiologia, 353-362
   histórico, 353-362
   patogênese, 353-362
 IRIS, 395-399
 neoplasias na, 390-393
  diagnóstico, 390-393
  manifestações clínicas, 390-393
  tratamento, 390-393
 pacientes com, 673
  infecção em, 673
   por por *P. aeruginosa*, 673
 situações clínicas relacionadas, 363-372
  manifestações autoimunes, 369
   fenômenos autoimunes, 369
  manifestações cardiovasculares, 370
   endocardite, 371
   miocardite, 370
   pericardite, 371
   toxicidade por fármacos, 371
  manifestações dermatológicas, 368
   angiomatose bacilar, 368
   dermatite seborreica, 368
   dermatofitoses, 368
   escabiose, 368
   lesões por HPV, 368
   molusco contagioso, 368
   onicomicoses, 368
   piodermites, 368
  manifestações endócrinas, 370
   gônadas, 370
   pâncreas, 370
   suprarrenal, 370
   tireoide, 370
  manifestações gastrointestinais, 366
   afecções colorretais, 367
   afecções hepatobiliares, 366
    esteatose hepática, 366
   alterações da vesícula biliar, 367
   enterite, 367
    aguda, 367
    crônica, 367

gastrite medicamentosa, 366
pancreatite, 367
úlceras orais, 366
manifestações hematológicas, 368
 anemia, 368
 leucopenia, 368
 trombocitopenia, 369
manifestações metabólicas, 370
 caquexia, 370
 dislipidemias, 370
 lipodistrofia, 370
 Wasting syndrome, 370
manifestações neurológicas, 364
 alterações neurais periféricas, 365
  neuropatias periféricas, 365
  radiculites, 365
 distúrbios medulares, 365
  mielite transversa, 365
  mielopatia vacuolar, 365
 encefalopatia, 364
 LMP, 365
 meningoencefalite bacteriana aguda, 364
manifestações oftalmológicas, 371
 outras alterações, 371
 retinite por CMV, 371
manifestações otorrinolaringológicas, 371
 laringe, 371
 nasossinusais, 371
 otológicas, 371
manifestações renais, 369
 distúrbios, 370
  acidobásicos, 370
  hidroeletrolíticos, 370
 glomerulopatias por
  imunocomplexos, 370
 insuficiência renal, 370
 nefropatia associada ao HIV, 369
 síndrome hemolítico-urêmica, 370
manifestações respiratórias, 364
 LIP, 364
 pneumonias bacterianas, 364
manifestações reumatológicas, 369
 artrites, 369
 miopatias, 369
 síndrome, 369
  de Reiter, 369
  de Sjögren, 369
 vasculites, 369
transfusional, 226
Albendazol
 antiparasitário, 137
Aleitamento
 materno, 38
 vacinação e, 38
Alfavírus
 imunologia, 452
 patogênese, 452
Alga(s)
 doenças humanas por, 13
 RI nas, 13
Alteração(ões)
 da vesícula biliar, 367
  relacionadas com a AIDS, 367
 hemodinâmicas, 462q
  sequência de, 462q

em enfermos com dengue, 462q
Alteração(ões) Neural(is)
    periféricas, 365
        relacionadas com a AIDS, 365
            neuropatias periféricas, 365
            radiculites, 365
Amantadina
    mecanismo de ação, 120
Amastigota(s)
    de *Leishmania* sp., 885f
Amblyomma cajennense, 771f
Ameba(s)
    de vida livre, 920-923
        Acanthamoeba spp., 921
            ciclo biológico de, 922f
            diagnóstico, 921
            prevenção, 922
            tratamento, 922
        B. mandrillaris, 922
        N. fowleri, 920
            ciclo de vida de, 920f
            diagnóstico, 921
            prevenção, 921
            tratamento, 921
        Paravahlkampfia, 923
        Sappinia diploidea, 923
Amebíase, 924-929
    aspectos clínicos, 926
    ciclo evolutivo, 925
    diagnóstico, 927
        diferencial, 927
    epidemiologia, 924
    imunologia, 925
    patogênese, 925
    prevenção, 928
    tratamento, 928
        fármacos, 928f
Ameerega picta
    acidente com, 1072f
        em seres humanos, 1072f
Amodiaquina
    antiparasitário, 137
Amorolfina
    antifúngico, 154
Ancilostomíase
    aspectos clínicos, 969
    controle, 969
    diagnóstico, 969
    epidemiologia, 968
    etiologia, 966
    imunologia, 968
    patogênese, 968
    profilaxia, 969
    tratamento, 969
Ancylostoma braziliensis
    ciclo biológico de, 987f
Ancylostoma duodenale, 967f
Ancylostomidae, 968f
Anemia
    investigação da, 369q
        exames sugeridos, 369q
    relacionada com a AIDS, 368
Anfíbio(s)
    acidentes por, 1071-1084
        em seres humanos, 1072f
            com *Adelphobates castaneoticos*, 1072f

com *Ameerega picta*, 1072f
com *Corythomantis greeningi*, 1072f
com *Rhinella diptycha*, 1072f
frinoísmo, 1071
distribuição geográfica dos, 1074q
    com importância médica, 1074q
    no Brasil, 1074q
Anfotericina B
    antifúngico, 154
Angina
    agranulocítica, 267
    de Plaut-Vincent, 266
    difteroide, 266
    eritemato-pultácea, 266
    eritematosa, 265
    fusoespiralar, 266
    gangrenosa, 266
    monocítica, 267
    necrosante, 266
    pseudomembranosa, 266
    sifilítica, 267
Angiomatose
    bacilar, 368
        relacionada com a AIDS, 368
Angiostrongilose
    abordagem diagnóstica, 979
    aspectos clínicos, 979
    diagnóstico diferencial, 979
    epidemiologia, 977
    etiologia, 977
    imunologia, 977
    patogênese, 977
    profilaxia, 980
    tratamento, 980
Angiostrongylus cantonensis, 977f
    ciclo evolutivo do, 978f-979f
Angiostrongylus costaricensis
    ciclo evolutivo do, 978f-979f
Animal(is)
    acidentes por, 60, 1025-1084
        anfíbios, 1071-1084
        aranhas, 1057-1063
        escorpiões, 1064-1070
        invertebrados, 1071-1084
        mordeduras de, 60
            importância médica, 60
        peixes, 1071-1084
        répteis, 1046-1055
            lagartos, 1046-1055
            serpentes, 1046-1055
Antibiótico(s)
    genes de resistência a, 26q
        no diagnóstico, 26q
        de doenças infecciosas, 26q
    nas infecções, 675q
        por *P. aeruginosa*, 675q
        em adultos, 675q
    princípios do uso clínico, 89-97
        associação de, 96
        bactericida, 91
            preferência por, 91
        conduta médica, 96
        diagnóstico, 89
            de estado infeccioso, 89
            etiológico, 89
        foco de infecção, 91
            concentração no, 91

farmacocinética dos
    antimicrobianos, 91
resposta terapêutica, 96
    fatores modificadores da, 96
sensibilidade do germe, 90
terapêutica antibiótica, 96
    duração da, 97
resistência aos, 557f
    evolução da, 557f
    de *S. aureus*, 555f
Anticorpo(s), 9
    imunobiológicos e, 34
Antifúngico(s)
    anfotericina B, 154
    azóis, 151
        imidazóis, 151
            cetoconazol, 151
        classes de, 152f
            principais, 152f
                mecanismos de ação das, 152f
    equinocandinas, 154
        amorolfina, 154
        caspofungina, 154
        flucitosina, 154
        griseofulvina, 154
        iodeto de potássio, 154
        terbinafina, 154
    merpatricina, 154
    nistatina, 154
    principais, 155q-157q
        em uso clínico, 155q-157q
    resistência aos, 841
        da aspergilose, 841
    triazóis, 153
        fluconazol, 153
        itraconazol, 153
        posaconazol, 153
        ravuconazol, 154
        voriconazol, 153
Antígeno(s)
    apresentação de, 6, 8f
        pelas APC, 8f
    e SI, 5
Antimicrobiano(s)
    farmacocinética dos, 91
        absorção, 91
        administração, 91
        concentração, 95
        distribuição tissular, 93
        dose, 95
        eliminação, 95
        metabolismo, 95
    infusão de, 585
        nas infecções, 585
            por *Enterococcus*, 585
    resistência aos, 671
        das *Pseudomonas*, 671
Antimoniato
    de N-metilglutamina
        antiparasitário, 137
Antiparasitário(s)
    doses habituais, 140q-150q
    efeitos adversos, 140q-150q
    principais aspectos, 137
        albendazol, 137
        amodiaquina, 137
        antimoniato de N-metilglutamina, 137

artemisina, 137
atovaquona, 137
benznidazol, 138
cambendazol, 138
cloroquina, 138
dietilcarbamazina, 138
eflornitina, 138
halofantrina, 138
ivermectina, 138
levamizol, 138
mebendazol, 138
mefloquina, 139
melasorprol, 139
metronidazol, 139
niclosamida, 139
nifurtimox, 139
nimorazol, 139
oxaminiquine, 139
pentamidina, 139
pirimetamina, 139
praziquantel, 139
primaquina, 139
quinino, 139
secnidazol, 139
suramina, 139
tiabendazol, 140
tinidazol, 140
uso clínico, 140q-150q
Antirretroviral(is), 126
doses habituais, 132q-135q
efeitos adversos, 132q-135q
principais classes de, 126
mecanismos de ação, 126
inibidores, 130, 131
da integrase, 130
de entrada, 131
IP, 129
ITR, 126
uso clínico, 132q-135q
Antiviral(is)
principais classes de, 118
doses habituais, 120q-123q
efeitos adversos, 120q-123q
mecanismos de ação, 118
uso clínico, 120q-123q
Antraz
cutâneo, 600f
APC (Células Apresentadoras de Antígenos), 6, 8f
Araneísmo
evolução do, 1061
no Brasil, 1059f
número de, 1059f
de casos, 1059f
de óbitos, 1059f
por *Loxosceles*, 1060f
por *Phoneutria*, 1061f
Aranha(s)
acidentes por, 1057-1063
aspectos clínicos, 1060
foneutrismo, 1061
latrodectismo, 1060
loxoscelismo, 1060
avaliação laboratorial, 1061
controle, 1063
diagnóstico, 1061
epidemiologia, 1058

etiologia, 1057
número no Brasil de, 1059f
de casos, 1059f
de óbitos, 1059f
patogênese, 1058
profilaxia, 1063
tratamento, 1062
abordagem terapêutica, 1062q
soroterápico, 1062q
classificação das, 1057q
taxonômica, 1057q
de importância médica do Brasil, 1057q
de interesse médico, 1058f
Latrodectus aff. curacaviensis, 1058f
Loxosceles amazonica, 1058f
Phoneutria nigriventer, 1058f
Arbovirose(s), 447-458
aspectos clínicos, 453
controle, 456
diagnóstico, 453, 454
diferencial, 454
Chikungunya, 454
dengue, 454
febre amarela, 456
Zika, 455
laboratorial, 453
epidemiologia, 447
Chikungunya, 447
dengue, 448
encefalite japonesa, 449
febre amarela, 449
Mayaro, 450
Oropouche, 450
Rocio, 450
Saint Louis, 450
West Nile, 450
etiologia, 447
Chikungunya, 447
dengue, 448
encefalite japonesa, 449
febre amarela, 449
Mayaro, 450
Oropouche, 450
Rocio, 450
Saint Louis, 450
West Nile, 450
imunologia, 452
imunidade, 452
patogênese, 452
alfavírus, 452
flavivírus, 452
profilaxia, 456
tratamento, 456
vacinas disponíveis, 457q
Arbovírus
infecções por, 227
transfusionais, 227
Arenavírus
abordagem diagnóstica, 538
aspectos clínicos, 537
diagnóstico diferencial, 537
epidemiologia, 535
etiologia, 534
imunologia, 536
patogênese, 536
Armillifer armillatus, 1078f

Arritmia(s)
ventriculares, 860
na doença de Chagas, 860
tratamento, 860
Artemisina
antiparasitário, 137
Artrite(s)
por *S. aureus*, 561
relacionadas com a AIDS, 369
outras, 369
Artrópode(s)
e biossegurança, 79
Artrópodo
da espécie *Xenopsylla cheopis*, 776f
Ascaridíase
aspectos clínicos, 965
controle, 966
diagnóstico, 965
epidemiologia, 964
etiologia, 964
imunologia, 964
patogênese, 964
profilaxia, 966
tratamento, 966
Ascaris lumbricoides, 965f
Aspecto(s) Essencial(is)
à abordagem do enfermo, 1-86
com doenças infecciosas, 1-86
biossegurança, 63-80
bioterrorismo, 82-86
diagnóstico, 16-26, 28-31
por biologia molecular, 16-26
por métodos imunológicos, 28-31
imunobiológicos, 32-41
pelo conceito da *One Health*, 43-48
relações entre patógenos, 3-15
e *Homo sapiens*, 3-15
zoonoses, 50-62
Aspergillus
espécies mais comuns, 834q
infecção invasiva e, 834q
Aspergiloma
em TC, 836f
do tórax, 836f
Aspergilose, 834-842
abordagem diagnóstica, 836
aspectos clínicos, 835
controle, 841
diagnóstico diferencial, 839
aspectos relacionados, 839q
epidemiologia, 834
etiologia, 834
imunologia, 835
no paciente imunocomprometido, 221
patogênese, 835
profilaxia, 841
pulmonar, 838f
crônica, 838f
necrosante, 838f
tratamento, 839, 840q
ABPA, 841
AI, 839
interação medicamentosa, 841
pulmonar crônica, 841
recorrência, 841
resistência aos antifúngicos, 841
Associação

de antibióticos, 96
    uso clínico de, 96
Astrovírus
    diarreia por, 323
        infecciosa, 323
ATL (Leucemia/Linfoma das Células T do Adulto)
    aspectos clínicos, 403
    características, 403q
    subtipos, 403q
    tempo de sobrevivência, 403q
    tipos, 403q
Atovaquona
    antiparasitário, 137
ATS/IDSA (American Thoracic Society/ Infectious Diseases Society of America)
    critérios de gravidade da, 280q
    recomendações da, 279q
        para condução das PAC, 279q
            diferença, 279q
ATV (Atazanavir)
    antirretroviral, 129
    IP, 129
Auricular(es)
    infecções, 672
        por Pseudomonas, 672
AZT (Zidovudina)
    antirretroviral, 128
    ITR, 127

B

B. anthracis (Bacillus anthracis)
    aspectos clínicos, 599
        formas, 599-601
            adicionais, 601
            cutânea, 599
            gastrointestinal, 600
            inalatória, 600
    ciclo do, 599f
    conceito, 598
    diagnóstico, 601
    epidemiologia, 598
    etiologia, 598
    patogênese, 599
    prevenção, 603
    tratamento, 601
        forma, 601, 602
            cutânea, 601
            gastrointestinal, 602
            inalatória, 602
            meníngea, 602
        medicamentos para, 602q
B. baciliformis (Bartonella baciliformis)
    febre por, 697
        de Oroya, 697
    verruga peruana por, 697
B. cepacia (Burkholderia cepacia), 680f
B. cereus (Bacillus cereus)
    aspectos clínicos, 603
    conceito, 603
    diagnóstico, 603
    diarreia por, 324
        infecciosa, 324
    epidemiologia, 603
    etiologia, 603
    patogênese, 603
    prevenção, 603

tratamento, 603
B. dermatitidis (Blastomyces dermatitidis), 812f
B. henselae (Bartonella henselae)
    lesão por, 697f
B. malayi (Brugia malayi), 956
B. mandrillaris (Balamuthia mandrillaris)
    doenças por, 922
B. microti (Babesia microti)
    ciclo biológico de, 945
B. quintana (Bartonella quintana)
    febre por, 697
        das trincheiras, 697
B. timori (Brugia Timori), 956
Babesia, 944f
    infecções por, 947q
        tratamento das, 947q
Babesiose(s)
    humanas, 944-947
        aspectos clínicos, 946
        ciclo biológico, 945
        controle, 947
        diagnóstico, 946
        epidemiologia, 945
        etiologia, 944
        imunologia, 946
        patogênese, 946
        profilaxia, 947
        tratamento, 946
    transfusional, 229
Bacillus
    infecção pelo gênero, 598-604
        B. anthracis, 598
        B. cereus, 603
        outras espécies de, 604
Bacteremia
    por E. coli, 648
    por Klebsiella, 652
    por P. aeruginosa, 672
    por S. pyogenes, 570
Bactéria(s)
    diarreia por, 324
        infecciosa, 324
            B. cereus, 324
            Campylobacter spp., 324
            Escherichia coli, 324
            S. aureus, 324
            Salmonella spp., 324
                não tifoide, 324
            Shigella spp., 324
            Vibrio cholerae, 325
            Yersinia enterocolitica, 325
    doenças causadas por, 11, 188
        humanas, 11
            RI, 11
        na síndrome de mononucleose, 188
            Bartonella henselae, 188
            gênero Mycobacterium, 189
            Treponema pallidum, 189
    infecções por, 11, 222, 230, 374
        extracelulares, 11
        intracelulares, 12
        no paciente imunocomprometido, 222
            Gram-negativas, 222
            Gram-positivas, 222
        oportunistas, 374
            na AIDS, 374

        micobacterioses não tuberculosas, 376
        pelo gênero Bartonella, 379
        sífilis, 377
        TB, 374
    transfusionais, 230
        contaminação bacteriana, 230
        outras infecções bacterianas, 231
        sífilis, 230
Bacteriana
    meningoencefalite, 233f
        abscesso, 233f
            cerebral, 233f
            epidural, 233f
        empiema subdural, 233f
        liquor de enfermos com, 237q
            alterações encontradas no, 237q
Bacteremia
    em procedimentos dentários, 256q
        probabilidade de, 256q
    por Enterococcus, 584
Baggio-Yoshinari
    síndrome de, 727
    febre recorrente, 728
Balantidium coli
    diarreia por, 325
        infecciosa, 325
Bartonella
    infecções pelo gênero, 695-700
        conceito, 695
        controle, 699
        diagnóstico, 698
            diferencial, 698
        epidemiologia, 695
        etiologia, 696
        imunologia, 696
        manifestações clínicas, 696
            AB, 698
            DAG, 697
            endocardite, 697
            febre, 697
                das trincheiras, 697
                de Oroya, 697
            outras, 698
            PH, 698
            verruga peruana, 697
        patogênese, 696
        prevenção, 699
        tratamento, 699
            recomendações para, 700q
Bartonella henselae
    doença por, 188
        na síndrome, 188
            de mononucleose, 188
Bartonelose
    importância médica, 55
Benznidazol
    antiparasitário, 138
Bertielose, 1022
Bicho
    importância médica, 55, 58
        de pé, 55
        geográfico, 58
Biologia Molecular
    diagnóstico por, 16-26
        em doenças infecciosas, 16-26, 28-31
            DNA, 21, 24

microarranjos de, 24
sequenciamento de, 21
espectrometria de massa, 23
MALDI-TOF, 23, 25f
PCR, 16, 17f
qPCR, 18
em tempo real, 18
RT-PCR, 20
Biossegurança
e cuidados à saúde, 63f
através do tempo, 63f
e doenças infecciosas, 63-80
calendário de vacinação, 66f-67f
EPI, 64q
recomendações, 64q
lavagem das mãos, 65f
etapas adequadas, 65f
precaução-padrão, 64
situações especiais, 75
artrópodes, 79
COVID-19, 75
hepatite A, 77
infecções por príons, 75
MERS, 77
SRAG, 75
transmitidas, 68, 72
por fluidos biológicos, 72
por via respiratória, 68
vacinação, 64
de profissionais da saúde, 64
Bioterrorismo, 82-86
patógenos, 83
potencialmente úteis, 83q, 84q-85q
classificação, 83q
PEP, 84q-85q
terapêutica por, 84q-85q
em caso de, 84q-85q
profilaxia, 83
tratamento, 83
Blastomicose, 812-815
abordagem diagnóstica, 814
aspectos clínicos, 813
disseminada, 813
extrapulmonar, 813
pulmonar, 813
controle, 815
diagnóstico diferencial, 814
epidemiologia, 812
etiologia, 812
imunologia, 813
patogênese, 813
profilaxia, 815
tratamento, 814
Borrelia
infecções pelo gênero, 721-730
doença Lyme-símile brasileira, 727
síndrome de Baggio-Yoshinari, 727
SIRLS, 727
Borreliose
de Lyme, 721-730
abordagem diagnóstica, 725
aspectos clínicos, 723
controle, 727
diagnóstico diferencial, 725
epidemiologia, 722
etiologia, 721
imunologia, 723

patogênese, 723
profilaxia, 727
tratamento, 725
esquemas terapêuticos, 726q, 727q
intravenosos, 727q
orais, 726q
importância médica, 56
Botriomicose
por *S. aureus*, 560
Botulismo
por *C. botulinum*, 609
abordagem diagnóstica, 611
aspectos clínicos, 610
diagnósticos diferenciais, 611
principais, 611
epidemiologia, 610
etiologia, 609
imunologia, 610
patogenia, 610
prevenção, 612
prognóstico, 612
tratamento, 611
Bouba, 718
Bradiarritmia(s)
na doença de Chagas, 861
tratamento, 861
Brasil
One Health no, 45
próximos passos, 47
Bronquite
aguda, 500
abordagem diagnóstica, 500
características clínicas, 500
diagnóstico diferencial, 500
exame físico, 500
tratamento, 500
Brucella spp., 685f
Brucelose, 685-689
aspectos clínicos, 686
acometimento, 686
cardiovascular, 686
dermatológico, 686
do SNC, 686
gastrointestinal, 686
genitourinário, 686
hematológico, 686
oftálmico, 686
osteoarticular, 686
respiratório, 686
diagnóstico, 686
epidemiologia, 685
etiologia, 685
profilaxia, 687
tratamento, 687
Burkholderia
infecções por, 678-684
aspectos clínicos, 681
conceito, 679
controle, 681
diagnóstico, 681
epidemiologia, 680
etiologia, 680
imunologia, 680
patogênese, 680
profilaxia, 681
prognóstico, 681
tratamento, 681

C

C. albicans (*Candida albicans*), 827f
C. botulinum (*Clostridium botulinum*)
botulismo por, 612
abordagem diagnóstica, 611
aspectos clínicos, 610
diagnóstico diferencial, 611
principais, 611q
epidemiologia, 610
etiologia, 609
imunologia, 610
patogenia, 610
prevenção, 612
prognóstico, 612
tratamento, 611
C. coli (*Campylobacter coli*)
PCR de, 664f
multiplex, 664f
C. difficile (*Clostridioides difficile*)
enterocolite pseudomembranosa por, 612
abordagem diagnóstica, 613
aspectos clínicos, 613
diagnóstico diferencial, 614
epidemiologia, 612
etiologia, 612
imunologia, 612
patogenia, 612
prevenção, 614
tratamento, 614
C. hominovorax (*Cochliomyia hominovorax*)
larvas de, 1040f
C. immitis (*Coccidioides immitis*), 802f
C. jejuni (*Campylobacter jejuni*)
PCR de, 664f
multiplex, 664f
C. neoformans (*Cryptococcus neoformans*), 816f
C. pneumoniae (*Chlamydia pneumoniae*)
doenças por, 702
aspectos clínicos, 702
C. tetani (*Clostridium tetani*), 606f
eliminação do, 607q, 608q
antimicrobiano para, 607q, 608q
no tétano, 607q, 608q
acidental, 607q
neonatal, 608q
tétano por, 605
abordagem diagnóstica, 606
aspectos clínicos, 606
diagnóstico diferencial, 606
epidemiologia, 605
etiologia, 605
imunologia, 605
patogenia, 605
prevenção, 608
tratamento, 607
prognóstico, 608
C. trachomatis (*Chlamydia trachomatis*)
síndromes clínicas pela, 702
conjuntivite, 703
homens, 703
infecções perinatais, 703
linfogranuloma venéreo, 703
mulheres, 702
tracoma, 703

ÍNDICE REMISSIVO

Calazar
  clássico, 879f
  cura, 883f
    controle de, 883f
Cálculo
  coraliforme, 295f
    pielonefrite e, 295f
Calendário
  de vacinação, 41f, 66f-67f
    biossegurança e, 66f-67f
    nacional, 41f
      PNI, 41f
Calicivírus
  diarreia por, 323
  infecciosa, 323
Cambendazol
  antiparasitário, 138
Campylobacter
  espécies descritas de, 661q-662q
  infecções por, 660-665
    aspectos, 660, 664
      clínicos, 664
      gerais, 660
    controle, 665
    diagnóstico, 664
    epidemiologia, 662
    etiologia, 661
    imunologia, 663
    patogênese, 663
    profilaxia, 665
    prognóstico, 665
    tratamento, 664
Campylobacter sp.
  coloração de, 660f
  de Gram, 660f
Campylobacter spp.
  diarreia por, 324
    infecciosa, 324
Cancro
  misto, 315f
    de Rollet, 315f
  oris, 268
Cancroide
  abordagem diagnóstica, 315
  aspectos clínicos, 315
  cancro misto, 315f
    de Rollet, 315f
  conceito, 313
  controle, 316
  diagnóstico diferencial, 315
  epidemiologia, 313
  etiologia, 313
  imunologia, 315
  patogênese, 315
  profilaxia, 316
  tratamento, 315
Candida
  infecções por, 220
    no paciente imunocomprometido, 220
Candidíase, 827-832
  aspectos clínicos, 829
  controle, 832
  diagnóstico, 829
  epidemiologia, 828
  etiologia, 827
  imunologia, 828
  patogênese, 828

  profilaxia, 832
  tratamento, 830
Candidose
  da mucosa profunda, 25
  genital, 825
  intertriginosa, 824
  intraoral, 825
  ungueal, 825
Caquexia
  relacionada com a AIDS, 370
Carbúnculo
  por *S. aureus*, 559
Carcinoma
  da nasofaringe, 439
    na infecção, 439
    por EBV, 439
Cardiomiopatia
  chagásica, 859
    tratamento, 859
      arritmias ventriculares, 860
      bradiarritmias, 861
      IC, 860
Cardiovascular
  acometimento, 686
    na brucelose, 686
Carrapato(s)
  dermatozoonose por, 55
    importância médica, 55
      borreliose, 56
      erliquiose, 56
      febre Q, 56
  infestação por, 56f
    em cão, 56f
  picadas de, 56f
    lesões por, 56f
Caspofungina
  antifúngico, 154
CCC (Cardiopatia Chagásica Crônica)
  classificação clínica, 856q
  patogênese, 854
  quadro clínico, 855
C. diphtheriae (*Corynebacterium diphtheriae*), 588f
Célula(s)
  fúngica, 151f
    estrutura da, 151f
  NK, 6
  RI e, 6
    inata, 6
Celulite
  por *E. coli*, 649
  por *Klebsiella*, 652
  por *S. pyogenes*, 568
Cenurose, 1021
Cepa(s)
  comensais, 649
  de *E. coli*, 649
Ceratofitose(s)
  negra, 819
  piedra, 819
    branca, 819
    negra, 819
  pitiríase versicolor, 819, 820f
Cervicofacial
  actinomicose, 782
Cestódeo(s)
  doenças humanas por, 1016-1023

    cisticercose, 1019
    infecção por outros, 1021
      bertielose, 1022
      cenurose, 1021
      difilobotríase, 1022
      dipilidíase, 1021
      equinococose, 1021
      himenolepíase, 1021
      railietiníase, 1022
    teníase, 1016
Cetoconazol
  antifúngico, 151
    clotrimazol, 153
    miconazol, 152
Chagas
  doença de, 229, 852-862
    ciclo evolutivo, 853
    diagnóstico, 857
      complementar, 857
      laboratorial, 857
    epidemiologia, 852
    história natural, 854
      fase, 854, 855
        aguda, 854
        crônica, 855
    importância, 852
      médico-social, 852
    patogênese, 854
      imunopatogenia da, 854
    prevenção, 861
    quadro clínico, 854
      CCC, 855
      megacólon, 857
      megaesôfago, 856
    transfusional, 229
    tratamento, 859
      anticoagulação, 861
      cardiomiopatia chagásica, 859
      específico, 859
      formas digestivas, 861
Chamydophila
  espécies do gênero, 701-707
  doença por, 701-707
    abordagem diagnóstica, 704
    aspectos clínicos, 702
    controle, 704
    diagnóstico diferencial, 704
    epidemiologia, 701
    etiologia, 701
    imunologia, 702
    patogênese, 702
    profilaxia, 704
    tratamento, 704
Chikungunya
  diagnóstico diferencial, 454, 464q
    fluxograma do, 455f
  epidemiologia, 447
  etiologia, 447
CHIKV (Chikungunya Vírus), 448f
Chilomycterus spinosus
  baiacu, 1073f
Chlamydia
  espécies do gênero, 701-707
  doença por, 701-707
    abordagem diagnóstica, 704
    aspectos clínicos, 702
    controle, 704

diagnóstico diferencial, 704
epidemiologia, 701
etiologia, 701
imunologia, 702
patogênese, 702
profilaxia, 704
tratamento, 704
Choque Séptico, 199-215
abordagem, 205, 207
clínica, 205
diagnóstica, 205
diagnóstico diferencial, 207
sequencial, 208f
pela Early Goal Directed Therapy, 208f
terapêutica, 207
corticosteroides, 212
medidas terapêuticas adicionais, 213
níveis de glicemia, 213
manutenção dos, 213
processo infeccioso, 209
tratamento do, 209
ressuscitação volêmica, 208
suporte, 213
nutricional, 213
ventilatório, 213
aspectos epidemiológicos, 201
etiologia, 201
agentes etiológicos, 201
patogênese, 201
coagulação, 201, 203
sistema da, 203
da homeostase, 204
ao caos, 204
disfunções hemodinâmicas, 204
e *Homo sapiens*, 201
encontro entre patógeno, 201
e mediação, 201
pela RI inata, 201
estado protrombótico, 203
emergência do, 203
imunidade, 201
inflamação, 201
perspectivas, 214
prognóstico, 213
Choque Tóxico
síndrome do, 563, 616
por *Clostridium*, 616
abordagem diagnóstica, 616
aspectos clínicos, 616
epidemiologia, 616
etiologia, 616
imunologia, 616
patogenia, 616
prevenção, 617
prognóstico, 617
tratamento, 617
por *S. aureus*, 563
Ciclo
biológico, 894f, 945, 954f, 957f, 958f, 960f, 962f, 982f, 984f, 987f
de *Ancylostoma braziliensis*, 987f
de *Babesia microti*, 945
de *Dracunculus medinensis*, 962f
de *Lagochilascaris minor*, 982f
de Loa loa, 958f
de *M. ozzardi*, 960f
de *O. volvulus*, 957f
de *Toxocara*, 988f
de *triquinelose*, 984f
do *Plasmodium*, 894f
W. bancrofti, 954f
de vida, 920f, 982, 983, 1017f, 1044f
de espécies patogênicas, 1017f
de *Taenia*, 1017f
no Brasil, 1017f
de *Lagochilascaris*, 982
de *N. fowleri*, 920f
de *Tunga penetrans*, 1044f
do gênero *TrichinellaI*, 983
evolutivo, 893, 931f, 978f-979f, 981f, 1005f, 1009f
da *Giardia*, 931f
do *Plasmodium*, 893
dos helmintos, 978f-979f, 981f, 1005f, 1009f
Angiostrongylus cantonesis, 978f-979f
Angiostrongylus costaricensis, 978f-979f
Clonorchis, 1009f
de *Gnathostoma spinigerum*, 981f
Paragonimus, 1005f
infeccioso, 495f
dos rinovírus, 495f
Cidofovir
mecanismo de ação, 118
Cisticercose, 1016-1023
aspectos clínicos, 1020
diagnóstico, 1020
epidemiologia, 1019
etiologia, 1019
imunologia, 1019
patogênese, 1019
prevenção, 1021
tratamento, 1020
Cistite
aspectos clínicos, 299
Cisto(s)
de *E. histoytica*, 925f
extraído de fezes, 925f
de *Giardia*, 933f
musculares, 983f
de *T. spiralis*, 983f
Cistoisosporíase, 940-942
abordagem diagnóstica, 941
aspectos clínicos, 940
controle, 941
epidemiologia, 940
etiologia, 940
imunologia, 940
patogênese, 940
profilaxia, 941
tratamento, 941
Citocina(s)
e SI, 5
Citometria
de fluxo, 30
no diagnóstico, 30
de doenças infecciosas, 30
Clínica
importância na, 47
da One Health, 47
próximos passos, 47
Clonorchis
helmintos do gênero, 1009f
ciclo evolutivo dos, 1009f
Clonorchis sinensis
adulto de, 1008f
Clonorquíase
aspectos clínicos, 1008
controle, 1010
diagnóstico, 1009
diferencial, 1010
epidemiologia, 1008
etiologia, 1008
prevenção, 1010
tratamento, 1010
Cloroquina
antiparasitário, 138
Clostridium
infecção pelo gênero, 605-617
botulismo, 609
enterocolite pseudomembranosa, 612
gangrena gasosa, 614
síndrome do choque tóxico, 616
tétano, 605
Clotrimazol
antifúngico, 153
CMV (Citomegalovírus)
doenças por, 187
na síndrome, 187
de mononucleose, 187
infecções por, 217, 227, 380, 419-425
abordagem diagnóstica, 423
aspectos clínicos, 420
congênita, 420
perinatal, 421
pós-natal, 421
controle, 425
diagnóstico diferencial, 422
epidemiologia, 419
etiologia, 419
imunologia, 420
na AIDS, 380
no paciente imunocomprometido, 217
patogênese, 420
profilaxia, 425
transfusionais, 227
tratamento, 423
IRIS e, 397
retinite por, 371
relacionada com a AIDS, 371
Cnidarismo, 1083
Coagulação
sepse e, 201, 203
da homeostase ao caos, 204
disfunções hemodinâmicas, 204
sistema da, 203
e emergência, 203
do estado trombótico, 203
Cobra(s)
peçonhentas, 1048q, 1049q
no Brasil, 1048q, 1049q
características, 1049q
distribuição geográfica, 1049q
e não peçonhentas, 1048q
diferenciação anatômica, 1048q
espécies, 1049q
gêneros, 1049q

ÍNDICE REMISSIVO

Coccidioidomicose, 802-806
  abordagem diagnóstica, 804
  aspectos clínicos, 803
    disseminada, 803
    pulmonar, 803
      crônica, 803
      primária, 803
      progressiva, 803
  controle, 805
  diagnóstico diferencial, 804
  epidemiologia, 802
  etiologia, 802
  imunologia, 803
  patogênese, 803
  profilaxia, 805
  tratamento, 804, 805q
Colagenoses
  na síndrome, 190
    de mononucleose, 190
Coleopterismo, 1080
Cólera, 655f
  pelo gênero *Vibrio*, 654-658
    abordagem diagnóstica, 656
      tratamento, 656
    aspectos clínicos, 656
    controle, 657
    diagnóstico diferencial, 656
    epidemiologia, 654
    etiologia, 654
    imunologia, 655
    patogênese, 655
    profilaxia, 657
    prognóstico, 657
Comunidade
  CoVs respiratórios adquiridos na, 504
    aspectos clínicos, 510
    epidemiologia, 504
Condição(ões) Clínica(s)
  especiais, 38
    vacinação em, 38
Condiloma
  acuminado, 320
    abordagem diagnóstica, 320
    aspectos clínicos, 320
    conceito, 320
    controle, 321
    diagnóstico diferencial, 320
    epidemiologia, 320
    etiologia, 320
    profilaxia, 321
    tratamento, 320
Conduta Médica
  no uso clínico, 96
    dos antibióticos, 96
Congênita
  toxoplasmose, 917
Contaminação
  bacteriana, 230
    transfusional, 230
Contaminação Ambiental
  do SARS-CoV-2, 78q
    informações sobre, 78q
      em biossegurança, 78q
Controle
  das geo-helmintíases, 327f
    estratégia de, 327f
Corrimento

uretral, 313f, 314f
  da gonorreia, 313f
  manejo clínico de, 314f
  fluxograma para, 314f
Corticosteroide(s)
  na sepse, 212
  no choque séptico, 212
Corynebacterium
  difteria por, 588-593
    abordagem diagnóstica, 591
    aspectos clínicos, 589
    controle, 592
    diagnóstico diferencial, 590
    epidemiologia, 588
    etiologia, 588
    imunologia, 589
    patogênese, 589
    profilaxia, 592
    tratamento, 591
      administração de SAD, 592q
  gênero, 588-593
    outras infecções pelo, 588-593
    outras espécies, 593
Corythomantis greeningi
  acidente com, 1072f
    em seres humanos, 1072f
COVID-19 (*Coronavirus Disease-2019*), 503
  agente etiológico da, 507f
  aspectos clínicos, 511, 512f, 513f
  definição de casos de, 517f
    fluxograma para, 517f
  diarreia por, 324
    infecciosa, 324
  e biossegurança, 75
    propagação do vírus, 77f
    no ambiente, 77f
  epidemiologia, 506
  imunologia, 509
  IVAS e, 270
  patogênese, 509
CoVs (Coronavírus,)
  infecções por, 503-521
    abordagem diagnóstica, 514
    aspectos clínicos, 509
    controle, 519
      adquiridos na comunidade, 504
      epidemiologia, 504
      respiratório, 504
    diagnóstico diferencial, 514
    epidemiologia, 504
      COVID-19, 506
      MERS-CoV, 505
      respiratório, 504
        adquiridos na comunidade, 504
      SARS-CoV, 505
      SARS-CoV-2, 506
      SRAG, 505
      SROM, 505
    etiologia, 503
    imunologia, 507
    patogênese, 507
    prevenção, 519
      principais recomendações, 519q
    tratamento, 518
  partícula viral dos, 504f
  principais, 505f
    rotas de transmissão, 505f

    zoonótica, 505f
Criança(s)
  vacinação de, 37, 38
  prematuras, 38
Criptococose, 816-818
  abordagem diagnóstica, 817
  aspectos clínicos, 817
    pacientes, 817
      imunocompetentes, 817
      imunodeficientes, 817
  controle, 818
  diagnóstico diferencial, 817
  epidemiologia, 816
  etiologia, 816
  imunologia, 817
  no paciente imunocomprometido, 221
  patogênese, 817
  profilaxia, 818
  tratamento, 817, 818
    infecções, 817, 818
      do SNC, 817
      pulmonares, 818
Criptosporidíase, 935-938
  abordagem diagnóstica, 937
  aspectos clínicos, 937
  controle, 938
  epidemiologia, 935
  etiologia, 935
  imunologia, 935
  patogênese, 935
  profilaxia, 938
  tratamento, 938
Criptosporidiose
  histopatologia na, 367f
    da parede, 367f
    da vesícula biliar, 367f
Crupe, 268
Cryptococcus neoformans
  infecção por, 383
    na AIDS, 383
Cryptosporidium
  diarreia por, 325
    infecciosa, 325
Cuidado(s)
  à saúde, 63f
    através do tempo, 63f
    biossegurança e, 63f
  pós-exposição, 70
    nas doenças, 70
      transmitidas por via respiratória, 70
Cystoisospora belli
  diarreia por, 325
    infecciosa, 325

D

D. hominis
  larvas de, 1039f
d4T (Estavudina)
  antirretroviral, 127
  ITR, 127
Dacrioadenite
  na síndrome, 195
    de mononucleose, 195
DAG (Doença da Arranhadura do Gato)
  importância médica, 55
  por *Bartonella*, 697
DCJ (Doença de Creutzfeldt-Jacob)

transfusional, 231
ddC (Zalcitabina)
   antirretroviral, 128
      ITR, 127
ddt (Didanosina)
   antirretroviral, 126
      ITR, 126
Dengue, 459-468
   abordagem diagnóstica, 464
   alterações hemodinâmicas na, 462q
   aspectos clínicos, 460
      dengue clássica, 461
      doença febril indiferenciada, 460
      FHD, 462
      SCD, 462
      síndrome viral, 460
   casos suspeitos de, 463f
      classificação dos, 463f
   classificação de risco, 464q, 466f
      fluxograma para, 466f
      pelos sinais, 464q
      pelos sintomas, 464q
   controle, 468
   diagnóstico diferencial, 454, 463, 464q
      fluxograma do, 455f
   epidemiologia, 448, 459
   etiologia, 448, 459
   evolução da, 465f
      clínica, 465f
      laboratorial, 465f
   imunologia, 459
   patogênese, 459
   profilaxia, 468
   tratamento, 465, 467f
      e conduta médica, 467f
Dentição
   solenóglifa, 1048f
      de *Lachesis muta*, 1048f
DENV (Vírus da Dengue), 459
   modelo pelo, 460f
      de ADE, 460f
   imunopatogênese do, 461f
Dermatite
   seborreica, 368
      relacionada com a AIDS, 368
   viral pustulosa, 59f
      contagiosa, 59f
         lesões crostosas, 59f
Dermatofitose(s)
   importância médica, 56
   múltiplas lesões, 57f
   relacionadas com a AIDS, 368
   Tinea, 822-824
      barbae, 824
      capitis, 822, 823
      corporis, 823, 824f
      cruris, 823
      manum, 824
      pedis, 824
      unguium, 824
Dermatológico
   acometimento, 686
      na brucelose, 686
Dermatozoonose(s)
   de importância médica, 53
      acaríases, 53
      bicho geográfico, 58

      dermatofitose, 56
      esporotricose, 57
      ixodidiose, 55
         borreliose, 56
         erliquiose, 56
         febre Q, 56
      larva migrans cutânea, 58
      leishmanioses, 59
         cutâneo-mucosa, 59
         tegumentar, 59
         visceral, 59
      malasseziose, 57
      mordeduras de animais, 60
         acidentes por, 60
      outras micoses, 58
         profundas, 58
         sistêmicas, 58
      pediculose, 54
      poxviroses, 59
      puliciose, 54
         bartonelose, 55
         dipilidiose, 55
         yersiniose, 55
      tungíase, 55
Derrame
   pleural, 277f
      TC do tórax, 277f
         com filtro para mediastino, 277f
Diagnóstico
   em doenças infecciosas, 16-26, 28-31
      por biologia molecular, 16-26
         DNA, 21, 24
            microarranjos de, 24
            sequenciamento de, 21
         espectrometria de massa, 23
         MALDI-TOF, 23, 25f
         PCR, 16, 17f
         qPCR, 18, 19f
         RT-PCR, 20
      por métodos imunológicos, 28-31
         citometria de fluxo, 30
         RDT, 31
         testes, 28, 29
            marcados, 29
            não marcados, 28
Diarreia(s) Infecciosa(s), 322-327
   aspectos clínicos, 322
   classificação, 322
   diagnóstico, 325
      diferencial, 326
   do viajante, 326
   epidemiologia, 322
   etiologia(s), 322
      principais, 323q
   geo-helmintíases, 327f
      controle das, 327f
         estratégia de, 327f
   patogênese, 322
   por bactérias, 324
      Bacillus cereus, 324
      Campylobacter spp., 324
      Escherichia coli, 324
      S. aureus, 324
      Salmonella spp., 324
         não tifoide, 324
      Shigella spp., 324
      Vibrio cholerae, 325

      Yersinia enterocolitica, 325
   por helmintos, 325
   por protozoários, 325
      Balantidium coli, 325
      Cryptosporidium, 325
      Cystoisospora belli, 325
      Entamoeba histolytica, 325
         trofozoíto de, 325f
      Giardia lamblia, 325
   por vírus, 322
      adenovírus entérico, 322
      astrovírus, 323
      calicivírus, 323
      COVID-19, 324
      Norwalk, 324
      rotavírus, 324
      SARS-CoV-2, 324
   prevenção, 326
   tratamento, 326
Dietilcarbamazina
   antiparasitário, 138
Difilobotríase, 1022
Difteria, 266, 590f
   cutânea, 590f
   definição de caso, 591q, 592q
   investigação epidemiológica da, 593f
      roteiro de, 593f
   por *Corynebacterium*, 588-593
      abordagem diagnóstica, 591
      aspectos clínicos, 589
      controle, 592
      diagnóstico diferencial, 590
      epidemiologia, 588
      etiologia, 588
      imunologia, 589
      patogênese, 589
      profilaxia, 592
      tratamento, 591
         administração de SAD, 592q
   tratamento da, 267q
      forma clínica, 267q
DIP (Doença Inflamatória Pélvica)
   aspectos clínicos, 309
   complicações, 310, 311
      agudas, 310
         abscesso tubo-ovariano, 310
      crônicas, 311
   diagnóstico, 309
      critérios, 309q
   epidemiologia, 309
   etiologia, 308
   tratamento, 309
      regime antimicrobiano para, 310q
Dipilidíase, 1021
Dipilidiose
   importância médica, 55
Disfunção(ões)
   hemodinâmicas, 204
      sepse e, 204
Disfunção Orgânica
   e sepse, 200q
      diagnóstico de, 200q
      escore SOFA, 200q
Dislipidemia(s)
   relacionadas com a AIDS, 370
Disseminada(s)
   infecções, 765

ÍNDICE REMISSIVO

por MNT, 765
Distribuição
  da malária, 895
  da paragonimíase, 1006*f*
  no mundo, 1006*f*
Distúrbio(s)
  relacionados com a AIDS, 365, 370
    acidobásicos, 370
    hidroeletrolíticos, 370
    medulares, 365
      mielite transversa, 365
      mielopatia vacuolar, 365
DLV (Delavirdina)
  antirretroviral, 126
  ITR, 126
DM (Doença Meningocócica), 618
  aspectos clínicos, 621
    meningococcemia, 622
    MM, 622
    outras apresentações clínicas, 622
  complicações, 623
  conceito, 618
  diagnóstico, 623
  epidemiologia, 619
    mecanismos de transmissão, 620
    sazonalidade, 620
  esquema para, 627*q*
    quimioprofilático, 627*q*
  N. meningitidis e, 621*f*
  patogênese, 620
  prevenção, 626
    medidas adicionais, 627
    N. meningitidis, 626
      quimioprofilaxia para, 626
      vacinas para, 626
  tratamento, 626
DNA (Ácido Desoxirribonucleico), 225
  microarranjos de, 24
  sequenciamento de, 21, 22*f*
    no diagnóstico, 21
      de doenças infecciosas, 21
Doença(s)
  com potencial zoonótico, 53*q*
  crônicas, 39
    vacinação e, 39
  da arranhadura do gato, 55
    importância médica, 55
  de Chagas, 229, 852-862
    ciclo evolutivo, 853
    diagnóstico, 857
      complementar, 857
      laboratorial, 857
    epidemiologia, 852
    história natural, 854
      fase, 854, 855
        aguda, 854
        crônica, 855
    importância, 852
      médico-social, 852
    patogênese, 854
      imunopatogenia da, 854
    prevenção, 861
    quadro clínico, 854
      CCC, 855
      megacólon, 857
      megaesôfago, 856
    transfusional, 229

    tratamento, 859
      anticoagulação, 861
      cardiomiopatia chagásica, 859
      específico, 859
      formas digestivas, 861
  de Lyme, 56
    importância médica, 56
  disseminada, 783, 788
    actinomicose, 783
    nocardiose, 788
  do sono, 864-876
    abordagem diagnóstica, 869
    aspectos, 865
      clínicos, 867
      epidemiológicos, 865
      etiológicos, 865
    conceito, 864
    controle, 872
    imunologia, 867
    patogênese, 867
    prevenção, 872
    tratamento, 870
      quimioterapêutica, 870*q*-872*q*
  febril, 460
    indiferenciada, 460
  humanas, 14
    por helmintos, 14
      RI nas, 14
  inflamatórias, 180
    não infecciosas, 180
      FPOO e, 180
  Lyme-símile brasileira, 727
    febre recorrente, 728
  meningocócica, 239*q*
    esquema quimioprofilático para, 239*q*
  na síndrome de mononucleose, 187
    causadas por bactérias, 188
      Bartonella henselae, 188
      gênero *Mycobacterium*, 189
      Treponema pallidum, 189
    causadas por fungos, 189
      Histoplasma capsulatum, 189
      Paracoccidioides brasiliensis, 189
      Paracoccidioides lutzii, 189
    causadas por helmintos, 190
      Schistosoma mansoni, 190
      Wuchereria bancrofti, 190
    causadas por protozoários, 189
      Toxoplasma gondii, 190
      Trypanosoma cruzi, 190
    causadas por vírus, 187
      adenovírus, 188
      CMV, 187
      da rubéola, 188
      do sarampo, 188
      EBV, 187
      HBV, 188
      HHV, 188
      HIV, 188
      HVA, 188
  PCM, 796
    aspectos clínicos, 796
  pulmonar, 764
    na infecção, 764
    por MNT, 764
  transmitidas, 68, 72
    por fluidos biológicos, 72

      cuidados, 72
        pós-exposição, 72
        pré-exposição, 72
      patógenos específicos, 73
        HIV, 73
        Trypanosoma cruzi, 74
        VHB, 74
        VHC, 74
      recomendações adicionais, 75
    por via respiratória, 68
      aerossóis, 68
      cuidados pós-exposição, 70
      gotículas, 68
      medidas, 68
        administrativas, 68
        de engenharia, 68
        de proteção individual, 70
        pós-exposição, 69*q*-72*q*
  zoonoses mais comuns, 51*q*-53*q*
    emergentes, 51*q*-53*q*
    negligenciadas, 51*q*-53*q*
Doença(s) Bacteriana(s), 553-791
  actinomicose, 781-784
  borreliose de Lyme, 721-730
    pelo gênero *Borrelia*, 721-730
  brucelose, 685-689
  cólera, 654-658
    por *Vibrio*, 654-658
  difteria, 588-593
    por *Corynebacterium*, 588-593
  febre tifoide, 638-641
  hanseníase, 738-747
  infecções, 555-636, 642-684, 690-700, 721-730, 763-768
    pelo gênero, 555-574, 582-636, 642-658, 666-677, 690-700, 721-730
      Bacillus, 598-604
      Borrelia, 721-730
      Clostridium, 605-617
      Corynebacterium, 588-593
      Enterococcus, 582-587
      Escherichia, 647-653
      Haemophilus, 629-636
      Klebsiella, 647-653
      Legionella, 666-669
      Listeria, 595-597
      Moraxella, 629-636
      Neisseria, 618-627
      Pseudomonas, 670-677
      Shigella, 642-646
      Staphylococcus, 555-564
      Streptococcus, 565-574
      Vibrio, 654-658
      Yersinia, 690-694
    pneumocócicas, 575-580
    por *Acinetobacter*, 678-684
    por *Bartonella*, 695-700
    por *Burkholderia*, 678-684
    por *Campylobacter*, 660-665
    por MNT, 763-768
    por *Stenotrophomonas*, 678-684
  leptospirose, 732-737
  nocardiose, 786-791
  peste, 690-694
  por espécies do gênero, 701-707
    Chamydophila, 701-707
    Chlamydia, 701-707

Mycoplasma, 701-707
riquetsioses, 770-779
sífilis, 709-720
TB, 749-761
treponematoses, 709-720
  não sifilíticas, 709-720
tularemia, 685-689
Doença(s) Fúngica(s), 793-890
  aspergilose, 834-842
  blastomicose, 812-815
  candidíases, 827-832
  coccidioidomicose, 802-806
  criptococcose, 816-818
  doença de Chagas, 852-862
  enfermidades humanas, 864-876
    por *Trypanosoma*, 864-876
      doença do sono, 864-876
        tripanossomíases humanas atípicas, 864-876
  esporotricose, 843-845
  histoplasmose, 807-811
  LT, 884-890
  LV, 877-883
  micoses superficiais, 819-825
  mucormicose, 846-850
  PCM, 795-801
Doença(s) Humana(s)
  agentes infecciosos implicados em, 9
    RI aos, 9
      algas, 13
      bactérias, 11
      fungos, 12
      helmintos, 14
      príons, 10
      protozoários, 13
      vírus, 9
  por cestódeos, 1016-1023
    cisticercose, 1019
    infecção por outros, 1021
      bertielose, 1022
      cenurose, 1021
      difilobotríase, 1022
      dipilidíase, 1021
      equinococose, 1021
      himenolepíase, 1021
      railietiníase, 1022
    teníase, 1016
Doença(s) Infecciosa(s)
  abordagem do enfermo com, 1-86
    aspectos essenciais à, 1-86
      bioterrorismo, 82-86
      imunobiológicos, 32-41
        pelo conceito da *One Health*, 43-48
        relações entre patógenos, 3-15
          e *Homo sapiens*, 3-15
        zoonoses, 50-62
    biossegurança e, 63-80
      calendário de vacinação, 66f-67f
      EPI, 64q
        recomendações, 64q
        lavagem das mãos, 65f
          etapas adequadas, 65f
        precaução-padrão, 64
        situações especiais, 75
          artrópodes, 79
          COVID-19, 75
          hepatite A, 77

infecções por príons, 75
MERS, 77
SRAG, 75
transmitidas, 68, 72
  por fluidos biológicos, 72
  por via respiratória, 68
vacinação, 64
  de profissionais da saúde, 64
diagnóstico em, 16-26, 28-31
  por biologia molecular, 16-26
    DNA, 21, 24
      microarranjos de, 24
      sequenciamento de, 21
    espectrometria de massa, 23
    MALDI-TOF, 23, 25f
    PCR, 16, 17f
    qPCR, 18, 19f
    RT-PCR, 20
  por métodos imunológicos, 28-31
    citometria de fluxo, 30
    RDT, 31
    testes, 28, 29
      marcados, 29
      não marcados, 28
Doença(s) por Helminto(s), 949-1023
  cisticercose, 1016-1023
  esquistossomoses humanas, 990-1002
  filarioses, 951-963
  humanas, 1016-1023
    por cestódeos, 1016-1023
  infecções, 964-985, 1003-1014
    por nematódeos, 964-985
      intestinais, 964-975
    por trematódeos, 1003-1014
      biliares, 1003-1014
      intestinais, 1003-1014
      pulmonares, 1003-1014
  larva migrans, 986-989
    cutânea, 986-989
    visceral, 986-989
  teníases, 1016-1023
Doença(s) por Protozoário(s), 891-947
  amebas, 920-923
    de vida livre, 920-92-3
  amebíase, 924-929
  babesioses humanas, 944-947
  cistoisosporíase, 940-942
  criptosporidíase, 935-938
  giardíase, 930-934
  infecção, 924-929
    por *Urbanorum*, 924-929
  isosporíase, 940-942
  malária, 893-914
  toxoplasmose, 915-919
Doença(s) Viral(is), 407-551
  arboviroses, 447-458
  dengue, 459-468
  febre amarela, 469-477
  hepatites virais, 479-491
  infecções, 409-446, 492-521, 534-539
    por CMV, 419-425
    por CoVs, 503-521
    por EBV, 437-442
    por HSV, 409-418
    por parvovírus, 443-446
    por robovírus, 534-539
    por vírus respiratórios, 492-501

    por VVZ, 427-436
  influenza, 524-533
  PM, 548-551
  raiva humana, 540-547
Donovanose
  abordagem diagnóstica, 316
  aspectos clínicos, 316
  conceito, 316
  diagnóstico diferencial, 316
  epidemiologia, 316
  etiologia, 316
  tratamento, 317
    esquema de, 317q
Dracunculus medinensis, 961
  ciclo biológico de, 962f
  extração de, 962f
    manual, 962f
Droga(s)
  FPOO por, 181q
    medicamentos envolvidos, 181q
DRV (Darunavir)
  antirretroviral, 129
  IP, 129
DTG (Dolutegravir)
  antirretroviral, 130
  inibidor, 130
    da integrase, 130

E

E. coli (*Escherichia coli*)
  cepa O157, 647f
  infecções pelo gênero, 674
    abordagem diagnóstica, 648
    aspectos clínicos, 648
      bacteremia, 649
      celulite, 649
      cepas comensais, 649
      infecções, 648, 649
        abdominais, 650
        de partes moles, 649
        intestinais, 648
        musculares, 649
        pélvicas, 650
      ITU, 649
      meningoencefalite, 650
      pneumonia, 650
      sepse, 649
    controle, 651
    diagnóstico diferencial, 650
    epidemiologia, 647
    etiologia, 647
    patogênese, 647
    profilaxia, 651
    tratamento, 650
E. histoytica (*Entamoeba histoytica*)
  ciclo de vida, 926f
  cisto de, 925f
    extraído de fezes, 925f
  trofozoíto de, 925f
Early Goal Directed Therapy
  abordagem sequencial pela, 208f
  na sepse, 208f
EBV (Epstein-Barr Vírus), 437f
  ciclo de vida, 438f
  doença por, 187
    na síndrome, 187

de mononucleose, 187
infecção por, 437-442
  complicações agudas, 441q
  diagnóstico, 441
  epidemiologia, 437
  etiologia, 437
  manifestações clínicas, 440
  patogênese, 438
    carcinoma da nasofaringe, 439
    LB, 440
    LH, 440
    oncogênese, 439
    PTLD, 440
  prognóstico, 442
  tratamento, 442
latência do, 439q
  padrão de, 439q
    neoplasias associadas, 439q
Ecocardiografia
  na doença de Chagas, 858
Ectima
  contagioso, 59f
    lesões crostosas, 59f
Ectoparasitose(s), 1025-1084
  escabiose, 1027-1030
  miíases humanas, 1037-1041
  pediculose, 1031-1036
  tungíase, 1043-1045
Eflornitina
  antiparasitário, 138
EFV (Efavirenz)
  antirretroviral, 127
  ITR, 127
EI (Endocardite Infecciosa), 244-257
  achados laboratoriais na, 250q
    inespecíficos, 250q
      frequência de ocorrência, 250q
  alto risco de, 257q
    condições associadas a, 257q
      em que se indica profilaxia, 257q
  aparecimento de sinais na, 247q
    frequência de, 247q
  aspectos clínicos, 246
  aspectos etiológicos, 245
    em não usuários de drogas, 245
      intravenosas, 245
    em usuários de drogas, 246
      intravenosas, 245
    em valvas, 245, 246
      nativas, 245
      protéticas, 245
  classificação, 245
  diagnóstico, 250
    critérios clínicos para, 251q
      de Duke, 251q
  em valvopatias, 256q
    profilaxia antibiótica, 256q
  esquema de profilaxia para, 256q, 257q
    antes de procedimentos, 256q, 257q
      dentários, 256q
      do trato, 257q
        gastrointestinal, 257q
        geniturinário, 257q
  etiologia da, 245q
    agentes implicados na, 245q
  exames complementares, 247
  grave, 256q

risco de, 256q
  pacientes com, 256q
  situações com, 256q
indicações cirúrgicas, 254
magnitude do problema, 244
patogênese, 244
por *S. pyogenes*, 573
prevenção, 255, 257
  diretrizes, 255, 257
    brasileiras, 255
    estrangeiras, 257
  medidas não especificas de, 257q
    no risco para, 257q
      alto, 257q
      intermediário, 257q
tratamento, 251
  com agente etiológico conhecido, 252q-254q
  terapia empírica, 252q
    preconizada, 252q
Electrophorus electricus
  poraquê, 1073f
Eletrocardiografia
  na doença de Chagas, 857, 858
    convencional, 857
    dinâmica, 858
Eletroforese
  em gel de agarose, 18f
  teste de, 28
    no diagnóstico, 28
    de doenças infecciosas, 28
ELISA (*Enzyme Linked Immuno Sorbent Assay*)
  metodologia, 30f
  teste, 29
    no diagnóstico, 29
    de doenças infecciosas, 29
EM (Eritema Migratório), 721, 723f
Empiema
  pleural, 286
  subdural, 233f
    na meningoencefalite, 233f
      bacteriana, 233f
  tuberculoso, 752f
Encefalite
  japonesa, 449
    epidemiologia, 449
    etiologia, 449
Encefalopatia
  por HIV, 364
    relacionada com a AIDS, 364
Endocardite
  aórtica, 255f
  da valva mitral, 248f
    em face atrial, 248f
    em face ventricular, 248f
  de Libman Sacks, 245f
  em cabo, 249f
  de marca-passo cardíaco, 249f
  em valva aórtica, 249f
    bicúspide, 249f
  mitral, 249f, 255f
    regurgitação mitral secundária à, 249f
  por *Bartonella*, 697
  por *Enterococcus*, 584
  por *Pseudomonas*, 672
  por *S. aureus*, 561

relacionada com a AIDS, 371
Enfermidades Humanas, 864-876
  por *trypanosoma*, 864-876
    doença do sono, 864-876
    THA, 864-876
Entamoeba histolytica
  diarreia por, 325
    infecciosa, 325
  trofozoíto de, 325f
Entecavir
  mecanismo de ação, 119
Enterite
  relacionada com a AIDS, 367
    aguda, 367
    crônica, 367
Enterobíase
  aspectos clínicos, 974
  controle, 975
  diagnóstico, 974
  epidemiologia, 974
  etiologia, 972
  imunologia, 974
  patogênese, 974
  prevenção, 975
  tratamento, 974
Enterobius vermicularis, 973f
Enterococcus
  infecção pelo gênero, 582-587
    abordagem diagnóstica, 585
    aspectos clínicos, 584
      bacteremia, 584
      da pele, 584
      de tecidos moles, 584
      endocardite, 584
      intra-abdominais, 584
      ITU, 584
    controle, 586
    diagnóstico diferencial, 584
    epidemiologia, 583
    etiologia, 582
    imunologia, 583
    patogênese, 583
    profilaxia, 586
    tratamento, 585
      infusão de antimicrobianos, 585
Enterocolite
  pseudomembranosa, 612
    por *C. difficile,* 612
      abordagem diagnóstica, 613
      aspectos clínicos, 613
      diagnóstico diferencial, 614
      epidemiologia, 612
      etiologia, 612
      imunologia, 612
      patogenia, 612
      prevenção, 614
      tratamento, 614
Enzima(s)
  secretadas, 671
    pelas *Pseudomonas*, 671
EPI (Equipamento de Proteção Individual)
  recomendações de, 64q
    na precaução-padrão, 64q
    de biossegurança, 64q
Epiglotite
  aguda, 268
Equinocandina(s)

antifúngico, 154
   amorolfina, 154
   caspofungina, 154
   flucitosina, 154
   griseofulvina, 154
   iodeto de potássio, 154
   terbinafina, 154
Equinococose, 1021
Equinodermismo, 1082
Equinostomíase, 1014
Ergometria
   na doença de Chagas, 858
Erisipela
   por *S. pyogenes*, 568
Eritema
   infeccioso, 444*f*
      criança com, 444*f*
         exantema facial em, 444*f*
Erliquiose
   importância médica, 56
Erucismo, 1080
Escabiose, 1027-1030
   aspectos clínicos, 1028
   diagnóstico, 1028
   epidemiologia, 1027
   patogênese, 1028
   relacionada com a AIDS, 368
   tratamento, 1029
      ivermectina, 1030*q*
         doses recomendadas, 1030*q*
      profilático, 1030
      terapia, 1029
         oral, 1029
         tópica, 1029
Escarlatina
   por *S. pyogenes*, 568
E. coli (*Escherichia coli*)
   diarreia por, 324
      infecciosa, 324
Escherichia
   infecções pelo gênero, 647-653
      E. coli, 647
Escólex
   de *T. solium*, 1016*f*
Escore
   SOFA, 200*q*
      para diagnóstico, 200*q*
         de disfunção orgânica, 200*q*
         de sepse, 200*q*
Escorpião(ões)
   acidentes por, 1064-1070
      abordagem diagnóstica, 1068
      aspectos clínicos, 1067
      controle, 1069
      diagnósticos diferenciais em, 1068*q*
      epidemiologia, 1064
      etiologia, 1064
      patogênese, 1067
      profilaxia, 1069
      tratamento, 1068
         de acordo com a gravidade, 1069*q*
   de interesse, 1066*f*
      em saúde pública, 1066*f*
         Tityus bahiensis, 1066*f*
         Tityus obscurus, 1066*f*
         Tityus paraensis, 1066*f*
         Tityus serrulatus, 1066*f*

Tityus stigmurus, 1066*f*
   espécies de, 1066*q*
   de maior importância clínica, 1066*q*
   regiões brasileiras *habitat* das, 1066*q*
Escorpionismo
   no Brasil, 1065*f*
      número de, 1065*f*
         de casos, 1065*f*
         de óbitos, 1065*f*
Espectrometria
   de massa, 23, 25*f*
      MALDI-TOF, 25*f*
         aplicações da, 25*f*
Esplenomegalia
   na síndrome, 194*f*, 195*f*
      de mononucleose, 194*f*, 195*f*
Esporotricose, 843-845
   abordagem diagnóstica, 844
   aspectos clínicos, 844
      lesão cutânea, 844*f*
   controle, 845
   diagnóstico diferencial, 844
   epidemiologia, 843
   etiologia, 843
   importância médica, 57
   imunologia, 843
   patogênese, 843
   profilaxia, 845
   tratamento, 845
Esquema
   de profilaxia, 256*q*
      para EI, 256*q*
         antes de procedimentos dentários, 256*q*
      quimioprofilático, 239*q*
         para doença meningocócica, 239*q*
Esquistossomose(s)
   humanas, 990-1002
      abordagem diagnóstica, 997
         determinação da morbidade por, 997
         diagnóstico etiológico, 998
            direto, 998
            indireto, 998
         área de transmissão ativa, 993*f*
            na Paraíba, 993*f*
            no Ceará, 993*f*
            no Rio Grande do Norte, 993*f*
      aspectos clínicos, 994
      conceito, 990
      controle, 1000
      diagnóstico diferencial, 997
      epidemiologia, 991
      etiologia, 990
      imunologia, 993
      mansant, 995*f*
         manejo clínico, 995*f*
      patogênese, 993
      profilaxia, 1000
      tratamento, 999
Estado
   infeccioso, 89
      diagnóstico de, 89
         antibióticos e, 89
   trombótico, 203
      emergência do, 203

      sistema da coagulação e, 203
Esteatose
   hepática, 366
      relacionada com a AIDS, 366
Estomatite
   ulcerativa, 268
      necrosante, 268
Estrongiloidíase
   aspectos clínicos, 970
   controle, 971
   diagnóstico, 970
   epidemiologia, 970
   etiologia, 969
   imunologia, 970
   patogênese, 970
   prevenção, 971
   tratamento, 971
Estrutura
   das Ig, 11*f*
ETR (Etravirina)
   antirretroviral, 127
   ITR, 127
Evento(s)
   intracelulares, 203*f*
      após a sinalização via receptores, 203*f*
      do processo infeccioso, 203*f*
Evolução Clínica
   das pneumonias, 274*f*
Exantema
   facial, 444*f*
      em criança, 444*f*
         com eritema infeccioso, 444*f*
   na síndrome, 193
      de mononucleose, 193
Exsudato(s)
   transudatos e, 286*q*
      diferenciação entre, 286*q*
         critérios de Light para, 286*q*

F

Família
   Apidae, 1078*f*
      abelha da, 1078*f*
Fanciclovir
   mecanismo de ação, 118
Faringite
   abordagem diagnóstica, 499
   características clínicas, 499
   exame físico, 499
   tratamento, 500
Faringoamigdalite(s)
   angina, 265, 266
      agranulocítica, 267
      de Plaut-Vincent, 266
      difteroide, 266
      eritemato-pultácea, 266
      eritematosa, 265
      fusoespiralar, 266
      gangrenosa, 266
      monocítica, 267
      necrosante, 266
      pseudomembranosa, 266
      sifilítica, 267
   cancro *oris*, 268
   difteria, 266, 267*q*
      tratamento da, 267*q*
   estomatite ulcerativa, 268

necrosante, 268
febre ganglionar, 267
  de Pfeiffer, 267
  herpangina, 266
  MI, 267
  Noma, 268
Faringotonsilite
  estreptocócica, 568
    por *S. pyogenes*, 568
  na síndrome, 194
    de mononucleose, 194
Fármaco(s)
  antibacterianos, 98
    doses habituais, 102*q*-115*q*
    efeitos adversos, 102*q*-115*q*
    principais classes de, 98
      mecanismos de ação, 98
    uso clínico, 102*q*-115*q*
  antivirais, 118
    com outros mecanismos de ação, 119
    que inibem, 118, 120
      a ligação viral, 118, 120
      a penetração do vírus, 118, 120
      a replicação viral inicial, 118, 120
    que interferem, 118
      na replicação do ácido nucleico, 118
        viral, 118
    que possuem como alvo na replicação
      viral, 119
      as proteínas envolvidas, 119
      os sistemas enzimáticos envolvidos, 119
    reações aos, 190
      de hipersensibilidade, 190
        na síndrome de mononucleose, 190
    toxicidade por, 371
      relacionada com a AIDS, 371
Farmacocinética
  dos antimicrobianos, 91
    absorção, 91
    administração, 91
    concentração, 95
    distribuição tissular, 93
    dose, 95
    eliminação, 95
    metabolismo, 95
Fasciolíase
  hepática, 1011
    aspectos clínicos, 1012
    diagnóstico, 1012
    epidemiologia, 1011
    etiologia, 1011
    prevenção, 1013
    tratamento, 1013
  intestinal, 1013
    aspectos clínicos, 1013
    diagnóstico, 1013
    epidemiologia, 1013
    etiologia, 1013
    prevenção, 1013
    tratamento, 1013
Fascite
  necrosante, 570
    por *S. pyogenes*, 570
Febre(s), 161-164
  abordagem do enfermo, 161
  agentes infecciosos associados a, 164*q*
    principais, 164*q*
    em pacientes com HIV, 164*q*
  apontamentos iniciais, 161
  das trincheiras, 697
    por *B. quintana*, 697
  de Oroya, 697
    por *B. baciliformis*, 697
  ganglionar, 267
    de Pfeiffer, 267
  hemorrágicas, 165-173
    doença pelo vírus ebola, 165-173
      controle de surtos, 171
      diagnóstico, 169
      ênfase na, 165-173
      epidemiologia, 166
      etiologia, 165
      fisiopatogenia, 167
      prevenção, 171
      quadro clínico, 168
      tratamento, 170
    FHV, 172
      outras, 172
  na síndrome, 191
    de mononucleose, 191
  por riquetsioses, 771, 774, 777, 778
    de *tsutsugamushi*, 777
    maculosa, 771, 774, 777, 778
      outras, 774
      rash cutâneo da, 772*f*
    Q, 778
  recorrente, 728
    abordagem diagnóstica, 729
    algoritmo diagnóstico, 729*f*
    aspectos clínicos, 729
    controle, 730
    diagnóstico diferencial, 729
    epidemiologia, 728
    esquemas terapêuticos, 730*q*
    etiologia, 728
    imunologia, 728
    patogênese, 728
    profilaxia, 730
    tratamento, 730
Febre Amarela, 469-477
  abordagem diagnóstica, 474
  aspectos clínicos, 473
  ciclo de transmissão, 470
    nas Américas, 471*f*
    silvestre, 471*f*
    urbano, 471*f*
  controle, 475
  diagnóstico diferencial, 456, 474
  epidemiologia, 449, 469
  etiologia, 449, 469
  imunização para, 476*q*
    eventos adversos, 476*q*
    pós-vacinação, 476*q*
  imunologia, 473
  mosquitos vetores, 472*f*
    transmissão do vírus amarílico nos, 472*f*
    transestadial, 472*f*
    transvaginal, 472*f*
  patogênese, 473
  prevenção, 475
  tratamento, 475
Febre Q
  importância médica, 56
  por riquetsioses, 778
Febre Tifoide, 638-641
  abordagem diagnóstica, 639
  aspectos clínicos, 638
    complicações, 639
  diagnóstico diferencial, 639
  epidemiologia, 638
  etiologia, 638
  patogênese, 638
  prevenção, 640
    vacinação na, 641
  tratamento, 639
    antimicrobiano, 640*q*
    específico, 640
    para o estado do portador, 640
Fenômeno(s)
  autoimunes, 369
    relacionados com a AIDS, 369
FHD (Febre Hemorrágica da Dengue), 462
FHV (Febres Virais Hemorrágicas), 165
  outras, 172
Filaríase(s)
  humanas, 952*q*-953*q*
    aspectos significativos das, 952*q*-953*q*
    súmula dos, 952*q*-953*q*
Filariose(s), 951-963
  B. malayi, 953
  B. timori, 956
  conceito, 951
  Dracunculus medinensis, 961
  gênero, 959, 961
    Dirofilaria, 961
    Mansonella, 959
      M. ozzardi, 959
      M. perstans, 959
      M. streptocerca, 961
  Loa loa, 958
  O. volvulus, 956
    ciclo biológico de, 957*f*
  W. bancrofti, 953
    ciclo biológico, 954*f*
Flavivírus
  imunologia, 452
  patogênese, 452
Flucitosina
  antifúngico, 154
Fluconazol
  antifúngico, 153
Fluido(s) Biológico(s)
  doenças transmitidas por, 72
    cuidados, 72
      pós-exposição, 72
      pré-exposição, 72
    patógenos específicos, 73
      HIV, 73
      Trypanosoma cruzi, 74
      VHB, 74
      VHC, 74
    recomendações adicionais, 75
Fluxo
  citometria de, 30
    no diagnóstico, 30
      de doenças infecciosas, 30
Foco
  de infecção, 91
    concentração no, 91

absorção, 91
administração, 91
concentração, 95
distribuição tissular, 93
dose, 95
eliminação, 95
farmacocinética dos antimicrobianos, 91
metabolismo, 95
Foliculite
  por *S. aureus*, 558
Fomivirseno
  mecanismo de ação, 119
Foneutrismo, 1061
Formiga(s)
  acidente com, 1079
Foscarnet
  mecanismo de ação, 119
Fosfato
  de oseltamivir, 288q
    devem ser tratados imediatamente com, 288q
    os enfermos com SRAG, 288q
FPOO (Febres Prolongadas de Origem Obscura), 175-186
  > 6 meses, 176q
  conceito, 175
  conduta diagnóstica, 182
    abordagem, 182
      do paciente, 182q
      inicial, 182
    investigação laboratorial, 182
  de duração muito longa, 176q
  definições de, 175q
    de acordo com, 175q
      Durack & Street, 175q
      Mackowiak & Durack, 175q
  diagnóstico, 184
    razões que retardam o, 184
      principais, 184q
  episódicas, 176q
  etiologia, 176, 177q, 178q
    doenças inflamatórias, 180
      não infecciosas, 180
    em relação à frequência, 178q
    infecções, 178
    miscelânea, 180
    neoplasias, 180
    sem diagnóstico, 182
  evolução das, 185
  na última década, 177q
    causas emergentes de, 177q
  por drogas, 181q
    medicamentos envolvidos, 181q
  principais etiologias, 176q
    nas crianças, 176q
    nos idosos, 176q
  provas terapêuticas, 185
  recorrentes, 176q
FPV (Fosamprenavir)
  antirretroviral, 129
  IP, 129
FR (Febre Reumática)
  diagnóstico da, 571q
    critérios de Jones para, 571q
  por *S. pyogenes*, 570
Frinoísmo, 1071

FRVC (Febre Recorrente Veiculada por Carrapatos)
  abordagem diagnóstica, 729
  aspectos clínicos, 729
  controle, 730
  diagnóstico diferencial, 729
  epidemiologia, 728
  etiologia, 728
  imunologia, 728
  patogênese, 728
  profilaxia, 730
  tratamento, 730
FRVP (Febre Recorrente Veiculada por Piolhos)
  abordagem diagnóstica, 729
  aspectos clínicos, 729
  controle, 730
  diagnóstico diferencial, 729
  epidemiologia, 728
  etiologia, 728
  imunologia, 728
  patogênese, 728
  profilaxia, 730
  tratamento, 730
FTC (Entricitabina)
  antirretroviral, 127
  ITR, 127
Fungo(s)
  doenças por, 12, 189
    humanas, 12
      RI, 12
    na síndrome de mononucleose, 189
      Histoplasma capsulatum, 189
      Paracoccidioides brasiliensis, 189
      Paracoccidioides lutzii, 189
  infecções por, 219, 381
    no paciente imunocomprometido, 219
      aspergilose, 221
      Candida, 220
      criptococose, 221
      Pneumocystis jiroveci, 219
    oportunistas, 381
      na AIDS, 381
        Cryptococcus neoformans, 383
        do gênero *Candida*, 383
        Pneumocystis jirovecii, 381
  pneumonias por, 287, 289q-290q
    principais, 289q-290q
Furúnculo
  por *S. aureus*, 558

G

Gametócito(s)
  do *P. falciparum*, 898f
  do *P. malariae*, 898f
  do *P. vivax*, 897f
Ganciclovir
  mecanismo de ação, 118
Gangrena
  gasosa, 614
    por *Clostridium*, 614
      abordagem diagnóstica, 615
      aspectos clínicos, 615
      epidemiologia, 615
      etiologia, 614
      imunologia, 615

patogenia, 615
prevenção, 616
prognóstico, 616
tratamento, 616
Gastrite
  medicamentosa, 366
  relacionada com a AIDS, 366
Gastrodiscoidíase, 1014
Gastrointestinal
  acometimento, 686
    na brucelose, 686
Gel
  de agarose, 18f
  eletroforese em, 18f
Gene(s) de Resistência
  a antibióticos, 26q
    no diagnóstico, 26q
    de doenças infecciosas, 26q
Gênero
  Automeris, 1080f
    lepidóptero do, 1080f
  Bartonella, 379
    infecções por, 379
      na AIDS, 379
  Candida, 383
    infecções por, 383
      na AIDS, 383
  Corynebacterium, 588-593
    outras espécies do, 593
      infecções por, 593
    outras infecções pelo, 588-593
      outras espécies, 593
  filariose pelo, 959, 961
    Dirofilaria, 961
    Mansonella, 959
      M. ozzardi, 959
      M. perstans, 959
      M. streptocerca, 961
  infecções pelo, 555-574, 595-627, 629-636, 642-658, 666-677, 690-694, 721-730
    Bacillus, 598-604
      anthracis, 598
      cereus, 603
      outras espécies de, 604
    Borrelia, 721-730
      doença Lyme-símile brasileira, 727
      síndrome de Baggio-Yoshinari, 727
      SIRLS, 727
    Clostridium, 605-617
      botulismo, 609
      enterocolite pseudomembranosa, 612
      gangrena gasosa, 614
      síndrome do choque tóxico, 616
      tétano, 605
    Escherichia, 647-653
      E. coli, 647
    Haemophilus, 629-636
      H. influenzae, 629
        biogrupo *aegyptius*, 634
      outros *Haemophilus* spp., 635
    Klebsiella, 647-653
      abordagem diagnóstica, 652
      aspectos clínicos, 652
      etiologia, 651
      tratamento, 653

Legionella, 666-669
  abordagem diagnóstica, 667
  aspectos clínicos, 667
  controle, 668
  diagnóstico diferencial, 668
  epidemiologia, 666
  etiologia, 666
  patogênese, 666
  profilaxia, 668
  tratamento, 668
Listeria, 595-597
  abordagem diagnóstica, 597
  aspectos clínicos, 596
  controle, 597
  epidemiologia, 595
  etiologia, 595
  imunologia, 596
  patogênese, 596
  profilaxia, 597
  tratamento, 597
Moraxella, 629-636
  M. catarrhalis, 635
  outra *Moraxella* spp., 636
Neisseria, 618-627
  N. gonorrhoeae, 627
  N. meningitidis, 618
Pseudomonas, 670-677
  aspectos clínicos, 672
  controle, 676
  diagnóstico, 673
    diferencial, 673
  epidemiologia, 670
  etiologia, 670
  imunologia, 671
  patogênese, 671
  prevenção, 676
  tratamento, 673
Shigella, 642-646
  aspectos clínicos, 643
  ciclo infeccioso, 644*f*
  controle, 646
    vacinação, 646
  diagnóstico diferencial, 644
  epidemiologia, 642
  etiologia, 642
  patogenia, 643
  profilaxia, 646
  tratamento, 645
Staphylococcus, 553-562
  aspectos clínicos, 556
  com infecções associadas à produção de toxinas, 561
  controle, 562
  com infecções cutâneas, 556
  diagnóstico, 556
  do trato urinário, 560
  profilaxia, 562
  presença de infecções sistêmicas, 558
  presença de infecções subcutâneas, 556
  tratamento, 556
Streptococcus, 565-574
  aspectos clínicos, 566
  controle, 566
  diagnóstico, 566
  epidemiologia, 566
  etiologia, 565
  imunologia, 566
  patogênese, 566
  profilaxia, 566
  tratamento, 574
Vibrio, 654-658
  V. cholerae, 654
  V. parahaemolyticus, 658
  V. vulnificus, 658
Yersinia, 690-694
  Y. enterocolitica, 693
  Y. pseudotuberculosis, 693
Leishmania, 885*f*
  divisão taxonômica, 885*f*
Mycobacterium, 189
  doença por, 189
    na síndrome de mononucleose, 189
Staphylococcus, 557*q*
  com relevância clínica, 557*q*
    principais espécies, 557*q*
Streptococcus spp., 565*q*-566*q*
  classificação de Lancefield, 565*q*-566*q*
Genital
  candidose, 825
Genitourinário
  acometimento, 684
  na brucelose, 684
Geo-helmintíase(s)
  controle das, 327*f*
    estratégia de, 327*f*
Germe
  sensibilidade do, 90
    antibióticos e, 90
Gestante(s)
  malária em, 902*q*
    tratamento da, 902*q*
      por *P. ovale,* 902*q*
      por *P. vivax,* 902*q*
  vacinação de, 38
Giardia
  ciclo evolutivo da, 931*f*
  cisto de, 932*f*
  trofozoíto de, 932*f*
Giardia lamblia
  diarreia por, 325
    infecciosa, 325
Giardíase, 930-934
  aspectos clínicos, 932
  controle, 934
  diagnóstico, 933
  epidemiologia, 930
  etiologia, 930
  imunologia, 932
  patogênese, 932
  profilaxia, 934
  tratamento, 934
Ginecologia
  infecções em, 307-311
    DIP, 308
    VB, 307
Glicemia
  níveis de, 213
    manutenção dos, 213
      na sepse, 213
      no choque séptico, 213
Glomerulopatia(s)
  por imunocomplexos, 370
  relacionadas com a AIDS, 370
Gnathostoma spinigerum
  adulto imaturo de, 980*f*
    corte transversal de, 980*f*
  helmintos de, 981*f*
  ciclo evolutivo dos, 981*f*
Gnatostomíase
  aspectos clínicos, 980
  conceito, 980
  diagnóstico, 981
    diferencial, 981
  epidemiologia, 980
  etiologia, 980
  imunologia, 980
  patogênese, 980
  profilaxia, 981
  tratamento, 981
GNDA (Glomerulonefrite Difusa Aguda)
  pós-estreptocócica, 571
Gônada(s)
  manifestações nas, 370
    relacionadas com a AIDS, 370
Gonorreia
  abordagem diagnóstica, 313
  aspectos clínicos, 312
  conceito, 312
  corrimento uretral da, 313*f*, 314*f*
    manejo clínico de, 314*f*
      fluxograma para, 314*f*
  diagnóstico diferencial, 313
  epidemiologia, 312
  etiologia, 312
  imunologia, 312
  patogênese, 312
  tratamento, 313
    esquema de, 313*q*
Gotícula(s)
  doenças transmitidas por, 68
    cuidados pré-exposição, 68
  transmissão por, 69*q*-70*q*
    enfermidades de, 69*q*-70*q*
    medidas pós-exposição, 69*q*-70*q*
Griseofulvina
  antifúngico, 154

H

H. capsulatum (*Histoplasma capsulatum*), 807*f*
H. influenzae (*Haemophilus influenzae*)
  biogrupo *aegyptius,* 634
    abordagem diagnóstica, 635
    aspectos clínicos, 634
    controle, 635
    diagnóstico diferencial, 634
    epidemiologia, 634
    etiologia, 634
    imunologia, 634
    patogênese, 634
    profilaxia, 635
    tratamento, 635
  de cepas não tipáveis, 631
    abordagem diagnóstica, 632
    manifestações clínicas, 631
      bacteremia, 632
      conjuntivite, 632
      doenças invasivas, 632
      exacerbações de DPOC, 632

otite média, 632
pneumonia comunitária, 632
sepse, 632
  materna, 632
  neonatal, 632
sinusite, 632
profilaxia, 634
  vacinas para, 634
tratamento, 633
infecção pelo, 629
abordagem diagnóstica, 632
aspectos clínicos, 631
controle, 633
diagnóstico diferencial, 631
epidemiologia, 629
etiologia, 629
imunologia, 630
patogênese, 630
profilaxia, 633
tratamento, 633
não-tipável, 630f
outros *Haemophilus* spp., 635
tipo b, 631
abordagem diagnóstica, 632
controle, 633
manifestações clínicas, 631
  artrite séptica, 631
  bacteremia, 631
    sem doença localizada, 631
  celulite, 631
  empiema pleural, 631
  epiglotite, 631
  meningite, 631
  pneumonia, 631
profilaxia, 633
  vacinas para, 633
  quimioprofilaxia para, 634
tratamento, 633
Haemophilus
infecções pelo gênero, 629-636
H. influenzae, 629
  biogrupo *aegyptius*, 634
  outros *Haemophilus* spp., 635
Haemophilus spp.
outros, 635
Halofantrina
antiparasitário, 138
HAM/TSP (Mielopatia Associada ao HTLV-1/ Paraparesia Espástica Tropical)
aspectos clínicos, 404
Hanseníase, 738-747
acometimento por, 264f, 744f
  nasal, 264f
  neural, 744f
    incapacidades por, 744f
aspectos clínicos, 740
  classificação, 740, 741
    de Madri, 740
    de Ridley & Jopling, 741
    operacional, 744
  episódios reacionais, 744
  forma neural, 744
    primária, 744
  formas clínicas, 741q
    principais características, 741q
controle, 747
DD, 742f

diagnóstico, 738
DT, 742f
epidemiologia, 738
eritema nodoso, 745f
  hansênico, 745f
etiologia, 738
IVAS e, 263
lepromatosa, 743f
mal perfurante na, 744f
  plantar, 744f
prevenção, 747
tratamento, 745
  acompanhamento dos casos, 746
  dos estados reacionais, 746, 747q
  esquemas, 745q, 746
    preconizados para, 745q
    terapêuticos substitutivos, 746
  PQT, 746q
    doses para ajuste, 746q
tuberculoide, 741f
VV, 743f
Hantavírus
abordagem diagnóstica, 537
aspectos clínicos, 536
diagnóstico diferencial, 537
epidemiologia, 534
etiologia, 534
imunologia, 536
incidência de, 535f
  no mundo, 535f
infecções por, 538q
  diagnóstico de, 538q
    características dos testes, 538q
patogênese, 536
HAV (Vírus da Hepatite A), 479f
infecções por, 224
  transfusionais, 224
HBV (Vírus da Hepatite B)
coinfecção HIV, 381q
  tratamento da, 381q
    esquema antirretroviral, 381q
doenças por, 188
  na síndrome, 188
    de mononucleose, 188
infecções por, 225, 380
  na AIDS, 380
  transfusionais, 225
HCV (Vírus da Hepatite C)
infecções por, 225, 380
  na AIDS, 380
  transfusionais, 225
HDV (Vírus da Hepatite D)
infecções por, 225
  transfusionais, 225
Helminto(s)
ciclo evolutivo dos, 978f-979f, 981f
  Angiostrongylus cantonesis, 978f-979f
  Angiostrongylus costaricensis, 978f-979f
  de *Gnathostoma spinigerum*, 981f
diarreia por, 325
  infecciosa, 324
doenças causadas por, 190
  na síndrome de mononucleose, 190
    Schistosoma mansoni, 190
    Wuchereria bancrofti, 190
doenças humanas por, 14

RI nas, 14
infecções por, 15f
  RI nas, 15f
Loa loa, 959f
meningoencefalite por, 243
pneumonias por, 287
  principais, 292q-293q
Hematológico
acometimento, 686
  na brucelose, 686
Hematopoiese, 4f
Hemotransfusão
infecções por, 224-231
  por bactérias, 230
    contaminação bacteriana, 230
    outras infecções bacterianas, 231
    sífilis, 230
  por príons, 231
  por protozoários, 228
    babesiose, 229
    doença de Chagas, 229
    leishmaniose, 230
    malária, 228
    toxoplasmose, 230
  por vírus, 224
    CMV, 227
    HAV, 224
    HBV, 225
    HCV, 225
    HDV, 225
    hepatites não A-E, 226
    HEV, 226
    HTLV-I, 227
    HTLV-II, 227
    outros, 227, 228
      arbovírus, 227
      vírus, 228
    SIDA/AIDS, 226
    WNV, 227
portaria nº 158 de 04/02/2016, 224q
  Ministério da Saúde, 224q
Hepatite A
e biossegurança, 77
Hepatite(s) Viral(is), 398, 479-491
A, 479
  aspectos clínicos, 481
  diagnóstico, 481
  epidemiologia, 481
  etiologia, 479
  prevenção, 481
  tratamento, 481
aspectos etiológicos das, 480q
B, 482
  aspectos clínicos, 484
  diagnóstico, 484
  epidemiologia, 483
  etiologia, 482
  marcadores virais, 485f
    evolução dos, 485f
    resultados de, 485q
  medicamentos, 486q
    posologia dos, 486q
  profilaxia, 487
  tratamento, 486
C, 487
  aspectos clínicos, 487
  diagnóstico, 488

epidemiologia, 487
etiologia, 487
profilaxia, 489
tratamento, 488
  fármacos, 488q
  posologia, 488q
D, 489
  aspectos clínicos, 489
  diagnóstico, 489
  epidemiologia, 489
  etiologia, 489
  profilaxia, 489
  tratamento, 489
E, 490
  aspectos clínicos, 490
  diagnóstico, 490
  epidemiologia, 490
  etiologia, 490
  profilaxia, 490
  tratamento, 490
IRIS e, 397
não A-E, 226
  infecções por, 226
    transfusionais, 226
por outros vírus, 490
  HPgV, 490
  TTV, 490
Hepatoesplenomegalia
  na síndrome, 194, 196f
    de mononucleose, 194, 196f
Hepatomegalia
  na síndrome, 195f
    de mononucleose, 195f
Herpangina, 266
Herpes
  genital, 317, 413f
    abordagem diagnóstica, 318
    aspectos clínicos, 317
    conceito, 317
    controle, 318
    diagnóstico diferencial, 318
    epidemiologia, 317
    etiologia, 317
    profilaxia, 318
    tratamento, 318, 417q
  simples, 412f
Herpes-zóster
  aspectos clínicos, 430, 431f
  diagnósticos diferenciais, 432q
    na prática clínica, 432q
  IRIS e, 397
  lesão, 430f, 431f
    inicial, 430f
    pustular, 431f
    ulcerada, 431f
    vesicular, 431f
  tratamento, 433
    antiviral, 433
Heterofíase
  aspectos clínicos, 1014
  diagnóstico, 1014
  epidemiologia, 1014
  etiologia, 1014
  prevenção, 1014
  tratamento, 1014
HEV (Vírus da Hepatite E)
  infecções por, 226

transfusionais, 226
HHV (Herpes-Vírus Humano)
  doenças por, 188
    na síndrome, 188
      de mononucleose, 188
Hidradenite
  supurativa, 559
    por S. aureus, 559
Himenolepíase, 1021
Himenopterismo, 1078
  abelhas, 1079
  formigas, 1079
  vespas, 1079
Hipersensibilidade
  reações de, 190
    aos fármacos, 190
      na síndrome de mononucleose, 190
Histoplasma capsulatum
  doença por, 189
    na síndrome, 189
      de mononucleose, 189
Histoplasmose, 807-811
  abordagem diagnóstica, 809
  aspectos clínicos, 808
    africana, 809
    assintomática, 808
    disseminada, 808
    oportunista, 809
    pulmonar, 808
      aguda, 808
      crônica, 808
  controle, 811
  diagnóstico diferencial, 809
  epidemiologia, 807
  etiologia, 807
  imunologia, 808
  patogênese, 808
  profilaxia, 811
  tratamento, 810q, 811
    farmacológico, 810q
HIV (Vírus da Imunodeficiência Humana), 30
  ciclo biológico do, 357f
  coinfecção HBV, 381q
    tratamento da, 381q
      esquema antirretroviral, 381q
  doenças por, 188
    na síndrome, 188
      de mononucleose, 188
  encefalopatia por, 364
    relacionada com a AIDS, 364
  infecção por, 73, 353-372
    aguda, 363-372
      aspectos, 363q
      situações clínicas, 364
    diagnóstico, 353-362
      fluxograma de, 359f-361f
        amostra de sangue, 361f
        fluido oral, 360f
        teste rápido, 359f
    epidemiologia, 353-362
    histórico, 353-362
    patogênese, 353-362
      bases patogênicas, 356
  IRIS associada ao, 395-399
    diagnóstico, 398
    e infecção, 396

criptocócica, 397
e CMV, 397
e hepatites virais, 398
e herpes-zóster, 397
e SK, 398
JCV, 397
micobacteriana, 396
pelo Pneumocystis jirovecii, 397
    manejo, 399
      recomendações de, 399
    manifestações clínicas, 396
    patogênese, 395
    patógenos associados, 396q
      e apresentações clínicas, 396q
    prevenção, 399
    sequência de eventos, 395f
    tratamento, 399
  nefropatia associada ao, 369
  nocardiose e, 787
  pacientes com, 673
    infecção em, 673
      por P. aeruginosa, 673
  PEP ao, 73q
    esquemas de, 73q
HM (Higienização das Mãos)
  IACS e, 339
    aspectos importantes, 341
    com água, 341
      e sabão antisséptico, 341
    com preparações alcóolicas, 340
    conceito, 339
    itens envolvidos, 340
    quando fazer, 340
Hoagland
  sinal de, 195
    na síndrome, 195
      de mononucleose, 195
Holter
  na doença de Chagas, 858
Homem(ns)
  ITU em, 299
    aspectos clínicos, 299
Homeostase
  ao caos, 204
  sepse e, 204
Homo sapiens
  encontro entre patógeno e, 201
    mediação pela RI inata, 201
  relações entre patógenos e, 3-15
    SI, 3-15
      citocinas, 5
      "papéis" na homeostase, 3-15
        organização, 3
      RI, 5, 7
        adaptativa, 7
        aos agentes infecciosos, 9
        inata, 5
        antígenos, 5
        apresentação de, 6, 8f
Hordéolo
  por S. aureus, 559
HPgV (Pegivírus Humano)
  hepatite por, 490
HPV (Papilomavírus Humano)
  infecção pelo, 320
    anogenital, 320
      condiloma acuminado, 320

lesões por, 368
  relacionadas com a AIDS, 368
HSV (Herpes *Simplex* Vírus)
  infecção por, 379, 409-
    abordagem diagnóstica, 415
    aspectos clínicos, 412
      impacto social, 415
    controle, 417
    diagnóstico diferencial, 415
    epidemiologia, 410
    etiologia, 409
    imunologia, 410
    na AIDS, 379
    patogênese, 410
    profilaxia, 417
    tratamento, 415
HTLV (Vírus Linfotrópico Humano de Células T), 224
HTLV-I (Vírus Linfotrópico Humano de Células T I)
  ciclo de vida, 402*f*
  dermatite infecciosa associada ao, 404*q*
    critérios para o diagnóstico, 404*q*
  HTLV-2, 403*f*
    comparativo da patobiologia, 403*f*
  infecções por, 227
    transfusionais, 227
HTLV-II (Vírus Linfotrópico Humano de Células T II)
  infecções por, 227
    transfusionais, 227
Humana(s)
  filaríases, 952*q*-953*q*
    aspectos significativos das, 952*q*-953*q*
    súmula dos, 952*q*-953*q*
Humano(s)
  microfilárias encontradas em, 951*q*
    características morfológicas de, 951*q*
HVA (Vírus da Hepatite A)
  doenças por, 188
    na síndrome, 188
      de mononucleose, 188
HVB (Vírus da Hepatite B)
  anticorpos correlatos, 482*f*
  antígenos principais, 482*f*
  ciclo de replicação viral, 483*f*

I

IACS (Infecções Associadas aos Cuidados de Saúde), 582
  aspectos históricos, 336
  controle das, 336-350
  prevenção das, 336-350
    do trato respiratório, 345
      pneumonia, 345
    HM, 339
      aspectos importantes da, 341
      com água e sabão antisséptico, 341
      com preparações alcóolicas, 340
      conceito, 339
      itens envolvidos, 340
      quando fazer, 340
    ICS, 343
      cálculo de indicadores, 344
      IPCS laboratorial, 344*q*
        definição de, 344*q*
      medidas de, 344

ISC, 341
  classificação da, 342*f*
  critérios diagnósticos, 342
  definição, 341
  medidas de, 343
  sítios específicos, 342*q*
ITU, 348
  critérios diagnósticos, 349*q*
  definições, 349
  indicadores, 350
  medidas de, 350
IC (Insuficiência Cardíaca)
  na doença de Chagas, 860
    tratamento, 860
ICS (Infecção da Corrente Sanguínea)
  IACS e, 343
  cálculo de indicadores, 344
  IPCS laboratorial, 344*q*
    definição de, 344*q*
  medidas de, 344
ICSRC (Infecção da Corrente Sanguínea Relacionada com Cateter)
  IPCS laboratorialmente confirmada e, 345*q*
  diferença entre, 345*q*
Icterícia
  na síndrome, 194
    de mononucleose, 194
Idoso(s)
  ITU em, 299
    aspectos clínicos, 299
  vacinação de, 38
Idoxuridina
  mecanismo de ação, 119
IDV (Indinavir)
  antirretroviral, 129
  IP, 129
IFN (Interferon)
  mecanismo de ação, 119
Ig (Imunoglobulina)
  estrutura, 11*f*
  tipos de, 34
    hiperimune, 34
    padrão, 34
IGHAV (Imunoglobulina Antivaricela-Zóster)
  administração de, 436*q*
    contraindicações da, 436*q*
    indicações da, 436*q*
Imidazol(óis)
  antifúngico, 151
    cetoconazol, 151
    clotrimazol, 153
    miconazol, 152
Impetigo
  por *S. aureus*, 559
  por *S. pyogenes*, 568
Imunidade
  ativa, 34
    tipos de vacinas, 34
  inflamação e, 202
    sepse entre a, 202
  passiva, 33
  sepse e, 201
Imunização
  antitetânica, 609*q*
    para mulheres, 609*q*

em idade fértil, 609*q*
  princípios da, 33
    imunobiológicos e, 33
Imunobiológico(s), 32-41
  anticorpos, 34
  imunidade, 33
    ativa, 34
      tipos de vacinas, 34
    passiva, 33
  imunização, 33
    princípios da, 33
  manuseio de, 37
    rede de frios e, 37
  soro, 34
    heterólogo, 34
    homólogo, 34
      específico, 34
  tipos de Ig, 34
    hiperimune, 34
    padrão, 34
  vacinação, 37
    calendário nacional, 41*f*
    de adolescentes, 38
    de adultos, 38
    de crianças, 37, 38
      prematuras, 38
    de gestantes, 38
    de idosos, 38
    de profissionais de saúde, 40
    de viajantes, 40
    e aleitamento materno, 38
    e doenças crônicas, 39
    e imunossupressão, 39
    em condições clínicas, 38
      especiais, 38
  vacinas, 35
    contraindicações, 36
    eventos adversos, 36
      notificação de, 36
    precauções, 36
    recomendações, 35
    segurança vacinal, 36
Imunocomplexo(s)
  glomerulopatias por, 370
    relacionadas com a AIDS, 370
Imunocomprometido
  toxoplasmose no, 917
Imunodifusão
  teste de, 28
    no diagnóstico, 28
      de doenças infecciosas, 28
Imunofluorescência
  direta, 29*f*
  indireta, 29*f*
  teste de, 29
    no diagnóstico, 29
      de doenças infecciosas, 29
Imunossupressão
  vacinação e, 39
Índice de Gravidade
  da pneumonia, 280*q*
    escore de pontos utilizado, 280*q*
Infecção(ões)
  bacterianas, 11, 231
    extracelulares, 11
    intracelulares, 12
    transfusionais, 231

outras, 231
estreptocócicas, 569q, 574
  tratamento das, 569q, 574
    perspectivas, 574
foco de, 91
  concentração no, 91
    absorção, 91
    administração, 91
    concentração, 95
    distribuição tissular, 93
    dose, 95
    eliminação, 95
    farmacocinética dos
      antimicrobianos, 91
    metabolismo, 95
FPOO e, 178
fúngicas, 334
  osteoarticulares, 334
    diagnóstico, 334
    tratamento, 334
humanas, 401-405
  por vírus linfotrópicos humanos, 401-405
    aspectos clínicos, 403
      ATL, 403
      HAM/TSP, 404
      outras desordens, 404
    diagnóstico laboratorial, 404
    epidemiologia, 401
    etiologia, 401
    fisiopatologia, 402
    profilaxia, 405
    transmissão, 401
    tratamento, 404
intestinais, 928
  por Urbanorum spp., 928
IRIS e, 396
  criptocócica, 397
    pelo Pneumocystis jirovecii, 397
  micobacteriana, 396
no paciente imunocomprometido, 217-223
  bactérias, 222
    Gram-negativas, 222
    Gram-positivas, 222
  fungos, 219
    aspergilose, 221
    Candida, 220
    criptococose, 221
    Pneumocystis jiroveci, 219
  vírus, 217
    CMV, 217
    JCV, 219
    respiratórios comunitários, 217
nos serviços de saúde, 159-350
  choque séptico, 199-215
  diarreias infecciosas, 322-327
  EI, 244-257
  em ginecologia, 307-311
    DIP, 308
    VB, 307
  febre, 161-164
  FPOO, 175-186
  IACS, 336-350
    controle das, 336-350
    prevenção das, 336-350
  IST, 312-321

ITU, 295-306
IVAS, 259-271
meningoencefalites, 233-243
osteoarticulares, 329-335
paciente imunocomprometido, 217-223
pleuropulmonares, 272-293
pneumonias, 272-293
por hemotransfusão, 224-231
rash cutâneo, 161-164
sepse, 199-215
oportunistas, 373-388
  diagnóstico, 373-388
  manifestações clínicas, 373-388
  na AIDS, 373-388
    por bactérias, 374
      micobacterioses não tuberculosas, 376
      pelo gênero Bartonella, 379
      sífilis, 377
      TB, 374
    por fungos, 381
      Cryptococcus neoformans, 383
      do gênero Candida, 383
      Pneumocystis jirovecii, 381
    por protozoários, 384
      Toxoplasma gondii, 384
      Trypanosoma cruzi, 386
    por vírus, 379
      CMV, 380
      HBV, 380
      HCV, 380
      HSV, 379
      VZV, 380
    profilaxia das, 386
      antimicrobiaas, 387q
      vacinas em PVHIV, 387q
  profilaxia, 373-388
  tratamento, 373-388
pelo HIV, 353-372
  aguda, 363-372
    aspectos da, 363q
    situações clínicas, 364
  diagnóstico, 353-362
    fluxograma de, 359f-361f
      amostra de sangue, 361f
      fluido oral, 360f
      teste rápido, 359f
  epidemiologia, 353-362
  histórico, 353-362
  patogênese, 353-362
    bases patogênicas, 356
pelo HPV, 320
  anogenital, 320
  condiloma acuminado, 320
pneumocócicas, 575-580
  abordagem diagnóstica, 577
  aspectos clínicos, 576
    meningite pneumocócica, 576
    outras infecções, 577
    pneumonia pneumocócica, 576
    S. pneumoniae, 576
    OMA por, 577
    sepse por, 576
  controle, 580
  diagnóstico, 577, 578
    diferencial, 577

    radiológico, 578
      radiografia de tórax, 578
      TC de tórax, 578
  epidemiologia, 575
  etiologia, 575
  imunologia, 575
  patogênese, 575
  profilaxia, 580
  tratamento, 578
    antimicrobianos no, 579q
pneumocócicas, 575-580
  abordagem diagnóstica, 577
  aspectos clínicos, 576
    meningite pneumocócica, 576
    outras infecções, 577
    pneumonia pneumocócica, 576
    S. pneumoniae, 576
    OMA por, 577
    sepse por, 576
  controle, 580
  diagnóstico, 577, 578
    diferencial, 577
    radiológico, 578
      radiografia de tórax, 578
      TC de tórax, 578
  epidemiologia, 575
  etiologia, 575
  imunologia, 575
  patogênese, 575
  profilaxia, 580
  tratamento, 578
    antimicrobianos no, 579q
por Acinetobacter, 678-684
  aspectos clínicos, 679
  conceito, 678
  controle, 679
  diagnóstico, 679
  epidemiologia, 678
  etiologia, 678
  imunologia, 678
  patogênese, 678
  profilaxia, 679
  prognóstico, 679
  tratamento, 679
por Bacillus, 598-604
  B. anthracis, 598
  B. cereus, 603
  outras espécies de, 604
por Bartonella, 695-700
  conceito, 695
  controle, 699
  diagnóstico, 698
    diferencial, 698
  epidemiologia, 695
  etiologia, 696
  imunologia, 696
  manifestações clínicas, 696
    AB, 698
    DAG, 697
    endocardite, 697
    febre, 697
      das trincheiras, 697
      de Oroya, 697
    outras, 698
    PH, 698
    verruga peruana, 697
  patogênese, 696

prevenção, 699
tratamento, 699
por *Borrelia*, 721-730
   doença Lyme-símile brasileira, 727
   síndrome de Baggio-Yoshinari, 727
   SIRLS, 727
por *Burkholderia*, 678-684
   aspectos clínicos, 681
   conceito, 679
   controle, 681
   diagnóstico, 681
   epidemiologia, 680
   etiologia, 680
   imunologia, 680
   patogênese, 680
   profilaxia, 681
   prognóstico, 681
   tratamento, 681
por *Campylobacter*, 660-665
   aspectos, 660, 664
      clínicos, 664
      gerais, 660
   controle, 665
   diagnóstico, 664
   epidemiologia, 662
   etiologia, 661
   imunologia, 663
   patogênese, 663
   profilaxia, 665
   prognóstico, 665
   tratamento, 664
por *Clostridium*, 605-617
   botulismo, 609
   enterocolite pseudomembranosa, 612
   gangrena gasosa, 614
   síndrome do choque tóxico, 616
   tétano, 605
por CMV, 217, 227, 380, 419-425
   abordagem diagnóstica, 423
   aspectos clínicos, 420
      congênita, 420
      perinatal, 421
      pós-natal, 421
   controle, 425
   diagnóstico diferencial, 422
   epidemiologia, 419
   etiologia, 419
   imunologia, 420
   na AIDS, 380
   no paciente imunocomprometido, 217
   patogênese, 420
   profilaxia, 425
   transfusionais, 227
   tratamento, 423
por *Corynebacterium*, 588-593
   outras espécies, 593
por CoVs, 503-521
   abordagem diagnóstica, 514
   aspectos clínicos, 509
   controle, 519
   diagnóstico diferencial, 514
   epidemiologia, 504
   etiologia, 503
   imunologia, 507
   patogênese, 507
   prevenção, 519
   tratamento, 518

por EBV, 437-442
   complicações agudas, 441q
   diagnóstico, 441
   epidemiologia, 437
   etiologia, 437
   manifestações clínicas, 440
   patogênese, 438
      carcinoma da nasofaringe, 439
      LB, 440
      LH, 440
      oncogênese, 439
      PTLD, 440
   prognóstico, 442
   tratamento, 442
por *Enterococcus*, 582-587
   abordagem diagnóstica, 585
   aspectos clínicos, 583
      bacteremia, 584
      da pele, 584
      de tecidos moles, 584
      endocardite, 584
      intra-abdominais, 584
      ITU, 584
   controle, 586
   diagnóstico diferencial, 584
   epidemiologia, 583
   etiologia, 582
   imunologia, 583
   patogênese, 583
   profilaxia, 586
   tratamento, 585
      infusão de antimicrobianos, 585
por *Escherichia*, 647-653
   E. coli, 647
por *Haemophilus*, 629-636
   H. influenzae, 629
      biogrupo *aegyptius*, 634
   outros *Haemophilus* spp., 635
por helmintos, 15f
   RI nas, 15f
por hemotransfusão, 224-231
   por bactérias, 230
      contaminação bacteriana, 230
      outras infecções bacterianas, 231
      sífilis, 230
   por príons, 231
   por protozoários, 228
      babesiose, 229
      doença de Chagas, 229
      leishmaniose, 230
      malária, 228
      toxoplasmose, 230
   por vírus, 224
      CMV, 227
      HAV, 224
      HBV, 225
      HCV, 225
      HDV, 225
      hepatites não A-E, 226
      HEV, 226
      HTLV-I, 227
      HTLV-II, 227
      outros, 227, 228
         arbovírus, 227
         vírus, 228
      SIDA/AIDS, 226
      WNV, 227

   portaria nº 158 de 04/02/2016, 224q
   Ministério da Saúde, 224q
por HSV, 409-418
   abordagem diagnóstica, 415
   aspectos clínicos, 412
      impacto psicossocial, 415
   controle, 417
   diagnóstico diferencial, 415
   epidemiologia, 410
   etiologia, 409
   imunologia, 410
   patogênese, 410
   profilaxia, 417
   tratamento, 415
      herpes genital, 417q
por *Klebsiella*, 647-653
   abordagem diagnóstica, 652
   aspectos clínicos, 652
      bacteremia, 652
      celulite, 652
      infecções, 652
         abdominais, 652
         de partes moles, 652
         intestinais, 653
         musculares, 652
         pélvicas, 652
      ITU, 652
      meningoencefalite, 653
      pneumonia, 652
      sepse, 652
   etiologia, 651
   tratamento, 653
por *Legionella*, 666-669
   abordagem diagnóstica, 667
   aspectos clínicos, 667
   controle, 668
   diagnóstico diferencial, 668
   epidemiologia, 666
   etiologia, 666
   patogênese, 666
   profilaxia, 668
   tratamento, 668
por *Listeria*, 595-597
   abordagem diagnóstica, 597
   aspectos clínicos, 596
   controle, 597
   epidemiologia, 595
   etiologia, 595
   imunologia, 596
   patogênese, 596
   profilaxia, 597
   tratamento, 597
por MNT, 763-768
   abordagem diagnóstica, 765
   aspectos clínicos, 764
      de ossos, 765
      de pele, 765
      de tecidos moles, 765
      disseminada, 765
      doença pulmonar, 764
      linfadenite, 765
   controle, 768
   diagnóstico, 765, 767f
      diferencial, 765
      fluxograma de, 767f
   epidemiologia, 763
   etiologia, 763

imunologia, 764
patogênese, 764
profilaxia, 768
tratamento, 767
  esquema de, 768q
por *Moraxella*, 629-636
  M. catarrhalis, 635
  outra *Moraxella* spp., 636
por *Neisseria*, 618-627
  N. gonorrhoeae, 627
  N. meningitidis, 618
por nematódeos, 964-985
  angiostrongilose, 977
  gnatostomíase, 980
  intestinais, 964-975
    ancilostomíase, 966
    ascaridíase, 964
    enterobíase, 972
    estrongiloidíase, 969
    tricuríase, 971
  lagoquilascaríase, 982
  triquinelose, 983
por parvovírus, 443-446
  abordagem diagnóstica, 445
  aspectos clínicos, 444
  diagnóstico diferencial, 445
  epidemiologia, 443
  etiologia, 443
  imunologia, 443
  patogênese, 443
  profilaxia, 445
  tratamento, 445
por patógenos específicos, 73
  HIV, 73
  Trypanosoma cruzi, 74
  VHB, 74
  VHC, 74
por príons, 75
  e biossegurança, 75
por *Pseudomonas*, 670-677
  aspectos clínicos, 672
    auriculares, 672
    bacteremia, 672
    de partes moles, 672
    de pele, 672
    endocardite, 672
    ITU, 672
    oculares, 672
    outras, 673
    por *P. aruginosa*, 673
      em pacientes com HIV/AIDS, 673
    pulmonares, 672
  controle, 676
  diagnóstico, 673
    diferencial, 673
  epidemiologia, 670
  etiologia, 670
  imunologia, 669
  manejo clínico, 674f
    algoritmo para, 674f
  patogênese, 669
    adesinas, 669
    enzimas secretadas, 669
    resistência aos antimicrobianos, 669
    toxinas secretadas, 669
  prevenção, 676
  tratamento, 673

opções de, 676q-677q
por retrovírus, 351-405
  outras, 351-405
    AIDS e, 351-405
    vírus linfotrópicos humanos, 401-405
por robovírus, 534-539
  arenavírus, 538
    abordagem diagnóstica, 538
    aspectos clínicos, 537
    diagnóstico diferencial, 537
    epidemiologia, 535
    etiologia, 534
    imunologia, 536
    patogênese, 536
  controle, 539
  esquema de transmissão, 536f
  hantavírus, 537
    abordagem diagnóstica, 537
    aspectos clínicos, 536
    diagnóstico diferencial, 537
    epidemiologia, 534
    etiologia, 534
    imunologia, 536
    patogênese, 536
  profilaxia, 539
  testes diagnósticos, 538q
    características, 538q
  tratamento, 538
por *Shigella*, 642-646
  aspectos clínicos, 643
  ciclo infeccioso, 644f
  controle, 646
    vacinação, 646
  diagnóstico diferencial, 644
  epidemiologia, 642
  etiologia, 642
  patogenia, 643
  profilaxia, 646
  tratamento, 645
por *Staphylococcus*, 555-564
  aspectos clínicos, 558
  associadas à produção de toxinas, 563
  controle, 564
  cutâneas, 558
  diagnóstico, 558
  do trato urinário, 562
  etiologia, 555
  profilaxia, 564
  sistêmicas, 560
  subcutâneas, 558
  tratamento, 558
por *Stenotrophomonas*, 678-684
  aspectos clínicos, 683
  conceito, 682
  controle, 683
  diagnóstico, 683
  epidemiologia, 682
  etiologia, 682
  imunologia, 682
  patogênese, 682
  profilaxia, 683
  prognóstico, 683
  tratamento, 683
por *Streptococcus*, 565-574
  aspectos clínicos, 566
  controle, 566

diagnóstico, 566
epidemiologia, 566
etiologia, 565
imunologia, 566
patogênese, 566
profilaxia, 566
tratamento, 574
por trematódeos, 1003-1014
  biliares, 1003-1014
  intestinais, 1003-1014
  pulmonares, 1003-1014
por *Urbanorum*, 924-929
por *Vibrio*, 654-658
  V. cholerae, 654
  V. parahaemolyticus, 658
  V. vulnificus, 658
por vírus respiratórios, 492-501
  abordagem diagnóstica, 496
  aspectos clínicos, 496
  controle, 501
  epidemiologia, 494
  etiologia, 492
  imunologia, 496
  patogênese, 496
  profilaxia, 501
  tratamento, 496
  VSR, 494f
por VVZ, 427-436
  abordagem diagnóstica, 432
  aspectos clínicos, 428
    herpes-zóster, 430, 431f
    varicela, 428, 429f
  controle, 434
  diagnóstico diferencial, 432
    da varicela, 432q
    do herpes-zóster, 432q
  epidemiologia, 427
  etiologia, 427
  imunologia, 428
  patogênese, 428
  profilaxia, 434
  tratamento, 432
    da infecção bacteriana, 433
    da neurite, 433
    na varicela, 432
    no herpes-zóster, 433
por *Yersinia*, 690-694
  Y. enterocolitica, 693
  Y. pseudotuberculosis, 693
que causam úlcera, 416f
  genital, 416f
  manejo, 416f
rash em, 163f
  diferentes, 163f
  caracterização, 163f
respiratórias agudas, 492q-493q
  vírus associados, 492q-493q
    aspectos gerais, 492q-493q
virais, 496
  do trato respiratório inferior, 500
    bronquite aguda, 500
    pneumonia viral, 500
  do trato respiratório superior, 496
    faringite, 499
    resfriado comum, 496
    rinossinusite, 498
Infiltrado

intersticial, 278f
  padrão de, 278f
    pneumonia com, 278f
Inflamação
  e imunidade, 202
    sepse entre a, 202
  sepse e, 201
Influenza, 524-533
  A, 526f
    replicação no epitélio pulmonar, 526f
  abordagem diagnóstica, 530
    testes diagnósticos, 530
  aspectos clínicos, 528
  complicações, 529
    elevado risco de, 529q
  controle, 532
  epidemiologia, 524
  etiologia, 524
  imunologia, 525
  IVAS e, 270
  patogênese, 525
  profilaxia, 532
  quimioprofilaxia para, 533q
    esquemas antivirais, 533q
    indicações de, 533q
  tratamento, 531
    antiviral, 531
      dose, 531
      duração, 531
      escolha da droga, 531
      gravidez, 532
      momento do início, 531
      populações-alvo, 531
Infusão
  de antimicrobianos, 585
    nas infecções, 585
      por *Enterococcus*, 585
Inibidor(es)
  antirretrovirais, 130, 131
    da fusão viral, 130
      T2O, 130
    da integrase, 130
      DTG, 130
      RAL, 131
    de entrada, 131
      MVQ, 131
Insuficiência
  relacionada com a AIDS, 370
  renal, 370
Interação
  medicamentosa, 841
    na aspergilose, 841
Intertriginosa
  candidose, 824
Intestinal(is)
  infecções, 648, 653
    por *E. coli*, 648
    por *K. oxytoca*, 653
Intoxicação
  alimentar, 563
    por *S. aureus*, 563
Intra-abdominal(is)
  infecções, 584
    por *Enterococcus*, 584
Intraoral
  candidose, 825
Invertebrado(s)

acidentes por, 1071-1084
  acaridismo, 1082
  cnidarismo, 1083
  coleopterismo, 1080
  equinodermismo, 1082
  erucismo, 1080
  himenopterismo, 1078
    abelhas, 1079
    formigas, 1079
    vespas, 1079
  lepdopterismo, 1080
  molucismo, 1082
  pentastomíase, 1078
  poriferismo, 1084
  quilopodismo, 1080
Iodeto
  de potássio, 154
    antifúngico, 154
IP (Inibidores de Protease)
  antirretrovirais, 129
    ATV, 129
    DRV, 129
    FPV, 129
    IDV, 129
    LPV, 129
    NFV, 129
    RTV, 130
    SQV, 130
    TPV, 130
IPCS (Infecção Primária da Corrente
    Sanguínea), 343
  laboratorial, 344q
    associada a cateter central, 344q
      definição de, 344q
  laboratorialmente confirmada, 345q
    e ICSRC, 345q
      diferença entre, 345q
IRIS (Síndrome de Reconstituição Imune/
    *Immune Reconstitution Inflamatory
    Syndrome*)
  associada ao HIV, 395-399
    diagnóstico, 398
    e infecção, 396
      criptocócica, 397
      e CMV, 397
      e hepatites virais, 398
      e herpes-zóster, 397
      e SK, 398
      JCV, 397
      micobacteriana, 396
      pelo *Pneumocystis jirovecii*, 397
    manejo, 399
      recomendações de, 399
    manifestações clínicas, 396
    patogênese, 395
    patógenos associados, 396q
      e apresentações clínicas, 396q
    prevenção, 399
    sequência de eventos na, 395f
    tratamento, 399
Irritação
  meníngea, 235f
    sinais de, 235f
      pesquisa dos, 235f
ISC (Infecção do Sítio Cirúrgico)
  IACS e, 341
    classificação da, 342f

critérios diagnósticos, 342
definição, 341
medidas de, 343
sítios específicos, 342q
ISC/OC (Infecção do Sítio Cirúrgico Órgão/
    Cavidade)
  sítios específicos, 342q
Isosporíase, 940-942
  aspectos clínicos, 940
  controle, 941
  epidemiologia, 940
  etiologia, 940
  imunologia, 940
  patogênese, 940
  profilaxia, 941
  tratamento, 941
IST (Infecções Sexualmente Transmissíveis),
    312-321
  cancroide, 313
  donovanose, 316
  gonorreia, 312
  herpes genital, 317
  HPV, 320
    anogenital, 320
      condiloma acuminado, 320
  LV, 319
ITR (Inibidores da Transcriptase Reversa)
  antirretrovirais, 126
    3TC, 127
    ABC, 126
    AZT, 128
    d4T, 127
    ddC, 128
    ddt, 126
    DLV, 126
    EFV, 127
    ETR, 127
    FTC, 127
    NVP, 128
    TDF, 128
Itraconazol
  antifúngico, 153
ITU (Infecções do Trato Urinário), 295-306
  abordagem do paciente, 301
  aspectos clínicos, 299
    cistite, 299
    em homens, 299
    em idosos, 299
    em mulheres, 299
    ITU aguda, 300
      complicada, 300
    pielonefrite, 299
  diagnóstico, 301
  epidemiologia, 296
  etiologia, 296, 297q-298q
  IACS e, 348
    critérios diagnósticos, 349q
    definições, 349
    indicadores, 350
    medidas de prevenção, 350
  por *E. coli*, 649
  por *Enterococcus*, 584
  por *K. pneumoniae*, 652
  por *Pseudomonas*, 672
  por *S. aureus*, 562
  profilaxia, 306
  tratamento, 302, 303q-305q

ÍNDICE REMISSIVO

IVAS (Infecções de Vias Aéreas Superiores), 259-271
  COVID-19, 270
  desenvolvimento de, 259q
    principais patógenos no, 259q
  faringoamigdalites, 265
    angina, 265, 266
      agranulocítica, 267
      de Plaut-Vincent, 266
      difteroide, 266
      eritemato-pultácea, 266
      eritematosa, 265
      fusoespiralar, 266
      gangrenosa, 266
      monocítica, 267
      necrosante, 266
      pseudomembranosa, 266
      sifilítica, 267
    cancro *oris*, 268
    difteria, 266, 267q
      tratamento da, 267q
    estomatite ulcerativa, 268
      necrosante, 268
    febre ganglionar, 267
      de Pfeiffer, 267
    herpangina, 266
    MI, 267
    Noma, 268
  hanseníase, 263
    acometimento nasal por, 264f
  influenza, 270
  lagoquilascaríase, 271
  laringites, 268
    catarral aguda, 268
    crupe, 268
    epiglotite aguda, 268
    específicas, 269
    fusoespiralar, 268
    laringotraqueobronquite, 268
      viral, 268
  mucormicose, 263
    rinocerebral, 263
  otites, 269
    externas, 269
      maligna, 269
      necrotizante, 269
    média, 270
      aguda, 270
      crônica, 270
  rinosporidiose, 265
  rinossinusites, 259
    aguda, 260
    crônica, 260
  tratamento, 261q-262q
Ivermectina
  antiparasitário, 138
  doses recomendadas, 1030q
Ixodidiose
  importância médica, 55
    borreliose, 56
    erliquiose, 56
    febre Q, 56

J

JCV (John Cunningham Vírus)
  infecções por, 219
    no paciente imunocomprometido, 219

IRIS e, 397

K

K. granulomatis (*Klebsiella granulomatis*)
  infecções por, 652
    pélvicas, 652
K. oxytoca (*Klebsiella oxytoca*)
  infecções por, 653
    intestinais, 653
K. pneumoniae (*Klebsiella pneumoniae*), 651f
  infecções por, 652
    abdominais, 652
  ITU por, 652
  meningoencefalite por, 652
  pneumonia por, 652
Klebsiella
  infecções pelo gênero, 647-653
    abordagem diagnóstica, 652
    aspectos clínicos, 652
      bacteremia, 652
      celulite, 652
      infecções, 652
        abdominais, 652
        de partes moles, 652
        intestinais, 653
        musculares, 652
        pélvicas, 652
      ITU, 652
      meningoencefalite, 653
      pneumonia, 652
      sepse, 652
    etiologia, 651
    tratamento, 653

L

Lachesis muta
  dentição de, 1048f
  solenóglifa, 1048f
Lagarto(s)
  acidentes por, 1046-1055
Lagochilascaris minor
  ciclo biológico de, 982f
Lagoquilascaríase
  ciclo de vida, 982
  diagnóstico, 983
  IVAS e, 271
  quadro clínico, 983
  tratamento, 983
Lancefield
  classificação de, 565q-566q
    do gênero, 565q-566q
    Streptococcus spp., 565q-566q
  Streptococcus de, 567f, 573
    do grupo A de, 567f
      evasão da imunidade inata, 567f
    do grupo C, 573
    do grupo D, 573
    do grupo G, 573
Laringe
  manifestações na, 371
    relacionadas com a AIDS, 371
Laringite(s)
  catarral aguda, 268
  crupe, 268
  epiglotite aguda, 268

  específicas, 269
  fusoespiralar, 268
  laringotraqueobronquite, 268
    viral, 268
Laringotraqueobronquite
  viral, 268
Larva migrans
  cutânea, 58, 986-989
    abordagem diagnóstica, 989
    aspectos clínicos, 986
    controle, 989
    diagnóstico diferencial, 989
    epidemiologia, 986
    etiologia, 986
    importância médica, 58
    imunologia, 986
    lesões, 58f
    patogênese, 986
    profilaxia, 989
    trajeto da, 988f
      serpiginoso, 988f
    tratamento, 989
  visceral, 986-989
    abordagem diagnóstica, 989
    aspectos clínicos, 986
    controle, 989
    diagnóstico diferencial, 989
    epidemiologia, 986
    etiologia, 986
    imunologia, 986
    patogênese, 986
    profilaxia, 989
    tratamento, 989
Larva(s)
  de *C. hominovorax*, 1040f
  de *D. hominis*, 1039f
Latrodectismo, 1060
Latrodectus
  acidentes por, 1062q
    abordagem terapêutica dos, 1062q
Latrodectus aff. Curacaviensis, 1058f
Lavagem
  das mãos, 65f
    etapas adequadas, 65f
LB (Linfoma de Burkitt)
  na infecção, 440
    por EBV, 440
LCD (Leishmaniose Cutânea Difusa)
  aspectos clínicos, 887
LCL (Leishmaniose Cutânea Localizada)
  aspectos clínicos, 886
Lectina(s)
  ativação das, 7f
    sistema complemento, 7f
Legionella
  infecções pelo gênero, 666-669
    abordagem diagnóstica, 667
    aspectos clínicos, 667
    controle, 668
    diagnóstico diferencial, 668
    epidemiologia, 666
    etiologia, 666
    patogênese, 666
    profilaxia, 668
    tratamento, 668
Leishmania
  ciclo biológico de, 886f

divisão do gênero, 884f
   taxonômica, 884f
Leishmania sp.
  amastigotas de, 885f
  promastigotas de, 885f
Leishmaniose(s)
  de mucosa, 888q
    formas de, 888q
      diagnóstico diferencial, 888q
  importância médica, 59
    cutaneomucosa, 59
    tegumentar, 59
    visceral, 59
  tegumentar, 60f
    americana, 60f
  transfusional, 230
  tratamento, 890q
    cutânea, 890q
    mucocutânea, 890q
Lepdopterismo, 1080
Lepidóptero
  do gênero *Automeris*, 1080f
Leptospirose, 732-737
  abordagem diagnóstica, 735
    exames, 735, 736
      específicos, 735
      inespecíficos, 736
  aspectos clínicos, 734
    anictérica, 734
    ictérica, 734
  controle, 737
  diagnóstico diferencial, 735
  epidemiologia, 732
  etiologia, 732
  evolução da, 732f
    clinicopatológica, 732f
  imunologia, 733
  patogênese, 733
  profilaxia, 737
  tratamento, 730
    antibioticoterapia, 736
    correção, 736
      da desidratação, 736
      dos distúrbios do equilíbrio, 736
        acidobásico, 736
        hidroeletrolítico, 736
    cuidados intensivos, 737
    da disfunção renal, 736
Lesão(ões)
  crostosas, 59f
    dermatite viral pustulosa, 59f
      contagiosa, 59f
      ectima contagioso, 59f
  cutânea, 844f
    por *Sporothrix schenckii*, 844f
  da sífilis, 710f
    secundária, 710f
      anulares, 711f
      cutâneas, 710f
      na palma da mão, 710f
      serpiginosas disseminadas, 711f
  de pele, 161q
    principais tipos de, 161q
      rash e, 161q
  de SK, 391f
    evolução esquemática de, 391f
  larva migrans, 58f

    cutânea, 58f
  múltiplas, 57f
    dermatofitoses, 57f
  neurológica, 544q
    secundária, 544q
      reduzir risco de, 544q
  por *B. henselae*, 697f
  por HPV, 368
    relacionadas com a AIDS, 368
  por picadas, 56f
    de carrapatos, 56f
  ulceradas, 60f
    emolduradas, 60f
      leishmaniose tegumentar, 60f
Letermovir
  mecanismo de ação, 119
Leucopenia
  relacionada com a AIDS, 368
Leucoplasia
  oral, 366f
  pilosa, 366f
Levamizol
  antiparasitário, 138
Levedurose(s)
  candidose, 824, 825
    da mucosa profunda, 25
    genital, 825
    intertriginosa, 824
    intraoral, 825
    ungueal, 825
LH (Linfoma de Hodgkin)
  na infecção, 440
  por EBV, 440
Libman Sacks
  endocardite de, 245f
Linfadenite
  por MNT, 765
Linfadenomegalia
  na síndrome, 191, 192f, 193f
    de mononucleose, 191, 192f, 193f
      avaliação clínica, 192f
      cervical, 193f
Linfócito(s)
  B, 8
    e RI humoral, 8
  T, 7
    e RI celular, 7
LIP (Pneumonia Linfocítica Intersticial)
  relacionada com a AIDS, 364
Lipodistrofia
  relacionada com a AIDS, 370
Liquor
  alterações encontradas no, 237q, 240q
    de enfermos com meningoencefalites, 237q, 240q
      bacterianas, 237q
      virais, 240q
Listeria
  infecções pelo *gênero*, 595-597
    abordagem diagnóstica, 597
    aspectos clínicos, 596
    controle, 597
    epidemiologia, 595
    etiologia, 595
    imunologia, 596
    patogênese, 596
    profilaxia, 597

    tratamento, 597
LMP (Leucoencefalopatia Multifocal Progressiva)
  relacionada com a AIDS, 365
Loa loa, 958
  ciclo biológico de, 958f
  helminto, 959f
Lonomia
  acidente por, 1081f
    suspeita de, 1081f
      abordagem de, 1081f
Lonomia spp.
  acidentes por, 1081q
    conduta terapêutica nos, 1081q
Loxosceles
  acidenes por, 1062q
    tratamento para, 1062q
      soroterápico, 1062q
  araneísmo por, 1060f
Loxosceles amazonica, 1058f
Loxoscelismo, 1060
LPSNC (Linfoma Primário do Sistema Nervoso Central)
  na AIDS, 392
LPV (Lopinavir/ritonavir)
  antirretroviral, 129
  IP, 129
LT (Leishmaniose Tegumentar), 884-890
  aspectos clínicos, 886
    LCD, 887
    LCL, 886
    mucocutânea, 887
  diagnóstico, 888
  epidemiologia, 884
  etiopatogenia, 884
  profilaxia, 890
  tratamento, 888
    cutânea, 889q
      disseminada, 889q
      localizada, 889q
    cutaneomucosa, 891q
    mucocutânea, 889q
    mucosa, 890q
LV (Leishmaniose Visceral), 877-883
  ciclo evolutivo, 878
  diagnóstico, 880
    avaliação laboratorial, 880
    clínico epidemiológico, 881
    diferencial, 881
    molecular, 881
    sorológico, 881
  epidemiologia, 877
  etiopatogenia, 878
  imunologia, 879
  ocorrência de, 878f
    no Brasil, 878f
  patologia, 879
  profilaxia, 882
  quadro clínico, 879
    grave, 880f
  tratamento, 881
    critérios de cura, 882
    específico, 881
    hepatoesplenomegalia após, 882f
LV (Linfogranuloma Venéreo)
  abordagem diagnóstica, 319
  aspectos clínicos, 319

conceito, 319
controle, 320
diagnóstico diferencial, 319
epidemiologia, 319
etiologia, 319
profilaxia, 320
tratamento, 319
  esquemas terapêuticos, 319q
Lyme
  borreliose de, 721-730
    abordagem diagnóstica, 725
    aspectos clínicos, 723
    controle, 727
    diagnóstico diferencial, 725
    epidemiologia, 722
    etiologia, 721
    imunologia, 723
    patogênese, 723
    profilaxia, 727
    tratamento, 725
      esquemas terapêuticos, 726q, 727q
        orais, 726q
        intravenosos, 727q
  doença de, 56, 721
    algoritmo diagnóstico da, 726f
    importância médica, 56

M

M. Avium-intracellulare (*Mycobacterium Avium-intracellulare*), 766f, 767f
M. catarrhalis (*Moraxella catarrhalis*)
  infecções por, 634
    abordagem diagnóstica, 636
    aspectos clínicos, 636
    controle, 636
    diagnóstico diferencial, 636
    epidemiologia, 635
    etiologia, 635
    imunologia, 635
    patogênese, 635
    profilaxia, 636
    tratamento, 636
M. hominis (*Mycoplasma hominis*), 705
M. kansasii (*Mycobacterium kansasii*), 765f
M. ozzardi (*Mansonella ozzardi*), 959
  ciclo biológico de, 960f
  microfilária de, 961f
M. perstans (*Mansonella perstans*), 959
M. streptocerca (*Mansonella streptocerca*), 961
MAC (*Mycobacterium avium complex*), 764, 765f
Malária, 893-914
  aspectos, 896
    clínicos, 896
    fisiopatológicos, 896
  diagnóstico, 896, 897
    diferencial, 896
  epidemiologia, 893
    ciclo evolutivo, 893
    distribuição, 895
    transmissão, 894
    vetor, 894
  etiologia, 893
  investigação da, 897q
    indicações para, 897q
  no Brasil, 895f

área de risco para, 895f
no mundo, 895f
perspectivas, 913
prevenção, 913
  medidas gerais, 913
  quimioprofilaxia, 913
  vacinação, 913
transfusional, 228
tratamento, 898
  esquemas de, 898
    não complicada, 898
  infecções mistas, 909, 910q-911q
    opção 1, 909q-910q
    opção 2, 911q
  por *P. falciparum*, 906-908q, 911
    complicada, 911
    em gestantes, 907q-908q
    grave, 911
    opção 1, 906q-907q
  por *P. ovale*, 900q-902q
    em gestantes, 902q
    opção 1, 900q
    opção 2, 901q
  por *P. vivax*, 900q-905q
    de recorrência, 902q-904q
    em gestantes, 902q
    opção 1, 900q
    opção 2, 901q
    semanal de primaquina, 904q
Malasseziose
  importância médica, 57
MALDI-TOF (*Matrix Associated Laser Desorption-Ionization - Time of Flight*)
  espectrometria de massa, 23, 25f
    aplicações da, 25f
    no diagnóstico, 23
      de doenças infecciosas, 23
Manifestação(ões)
  clínicas da AIDS, 363-388
    autoimunes, 369
      fenômenos autoimunes, 369
    cardiovasculares, 370
      endocardite, 371
      miocardite, 370
      pericardite, 371
      toxicidade por fármacos, 371
    das infecções oportunistas, 373-388
      por bactérias, 374
        micobacterioses não tuberculosas, 376
        pelo gênero *Bartonella*, 379
        sífilis, 377
        TB, 374
      por fungos, 381
        Cryptococcus neoformans, 383
        do gênero *Candida*, 383
        Pneumocystis jirovecii, 381
      por protozoários, 384
        Toxoplasma gondii, 384
        Trypanosoma cruzi, 386
      por vírus, 379
        CMV, 380
        HBV, 380
        HCV, 380
        HSV, 379
        VZV, 380
      profilaxia, 386

antimicrobianas, 387q
  vacinas em PVHIV, 387q
dermatológicas, 368
  angiomatose bacilar, 368
  dermatite seborreica, 368
  dermatofitoses, 368
  escabiose, 368
  lesões por HPV, 368
  molusco contagioso, 368
  onicomicoses, 368
  piodermites, 368
endócrinas, 370
  gônadas, 370
  pâncreas, 370
  suprarrenal, 370
  tireoide, 370
gastrointestinais, 366
  afecções colorretais, 367
  afecções hepatobiliares, 366
    esteatose hepática, 366
  alterações da vesícula biliar, 367
  enterite, 367
    aguda, 367
    crônica, 367
  gastrite medicamentosa, 366
  pancreatite, 367
  úlceras orais, 366
hematológicas, 368
  anemia, 368
  leucopenia, 368
  trombocitopenia, 369
metabólicas, 370
  caquexia, 370
  dislipidemias, 370
  lipodistrofia, 370
  Wasting syndrome, 370
neurológicas, 364
  alterações neurais periféricas, 365
    neuropatias periféricas, 365
    radiculites, 365
  distúrbios medulares, 365
    mielite transversa, 365
    mielopatia vacuolar, 365
  encefalopatia, 364
  LMP, 365
  meningoencefalite bacteriana aguda, 364
oftalmológicas, 371
  outras alterações, 371
  retinite por CMV, 371
otorrinolaringológicas, 371
  laringe, 371
  nasossinusais, 371
  otológicas, 371
renais, 369
  distúrbios, 370
    acidobásicos, 370
    hidroeletrolíticos, 370
  glomerulopatias por imunocomplexos, 370
  insuficiência renal, 370
  nefropatia associada ao HIV, 369
  síndrome hemolítico-urêmica, 370
respiratórias, 364
  LIP, 364
  pneumonias bacterianas, 364
reumatológicas, 369

artrites, 369
miopatias, 369
síndrome, 369
de Reiter, 369
de Sjögren, 369
vasculites, 369
da nocardiose, 788
cutânea, 788
pulmonar, 788
Mão(s)
lavagem das, 65f
etapas adequadas, 65f
Mastite
por *S. aureus*, 560
Mayaro
epidemiologia, 450
etiologia, 450
MBA (Meningite Bacteriana Aguda), 618
aspectos clínicos, 234
casos suspeitos de, 236f
condução dos, 236f
diagnóstico, 235
diferencial, 236
epidemiologia, 233
etiologia, 233, 234q
patogênese, 234
prevenção, 237
terapia da, 238q
antibiótica, 238q
específica, 238q
tratamento, 236
Mebendazol
antiparasitário, 138
Medicamento(s)
envolvidos, 181q
na FPOO, 181q
por drogas, 181q
Medida(s)
nas doenças, 68
transmitidas por via respiratória, 68
administrativas, 68
de engenharia, 68
de proteção individual, 70
pós-exposição, 69q-72q
Mefloquina
antiparasitário, 139
Megacólon
na doença de Chagas, 857, 861
tratamento, 861
Megaesôfago
e doença de Chagas, 856, 861
tratamento, 861
Melasorprol
antiparasitário, 139
Meningite(s)
fúngicas, 240
aspectos clínicos, 241
diagnóstico, 241
epidemiologia, 240
etiologia, 240
patogenia, 241
profilaxia, 241
prognóstico, 242
tratamento, 241
pneumocócica, 576
aspectos clínicos, 576
tuberculosa, 242

Meningoencefalite(s), 233-243
bacteriana, 233f, 364, 624f
abscesso, 233f
cerebral, 233f
epidural, 233f
aguda, 364, 624f
alterações na, 625q
no liquor, 625q
casos suspeitos, 624f
condução dos, 624f
relacionada com a AIDS, 364
empiema subdural, 233f
liquor de enfermos com, 237q
alterações encontradas no, 237q
doença meningocócica, 239q
esquema quimioprofilático para, 239q
MBA, 233
meningites, 240
fúngicas, 240
tuberculosa, 242
neurossífilis, 237
por *E. coli*, 650
por helmintos, 243
por *K. pneumoniae*, 653
por protozoários, 243
por *S. aureus*, 562
tuberculosa, 242q, 243q, 625q
alterações na, 625q
no liquor, 625q
tratamento de, 242q, 243q
em idade, 242q, 243q
inferior a dez anos, 243q
superior a dez anos, 242q
virais, 238
epidemiologia, 238
etiologia, 238
liquor de enfermos com, 240q
alterações encontradas no, 240q
prognóstico, 240
tratamento, 240
vacinação, 240
Merpatricina
antifúngico, 154
MERS (Síndrome Respiratória do Oriente Médio/*Middle East Respiratory Syndrome*), 503
ver SROM
e biossegurança, 77
MERS-CoV (*Middle East Respiratory Syndrome Coronavirus*)
agente etiológico da, 506f
epidemiologia, 505
infecções por, 515q
definições de caso, 515q
Metagonomíase, 1014
Método(s) Imunológico(s)
diagnóstico por, 28-31
em doenças infecciosas, 28-31
citometria de fluxo, 30
RDT, 31
testes, 28, 29
marcados, 29
não marcados, 28
Metorquíase
aspectos clínicos, 1011
diagnóstico, 1011
epidemiologia, 1011

etiologia, 1011
tratamento, 1011
Metronidazol
antiparasitário, 139
MI (Mononucleose Infecciosa), 267, 437
Micetoma
por *Nocardia* spp., 789f
Micobactéria(s)
pneumonias por, 287
Micobacteriose(s)
não tuberculosas, 376
na AIDS, 376
Miconazol
antifúngico, 152
Micose(s)
importância médica, 58
profundas, 58
sistêmicas, 58
superficiais, 819-825
ceratofitoses, 821
negra, 821
piedra, 21
branca, 821
negra, 821
pitiríase versicolor, 821, 822f
clínica, 821
dermatofitoses, 820
Tinea, 820-822
barbae, 822
capitis, 820, 821
corporis, 821, 822f
cruris, 821
manum, 822
pedis, 822
unguium, 822
diagnóstico, 821
etiologia, 821
exame em, 819q-820q
da cultura, 819q-820q
micológico direto, 819q-820q
leveduroses, 822
candidose, 822, 823
da mucosa profunda, 823
genital, 823
intertriginosa, 822
intraoral, 823
ungueal, 823
tratamento, 821
Microarranjo(s)
de DNA, 24
no diagnóstico, 24
de doenças infecciosas, 24
Microfilária(s)
encontradas em humanos, 951q
características morfológicas de, 951q
Mielite
transversa, 365, 549q-550q
diagnóstico diferencial entre, 549q-550q
PM e, 549q-550q
relacionadas com a AIDS, 365
SGB e, 549q-550q
Mielopatia
vacuolar, 365
relacionada com a AIDS, 365
Miíase(s)
humanas, 1037-1041

aspectos clínicos, 1040
classificação, 1037
diagnóstico, 1040
epidemiologia, 1037
etiologia, 1037
patogênese, 1038
profilaxia, 1041
tratamento, 1041
Miocardite
relacionada com a AIDS, 370
Miopatia(s)
relacionadas com a AIDS, 369
Miosite
por *S. pyogenes*, 569
MNT (Micobactérias Não Tuberculosas)
infecção(ões) por, 761-766
abordagem diagnóstica, 763
aspectos clínicos, 762
de ossos, 763
de pele, 763
de tecidos moles, 763
disseminada, 763
doença pulmonar, 762
linfadenite, 763
controle, 766
diagnóstico, 763, 765*f*
diferencial, 763
fluxograma de, 765*f*
epidemiologia, 761
etiologia, 761
imunologia, 762
patogênese, 762
profilaxia, 766
tratamento, 765
esquema de, 766*q*
Molucismo, 1082
Molusco
contagioso, 368
relacionado com a AIDS, 368
Mononeurite
múltipla, 366
relacionada com a AIDS, 366
Mononucleose
infecciosa, *ver* MI
síndrome de, 187-198
abordagem diagnóstica, 196
achados clínicos, 191, 193
essenciais, 191
febre, 191
linfadenomegalia, 191, 193*f*
relacionados, 193
acometimento cardíaco, 196
acometimento neurológico, 196
dacrioadenite, 195
esplenomegalia, 194*f*, 195*f*
exantema, 193
faringotonsilite, 194
hepatoesplenomegalia, 194, 196*f*
hepatomegalia, 195*f*
icterícia, 194
outras manifestações, 196
rash cutâneo, 193
sinal de Hoagland, 195
sinal de Romaña, 195
uveíte, 196
causas não infecciosas, 190
colagenoses, 190

miscelânea, 190
neoplasias, 190
reações de hipersensibilidade, 190
aos fármacos, 190
vasculite, 190
doenças, 187
por bactérias, 188
Bartonella henselae, 188
gênero *Mycobacterium*, 189
Treponema pallidum, 189
por fungos, 189
Histoplasma capsulatum, 189
Paracoccidioides brasiliensis, 189
Paracoccidioides lutzii, 189
por helmintos, 190
Schistosoma mansoni, 190
Wuchereria bancrofti, 190
por protozoários, 189
Toxoplasma gondii, 190
Trypanosoma cruzi, 190
por vírus, 187
adenovírus, 188
CMV, 187
da rubéola, 188
do sarampo, 188
EBV, 187
HBV, 188
HHV, 188
HIV, 188
HVA, 188
etiologia, 187
pacientes com, 192*f*
avaliação clínica, 192*f*
Moraxella
infecções pelo gênero, 629-636
M. catarrhalis, 635
outra *Moraxella* spp., 636
Moraxella spp.
outra, 636
Mordedura(s)
de animais, 60
acidentes por, 60
importância médica, 60
Mucormicose, 846-850
abordagem diagnóstica, 849
aspectos clínicos, 847
controle, 850
diagnóstico diferencial, 849
epidemiologia, 846
etiologia, 846
imunologia, 847
patogênese, 847
profilaxia, 850
rinocerebral, 263
tratamento, 849
Mucosa
profunda, 825
candidose da, 25
Mulher(es)
em idade fértil, 607*q*
imunização para, 607*q*
antitetânica, 607*q*
ITU em, 299
aspectos clínicos, 299
Muscular(es)
infecções, 649, 652
por *E. coli*, 649

por *Klebsiella*, 652
MVQ (Maraviroque)
antirretroviral, 131
inibidor, 131
de entrada, 131
Mycobacterium
gênero, 189
doença por, 189
na síndrome de mononucleose, 189
Mycoplasma
espécies do gênero, 701-707
doença por, 701-707
abordagem diagnóstica, 706
aspectos clínicos, 706
controle, 707
diagnóstico diferencial, 706
epidemiologia, 705
etiologia, 705
imunologia, 705
patogênese, 705
profilaxia, 707
tratamento, 707

N

N. gonorrhoeae (*Neisseria gonorrhoeae*), 627
N. fowleri (*Naegleria fowleri*), 920
ciclo de vida de, 920*f*
doenças por, 920
diagnóstico, 921
prevenção, 921
tratamento, 921
N. meningitidis (*Neisseria meningitidis*)
e DM, 621*f*
infecção por, 626
vacinas para, 626
quimioprofilaxia para, 626
Nasofaringe
carcinoma da, 439
na infecção, 439
por EBV, 439
Nasossinusal(is)
manifestações, 371
relacionadas com a AIDS, 371
Necrose
de supuração, 296*f*
pielonefrite com, 296*f*
Nefropatia
associada ao HIV, 369
Neisseria
infecção pelo gênero, 618-627
N. gonorrhoeae, 627
N. meningitidis, 618
Nematódeo(s)
infecções por, 964-985
angiostrongilose, 977
gnatostomíase, 980
intestinais, 964-975
ancilostomíase, 966
ascaridíase, 964
enterobíase, 972
estrongiloidíase, 969
tricuríase, 971
lagoquilascaríase, 982
triquinelose, 983
Neoplasia(s)
associadas, 439*q*

padrão de latência e, 439q
    do EBV, 439q
FPOO e, 180
na AIDS, 390-393
    diagnóstico, 390-393
    LPSNC, 392
    manifestações clínicas, 390-393
    outras, 393
    SK, 390
    tratamento, 390-393
na síndrome, 190
    de mononucleose, 190
Neurite
    tratamento da, 433
Neuropatia(s)
    periféricas, 365
        relacionadas com a AIDS, 365
            cranianas, 366
            mononeurite múltipla, 366
            sensitiva, 365
Neurossífilis, 237
NFV (Nelfinavir)
    antirretroviral, 129
    IP, 129
Niclosamida
    antiparasitário, 139
Nifurtimox
    antiparasitário, 139
Nimorazol
    antiparasitário, 139
Nistatina
    antifúngico, 154
Nível(is)
    de glicemia, 213
        manutenção dos, 213
            na sepse, 213
            no choque séptico, 213
Nocardia spp., 786f
    micetoma por, 789f
Nocardiose, 786-791
    abordagem diagnóstica, 789
    aspectos clínicos, 788
        colonização, 789
        doença disseminada, 788
        e HIV, 789
        manifestações, 788
            cutâneas, 788
            pulmonares, 788
    controle, 791
    diagnóstico diferencial, 789
        das formas clínicas, 789q
    epidemiologia, 787
    etiologia, 786
    imunologia, 787
    patogênese, 787
    profilaxia, 791
    tratamento, 790
        opções de, 790q
        das formas clínicas, 790q
Noma, 268
Norwalk
    diarreia por, 324
        infecciosa, 324
NVP (Nevirapina)
    antirretroviral, 128
        ITR, 127

O

O. volvulus (*Onchocerca volvulus*), 956
    ciclo biológico de, 957f
Ocular(es)
    infecções, 672
        por *Pseudomonas*, 672
    toxoplasmose, 917
Ofídio(s) Peçonhento(s)
    acidentes por, 1046, 1048, 1049f, 1050f
        aspectos clínicos, 1050
            botrópico, 1050
            crotálico, 1051
            elapídico, 1051
            laquético, 1051
            por colubrídeos, 1051
        complicações, 1052
            principais, 1052q
        empeçonhamento duvidoso, 1054
            conduta nos casos de, 1054
        epidemiologia, 1048
        fisiopatologia dos, 1051q
        manifestações clínicas, 1052q
            precoces, 1052q
            tardias, 1052q
        notificações no Brasil, 1049f, 1050f
            de óbitos por, 1050f
        patogênese, 1050
        prevenção, 1055
        tratamento, 1053
            medidas gerais, 1053, 1054
            por tipo de acidente, 1054
            resposta ao, 1054
            soroterapia, 1053
Oftálmico
    acometimento, 686
        na brucelose, 686
Oftalmológica(s)
    alterações, 371
        relacionadas com a AIDS, 371
OHA (Osteomielite Hematogênica Aguda)
    conceito, 331
    diagnóstico, 332
        diferencial, 332
    epidemiologia, 332
    prevenção, 333
    tratamento, 332
        antimicrobiano, 333q
OHI (*One Health Initiative*), 44
    prática pela, 45
        de *One Health*, 45
            benefícios potenciais, 45
            mudanças necessárias, 45
            por que colaborar, 45
OMA (Otite Média Aguda)
    por *S. pneumoniae*, 577
        aspectos clínicos, 577
Oncogênese
    na infecção, 439
        por EBV, 439
One Health (Saúde Única)
    abordagem clínica pelo conceito da, 43-48
        das doenças infecciosas, 43-48
            histórico, 43
            importância, 47
            no Brasil, 45
            OHI, 44
                prática pela, 45

Umbrela, 48f
Onicomicose(s)
    relacionadas com a AIDS, 368
Opistorquíase
    aspectos clínicos, 1010
    controle, 1011
    diagnóstico, 1010
    epidemiologia, 1010
    etiologia, 1010
    profilaxia, 1011
    tratamento, 1011
Oral
    actinomicose, 782
Órgão(s)
    linfoides, 3f
Ornitose
    por *Chlamydia*, 703
        aspectos clínicos, 703
Oropouche
    etiologia, 450
    epidemiologia, 450
OROV (Oropouche Vírus), 450
    ciclo de vida, 451f
        na interface, 451f
            doméstica, 451f
            selvagem, 451f
Oroya
    febre de, 697
        por *B. baciliformis*, 697
Oseltamivir
    administração, 288q
    e Zanamivir, 532q
        administração, 532q
        posologia, 532q
        tratamento, 532q
    fosfato de, 288q
        devem ser tratados imediatamente com, 288q
        os enfermos com SRAG, 288q
    mecanismo de ação, 120
    posologia, 288q
    tratamento, 288q
        nos recém-nascidos, 288q
        doses, 288q
Osso(s)
    infecções de, 765
        por MNT, 765
Osteoarticular(es)
    acometimento, 686
        na brucelose, 686
    infecções, 329-335
        AI, 329
        fúngicas, 334
            osteoarticulares, 334
        osteomielite, 331, 333
            aguda, 331, 33
            crônica, 333
        TOA, 334
Osteomielite, 331
    aguda, 331
        aspectos clínicos, 333
        conceito, 333
        diagnóstico, 333
        epidemiologia, 333
        etiologia, 333
        secundária, 333
            a focos de infecção contíguos, 333

a insuficiência vascular, 333
    tratamento, 333, 334q
  crônica, 333, 334f
    aspectos clínicos, 333
    conceito, 333
    diagnóstico, 333
    epidemiologia, 333
    etiologia, 333
    secundária, 333
      a focos de infecção contíguos, 333
      a insuficiência vascular, 333
      tratamento, 333, 334q
  fatores predisponentes, 331q
  por *S. aureus*, 561
Otite(s)
  externas, 269
    maligna, 269
    necrotizante, 269
  média, 270
    aguda, 270
    crônica, 270
Otológica(s)
  manifestações, 371
    relacionadas com a AIDS, 371
Otomastoidite, 577f
Ovo(s)
  de *Paragonimus westermani*, 1004f
  de *Taenia*, 1017f
  de trematódeos, 1003f
    que infectam o ser humano, 1003f
Oxaminiquine
  antiparasitário, 139

P

P. aeruginosa (*Pseudomonas aeruginosa*)
  infecção por, 671
    em adultos, 673q
      antibióticos, 673q
    em pacientes com HIV/AIDS, 671
P. brasiliensis (*Paracoccidioides brasiliensis*), 795f
P. falciparum (*Plasmodium falciparum*)
  gametócitos do, 898f
  malária por, 906, 912
    tratamento da, 906, 912
      complicada, 912
      em gestantes, 907q-908q
      grave, 912
      opção 1, 906q-907q
P. malariae (*Plasmodium malariae*)
  gametócitos do, 899f
P. ovale (*Plasmodium ovale*)
  infecções por, 899
    tratamento das, 899
  malária por, 900q-902q
    tratamento da, 900q-902q
      em gestantes, 902q
      opção 1, 900q
      opção 2, 901q
P. vivax (*Plasmodium vivax*)
  gametócitos do, 897f
  infecções por, 899
    tratamento das, 899
  malária por, 900q-905q
    tratamento da, 900q-905q
      de recorrência, 902q-904q

em gestantes, 902q
opção 1, 900q
opção 2, 901q
semanal de primaquina, 905q
PAC (Pneumonia Adquirida na Comunidade)
  abordagem terapêutica, 281q
    inicial dos pacientes, 281q
      ambulatoriais, 281q
      hospitalares, 281q
  condução, 279q
    diferença nas recomendações, 279q
      da ATS/IDSA, 279q
  conduta na, 279, 280
    local de tratamento, 279
    terapia antimicrobiana, 280
      empírica, 280
  diagnóstico, 273
    clínico, 273
    complementar, 275
    etiológico, 278
      exames para, 278
    exames de imagem, 275
      típica, 275
      versus atípica, 275
    exames inespecíficos, 275
  tratamento adjuvante, 282
Paciente Imunocomprometido
  infecções no, 217-223
    bactérias, 222
      Gram-negativas, 222
      Gram-positivas, 222
    fungos, 219
      aspergilose, 221
      Candida, 220
      criptococose, 221
      Pneumocystis jiroveci, 219
    vírus, 217
      CMV, 217
      JCV, 219
      respiratórios comunitários, 217
Pâncreas
  manifestações no, 370
    relacionadas com a AIDS, 370
Pancreatite
  relacionada com a AIDS, 367
PANDAS (Pediátrico, Autoimune, Neuropsiquiátrico, Doença, Associada e *Streptococcus*), 572
Paracoccidioides
  doença por, 189
    na síndrome de mononucleose, 189
    brasiliensis, 189
    lutzii, 189
Paragonimíase
  aspectos clínicos, 1006
    abdominal, 1006
    cerebral, 1006
    espinal, 1006
    forma pulmonar, 1006
    subcutânea, 1007
  diagnóstico, 1007
    diferencial, 1007
  distribuição da, 1006f
    no mundo, 1006f
  epidemiologia, 1004
  etiologia, 1004

prevenção, 1007
tratamento, 1007
Paragonimus
  helmintos do gênero, 1005f
  ciclo evolutivo dos, 1005f
Paragonimus westermani
  ovo de, 1004f
Paravahlkampfia
  doenças por, 923
Parte(s) Mole(s)
  infecções de, 649, 652, 672
    por *E. coli*, 649
    por *Klebsiella*, 652
    por *Pseudomonas*, 672
Parvovírus
  infecções por, 443-446
    abordagem diagnóstica, 445
    aspectos clínicos, 444
    diagnóstico diferencial, 445
    epidemiologia, 443
    etiologia, 443
    imunologia, 443
    patogênese, 443
    profilaxia, 445
    tratamento, 445
Patogênese
  na sepse, 201
    coagulação, 201, 203
      sistema da, 203
    da homeostase, 204
      ao caos, 204
    disfunções hemodinâmicas, 204
    e *Homo sapiens*, 201
      encontro entre patógeno, 201
    e mediação, 201
      pela RI inata, 201
    estado protrombótico, 203
      emergência do, 203
    imunidade, 201
    inflamação, 201
Patógeno(s)
  e bioterrorismo, 83
    potencialmente uteis, 83q, 84q-85q
      classificação, 83q
      PEP, 84q-85q
      terapêutica, 84q-85q
      em caso de, 84q-85q
  específicos, 73
    infecção por, 73
      HIV, 73
      Trypanosoma cruzi, 74
      VHB, 74
      VHC, 74
  no desenvolvimento, 259q
    de IVAS, 259q
      principais, 259q
  no diagnóstico, 26q
    de doenças infecciosas, 26q
      identificação de, 26q
      quantificação de, 26q
  e *Homo sapiens*, 3-15, 201
    encontro entre, 201
      mediação pela RI inata, 201
    relações entre, 3-15
      antígenos, 5
        apresentação de, 6, 8f
      citocinas, 5

RI, 5, 7
  adaptativa, 7
  aos agentes infecciosos, 9
  inata, 5
  SI, 3-15
    organização do, 3
    "papéis" na homeostase, 3-15
PAV (Pneumonia Associada à Ventilação Mecânica), 282
  antibioticoterapia na, 283*q*
    empírica, 283*q*
  tratamento, 283, 284*q*, 285*q*
    empírico, 284*q*, 285*q*
    opções sugeridas, 284*q*, 285*q*
PCM (Paracoccidioidomicose), 795-801
  abordagem diagnóstica, 797
    formação expansiva, 799*f*
      na adrenal, 799*f*
    radiografia de tórax, 798*f*
    TC de tórax, 798*f*
  aspectos clínicos, 796
    doença, 796
    infecção, 796
  controle, 801
  diagnóstico diferencial, 797
  epidemiologia, 795
  etiologia, 795
  imunologia, 796
  patogênese, 796
  profilaxia, 801
  pulmonar, 797*q*-798*q*
    e TB pulmonar, 797*q*-798*q*
      diferenciação entre, 797*q*-798*q*
  tratamento, 799
    critérios de cura, 800*f*
    farmacológico, 799*q*
    internação, 800*q*
      indicações de, 800*q*
PCR (Reação em Cadeia de Polimerase)
  em tempo real, 19*f*
  etapas da, 17*f*
  no diagnóstico, 16
    de doenças infecciosas, 16
Pediculose, 1031-1036
  aspectos clínicos, 1033
  controle, 1036
  diagnóstico, 1033
  epidemiologia, 1031
  etiologia, 1031
  importância médica, 54
  profilaxia, 1036
  tratamento, 1034
    esquema de, 1035*q*, 1036*q*
      oral, 1036*q*
      tópico, 1035*q*
    Pediculus humanus, 1034
      capitis, 1034
      humanus, 1034
    Pthirus púbis, 1035
Pediculus humanus
  capitis, 1032*f*, 1034
    tratamento, 1034
  humanus, 1034
    tratamento, 1034
Peixe(s)
  acidentes por, 1071-1084
    ictismo, 1073

acantotóxicos, 1073
sarcotóxicos, 1075
traumáticos, 1076
implicados em, 1073*f*
  Chilomycterus spinosus, 1073*f*
  Electrophorus electricus, 1073*f*
  Pimelodus maculatus, 1073*f*
  Vandellia cirrhosa, 1073*f*
distribuição geográfica no Brasil de, 1074*q*, 1075*q*, 1077*q*
espécies envolvidas em acidentes, 1075*q*, 1077*q*
  sarcotóxicos, 1075*q*
  traumáticos, 1077*q*
peçonhentos, 1074*q*
de importância médica, 1074*q*
Pele
  camadas da, 820*f*
    representação das, 820*f*
  escaldada, 563
    síndrome da, 563
      por *S. aureus*, 563
  infecção da, 584, 672, 765
    por *Enterococcus*, 584
    por MNT, 765
    por *Pseudomonas*, 672
  lesões de, 161*q*
    principais tipos de, 161*q*
    rash e, 161*q*
Pélvica(s)
  actinomicose, 783
  infecções, 650, 652
    por *E. coli*, 650
    por *K. granulomatis*, 652
Penciclovir
  mecanismo de ação, 118
Pentamidina
  antiparasitário, 139
Pentastomíase, 1078
PEP (Profilaxia Pós-Exposição)
  esquema de, 73*q*
    ao HIV, 73*q*
  ocupacional, 74*q*
    ao VHB, 74*q*
Pericardite
  por *S. aureus*, 561
  relacionada com a AIDS, 371
Peste
  focos de, 691*f*
    distribuição de, 691*f*
  importância médica, 55
  por *Yersinia*, 690-694
    aspectos clínicos, 692
    diagnóstico, 692
    epidemiologia, 690
    etiologia, 690
    patogenia, 691
    prevenção, 693
    tratamento, 693
Pfeiffer
  febre de, 267
  ganglionar, 267
PH (Peliose Hepática)
  por *Bartonella*, 698
Phoneutria
  acidentes por, 1062*q*
    tratamento para, 1062*q*

soroterápico, 1062*q*
araneísmo por, 1061*f*
Phoneutria nigriventer, 1058*f*
Physalia physalis
  caravela portuguesa, 1083*f*
Piedra
  branca, 821
  negra, 821
Pielonefrite
  aspectos clínicos, 299
  clássica, 302*f*
    na TC, 302*f*
  com necrose, 296*f*
    de supuração, 296*f*
  crônica, 29*f*
    com rim atrófico, 297*f*
  e cálculo coraliforme, 295*f*
  xantogranulomatosa, 301*f*
Pimelodus maculatus
  mandí, 1073*f*
Pinta, 719
Piodermite(s)
  relacionadas com a AIDS, 368
Piolho(s)
  dermatozoonose por, 54
    importância médica, 54
Pirimetamina
  antiparasitário, 139
Pitiríase
  versicolor, 821, 822*f*
Plasmodium
  ciclo biológico do, 894*f*
Plaut-Vincent
  angina de, 266
Pleuropulmonar(es)
  outras infecções, 272-293
    abscesso pulmonar, 283
    empiema pleural, 286
PM (Poliomielite), 548-551
  abordagem diagnóstica, 550
  aspectos clínicos, 548
  controle, 550
  diagnóstico diferencial, 549
    entre SGB, 549*q*-550*q*
      e mielite transversa, 549*q*-550*q*
        elementos, 549*q*-550*q*
  epidemiologia, 548
  etiologia, 548
  imunologia, 548
  patogênese, 548
  profilaxia, 550
  tratamento, 550
PN (Pneumonia Nosocomial), 282
  agentes etiológicos das, 283*q*
    mais importantes, 283*q*
  antibioticoterapia na, 283*q*
    empírica, 283*q*
  fatores de risco para, 283
  tratamento, 283
Pneumocócica(s)
  infecções, 575-580
    abordagem diagnóstica, 577
    aspectos clínicos, 576
      meningite pneumocócica, 576
      outras infecções, 577
      pneumonia pneumocócica, 576
      S. pneumoniae, 576

sepse por, 576
 OMA por, 577
controle, 580
diagnóstico, 577, 578
 diferencial, 577
 radiológico, 578
  radiografia de tórax, 578
  TC de tórax, 578
epidemiologia, 575
etiologia, 575
imunologia, 575
patogênese, 575
profilaxia, 580
tratamento, 578
 antimicrobianos no, 579*q*
Pneumocystis jiroveci
 infecções por, 219, 397, 381
  IRIS e, 397
  na AIDS, 381
  no paciente imunocomprometido, 219
Pneumonia(s), 272-293
 aspectos das, 274*f*
  anatômicos, 274*f*
  patogênicos, 274*f*
 bacteriana(s), 218*f*, 273, 364
  fisiopatologia da, 218*f*
  PAC, 273
  PAV, 282
  PN, 282
  relacionadas com a AIDS, 364
 com padrão, 278*f*
  de infiltrado intersticial, 278*f*
 condições de, 272*q*
  agravantes, 272*q*
  predisponentes, 272*q*
 etiologia(s), 273
  específicas, 278*q*
   achados radiológicos, 278*q*
 evolução clínica das, 274*f*
 IACS e, 345
  cálculo de indicadores, 348
  critérios diagnósticos, 346*q*-347*q*
  definições, 346
  medidas de prevenção, 348
 índice de gravidade da, 280*q*
  escore de pontos utilizado, 280*q*
 lobar, 579*f*
 patogenia, 272
 pneumocócica, 576
  aspectos clínicos, 576
 por *E. coli*, 650
 por fungos, 287, 289*q*-290*q*
  principais, 289*q*-290*q*
 por helmintos, 287
  principais, 292*q*-293*q*
 por *K. pneumoniae*, 652
 por micobactérias, 287
 por patógenos específicos, 273*q*
  condições para, 273*q*
  fatores de risco para, 273*q*
 por protozoários, 287
  principais, 291*q*
 por *S. aureus*, 560
 radiografias, 275*f*, 276*f*
  de tórax, 275*f*, 276*f*
 resposta contra, 272*q*
  mecanismo de, 272*q*

 do hospedeiro, 272*q*
 TC, 277*f*
  do tórax, 277*f*
   com filtro para pulmão, 277*f*
 ultrassonografia, 276*f*
  do hemitórax, 276*f*
   direito, 276*f*
 virais, 287, 500
  abordagem diagnóstica, 501
  características clínicas, 501
  prevenção, 501
  tratamento, 501
PNI (Programa Nacional de Imunização) 2019, 41*f*
Poriferismo, 1084
Posaconazol
 antifúngico, 153
Potássio
 iodeto de, 154
  antifúngico, 154
Poxviroses
 importância médica, 59
Praziquantel
 antiparasitário, 139
Precaução-Padrão
 em biossegurança, 64
  EPI, 64*q*
   recomendações, 64*q*
Precipitação
 teste de, 28
  no diagnóstico, 28
   de doenças infecciosas, 28
Premolis semirufa
 formas adultas, 1082*f*
 lagartas, 1082*f*
Primaquina
 antiparasitário, 139
Príon(s)
 doenças humanas por, 10
  RI nas, 10
 infecções por, 75, 231
  e biossegurança, 75
  transfusionais, 231
Procedimento(s)
 de higienização, 78*f*
  nas salas de atendimento, 78*f*
   em biossegurança, 78*f*
 dentários, 256*q*
  bacteremia em, 256*q*
   probabilidade de, 256*q*
  profilaxia para EI antes de, 256*q*
 do trato gastrointestinal, 257*q*
 do trato geniturinário, 257*q*
Processo
 infeccioso, 209
  tratamento do, 209
   na sepse, 209
Profilaxia
 das infecções oportunistas, 386
  na AIDS, 386
   antimicrobianas, 387*q*
   vacinas em PVHIV, 387*q*
Profissional(is) de Saúde
 vacinação de, 40, 64
  biossegurança e, 64
Promastigota(s)
 de *Leishmania* sp., 885*f*

Proteínas
 envolvidas, 119
  na replicação viral, 119
   fármacos que possuem como alvo as, 119
Protozoário(s)
 diarreia por, 325
  infecciosa, 325
   Balantidium coli, 325
   Cryptosporidium, 325
   Cystoisospora belli, 325
   Entamoeba histolytica, 325
    trofozoíto de, 325*f*
   Giardia lamblia, 325
 doenças por, 13, 189
  na síndrome de mononucleose, 189
   Toxoplasma gondii, 190
   Trypanosoma cruzi, 190
  humanas, 13
   RI, 13
 infecções por, 228, 384
  oportunistas, 384
   na AIDS, 384
    Toxoplasma gondii, 384
    Trypanosoma cruzi, 386
  transfusionais, 228
   babesiose, 229
   doença de Chagas, 229
   leishmaniose, 230
   malária, 228
   toxoplasmose, 230
 meningoencefalite por, 243
 pneumonias por, 287
  principais, 291*q*
Pseudomonas
 infecções pelo gênero, 670-677
  aspectos clínicos, 672
   auriculares, 672
   bacteremia, 672
   de partes moles, 672
   de pele, 672
   endocardite, 672
   ITU, 672
   oculares, 672
   outras, 671
   por *P. aruginosa*, 673
    em pacientes com HIV/AIDS, 673
   pulmonares, 672
  controle, 676
  diagnóstico, 673
   diferencial, 673
  epidemiologia, 670
  etiologia, 670
  imunologia, 671
  manejo clínico, 674*f*
   algoritmo para, 674*f*
  patogênese, 671
   adesinas, 671
   enzimas secretadas, 671
   resistência aos antimicrobianos, 671
   toxinas secretadas, 671
  prevenção, 676
  tratamento, 673
   opções de, 676*q*-677*q*
Psitacose
 por *Chlamydia*, 703
  aspectos clínicos, 703

PTLD (Desordem Linfoproliferativa
  Pós-Transplante)
    na infecção, 440
      por EBV, 440
Pulga(s)
  dermatozoonose por, 54
    importância médica, 54
      bartonelose, 55
      dipilidiose, 55
      yersiniose, 55
Puliciose
  importância médica, 54
    bartonelose, 55
    dipilidiose, 55
    yersiniose, 55
Pulmonar(es)
  infecções, 672
    por *Pseudomonas*, 672
PVHIV (Pessoas Assintomáticas que Vivem
  com HIV), 373
    profilaxias antimicrobianas em, 387*q*
    vacinas em, 387*q*

Q

qPCR (Reação em Cadeia de Polimerase
  Quantitativa)
    em tempo real, 18, 19*f*
      no diagnóstico, 18
        de doenças infecciosas, 18
Quadro(s)
  não supurativos, 570
    por *S. pyogenes*, 570
      de Lancefield, 573
        do grupo C, 573
        do grupo D, 573
        do grupo G, 573
        do complexo *viridans*, 573
      EI, 573
      FR, 570
      GNDA, 571
      PANDAS, 572
      pneumoniae, 574
      S. agalactiae, 572
  supurativos, 568
    por *S. pyogenes*, 568
      bacteremia, 570
      celulite, 568
      erisipela, 568
      escarlatina, 568
      faringotonsilite estreptocócica, 568
      fascite necrosante, 570
      impetigo, 568
      miosite, 569
      síndrome do choque tóxico, 570
Quilopodismo, 1080
Quimioprofilaxia
  na prevenção, 913
    da malária, 913
  para *influenza*, 533*q*
    esquemas antivirais, 533*q*
    indicações de, 533*q*
Quinino
  antiparasitário, 139

R

R. rickettsii (*Rickettsia rickettsii*), 771*f*

Radiculite(s)
  relacionadas com a AIDS, 365
Radiografia(s)
  de tórax, 275*f*, 276*f*, 578
    nas infecções, 578
      pneumocócicas, 578
Radioimunoensaio
  teste de, 29
    no diagnóstico, 29
      de doenças infecciosas, 29
Railietiníase, 1022
Raiva Humana, 540-547
  abordagem diagnóstica, 542
  aspectos clínicos, 541
  confirmação diagnóstica, 542*q*
    conduta, 542*q*, 544*q*
      antes da, 542*q*
      após a, 544*q*
  controle, 544
  diagnóstico diferencial, 542
  epidemiologia, 540
    ciclos de transmissão, 541*f*
  etiologia, 540
  imunologia, 540
  investigação de casos de, 543*f*
    roteiro para, 543*f*
  objetivos terapêuticos, 544*q*
    para reduzir risco de lesão, 544*q*
      neurológica secundária, 544*q*
  patogênese, 540
  profilaxia, 544
    vacina de cultivo celular, 545*q*-547*q*
      esquemas de reexposição com, 547*q*
      pós-exposição, 545*q*-546*q*
  tratamento, 543
RAL (Raltegravir)
  antirretroviral, 131
    inibidor, 131
      da integrase, 131
Rash Cutâneo, 161-164
  abordagem do enfermo, 161
  agentes infecciosos associados a, 164*q*
    principais, 164*q*
      em pacientes com HIV, 164*q*
  apontamentos iniciais, 161
  caracterização do, 163*f*
    em diferentes infecções, 163*f*
  lesões de pele, 161*q*
    principais tipos de, 161*q*
  na síndrome, 193
    de mononucleose, 193
Ravuconazol
  antifúngico, 154
RDT (Testes Rápidos de Diagnósticos)
  de doenças infecciosas, 31
Reação(ões)
  de hipersensibilidade, 190
    aos fármacos, 190
      na síndrome de mononucleose, 190
Rede de Frio(s)
  e manuseio, 37
    de imunobiológicos, 37
Regime
  antimicrobiano, 310*q*, 311*q*
    para abscesso tubo-ovariano, 310*q*,
      311*q*
    ambulatorial, 311*q*

hospitalar, 310*q*
para DIP, 310*q*
Reiter
  síndrome de, 369
    relacionada com a AIDS, 369
Replicação Viral
  fisiologia da, 117
  inicial, 118
    fármacos que inibem a, 118
      amantadina, 118
      rimantadina, 118
  proteínas envolvidas na, 119
    fármacos que possuem como alvo as,
      119
  sistemas enzimáticos envolvidos na, 119
    fármacos que possuem como alvo os,
      119
Replicação
  do ácido nucleico viral, 118
    fármacos que interferem na, 118
      aciclovir, 118
      cidofovir, 118
      fanciclovir, 118
      foscarnet, 119
      ganciclovir, 118
      penciclovir, 118
      valaciclovir, 118
      valganciclovir, 119
  dos vírus *influenza* A, 526*f*
    no epitélio pulmonar, 526*f*
Réptil(eis)
  acidentes por, 1046-1055
    lagartos, 1046-1055
    serpentes, 1046-1055
      ofídios peçonhentos, 1046
Resfriado
  comum, 496
    abordagem diagnóstica, 497
    características clínicas, 496
    complicações, 497
    diagnóstico diferencial, 497
    exame físico, 497
    incubação, 497
      período de, 497
    prevenção, 497
    sintomas, 497
      duração dos, 497
    tratamento, 497
Resistência
  aos antibióticos, 557*f*
    evolução da, 557*f*
    de *S. aureus*, 555*f*
  aos antifúngicos, 841
    da aspergilose, 841
  aos antimicrobianos, 671
    de *Pseudomonas*, 671
Respiratório
  acometimento, 686
    na brucelose, 686
Resposta Terapêutica
  dos antibióticos, 96
    fatores modificadores da, 96
Ressuscitação
  volêmica, 208
    na sepse, 208
Retinite
  por CMV, 371

relacionada com a AIDS, 371
Retrovírus
  outras infecções por, 351-405
    AIDS e, 351-405
    vírus linfotrópicos humanos, 401-405
Rhinella diptycha
  acidente com, 1072*f*
    em seres humanos, 1072*f*
RI (Resposta Imune), 3
  adaptativa, 7, 10*f*
    anticorpos, 9
    linfócitos B, 8
      e RI humoral, 8
    linfócitos T, 7
      e RI celular, 7
  aos agentes infecciosos, 9
    implicados em doenças humanas, 9
      algas, 13
      bactérias, 11
      fungos, 12
      helmintos, 14
      príons, 10
      protozoários, 13
      vírus, 9
  inata, 5
    células NK, 6
    e adaptativa, 9*f*
      integração entre, 9*f*
    sistema complemento, 6
  nas infecções, 15*f*
    por helmintos, 15*f*
Ribavirina
  mecanismo de ação, 119
Rim
  atrófico, 297*f*
    pielonefrite com, 297*f*
      crônica, 297*f*
Rinosporidiose, 265
Rinossinusite(s)
  abordagem diagnóstica, 498
  características clínicas, 498
  crônica, 260
  exame físico, 498
  tratamento, 498
Rinovírus
  ciclo infeccioso do, 495*f*
Riquetsiose(s), 770-779
  em seres humanos, 770*q*, 771*q*
    principais, 770*q*, 771*q*
  febre, 771, 774, 777, 778
    de *tsutsugamushi*, 777
    maculosa, 771
      outras, 772
    Q, 778
  tifo, 776, 777
    endêmico 776
    rural, 777
    variceliforme, 777
Rocio
  epidemiologia, 450
  etiologia, 450
Romaña
  sinal de, 195
    na síndrome, 195
      de mononucleose, 195
Rotavírus
  diarreia por, 324

infecciosa, 324
RRP (Receptores de Reconhecimento de Padrões), 5
  do sistema imunológico inato humano, 6*q*
    de padrões moleculares, 6*q*
      relacionados com o patógeno, 6*q*
RSA (Rinossinusite Aguda), 260
  diagnóstico de, 498*q*
  tratamento, 499*q*
RT-PCR (Reação em Cadeia de Polimerase Transcriptase Reversa)
  no diagnóstico, 20
    de doenças infecciosas, 20
RTV (Ritonavir)
  antirretroviral, 130
  IP, 130
Rubéola
  vírus da, 188
    doenças por, 188
      na síndrome de mononucleose, 188

S

S. aureus (*Staphylococcus aureus*)
  diarreia por, 324
    infecciosa, 324
  resistência de, 557*f*
    aos antibióticos, 557*f*
      evolução, 557*f*
S. pneumoniae (*Streptococcus pneumoniae*), 575, 577*f*
  sepse por, 576
    aspectos clínicos, 576
S. pyogenes (*Streptococcus pyogenes*)
  aspectos clínicos, 566
  controle, 566
  diagnóstico, 566
  epidemiologia, 566
  imunologia, 566
  patogênese, 566
  profilaxia, 566
SAD (Soro Antidiftérico), 591
  administração de, 592*q*
    esquema de, 592*q*
Saint Louis
  epidemiologia, 450
  etiologia, 450
Sala(s) de Atendimento
  higienização nas, 78*f*
    procedimentos de, 78*f*
      em biossegurança, 78*f*
Salmonella spp.
  diarreia por, 324
    infecciosa, 324
      não tifoide, 324
Sappinia diploidea
  doenças por, 923
Sarampo
  vírus do, 188
    doenças por, 188
      na síndrome de mononucleose, 188
SARS (*Severe Acute Respiratory Syndrome*), 503
  ver SRAG
SARS-CoV (*Severe Acute Respiratory Syndrome Coronavirus*), 503
  epidemiologia, 505

infecções por, 515*q*
  definições de caso, 515*q*
SARS-CoV-2 (*Severe Acute Respiratory Syndrome Coronavirus 2*), 503, 507*f*
  contaminação ambiental do, 78*q*
    informações sobre, 78*q*
      em biossegurança, 78*q*
  diarreia por, 324
    infecciosa, 324
  epidemiologia, 506
  infecções por, 516*q*
    definições de caso, 516*q*
Saúde Mundial
  importância na, 47
    da *One Health*, 47
      próximos passos, 47
Saúde Pública
  importância na, 50
    zoonoses na, 50
SCD (Síndrome do Choque da Dengue), 462
Schistosoma mansoni
  doenças por, 190
    na síndrome, 190
      de mononucleose, 190
Secnidazol
  antiparasitário, 139
Segurança Vacinal
  e notificação, 36
    de eventos adversos, 36
Sensibilidade
  do germe, 90
    antibióticos e, 90
Sepse, 199-215
  abordagem, 205, 207
    clínica, 205
    diagnóstica, 205
      diagnóstico diferencial, 207
    sequencial, 208*f*
      pela *Early Goal Directed Therapy*, 208*f*
    terapêutica, 207
      corticosteroides, 212
      medidas terapêuticas adicionais, 213
      níveis de glicemia, 213
        manutenção dos, 213
      pacote da hora 1, 207*q*
      processo infeccioso, 209
        tratamento do, 209
      ressuscitação volêmica, 208
      suporte, 213
        nutricional, 213
        ventilatório, 213
      surviving sepsis campaign, 207*q*
  aspectos epidemiológicos, 201
  critérios diagnósticos, 206*q*
    clínicos, 206*q*
    laboratoriais, 206*q*
  definições uteis, 200*q*
    disfunção orgânica e, 200*q*
      diagnóstico de, 200*q*
      escore SOFA, 200*q*
  etiologia, 201
    agentes etiológicos, 201
  patogênese, 201
    coagulação, 201, 203
      sistema da, 203

da homeostase, 204
  ao caos, 204
 disfunções hemodinâmicas, 204
 e *Homo sapiens*, 201
  encontro entre patógeno, 201
 e mediação, 201
  pela RI inata, 201
 entre inflamação, 202
  e imunidade, 202
 estado protrombótico, 203
  emergência do, 203
 imunidade, 201
 inflamação, 201
 perspectivas, 214
 por *E. coli*, 649
 por *Klebsiella*, 652
 por *S. aureus*, 560
 por *S. pneumoniae*, 576
  aspectos clínicos, 576
 prognóstico, 213
 terapia antimicrobiana, 210q-212q
  nos quadros de origem, 210q-212q
   comunitária, 210q-212q
   hospitalar, 210q-212q
 tratamentos sugeridos, 214q
Sequenciamento
 de DNA, 21, 22f
  no diagnóstico, 21
   de doenças infecciosas, 21
Ser(es) Humano(s)
 acidentes em, 1072f
  com *Adelphobates castaneoticos*, 1072f
  com *Ameerega picta*, 1072f
  com *Corythomantis greeningi*, 1072f
  com *Rhinella diptycha*, 1072f
 trematódeos que infectam o, 1003f
  ovos de, 1003f
Serviço(s) de Saúde
 infecções nos, 159-350
  associadas aos cuidados em saúde, 336-350
   controle, 336-350
   prevenção, 336-350
  choque séptico, 199-215
  diarreias infecciosas, 322-327
  EI, 244-257
  em ginecologia, 307-311
  febre, 161-164
  FPOO, 175-186
  IST, 312-321
  ITU, 295-306
  IVAS, 259-271
  meningoencefalites, 233-243
  osteoarticulares, 329-335
  paciente imunocomprometido, 217-223
  pleuropulmonares, 272-293
  pneumonias, 272-293
  por hemotransfusão, 224-231
  rash cutâneo, 161-164
  sepse, 199-215
SGB (Síndrome de Guillain-Barré)
 diagnóstico diferencial entre, 549q-550q
  e mielite transversa, 549q-550q
  PM e, 549q-550q
Shigella
 infecções pelo gênero, 642-646

aspectos clínicos, 643
ciclo infeccioso, 644f
controle, 646
 vacinação, 646
diagnóstico diferencial, 644
epidemiologia, 642
etiologia, 642
patogenia, 643
profilaxia, 646
tratamento, 645
Shigella spp.
 diarreia por, 324
  infecciosa, 324
SI (Sistema Imune)
 "papéis" na homeostase, 3-15
  antígenos, 5
   apresentação de, 6, 8f
  citocinas, 5
  organização, 3
  RI, 5, 7
   adaptativa, 7
   aos agentes infecciosos, 9
    implicados em doenças humanas, 9
   inata, 5
SIDA (Síndrome de Imunodeficiência Adquirida), *ver* AIDS
Sífilis, 709-720
 abordagem diagnóstica, 715
  testes, 715q, 716q
   laboratoriais, 716f
   não treponêmicos, 715q, 716q
 aspectos clínicos, 711, 717q
  congênita, 714
  latente, 714
  primária, 711f, 712
   cancro duro, 711f
  secundária, 712
   lesões, 712f
    anulares, 713f
    cutâneas, 712f
    na palma da mão, 712f
    serpiginosas disseminadas, 713f
  terciária, 714
 controle, 718
 diagnóstico, 715, 717q
  aspectos de, 717q
  diferencial, 715
 em gestantes, 710f
  taxa de detecção de, 710f
 endêmica, 719
 epidemiologia, 709
 etiologia, 709
 imunologia, 710
 na AIDS, 377
  tratamento da, 379q
   recomendações de, 379q
 patogênese, 710
 primária, 711f
  cancro duro, 711f
 profilaxia, 718
 transfusional, 230
 tratamento, 716, 717q
  aspectos do, 717q
Sinal
 na síndrome, 195
  de mononucleose, 195

de Hoagland, 195
de Romaña, 195
Síndrome
 de Baggio-Yoshinari, 727
  febre recorrente, 728
 de mononucleose, 187-198
  abordagem diagnóstica, 196
  achados clínicos, 191, 193
   essenciais, 191
    febre, 191
    linfadenomegalia, 191, 193f
   relacionados, 193
    acometimento cardíaco, 196
    acometimento neurológico, 196
    dacrioadenite, 195
    esplenomegalia, 194f, 195f
    exantema, 193
    faringotonsilite, 194
    hepatoesplenomegalia, 194, 196f
    hepatomegalia, 195f
    icterícia, 194
    outras manifestações, 196
    rash cutâneo, 193
    sinal de Hoagland, 195
    sinal de Romaña, 195
    uveíte, 196
  causas não infecciosas, 190
   colagenoses, 190
   miscelânea, 190
   neoplasias, 190
   reações de hipersensibilidade, 190
    aos fármacos, 190
   vasculite, 190
  doenças, 187
   por bactérias, 188
    Bartonella henselae, 188
    gênero *Mycobacterium*, 189
    Treponema pallidum, 189
   por fungos, 189
    Histoplasma capsulatum, 189
    Paracoccidioides brasiliensis, 189
    Paracoccidioides lutzii, 189
   por helmintos, 190
    Schistosoma mansoni, 190
    Wuchereria bancrofti, 190
   por protozoários, 189
    Toxoplasma gondii, 190
    Trypanosoma cruzi, 190
   por vírus, 187
    adenovírus, 188
    CMV, 187
    da rubéola, 188
    do sarampo, 188
    EBV, 187
    HBV, 188
    HHV, 188
    HIV, 188
    HVA, 188
  etiologia, 187
  pacientes com, 192f
   avaliação clínica, 192f
 do choque tóxico, 570, 616
  por *Clostridium*, 616
   abordagem diagnóstica, 616
   aspectos clínicos, 616
   epidemiologia, 616
   etiologia, 616

imunologia, 616
patogenia, 616
prevenção, 617
prognóstico, 617
tratamento, 617
por *S. pyogenes*, 570
por *S. aureus*, 563
  da pele escaldada, 563
  do choque tóxico, 563
relacionadas com a AIDS, 369, 370
  de Reiter, 369
  de Sjögren, 369
  hemolítico-urêmica, 370
viral, 460
Síndrome(s) Clínica(s)
  de origem comunitária, 159-350
    febres hemorrágicas, 165-173
      doença pelo vírus ebola, 165-173
    mononucleose, 187-198
SIRLS (Síndrome Infectorreacional Lyme-Símile), 727
  febre recorrente, 728
Sistema
  da coagulação, 203
    e emergência, 203
      do estado trombótico, 203
Sistema Complemento
  ativação, 7f
    das lectinas, 7f
    das vias, 7f
      alternativa, 7f
      clássica, 7f
Sistema Imunológico
  inato humano, 6q
    RRP de padrões moleculares, 6q
    relacionados com o patógeno, 6q
Sistemas Enzimáticos
  envolvidos, 119
    na replicação viral, 119
      fármacos que possuem como alvo os, 119
Situação(ões) Clínica(s)
  relacionadas com a AIDS, 363-372
    manifestações autoimunes, 369
      fenômenos autoimunes, 369
    manifestações cardiovasculares, 370
      endocardite, 371
      miocardite, 370
      pericardite, 371
      toxicidade por fármacos, 371
    manifestações dermatológicas, 368
      angiomatose bacilar, 368
      dermatite seborreica, 368
      dermatofitoses, 368
      escabiose, 368
      lesões por HPV, 368
      molusco contagioso, 368
      onicomicoses, 368
      piodermites, 368
    manifestações endócrinas, 370
      gônadas, 370
      pâncreas, 370
      suprarrenal, 370
      tireoide, 370
    manifestações gastrointestinais, 366
      afecções colorretais, 367
      afecções hepatobiliares, 366
      esteatose hepática, 366
      alterações da vesícula biliar, 367
      enterite, 367
        aguda, 367
        crônica, 367
      gastrite medicamentosa, 366
      pancreatite, 367
      úlceras orais, 366
    manifestações hematológicas, 368
      anemia, 368
      leucopenia, 368
      trombocitopenia, 369
    manifestações metabólicas, 370
      caquexia, 370
      dislipidemias, 370
      lipodistrofia, 370
      Wasting syndrome, 370
    manifestações neurológicas, 364
      alterações neurais periféricas, 365
        neuropatias periféricas, 365
        radiculites, 365
      distúrbios medulares, 365
        mielite transversa, 365
        mielopatia vacuolar, 365
      encefalopatia, 364
      LMP, 365
      meningoencefalite bacteriana aguda, 364
    manifestações oftalmológicas, 371
      outras alterações, 371
      retinite por CMV, 371
    manifestações otorrinolaringológicas, 371
      laringe, 371
      nasossinusais, 371
      otológicas, 371
    manifestações renais, 369
      distúrbios, 370
        acidobásicos, 370
        hidroeletrolíticos, 370
      glomerulopatias por imunocomplexos, 370
      insuficiência renal, 370
      nefropatia associada ao HIV, 369
      síndrome hemolítico-urêmica, 370
    manifestações respiratórias, 364
      LIP, 364
      pneumonias bacterianas, 364
    manifestações reumatológicas, 369
      artrites, 369
      miopatias, 369
      síndrome, 369
        de Reiter, 369
        de Sjögren, 369
      vasculites, 369
Situação(ões) Especial(is)
  em biossegurança, 75
    artrópodes, 79
    COVID-19, 75
    hepatite A, 77
    infecções por príons, 75
    MERS, 77
    SRAG, 75
Sjögren
  síndrome de, 369
    relacionada com a AIDS, 369
SK (Sarcoma de Kaposi)
  IRIS e, 398
  lesão de, 391f
    evolução esquemática de, 391f
  na AIDS, 390
    diagnóstico, 390
    em calcanhar, 392f
    manifestações clínicas, 390
    na cavidade oral, 392f
    tratamento, 390
SNC (Sistema Nervoso Central)
  acometimento do, 686
    na brucelose, 686
  actinomicose do, 783
  infecções do, 817
    criptococcose, 817
SOFA (*Sequential or Sepsis-Related Organ Failure Assessment*)
  escore, 199, 200q
    para diagnóstico, 200q
      de disfunção orgânica, 200q
      de sepse, 200q
Sono
  doença do, 864-876
    abordagem diagnóstica, 869
    aspectos, 865
      clínicos, 867
      epidemiológicos, 865
      etiológicos, 865
    conceito, 864
    controle, 872
    imunologia, 867
    patogênese, 867
    prevenção, 872
    tratamento, 870
      quimioterapêutica, 870q-872q
Soro
  heterólogo, 34
  homólogo, 34
  específico, 34
Sporothrix schenckii
  lesão por, 844f
    cutânea, 844f
SQV (Saquinavir)
  antirretroviral, 130
  IP, 130
SRAG (Síndrome Respiratória Aguda Grave), 503
  aspectos clínicos, 510
  e biossegurança, 75
    precaução de contato, 76q
      manejo de paciente em, 76q
  epidemiologia, 505
  imunologia, 508
  patogênese, 508
SROM (Síndrome Respiratória do Oriente Médio), 503
  aspectos clínicos, 510
  epidemiologia, 505
  imunologia, 508
  patogênese, 508
Staphylococcus
  com relevância clínica, 557q
    principais espécies do gênero, 557q
  infecções pelo gênero, 553-562
    aspectos clínicos, 556
    associadas à produção de toxinas, 561
    controle, 562

cutâneas, 556
diagnóstico, 556
do trato urinário, 560
etiologia, 553
profilaxia, 562
sistêmicas, 558
subcutâneas, 556
tratamento, 556
Stenotrophomonas
infecções por, 678-684
aspectos clínicos, 683
conceito, 682
controle, 683
diagnóstico, 683
epidemiologia, 682
etiologia, 682
imunologia, 682
patogênese, 682
profilaxia, 683
prognóstico, 683
tratamento, 683
Streptococcus
agalactiae, 572
de Lancefield, 573
do grupo C, 573
do grupo D, 573
do grupo G, 573
do complexo *viridans*, 573
do grupo, 565*f*, 571*f*
A de Lancefield, 565*f*
evasão da imunidade inata pelo, 565*f*
viridans, 571*f*
infecção pelo gênero, 565-574
aspectos clínicos, 566
controle, 566
diagnóstico, 566
epidemiologia, 566
etiologia, 565
imunologia, 566
patogênese, 566
profilaxia, 566
tratamento, 574
Streptococcus spp.
classificação de Lancefield, 565*q*-566*q*
Strongyloides stercoralis, 972*f*
Suporte
na sepse, 213
nutricional, 213
ventilatório, 213
Suprarrenal
manifestações na, 370
relacionada com a AIDS, 370
Supuração
intracraniana, 562
por *S. aureus*, 562
necrose de, 296*f*
pielonefrite com, 296*f*
Suramina
antiparasitário, 139
Surviving Sepsis Campaign
pacote da hora 1, 207*q*

T

T. brucei (*Trypanosoma brucei*), 869*f*
ciclo biológico do, 865*f*

esquema representativo do, 865*f*
T. brucei brucei (*Trypanosoma brucei brucei*)
THA por, 874
T. congolense (*Trypanosoma congolense*)
THA por, 875
T. evansi (*Trypanosoma evansi*)
THA por, 875
T. lewisi (*Trypanosoma lewisi*)
THA por, 874
T. rangeli (*Trypanosoma rangeli*)
THA por, 875
T. solium (*Taenia solium*)
escólex de, 1016*f*
T. spiralis (*Trichinella spiralis*)
cistos de, 983*f*
musculares, 983*f*
T. vivax (*Trypanosoma vivax*), 875*f*
THA por, 874
T20 (Enfuvirtida)
antirretroviral, 130
inibidor, 130
da integrase, 130
Taenia
espécies patogênicas de, 1017*f*
no Brasil, 1017*f*
ciclo de vida, 1017*f*
ovo de, 1017*f*
TARV (Terapia Antirretroviral), 125-135
antirretrovirais, 126
doses habituais, 132*q*-135*q*
efeitos adversos, 132*q*-135*q*
principais classes de, 126
mecanismos de ação, 126
uso clínico, 132*q*-135*q*
TB (Tuberculose), 749-761
abordagem diagnóstica, 754
exames bacteriológicos, 754
ADA, 756
baciloscopia direta, 754
biologia molecular, 756
cultura, 755
histopatologia, 756
IGRA, 756
prova tuberculínea, 755
sorologia, 756
TRM-TB, 755
aspectos clínicos, 750
extrapulmonar, 751
pulmonar, 750
forma, 750
miliar, 751
pós-primária, 750
primária, 750
avaliação dos contatos, 761
quimioprofilaxia primária, 761
controle, 761
da região ileocecal, 753*f*
diagnóstico, 752, 754
diferencial, 752
radiológico, 754
TB pós-primária, 755
radiografia de tórax, 755
TC, 755
TB primária, 754
epidemiologia, 749
etiologia, 749
geniturinária, 754*f*

ILTB, 758
imunização, 761
imunologia, 740
meningoenfálica, 753*f*
na AIDS, 374
patogênese, 749
profilaxia, 761
pulmonar, 757*f*, 797*q*-798*q*
PCM pulmonar e, 797*q*-798*q*
diferenciação entre, 797*q*-798*q*
reações adversas, 759
maiores, 760*q*
menores, 760*q*
resistência, 761
definição, 761
MDR-TB, 761
tratamento, 758
esquemas de, 758
básico, 758
para adolescentes, 758
para adultos, 758
para crianças, 758
da ILTB, 759
para forma da, 759
meningoencefálica, 759
osteoarticular, 759
TC (Tomografia Computadorizada), 179, 279
do tórax, 277*f*, 578
com filtro, 277*f*
para pulmão, 277*f*
para mediastino, 277*f*
nas infecções, 578
pneumocócicas, 578
TDF (Tenofovir)
antirretroviral, 128
ITR, 127
Tecido(s) Mole(s)
infecção de, 584, 765
por *Enterococcus*, 584
por MNT, 765
Teníase(s), 1016-1023
aspectos clínicos, 1018
diagnóstico, 1018
epidemiologia, 1017
etiologia, 1016
importância médica, 55
patogênese, 1018
prevenção, 1019
tratamento, 1018
Tenofovir
mecanismo de ação, 120
Terapêutica
antibiótica, 96
duração da, 97
por patógenos, 84*q*-85*q*
em bioterrorismo, 84*q*-85*q*
Terapia
antibacteriana, 98-116
fármacos antibacterianos, 98
doses habituais, 102*q*-115*q*
efeitos adversos, 102*q*-115*q*
principais classes de, 98
mecanismos de ação, 98
uso clínico, 102*q*-115*q*
antibiótica, 238*q*
na MBA, 238*q*

específica, 238q
antifúngica, 151-157
  anfotericina B, 154
  antifúngicos, 151
    azóis, 151
    em uso clínico, 155q-157q
    triazóis, 153
  equinocandinas, 154
    amorolfina, 154
    caspofungina, 154
    flucitosina, 154
    griseofulvina, 154
    iodeto de potássio, 154
    terbinafina, 154
  merpatricina, 154
  nistatina, 154
antimicrobiana, 87-157, 210q-212q, 280
  antibióticos, 89-97
    uso clínico dos, 89-97
  empírica, 280
    na PAC, 280
  nos quadros de sepse, 210q-212q
    comunitária, 210q-212q
    hospitalar, 210q-212q
antiparasitária, 137-150
  antiparasitários, 137
    doses habituais, 140q-150q
    efeitos adversos, 140q-150q
    principais aspectos, 137
    uso clínico, 140q-150q
antiviral, 117-124
  antivirais, 118
    doses habituais, 120q-123q
    efeitos adversos, 120q-123q
    mecanismos de ação, 118
    principais classes de, 118
    uso clínico, 120q-123q
  replicação viral, 117
    fisiologia da, 117
da MBA, 238q
TARV, 125-135
Terbinafina
  antifúngico, 154
Teste(s)
  diagnósticos, 530, 538q
    de infecção por hantavírus, 538q
      características, 538q
    para *influenza*, 530
  marcados, 29
    ELISA, 29
    imunofluorescência, 29
    radioimunoensaio, 29
    Werstern Blot, 30
  não marcados, 28
    aglutinação, 28
    eletroforese, 28
    imunodifusão, 28
    precipitação, 28
  sorológicos, 857
    na doença de Chagas, 857
Tétano
  acidental, 607q
    recomendações no, 607q
      de antimicrobiano, 607q
        para eliminação do *C. tetani*, 607q
      de miorrelaxantes, 607q
      de sedativos, 607q

      para neutralização da toxina, 607q
      uso profilático, 607q
    condutas profiláticas, 609q, 1045q
      por tipo de ferimento, 609q, 1045q
      e situação vacinal, 609q, 1045q
    imunização antitetânica, 609q
      para mulheres, 609q
      em idade fértil, 609q
  neonatal, 608q
    recomendações no, 608q
      de antimicrobiano, 608q
        para eliminação do *C. tetani*, 608q
      de miorrelaxantes, 608q
      de sedativos, 608q
      para neutralização da toxina, 608q
      uso profilático, 608q
  por *C. tetani*, 605
    abordagem diagnóstica, 606
    aspectos clínicos, 606
    diagnóstico diferencial, 606
    epidemiologia, 605
    etiologia, 605
    imunologia, 605
    patogenia, 605
    prevenção, 608
    tratamento, 607
      prognóstico, 608
THA (Tripanossomíases Humanas Atípicas), 864-876
  casos de, 873q-874q
  T. brucei brucei, 874
  T. congolense, 875
  T. evansi, 875
  T. lewisi, 874
  T. rangeli, 875
  T. vivax, 874
Tiabendazol
  antiparasitário, 140
Tifo
  endêmico 776
Tinea
  barbae, 824
  capitis, 822, 823
  corporis, 823, 824f
  cruris, 823
  manum, 824
  pedis, 824
  unguium, 824
Tineas
  importância médica, 56
Tinha(s)
  importância médica, 56
Tinidazol
  antiparasitário, 140
Tireoide
  manifestações na, 370
    relacionadas com a AIDS, 370
TOA (Tuberculose Osteoarticuar)
  aspectos clínicos, 334
  diagnóstico, 335
  epidemiologia, 334
  etiologia, 334
  profilaxia, 335
  tratamento, 335
Torácica
  actinomicose, 782
Tórax

  nas infecções, 578
    pneumocócicas, 578
      radiografia de, 578
      TC de, 578
Toxicidade
  por fármacos, 371
    relacionada com a AIDS, 371
Toxina(s)
  produção de, 563
    infecções associadas, 563
      por *S. aureus*, 563
  secretadas, 671
    pelas *Pseudomonas*, 671
  tetânica, 607q
    neutralização da, 607q
    no tétano acidental, 607
Toxocara
  ciclo biológico de, 988f
Toxoplasma gondii
  doenças por, 190
    na síndrome, 190
      de mononucleose, 190
  infecções por, 384
    na AIDS, 384
Toxoplasmose, 915-919
  abordagem diagnóstica, 918
  aspectos clínicos, 916
    congênita, 917
    febril aguda, 916
    no imunocomprometido, 917
    ocular, 917
  conceito, 915
  controle, 919
  diagnóstico diferencial, 917
  epidemiologia, 915
  etiologia, 915
  imunologia, 915
  patogênese, 915
  profilaxia, 919
  transfusional, 230
  tratamento, 918
TPV (Tipranavir)
  antirretroviral, 130
  IP, 130
Trajeto
  da *Larva migrans*, 988f
    cutânea, 988f
    serpiginoso, 988f
Transmissão
  da malária, 894
  da raiva, 541f
    ciclos de, 541f
      epidemiológicos, 541f
  de enfermidades, 69q-70q, 71q-72q
    por aerossóis, 71q-72q
      medidas pós-exposição, 71q-72q
    por gotículas, 69q-70q
      medidas pós-exposição, 69q-70q
  dos robovírus, 536f
    esquema de, 536f
Transudato(s)
  e exsudatos, 286q
    diferenciação entre, 286q
      critérios de Light para, 286q
Trato Respiratório
  infecções do, 345, 496
    pneumonia, 345

virais, 496
   inferior, 500
      bronquite aguda, 500
      pneumonia viral, 500
   superior, 496
      faringite, 499
      resfriado comum, 496
      rinossinusite, 498
Tremátodeo(s)
   infecções por, 1003-1014
      biliares, 1003-1014
         clonorquíase, 1008
         fasciolíase hepática, 1011
         metorquíase, 1011
         opistorquíase, 1010
      equinostomíase, 1014
      gastrodiscoidíase, 1014
      intestinais, 1003-1014
         fasciolíase, 1013
         heterofíase, 1014
         metagonomíase, 1014
      pulmonares, 1003-1014
         paragonimíase, 1004
      que infectam o ser humano, 1003f
      ovos de, 1003f
Treponema pallidum
   doença por, 189
      na síndrome, 189
         de mononucleose, 189
Treponematose(s)
   não sifilíticas, 709-720
      bouba, 718
      pinta, 719
      sífilis endêmica, 719
Tricuríase
   aspectos clínicos, 972
   controle, 972
   diagnóstico, 972
   epidemiologia, 971
   etiologia, 971
   imunologia, 972
   patogênese, 972
   profilaxia, 972
   tratamento, 972
Trifluridina
   mecanismo de ação, 119
Trincheira(s)
   febre das, 697
      por *B. quintana*, 697
Tripanossomíase(s)
   humanas, 864
      africana, 864
         áreas de ocorrência, 866q
         aspectos, 865, 866q
            epidemiológicos, 865, 866q
            etiológicos, 865
         conceito, 864
         ocidental, 867q
         oriental, 867q
Triquinelose
   ciclo de vida, 983
   diagnóstico, 984
   quadro clínico, 984
   tratamento, 984
Trofozoíto
   de *E. histoytica*, 325f, 925f
   de *Giardia*, 933f

Trombocitopenia
   relacionada com a AIDS, 369
Trypanosoma
   gênero, 864-876
      enfermidades humanas pelo, 864-876
         doença do sono, 864-876
         THA, 864-876
Trypanosoma cruzi
   doenças por, 190
      na síndrome, 190
         de mononucleose, 190
   infecções por, 74, 386
      na AIDS, 386
TTV (*Torque Teno Vírus*)
   hepatite por, 490
Tuberculosa
   meningoencefalite, 242q, 243q
      tratamento de, 242q, 243q
         em idade, 242q, 243q
            inferior a dez anos, 243q
            superior a dez anos, 242q
Tularemia, 685-689
Tunga penetrans
   ciclo de vida de, 1044f
   classificação de, 1043q
      taxonômica, 1043q
Tungíase, 1043-1045
   aspectos clínicos, 1043
   diagnóstico, 1044
   epidemiologia, 1043
   etiologia, 1043
   importância médica, 55
   profilaxia, 1044
   tratamento, 1044

U

Úlcera(s)
   orais, 366
      relacionadas com a AIDS, 366
Ultrassonografia
   do hemitórax, 276f
      direito, 276f
Ungueal
   candidose, 825
Urbanorum
   infecções por, 924-929
Urbanorum spp., 929f
   infecções por, 928
      intestinais, 928
Uveíte
   na síndrome, 196
      de mononucleose, 196

V

V. cholerae (*Vibrio cholerae*), 654f
   infecções pelo gênero, 654
      abordagem diagnóstica, 656
      aspectos clínicos, 656
      controle, 657
      diagnóstico diferencial, 656
      epidemiologia, 654
      etiologia, 654
      imunologia, 655
      patogênese, 655
      profilaxia, 657
      prognóstico, 657

      tratamento, 656
V. parahaemolyticus (*Vibrio parahaemolyticus*)
   infecções pelo gênero, 658
V. vulnificus (*Vibrio vulnificus*)
   infecções pelo gênero, 658
Vacina(s)
   antivaricela, 434q-435q
      contraindicações, 434q-435q
      efeitos adversos da, 434q-435q
         principais, 434q-435q
      indicações, 434q-435q
      objetivos, 434q-435q
   em PVHIV, 387q
   para infecção, 626
      por *N. meningitidis*, 626
   recomendações de, 35
      contraindicações, 36
      eventos adversos, 36
         notificação de, 36
      precauções, 36
      segurança vacinal, 36
   tipos de, 34
Vacinação
   calendário nacional de, 41f
      PNI, 41f
   de adolescentes, 38
   de adultos, 38
   de crianças, 37, 38
      prematuras, 38
   de gestantes, 38
   de idosos, 38
   de profissionais de saúde, 40, 64
      biossegurança e, 64
   de viajantes, 40
   e aleitamento materno, 38
   e doenças crônicas, 39
   e imunossupressão, 39
   em condições clínicas, 38
      especiais, 38
   na meningoencefalite, 240
      viral, 240
   na prevenção, 913
      da malária, 913
Valaciclovir
   mecanismo de ação, 118
Valganciclovir
   mecanismo de ação, 119
Vandellia cirrhosa
   candiru, 1073f
Varicela
   aspectos clínicos, 428, 429f
   características clínicas, 429q
   diagnósticos diferenciais, 432q
      na prática clínica, 432q
   tratamento, 432
      antiviral, 432
   vacina antivaricela, 434q-435q
      contraindicações, 434q-435q
      efeitos adversos da, 434q-435q
         principais, 434q-435q
      indicações, 434q-435q
      objetivos, 434q-435q
Vasculite(s)
   na síndrome, 190
      de mononucleose, 190
   relacionadas com a AIDS, 369

VB (Vaginose Bacteriana)
  aspectos clínicos, 307
  diagnóstico, 307
    sistema Nugent de, 308q
  epidemiologia, 307
  etiologia, 307
  tratamento, 308
Verruga
  peruana, 697
    por *B. baciliformis*, 697
Vesícula Biliar
  alterações da, 367
    relacionadas com a AIDS, 367
  parede da, 367f
    histopatologia da, 367f
      na criptosporidiose, 367f
Vespa(s)
  acidente com, 1079
Vetor
  da malária, 893
VHB (Vírus da Hepatite B)
  infecção por, 74
  PEP ao, 74q
    ocupacional, 74q
VHC (Vírus da Hepatite C)
  infecção por, 74
  reagentes para, 75q
    pessoa exposta a, 75q
      acompanhamento da, 75q
Via Respiratória
  doenças transmitidas por, 68
    aerossóis, 68
    cuidados pós-exposição, 70
    gotículas, 68
    medidas, 68
      administrativas, 68
      de engenharia, 68
      de proteção individual, 70
      pós-exposição, 69q-72q
Viajante(s)
  diarreia do, 326
  vacinação de, 40
Vibrio
  cólera por, 654-658
    abordagem diagnóstica, 656
      tratamento, 656
    aspectos clínicos, 656
    controle, 657
    diagnóstico diferencial, 656
    epidemiologia, 654
    etiologia, 654
    imunologia, 655
    patogênese, 655
    profilaxia, 657
    prognóstico, 657
  infecções pelo gênero, 654-658
    V. cholerae, 654
    V. parahaemolyticus, 658
    V. vulnificus, 658
Vibrio cholerae
  diarreia por, 325
    infecciosa, 325
Viral(is)
  meningoencefalite, 238
    epidemiologia, 238
    etiologia, 238
    liquor de enfermos com, 240q

alterações encontradas no, 240q
    prognóstico, 240
    tratamento, 240
    vacinação, 240
  pneumonias, 287
Vírus
  características dos, 534q-535q
    a família, 534q-535q
      Arenaviridae, 535q
      Hantaviridae, 534q
  diarreia por, 322
    infecciosa, 322
      adenovírus entérico, 322
      astrovírus, 323
      calicivírus, 323
      COVID-19, 324
      Norwalk, 324
      rotavírus, 324
      SARS-CoV-2, 324
  doenças por, 9, 187
    na síndrome de mononucleose, 187
      adenovírus, 188
      CMV, 187
      da rubéola, 188
      do sarampo, 188
      EBV, 187
      HBV, 188
      HHV, 188
      HIV, 188
      HVA, 188
    humanas por, 9
    RI nas, 9
  infecções por, 217, 224, 379
    no paciente imunocomprometido, 217
      CMV, 217
      JCV, 219
      respiratórios comunitários, 217
    oportunistas, 379
      na AIDS, 379
        CMV, 380
        HBV, 380
        HCV, 380
        HSV, 379
        VZV, 380
    transfusionais, 224
      CMV, 227
      HAV, 224
      HBV, 225
      HCV, 225
      HDV, 225
      hepatites não A-E, 226
      HEV, 226
      HTLV-I, 227
      HTLV-II, 227
      outros, 227, 228
        arbovírus, 227
        vírus, 228
      SIDA/AIDS, 226
      WNV, 227
  linfotrópicos humanos, 401-405
    infecções humanas por, 401-405
      aspectos clínicos, 403
        ATL, 403
        HAM/TSP, 404
        outras desordens, 404
      diagnóstico laboratorial, 404
      epidemiologia, 401

etiologia, 401
      fisiopatologia, 402
      profilaxia, 405
      transmissão, 401
      tratamento, 404
  respiratórios, 492
    infecções por, 492
      abordagem diagnóstica, 496
    aspectos clínicos, 496
      controle, 501
      epidemiologia, 494
      etiologia, 492
      imunologia, 496
      patogênese, 496
      profilaxia, 501
      tratamento, 496
      VSR, 494f
Voriconazol
  antifúngico, 153
VSR (Vírus Sincicial Respiratório), 494f
VVZ (Vírus Varicela-Zóster)
  IGHAV, 436q
    administração de, 436q
    contraindicações da, 436q
    indicações da, 436q
  infecções por, 380, 427-436
    abordagem diagnóstica, 432
    aspectos clínicos, 428
      herpes-zóster, 430, 431f
      varicela, 428, 429f
    controle, 434
    diagnóstico diferencial, 432
      da varicela, 432q
      do herpes-zóster, 432q
    epidemiologia, 427
    etiologia, 427
    imunologia, 428
    na AIDS, 380
    patogênese, 428
    profilaxia, 434
    tratamento, 432
      da infecção bacteriana, 433
      da neurite, 433
      na varicela, 432
      no herpes-zóster, 433

W

W. bancrofti (*Wuchereria bancrofti*), 953
  ciclo biológico, 954f
  microfilária de, 954f
Wasting syndrome
  relacionada com a AIDS, 370
Werstern Blot
  teste, 30
    no diagnóstico, 30
    de doenças infecciosas, 30
West Nile
  epidemiologia, 450
  etiologia, 450
WNV (*West Nile Virus*/Vírus do Nilo Ocidental), 450
  ciclo epidemiológico do, 451f
  infecção(ões) pelo, 227, 450f
    transfusionais, 227
  transmissão do, 451f
Wuchereria bancrofti
  doenças por, 190

na síndrome, 190
   de mononucleose, 190

X

Xenopsylla cheopis
   artrópodo da espécie, 776*f*
Xenopsylla cheopis
   vetor, 691*f*
     da *Y. pestis*, 691*f*

Y

Y. enterocolitica (*Yersinia enterocolitica*)
   diarreia por, 325
     infecciosa, 325
   infecções por, 693
Y. pestis (*Yersinia pestis*)
   vetor da, 691*f*
     Xenopsylla cheopis, 691*f*
   Y. pseudotuberculosis (*Yersinia pseudotuberculosis*)
     infecções por, 693
Yersinia
   infecções pelo gênero, 690-694
     Y. enterocolitica, 693
     Y. pseudotuberculosis, 693
   peste por, 690-694
     aspectos clínicos, 692
     diagnóstico, 692
     epidemiologia, 690
     etiologia, 690
     patogenia, 691
     prevenção, 693
     tratamento, 693
   outras infecções por, 693
     Y. enterocolitica, 693
     Y. pseudotuberculosis, 693
Yersiniose
   importância médica, 55

Z

Zanamivir
   mecanismo de ação, 120
   Oseltamivir e, 532*q*
     administração, 532*q*
     posologia, 532*q*
     tratamento, 532*q*
Zika
   diagnóstico diferencial, 455, 464*q*
     fluxograma do, 455*f*
Zona
   Tissue, 215*f*
     imagem da, 215*f*
Zoonose(s), 50-62
   conceito clínico, 50
   dermatozoonoses, 53
     de importância médica, 53
        acaríases, 53
        bicho geográfico, 58
        dermatofitose, 56
        esporotricose, 57
        ixodidiose, 55
           borreliose, 56
           erliquiose, 56
           febre Q, 56
        larva migrans cutânea, 58
        leishmanioses, 59
           cutaneomucosa, 59
           tegumentar, 59
           visceral, 59
        malasseziose, 57
        mordeduras de animais, 60
           acidentes por, 60
        outras micoses, 58
           profundas, 58
           sistêmicas, 58
        pediculose, 54
        poxviroses, 59
        puliciose, 54
           bartonelose, 55
           dipilidiose, 55
           yersiniose, 55
        tungíase, 55
   importância, 50
     na saúde pública, 50
   mais comuns, 51*q*-53*q*
     de grande importância, 51*q*-53*q*
   potencial zoonótico, 53*q*
     doenças com, 53*q*